Urogynäkologie in Praxis und Klinik

Mit Beiträgen von

L. Abet, M. Birnbaum, W. Fischer, E. Halle,
H. Kölbl, D. Kranzfelder, D. Lamm, S. Loening,
G. Ralph, R. Ratzel, P. Riss, D. Schnorr,
B. Schönberger, Th. Schwenzer, U. Ulmsten

Urogynäkologie in Praxis und Klinik

Herausgegeben von W. Fischer und H. Kölbl

Walter de Gruyter · Berlin · New York 1995

Univ.-Prof. Dr. med. W. Fischer
Leiter der Abteilung Urogynäkologie
der Frauenklinik im Universitätsklinikum Charité
der Humboldt-Universität zu Berlin
Schumannstr. 20–21
D-10098 Berlin

Ass. Prof. Univ.-Doz. Dr. med. H. Kölbl
Abteilung für Gynäkologie und Geburtshilfe
Universitätsklinik für Frauenheilkunde Wien
Spitalgasse 23
A-1090 Wien

Dieses Buch enthält 211 Abbildungen und 60 Tabellen

Die Deutsche Bibliothek – CIP Einheitsaufnahme

Urogynäkologie in Praxis und Klinik / hrsg. von W. Fischer und H. Kölbl. [Mit Beitr.von L. Abet ...]. – Berlin ; New York : de Gruyter, 1995
ISBN 3-11-013571-X
NE: Fischer, Wolfgang

Zeichnungen: Ernst Halwaß, Nossen – Satz: Arthur Collignon GmbH, Berlin – Druck: Gerike GmbH, Berlin – Buchbinderische Verarbeitung: Dieter Mikolai, Berlin – Umschlagentwurf: Rudolf Hübler, Berlin
Printed in Germany

Geleitwort

In diesem Buche ist die moderne Entwicklung der Urogynäkologie so dargestellt, daß sowohl die Bedürfnisse der Praxis als auch der Klinik zur Geltung kommen.

Seit dem erstmaligen Erscheinen dieser Urogynäkologie (1982) sind sehr interessante Untersuchungen über die chemische Struktur des Beckenbindegewebes publiziert worden. Es hat sich erwiesen, daß die Mengenverhältnisse zwischen den verschiedenen Typen von Kollagenen und Proteoglykanen für die physikalischen Eigenschaften der Gewebe von größter Bedeutung sind. Chemisch definierte Bindegewebsveränderungen haben eine größere Bedeutung für die Entstehung von Harninkontinenz als die Lageveränderungen der Organe an sich. Wenn man bei Lagekorrekturen ortsständiges Bindegewebe benutzt, muß man mit Harninkontinenzrezidiven durch Altersveränderungen rechnen. Dem kann man entgegenwirken, wenn die operative Therapie in der Peri- und Postmenopause mit einer langdauernden Östrogenbehandlung kombiniert wird.

Harninkontinenzrezidive durch Alterungsvorgänge kann man auch verhindern, wenn beim Aufhängen und Unterstützen der Beckenorgane nicht nur ortsständiges Bindegewebe, sondern zusätzlich Faszientransplantate oder Kunststoffbänder benutzt werden. Wird Muskulatur dafür benutzt, so ist es wichtig, daß die Muskeln postoperativ systematisch durch gymnastische Übungen stimuliert werden, um eine Atrophie zu vermeiden.

Fortschritte der Transplantations- und Gefäßchirurgie während der letzten Jahre haben es möglich gemacht, große neue Gruppen von Kranken operativ zu heilen. Die Betreuung dieser Patienten ist aber sehr kostenintensiv. Notwendige Umverteilungen der Ressourcen dürfen deshalb andere immense Kosten, wie z. B. für Inkontinenzhilfen, nicht außer acht lassen.

Auch Verkürzungen der Krankenhausverweildauer nach Harninkontinenzoperationen müssen sich in vertretbaren Grenzen halten, wenn man die Wundheilung in dem ohnehin geschwächten Gewebe nicht gefährden will. Laparoskopische Harninkontinenzoperationen erfordern unter diesem Aspekt eine besonders sorgfältige Qualitätskontrolle.

Das vorliegende Buch berücksichtigt alle Gesichtspunkte. Mit ihm wird die lange urogynäkologische Tradition in Europa hervorragend fortgesetzt und gleichzeitigeine Vermittlerrolle zur englischsprachigen Literatur übernommen. Es ist ihm eine weite Verbreitung zu wünschen.

Stockholm, im Sommer 1994

Axel Ingelman-Sundberg

Vorwort

Diese Urogynäkologie war ursprünglich (1982) mehr für die Klinik als für die Praxis bestimmt; heute ist es umgekehrt. Neuere Erkenntnisse über Ursachen und Auswirkungen urogynäkologischer Erkrankungen rückten die Früherkennung, die konservative und minimal-invasive Therapie und die Prophylaxe in den Mittelpunkt. Inzwischen ist auch erwiesen, daß Urogynäkologie mehr als die Auseinandersetzung mit der Harninkontinenz der Frau bedeutet. Frühere Zeitschriftenartikel und Bücher konzentrierten sich auf dieses zweifellos sehr wichtige Kardinalsymptom urogynäkologischer Erkrankungen. Seit den 80er Jahren erscheinen jedoch weltweit zunehmend Bücher, die sich der gesamten urogynäkologischen Problematik annehmen. Auch die Bezeichnung „Urogynäkologie“ setzt sich gegen die früher übliche „Gynäkologische Urologie“ immer mehr durch.

Die von Walter Stoeckel erstmalig 1909 herausgegebene „Zeitschrift für Gynäkologische Urologie“ hat 1990 im „International Urogynecology Journal“ eine zukunftsorientierte Nachfolgerin gefunden. Sie wurde Publikationsorgan der 1976 von Axel Ingelman-Sundberg gegründeten International Urogynaecological Association (IUGA). Nationale urogynäkologische Gesellschaften folgten, z. B. in Italien und in den USA. Zahlreiche Universitäten in den USA, Kanada, England und Australien bieten auch bereits urogynäkologische Fellowship-Trainingsprogramme an. In der Berliner Charité-Frauenklinik existiert seit 20 Jahren sogar eine urogynäkologische Bettenabteilung. Damit sind Berechtigung und Notwendigkeit einer aktuellen deutschsprachigen Darstellung dieses Grenzgebietes zwischen Urologie und Gynäkologie hinreichend bewiesen.

Die ständigen und vielseitigen Auseinandersetzungen mit urogynäkologischen Fragestellungen haben auch bewirkt, daß der Kompetenzstreit zwischen den Disziplinen abgeebbt ist. Die drei Organsysteme im kleinen Becken werden vielerorts nicht mehr getrennt von Urologen, Gynäkologen und Proktologen, sondern interdisziplinär behandelt, wobei die Urogynäkologie einen Vorlauf hat. Funktionsanatomischen und histochemischen Untersuchungen verdanken wir eine Neubewertung des Beckenbindegewebes und des Beckenbodens, die keine isolierte Organbetrachtung mehr zuläßt, und in unseren Ausführungen berücksichtigt wird.

Zu Werke gegangen sind diesmal nicht mehr 4 Gynäkologen im Alleingang, sondern insgesamt 15 Autoren, darunter drei Urologen, eine Nephrologin, eine Mikrobiologin, ein Radiologe und ein Jurist, um allen Teilaspekten unserer Subspezialisierung einschließlich der sich häufenden Schadenersatzansprüche nach gynäkologischen Operationen gerecht zu werden.

Das Grundanliegen des Buches, einem möglichst großen Interessentenkreis einen systematischen Überblick über die Urogynäkologie zu vermitteln, ließ sich dadurch noch besser verwirklichen. Auch die Arbeitsteilung unter zwei Herausgebern hat sich bewährt. Die graphische Gestaltung besorgte in bewährter Weise wiederum Herr E. Halwaß.

Allen, die persönlich oder durch ihre Ratschläge an der Neugestaltung des Buches beteiligt waren, gebührt unser Dank. Ganz besonders dankbar sind wir unseren Lehrern, die uns das Rüstzeug dafür gaben, unseren Angehörigen, die durch ihre Geduld zeitliche Spielräume garantierten, dem Walter de Gruyter Verlag mit Herrn PD Dr. R. Radke, Verlagsdirektor Medizin, und der Herstellerin Frau I. Ullrich, die die Realisierung unseres Vorhabens in jeder Weise unterstützt haben, und nicht zuletzt unseren Mitautoren für ihr großes Verständnis gegenüber unseren Intentionen.

Berlin und Wien im November 1994

Wolfgang Fischer Heinz Kölbl

Autorenverzeichnis

Abet, Lothar, Priv.-Doz. Dr. med.
Chefarzt der Radiologischen Abteilung des Evangelisch-Freikirchlichen Krankenhauses Rüdersdorf
Waldstr., 15562 Rüdersdorf

Birnbaum, Maria, Priv.-Doz. Dr. med.
Oberärztin, V. Medizinische Klinik, Schwerpunkt Nephrologie und Transplantation, der Charité
Schumannstr. 20–21, 10098 Berlin

Fischer, Wolfgang, Univ.-Prof. Dr. med.
Leiter der Abteilung Urogynäkologie der Frauenklinik der Charité
Schumannstr. 20–21, 10098 Berlin

Halle, Elke, Priv.-Doz. Dr. med.
Oberärztin am Institut für Medizinische Mikrobiologie und Hygiene der Charité
Clara-Zetkin-Str. 96, 10117 Berlin

Kölbl, Heinz, Ass. Prof. Univ.-Doz. Dr. med.
Abteilung für Gynäkologie und Geburtshilfe Universitätsklinik für Frauenheilkunde Wien
Spitalgasse 23, A-1090 Wien IX

Kranzfelder, Dieter, Prof. Dr. med.
Chefarzt der Frauenklinik des Missionsärztlichen Instituts Würzburg
Salvatorstr. 7, 97074 Würzburg

Lamm, Dieter, Dr. sc. med.
Ltd. Chefarzt der CARITAS-Kliniken Pankow und der Gynäkologischen Abteilung im Klinikbereich „Maria Heimsuchung"
Breite-Str. 46–47, 13187 Berlin

Loening, Stefan, A., Univ.-Prof. Dr. med.
Direktor der Urologischen Klinik der Charité
Schumannstr. 20–21, 10098 Berlin

Ralph, George, Primarius Univ.-Doz. Dr. med.
Vorstand der Gynäkologisch-Geburtshilflichen Abteilung im Landeskrankenhaus Bruck an der Mur
Tragößerstr. 1, A-8600 Bruck/Mur

Ratzel, Rudolf, Rechtsanwalt Dr. jur.
Hauptgeschäftsführer des Berufsverbandes der Frauenärzte
Pettenkofer Str. 35, 80336 München

Riss, Paul, Primarius Univ.-Prof. Dr. med.
Vorstand der Gynäkologisch-Geburtshilflichen Abteilung im Landeskrankenhaus Mödling
Weyprechtgasse 12, A-2340 Mödling

Schnorr, Dietmar, Univ.-Prof. Dr. med.
Oberarzt der Urologischen Klinik der Charité
Schumannstr. 20–21, 10098 Berlin

Schönberger, Bernd, Doz. Dr. sc. med.
Oberarzt der Urologischen Klinik der Charité
Schumannstr. 20–21, 10098 Berlin

Schwenzer, Thomas, Priv.-Doz. Dr. med.
Direktor der Frauenklinik der Städtischen Kliniken Dortmund
Beurhaus-Str. 40, 44123 Dortmund

Ulmsten, Ulf, Prof. M. D., Ph. D.
Head of Department of Obstetrics and Gynaecology, Akademiska Sjukhuset
Uppsala Universitet
S-75185 Uppsala

Inhalt

1. **Einführung**
W. Fischer

1.1 Inhalt der Urogynäkologie 1
1.2 Zielstellung des Beitrages 2

2. **Kausalitätsbeziehungen weiblicher Urogenitalerkrankungen**
W. Fischer

2.1 Gemeinsame Entwicklungsgeschichte 5
2.2 Enge Organkontakte 6
2.3 Einheitliches Blut- und Lymphsystem 8
2.4 Neurohormonale Korrelationen und Innervationsbesonderheiten 9
Literatur 9

Untersuchungsmethoden

3. **Allgemeine und spezielle Untersuchungserfordernisse**
W. Fischer

3.1 Einordnungsprobleme 13
3.2 Anamnese 13
3.3 Beschwerden/Leitsymptome 14
3.4 Untersuchungsgang 18

4. **Neurologischer und psychosomatischer Status**
D. Lamm

4.1 Reflexprüfungen 24
4.1.1 Prüfung der spinalen Motorik 24
4.1.2 Prüfung der spinalen Sensibilität 25
4.1.3 Prüfung des spinalen Vegetativum 27
4.1.4 Zusatzmethoden 27
4.2 Beckenbodenbeurteilung 27
4.2.1 Allgemeine Bewertung 27
4.2.2 EMG 28
4.3 Psychosomatik und Psychotests 29
4.3.1 Psychosomatische Störungen 29
4.3.2 Sexuelle Störungen 30
4.3.3 Psychotests 31
Literatur 31

5. **Labordiagnostik**
5.1 Klinische Funktionsprüfungen 33
Maria Birnbaum

5.1.1 Harnuntersuchung 33
5.1.2 Blutuntersuchungen 36
5.1.3 Nierenfunktionsproben 36
5.1.4 Besonderheiten in der Schwangerschaft 37
5.1.5 Normalwerte diagnostisch bedeutsamer Parameter 37
5.2 Mikrobiologische Diagnostik 37
Elke Halle
5.2.1 Entnahmetechniken 37
5.2.2 Erregerspektrum der Harnweginfektion 39
5.2.3 Keimzahlbestimmung, Erregeridentifizierung, Resistenztestung, Hemmstofftest . . . 39
5.2.4 Mikrobiologische Diagnostik der Urethritis bzw. des Urethralsyndroms der Frau . . 40
5.2.5 Antimikrobielle Chemotherapie 40
Literatur 41

6. **Instrumentelle Untersuchungen**
D. Kranzfelder

6.1 Katheterismus 43
6.2 Suprapubische Zystostomie 44
6.3 Kalibrierung und Dilatation der Harnröhre 45
6.4 Urethrozystoskopie 46
6.5 Ureterenkatheterismus 48
6.6 Perkutane Nephrostomie 49
6.7 Gewebeentnahme aus Blase und Nieren 49
Literatur 50

7. **Urodynamik der unteren Harnwege**
H. Kölbl

7.1 Druckmessung (Uromanometrie) 51
7.1.1 Zystometrie 52
7.1.2 Urethrometrie (Urethraruhedruckprofil) 54
7.1.3 Simultane Urethrozystometrie (Urethrastreßdruckprofil) 56
7.2 Flußmessung (Uroflowmetrie) 58
7.3 Elektromyographie 59
7.3.1 Beckenboden-Elektromyographie 60
7.3.2 Urethra-Elektromyographie 61
7.4 UEC-Metrie (Urethral Electric Conductance-Metrie) 61
7.5 Urodynamische Meßplätze 61
Literatur 64

8. **Ultraschalldiagnostik**
H. Kölbl

8.1 Einleitung 65
8.2 Transabdominale Methode 66

8.3 Rektalsonographie . . . 68
8.4 Vaginosonographie . . . 68
8.5 Introitussonographie . . . 69
8.6 Perinealsonographie . . . 71
8.7 Kombinierte Untersuchungen . . . 72
8.8 Nephrosonographie einschließlich Besonderheiten in der Schwangerschaft . . . 74
8.9 Zystosonographie . . . 75
Literatur . . . 76

9. Röntgendiagnostik
L. Abet

9.1 Ausscheidungsurographie . . . 77
9.2 Zystographie . . . 82
9.3 Urethrographie . . . 83
9.4 Vaginographie . . . 86
9.5 Kolpourethrozystographie (KUZ) . . . 88
9.6 Miktionszystourethrographie (MCU) . . . 91
9.7 Kombinierte urometrische und radiologische Untersuchungen . . . 95
9.8 Computertomographie (CT) . . . 96
9.9 Magnetresonanztomographie (MRT) . . . 97
Literatur . . . 99

10. Isotopendiagnostik
D. Lamm

10.1 Isotopennephrographie . . . 101
10.1.1 Prinzip . . . 101
10.1.2 Vorbedingungen, Indikationen, Kontraindikationen . . . 101
10.1.3 Technik . . . 102
10.1.4 Auswertungsmöglichkeiten . . . 102
10.1.5 Heutige Einsatzmöglichkeiten . . . 104
10.1.6 Grenzen der Auswertung . . . 104
10.2 Funktionsszintigraphie . . . 105
10.2.1 Prinzip . . . 105
10.2.2 Vorbedingungen, Indikationen, Kontraindikationen . . . 106
10.2.3 Technik . . . 106
10.2.4 Auswertungsmöglichkeiten . . . 106
10.2.5 Addendum: Urokinetogramm . . . 107
Literatur . . . 107

11. Zytodiagnostik
Th. Schwenzer

11.1 Krebsvorsorgeuntersuchung . . . 109
11.2 Funktionszytologie von Vagina und Urethra . . . 109
11.2.1 Vaginalzytologie . . . 110
11.2.2 Urethralzytologie . . . 111
11.3 Urinzytologie . . . 112
Literatur . . . 113

Klinik der Urogenitalerkrankungen

12. Harnweginfektionen/Entzündungen

P. Riss

12.1 Allgemeines . . . 117
12.1.1 Definitionen . . . 117
12.1.2 Prävalenz . . . 119
12.1.3 Pathogenese . . . 120
12.1.4 Prädisponierende Faktoren . . . 121
12.1.5 Ätiologie . . . 122
12.1.6 Adhärenz der Bakterien . . . 122
12.1.7 Klinisches Bild . . . 123
12.2 Prinzipien der Diagnostik . . . 123
12.2.1 Diagnose . . . 123
12.2.2 Differentialdiagnose . . . 125
12.3 Prinzipien der Therapie . . . 126
12.3.1 Allgemeine Behandlungsprinzipien . . . 126
12.3.2 Therapie der asymptomatischen Bakteriurie . . . 126
12.3.3 Erstinfektion . . . 127
12.3.4 Rezidivierende Infektion . . . 128
12.3.5 Therapiedauer . . . 130
12.3.6 Therapie von Harnweginfekten in der Schwangerschaft . . . 131
12.3.7 Zusatztherapie von Harnweginfekten in der Postmenopause . . . 131
12.3.8 Auswahl der Antibiotika . . . 131
12.3.9 Fehler in der Behandlung . . . 132
12.4 Dauerkatheter und Harnweginfekt . . . 132
12.5 Pyelonephritis . . . 133
12.6 Interstitielle Zystitis . . . 134
12.7 Strahlenzystitis . . . 135
12.8 Urethritis . . . 136
Literatur . . . 137

13. Reizblase der Frau

D. Lamm

13.1 Ursachen, Erscheinungsformen, Symptome . . . 139
13.2 Diagnostik . . . 140
13.3 Differentialdiagnostik . . . 141
13.4 Therapie . . . 143
13.5 Prognose . . . 143
Literatur . . . 144

14. Entleerungsstörungen der oberen Harnwege

B. Schönberger, W. Fischer

14.1 Physiologie des Harntransports . . . 145
14.2 Pathophysiologie des Harntransports . . . 146
14.2.1 Obstruktive Harntransportstörung . . . 146
14.2.2 Refluxive Harntransportstörung . . . 148

14.3 Klinik der Harntransportstörungen 149
14.3.1 Symptomatologie 149
14.3.2 Allgemeine Diagnostik 150
14.3.3 Allgemeine Gesichtspunkte zur Therapie 152
14.4 Besonderheiten bei gynäkologischen Erkrankungen 152
14.4.1 Ursachen und Erscheinungsformen 152
14.4.2 Diagnostik 153
14.4.3 Therapie 153
14.5 Harnleiterdysfunktionen nach radikaler Hysterektomie und Strahlentherapie des Zervixkarzinoms 154
14.5.1 Ursachen und Erscheinungsformen 154
14.5.2 Therapie und Prophylaxe 155
14.6 Schwangerschaftsureter 156
14.6.1 Ursachen und Erscheinungsformen 156
14.6.2 Diagnostisch-therapeutische Konsequenzen 157
Literatur 158

15. Miktionsstörungen
W. Fischer

15.1 Physiologie der Harnentleerung 159
15.2 Allgemeine Pathophysiologie und Klinik der Blasenentleerungsstörungen 162
15.3 Operations- und Narkoseauswirkungen 164
15.4 Miktionsstörungen nach Inkontinenzoperationen *(G. Ralph)* 165
15.5 Dysfunktionen nach Radikaloperationen *(G. Ralph)* 166
15.5.1 Pathophysiologie 166
15.5.2 Prophylaxe 168
15.5.3 Therapie 169
15.6 Miktionsstörungen durch Urethraeinengungen 170
15.6.1 Erkrankungen der Urethra 170
15.6.2 Extraurethrale Einwirkungen 172
15.6.3 Neuromuskuläre Dysfunktion 173
15.7 Postpartale Miktionsstörungen 173
15.8 Rückwirkungen auf die oberen Harnwege 174
Literatur 174

16. Harninkontinenz

16.1 Physiologie der Harnspeicherung 176
W. Fischer
16.1.1 Morphologische Voraussetzungen für den Harnröhren- und Blasenverschluß 176
16.1.2 Einbeziehung der Blasenhalsregion in das Tonus-Turgorspiel der Bauchhöhle 180
16.1.3 Blutversorgung 182
16.1.4 Innervation 182
16.1.5 Gesamtheit kontinenzbestimmender Faktoren 184

16.2 Neuere Aspekte zur Pathophysiologie der weiblichen Harninkontinenz 184
U. Ulmsten
16.2.1 Aktuelle Theorien der Streßinkontinenz 184
16.2.2 Urge-Inkontinenz und ihre Beziehung zur Theorie der Detrusorinstabilität 185

16.2.3 Widersprüchlichkeiten in biologischen Systemen 187
16.2.4 Die Klassifikation der weiblichen Harninkontinenz in bezug auf die anatomische Dysfunktion 188
16.2.5 Anatomische Klassifikation der weiblichen Harninkontinenz in Abhängigkeit von Defekten stützender Strukturen der Urethra und des Blasenhalses 188

16.3 **Epidemiologie der Harninkontinenz** 192
W. Fischer
16.3.1 Einteilung der Erscheinungsformen 192
16.3.2 Allgemeine Häufigkeit und Bewertung 194
16.3.3 Ätiologie 195
16.3.4 Anamnese und Symptome 200

16.4 **Diagnostisches Basisprogramm** 204
W. Fischer
16.4.1 Inspektion 204
16.4.2 Palpation 206
16.4.3 Funktionstests 207

16.5 **Spezialisierte und hochspezialisierte Diagnostik** 211
16.5.1 Urodynamik 212
U. Ulmsten
16.5.2 Bildgebende Verfahren 216
H. Kölbl
16.5.3 Endoskopie 219
H. Kölbl

16.6 **Allgemeine Behandlungsgrundsätze** 219
W. Fischer

16.7 **Konservative Therapie** 221
16.7.1 Aufklärung und Erziehung 221
W. Fischer
16.7.2 Physiotherapie/Elektrotherapie 222
W. Fischer
16.7.3 Medikamentöse Therapie 233
Th. Schwenzer
16.7.4 Psychotherapie und alternative Methoden 243
D. Lamm
16.7.5 Prothetische Versorgung, Inkontinenzhilfsmittel 248
W. Fischer

16.8 **Operative Therapie** 250
W. Fischer
16.8.1 Allgemeine Vorbemerkungen 250
16.8.2 Präoperative Diagnostik 251
16.8.3 Vorbedingungen und Methodenwahl 251
16.8.4 Operationswege und Methoden 254
16.8.5 Zusätzliche Erfordernisse bei Lageveränderungen und Tumoren der Genitalorgane . 269
16.8.6 Komplikationen bei Streßinkontinenz-Operationen 270

16.8.7 Künstliche Blasenschließmuskel *(B. Schönberger)* 271
16.8.8 Spezialoperationen bei therapieresistenter Dranginkontinenz 273
16.8.9 Postoperative Erfordernisse und ambulante Nachbetreuung 274

16.9 **Ausblick, Prophylaxe** 276
W. Fischer

Literatur Kap. 16.1 bis 16.9 277

17. **Urogenitalfisteln**
W. Fischer, B. Schönberger

17.1 Lokalisation und Häufigkeit 281
17.2 Ätiologie 281
17.3 Diagnostik 282
17.4 Allgemeine Behandlungsgrundsätze 284
17.5 Konservative Therapie 285
17.5.1 Lokale Behandlungsmöglichkeiten 285
17.5.2 Trockenlegung des Fistelgebietes 285
17.5.3 Besonderheiten bei Karzinompatientinnen 286
17.5.4 Allgemeine Maßnahmen 288
17.6 Operative Therapie 288
17.6.1 Harnröhrenfisteln 288
17.6.2 Blasenfisteln 292
17.6.3 Harnleiterfisteln 295
17.6.4 Kombinierte Fisteln 298
17.6.5 Besonderheiten bei Karzinompatientinnen 298
17.6.6 Supravesikale Harnableitungen 300
17.6.7 Nachbehandlung nach Fisteloperationen 305
17.6.8 Stoma-Sprechstunde 307
17.6.9 Sexualverhalten und Reproduktion 307
17.7 Ergebnisse, Trends und Schlußfolgerungen 308
Literatur 308

18. **Harnwegverletzungen**
D. Kranzfelder

18.1 Lokalisation und Ursachen 311
18.2 Verletzungen von Harnblase und Urethra 312
18.3 Ureterverletzungen 314
18.4 Unfallverletzungen 316
18.5 Sexualdelikte mit Harntraktbeteiligung 316
18.6 Fremdkörper in den Harnorganen 316
18.7 Massive Blutungen aus dem Harntrakt 317
Literatur 317

19. **Tumoren**
D. Schnorr, St. A. Loening

19.1 Übersicht und Symptome 319
19.2 Harnröhrentumoren 320
19.2.1 Erscheinungsformen und Häufigkeit 320

19.2.2 Symptome . . . 321
19.2.3 Diagnose/Differentialdiagnose . . . 321
19.2.4 Therapie . . . 322
19.3 Blasentumoren, sekundäre Karzinome . . . 323
19.3.1 Erscheinungsformen, Häufigkeit und Ätiologie . . . 323
19.3.2 Symptome . . . 324
19.3.3 Diagnose/Differentialdiagnose . . . 324
19.3.4 Therapiegrundsätze . . . 326
19.4 Tumoren der oberen Harnwege und Nieren . . . 327
19.4.1 Erscheinungsformen und Häufigkeit . . . 327
19.4.2 Symptome . . . 328
19.4.3 Diagnose/Differentialdiagnose . . . 328
19.4.4 Therapiegrundsätze . . . 329
Literatur . . . 329

20. Endometriose
Th. Schwenzer

20.1 Epidemiologie . . . 331
20.2 Symptomatik . . . 331
20.3 Diagnostik . . . 332
20.4 Therapie . . . 334
20.4.1 Hormonale Therapie . . . 334
20.4.2 Operative Therapie . . . 336
20.5 Nachsorge . . . 338
Literatur . . . 339

21. Fehlbildungen
W. Fischer, B. Schönberger

21.1 Form- und Lageanomalien der Nieren . . . 341
21.2 Zystische Nierenfehlbildungen . . . 345
21.3 Harnleiteranomalien . . . 346
21.4 Blasenanomalien . . . 351
21.5 Harnröhrenanomalien . . . 353
21.6 Verhalten bei Intersexualität . . . 357
Literatur . . . 359

22. Nephrologisch-urologische Krankheitsbilder in Gynäkologie und Geburtshilfe

22.1 **Akutes Nierenversagen** (ANV) . . . 361
M. Birnbaum
22.1.1 Einteilung des akuten Nierenversagens . . . 362
22.1.2 Pathophysiologie . . . 362
22.1.3 Verlauf des akuten Nierenversagens . . . 364
22.1.4 Diagnose und Differentialdiagnose . . . 365
22.1.5 Therapie des akuten Nierenversagens . . . 367
22.1.6 Prophylaxe des ANV in Gynäkologie und Geburtshilfe . . . 368
22.1.7 Besonderheiten des akuten Nierenversagens in der Schwangerschaft . . . 369

22.2 **Chronische Niereninsuffizienz** 371
M. Birnbaum
22.2.1 Ursachen der chronischen Niereninsuffizienz 372
22.2.2 Stadieneinteilung 373
22.2.3 Postrenale chronische Niereninsuffizienz in der Gynäkologie 374
22.2.4 Nierentransplantation 375
22.2.5 Präoperative Diagnostik, Operationsrisiko und Therapiestrategien bei Patientinnen mit chronischer Niereninsuffizienz in Gynäkologie und Geburtshilfe 375
22.2.6 Kontrazeption und chronische Niereninsuffizienz 376
22.2.7 Chronische Niereninsuffizienz, Nierentransplantation und Schwangerschaft 377

22.3 **Hochdruckkrankheiten** 378
M. Birnbaum
22.3.1 Beurteilung der verschiedenen Hypertonieformen in der Geburtshilfe 381
22.3.2 Kontrazeptive Beratung bei hypertensiven Gefäß-/Nierenerkrankungen 383

22.4 **Ableitende Harnwege in der Schwangerschaft** 383
D. Kranzfelder
22.4.1 Harnentleerungsstörungen 383
22.4.2 Abnormitäten der ableitenden Harnwege 384
22.4.3 Bakterielle Infektionen der ableitenden Harnwege 385
22.4.4 Urolithiasis 388
Literatur 388

23. **Begutachtungshinweise**

23.1 **Juristische Grundlagen** 391
R. Ratzel
23.1.1 Der Gutachter im gerichtlichen Verfahren 391
23.1.2 Der Gutachtenauftrag 393
23.1.3 Privatgutachten 394
23.1.4 Juristische Denkkategorien 395

23.2 **Urogynäkologische Relevanz** 396
Th. Schwenzer
23.2.1 Präoperative Aufklärung 396
23.2.2 Präoperative Diagnostik vor gynäkologischen Standardoperationen 398
23.2.3 Verhalten während der Operation 398
23.2.4 Postoperative Maßnahmen 403
Literatur 404

Farbtafeln 405

Sachverzeichnis 415

1. Einführung

W. Fischer

1.1 Inhalt der Urogynäkologie
1.2 Zielstellung des Beitrages

1.1 Inhalt der Urogynäkologie

Die Aufgaben der „Gynäkologischen Urologie" haben sich in den über 100 Jahren ihres Bestehens – bedingt durch den Wandel der Krankheitsbilder, durch Fortschritte in der Diagnostik und Therapie, vor allem aber durch die ständige Weiterentwicklung ihrer Mutterdisziplinen, der Gynäkologie und Urologie, – mehrfach verändert. Ursprünglich standen die geburtshilflichen Harnfisteln im Mittelpunkt, dann machte die operative Gynäkologie Bekanntschaft mit den Harnorganen. Die Pioniere unseres Grenzgebietes waren somit meist Geburtshelfer und Gynäkologen, deren Schulen und Schüler auch heute noch in vielen Ländern wirksam sind. Ihnen verdanken wir fundamentale Teilergebnisse und Gesamtdarstellungen des Fachgebietes, unter denen das dreibändige Handbuch von W. Stoeckel (1938) hervorragt. Bakteriologie, Endoskopie und Röntgendiagnostik wurden darin nach ihrem damaligen Erkenntnisstand berücksichtigt. An Stelle der morphologischen Betrachtungsweise trat in zunehmendem Maße funktionelles Denken.

Mit der Breitenentwicklung der Frauenheilkunde und Verselbständigung der Urologie wurden aber auch eine andere Aufgabenteilung und eine weitere Subspezialisierung erforderlich. Ältere Standardwerke wurden noch als „gynäkologischer Beitrag zur Urologie" oder „Teilvertretung eines medizinischen Fachgebietes durch eine andere Disziplin" bezeichnet.

Heute verstehen wir unter gynäkologischer Urologie *„gynäkologisch bedingte oder begünstigte Erkrankungen der Harnorgane im kleinen Becken"*, die durch Harnstauung und Infektion auch die Nieren einbeziehen können (Fischer 1974).

Das ist keine grundsätzliche Neuorientierung, sondern lediglich eine Präzisierung, die den Erfordernissen interdisziplinärer Zusammenarbeit entspricht und uns das tiefere Eindringen in bestimmte Gebiete ermöglicht. Es kann heute nicht mehr von jedem Gynäkologen oder Urologen verlangt werden, daß er das ganze Grenzgebiet zwischen beiden Disziplinen übersieht. Vielmehr müssen neue Erkenntnisse der Gynäkologie und Urologie sowie anderer Fachgebiete auf die subspezialisierten Erfordernisse ständig umgesetzt werden. Die Bekämpfung akuter Harnweginfektionen und Harnretentionen, Nierenversagen sowie Störungen im Wasser- und Elektrolythaushalt (einschließlich ihrer Diagnostik), die Notversorgung von Harnwegverletzungen, die Mitbehandlung der Harninkontinenz bei Deszensusoperationen und die Beurteilung von Veränderungen an der Harnröhrenmündung müssen überall gewährleistet sein.

Urogenitalfisteln und -mißbildungen, Inkontinenzspezialdiagnostik und -therapie, chronische Restharnblasen, urologische Komplikationen bei gynäkologischen Karzinomen, urologische Besonderheiten in der Schwangerschaft sowie größere Eingriffe im Urethrabereich werden dagegen in zunehmendem Maße Spezialisten gynäkologischer oder urologischer Provenienz überlassen. Und für die Behandlung von Harnsteinleiden, neurogenen Blasenentleerungsstörungen, ausschließlichen Entwicklungsstörungen und Tumoren der Harnorgane sind heute von vornherein Urologen zuständig.

Neue Lehr- und Handbücher der Gynäkologie konzentrieren sich deshalb im Kapitel „Gynäkologische Urologie" neben der Besprechung der funktionellen Harninkontinenz in zunehmendem Maße auf die Harnweginfektionen. Dagegen werden Urogenitalfisteln, Mißbildungen und Tumoren sowie die Besonderheiten der Harnorgane in der Schwangerschaft sehr unterschiedlich berücksichtigt. In den urologischen Büchern ist es nicht anders, wobei auch vorgegebener Umfang und persönliche Ansichten der Herausgeber eine Rolle spielen; ja selbst die Möglichkeit, daß sich Gynäkologen und Urologen in der Wissensvermittlung gegenseitig aufeinander verlassen, ist nicht ganz auszuschließen. Wer sich weiter subspezialisieren will, braucht deshalb zusätzliche Informationen. Der urologisch interessierte **Gynäkologe** wird sich vor allem mit neueren Erkenntnissen der funktionellen Anatomie, Urodynamik und Urogenitalsonographie, Harninkontinenztherapie und Interventionsradiologie auseinandersetzen müssen, während der gynäkologisch interessierte **Urologe** vor allem die Nieren- und Harnleiterphysiologie in der Schwangerschaft, neuere Erkenntnisse über die geschlechtsspezifische Inkontinenzproblematik bei der Frau und Anforderungen aus der ultraradikalen und palliativen Therapie weiblicher Genitalkarzinome zu berücksichtigen hat.

Es sind in neuerer Zeit ausgezeichnete Bücher insbesondere über Urodynamik und Harninkontinenz, über urologische Karzinomkomplikationen und den Beckenboden der Frau erschienen, die diesen Bedürfnissen entgegenkommen. Umfassende Darstellungen des gesamten Grenzgebietes sind dagegen nach wie vor relativ selten. In den Büchern von Asmussen/Miller, Buchsbaum/Schmidt, Kremling/Lutzeyer/Heintz, Ostergard, Petri, Stanton und Walters/Karram sind Gynäkologen und Urologen gemeinsam ans Werk gegangen. Dagegen haben Fischer et al. und neuerdings Wall/Norton/Delancey die Brücke zwischen bewährten Traditionen und heutigen Erfordernissen ausschließlich aus gynäkologischer Sicht geschlagen, während Kan als Urologe den alternativen Weg sogar allein beschritt. Offenbar setzen sich der Terminus Urogynäkologie und das mit ihm verbundene Ausbildungsprogramm immer mehr durch.

In Zukunft sollte der Begriff *„Urogynäkologie"* keine Wortspielerei mehr sein, sondern die gynäkologische Ausgangsposition unterstreichen, während umgekehrt die Bezeichnung *„Gynäkologische Urologie"* besser gynäkologischen Aspekten in der Urologie vorbehalten bleibt.

Die Darstellung des gesamten Grenzgebietes aus einem Blickwinkel hat zweifellos den Vorteil, daß die Belange einer Mutterdisziplin erschöpfend behandelt werden können; die anderen dürfen aber nicht zu kurz kommen, wenn man die Zusammenhänge erkannt hat und weitervermitteln will. In unserer 1982 erschienenen *„Urogynäkologie für Klinik und Praxis"* ist diese Synthese gelungen, so daß jetzt auch Vertreter anderer Disziplinen zu Wort kommen können, ohne die Zielstellung des Buches zu gefährden. Außerdem werden weitere Gynäkologen des In- und Auslandes einbezogen, die besonderes Interesse an der Urogynäkologie und eigene Erfahrungen auf ausgewählten Gebieten haben. Und schließlich entspricht auch die Aufgabenteilung unter zwei Herausgebern dem heutigen Trend einer schnelleren und fundierteren Veröffentlichung.

1.2 Zielstellung des Beitrages

In diesem Buch soll in gedrängter und dennoch umfassender Form vermittelt werden, was ambulant oder klinisch tätige Frauenärzte angesichts der engen Kausalitätsbeziehungen weiblicher Urogenitalerkrankungen beachten und speziell interessierte Urogynäkologen auf ihrem

Grenzgebiet wissen müssen. Urologen und Vertreter anderer Disziplinen werden ebenfalls angesprochen. Da auch in der Urogynäkologie eine Schwerpunktverlagerung auf die ambulante Versorgung festzustellen ist, werden die Belange der Praxis mehr als bisher berücksichtigt und bereits im Titel des Buches herausgestellt. Die bisherige Systematik und Hauptgliederung in *„Untersuchungsmethoden“* und *„Klinik der Urogenitalerkrankungen“* werden beibehalten, die Unterteilungen jedoch übersichtlicher gestaltet. Neue Erkenntnisse und frühere Rezensionshinweise führten zu folgenden Veränderungen:

Bei den *Untersuchungsmethoden* werden nur noch *allgemeine und spezielle Erfordernisse* vorangestellt, die differentialdiagnostisch eine Rolle spielen und zur generellen prä- und postoperativen Diagnostik gehören. Ihnen folgt gleich der *neurologische Status*, was ihn rangmäßig, aber auch inhaltlich aufwertet. Die *Labordiagnostik* beschränkt sich auf die wichtigsten klinischen Funktionsprüfungen und läßt die Mikrobiologie mehr zu Wort kommen. Bei den *instrumentellen Untersuchungen* sind ultraschallgestützte und interventionsradiologische Eingriffe hinzugekommen. Das *Urodynamikkapitel* ist jetzt eigenständig, aktualisiert und zukunftsorientiert. Neu hinzugekommen ist die *Ultraschalldiagnostik* der Urogenitalerkrankungen. Dafür konnte die gesamte *Röntgendiagnostik* in einem Kapitel zusammengefaßt werden. Ein Addendum über *MRT-Untersuchungen* beschränkt sich auf die Beckenweichteile bei der Harninkontinenz. Die *Isotopendiagnostik* ist erheblich gekürzt worden. Die *Zytodiagnostik* berücksichtigt neben der Urethralzytologie auch die exfoliative Harnzytologie.

Die *Klinik der Urogenitalerkrankungen* ist weiterhin symptomorientiert und erleichtert durch den Verzicht auf eine organbezogene Systematik die Erkennung von Zusammenhängen und Zuständigkeitsgrenzen. Am Anfang stehen die *Harnweginfektionen und -entzündungen.* Ihnen wird ein kurzes aktualisiertes Kapitel über die *Reizblase der Frau* angeschlossen, deren Abgrenzung von anderen Krankheitsbildern immer schwieriger wird. Eine bessere Übersicht über die Harnentleerungsstörungen wird durch die Aufteilung in vier Kapitel über *Entleerungsstörungen der oberen Harnwege, Miktionsstörungen, Harninkontinenz und Urogenitalfisteln* erreicht. Dabei nimmt das *Harninkontinenzkapitel* den größten Raum ein. Neue Erkenntnisse zur Anatomie, Pathophysiologie und Epidemiologie werden darin ebenso berücksichtigt wie die abgestufte Diagnostik und die gesamte konservative und operative Therapie. Im *Fistelkapitel* werden auch die verbesserten Heilungschancen bei inkompletten Harnleiterläsionen durch die Interventionsradiologie gewürdigt. Dann folgen die den operativ tätigen Gynäkologen besonders interessierenden und weitere nicht nur für ihn bedeutsame *Verletzungen der Harnorgane.* Das *Tumorkapitel* ist noch mehr als bisher auf urogynäkologische Erfordernisse zugeschnitten worden. Im *Endometriosekapitel* werden die Therapiefortschritte durch GnRH-Analoga und im *Mißbildungskapitel* neue Erkenntnisse der pränatalen Diagnostik/Therapie berücksichtigt. *Nephrologische und urologische Krankheitsbilder* in Gynäkologie und Geburtshilfe sind dagegen in einem Kapitel zusammengefaßt worden. Die *Begutachtungshinweise* am Ende des Buches beziehen sich sowohl auf Erwerbsminderungen durch urogynäkologische Erkrankungen als auch auf forensische Fragen bei urologischen Komplikationen in Gynäkologie und Geburtshilfe. Was nicht aus der Gliederung des Buches ersichtlich ist, soll mit Hilfe des Sachregisters auffindbar werden. Literaturhinweise mußten sich auf Standardwerke, Übersichten und fundamentale Einzelarbeiten der letzten 10 Jahre beschränken. Sie ermöglichen ein weiteres Quellenstudium. Ältere Literatur ist in der 1. Auflage des Buches von 1982 zu finden.

Standardisierungsbestrebungen, wie sie in dankenswerter Weise vor allem von der International Continence Society (ICS) ausgehen, werden beachtet. Im übrigen behalten aber die persönlichen Ansichten und Erfahrungen der Autoren den erforderlichen Spielraum für eine lebendige, den wissenschaftlichen Meinungsstreit herausfordernde Darstellung.

Sollte es uns gelingen, mit diesem Buch die überholte Auffassung, daß sich urogynäkologische Belange ohne zusätzlichen Aufwand, gewissermaßen nebenbei erledigen lassen, endgültig zu begraben und neue Verfechter für die Urogynäkologie zu gewinnen, so hätten wir seine Hauptziele erreicht.

Literatur nach dem 2. Kapitel.

2. Kausalitätsbeziehungen weiblicher Urogenitalerkrankungen

W. Fischer

2.1 Gemeinsame Entwicklungsgeschichte
2.2 Enge Organkontakte
2.3 Einheitliches Blut- und Lymphsystem
2.4 Neurohormonale Korrelationen und Innervationsbesonderheiten

Für die Beteiligung der Harnorgane an weiblichen Genitalerkrankungen gibt es vier wesentliche Bezugspunkte, die aus der Übersichtstabelle ersichtlich sind (Tab. 2-1). Ihre Erläuterung hat ebenfalls nur Übersichtscharakter; Details sind den nachfolgenden Kapiteln zu entnehmen.

2.1 Gemeinsame Entwicklungsgeschichte

Die Entwicklung der **inneren weiblichen Geschlechtsorgane** aus den Müller-Gängen erfolgt in engem Zusammenhang mit den Wolff-Urnierengängen (Abb. 2-1). Entwicklungsstörungen der Urnierengänge können somit nicht nur Anomalien der Nieren und Harnleiter, sondern auch der Genitalorgane nach sich ziehen. Veranlaßt der Gynäkologe insbesondere bei *Uterus- und Scheidenaplasien*, aber auch bei sonstigen Fehl- oder Doppelbildungen eine Ausscheidungsurographie (und gegebenenfalls zusätzlich eine Renovasographie), so wird er in nahezu der Hälfte der Fälle rudimentäre oder dystope *Nieren- sowie Harnleiteranomalien* feststellen. *Beckennieren* dürfen nicht mit Ovarialtumoren verwechselt werden; außerdem können sie bei Scheidenaplasien den künstlichen Organersatz, bei erhaltener Fortpflanzungsfunktion die Spontangeburt und beim Zervixkarzinom die Radikaloperation behindern. Reste der Urnierengänge können als *Gartner-Gangzysten* seitlich gelegene Scheidentumoren, Urethradivertikel oder atypische Zystozelen vortäuschen. *Ektope Harnleitermündungen* sind entweder im Bereiche der Vulva, Urethra, Vagina oder (selten) am Uterus zu finden. Dann sind absolute Harninkontinenz (Enuresis ureterica) oder bei Zugehörigkeit zu einer rudimentären Nierenanlage hartnäckiger Fluor die Folgen (s. Kap. 21).

Die Entwicklung der **äußeren weiblichen Geschlechtsorgane** vollzieht sich in unmittelbarer Nähe des ventralen Kloakenrestes, der das Substrat für Harnblase, primäre Urethra und Sinus urogenitalis bildet. Aus dem Sinus urogenitalis entstehen Urethra, Vestibulum vaginae mit Vorhofsdrüsen und der untere Teil der Vagina. Persistiert der Sinus urogenitalis infolge mangelhafter Ausbildung des Septum urethro-vesico-vaginale, so haben Urethra und Vagina eine gemeinsame Öffnung (Abb. 2-2). Kommt eine Klitorisvergrößerung hinzu, so kann die *Hypospadie* weiblicher Neugeborener mit einer Hypospadia penoscrotalis sive perinealis männlicher Individuen verwechselt werden. *Kongenitale Harnröhrenerweiterungen* mit gleichzeitiger Scheidenaplasie oder Hymenalatresie verursachen weitere Probleme der Geschlechtszuordnung. *Spaltbildungen der vorderen Harnröhrenwand* (Epispadien) sind dagegen meist mit einer Spaltung der Klitoris und Symphyse, seltener mit einer zusätzlichen Spaltung der Blase und der vorderen Bauchwand (Ekstrophia vesicae) kombi-

Tab. 2-1: Beziehungen zwischen den Harn- und Geschlechtsorganen der Frau

Gesichtspunkt	Bedeutung für die Gynäkologie
1. Gemeinsame Entwicklungsgeschichte	
Wolffsche u. Müllersche Gänge	Kombinierte Nieren-Harnleiteranomalien und Scheiden-Uterusmißbildungen Tumorsymptomatik (Beckenniere, Gartnersche Gangzysten) Inkontinenz- und Fluorsymptomatik (dystope Uretermündung)
Sinus urogenitalis	Äußere Genitalmißbildungen (Hypo/Epispadie, Intersexe) Dyspareunie, Dysurie (Meatusstenose, distale Urethraenge)
2. Enge Organkontakte	Verletzungs-(Fistel-)Gefahr bei fast allen gynäkologischen Operationen, Bestrahlungen u. Gewalteinwirkungen, zusätzlich:
Harnröhre-Blasenhals-Scheide	Deszensus- u. Inkontinenzbegünstigung bzw. erschwerte Miktion und Restharnbildung durch Geburten, Alterung, gestörte Statik
Blasenboden-Uterus	Verdrängungserscheinungen, Tumorinvasion
Ureter-Parametrium-Adnexe	Stauungsnieren, aszendierende Infektionen
3. Einheitliches Blut- und Lymphgefäßsystem	
	Trophische Störungen nach Operationen und Bestrahlungen:
Urethra ↘ Pudendabereich Blase → Uterinabereich	Ödembildung ↗ Fibrose (Wandstarre, Stenose) Ödembildung ↘ Nekrose (Ulkus, Fistel)
Ureter ↗ Ovaricabereich	Metastasierungseinflüsse, Infektionen, V.-ovarica-Syndrom
4. Neuro-hormonale Korrelationen und Innervationsbesonderheiten	
Parasympathikus	Zykluseinflüsse (Vaginal-Urethralzytologie)
Östrogene	Umstellungseinflüsse (Pubertär, Klimakterium)
Sympathikus	Dysregulationen: Reizblase, Schwangerschaftsureter
Gestagene	Pharmakologische Nebenwirkungen (Tokolytika, Antihypertensiva)
	Denervierungsfolgen (Harnverhaltung, Inkontinenz)
	Plexus pelvicus (geschlechtsspezifische Irritationsmöglichkeit?)

niert. Schließlich können Rückbildungsstörungen der Urogenitalmembran oder Verschmelzungsschwierigkeiten am ento-ektodermalen Übergang *Meatusstenosen* und *distale Harnröhrenengen* erklären (s. Kap. 15).

Stets erfordert die Feststellung von Anomalien in einem Organsystem die Untersuchung der Nachbarorgane und eine einheitliche urogenitale Bewertung.

2.2 Enge Organkontakte

Die engen Lagebeziehungen zwischen Harnröhre, Blasenhals und Scheide, zwischen Blasenboden und Cervix uteri sowie zwischen Ureteren, seitlichen Parametrien und Adnexen erklären die besondere **Verletzungs- und Fistelgefahr** der Harnorgane bei fast allen gynäkologischen Operationen, aber auch durch Bestrahlungen und Gewalteinwirkungen (z. B. Pfählungsverletzungen – s. Kap. 18). Im Mittelpunkt des Geschehens steht nicht selten die *A. uterina* (Abb. 2-3). Diese gefährdet den Ureter vor allem, wenn starke Blutungen in ihrem Bereich unübersichtliche Gefäßabklemmungen oder Massenligaturen erfordern. An den Berührungsschwerpunkten besteht zusätzlich die Möglichkeit der *Inkontinenzentstehung* und/oder *erschwerten Miktion* und Restharnbildung durch Lageveränderungen der Genitalorgane sowie durch Genitaltumoren, die die Harnröhren-Blasenhalsregion von außen komprimieren. *Tumoreinbrüche* in die Blase und *Harnleiterobstruktio-*

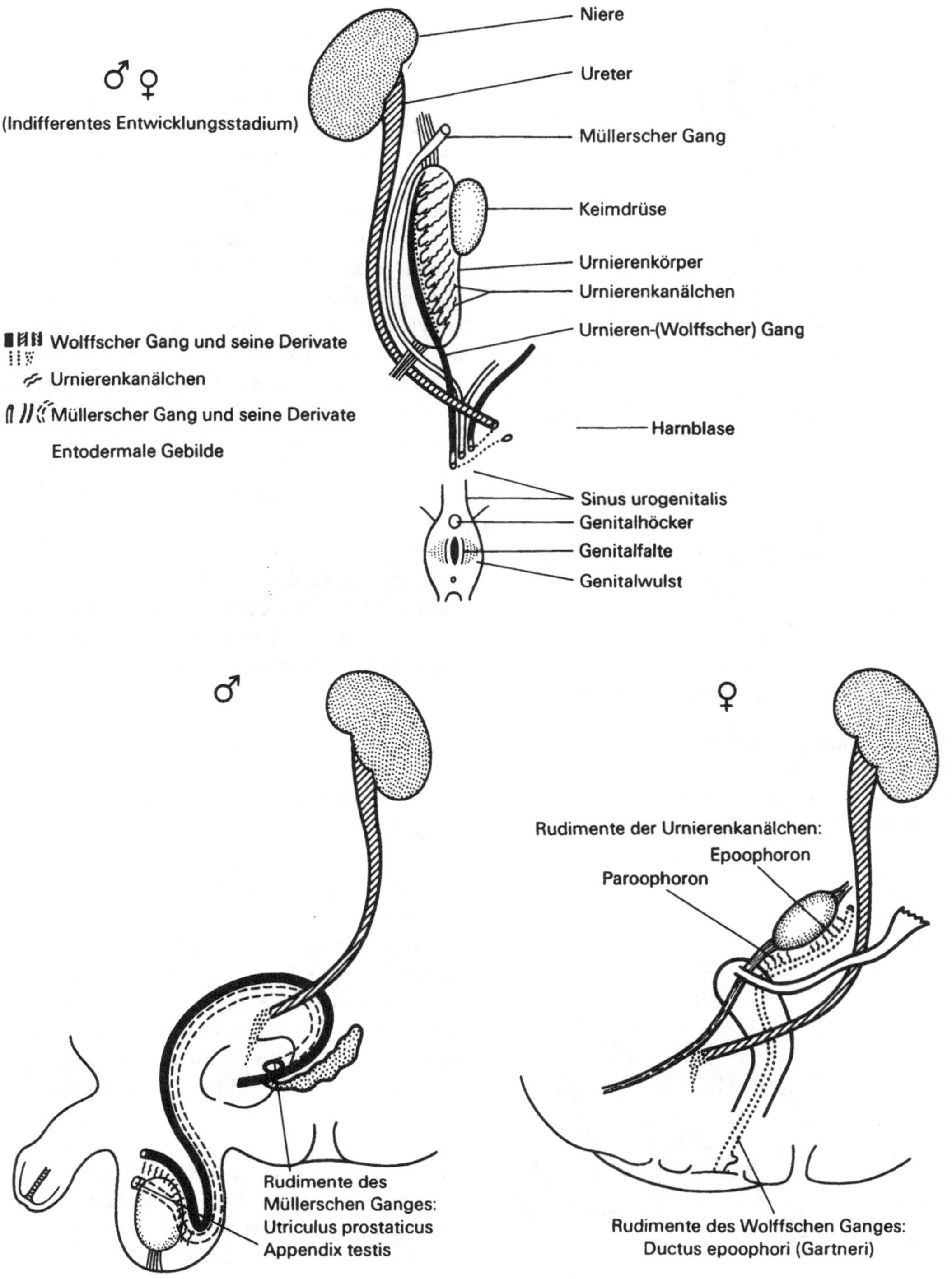

Abb. 2-1: Entwicklungsschema der Urogenitalorgane

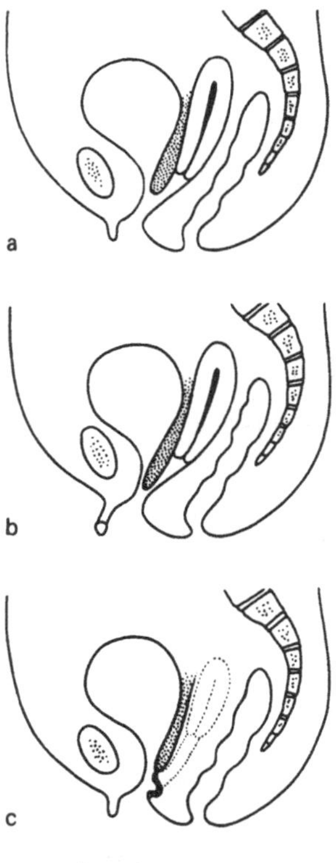

Abb. 2-2: Entwicklungsstörungen des Sinus urogenitalis
a) Sinus urogenitalis persistens
b) Klitorisvergrößerung
c) Kongenitale Harnröhrenerweiterung und Hymenalatresie oder Scheidenaplasie

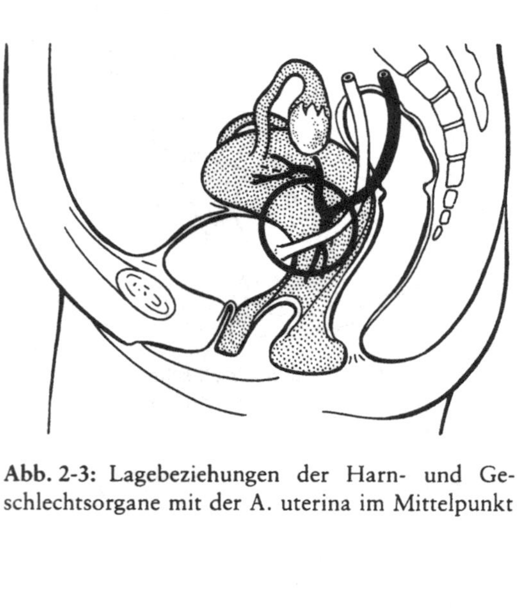

Abb. 2-3: Lagebeziehungen der Harn- und Geschlechtsorgane mit der A. uterina im Mittelpunkt

nen durch Tumorausbreitungen sind vor allem beim Zervixkarzinom zu befürchten (s. Kap. 19). *Stauungsnieren und Hydronephrosen* können aber auch nach der Karzinombehandlung (durch Fibrosierung), beim Genitalprolaps (durch Ureterabknickung) oder bei Ovarialtumoren sowie intraligamentären Myomen (durch Ureterverdrängung) entstehen (s. Kap. 14). In der 2. Schwangerschaftshälfte drückt außerdem der vergrößerte Uterus auf die Harnleiter. Hinzu kommen Infektionsmöglichkeiten beider Organsysteme durch eine direkte Keimeinwanderung aus der Nachbarschaft (Kap. 12) und als besonderes Krankheitsbild die *Endometriosis externa*, von der am ehesten die Blase, gelegentlich aber auch der Harnleiter betroffen wird (s. Kap. 20). Art und Ausmaß der Veränderungen bestimmen das weitere diagnostisch-therapeutische Vorgehen.

Rechtzeitig an die Möglichkeit einer Beteiligung der Nachbarorgane denken, kann dem Patienten zusätzliche Leiden und dem Arzt Unannehmlichkeiten ersparen.

2.3 Einheitliches Blut- und Lymphsystem

Die gemeinsame Blut- und Lymphversorgung der Harn- und Geschlechtsorgane aus dem Iliaca-interna-Bereich bringt es mit sich, daß ausgedehnte trophische Störungen um so mehr zu fürchten sind, je näher an den Iliakalgefäßen die Versorgung unterbrochen wird. Von gynäkologischer Seite kommen hierfür vor allem die **Radikaloperationen und Bestrahlungen** des Zervixkarzinoms in Betracht, wobei die Uteringefäße wiederum im Mittelpunkt stehen. Man wird deshalb speziell bei Operationen in bestrahltem Gewebe (z. B. Tumorpersistenz oder Urogenitalfisteln), aber auch bei intraoperativen Harnleiterverletzungen das Ausmaß der Radikalität bzw. die Zumutbarkeit zusätzlicher Wiederherstellungsoperationen an den Harnwegen in der gleichen Sitzung oder die zwischenzeitliche

Nierenfistelung besonders sorgfältig abwägen müssen (s. Kap. 18). Die Folgen trophischer Störungen sind Ödembildungen, Fibrosen und Nekrosen, d. h. *Ulzera* und *Fisteln* (Kap. 17). Metastasierungen weiblicher Genitalkarzinome in die iliakalen und paraaortalen (lumbalen) Lymphknoten bewirken dagegen *Hydronephrosen, postrenale Anurie und Nierentod.* Als typisches Beispiel direkter Gefäßeinwirkung auf die oberen Harnwege sei das *„Ovarian-vein-Syndrom"* erwähnt, mit dem vermehrt in der Schwangerschaft zu rechnen ist. Aber auch die ausgedehnten Venengeflechte im Bereiche der Harnröhre, Vulva und Vagina sind in funktionsanatomischer Hinsicht und für Infektions- bzw. Entzündungsausbreitungen während und nach der Geschlechtsreife nicht bedeutungslos.

Leichtfertiges Operieren an den Blutgefäßen der Urogenitalregion kann sich vielfältig rächen.

2.4 Neurohormonale Korrelationen und Innervationsbesonderheiten

Der Einfluß weiblicher Sexualhormone auf die Harnorgane ist am sichtbarsten an der Urethra, deren Epithel die gleichen zyklischen Veränderungen erkennen läßt wie die Vagina. Vaskularisation und Gewebsturgor sind ebenfalls hormonabhängig. Der tonussteigernde Effekt der **Östrogene**, die Tonussenkung durch **Gestagene** und die ausgleichende Wirkung der **Androgene** sind seit langem bekannt. Zum Teil wirken die Hormone über den Stoffwechsel, zum Teil über das vegetative Nervensystem. Klinische und experimentelle Beobachtungen konnten die synergistische Wirkung von Cholinergika, α-Adrenergika und Östrogenen bzw. von Anticholinergika, β-Adrenergika und Gestagenen an der weiblichen Harnblase und Harnröhre bestätigen. Darüber hinaus entsteht durch gesteigerten Gestageneinfluß während der Schwangerschaft der sog. *Schwangerschaftsureter*, der nicht selten mit Darmträgheit, manchmal auch mit postpartalen Kontraktionsschwächen des Uterus kombiniert ist (Stoeckelsches Syndrom). Gleiche Wirkungsprinzipien an verschiedenen Organen können aber auch zu unerwünschten **Nebenwirkungen der Pharmakotherapie**, z. B. Harnentleerungsstörungen bei Wehenhemmung mit β-Adrenergika (z. B. Fenoterol) oder Inkontinenzzunahme bei der Blutdrucksenkung mit α-Adrenolytika (z. B. Reserpin) bzw. α-Rezeptorantagonisten (z. B. Prazosin) führen. *Zyklusstörungen* und neurohormonale Veränderungen während der **biologischen Umstellungsphasen** im Leben der Frau beeinflussen die Harnorgane ebenfalls. Zum Beispiel leiden Frauen mit *Reizblase* häufig gleichzeitig unter Zyklusstörungen, Fluor und Dyspareunie (s. Kap. 13). Die Zunahme der funktionellen Harninkontinenz bei nachlassender Ovarialfunktion im Klimakterium ist ebenfalls nicht zufällig. Bei Streßinkontinenz stehen jetzt der reduzierte Harnröhrentonus, bei Dranginkontinenz die Urethritis atrophicans oder Detrusorinstabilität im Vordergrund. Ausgedehnte *Zerstörung des Plexus pelvicus* bei der radikalen Hysterektomie bewirkt dagegen die sog. *Denervationshypersensibilität des Detrusors* mit Miktionsschwäche (s. Kap. 15). Die Lokalisation des für die Funktion der unteren Harn- und Geschlechtsorgane gleichermaßen bedeutsamen Plexus pelvicus zu beiden Seiten der Excavatio rectouterina verdeutlicht aber auch geschlechtsspezifische (mechanische) Irritationsmöglichkeiten durch Kohabitationen, die Zusammenhänge zwischen neuromuskulärer Dysfunktion [Detrusorinstabilität, Detrusor-Sphinkter- (oder Bekkenboden-)dyssynergie] und Sexualität erklären können.

Sexualitätseinflüsse auf die unteren Harnwege sind vermutlich bedeutsamer als allgemein angenommen wird.

Literatur

Asmussen, M., A. Miller: Clinical gynaecological urology. Blackwell, Oxford London 1983.

Benson, Th. J. Female pelvic floor disorders. W. W. Norton, New York–London 1992.

Buchsbaum, H. J., J. D. Schmidt: Gynecologic and obstetric urology. W. B. Saunders, Philadelphia–London–Toronto [3]1993.

Cardozo, L., A. Cutner, B. Wise: Basic urogynaecology. Oxford Medical Publications 1993.

Fischer, W.: Urogynäkologie für Klinik und Praxis. G. Thieme, Leipzig 1982.

Fischer, W.: Challenge to the Urogynecologist. Int. Urogynecol J 2 (1991), 121–122.

Henry M. M., M. Swash: Colpoproctology and the pelvic floor. Butterworth-Heinemann, London 1992.

Ingelman-Sundberg, A.: Development of Urogynecology in Europe. Int Urogynecol J **1** (1990), 223–227.

Kan, D. V.: Rukovodstro po akušerskoj i ginekologičeskoj urologi. Medicina, Moskva 1986.

Kremling, H., W. Lutzeyer, R. Heintz: Gynäkologische Urologie und Nephrologie. Urban & Schwarzenberg, München–Wien–Baltimore [2]1982.

Kremling, H. Geschichte der gynäkologischen Urologie. Urban & Schwarzenberg, München–Wien–Baltimore 1987.

Mundy, A. R., T. P. Stephenson, A. J. Wein: Urodynamics – principles, practice and application. Churchill Livingstone, Edinburgh 1984.

Ostergard, D. R.: Urogynecology and Urodynamics. Williams & Wilkins, Baltimore London [3]1991.

Petri, E.: Gynäkologische Urologie. G. Thieme, Stuttgart–New York 1983.

Petri, E., E. P. Faber: Gynäkologische Urologie. In: W. Pschyrembel, G. Strauss, E. Petri: Praktische Gynäkologie, 5. Aufl., S. 321–340. W. de Gruyter, Berlin–New York 1991.

Raz, S.: Female Urology. W. B. Saunders, Philadelphia–London–Toronto 1983.

Schüssler B., J. Laycock, P. Norton, S. L. Stanton: Pelvic-floor re-education: Principles and practice. Springer, London 1994.

Stanton, St. L.: Clinical gynecologic urology. C. V. Mosby, St. Louis–Toronto 1984.

Sutherst J. R., M. I. Frazer, D. H. Richmond, B. H. Haylen: Introduction to clinical gynecological urology. Butterworth-Heinemann, London 1990.

Urogynecology fellowship training program directory. Int. Urogynecol J 5 (1994) 59–64.

Wall, L. L., P. A. Norton, J. O. L. DeLancey: Practical urogynecology. Williams & Wilkins, Baltimore–London 1993.

Walters, M. D., M. Karram: Clinical urogynecology. C. V. Mosby, St. Louis–Toronto 1993.

Untersuchungsmethoden

3. Allgemeine und spezielle Untersuchungserfordernisse

W. Fischer

3.1 Einordnungsprobleme
3.2 Anamnese
3.3 Beschwerden/Leitsymptome
3.4 Untersuchungsgang

3.1 Einordnungsprobleme

Zwischen den urologischen Untersuchungs- und Behandlungsmöglichkeiten einer gynäkologisch-geburtshilflichen Praxis und Klinik bestehen wesentliche Unterschiede.

In der Praxis kommt es darauf an, unter den nicht wenigen Patientinnen mit Harn- bzw. Blasenbeschwerden diejenigen herauszufinden,

- die einer unverzüglichen nephrologischen oder urologischen Behandlung bedürfen,
- die besser in einer urogynäkologischen Spezialsprechstunde weiterbetreut werden oder
- die an Ort und Stelle im Zusammenhang mit gynäkologischen Erkrankungen oder Schwangerschaften untersucht und behandelt werden können.

In der Klinik kann dagegen unter Umständen gleich ein Konsilium stattfinden.

Ob die Beschwerden seitens der Harnorgane spontan oder erst auf Befragen vorgetragen werden, ist abhängig von ihrer Intensität und Lokalisierbarkeit sowie von der Bereitschaft des Frauenarztes, sich überhaupt dieser Problematik anzunehmen (Zeitfaktor!).

Oftmals gehen Frauen mit Harnwegerkrankungen primär zum Gynäkologen, weil sie nicht in der Lage sind, zwischen Symptomen der Harn- und Geschlechtsorgane zu unterscheiden, und in der Schwangerschaft werden ohnehin alle Beschwerden zunächst mit den „anderen Umständen" in Zusammenhang gebracht. Tatsächlich bestehen hier wie bei gynäkologischen Tumoren engste Harntraktbeziehungen.

3.2 Anamnese

Die bei gynäkologischen Erkrankungen bedeutsamen Fragen nach Geschwulst- und Tuberkuloseerkrankungen, Genuß- und Arzneimittelkonsum (Abusus), Kinderkrankheiten, früheren Operationen (wann, weshalb, wo, wie?), Entzündungsbehandlungen, Geschlechtskrankheiten, Geburten, Fehlgeburten und Schwangerschaftsunterbrechungen, Zyklus, Antikonzeption und Sexualität sind bei urologischen Erkrankungen genauso wichtig. Klagen über Appetitlosigkeit, Übelkeit, Magenbeschwerden, Verdauungsstörungen und ständiges Durstempfinden lassen an Stoffwechselauswirkungen reduzierter Nierenfunktion denken. Vermeintliche Nieren- oder Rückenbeschwerden läßt man zweckmäßigerweise von der Patientin selbst lokalisieren.

Patientinnen, die als Kind Bettnässer gewesen sind, mehrfach an den Harn- und/oder Geschlechtsorganen operiert oder wegen Urethritis/Zystitis/Pyelonephritis behandelt wurden, Schädel- oder Wirbelsäulentraumen sowie Nervenerkrankungen hatten, Ödeme und Hochdruck aufweisen und dazu vielleicht an Urolithiasis und/oder Diabetes mellitus leiden, sind von vornherein problemreicher einzustufen.

Aber selbst in eindeutigen Situationen sollte sich der Gynäkologe die *Entscheidung über seine weitere Zuständigkeit* nicht zu leicht machen, denn in der Regel verbindet die Patientin mit jedem Arztbesuch neue Hoffnungen, und nicht selten kommen durch die Einbeziehung des Genitalstatus Gesichtspunkte hinzu, die für den weiteren Verlauf bedeutsam sein können.

3.3 Beschwerden/Leitsymptome

Fieber durch Harnweginfektionen sieht der ambulant tätige Gynäkologe relativ selten, am ehesten noch bei Schwangeren (Pyelonephritis gravidarum) und nach Operationen. Es entsteht, wenn die meist intrakanalikulär aszendierten Keime in das Gewebe eindringen. Dann allerdings können schwere Krankheitsbilder mit initialem Schüttelfrost, Temperaturen um 40°C und kleinem schnellem Puls resultieren. Ihr weiterer Verlauf wird wesentlich durch die Harnentleerungsbedingungen mitbestimmt. Bei der unkomplizierten *Pyelonephritis* erfolgt die Entfieberung unter antibiotischer Therapie innerhalb weniger Tage meist lytisch und bei *iatrogenen Infektionen* (z. B. durch Katheterungen), guter Abwehrlage und freien Abflußwegen abrupt bereits nach wenigen Stunden. Alarmierend und weiter abklärungsbedürftig sind erst wiederholte Schüttelfröste und intermittierende Fieberschübe (Gefahr der Urosepsis).

Häufiger wird der Gynäkologe mit chronisch ***rezidivierenden Harnweginfektionen*** konfrontiert, bei denen die **Bakteriurie** Leitsymptom ist.

Oftmals pendeln die Patientinnen wegen ihrer Symptomarmut zwischen Allgemeinmedizinern und Internisten (Nephrologen) hin und her, obwohl die Ursachen vielleicht in einer Zystozele oder Urethrapathologie, in Nebenwirkungen der hormonalen Kontrazeption oder in einer Trichomoniasis urogenitalis zu suchen sind.

Weitere gemeinsame Infektionsmöglichkeiten bestehen durch Chlamydien, bei der Gonorrhoe (Urethritis gonorrhoica) und bei der Tuberkulose (vgl. Kap. 12). Sterile **Pyurie** ist bekanntlich geradezu pathognomonisch für die *Urotuberkulose.* Ansonsten wird die mikroskopische oder makroskopische Pyurie (Eiterharn) bei Blasentumoren, Steinbildungen und angeborenen oder erworbenen Harnabflußbehinderungen beobachtet.

Blutungen können sowohl aus den Harn- als auch aus den Genitalorganen stammen und Gynäkologen wie Urologen – besonders bei Frauen in der Postmenopause – dazu verpflichten, im Falle von Negativbefunden in einem Organsystem die Blutungsquelle in der Nachbarschaft zu suchen.

Die kritische Bewertung von Mittelstrahlurin ist in diesem Zusammenhang besonders wichtig. Während die mikroskopische *Erythrozyturie* meist zufällig anläßlich einer Sedimentuntersuchung entdeckt wird, genügen andererseits bereits wenige Tropfen Blut, um eine unübersehbare *Makrohämaturie* zu erzeugen. Ihr Auftreten als initiale oder terminale Hämaturie (zu Beginn oder am Ende der Miktion) läßt auf Blutungsquellen in der Harnröhre oder Blase schließen, ist allerdings bei Frauen schwieriger zu erfassen als bei Männern (Zwei-Gläserprobe!).

Jede insbesondere *schmerzarme Makrohämaturie* ist tumorverdächtig und unverzüglich weiter zu klären.

Häufiger sieht der Gynäkologe blutigen Harn allerdings bei Verletzungen (Kohabitationsfolgen, Gewalteinwirkungen, unsachgemäße Katheterungen), Veränderungen an der Harnröhrenmündung (Polyp, Ektropium, Prolaps) sowie Strahlen- und Zytostatikaschäden an Blutgefäßen und Thrombozyten. Bei den mit *Proteinurie* einhergehenden Erythrozyturien renalen Ursprungs steht wie bei der Glomerulonephritis teils die Proteinurie (z. B. bei chronischer Pyelonephritis, Lupus-Nephritis, diabetischer Nephropathie, Amyloidniere), teils die Erythrozyturie (bei Nierensteinen, Zystennieren, Papillennekrosen und Nierentuberkulose) im Vordergrund. Stets ist bei Rotfärbung des Harns auch an eine *Hämoglobinurie* (bei angeborenen oder erworbenen hämolytischen Anämien, insbesondere durch exogene Intoxikation – z. B. Phenacetinabusus oder „Seifenabort" –, aber auch nach Bluttransfusionen) und an die *Uraturie* (Ziegelmehlsedimententstehung bei Abkühlung des Harns) zu denken. Mehrfachteststreifen zum gleichzeitigen Nachweis von Harn-pH, Proteinurie, Glukosurie, Ketonkörpern, okkultem Blut und Bakterien sind notwendige Hilfsmittel in der Vorfelddiagnostik.

Harnentleerungsstörungen verursachen Kardinalsymptome urogynäkologischer Erkrankungen. In ihren gegensätzlichen Erscheinungsformen (Abb. 3-1) beschäftigen sie als *Retentionen* vor allem Urologen, als *Inkontinenzen* dagegen auch Gynäkologen. Wird die Lokalisation berücksichtigt, so fühlen sich Urologen mehr für die oberen Harnwege und Gynäkologen von der Blase an abwärts zuständig. Weitere Fachgebietsbezüge ergeben sich aus der Ätiologie (Tab. 3-1). Nicht selten bleibt es aber noch dem Zufall überlassen, ob Vertreter der einen oder der anderen Fachdisziplin primär wirksam werden, wobei die Patientinnen durch die Deutung ihrer Beschwerden selbst die Wahl des Arztes bestimmen.

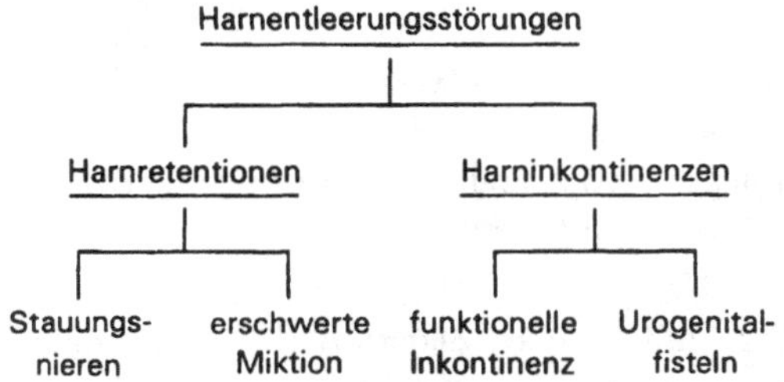

Abb. 3-1: Einteilung der Harnentleerungsstörungen.

Ob die willkürliche Harnblasenentleerung (Miktionsfähigkeit) oder die Harnspeicherfunktion (Kontinenzleistung) oder beide Partialfunktionen der Harnblase gestört sind, ist mitunter gar nicht einfach zu erfragen und zu beurteilen.

Hier helfen – wie bei der Unterscheidung zwischen Streß- und Dranginkontinenz – spezielle Interviews weiter (vgl. S. 195). *Pollakisurie* (häufiges Wasserlassen ohne vermehrte Ausscheidung) läßt sich exakter mit Hilfe von Tag-/Nachtfrequenz- und Volumenangaben in *Miktionskalendern* beurteilen (Abb. 3-2). Normal sind 5–8 Miktionen am Tage und 0–1 Miktion in der Nacht sowie durchschnittliche Diuresewerte von 1 ml/kg/h. Frauen mit Dranginkontinenz miktionieren wesentlich häufiger als solche mit Streßinkontinenz. Haben sie außerdem eine erhöhte Diurese, so sind die Trinkgewohnheiten zu überprüfen. Derartige Aufzeichnungen dienen gleichzeitig dem *Biofeedback-Blasentraining*. Bei *Polyurie* (> 2,5 l Harn/24 Std.) ist allerdings auch an Diabetes mellitus oder insipidus sowie an kompensatorische Mehrausscheidung infolge Niereninsuffizienz (Paraklinik, Nephrosonographie!) und bei ausgeprägter *Nykturie* (nächtlicher Pollakisurie) an kardiovaskuläre Insuffizienz zu denken. *Algurie* (schmerzhaftes Wasserlassen) und *Dysurie* (langes Zuwarten oder Pressenmüssen sowie Brennen beim Wasserlassen) sind weitere Symptome gestörter Harnentleerung, deren Ursachen sich mitunter bereits aus der Anamnese (z. B. wiederholte Entzündungen oder Operationen) und Betrachtung der Harnröhrenmündung (Ektropium? Prolaps? Meatusstenose?) und Vagina (Zystozele? Kolpitis? Narben?) erkennen lassen. Schließlich können *Quetschhahnmechanismus* (Harnröhrenkompression durch Zystozelen oder/und Genitalprolaps) und subtotale *Harnröhrenobstruktionen* oder neurogene Blasenwandüberdehnungen bei übervoller Blase zur *Ischuria paradoxa* (ständiges Harnträufeln) oder *Überlaufinkontinenz* (streßinduziertes Überschwappen) führen.

Komplette Harnverhaltung ist durch Ultraschalldiagnostik und Katheterismus von der

Tab. 3-1: Ursachen und Lokalisationen von Harnentleerungsstörungen in Urologie und Gynäkologie

	Urologie	Gynäkologie
Niere	Chron. Pyelonephritis Steine, Tumoren, Tbc	Pyelonephritis gravidarum
Ureter	Abgangsstenosen Aberrierende Gefäße Vena ovarica Syndrom Tumoren, Steine Periureterale Entzündungen Ureteranomalien Refluxpathologie	Ligaturen, Läsionen Lymphknotenmetastasen Schwangerschaftsureter Ovarialtumoren, Myome Zervixkarzinom, Endometriose Parametrane Infiltrate Strahlenfibrosen
Blase	Zystitis Divertikel, Ureterozelen Blasenhalsfibrosen Steine, Tumoren Entwicklungsstörungen Verletzungen: obere Nervenläsionen, Urinphlegmone	Irritationen, Läsionen Zystozelen, Dislokationen Adhäsionen, Strikturen Fremdkörper, Endometriose Zervixkarzinom, Myome Operationsfolgen: untere Nervenläsionen, Hämatome
Urethra	Urethritis Divertikel, Zysten Strikturen Entwicklungsstörungen Steine Tumoren Meatusstenose	Urethritis atrophicans Urethrozelen, Läsionen Überkorrekturen Abknickungen: Genitalprolaps Fremdkörper, Endometriose Retroflexio uteri (gravidi) Karzinom, Ektropium, Prolaps
Beckenboden	Detrusor-Sphinkter-Dyssynergie Spasmen	Vernarbungen, Erschlaffungen, Reflexhypoaktivität

leeren Blase bei renaler oder postrenaler *Anurie* (fehlende oder auf maximal 100 ml/24 h reduzierte Harnabsonderung) zu unterscheiden.

Langsam zunehmende **Abflußstörungen der oberen Harnwege** durch Genitaltumoren, die den Harnleiter beim Eintritt in das kleine Bekken oder beim Durchtritt durch das Parametrium komprimieren oder stenosieren sowie durch prolabierte Uteri, die die Ureteren abknikken, treten dagegen – wenn überhaupt – durch dumpfes Druckgefühl in der Nierengegend oder „Lumbalgien" in Erscheinung. Übersieht man sie, so kann aus der *Stauungsniere* eine irreversible *Hydronephrose* werden. Gelegentlich kommt es nur zur Zeit der Menstruation infolge Schleimhautschwellung zur Abflußbehinderung (sog. kleine schmerzhafte Harnstauungsniere), die den Verdacht auf eine Harnleiter- oder Blasenendometriose lenkt.

Quoad vitam weniger problematisch als die Harnverhaltungen sind die sozial oftmals um so mehr belastenden Harninkontinenzen (unwillkürliche Harnblasenentleerungen) durch urethrale Verschlußinsuffizienz (Streßinkontinenz) oder/und Detrusorhyperaktivität (*Dranginkontinenz*).

Hier sind weitere diagnostisch-therapeutische Maßnahmen vom Beschwerdegrad abhängig (Kap. 16). Problembewertungen an Hand von Patientenaussagen geben Hinweise für aus-

Miktionskalender

Name: Datum:

Tag	Uhrzeit / Menge (ml) am Tage										in der Nacht				gesamt f	gesamt ml
1	6^{30} 300	12^{00} 250	18^{00} 400	20^{00} 200	23^{00} 200										5	1350
2																
3																
4																
5	6^{30} 200	8^{00} 100	9^{30} 100	11^{00} 50	12^{00} 50	14^{00} 100	15^{30} 150	18^{00} 200	19^{30} 100	22^{00} 100	1^{00} 150	3^{30} 100	5^{00} 150		13	1550
6																
7																

Abb. 3-2: Miktionskalender mit Frequenz- und Volumenangaben: **oben:** normal, **unten:** Pollakisurie.

Tab. 3-2: Bewertungsstufen der Harninkontinenz (HI) an Hand von Patientenangaben.

HI-Ausmaß	1	2	3
Wäscheschutz	nie	gelegentlich	immer
Soziales Problem	nein	manchmal (aus Angst)	ja
Ereignishäufigkeit	selten (monatlich)	unterschiedl. (wöchentlich)	ständig (täglich)
Punkte	0	3 – 6	9
Konsequenz	Beratung	Diagnostik	Therapie

schließliche Beratungstätigkeit, ergänzende Diagnostik und unverzügliche Therapieeinleitung (Tab. 3-2). Dabei darf auch die funktionelle Einheit zwischen unteren und oberen Harnwegen nicht übersehen werden.

Schmerzen sind als weiteres Kardinalsymptom urogynäkologischer Erkrankungen nicht minder häufig anzutreffen und differentialdiagnostisch abzuklären (Abb. 3-3). Dabei befinden wir uns um so mehr im urogynäkologischen Bereich, je „tiefer" im Unterbauch bzw. kleinen Becken die ständigen oder mehr krampfartigen Schmerzen (Koliken) lokalisiert sind. Eine neurovegetative *Reizblase* darf erst angenommen werden, wenn alle organischen Ursachen ausgeschlossen sind. In den Rücken ausstrahlende Nierenschmerzen

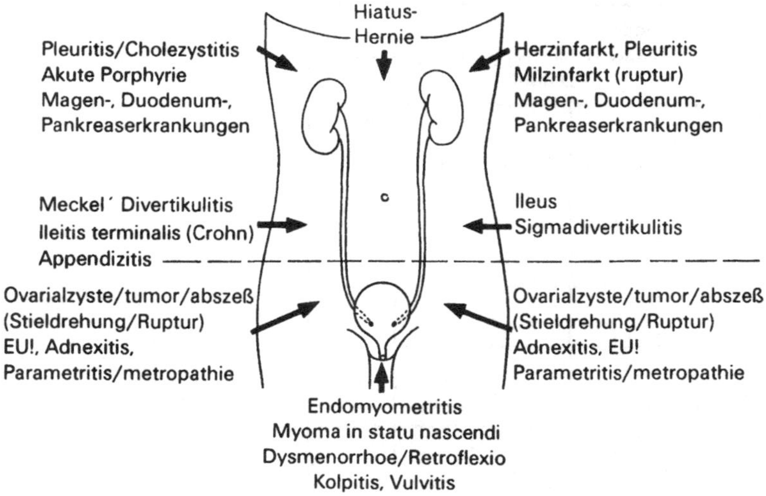

Abb. 3-3: Differentialdiagnose akuter Schmerzzustände im Abdomen und kleinen Becken.

spielen außerdem bei der Differentialdiagnose der **Kreuzschmerzen** eine Rolle.

Im Gegensatz zum lumbosakralen Gürtelschmerz bei gestörter Statik (gyn. Orthopädie) und umschriebenem Knochen-, Gelenk- oder Bänderschmerz bei orthopädischen Erkrankungen gelingt die weitere Aufklärung urologischer Ursachen von Kreuzschmerzen nur mittels Sonographie und Röntgendiagnostik der Harnorgane.

Sie ermöglichen die Erkennung von *Nierenanomalien und -dystopien* (z. B. Hufeisenniere, Senk- oder Wanderniere), von *Pyelonephritiden* und *paranephritischen Eiterungen*, von akuten und chronischen *Abflußhindernissen* (z. B. Harnleitersteine, Stenosen, Fibrosen, Kompressionen und Reflux) und von *Tumoren* (z. B. Hypernephrom, Wilmstumor, Zystennieren, vertebrale oder paraaortale Metastasen). Übersichtsaufnahmen liefern wichtige Zusatzinformationen über die Beschaffenheit der Wirbelsäule und des Beckens.

3.4 Untersuchungsgang

Die **Inspektion** hat die *Harnröhrenmündung*, die Ausführungsgänge der paraurethralen Drüsen, den Harnröhrenwulst und die *vordere Vaginalwand* bis zum Scheidengewölbe besonders zu beachten. Dazu wird in Steinschnittlage die Scheide am zweckmäßigsten nur mit einem hinteren (rinnenförmigen) Spiegel entfaltet und sowohl in Ruhe als auch beim Pressen (Betätigung der Bauchpresse) und Kneifen (Anspannen der Beckenbodenmuskulatur) betrachtet. Die normale Taillenbildung in der Blasenhalsgegend wird nicht nur bei kombinierten *Urethrozystozelen* (vertikalem und rotatorischem Deszensus), sondern auch bei isolierten *Distensionszystozelen* (posterioren Zystozelen) vermißt. Die Beurteilung der *Urethramobilität* gelingt relativ einfach mit einem transurethral eingeführten Wattestäbchen, das nur bei Dislokation des Blasenhalses während des Pressens am äußeren Ende deutlich ansteigt (s. S. 209). Danach wird die vordere Vaginalwand auf Defekte oder Indurationen im Septum urethrovesicovaginale abgesucht und eventuell austretendes *Harnröhrenexprimat* zur bakteriologischen Untersuchung gegeben.

Die **Palpation** konzentriert sich auf belastungsabhängige Dislokationen, einschließlich Blasenhalselevationstest im Rahmen der Inkontinenzdiagnostik und auf die bimanuelle Blasenpalpation bei der Tumorsuche. Ob man die Harnblase vorher spontan entleeren läßt, ist anamnese- und beschwerdenabhängig.

Im allgemeinen werden die Patientinnen in gynäkologischen Polikliniken *vor der Untersuchung zur Blasenentleerung* aufgefordert, um die bimanuelle Palpation zu erleichtern und Verwechslungen einer vollen Blase mit Genital- insbesondere Ovarialtumoren zu vermeiden.

Weitere Vorteile der Spontanmiktion vor der Untersuchung sind die **Mittelstrahluringewinnung** zur bakteriologischen Diagnostik und die anschließende Möglichkeit der **Restharnprüfung.** Ob die Mittelstrahlurinuntersuchung allerdings ausreicht, läßt sich erst auf dem gynäkologischen Untersuchungsstuhl nach der Inspektion von Vulva und Vagina entscheiden. Reinigungs- und Entfaltungsvorschriften der Vulva werden in praxi nicht immer eingehalten oder durch Fluor beeinträchtigt. Mitunter muß deshalb bei der Frau doch eher als beim Mann zum Harnröhrenkatheter gegriffen werden (s. Kap. 6), der auch nach vorausgegangener Spontanmiktion meist noch ein paar Tropfen Urin für die Beschickung der bakteriologischen Test-

Tab. 3-3: Urogynäkologischer Untersuchungsgang

Allgemein erforderlich:	**Basisdiagnostik:** Anamnese Beschwerden/Leitsymptome Inspektion/Palpation Harnstatus/Blutstatus Kontinenz-Restharnprüfung Blutdruckkontrolle			
Speziell erforderlich				
Urogyn. diagnose	Ultraschall	Urographie	Endoskopie	Urometrie
Deszensus/Prolaps Myome chron. Entzündung Grav. pathologie	+ + (Nephro- + sonogr.) +			
Urogenital- -mißbildungen -Fisteln -Verletzungen Ovarialtumoren Uteruskarzinome	 + + Nephro- + sonogr. + (Zysto- + sonogr.)	 + + i. v.- + Urogr.) + +	 + + (Urethro- + zysto- + skopie) +	 (+)
Harninkontinenz/ Miktionsstörungen Urethrapathologie	+ + (Urogenit.) +	+ (KUZ) + (MCU) + (Urethrogr.)	+ + (Urethro- zysto- + skopie)	+ + (+)
Stauungsnieren, Anomalien/Tumoren der oberen Harnwege	+ + (Nephro- + sonogr.)	+ + (zusätzl. + Szintigraphie + CT (MRT?))		

platten und Stäbchen hergibt. *Stuprum, Pfählungsverletzungen* und *Fremdkörperverdacht* in den unteren Harnwegen erfordern weitere Maßnahmen, die später nachzulesen sind (Kap. 18). Die Nieren lassen sich ebenfalls auf dem gynäkologischen Stuhl palpieren.

Symphysenwärts ausstrahlende Flankenschmerzen können dem Ureterverlauf entsprechen und iuxtavesikal sitzende Uretersteine sind mitunter auch vom seitlichen Scheidengewölbe aus zu tasten. Bei Resistenzen oder Abwehrspannungen im Abdomen wird die Palpation anschließend auf dem Untersuchungssofa an der entspannt (mit leicht angezogenen Beinen) auf dem Rükken oder auch halbseitig liegenden Patientin fortgesetzt.

Damit sind die urologischen Untersuchungsmöglichkeiten in einer gynäkologischen Sprechstunde im allgemeinen erschöpft. Gegebenenfalls werden parallel zur **Harnuntersuchung** (pH-Wert, spezif. Gewicht, Zucker, Eiweiß, Sediment, Keimzahl/art und Resistenzbestimmung) noch **Blut- bzw. Serumuntersuchungen** (Blutbild, Hämatokrit, Blutsenkung sowie Harnstoff-, Kreatinin-, Gesamteiweiß-, Elektrolyt- und Enzymbestimmungen) veranlaßt und der **Blutdruck** gemessen (Nephropathie-Screening!). Bei Verdacht auf renalen Hochdruck (leichtere, insbesondere diastolische Drucksteigerungen bei jüngeren Patientinnen mit pyelonephritischer Schrumpfniere, Nierenarterienstenose, Hyperplasie oder Hydronephrose einer Niere) ist die unverzügliche (nephro)urologische Weiterklärung genauso wichtig wie bei Anämie oder Urämie, Tumorverdacht oder Harnsteinleiden. Steht dagegen die gynäkologische Erkrankung im Vordergrund, so richten sich alle weiteren Maßnahmen nach dem Ergebnis der **Basisdiagnostik** und den vorgesehenen Behandlungskonsequenzen. Ist eine konservative Therapie ausreichend, so wird der weitere urogynäkologische Untersuchungsgang im allgemeinen weniger aufwendig als vor Operationen sein.

Die präoperative Spezialdiagnostik wird in Abhängigkeit von der Grunderkrankung teils ambulant, teils stationär, meist unter Beteiligung von mehreren Einrichtungen durchgeführt (Tab. 3-3). Dabei haben die **Röntgen- und Endoskopie verfahren** – bedingt durch Fortschritte in der **Ultraschalldiagnostik** – auch im urogynäkologischen Krankengut nicht mehr die vorrangige Bedeutung wie in früheren Jahren. Wenn es jedoch darum geht, Blasenbeteiligungen bei prädisponierten gynäkologischen Erkrankungen

Tab. 3-4: Richtlinien für die Spezialdiagnostik bei unterschiedlichen Harnentleerungsstörungen

	Streß-HI	Drang-HI	Streß-/Drang-HI	Miktionsstörung	HI- u. Mikt.-störung	Pollakisurie, Harndrang
Zystometrie (+ Rektaldruck)	(+)	+	+	+	+	+
Urethrozystometrie (UEC-metrie)	+	+	+			
Uroflow				+	+	+
Elektromyographie				+	+	
Urethrozystoskopie	(+)	+	+	+	+	(+)
MCU				+	+	(+)
KUZ	+	+	+			
Urethrographie		+	(+)	(+)	+	
Sonographie	+	+	+	+(RH)	+	+

UEC: Urethral electric conductance; MCU: Miktionszystourethrographie; KUZ: Kolpourethrozystographie; RH: Restharn oder Verletzungen nachzuweisen oder auszuschließen, dann ist die **Urethrozystoskopie** auch weiterhin unerläßlich. Harnentleerungsstörungen erfordern ebenfalls je nach Dominanz der Beschwerden unterschiedliche diagnostische Konsequenzen (Tab. 3-4). Zum Schluß werden alle morphologisch faßbaren Befunde in einer Situs-, Zystoskopie- und Harntraktskizze dokumentiert (Abb. 3-4).

Im **postoperativen Verlauf** kommt es darauf an, unter Berücksichtigung der präoperativen Befunde und des Operationstraumas *Entleerungsstörungen* der oberen und unteren Harnwege nicht zu übersehen (Flüssigkeitsbilanz, tägliche Harnmenge, Ultraschall- und ggfs. ING-Kontrollen) und die Patientinnen weitgehend restharnfrei zu entlassen. Die bakteriologische Harnkontrolle hat bei glattem Verlauf Zeit bis zur ersten ambulanten Wiedervorstellung, wenn sie nur nicht vergessen wird!

Besonders wichtig sind die ambulanten Nachuntersuchungen bei allen Karzinompatientinnen. Programme wie in Tab. 3-5 werden am ehesten eingehalten, wenn die onkogynäkologische und urogynäkologische Nachsorge in einer Hand bleibt. Auch nach Inkontinenzoperationen möchte die operierende Einrichtung nach 1 und 2 Jahren wissen, ob ihre Bemühungen erfolgreich waren (*Literatur* siehe Spezialkapitel).

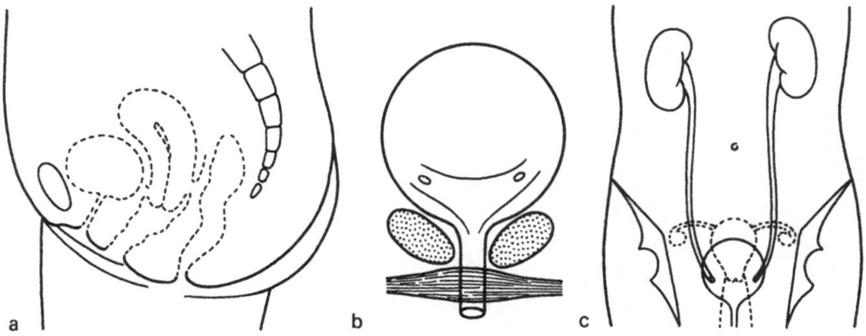

Abb. 3-4: Vorlagen zur Befunddokumentation: **a)** Beckensitus, **b)** Urethrozystoskopie, **c)** Harntrakt.

Tab. 3-5: Urologische Nachuntersuchungsempfehlungen bei Karzinompatientinnen (vor allem nach der Behandlung des Zervixkarzinoms)

Untersuchungserfordernisse	Zeitpunkt nach Karzinombehandlung						
	3 Mon.	6 Mon.	1 Jahr	1,5 Jahr	2. Jahr	3. bis 4. Jahr	5. Jahr Abschluß-
bei glattem Verlauf	B	H	B	H	B	H	B
bei gynäkologischen oder urologischen Beschwerden	individuell!		(mit Funktionsszintigraphie)				
	B = Basisdiagnostik:		Harnstatus (Sed. Bak.), Ultraschall, Restharn, Kreatinin-, (Harnstoff-N) im Serum				
	H = Harnkontrolle:		Glukose, Protein, Bakt.-Screeningtest, Restharn				

4. Neurologischer und psychosomatischer Status

D. Lamm

4.1 Reflexprüfungen
4.1.1 Prüfung der spinalen Motorik
4.1.2 Prüfung der spinalen Sensibilität
4.1.3 Prüfung des spinalen Vegetativum
4.1.4 Zusatzmethoden
4.2 Beckenbodenbeurteilung
4.2.1 Allgemeine Bewertung
4.2.2 EMG
4.3 Psychosomatik und Psychotests
4.3.1 Psychosomatische Störungen
4.3.2 Sexuelle Störungen
4.3.3 Psychologische Tests

Ein „*urologischer*" Nervenstatus wird vor allem bei der Differentialdiagnose von Harnentleerungsstörungen benötigt. Um auch psychogene Fehlhaltungen zu erkennen, ist eine zusätzliche psychologische Beurteilung erforderlich.

Ziel der neurologischen, psychiatrischen und psychologischen Untersuchungen im Rahmen der Urogynäkologie ist die Ausschlußdiagnostik neurogener Miktionsstörungen und Abgrenzung neurogener bzw. psychogener Formen der Harninkontinenz gegenüber der urethralen Belastungsinkontinenz.

Dies geschieht durch die Überprüfung der spinalen Motorik (einschließlich der Rückenmarkreflexe, s. Tab. 4-1 und Tab. 4-2), der spinalen Sensibilität (s. Abb. 4-1) und des spinalen Vegetativums. Daneben kommt es darauf an, auch Blasenfunktionsstörungen zu erfassen, deren Ursache in Störungen der Kleinhirn-Hirnstammbeziehungen zur Blasenfunktion beruhen. Röntgenaufnahmen der Wirbelsäule, Elektroenzephalographie (EEG), Elektromyographie und Urometrie sind hierfür wichtige Zusatzmethoden.

Für die **psychologische Beurteilung** gibt es eine Vielzahl von Testverfahren. Darüber hinaus ist zu beachten, daß alle Untersuchungsverfahren ein verfälschtes Ergebnis bringen, wenn die **Affektphysiologie** nicht berücksichtigt wird, d. h. alle Funktionen des harnableitenden Systems (Harnkontrolle und Miktion) werden durch die Innervation von seiten unterschiedlicher Affekte überlagert und moduliert. Nur eine psychodynamische Untersuchung kann hier weiter helfen. Inwieweit bestimmte Affekte das urogenitale System beeinflussen, darüber herrscht in der Literatur noch Unklarheit. Eine subtile klinische Beobachtung zeigt einige immer wiederkehrende Zusammenhänge, die sich nicht nur auf Harnkontrolle und Miktion beschränken. Es wird in diesem Zusammenhang auch auf psychosomatische Aspekte anderer gynäkologischer Probleme einzugehen sein.

Eine **Indikation zur Erhebung eines neurologisch-psychologischen Status** besteht bei allen Miktionsstörungen. Die wichtigsten Indikationen in der Urogynäkologie sind jedoch Harnblasenfunktionsstörungen mit belasteter Anamnese (Erkrankungen oder Verletzungen des ZNS), bei Krampfleiden oder Lähmungserscheinungen, bei psychischer Labilität, weiterhin Enuresis nocturna, Reizblase, Restharnbildung, Harnverhaltung mit/ohne Ischuria paradoxa, Blasenstörungen ohne urometrischen Hinweis auf urethrale Harninkontinenz, Harninkontinenz-Rezidive, Mißbildungen im Urogenital-Bereich und Inkontinenz oder Miktionsstörungen im Zusammenhang mit Sexualstörungen. **Einzige Vorbedingung** – insbesondere für psychologische Testverfahren – ist die *Bereitschaft des Patienten zur Mitarbeit.* Für viele bedeutet der Gang zum

„Nervenarzt“ immer noch eine Diffamierung. Harninkontinente Patientinnen bedürfen daher einer besonderen Führung. Auf diese wird im Rahmen der konservativen Therapie der Harninkontinenz eingegangen. (Kap. 16.7, Abschnitt Psychotherapie).

Die Erstuntersuchung durch den Urogynäkologen hat in der Regel nur orientierenden Charakter, er wird selten eine präzise neurologische Diagnose stellen können. Er sollte aber fähig sein, mit einfachen klinischen Methoden Normabweichungen zu erkennen.

4.1 Reflexprüfungen

Jede **Reflexprüfung** erfordert einen temperierten Raum und entspannte Muskulatur (Vortäuschung einer Areflexie). Entspannung muß erzielt werden entweder durch Bahnung eines Reflexes, der an anderer Stelle angreift (z. B. Jendrassik-Handgriff), durch Ablenkung der Aufmerksamkeit oder durch Fragestellungen.

4.1.1 Prüfung der spinalen Motorik

Bei der Überprüfung der spinalen Motorik hat sich die Einteilung in **Eigen-** und **Fremdreflexe** eingebürgert. Während beim Eigenreflex Rezeptor und Effektor in einem Organ liegen, kommt der Fremdreflex auf polysynaptischem Weg durch Einschaltung mehrerer Nerven zustande. Die für die Urogynäkologie bedeutsamen Reflexe gehen aus Tab. 4-1 hervor. Gelegentlich sind diese Reflexe kaum oder nur schwer auslösbar. Dann können zum Nachweis der Reflexantwort Druckmeßkatheter in Rektum, Blase und Urethra plaziert werden. Die wichtigsten Pyramidenbahnzeichen sind aus Tab. 4-2 ersichtlich.

Tab. 4-1: Wichtige Eigen- unf Fremdreflexe für die urogynäkologische Diagnostik

Reflex (R)	Auslösung	Erfolg	Segmente
1. Quadrizeps-R. (Patellarsehnen-R. PSR)	Schlag auf Patellarsehne in leichter Beugehaltung des Kniegelenkes	Streckung des Unterschenkels	L_2-L_4
2. Trizeps-surae-R. (Achillessehnen-R. ASR)	Schlag auf die Achillessehne	Plantarreflexion des Fußes	S_1-S_2
3. Bizeps-femoris-R.	Schlag auf laterale Kniebeugesehnen	Kontraktion des Musc. biceps femoris	S_1-S_2
4. Fußsohlen-R. (Plantar-R.)	Bestreichen der Fußsohle	Fluchtbewegung des Beines, Beugen der Zehen	L_4-S_1
5. Bulbocavernosus-R.	leichte Berührung der Glans clitoridis oder Haut darüber	tastbare Kontraktion des Musc. bulbocavernosus und ischiocavernosus	S_3-S_4
6. Anal-R.	Bestreichen oder Nadelberührung der perianalen Haut in Seitenlage	sichtbare Kontraktion des Musc. sphincter ani externus	S_3-S_5
7. Blasen-Mastdarm-R.	Einführen des Fingers in den After (Dehnungsreflex)	reflektorische Zusammenziehung Musc. sphincter ani und Detrusorkontraktionen	S_5
8. Husten-R.	Husten und tiefe Inspiration	Kontraktion der Beckenbodenmuskulatur	Th_6-L_1

Reflexe 1−3 = Eigenreflexe (Muskelreflexe mit spinalem Reflexbogen)
Reflexe 4−7 = Fremdreflexe (Hautreflexe mit zerebralem Reflexbogen)

Tab. 4-2: Ausgewählte Pyramidenbahnzeichen (Pathologische Reflexe)

Reflex (R.)	Auslösung	Erfolg
1. Babinskischer-R.	Bestreichen der lateralen Fußsohle	langsame Dorsalflexion der großen Zehe, die übrigen bleiben unverändert
2. Spreizfächerphänomen (Vorstufe des Pyramiden-R.)	Bestreichen der Fußsohle	Spreizstellung sämtlicher Zehen
3. Oppenheimscher R.	Bestreichen der inneren Tibiakante	langsame Dorsalflexion der großen Zehe
4. Rossolimoscher R.	Beklopfen der Zehenkuppen oder des Fußballens	Beugebewegung aller Zehen

Bei der Beurteilung der Reflexe ist Zurückhaltung geboten. Einzelne Eigen- und Fremdreflexe können auch beim Gesunden pathologisch ausfallen. Aussagekräftig werden Reflexprüfungen erst in ihrer Gesamtheit, bei Auftreten von Seitendifferenzen und im Zusammenhang mit den Pyramidenbahnzeichen.

Bei *extremer Pyramidenbahnschädigung* (Querschnittslähmung z. B. nach Unfall, Stichverletzung, durch Tumor, Myelitis) kommt es zum „spinalen Schock" d. h. Harnverhaltung bei schlaffer atonischer Blase und Ischuria paradoxa. Der allgemeine Reflexstatus der Querschnittslähmung bleibt auch erhalten, wenn sich 1 bis 5 Wochen nach einer supralumbalen Querschnittsverletzung ein spinaler Blasenentleerungsreflex bahnt, der die Blase automatisch, aber unvollständig entleert (**Reflexblase bzw. „automatische Blase"**). Dieser Entleerungsreflex ist über Head-Zonen willkürlich auslösbar (sog. Triggerung als Therapiemöglichkeit). Ist der Herd im Sakralmark gelegen, kommt es zu ständigem Harnabgang bei leerer Blase (Nervus pudendus- bzw. Schließmuskellähmung). Bei akuten Ereignissen ist das Krankheitsbild leicht erkennbar. Bei *langsam auftretenden Prozessen* oder unvollständiger Rückenmarkdurchtrennung richtet sich das Erscheinungsbild nach den betroffenen Bahnen (Vorderstrang-, Hinterstrangsyndrom, Kombination von Hinterstrangsyndrom und Pyramidenbahnsymptomatik).

Reflexstörungen im Zusammenhang mit Harninkontinenz sind auch beschrieben bei der Nucleus pulposus-Hernie, bei der amyotrophen Lateralsklerose, bei multipler Sklerose, beim Morbus Parkinson. Vorübergehende Blasen-Mastdarm-Störungen werden auch bei der Poliomyelitis beobachtet.

Sind bei Harninkontinenz im Hirnstrombild der EEG Dysrhythmien nachweisbar, so können das auch Hinweiszeichen für eine unvollkommene Manifestation epileptischer Anlagen sein.

4.1.2 Prüfung der spinalen Sensibilität

Bei der Überprüfung der spinalen Sensibilität kommt es darauf an, die Grenzen der gestörten Region zu erfassen (Lokalisation des Krankheitsprozesses), die Art der Sensibilitätsstörung (gesteigert, herabgesetzt) und die Art der gestörten Empfindungsqualität (Berührungs-, Temperatur-, Schmerzempfindung, Lokalisationsvermögen, Tiefenempfindung als Lage- und Bewegungsempfindung, Vibrationssinn) festzustellen. Dies geschieht durch die Überprüfung der entsprechenden Dermatome für die sensible Segmentinnervation (Abb. 4-1).

Berührungsempfindung. Die Prüfung erfolgt mit einem Wattebausch, mit der Sonde oder mit dem Finger. Es werden immer symmetrische Hautstellen verglichen, der Patient muß jede Berührung mit „ja" beantworten. Die Prüfung geschieht vom gesunden zum gestörten Gebiet und umgekehrt. Festzustellen sind: Hypästhesie, Hyperästhesie und Anästhesie.

Temperaturempfindung. Die Prüfung erfolgt am besten mit warmem Reagenzglas oder anderem

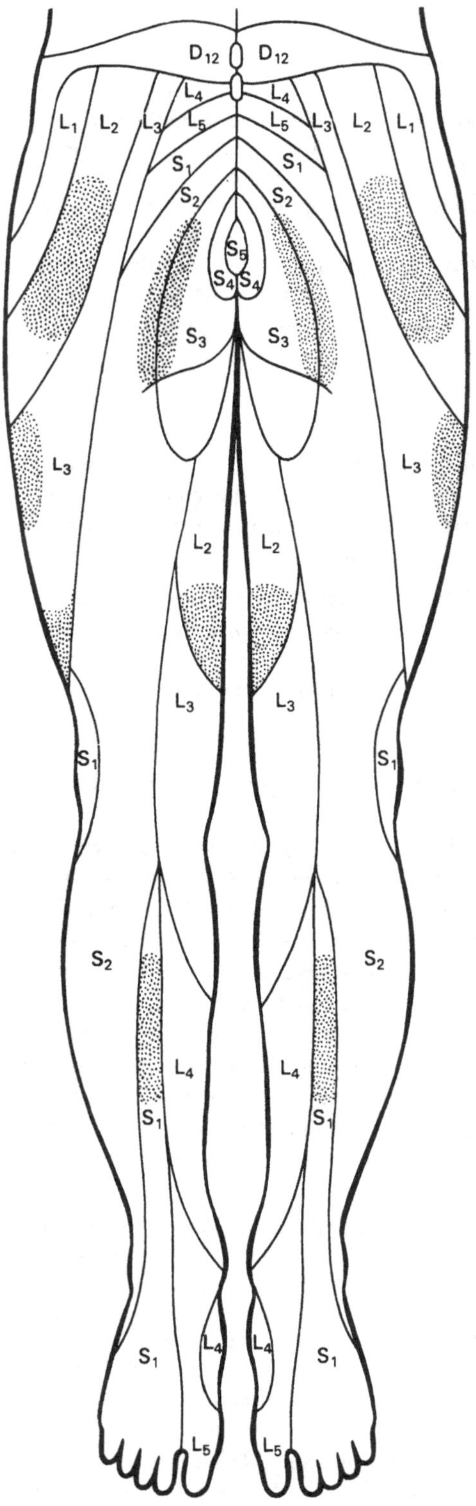

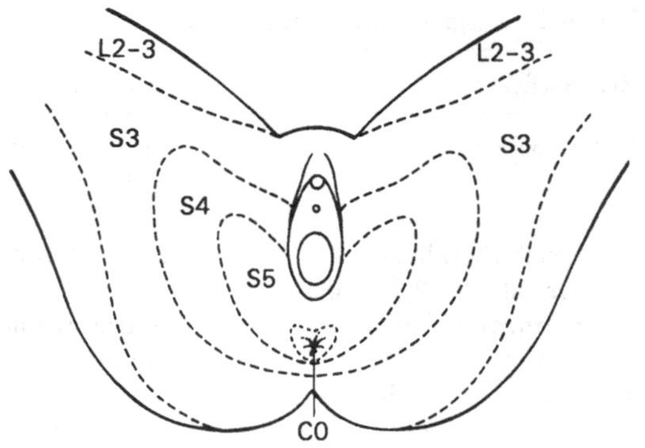

Abb. 4-2: Sensible Versorgung der ano-vulvären Region durch sakrale Segmente.

Körper. Festzuhalten sind: Thermhypästhesie, Thermhyperästhesie und Thermanästhesie.

Schmerzempfindung. Die Prüfung erfolgt durch Nadelstich oder Kneifen. Festzustellen sind: Hypalgesie, Hyperalgesie und Analgesie. Eine verspätete Schmerzempfindung ist besonders zu beachten.

Lokalisation (Raumsinn). Diese Überprüfung wird auch als Prüfung der epikritischen Sensibilität bezeichnet. Die Patientin soll auf die Haut geschriebene Zahlen erkennen oder die bei geschlossenen Augen berührte Körperstelle angeben.

Lage- oder Bewegungsempfindung (Tiefenempfindung). Hierbei handelt es sich um Ataxieprüfungen, d. h. Überprüfung der Kinästhesie:

– Die *Extremitäten* der Patientin werden bei geschlossenen Augen *passiv bewegt*, die Stellungsänderung soll berichtet oder mit der anderen Extremität nachgeahmt werden.
– *Zeigefinger-Nasen-Versuch:* Versuch, die Nasenspitze mit dem Zeigefinger bei geschlossenen Augen sicher zu treffen.
– *Finger-Finger-Versuch:* Versuch, bei geschlossenen Augen die Zeigefingerspitzen zur Berührung zu bringen.

Abb. 4-1: Urogynäkologisch wichtige Dermatome zur Überprüfung der spinalen Sensibilität. Mit der Kenntnis dieser Dermatome ist die Überprüfung der somatischen Sensibilität möglich. Die dunklen Zonen zeigen Körperabschnitte, die erhöht gespannt (resistent) sind und bei der Bindegewebsmassage eine besondere Rolle spielen.

– *Knie-Hacken-Versuch:* Versuch, die Ferse im Liegen bei geschlossenen Augen auf die Kniescheibe des anderen Beines zu setzen.
– *Romberg-Versuch (Prüfung der Standfestigkeit):* Bei Fuß-/Lidschluß wird festgestellt, ob die Patientin sicher steht, schwankt oder Fallneigung nach einer bestimmten Seite zeigt.

Vibrationssinn (Periostempfindlichkeit). Prüfung mit einer Stimmgabel, die auf direkt unter der Haut liegendem Knochen gesetzt wird.

4.1.3 Prüfung des spinalen Vegetativum

Die Überprüfung des spinalen Vegetativum ist am schwierigsten.

Regelrechte Untersuchungsergebnisse schließen Störungen nicht aus, **abnorme Ergebnisse finden sich auch bei Patienten, die verhältnismäßig ausgeglichen sind.**

Der Wert einiger Funktionsproben (Kreislaufbelastung nach Schellong, Dermographismus, Adrenalinprobe und Elektrodermatogramm) wird in Frage gestellt. Es kommt daher darauf an, **vegetative Reiz-** und **Ausfallerscheinungen** wie Vasokonstriktion, Vasodilatation, Zyanose, Hyperhidrosis oder Hypotrichose, Ernährungsstörungen der Haut, trophische Geschwürbildungen, brüchige oder mit weißen Flecken behaftete Nägel, ödematöses Unterhautfettgewebe besonders zu beachten. Wichtig ist unseres Erachtens hierbei die umgekehrte Feststellung, daß es mit Hilfe kutoviszeraler Reflexe gelingt, über die Reizzonen (Head-Zonen) im Segment durch äußere Reize (Wärme-, Kältereize, Segmentmassage) therapeutische Ergebnisse zu erzielen.

Da die Peripherie des vegetativen Nervensystems durch Sinneseindrücke und die psychische Verarbeitung (Pawlow-Reflexe), aber auch durch trainierte Vorstellungen beeinflußbar ist, ergeben sich therapeutische Möglichkeiten (z. B. autogenes Training nach Schultz bei Reizblase und Dranginkontinenz). Hier finden sich enge Verbindungen zur Psychologie und Psychosomatik.

4.1.4 Zusatzmethoden

- **Röntgen-Aufnahmen der Wirbelsäule:** Sie sind vor allem wichtig für die Erkennung einer Spina bifida, Meningo- oder Meningomyelozele, Kyphoskoliose und einer Nukleus-pulposus-Hernie, in deren Folge Störungen der Miktion keine Seltenheit sind.
- **Myeloszintigraphie:** Einengungen des Liquor-Raumes (1 bis 2 Stunden nach Lumbalpunktion und Injektion von 20 MBq 169 Yb-DTPA intrathekal) sind im Myeloszintigramm aus einer Verschmälerung des Aktivitätsbandes zu diagnostizieren und deuten auf einen Bandscheibenvorfall oder Tumor hin, die Ursache einer Miktionsstörung sein können.
- **Magnetresonanz-Tomographie** (MRT): Mit der MRT liegen bisher zu wenig Erfahrungen vor, um ihren Einsatz im Rahmen einer neurologischen Diagnostik von Harnentleerungsstörungen zu beurteilen. Im wesentlichen werden für sie die gleichen Indikationen wie für die Röntgenaufnahmen der Wirbelsäule und die Myeloszintigraphie gelten.
- **Elektroenzephalographie** (EEG): Durch die Ableitung elektroenzephalographisch meßbarer Hirnströme können sowohl Herd – (Tumore, Gefäßprozesse, Hirntraumen) als auch Allgemeinveränderungen (diffuse Hirnerkrankungen, Epilepsie, Hirnödeme) nachgewiesen und abgeklärt werden, bei denen Miktionsstörungen vorkommen.
- **Zystoskopie:** Mit ihrer Hilfe lassen sich Blasenmanifestationen von Kaudatumoren oder sakralen Rhizopathien in Form von einseitigen Rötungen und Sensibilitätsstörungen nachweisen.

4.2 Beckenbodenbeurteilung

4.2.1 Allgemeine Bewertung

Es ist unumstritten, daß Harnröhren- und Beckenbodenmuskulatur eine Funktionseinheit bilden. Als äußeres willkürliches Verschlußsystem wirkt die Muskulatur im Levatorbereich strekkend und seitwärts komprimierend, im Musc.-transversus-Bereich nach ventro-dorsal verengend und im Bulbokavernosusbereich „als Notbremse“ recht unterschiedlich auf den Harnröhrenverschluß ein.

Lageveränderungen des Genitale, *partielle Nervenausfälle*, *Narben* im Beckenbodenbereich (nach Operationen, schweren und komplizierten Entbindungen), ständige *Druckerhöhungen im Abdomen*, die vom Beckenboden kompensiert werden müssen (schwere körperliche Arbeit, Adipositas), beeinflussen diese Funktionseinheit genauso, wie *hormonelle Umstellungen* (prä- und postmenopausal bedingter Turgorverlust des Gewebes), altersbedingte *Durchblutungsstörungen* oder *neuromuskuläre Dysfunktionen*. Einseitige und stereotyp auftretende Handlungsabläufe im Berufsalltag, sitzende Tätigkeit oder mangelnde Bewegung während Arbeit und Freizeit lassen darüber hinaus die Beckenbodenmuskulatur erschlaffen.

Viele Frauen haben die Funktionen einzelner Muskeln und Muskelgruppen „aus dem Gedächtnis verloren“. Anspannung und Erschlaffung des Beckenbodens werden nicht mehr wahrgenommen (keine Muskelreaktion auf entsprechende Aufforderung) oder es erfolgt eine falsche Muskelantwort auf entsprechende Befehle (pressen statt kneifen, kneifen statt pressen).

Die Erfolge psychotherapeutischer, gymnastischer und/oder elektrotherapeutischer Maßnahmen beruhen auf der Trainierbarkeit dieser Muskelgruppen.

Unschwer ist daraus abzuleiten, daß der Beurteilung des Beckenbodens in der Urogynäkologie eine große Bedeutung beigemessen wird.

Die **Methoden der Beurteilung** sind vielfältig, aber nur begrenzt quantifizierbar. Sie ergänzen sich gegenseitig und beginnen mit der Erhebung einer sorgfältigen **Anamnese**, setzen sich fort über eine genaue **Inspektion** und subtile gynäkologische **Palpation**, beinhalten einfache klinische **Teste, bildgebende diagnostische Verfahren** wie Röntgen, MRT und Ultraschall ebenso wie das **Urethrastreßprofil** und das **Beckenboden-EMG.**

4.2.2 EMG

Die Ergebnisse elektrodiagnostischer Beckenbodenuntersuchungen bei der Frau sind noch spärlich und erst neueren Datums. Obgleich einige signifikante Parameter bekannt sind, ist die klinische Anwendung der Beckenboden-EMG (und nur auf diese wird hier eingegangen) in ihrer Aussagekraft noch nicht abschätzbar.

Die bei der EMG-Untersuchung vom Muskel abgeleiteten elektrophysikalischen Werte werden dabei als Kurven dargestellt und nach Amplitude, Dauer und Form registriert und beurteilt.

Zu unterscheiden sind zwei Formen:

- die EMG mit Oberflächenelektroden und
- die EMG mit Nadel- oder Drahtelektroden.

Beim Oberflächen-EMG wird über großen Arealen die *elektrische Gesamtaktivität* von Muskelgruppen mit breitflächigen Oberflächenelektroden abgeleitet und registriert. Bei der Einzel-Nadel-(Draht-)EMG wird das *Muskelaktionspotential einer motorischen Einheit* (MUAP = motor unit action potential), bestehend aus motorischem Neuron und den von ihm innervierten Muskelfasern, gemessen. Dazu wird eine Nadel in den zu untersuchenden Muskel bzw. in die Muskelfasern eingestochen.

Bei der **Oberflächen-EMG** kommen die Elektroden entweder als Analstöpsel, Katheter-Ringelektroden, Vaginalelektroden oder breitflächige Hautelektroden im Perinealbereich zur Anwendung. Ihre Aussage hat eher einen groborientierenden Charakter. Sie ist deshalb als Zusatzuntersuchung bei urodynamischen und Defäkationsstudien verbreitet. In diesem Zusammenhang wird die höchste elektromyographische Aktivität bei Anfertigung von Urethradruckprofilen zum Zeitpunkt des maximalen Urethradruckes gemessen (s. auch Kap. 7.3).

Bei *Miktionsstudien* gesunder Frauen ermöglicht die Beckenboden-EMG eine Interpretation der verschiedenen Harnfluß- und Druckkurven als reine Detrusor-, Urethra- (alleinige Urethraldruckabsenkung mit fast vollständiger Muskelruhe) oder assistierte Detrusormiktion (hohe

Muskelaktivitäten durch Beteiligung der willkürlichen Muskulatur). Während streßinkontinente Frauen bei intraabdominaler Drucksteigerung trotz vollständig erhaltener Beckenbodenaktivität im EMG Harn verlieren können, kann man bei der *Detrusor-Sphinkter-Dyssynergie* sehen, wie eine reine intravesikale Drucksteigerung von dyssynerger Aktivitätssteigerung des Beckenbodens begleitet wird, es jedoch dann durch Ermüdung des Sphinktermechanismus (Rückgang der Aktivitätspotentiale im EGM) zur Miktion kommt. Bei der motorischen *Dranginkontinenz* wird beim imperativen Harndrang die Miktion von einer verringerten Bekkenbodenaktivität begleitet. Erst nach Reaktivierung der Beckenbodenmuskulatur (sichtbar im EMG durch Erhöhung der Aktivitätspotentiale) kann der Harnfluß zum Versiegen gebracht werden. Dies wird im Rahmen einer Biofeedback-Therapie nutzbar gemacht.

Die **Nadel-EMG** wird im Rahmen der routinemäßigen urodynamischen Diagnostik weniger angewandt. Sie läßt eine Differenzierung zwischen neurogenen und myogenen Störungen zu. Die Nadeln werden dabei periurethral, perianal oder in den zu untersuchenden Muskel eingestochen. Im Rahmen einer Enuresisdiagnostik bei Kindern geschieht dies in Narkose einen Tag vor der Untersuchung. Dabei ist zu beachten, daß sich die quergestreifte Muskulatur des Urethral- und Analsphinkters von der Skelettmuskulatur dadurch unterscheidet, daß sie kontinuierliche Aktivität zeigt, während die Skelettmuskulatur bis zum Punkt kompletter elektrischer Ruhe erschlaffen kann.

Darüber hinaus kann an der durch Stimulation hervorgerufenen Antwort der Muskelfaser eine Aussage zur Latenzzeit und Lokalisation von Läsionen vorgenommen werden.

Weitere Indikationen sind Inkontinenzen bei Verdacht auf oder bei diabetischer Neuropathie, Cauda-equina-Schäden, spastischer Paralyse, im Zusammenhang mit Tumoren, epileptiformen Anfällen usw.

Prognostisch ist denkbar, daß man durch eine intraoperativ vorgenommene Nadel-EMG die Brauchbarkeit bestimmter Muskelgruppen überprüfen und damit Einfluß auf die Operationsmethode nehmen kann. Bei der operativen Versorgung von Analsphinkter-Insuffizienzen sind erste Erfahrungen beschrieben worden.

4.3 Psychosomatik und Psychotests

Mit neuen psychotherapeutischen Verfahren (z. B. Verhaltenstherapie, Gesprächspsychotherapie) entstanden neue Betrachtungsweisen der Entstehung, Strukturen und Störbarkeit psychosozialer Reaktionen. Solche psychosomatischen Betrachtungsweisen gehen davon aus, daß die Entstehung vieler körperlicher Krankheiten aus dem lebensgeschichtlichen Zusammenhang zu verstehen ist.

Auch die Harninkontinenz kann als *Verhaltensstörung* aufgefaßt werden. Wir werden inkontinent geboren, es wird uns Kontinenz anerzogen, die mit zunehmendem Alter wieder verlorengeht.

Der Begriff **Psychosomatik** wird meist in der allgemeinen Interpretation verwendet, daß körperliche Krankheiten durch emotionale Konflikte hervorgebracht, zumindest aber ausgelöst und in ihrem Verlauf ungünstig beeinflußt werden. Aus der gesamtheitlichen Sicht der Entstehung derartiger Erkrankungen geht hervor, daß eine Beschränkung auf psychosomatische Ursachen urogynäkologischer Leiden nicht möglich ist, ohne auf die Bedeutung der Psychosomatik für gynäkologische Erkrankungen allgemein und für Störungen der Sexualität im besonderen einzugehen. Sexualstörungen sind aber stets auch Partnerschaftsstörungen. Damit eröffnet sich ein weites Feld möglicher Ursachen, in dem auch Ehe- oder Sexualpartner, Eltern und Geschwister eine Bedeutung haben. Die körperliche Krankheit der Patientin wird zu einer Form der Anpassung an bestimmte Lebensumstände.

4.3.1 Psychosomatische Störungen

Die wichtigsten Arten psychosomatischer Störungen sind:

Psychosomatische Reaktionen: Unter diesen versteht man das erstmalige Auftreten körperlicher Beschwerden bei bis dahin beschwerdefreien Patientinnen, die nach mehr oder weniger bewußtseinsnahen aktuellen Konfliktsituationen auftreten

(hartnäckiger Fluor, Vulvaekzem, partnerabhängige Anorgasmie und Dyspareunie, Pruritus vulvae bei Störungen der Partnerbeziehung, um den Geschlechtsverkehr zu erschweren; Vaginismus bei innerlich abgelehntem oder außerehelichem Verkehr; Harninkontinenz bei gehemmten Affektionen von Ärger und Wut, d. h. die Harninkontinenz ist gegen den Ehemann gerichtet, in der Phantasie wird mit dem Harnstrahl eine zerstörende Wirkung erreicht).

Die Symptome bedeuten die Darstellung eines Wunsches, einer Abwehr oder einer Selbstbestrafung.

Das psychovegetative Syndrom: Neben *gynäkologischen Beschwerden* (wie Frigidität, Anorgasmie, Dyspareunie, Vaginismus, Pelvipathia vegetativa, Dysmenorrhoe im Zusammenhang mit Obstipation, prämenstruelles Syndrom, starke klimakterische Beschwerden) treten eine Vielzahl von *psychasthenischen und neurasthenischen Beschwerden* (Müdigkeit, Schlafstörungen, Stimmungslabilität, Konzentrationsschwierigkeiten, Schmerzen diffuser Art) sowie auch funktionelle *Störungen anderer Organsysteme* (Herz-Kreislauf, Magen-Darm) auf.

Die Doppelbelastung der Frau in Familie und Beruf führt zur psychovegetativen Erschöpfung, aber auch somatische und psychosoziale Faktoren in Pubertät und Klimakterium führen zur depressiven Verarbeitung des Wertgefühls und der Selbstverwirklichung.

Psychosomatische Störungen bei charakterneurotischer Fehlentwicklung: Hier handelt es sich um frühkindliche Störungen und Fehlentwicklungen als Ursache für Persönlichkeitsneurosen. Dabei gibt es keine spezifischen Zuordnungen von Grundkonflikten zu bestimmten Krankheitsbildern.

4.3.2 Sexuelle Störungen

Auch sexuelle Störungen haben eine große Variationsbreite und werden ähnlich den psychosomatischen Einteilungen eingestuft in:

Psychogene Störungen als reaktives Geschehen auf einen erlebnisnahen Vorgang (passagere Störungen bei Ärger über Partner, Krisensituationen mit Angst vor Partnerverlust statt Hingabewunsch) und

Fehlentwicklung des weiblichen Geschlechtscharakters: Das Kind übernimmt für die eigene Identität unabhängig vom biologischen Geschlecht Züge von Vater und Mutter; spätere Reaktionen sind abhängig vom Erlebnis einer gesunden oder unzufriedenen Mutter, einer männlichen oder schwachen Mutter oder Vater. Molinski beobachtete Harninkontinenz bei Hemmung der *Hingabefähigkeit*, bei Hemmung der *Lustphysiologie*, bei gehemmten *Affekten* von Ärger und Wut, bei verleugneter *Depression* und Harnverhalten bei retentiven Impulsen. Nicht zuletzt ist die Harnkontrolle auch als interpersonales Geschehen anzusehen. Zu ähnlichen Ergebnissen kamen wir in unserer Studie über das Sexualverhalten harninkontinenter Frauen. Um die Patientin vor einer „Krankheitskarriere" ohne pathologischen Befund

(z. B. Fixierung der Patientin auf eine Retroflexio uteri als Ursache einer Dysmenorrhoe, deren Therapieresistenz zur Uterusexstirpation führt, in deren Folge schmerzhafte Adhäsionen auftreten, die durch Laparotomie und Adhäsiolyse entweder erfolglos behandelt werden oder nach deren erfolgreicher Behandlung sich eine Harninkontinenz einstellt – weil die eigentliche Ursache entweder in einer Verweigerungshaltung gegenüber dem Ehemann oder in einer Nichtannahme des weiblichen Geschlechtscharakters oder in einer Persönlichkeitsneurose liegt)

zu bewahren, kommt es bei der Diagnostik darauf an, besonders sensibel und aufmerksam auf verbal oder adverbal Mitgeteiltes zu achten. Es ist hierbei Aufgabe des Arztes, die „Symptomangebote" der Patientin zu entschlüsseln.

Häufig ist sich die Patientin nicht über die Hintergründe ihrer Beschwerden bewußt.

Aufmerksam sollte der Arzt werden
- **bei häufigem Arztwechsel trotz guter Therapie**
- **bei Symptomwechsel während Therapie,**
- **bei theoretischer Beschreibung der Beschwerden,**
- **bei Fehlen von entsprechenden organischen Befunden, mit denen bei den geschilderten Symptomen gerechnet werden müßte.**

Nachfragen im diagnostischen Gespräch, das schon therapeutische Wirksamkeit zeigen kann, sollten sich auf Ereignisse beziehen, die in Zusammenhang mit den Beschwerden gebracht werden. Soziale und berufliche Probleme, vor allem aber Partnerkonflikte, Familienkonflikte, Störungen der Allgemeinbefindlichkeit und der Sexualität sind einzubeziehen, und möglicher Medikamenten- oder Alkoholmißbrauch sowie Drogeneinnahme dürfen nicht übersehen werden.

4.3.3 Psychotests

Aufschlüsse über Persönlichkeitseigenschaften und Auffälligkeiten im Sinne neurotischer Störungen geben eine Reihe von psychologischen Tests und Fragebögen,

z. B.: Beschwerdeerfassungsbogen (BEB), Maudsley Personality Inventory (MPI), Freiburger Persönlichkeitsinventar (FPI), Minnesota Multiphasic Personality Inventory, Erlanger Depressionsskala und Erlanger Angstskala, Eysenck Personality Inventory und Middlesex Hospital Questionnaire.

Alle Tests können einzeln oder kombiniert angewendet werden. Während wir mit dem Beschwerdeerfassungsbogen einzeln oder mit dem Maudsley Personality Inventory kombiniert als sog. „Psycho-Score" beste Erfahrungen haben, bevorzugen andere die Kombination von Eysenck Personality Inventory und Middlesex Hospital Questionnaire. Den häufig zu hörenden Einwand, daß in der klinischen Praxis der erstuntersuchende Arzt mit diesen Tests überfordert sei, können wir zumindest hinsichtlich des BEB aus täglicher Erfahrung nicht teilen.

Das Prinzip besteht darin, daß der Patientin ein Beschwerdekatalog von 50 Fragen vorgelegt wird; jede Frage muß beantwortet werden. Die Patientin kann wählen zwischen „nie" (1 Pkt.), „selten" (2 Pkt.), „manchmal" (3 Pkt.) und „oft" (4 Pkt.) Die Summe der erreichten Punkte, sog. C-Wert, wird in zehn Bewertungsnoten untergliedert. In den Fällen, in denen der C-Wert mehr als 142 Punkte beträgt, d. h. die Bewertungsnote 5 erreicht wird, ist die enge Kooperation mit Psychologen, Psychotherapeuten oder Psychiatern angezeigt. Sie verhindert frustrane Behandlungsversuche, aufwendige und den Patienten belästigende, unnötige, zum Teil invasive diagnostische Untersuchungen und erspart Patientin und Arzt manche Mißerfolgs-Erlebnisse.

Mit Hilfe der psychologischen Testverfahren ist es möglich, Hinweise auf psychosomatische oder neurotische Verhaltensweisen zu erhalten. Pathologische Testergebnisse sind auch bei psychiatrischen Erkrankungen, die mit funktioneller Harninkontinenz oder Harnretention einhergehen (endogene Psychosen, bei sog. „abnormen" Personen, Angstsyndrom), zu erwarten.

Bei der Auswertung sollte jedoch auch gesehen werden, daß die Harninkontinenz in der Neurologie, Psychiatrie und Psychologie als Krankheitssymptom einen anderen Stellenwert als in der Urogynäkologie hat.

Literatur

Benson, J. T.: Clinical application of electrodiagnostic studies of female pelvic floor neuropathy. Int. Urogynecol J. 1 (1990), 164–167.

Benson, J. T.: Female pelvic floor disorders, Investigation and management. W. W. Norton, New York–London 1992.

Franke, P. R., K. W. Zipprich; Psychosomatik der Harninkontinenz. TW Gynäkologie 5 (1992), 325–330.

Lamm, D., W. Fischer, B. Maspfuhl: Sexualität und Harninkontinenz. Zent. bl. Gynäkol. **108** (1986), 1425–1430.

Molinski, H.: Zur Psychosomatik von Blasenentleerungsstörungen. In: E. Petri (Hrsg.): Gynäkologische Urologie, S. 221–226. Georg Thieme, Stuttgart–New York 1983.

5. Labordiagnostik

M. Birnbaum, E. Halle

5.1 Klinische Funktionsprüfungen (*Maria Birnbaum*)
5.1.1 Harnuntersuchung
5.1.2 Blutuntersuchungen
5.1.3 Nierenfunktionsproben
5.1.4 Besonderheiten in der Schwangerschaft
5.1.5 Normalwerte diagnostisch bedeutsamer Parameter
5.2 Mikrobiologische Diagnostik (*Elke Halle*)
5.2.1 Entnahmetechniken
5.2.2 Erregerspektrum
5.2.3 Keimzahlbestimmung, Identifizierung, Resistenztestung, Hemmstofftest
5.2.4 Mikrobiologische Diagnostik der Urethritis
5.2.5 Antimikrobielle Chemotherapie

5.1 Klinische Funktionsprüfungen

Die speziellen differentialdiagnostischen Erwägungen und Therapiestrategien in der Urogynäkologie lassen es sinnvoll erscheinen, anhand des Stellenwertes zu entscheiden, welche labordiagnostischen Verfahren unter Berücksichtigung therapeutischer und ökonomischer Aspekte sowie der Risiken für die Patientin durchgeführt werden sollten. Nicht selten wird jedoch nur eine enge interdisziplinäre Zusammenarbeit zwischen Gynäkologen, Nephrologen, Urologen, Mikrobiologen, Radiologen, Pathologen, Nuklearmedizinern und Immunologen zum angestrebten Erfolg führen.

5.1.1 Harnuntersuchung

Die sorgfältige Urinanalyse ist auch heute noch eine der wichtigsten Untersuchungsmethoden, da sie mit einfachen Mitteln eine schnelle Information über bedeutsame Harnveränderungen geben kann:

- Urinfarbe und Urin-pH
- Zellkonzentration und Zellausscheidung (Harnsediment und Differentialdiagnose der isolierten Hämaturie)
- Proteinurie
- Bakteriurie
- Harnkonzentration.

Die Möglichkeit, auch mit entsprechenden *Teststreifen* die wichtigsten Bestimmungen durchführen zu können, läßt eine breite Anwendung in der Praxis zu.

Für die meisten Routineuntersuchungen ist **Spontanurin** geeignet. Die Kontamination durch Zellen, Keime und Proteine aus dem äußeren Genitalbereich und der Urethra läßt sich vermindern, indem die erste Harnportion verworfen und nur der mittlere Teil des Harnstrahls aufgefangen wird (vereinfachtes Mittelstrahlverfahren). Fluorbeimengungen können durch Einführung eines Vaginaltampons verhindert werden. (Techniken und Probleme der Harngewinnung s. 5.2.1.)

Für verschiedene quantitative Analysen ist jedoch die **Sammlung des Harns** während eines bestimmten Zeitraums erforderlich. Häufigste Fehlerquelle bei quantitativen, auf die Tagesausscheidung (Volumen/24 h) bezogenen Untersuchungen ist erfahrungsgemäß der unvollständig gesammelte Urin. Neben einer exakten Instruktion ist vor allem der Hinweis nützlich, daß Verlust von Harn oft während der Defäkation auftritt. Wird nicht die gesamte Sammelmenge benötigt, muß das Harnvolumen mit einem Meßzylinder exakt ausgemessen und der Harn vor der Entnahme der Teilmenge sorgfältig gemischt werden.

Harnmenge: Gesunde Erwachsene scheiden in 24 h 750–1500 ml Harn aus. Harnvolumina über 2500 ml/24 h: Polyurie. Harnvolumina unter 500 ml/24 h: Oligurie. Harnvolumina unter 100 ml/24 h: Anurie.

Harngeruch: Fötid bzw. fäkulent oder ammoniakalisch riechender frisch gelassener Harn weist auf eine Infektion der Harnwege hin.

Harnfarbe und Harn-pH-Wert

Veränderungen in der Harnfarbe (stroh- bis bernsteingelb) werden durch eine Vielzahl endogener und exogener Faktoren hervorgerufen.

Endogene Faktoren:
- Hämoglobinurie
- Myoglobinurie
- Porphyrinurie
- Alkaptonurie
- Bilirubinurie
- Biliverdinurie
- Melanogene

Exogene Faktoren:
- Nahrungsmittelfarbstoffe
- Medikamente
- Chemikalien

Differentialdiagnostisch muß besonders bei rotbis braunverfärbten Urin hauptsächlich an eine Hämaturie, Hämoglobinurie oder eine Myoglobinurie gedacht werden. Die Differenzierung erfolgt nach Zentrifugation und Mikroskopie. Fehlende Erythrozyten und ein positiver Streifentest sprechen für Hämoglobin- oder Myoglobinurie (normalgefärbtes Serum).

Harntrübung: Frisch gelassener Harn ist meist klar. Nach Abkühlen und Stehenlassen desselben kann eine unterschiedliche Trübung durch präzipitierende Glykoproteine und Kristalle eintreten. Bereits beim Entleeren getrübter Harn kann durch Sedimentanalyse und qualitative Nachweise differenziert werden (z. B. Nachweise einer Phosphaturie, „Milchpisser“, Uraturie, Pyurie, Lipidurie, Chylurie oder Pneumaturie).

Harn-pH-Wert: Die Messung erfolgt mit Streifentests (Indikatorpapier). Schwankungsbreite des Urin-pH zwischen 4,5 und 8,0 (Ausdruck der körpereigenen Regulation des Säure-Basen-Haushaltes und der Nahrungszufuhr). Außer nahrungsbedingt kann ein alkalischer Harn-pH-Wert durch bakterielle Harnstoffspaltung, z. B. durch Proteus oder Klebsiellen in vivo (Harnwegsinfekt) oder in vitro (abgestandene Harnprobe) verursacht sein. Eine wichtige Kenngröße ist der Urin-pH-Wert für die Therapiekontrolle bei Harnsteindiathese.

Zellkonzentration/quantitative Zellausscheidung (mikroskopische Untersuchung des Harns „in vitro-Biopsie“)

Beurteilung des nativen bzw- gefärbten Sedimentes im Hellfeldmikroskop mit Phasenkontrast- und Polarisationsvorrichtung in mindestens 5 Gesichtsfeldern bei 400facher Vergrößerung. Folgende Bestandteile sind für eine Beurteilung relevant:
- Erythrozyten und deren Morphologie
- Leukozyten, Epithelzellen
- Leukozytenzylinder/Epithelzylinder, hyaline bzw. Wachszylinder/Fettkörnchenzylinder
- granulierte Zylinder
- Bakterien, Trichomonaden
- pathognomonische Kristalle (Zystin), Lipide
- Superfizialzellen (oft Hinweis auf vaginale Kontamination).

In der Regel sollte Morgenurin, nach 12stündiger Flüssigkeitskarenz als Mittelstrahl gewonnen, möglichst rasch untersucht werden.

Besonders wichtig ist die Untersuchung des noch warmen, frisch gelassenen Harns bei Verdacht auf eine Trichomonadeninfektion (Juckreiz und Brennen in der Harnröhre, verstärkter Fluor vaginalis, häufig bei Kontrazeptiva-Einnahme). Bei Abkühlung des Urins verlieren Trichomonaden ihre typische Beweglichkeit.

Untersuchungstechniken: Streifentests, mikroskopische Zählung der Zellen pro Gesichtsfeld im Spontanharn, Zählkammermethode.

Grenzbereiche der Normalausscheidung von Erythrozyten und Leukozyten:
– Streifentests (Cyturtest): bis 5 Erythrozyten/µl bzw. freies Hämoglobin von 10 Erythrozyten/µl, bis 10 Leukozyten/µl.

Tab. 5-1: Nomogramm für die quantitative mikroskopische Harnanalyse nach Stansfield-Webb

	Leukozyten Anzahl/µl	Erythrozyten Anzahl/µl
Nichtschwangere		
normal	0–5	0–5
Grenzwerte	5–10	5–10
pathologisch	> 10	> 10
Schwangere		
normal	0–10	0–15
Grenzwerte	11–15	16–25
pathologisch	> 15	> 25

– Zählung der Zellen pro Gesichtsfeld aus dem Sediment des Spontanurins (Sediment-Gesichtsfeldmethode): weniger als 5 Erythrozyten und 5 Leukozyten pro Gesichtsfeld (Phasenkontrastmikroskopie).
– Quantitative Zählung im unzentrifugierten, gut durchmischten Spontanurin – Stansfield-Webb 1953 – (Zählkammermethode): weniger als 5 Erythrozyten und 10 Leukozyten/µl (Phasenkontrastmikroskopie). Schwangerschaftswerte s. Tab. 5.1.
– Quantitative Zählung im zentrifugierten Sammelurin pro Zeiteinheit (Addis Count): weniger als 1500 Erythrozyten/min (Hellfeldmikroskopie), weniger als 3000 Erythrozyten und weniger als 3000 Leukozyten/min (Phasenkontrastmikroskopie). Der diagnostische Wert wird wegen der zahlreichen Einflußgrößen als gering beurteilt.

Proteinurie

In der Regel wird zunächst der unter Mittelstrahlbedingungen gewonnene Spontanurin untersucht.

Allgemein kann ein Proteingehalt im Harn bis zu 150 mg/24 h (Biuret-Methode) und eine Albuminausscheidung bis maximal 30 mg/24 h als physiologisch gelten.

Für eine differenzierte Diagnostik und Verlaufsbeobachtung ist die Untersuchung im 24-Stunden-Sammelurin unerläßlich. Eine pathologische Proteinurie kann prärenaler, renaler oder postrenaler Ursache sein.

Qualitativer und semiquantitativer Proteinnachweis:
– Teststreifen: empfindliche Teststreifen reagieren bei 60 mg Albumin in 90% der Fälle positiv. Die Intensität des Farbumschlages ist von der Eiweißkonzentration abhängig.
– Sulfosalizylsäureprobe: positives Testergebnis bei Bestehenbleiben der Trübung nach Erhitzen auf 100°. Der Test ist sehr empfindlich und unterliegt zahlreichen Störfaktoren (hohes spezifisches Gewicht, pH-Wert > 9, Medikamente u. a.). Im Zweifelsfall muß eine Kontrolle durch Kochprobe angeschlossen werden.

Bei nachgewiesener Proteinurie ist zunächst stets eine orthostatische Ursache auszuschließen (Untersuchung des Nachtharns). Spezialuntersuchungen wie SDS-Polyacrylamidelektrophorese oder die Immunelektrophorese eignen sich zur Differenzierung einzelner Urinproteine und Urinproteinausscheidungsmuster.

Harnkonzentration

Die Messung der relativen Dichte und der Osmolalität einer Harnprobe eignet sich für eine grobe Abschätzung der Nierenfunktion.

Relative Dichte: 1020–1040 (unter 1020 = *Hyposthenurie*, konstant zwischen 1008–1012 = *Isosthenurie*).

Die Dichte von 1008 bis 1012 entspricht der des Blutplasmas. Alle Methoden der Dichtebestimmung (Urometrie, Refraktometrie, Teststreifenmethode) unterliegen multiplen Störfaktoren. Genauer und einfacher ist die kryoskopische Bestimmung der Urinosmolalität als der physiologisch relevante Parameter für die Verdünnungs- und Konzentrationsfähigkeit der Nieren. Die Harnosmolalität schwankt bei maximaler Dilution und Konzentration zwischen 40–1400 mosmol/kg. Diskrepanzen zwischen Osmolalität und relativer Dichte können ein erster Hinweis auf Fremdsubstanzen z. B. Gifte, Medikamente, Röntgenkontrastmittel oder auf unbekannte Metabolite sein.

Enzymaktivitätsbestimmungen im Urin und **immunologische Nachweistechniken** mit Hilfe monoklonaler Antikörper gegen nephrogene Antigene haben für die Routinediagnostik bisher keine Bedeutung.

5.1.2 Bluntersuchungen

Erkennung, Differentialdiagnose, Therapie und Verlaufskontrollen von Erkrankungen mit urogynäkologischer Relevanz erfordern kein abweichendes Spektrum an klinisch-chemischen Kenngrößen (Tab. 5-2). Die **Blutkörperchensenkungsgeschwindigkeit** und die **Eiweißzusammensetzung** geben Hinweise auf entzündliche Vorgänge, nephrotisches Syndrom oder maligne Erkrankungen (z. B. Plasmozytom). **Serummineralien** und **pH-Status** erlauben Rückschlüsse auf Elektrolyt- und Wasserhaushaltsstörungen. Zur Einschätzung der Nierenfunktion stehen für klinische Belange zwei endogene Indikatorsubstanzen, **Kreatinin und Harnstoff** zur Verfügung. Während Kreatinin endogen im Muskelstoffwechsel anfällt und die täglich gebildete Kreatininmenge weitgehend konstant ist, ist der Harnstoff Endprodukt des Eiweißstoffwechsels und hängt in seiner Serumkonzentration nicht nur vom Glomerulumfiltrat, sondern auch von der Diurese und von der Höhe des Eiweißabbaus im Stoffwechsel ab. Eine bessere Beurteilung der Nierenfunktion ist mit Hilfe von Clearancemethoden möglich (Tab. 5-3).

5.1.3 Nierenfunktionsproben

Die Niere spielt bei der Stabilisierung des inneren Milieus durch Ausscheidung von Wasser und Schlackenstoffen, Regulierung des Mineralhaushaltes und hormonaler Sekretion (Renin, Prostaglandine, Erythropoietin u. a.) eine entscheidende Rolle. Zur Quantifizierung der Nierenfunktion stehen semiquantitative (Konzentrationsversuch) und quantitative Verfahren (Clearancemethoden) zur Verfügung.

In der modernen Diagnostik ist der Konzentrationsversuch eher von zweifelhaftem Wert, groborientierend kann die Messung der Konzentration im Morgenurin nützlich sein.

Clearance-Methoden: Die renale Clearance (C) bezeichnet das virtuelle Plasmavolumen, das in der Zeiteinheit durch Harnbildung von einer definierten Substanz vollständig gereinigt wird. Die Clearance wird nach der Formel $GFR = \frac{U \cdot V}{P}$ berechnet und in ml/min/1,73 m^2 angegeben (U = Urinkonzentration der Clearancesubstanz, V = Harnvolumen/Zeiteinheit, P = Plasmakonzentration der Clearancesubstanz).

Die genaueste, aber auch aufwendigste und den Patienten belastendste Methode ist die Messung der *Inulinclearance* bei konstantem Plasmaspiegel, die aufgrund des schwierigen Managements der klinischen Forschung vorbehalten bleibt. Für den klinischen Gebrauch ist die ungenauere, am wenigsten aufwendige *Kreatininclearance* immer wieder angewendet worden. Bei starker Einschränkung der glomerulären Filtration ist die Kreatininclearance allerdings nicht mehr als Ausdruck der Filtration allein zu werten, weil dann eine tubuläre Sekretion des Kreatinins verfälschend wirkt. Zwischen Serumkreatinin und endogener Kreatininclearance besteht eine inverse Korrelation.

Ein Anstieg des Serumkreatinins in den pathologischen Bereich ist erst ab einer Einschränkung der glomerulären Filtrationsrate um 50% zu erwarten (sog. kreatininblinder Bereich).

Beachtung erfordert auch die Abhängigkeit der Filtrationsrate vom Alter (Abnahme von ca. 1 ml/min und Jahr nach dem 30. Lebensjahr).

Nuklearmedizinische Clearanceverfahren: Die Mehrzahl der Isotopenclearanceverfahren beruht auf dem Prinzip des sog. „Single-shot-Verfahrens“, bei dem nach einmaliger schneller Injektion die Verschwinderate der Testsubstanz aus dem Blut oder Plasma ermittelt wird. Zur GFR-Bestimmung wird DTPA (Diethylentriaminpentaessigsäure) mit 51-Cr oder 99-m-Tc markiert, zur Bestimmung des renalen Plasmaflusses 131-Jod-Hippuran eingesetzt.

5.1.4 Besonderheiten in der Schwangerschaft

Funktion und Morphe der Nieren und ableitenden Harnwege werden während der Schwangerschaft in markanter Weise verändert.

Blut

In der normalen Schwangerschaft kommt es zu einer kumulativen Retention von 500–900 mmol Natrium mit einer Zunahme des Gesamtkörperwassers von 6–8 l. Das Plasmavolumen steigt um maximal 50%, glomeruläre Filtration und effektiver Nierenplasmastrom um 50–80%. Auf Grund der graviditätsbedingten erhöhten Filtrationsrate fallen die Kreatinin- und Harnstoffwerte von einem durchschnittlichen Wert von 73 µmol/l bzw. 4,6 mmol/l im 1. Trimenon auf 47 µmol/l bzw. 3,6 mmol/l im 3. Trimenon ab.

Zur quantitativen Beurteilung der Nierenfunktion hat die endogene Kreatininclearance in der Praxis noch immer ihre Berechtigung (Normwert 1,7–3,3 ml/s).

Der Plasmaharnsäurespiegel ist in der Frühschwangerschaft um mindestens 25% erniedrigt und erreicht in der Spätschwangerschaft wieder die Werte Nichtschwangerer. Bis zur 32. SSW liegt der Grenzbereich der Harnsäurekonzentration im Plasma bei 215 µmol/l, nach der 32. SSW bei 300 µmol/l. Werte über 345 µmol/l weisen auf eine signifikante Zunahme der perinatalen Mortalität bei Hypertoniepatientinnen hin.

Die **Serumelektrolytkonzentrationen** liegen im Norm- oder unteren Normbereich; die Kalziumexkretion ist gesteigert. Die Plasmaosmolalität fällt sehr früh um 10 mosmol/kg Plasmawasser ab. Der **Säure-Basen-Haushalt** ist durch eine kompensierte Alkalose während der Gravidität und eine metabolische Azidose unter der Geburt gekennzeichnet.

Urin

Schwangerschaftsproteinurie: Eine Proteinausscheidung bis zu 300 mg im 24 Std.-Sammelurin ist noch als physiologisch anzusehen.

Schwangerschaftsglukosurie: Eine Glukoseausscheidung unter 0,8 mmol/24 h wird als normal, zwischen 0,8–3,3 mmol/24 H als mäßig und über 3,3 mmol/24 h als stark erhöht angesehen. Die Schwangerschaftsglukosurie tritt häufig intermittierend auf.

Sedimentdiagnostik: Die Ausscheidung von Erythrozyten und Leukozyten ist vermehrt (Tab. 5-1). Nach der Methode von Stansfield u. Webb sind < 10 Erythrozyten und < 15 Leukozyten/µl als Normalbefund zu werten. Im letzten Schwangerschaftstrimester und postpartum kommt dem Sedimentbefund nur ein begrenzter Aussagewert zu.

5.1.5 Normalwerte diagnostisch bedeutsamer Parameter s. nächste Seite.

5.2 Mikrobiologische Diagnostik

5.2.1 Entnahmetechniken

Die Verantwortung für die sachgerechte Entnahmetechnik (z. B. Urinprobe, Urethralabstrich) hat der Arzt. Die beste Labortechnik gleicht Entnahme- und Transportfehler nicht aus.

Mittelstrahlurin (MSU): Auch bei der mikrobiologischen Diagnostik von Harnweginfektionen der Frau ist MSU zu bevorzugen. Am besten geeignet ist Morgenurin oder sog. 4-Stunden-Urin (die letzte Miktion muß 4 oder mehr Stunden zurückliegen). Die Patientin muß vor der MSU-Entnahme entsprechend belehrt werden.

MSU-Entnahmeregeln:

- Hände gründlich waschen
- Unterwäsche ausziehen, mit einer Hand Labien spreizen, geöffnet halten
- Vulva mit 3 Tupfern und sterilem Aqua dest. von vorn nach hinten reinigen
- Bereich um Orificium urethrae mit 4. Tupfer trocknen
- mit diesem Tupfer oder Tampon Vagina tamponieren (Schutz vor Verunreinigung: Fluor!)

5.1.5 Normalwerte diagnostisch bedeutsamer Parameter

Tab. 5-2: **Blut**

Parameter	Referenzbereich SI-Einheiten	Konventionelle Einheiten
Hämoglobin	7,4–9,9 mmol/l	11,9–17,2 g/dl
Hämatokrit	0,37–0,44 Vol.-%	37–44 Vol.-%
Erythrozyten	4,2–5,4 Tpt/l	4,2–5,4 Mio/µl
Leukozyten	3,8–9,8 Gpt/l	3800–9800/µl
Thrombozyten	150–300 Gpt/l	150 000–300 000/µl
Kreatinin	< 88 µmol/l	< 1,0 mg/dl
Harnstoff	3,6–8,9 mmol/l	20–50 mg/dl
Harnsäure	140–340 µmol/l	2,4–5,7 mg/dl
Kalium	3,8–5,5 mmol/l	3,8–5,5 mval/l
Natrium	136–150 mmol/l	136–150 mval/l
Calcium	2,25–2,75 mmol/l	4,2–5,5 mval/l
Magnesium	0,75–1,05 mmol/l	1,4–2,1 mval/l
Chlorid	97–108 mmol/l	97–108 mval/l
Phosphor, anorg.	0,8–1,6 mmol/l	2,5–4,8 mg/dl
Eiweiß, gesamt	61–82 g/l	6,1–8,2 g/dl
Albumin	35–50 g/l	3,5–5,0 g/dl
Fibrinogen	2,0–5,0 g/l	200–500 mg/dl
Glukose	3,3–5,5 mmol/l	45–110 mg/dl
alkalische Phosphate	1,45–2,8 mmol/s.l	60–190 U/l
Alanin-Aminotransferase (ALAT)	0,17–0,55 µmol/s.l	10–30 E/l
Aspartat-Aminotransferase (ASAT)	0,32–0,58 µmol/s.l	19–35 E/l
pH-Wert	7,36–7,44	7,36–7,44
pCO_2-Wert	4,8–5,9 kPa	36–44 Torr
Basenüberschuß	± 2,5 mmol/l	± 2,5 mval/l
Thromboplastinzeit (Quick)	80–100%	80–100%
partielle Thromboplastinzeit (PTT)	30–40 s	30–40 s

Tab. 5-3: **Urin**

Parameter	Referenzbereich SI-Einheiten	Konventionelle Einheiten
Kalium	30–100 mmol/24 h	30–100 mval/l
Calcium	< 6,25 mmol/24 h	< 250 mg/dl
Phosphat-Clearance	0,09–0,27 ml/s	5,4–16,2 ml/min
Kreatinin	5,3–18,6 mmol/24 h	0,6–2,1 g/24 h
Kreatinin-Clearance	1,5–2,5 ml/s (beachte: nimmt mit zunehmendem Alter ab)	90–150 ml/min
Harnstoff-Clearance	0,63–1,10 ml/s	38–66 ml/min
Glukose	< 0,84 mmol/l	< 15 mg/dl
Protein	<0,1 g/24 h	< 100 mg/24 h
spezifisches Uringewicht	1,002–1,030 kg/l	1002–1030 g/l
Urin-Osmolalität	500–1200 mmol/kg	500–1200 mosmol/kg
Urin-pH	4,5–8,0	4,5–8,0

- erste Urinportion (ca. 50 ml) ablaufen lassen, dann etwa 5 ml im sterilen Einwegbecher auffangen, Kontaminationsgefahr durch Hände, Vulva, Kleidung etc. vermeiden
- Urin in steriles Transportröhrchen oder Vacutainer für MSU füllen, oder Urintauchkultur (z. B. Uricult, Urotube o. ä.) einsetzen.

Urin schnellstens in das mikrobiologische Labor transportieren. Wenn Zwischenlagerung notwendig wird, Lagerung bei + 4 °C, maximal 4(−8) Stunden.

Katheterurin (KU): KU ist nur in Ausnahmefällen indiziert, wenn eine Gewinnung von MSU oder BPU nicht möglich ist. Bei 1−4% der diagnostischen Katheterisierungen kann eine aszendierende Harnweginfektion ausgelöst werden. Unumgängliche diagnostische Katheterisierungen möglichst auf dem gynäkologischen Stuhl durchführen.

Blasenpunktionsurin (BPU): BPU ist aus mikrobiologischer Sicht das beste Material für die Diagnostik einer Harnweginfektion. Bei gefüllter Blase ist eine Blasenpunktion relativ einfach durchzuführen.
Indikationen sind:

- Schwierigkeiten bei der Gewinnung von MSU (oder KU)
- Wiederholt unterschiedliche bakteriologische und andere paraklinische Befunde
- Klärung einer Mischinfektion oder Infektion durch seltene Erreger von Harnweginfektionen.

5.2.2 Erregerspektrum der Harnweginfektion

Escherichia coli (E. coli) ist bei der nicht nosokomialen Harnwegsinfektion in 60−80% der Erreger. Bei nosokomial erworbenen Harnweginfektionen ist der Anteil von E. coli häufig unter 50%. Hier findet man meistens andere gramnegative Stäbchen wie Klebsiella, Enterobacter, Serratia, Proteus, Pseudomonas und auch Citrobacter, die eine Mehrfachresistenz gegen Antibiotika aufweisen können. Seltener sind Enterokokken (Anteil bis zu 15% und mehr), Staphylococcus aureus und Staphylococcus saprophyticus ätiologisch relevant.

Als Erreger der Urethritis kommen Chlamydia trachomatis, Neisseria gonorrhoeae und Ureaplasma urealyticum in Frage. Auch an die seltene Urogenitaltuberkulose durch Mycobacterium tuberculosis muß differentialdiagnostisch gedacht werden. Ein Einwandern von Trichomonas vaginalis in die Urethra ist häufig, ein weiteres Vordringen in die Blase aber selten.

5.2.3 Keimzahlbestimmung, Erregeridentifizierung, Resistenztestung, Hemmstofftest

Der mikrobiologische Befund (Keimzahlbestimmung und Erregeridentifizierung) führt zur Entscheidung, ob es sich um eine bakterielle Harnweginfektion handelt oder nicht. Das entscheidende Kriterium für eine Infektion ist die sog. *signifikante Bakteriurie.* Nach KASS ist sie definiert als eine Keimzahl von $\geq 10^5$/ml Urin. Sie gilt sowohl bei MSU als auch bei Katheterurin, d. h. bei Urinproben, bei denen bei der Gewinnung Kontakt zur Urethralflora bestand. Allerdings gibt es Ausnahmen, die bei urogynäkologischen Patientinnen beachtet werden sollten. Ureaplasma urealyticum und Staphylococcus saprophyticus und wohl auch Enterokokken erreichen oft nur eine Keimzahl von 10^4/ml Urin und darunter (s. auch Kap. 12).

Bei Frauen mit häufiger Dysurie sollen auch Keimzahlen zwischen 10^2 und 10^5/ml Urin mit einer Infektion korrelieren.

Der Nachweis einer Mischflora aus „apathogenen“ Korynebakterien, Neisserien oder koagulasenegativen Staphylokokken spricht für eine Kontamination.

Bei MSU von Frauen ist mit etwa 20% falsch-positiven Ergebnissen zu rechnen.

Ursache dafür sind die anatomische Nähe von Anus und Urogenitalsystem, was zur Kontamination mit Darmkeimen und durch Fluor führt.

Hier ist mindestens **eine** Kontrolluntersuchung indiziert. Eine Mischkultur mit mehr als 2 Keimen spricht in der Regel für Kontamination.

Im BPU ist bei entsprechenden klinischen und paraklinischen Befunden jeder Erregernachweis von Bedeutung.

Die **Keimzahlbestimmung** im mikrobiologischen Labor erfolgt bei Einsatz von Nativurin oder Vacutainerentnahme meist mit der sog. semiquantitativen **Oberflächenkultur** (z. B. mit kalibrierter Öse). Hierbei kann der Mikrobiologe nach Konsultation mit dem Kliniker entscheiden, nach welchen Erregern (auch seltenen) gefahndet werden soll. Die **Trägertauchkultur** erfaßt die aktuelle Keimzahl unabhängig von der Transportzeit. Seltenere Erreger (wie Mykoplasmen, Mykobakterien, Anaerobier u. a.) werden damit allerdings nicht erfaßt.

Neben der Keimzahlbestimmung wird der Erreger meist bis zur Species identifiziert und die standardisierte **Resistenztestung** durchgeführt. Diese kann im **Agardiffusionstest** oder als sog. **break-point-Methode** durchgeführt werden. Wegen der häufig guten Therapiemöglichkeiten von Harnweginfektionen sind Bestimmungen der minimalen Hemmkonzentration nur in bestimmten Fällen (Urosepsis, Infektionen durch Problemkeime) nötig.

Eine Untersuchung von antibakteriellen Stoffen im sog. **Hemmstofftest** im Urin wird deshalb durchgeführt, weil unter der Chemotherapie die Urinspiegel (verglichen mit den Gewebespiegeln) häufig sehr hoch sind. Unter Chemotherapie muß mit einer Keimzahlreduzierung gerechnet werden, d. h. bei positivem Hemmstofftest müssen u. U. niedrigere Keimzahlen als positiver bakteriologischer Befund interpretiert werden. Außerdem kann durch den positiven Hemmstofftest die Compliance des Patienten überwacht werden. Der Hemmstofftest wird meist als **Blättchentest** (Blättchen werden mit Urin getränkt) auf einer mit Bacillus subtilis beimpften Agarplatte ausgeführt.

Bei fieberhaften oberen Harnweginfekten sollten auch Blutkulturen angelegt werden.

5.2.4 Mikrobiologische Diagnostik der Urethritis bzw. des Urethralsyndroms der Frau (sog. untere Harnweginfektion)

Als Erreger können in erster Linie Chlamydia trachomatis, aber auch Neisseria gonorrhoeae, seltener auch Ureaplasma urealyticum auftreten. Die mikrobiologische Diagnostik schließt diese Erreger ein, Keimzahlen von $\geq 10^5$/ml werden meist nicht erreicht. Hierfür ist eine mikrobiologische Spezialdiagnostik nötig, Urintauchkulturen sind ungeeignet.

Chlamydien werden meist mit dem Antigennachweis (Enzymimmunoassay oder Immunfluoreszenztest) diagnostiziert. Der goldene Standard ist die aufwendigere Anzüchtung in der Zellkultur (z. B. Mc. Coy-Zellen). Neuerdings steht ein sehr empfindliches System für die Polymerasekettenreaktion zur Verfügung. Es handelt sich um einen hoch sensitiven Test, dessen Spezifität noch evaluiert werden muß.

Chlamydien sind intrazelluläre Mikroorganismen, daher sind für den Nachweis zellreiche Abstriche und entsprechende Transportmedien notwendig.

Die kulturelle Anzucht von **Ureaplasma urealyticum** benötigt Spezialnährmedien (Absprache mit dem Labor), das gleiche trifft für die Kultur auf **Neisseria gonorrhoeae** (z. B. Thayer-Martin-, oder New-York-City-Medium) zu.

Das mikroskopische Präparat zum Nachweis von Neisseria gonorrhoeae ist nicht sensitiv genug.

5.2.5 Antimikrobielle Chemotherapie

Die akute Harnweginfektion (HWI), insbesondere die Pyelonephritis, ist eine Indikation für eine **kalkulierte Chemotherapie**, d. h. sie erfolgt ungezielt auf Grund einer bakteriologischen Verdachtsdiagnose.

Weniger akut verlaufende HWI sollten **gezielt** mit Antibiotika behandelt werden (Keimzahlbestimmung, Erregeridentifizierung, Auswahl des Antibiotikums nach Resistenztestung). Für ambulante Patienten eignen sich bei der oberen HWI immer noch das Cotrimoxazol (Trimethoprim/Sulfamethoxazol), aber auch Amoxycillin sowie neuere Chinolone, wie Ciprofloxacin oder Ofloxacin. In letzter Zeit sind auch neuere orale Cephalosporine wie Cefuroximaxetil, Cefpodoximproxetil und Cefixim insbesondere für die Therapie von komplizierten HWI in die Praxis eingeführt worden.

In der Schwangerschaft muß man sich auf Betalactamantibiotika beschränken (Aminopenicilline, Cephalosporine).

Bei Urethritis mit positivem Chlamydien- oder Ureaplasmennachweis sind Tetracycline (z. B. Doxycyclin) bzw. Makrolide (Erythromycin, Roxithromycin, Clarithromycin) Mittel der Wahl.

Bei Chlamydien- oder Ureaplasmeninfektionen sollten in der Schwangerschaft ausschließlich Makrolide (bis jetzt ist nur Erythromycin zugelassen) und keine Tetracycline verwendet werden.

Bei der seltener gewordenen gonorrhoischen Urethritis werden Penicillin G, bei Penicillinase-positiven Neisseria gonorrhoeae-Stämmen Cephalosporine, (z. B. Cefuroxim) und auch neuere Chinolone (z. B. Ciprofloxacin) empfohlen (vgl. Kap. 12).

Literatur

Abuelo, J.: Proteinuria: diagnostic principles and procedures Ann. Intern. Med. **98** (1983), 186–191.

Birnbaum, M., F. K. Beller: Nieren und Harnwege In: F. K. Beller, H. Kyank: Erkrankungen während der Schwangerschaft. Georg Thieme Verlag, Stuttgart–New York 1990, 256–273.

Davison, J. M.: Overview: Kidney function in pregnancy women Am. J. Kidney Dis. **9** (1987), 248–252.

Kutter, D.: Schnelltests in der klinischen Diagnostik. Urban & Schwarzenberg, München–Wien–Baltimore 1983.

Stamm, W. E., G. W. Counts, K. R. Running et al.: Diagnosis of coliform infections in acutely dysurie women. N. Engl. J. Med. **307** (1982), 463–468.

Stein, G., E. Ritz: Diagnostik und Differentialdiagnostik der Nierenerkrankungen. Gustav Fischer Verlag, Jena 1991.

Thiel, G.: Mikroskopische Harnuntersuchung. Mitt. klin. Nephrol. **14** (1985), 123–152.

Weidemann, G., W. G. Guder: Harnuntersuchungen In: H. Sarre, U. Gessler, D. Seyboldt: Nierenkrankheiten. Georg Thieme Verlag, Stuttgart–New York 1988, 59–73.

6. Instrumentelle Untersuchungen

D. Kranzfelder

6.1 Katheterismus
6.2 Suprapubische Zystostomie
6.3 Kalibrierung und Dilatation der Harnröhre
6.4 Urethrozystoskopie
6.5 Ureterenkatheterismus
6.6 Perkutane Nephrostomie
6.7 Gewebeentnahme aus Blase und Nieren

6.1 Katheterismus

Der instrumentelle Katheterismus der abführenden Harnwege kann sowohl aus diagnostischen als auch therapeutischen Gründen indiziert sein. Um Verletzungen zu vermeiden, müssen bei Verdacht auf anatomische Besonderheiten der Harnröhre, Harnblase und Ureteren diese vorher durch bildgebende Verfahren abgeklärt werden.

Diagnostische Indikationen

- Urinentnahme zum Anlegen einer Bakterienkultur
- vesikale und urethrale Druckmessung
- intraoperative Blasenwand-Integritätsprüfung
- retrograde Kontrastmittelinstillation bei Röntgenuntersuchungen
- Durchgängigkeitsprüfung der Urethra bei operativer Blasenhalselevation
- Restharnbestimmung

Therapeutische Indikationen

- Harnverhaltung
- Messung des peri- und postoperativen Harnvolumens
- Urinableitung prä- und intraoperativ bei Blasenscheidenfistel, bei fortgeschrittenem Genitalkarzinom
- urethrale Schienung bei Urethraplastik
- Harnröhrentrauma

Katheterarten: Für die Katheterisierung stehen verschiedene Katheter zur Verfügung, die sich in Form, Größe, Material, Anzahl der Lumina und in der Art des Haltemechanismus unterscheiden. In der Gynäkologie und Geburtshilfe werden für den einmaligen Gebrauch Polyäthylen- und Polyvenylchlorid-Katheter am häufigsten eingesetzt (Robinson-Katheter). Diese Katheter sind relativ starr und haben ein günstiges Verhältnis von Innen- zu Außendurchmesser. Ist eine transurethrale Urinableitung für einen längeren Zeitraum erforderlich, dann kommt meist der doppellumige Foley-Katheter zur Anwendung. Das kleinere Ballon-Lumen dient der Fixierung, das zweite größere zur Urinableitung.
Die Größe des zu verwendenden Katheters hat sich nach dem Zweck des Eingriffes zu richten. Die Standardgrößen der äußeren Durchmesser der Katheter und der meisten Endoskope werden nach der französischen Skala von Charrière in Einheiten von 0,33 mm (1 Charr) angegeben. In der Regel werden zum Einmalkatheterismus und bei Verweilkathetern Größen von 16–18 Charr gewählt.

Technik des Katheterismus: Die Uringewinnung über einen Einmalkatheter kann im Sitzen, Liegen, auf dem gynäkologischen Stuhl, auf dem Operationstisch oder im Bett erfolgen.

Das Katheterisieren muß unter sterilen Kautelen durchgeführt werden.

Die mit sterilen Handschuhen bekleideten Finger des Untersuchers spreizen mit einer Hand die Labien und reinigen mit der anderen Hand mit mehreren feuchten, mit Desinfektionslösung getränkten Tupfern, die Region der äußeren Harnröhrenöffnung. Anschließend wird der mit Gleitmittel an der Spitze benetzte Katheter in die Blase eingeführt. Bei ausgeprägtem Prolapsus genitalis muß hierbei, um Schmerzen zu vermeiden, häufig erst der Uterus und die Zystozele reponiert werden. Dient die Urinentnahme dem Anlegen einer Bakterienkultur, läßt man die erste Portion des Urins z. B. in eine Nierenschale ablaufen, hält dann ein steriles Auffanggefäß in den Urinstrahl, um die mittlere Portion zu gewinnen und läßt den Resturin wieder ablaufen. Soll die Urinmenge quantifiziert werden, erfolgt die Gewinnung in ein graduiertes Auffanggefäß. Beim Legen eines Dauerkatheters wird in gleicher Weise vorgegangen. Die Blockade des meist verwendeten Foley-Katheters erfolgt mit 8–10 ml physiologischer Kochsalzlösung. Abhängig von der Liegedauer des Katheters und dem Funktionszustand der umliegenden Haut ist eine äußerliche Katheterpflege mit Kamillenspülung, Bepanthen und Östrogen-Salbenapplikation im Bereich des Meatus urethrae externus zu empfehlen.

6.2 Suprapubische Zystostomie

Alternativ zum transurethralen Katheterismus ist es gelegentlich vorteilhafter, die Harngewinnung und Harnableitung über einen suprapubischen Zugang vorzunehmen (Abb. 6-1).

Indikationen

- kontaminationsarme Uringewinnung
- längerdauernde postoperative Harnableitung bei Senkungs- und Harninkontinenzoperationen
- Blasendrainage mit der Möglichkeit des Miktionstrainings, vor allem nach gynäkologischen Radikaloperationen

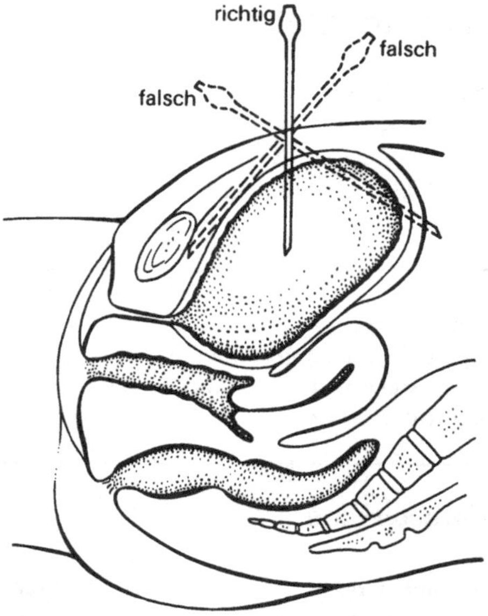

Abb. 6-1: Suprapubische Blasenpunktion. Richtige und falsche Führungsrichtung der Punktionskanüle.

- nach vesiko-vaginalen oder urethrovaginalen Fisteloperationen
- Harnverhalt bei Harnröhrenverletzung oder tumorös veränderter Urethra

Kontraindikationen

- Blutgerinnungsstörungen
- angeborene Koagulopathien
- hochdosierte Antikoagulantientherapie
- unklare anatomische und topographische Veränderungen der Blase (ausgedehnte Vernarbungen nach Voroperationen)

Technik: Die Blasenpunktion erfolgt 2–4 cm oberhalb der Symphyse in der Mittellinie der auf dem Rücken liegenden Patientin.

Die Blase wird vor der Punktion mit 300–400 ml physiologischer Kochsalzlösung aufgefüllt. Nach früheren Unterbauchoperationen sollten Lage und Blasenfüllung sonographisch kontrolliert werden.

Nach chirurgischer Hautdesinfektion und Sterilabdeckung wird der Punktionskanal betäubt.

Die Punktionsnadel wird senkrecht zur Haut auf die Blase zugeführt. Benutzt man dazu eine dünne lange Nadel, dann kann hierbei gleichzeitig durch eine Probepunktion die genaue Punktionsrichtung festgelegt werden. Soll nur eine Urinprobe entnommen werden, dann kann dies jetzt geschehen.

Für eine suprapubische Blasendrainage stehen steril abgepackte Einmalsets zur Verfügung. Zu Beginn der Punktion wird der Katheter in die Punktionskanüle (12–16 Charr) eingeführt. Anschließend erfolgt die Punktion der Harnblase. Sobald Urin aus dem Katheter läuft, wird dieser weiter bis zu einer vorgegebenen Markierung in die Blase vorgeschoben und anschließend die Punktionskanüle aus der Blase zurückgezogen und vom Katheter getrennt. Der abfließende Urin wird in einen Auffangbeutel gesammelt, der Katheter durch einen Haltefaden auf der Haut sicher befestigt. Ein anfangs nach der Punktion leicht blutig tingierter Urin sollte sich bei normaler Diurese schon nach kurzer Zeit wieder aufhellen.

Obgleich die suprapubische Zystostomie für den Geübten keine größeren Probleme hervorruft, muß dennoch auf mögliche seltene *Komplikationen* wie ausgedehnte Hämatome infolge von Gefäßverletzungen, Dünndarmperforation, Peritonitis und Ileus hingewiesen werden. Dieses Risiko besteht vor allem nach Voroperationen in der Unterbauchregion (relative Kontraindikation!).

6.3 Kalibrierung und Dilatation der Harnröhre

Für die Kalibrierung und Dilatation der weiblichen Harnröhre werden Bougies-à-Boule-Stifte mit zunehmenden Durchmessern verwendet.

Indikationen

- Harnverhalt im Rahmen einer Harninkontinenzoperation
- abgeschwächter Harnstrahl nach Harninkontinenzoperationen
- atrophiebedingte Stenosierung des Orificium urethrae externum

Technik: Die meist aus Metall gefertigten Stifte (Abb. 6-2) sind an der Spitze olivenförmig gestaltet. Nach Instillation eines Lokalanästhetikums in die Harnröhre werden die Stifte mit leichter Hand zur Blase hin eingeführt und wieder zurückgezogen. Ist beim Einführen oder Zurückziehen ein Widerstand bemerkbar oder erscheint die distale Harnröhrenöffnung wie ein weißlicher Ring, ist von einer Harnröhrenstenosierung auszugehen. Die Bougierung der weiblichen Harnröhre sollte im Regelfall problemlos bis Charr 24–28 möglich sein.

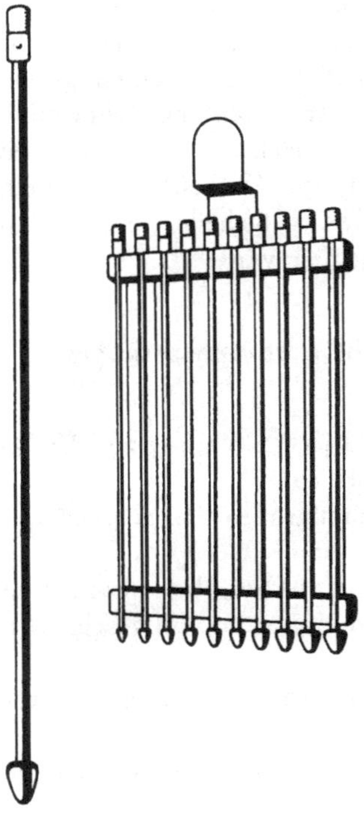

Abb. 6-2: Set von Bougies-à-Boule-Stiften.

6.4 Urethrozystoskopie

Die enge anatomische und funktionelle Beziehung der weiblichen Harnröhre und Harnblase zum inneren Genitale und dem Beckenboden verpflichtet auch Gynäkologen, mit der Technik und Durchführung der Urethrozystoskopie zum Zweck der Diagnostik vertraut zu sein.

Therapeutische Eingriffe werden dagegen heute in der Regel von Urologen ausgeführt. Jede Urethrozystoskopie muß unter streng aseptischen Bedingungen durchgeführt werden. Chirurgische Händedesinfektion, Desinfektion des Orificium urethrae externum, ein steriles Anreichen und Einführen des Zystoskops sind unerläßliche Voraussetzungen.

Die Durchführung der Zystoskopie erfolgt bei liegender Patientin, am günstigsten in Steinschnittlage auf Augenhöhe des Untersuchers. Voraussetzung für die Zystoskopie ist eine für das Zystoskop passierbare Harnröhre, ein ausreichendes Füllvolumen der Harnblase und ein Blaseninhalt, der eine Beurteilung zuläßt. Ist die Sicht innerhalb der Blase z. B. durch ein großes Hämatom oder eine starke Blutung nicht ausreichend, dann muß zunächst das Blasenlumen über einen doppellumigen Spülkatheter oder ein Spülzystoskop soweit aufgehellt werden, daß eine Beurteilung möglich wird.

Indikationen für die Urethrozystoskopie in der Gynäkologie

- bei Makro- und Mikrohämaturie zur Abklärung der Blutungsursache
- vor Operation eines großen Uterus myomatosus oder von Adnextumoren
- vor Karzinomoperationen, bei denen eine Blasenwandinfiltration nicht ausgeschlossen werden kann
- bei Dranginkontinenz, Harndrangssymptomatik oder Reizblase
- vor oder im Verlauf einer Strahlentherapie des Uterus
- vor und nach einer Chemotherapie
- bei Belastungsinkontinenz-Rezidiv
- bei Verdacht auf Blasenscheidenfistel
- intraoperativ zur Kontrolle der Blasenhalselevation und Blasenwandintegrität bei Nadelsuspensionen oder zur Prüfung der Ureterintegrität bei ausgedehnten bzw. unübersichtlichen Unterleibsoperationen (i.v.-Blauprobe)
- zum Ausschluß einer Blasen- oder Harnröhrenläsion (z.B. bei Pfählungstrauma)

Relative **Kontraindikationen** für die Urethrozystoskopie sind:

- akute Urethritis und Zystitis
- Erkrankungen der Harnwege, die durch radiologische oder sonographische Untersuchungsverfahren ausreichend diagnostiziert werden können.

Instrumentarium: Für die Urethrozystoskopie werden in der Gynäkologie vor allem starre Instrumente verwendet. Die starren Urethrozystoskope haben eine bessere optische Qualität und verfügen über einen größeren Arbeitskanal, durch den im Bedarfsfall zahlreiche Hilfsinstrumente eingeführt werden können. Die starren Urethrozystoskope haben Schäfte von 8–24 Charr und Optiken mit einem Blickwinkel von 0–170°. Für die Inspektion der Harnröhre eignen sich Optiken mit einem Blickwinkel von 0°–25° (Geradeausblick-Optik), für die Inspektion der weiblichen Blase Zystoskope mit einem Blickwinkel von 30°–70° (Vorausblick-Optik). Der Blasenhals wird am besten mit einer Optik von 70–120° (Steilblickoptik) inspiziert.

Technik und Befunderhebung: Bei der retrograden Urethrozystoskopie kann die Urethra bereits beim Einführen des Endoskops beurteilt werden. Zur Entfaltung der Harnröhrenwände muß das Instrument stetig mit Flüssigkeit durchspült werden. Wird der Zystoskopschaft mit Mandrin blind in die Blase eingeführt, dann erfolgt die Inspektion der Urethra beim Zurückziehen des Instruments.

Endoskopisch zu beurteilen sind mögliche Strikturen, Divertikel, Warzen, Tumoren sowie der Meatus urethrae internus. Durch gezieltes Ein- und Ausführen des Urethrozystoskops in die Blase und zurück bis zur Mitte der Urethra kön-

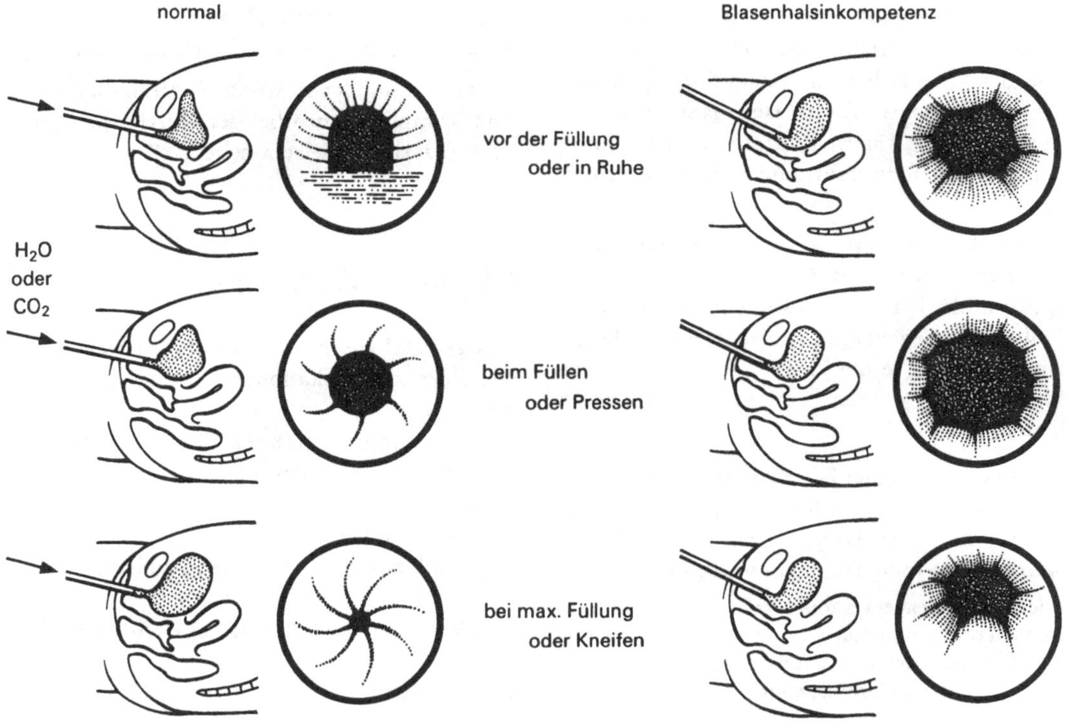

Abb. 6-3: Funktionelle Urethroskopie bei normalem (links) und insuffizientem (rechts) Harnblasenverschluß.

nen funktionelle Aspekte der Verschlußfunktion erfaßt werden (Abb. 6-3).

Die Zystoskopie erfolgt besser bei flüssigkeitsgefüllter Blase als mit CO_2-Insufflation. Als Füllmedium eignen sich physiologische Kochsalzlösung, isotone Glukoselösung sowie aufbereitetes entionisiertes Leitungswasser. Für die Beurteilung der einzelnen Blasenabschnitte haben sich 4 Grundbewegungen bei der Zystoskopie bewährt (Abb. 6-4):

1. *Inspektion des Blasenscheitels und der Blasenvorderwand.* Im Blasenscheitel findet sich typischerweise eine Luftblase, die bei Einführen des Instruments in die Blase gelangt.

2. *Drehung des Zystoskops in seiner Längsachse um 180°*, Besichtigung von Fundus, Trigonum vesicae und Orificium internum urethrae. Durch leichtes Senken und Herausziehen des Zystoskops in Richtung Untersucher erscheinen die Ureterleisten und in deren Fortsetzung die

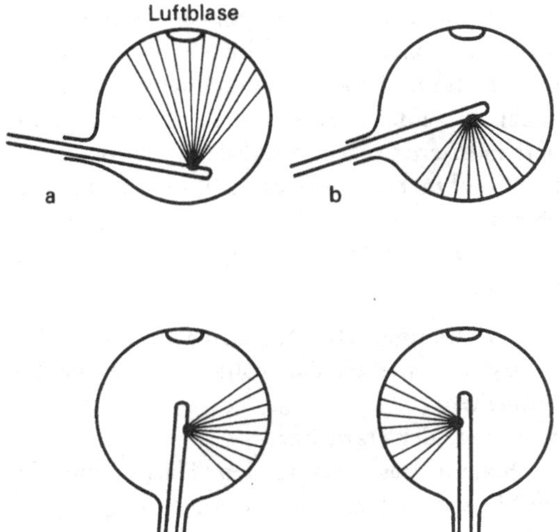

Abb. 6-4: Die 4 Grundbewegungen des Zystoskops zur Besichtigung der einzelnen Blasenabschnitte.

Ostien. Bei Prolaps oder ausgeprägter Zystozele ist es häufig hilfreich, die hintere Blasenwand von der Scheide her mit einem Stieltupfer oder digital anzuheben. Andererseits läßt ein Zug an der Portio vag. uteri Infiltrationen der Blasenwand beim fortgeschrittenen Zervixkarzinom erkennen.

3. und 4. *Inspektion beider Seitenwände sowie der Hinterwand, des Fundus vesicae.* Die Inspektion der Blasenwand sollte in verschiedenen Füllungsstadien vorgenommen werden. Bei geringer Füllung erhält man einen guten Überblick. Details werden bei stärkerer Füllung erkennbar.

Chromozystoskopie: Die Blasenspiegelung kann mit einer Funktionsprüfung der Urinausscheidung kombiniert werden. Zu diesem Zweck werden 5 ml Indigokarmin intravenös injiziert.

(Hersteller: Reagent Laboratories Inc., U.S.A. Methylenblau und Cardio-Green sind für die i.v.-Applikation, Nierenfunktionsprüfung und Darstellung der oberen Harnwege nicht zugelassen!)

Die Ausscheidung des Farbstoffs über die Ostien wird beeinflußt von der Diurese, der exkretorischen Nierenleistung und der Ureterfunktion. In der Regel beginnt die Farbstoffausscheidung 3–5 Minuten post injectionem kräftig und konzentriert in der typischen Rauch- oder Fächerform. Verzögerte oder fehlende Ausscheidung bzw. matte und träge Aktionen lenken den Verdacht auf eine Störung der Harnausscheidung und indizieren eine weiterführende Abklärung. Die Kombination von Urinanalyse und Sonographie der abführenden Harnwege hat die Indikation der Chromozystoskopie weiter eingeschränkt.

Protokollierung: Die Niederschrift eines Urethrozystoskopiebefundes sollte folgende Punkte beinhalten:

- Passage der Harnröhre
- Qualität des ablaufenden Harns und der Spülflüssigkeit (Farbe und Geruch)
- Blasenkapazität
- Zustand von Blasenschleimhaut und Blasenwand
- Lage, Form und Aktivität der Ureterostien; Blauausscheidung
- Zustand des Blasenhalses
- Beschaffenheit der Urethralschleimhaut

Bei Beachtung der relativen Kontraindikationen sind Komplikationen bei der Durchführung der Urethrozystoskopie sehr selten.

6.5 Ureterenkatheterismus

Aus gynäkologisch-geburtshilflicher Sicht bestehen folgende **Indikationen** für einen Ureterkatherismus:

1. Tumorprogression bei z. B. Zervixkarzinom
2. intraoperative Ureterdarstellung bei unübersichtlicher Anatomie
3. Schienung bei Ureterläsion
4. pathologische Harnabflußbehinderung in der Gravidität
5. inkomplette (wandständige) Ureter-Scheidenfistel
6. Stenosierung der Ostien bei radiogen bedingter Schrumpfblase

Technik: Das Einführen eines Ureterenkatheters erfolgt über einen in das Zystoskop oder Ureterorenoskop integrierten Arbeitskanal oder im Falle einer offenen intraoperativen Ureterläsion auch direkt. Nach Aufsuchen der Ostien wird die Katheterspitze über den Albarran-Hebel in den Ureter geleitet. Wegen der notwendigen Erfahrung und der möglichen Gefahren (z. B. Perforation) sollte die Durchführung des Ureterkatherismus in enger Kooperation mit Urologen erfolgen. Für die verschiedenen Verwendungszwecke stehen rigide, aus Polyvinylchlorid oder Polyäthylen gefertigte Katheter mit oder ohne Führungsdraht sowie weiche, aus Silikon oder Polyurethan hergestellte Katheter zur Verfügung (Abb. 6-5). Die Katheterdurchmesser reichen von 3–10 Charr.

Die am häufigsten verwendeten Doppel-J- oder Pigtail-Katheter haben an ihrem Ende vorgeformte Verkrümmungen, die sich beim Einführen strecken lassen und dank ihres „Formgedächtnis" analog zu Intrauterinpessaren bei der Entspannung ihre ursprüngliche Form wieder einnehmen. Dadurch wird ein bewegungsabhän-

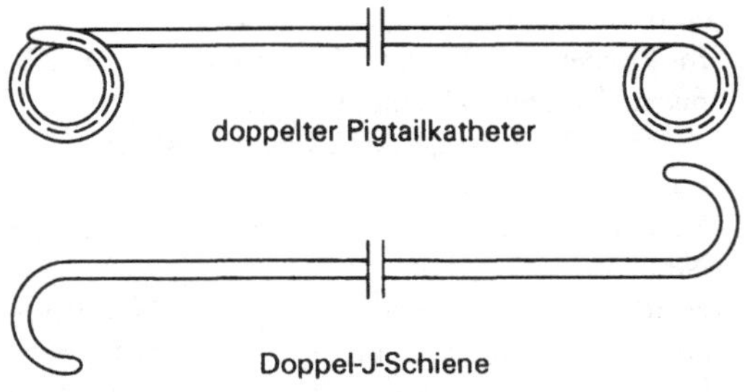

Abb. 6-5: Beispiele für Ureterkatheter.

giges Tiefertreten des Katheters und Herausrutschen aus dem oberen Harntrakt sowie das Eintreten des blasenwandigen Endes in die Urethra verhindert. Gelingt aus anatomischen oder technischen Gründen die retrograde Passage der Ureteren nicht, dann besteht häufig noch die Möglichkeit, die Ureteren anterograd über eine perkutane Nephrostomie zu kanalisieren. Dieser Eingriff ist aber wegen der Gefahr der Nierenblutung nur bei strengster Indikation durchzuführen.

6.6 Perkutane Nephrostomie

Die **Indikationen** der perkutanen Punktion des Nierenhohlraumsystems reichen von der anterograden Pyelographie über das Legen eines Nephrostomiekatheters bis hin zur Steinentfernung und Tumorresektion. Im gynäkologisch-geburtshilflichen Krankengut ergibt sich nur selten eine Indikation für eine perkutane Nephrostomie. Eine Indikation zur Nierenfistelung kann bei einem progressiven Genitalkarzinom mit zunehmender Harnstauung bestehen, wenn eine retrograde transurethrale Harnableitung nicht mehr möglich ist. Es ist hierbei aber genau zu prüfen, ob die damit möglicherweise verbundene Lebensverlängerung im Vergleich zu einem gnädigen Tod in der Urämie zu rechtfertigen ist.

In der **Schwangerschaft** kann sich bei einer **therapieresistenten Pyelonephritis** mit hochgradiger Harnstauung eine weitere Indikation für die perkutane Nephrostomie ergeben, falls die retrograde Plazierung eines Pigtail-Katheters nicht möglich ist. Der Eingriff wird in der Regel von Urologen oder Interventionsradiologen ausgeführt.

Bei Beachtung der **Kontraindikationen** (z. B. Blutgerinnungsstörungen, angeborene Koagulopathien, Antikoagulantientherapie) ist die perkutane Nephrostomie in der Hand des Geübten ein komplikationsarmer Eingriff.

Technik: Für die perkutane Nephrostomie wird zunächst die Niere unterhalb der 12. Rippe der in Bauchlage befindlichen Patientin aufgesucht und die Punktionsrichtung festgelegt. Danach erfolgt in Lokalanästhesie unter aseptischen Bedingungen die Punktion des Nierenhohlraumsystems transparenchymatös unter Ultraschallkontrolle. Für die Plazierung eines Katheters wird der Punktionskanal unter Röntgendurchleuchtung weiter aufdilatiert. Die Weite des Nephrostomiekanals richtet sich nach der Größe des zu verwendenden Katheters.

6.7 Gewebeentnahme aus Blase und Nieren

Die Abklärung unklarer Blasenwandveränderungen oder die Entfernung eines Blasentumors erfolgt transurethral in Abhängigkeit von Größe und Beschaffenheit mittels PE-Zange oder Resektoskop. Unter endoskopischer Sicht wird mit einer Schlinge, an die elektrischer Strom angelegt ist, das abklärungsbedürftige Gewebsstück reseziert und anschließend über den Resektoskopschaft aus der Blase entfernt. Persistierende Blutungsquellen werden koaguliert.
Zur Punktion von Nierenzysten und zu gezielter Gewebeentnahme aus der Niere eignen sich die kontrollierte perkutane Nierenpunktion und die geführte Feinnadelbiopsie. Voraussetzung für den erfolgreichen Einsatz dieser invasiven Verfahren ist eine ausführliche Tumorlokalisation durch bildgebende Verfahren.

Literatur

Chaussy Ch., H. v. Wallenberg Pachaly: Ureterschienen. Urologe (A) (1991) **30**, 282–284.

Kranzfelder D., P. Kristen: Stellenwert der Zystoskopie in der Frauenheilkunde. Münch. med. Wschr. **133** (1991) Nr. 36, 535–538.

Lang E. K.: Interventionelle Uroradiologie. In: Smiths Urologie, E. Tanagho, J. Mc Aninch (Hrsg.) Springer. Berlin–Heidelberg–New York 1992.

Methfessel H. D.: Instrumentelle Untersuchungen. In: Fischer, W. (Hrsg.), Urogynäkologie für Klinik und Praxis. Thieme, Leipzig 1982.

Thüroff J. W.: Retrograde Untersuchung des Harntraktes. In: E. Tanagho, J. Mc Aninch (Hrsg.) Smiths Urologie, Springer, Berlin–Heidelberg–New York 1992.

Thüroff J. W.: Perkutane anterograde Endourologie. In: E. Tanagho, J. Mc Aninch (Hrsg.) Smiths Urologie. Springer, Berlin–Heidelberg–New York 1992.

7. Urodynamik der unteren Harnwege

H. Kölbl

7.1 Druckmessung (Uromanometrie)
7.1.1 Zystometrie
7.1.2 Urethrometrie (Urethraruhedruckprofil)
7.1.3 Urethrozystometrie (Urethrastreßdruckprofil)
7.2 Flußmessung (Uroflowmetrie)
7.3 Elektromyographie
7.3.1 Beckenboden-Elektromyographie
7.3.2 Urethra-Elektromyographie
7.4 UEC-Metrie
7.5 Urodynamische Meßplätze

Die Urodynamik erfaßt die Vorgänge von **Harntransport, -speicherung** und **-entleerung** mit Meßgeräten. Sie bedient sich statischer und dynamischer Meßmethoden.

Urostatische Untersuchungen, wie z. B. die Auffüllzystometrie oder die Messung des Urethradruckprofils, bestimmen den Widerstand, den die Hohlorgane einer einlaufenden Flüssigkeit entgegensetzen, und erlauben indirekte Schlüsse zur Funktion der ableitenden Harnwege. Mit urodynamischen Methoden lassen sich die hydrodynamischen Eigenleistungen des Systems Blase und Harnröhre bzw. Harnleiter und Blase objektivieren. Prinzipiell werden durch die moderne urometrische Diagnostik folgende Meßgrößen erfaßt:

- Druck (Uromanometrie),
- Fluß (Uroflowmetrie),
- elektrische Muskelpotentiale (Elektromyographie).

Die erforderlichen Geräte können sowohl getrennt als auch in Kombination eingesetzt werden.

7.1 Druckmessung (Uromanometrie)

Die Uromanometrie stellt die Messung des Innendrucks der Hohlorgane des Harnsystems in Abhängigkeit vom Volumen (urostatisch) oder der Registrierung der Eigenkontraktion muskulärer Elemente (urodynamisch im flüssigen oder gasförmigen Medium) dar.

Differenzierten, diagnostischen Ansprüchen werden nur elektronische Druckmeßketten gerecht. Sie bestehen aus Druckrezeptor, Meßverstärker und Registriergerät. Die Druckrezeptoren arbeiten nach dem Prinzip des Dehnungsmeßstreifens und reagieren auf minimale Flüssigkeitsverschiebungen. Sie wandeln die Druckschwankungen in elektrische Impulse um, die verstärkt und auf einem Schreiber als Meßwert ausgegeben werden.

Externe Druckwandler wurden mittlerweile durch sog. interne *Mikrotransducer* ersetzt. Sie arbeiten nach dem gleichen Prinzip, können aber wegen ihrer geringen Dimensionen (Durchmesser 2,3 mm) direkt in die Hohlorgane eingebracht werden. Damit entfallen Energieverluste durch Reibung in den flüssigkeitsgefüllten Meßsonden. Mikrotransducer haben eine Frequenzantwort von über 2000 Hz und zeigen wenig Null- und Temperaturdrift, allerdings sind sie teuer und empfindlich. Von Interesse sind auch Versuche mit *telemetrischen Meßsystemen*, die mittlerweile als *ambulante Urodynamik* Eingang in den klinischen Betrieb gefunden haben. Durch kleine Endoradiosonden werden Druckschwankungen per Funk oder Telefon auf einen Empfänger übertragen (Abb. 7-1). Die Vorteile

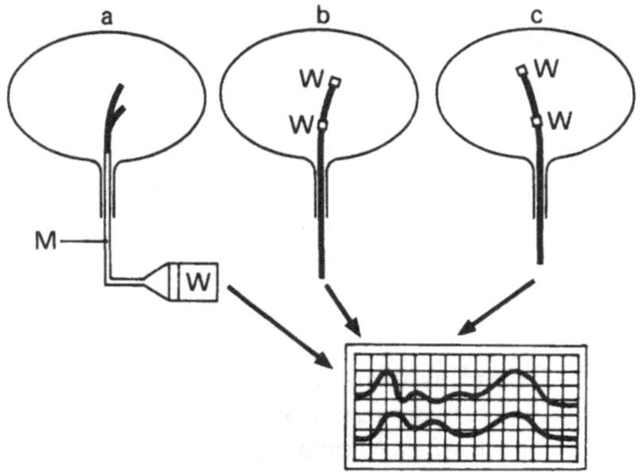

Abb. 7-1:

	a	b	c
Druckwandler	externer	interner	telemetrischer
Vorteile	billig langlebig	kein Druckübertragungsmedium sensitiv klein	kein Druckübertragungsweg uneingeschränkte Beweglichkeit
Nachteile	langer Drucküber-tragungsweg mit Energieverlusten	sehr teuer begrenzte Lebensdauer temperaturabhängig relativ starr	teuer störanfällig

Moderne Prinzipien der Druckmessung in den ableitenden Harnwegen und Gegenüberstellung der Vor- und Nachteile einzelner Verfahren, W = Druckwandler, M = Übertragungsmedium (mit H_2O gefüllter Katheter).

liegen in der uneingeschränkten Beweglichkeit des Patienten während der Untersuchung. Druckmessungen finden in der Urogynäkologie Anwendung als Zystometrie, Urethrometrie (Urethradruckprofil) und simultane Urethrozystometrie (Urethrastreßprofil).

Mittlerweile finden *Mehrkanalgeräte* mit on-line geschalteten Computern und entsprechend bedienerfreundlicher Software zunehmend Anwendung im klinischen und wissenschaftlichen Bereich. Vorteile dieser Geräte gegenüber herkömmlichen Mehrkanalschreibern, ist die Kombination mit Micro-tip Kathetern, vollautomatisierter *Katheterrückzugsvorrichtung und computergesteuerter Infusionspumpe,* die allesamt zu einer genaueren, vor allem aber reproduzier- und speicherbaren urodynamischen Funktionsdiagnostik beitragen.

7.1.1 Zystometrie

Prinzip

Bei der Zystometrie erfolgt die Messung des intravesikalen Drucks in Abhängigkeit von der Blasenfüllung (Druck – Volumen – Korrelation).

Indikation

- Motorische und sensorische Dranginkontinenz
- Mischinkontinenz
- neurogene Blasenfunktionsstörungen
- Miktionsstörungen unklarer Genese
- Strahlenblase

Internationale Standardisierungsbestrebungen (ICS 1988) erfordern Angaben über den Zugang der Meßsonde (transurethral oder perkutan), das Medium (Flüssigkeit oder Gas), die Position des Patienten (liegend, sitzend oder stehend) und die Blasenfüllung (kontinuierlich oder stufenweise). Im allgemeinen wird die Zystometrie am liegenden Patienten und im flüssigen Medium vorgenommen. Vor der Untersuchung wird der Restharn bestimmt. Bei Micro-tip-Kathetern erfolgt der Nullabgleich nach intravesikaler Applikation; bei offenen, wasserführenden Kathetersystemen wird die Eichung in Höhe der oberen Symphysenkante und vor dem transurethralen Einführen vollzogen. Dann beginnt die Füllung der Blase mit steriler, körperwarmer physiologischer Kochsalzlösung. Die *Füllungsgeschwindigkeit* soll dabei konstant gehalten werden. Üblich sind Geschwindigkeiten zwischen 25 und 100 ml/min. Langsame Füllungsgeschwindigkeiten liefern genauere Meßergebnisse, da sich der Detrusor vesicae besser adaptiert. Die International Continence Society hat die Zystometrie exakt standardisiert. So unterscheidet man 3 Möglichkeiten der Blasenfüllung: 1) die langsame Füllrate (< 10 ml/min) kommt der physiologischen Blasenfüllung am nächsten, 2) die mittlere Füllrate (10–100 ml/min), und 3) die rasche Füllrate (> 100 ml/min). Als *Provokationstests* zum Auslösen unwillkürlich auftretender, auch sog. *„isolierter" Detrusorkontraktionen* gelten Füllraten > 100 ml/min, suprapubisches Beklopfen der Bauchdecken und Hustenstöße im Rahmen der Zystometrie. Grundvoraussetzung zur exakten Beurteilung der Blasendruckverhältnisse ist die simultane Messung des *Intraabdominaldruckes*, da nur auf diese Weise eine intravesikale Druckzunahme von einem intraabdominellen Druckanstieg zu unterscheiden ist. Zur Messung des Intraabdominaldruckes gelten intravaginale und rektale Druckmessung gleichermaßen als repräsentativ.

Die Patientin soll wach sein und darf nicht unter Einwirkung von Pharmaka stehen. Für spezielle diagnostische Fragestellungen, z. B. bei Verdacht auf *Detrusordyssynergie*, kann man während der Zystometrie die Position des Patienten ändern und Provokationstests (Husten, Hackenaufpralltest) anwenden. Dazu sind Mikrotransducer am besten geeignet. Die CO_2-Zystometrie wurde zugunsten der Zystometrie mit Flüssigkeiten weitgehend verlassen, nicht zuletzt, da CO_2 als Gas kompressibel ist und damit Drucksteigerungen verlorengehen. Auch wird bei Katheterverbindungen häufig ein Gasaustritt beschrieben. Demgemäß haben sich als Füllmedien Aqua bidestillata und pysiologische Kochsalzlösung durchgesetzt.

Für die Zystometrie besitzen Mehrkanalgeräte gegenüber Ein- oder Zweikanalschreibern die Möglichkeit der gleichzeitigen Registrierung des Abdominaldruckes, Urethradruckes und des Detrusordruckes.

Auswertung

Bei einer gesunden Person paßt sich das Speicherorgan Blase langsam der zunehmenden Füllung an. Der Druckanstieg für 100 ml Flüssigkeit beträgt etwa 2 bis 4 cm H_2O. Erst kurz vor Einsetzen des imperativen Harndrangs kommt es zu einem rapiden Druckanstieg > 50 cm H_2O bis zum Entleerungsreflex. Prinzipiell kann man die Zystometriekurve in drei Phasen unterteilen: 1. geringer Druckanstieg abhängig von der Füllrate und von den elastischen Eigenschaften der Blase. 2. geringer Druckanstieg, indem sich die Blase an größere Füllvolumina anpaßt. 3. Entleerungsphase mit massivem, intravesikalem Druckanstieg. Die durchschnittliche Blasenkapazität der Frau liegt zwischen 400 und 500 ml.

Folgende Parameter werden während der Zystometrie registriert:

- Das **Füllungsvolumen**, bei dem der erste Harndrang verspürt wird (erster Harndrang = EHD).
- Der **Blasendruck** (p ves) zu Beginn, im Rahmen der Füllung und bei gefüllter Blase (p ves fill).
- Das **Füllungsvolumen**, bei dem die Patientin einen starken bzw. schmerzhaften Harndrang (= SHD) angibt. Dieses Volumen entspricht auch der maximalen Blasenkapazität.
- Die effektive **Blasenkapazität** (maximale Kapazität minus Restharn).
- Der **Detrusorkoeffizient** (Compliance) delta V/delta P (delta V ist die Volumenänderung und delta P die Änderung des intravesikalen Drucks in Abhängigkeit vom Blasenvolumen).
- Der **Detrusordruck** p det (= p ves − p abd) wird im Rahmen der Zystometrie durch passive und aktive Blasenwandeigenschaften erzeugt.
- Isoliert auftretende **intravesikale Druckwellen** (Urge-Wellen), die von der Patientin nicht willkürlich unterdrückt werden können (typisch für motorische Dranginkontinenz) = isolierter Anstieg des Detrusordrucks bei unverändertem Abdominaldruck.

Die Meßwerte für die Zystometrie zeigen bei Gesunden eine erhebliche Schwankungsbreite. Verschiedene Krankheitsbilder erhöhen (psychosoziale Faktoren, sensorische Neuropathie, neurologische Erkrankungen, mechanische oder funktionelle Obstruktion) oder reduzieren (Enuresis, Infektion, Inkontinenz, postoperative oder neurogene Blasenentleerungsstörungen) die **Bla-**

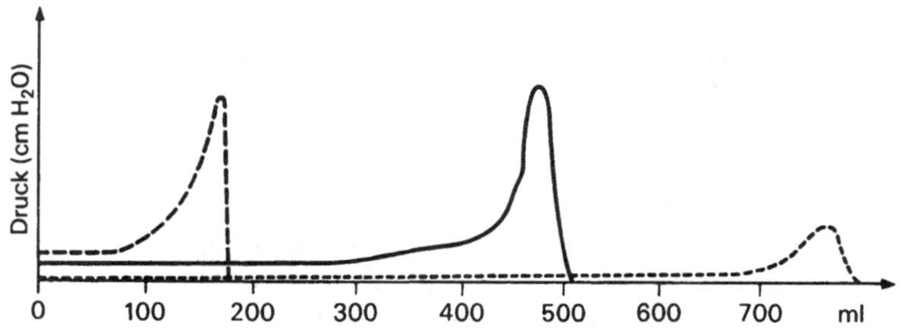

Abb. 7-2: Typische Zystometriekurven
---- = hypertone Kurve mit raschem Druckanstieg und frühzeitigem Entleerungsreflex bei kleinem Blasenvolumen (sensorisches Drangsyndrom bzw. Reizblase); — = normotone Kurve mit langsamem Druckanstieg bis zum Entleerungsreflex bei etwa 480 ml Blasenfüllung; ...... = hypotone Kurve mit geringem Druckanstieg bei großem Blasenvolumen.

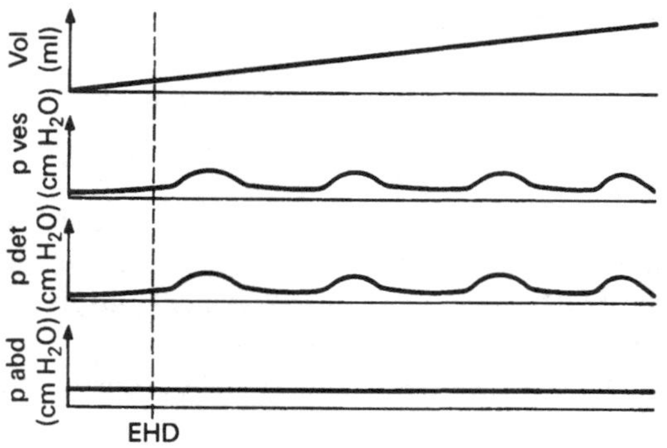

Abb. 7-3: Detrusorinstabilität: typische sog. Urge-Wellen als Ausdruck der Detrusoraktivität am intravesikalen (p ves), jedoch nicht am abdominalen Druckkanal (p abd). Der Detrusordruck errechnet sich aus der Substraktion von p ves und p abd. EHD = erster Harndrang, Vol = instilliertes Flüssigkeits- (Gas-)volumen.

senkapazität. Die Messung der Blasenkapazität ohne Druckmessung ist wenig aussagekräftig. Eine herabgesetzte Blasenkapazität ohne Druckänderung ist eher unbedeutend. Hohes Blasenvolumen bei niedrigem Blasendruck weist auf eine Pathologie hin. Entweder kann es sich dabei um eine sensorische Blasendysfunktion oder eine chronisch obstruierte, atone Blase handeln. Vielfältiger sind die Störungen bei reduzierter Kapazität und erhöhten, intravesikalen Druckmustern. Rascher Druckanstieg kann bei Infekten oder Enuresis vorliegen (Abb. 7-2). Druckspitzen oder wiederkehrende Druckwellen zeigen das Bild der „Detrusorinstabilität" (= motorische Reizblase) an (Abb. 7-3). Schließlich ist auch noch auf die Anpassung (Akkomodation) der Blase an ihr Volumen zu achten.

7.1.2 Urethrometrie (Urethraruhedruckprofil)

Prinzip

Die Urethrometrie dient zur **Messung des intraluminalen Druckes** entlang der Harnröhre während der Ruhe- oder Speicherphase der Harnblase.

Indikation

- Miktionsstörungen neurogener Ursache
- Untersuchung der Wirkung von Pharmaka auf die Harnröhre
- Diagnostik der Streßinkontinenz
- Diagnostik der instabilen Urethra
- Verlaufsbeoabachtung nach Therapien der Streßinkontinenz

Technik

Ein Meßkatheter wird durch die Harnröhre gezogen und registriert den Druck in den einzelnen Segmenten. Verschiedene Meßmethoden stehen zur Verfügung.

Die gebräuchlichsten sind:

- **Katheter mit Konstantperfusion** durch end- bzw. seitständige Löcher. Das Prinzip aller Perfusionsverfahren der Urethradruckprofilmessung besteht darin, daß die Strukturen der Urethra dem einströmenden Medium einen Widerstand entgegensetzen. Dieser Strömungswiderstand führt zu einer Druckerhöhung und zum Aufbau eines Druckprofils, das über die Druckmeßkette registriert wird.
- Mikrotransducer an der Katheterspitze werden heute allgemein bevorzugt, weil sie am zuverlässigsten sind (Abb. 7-4).

Unterschiede in der Handhabung liegen in der Eichung der Katheter. Bei Konstantperfusion (offene wasserführende Kathetersysteme) ist der Referenzpunkt die obere Symphysenkante, bei Micro-tip Kathetern der Katheter selbst. Nachteil der offenen Kathetersysteme im Rahmen der Urethrometrie ist das oftmals langsame Ansprechen bei Druckzunahmen. Ein Positionswechsel des Patienten bedingt eine Veränderung der Referenzhöhe. Bei Micro-tip Kathetern kommt es bei unterschiedlicher Lage des Katheters in der Blase (Trigonumbereich oder Blasenfundus) zu Druckdifferenzen von 5 bis 10 cm H_2O.

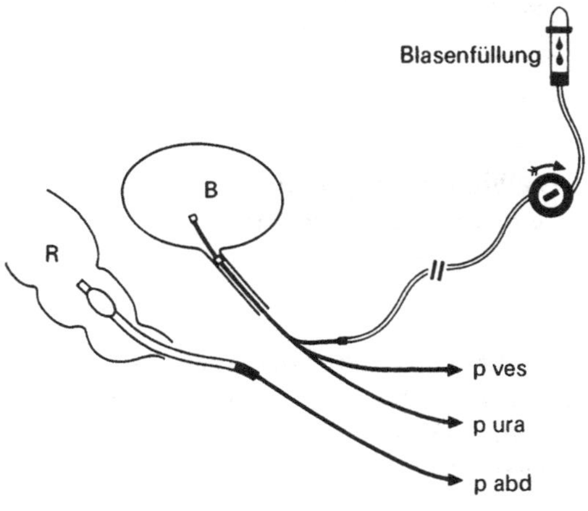

Abb. 7-4: In der Blase (B) befindet sich der Mikrotip-Katheter mit zwei Sensoren. Die Blase wird über eine Infusionspumpe aufgefüllt. Die Sensoren messen den Intravesikaldruck (p ves) und den Urethradruck (p ura). Im Rektum (R) ein Katheter zur simultanen Messung des Abdominaldruckes (p abd).

Für alle Systeme muß die Position des Katheters in der Urethra angegeben werden. Unterschiedliche Meßwerte fanden sich bei Micro-tip Elementen bei verschiedener Positionierung in der Urethra bei ein und demselben Patienten, wobei die zuverlässigsten Resultate in der 3 oder 9 Uhr Position gefunden werden. Nicht zuletzt sei auch auf die Notwendigkeit der Angabe der Untersuchungsposition der Patientin, ob liegend, stehend, sitzend – hingewiesen. Im Stehen kommt es zu einem Anstieg des Urethraverschlußdrukkes von 20–70%.

Eine entscheidende Verbesserung der Meßtechnik, unabhängig vom Kathetertyp, war die Einführung des **automatischen Kathetertransportes.** Damit wurden die Profilmessungen exakter. Seitdem sind diverse Apparate für den Rücktransport angegeben worden. Kathetertransport und Konstantperfusion haben entweder getrennten Antrieb oder sind durch Umbau einer Infusionspumpe kombiniert. Für die Reproduzierbarkeit von Meßdaten ist eine Synchronisation zwischen Rückzugsgeschwindigkeit des Katheters und dem Vortrieb des Schreibers erforderlich. Bei der Perfusionsmethode liegen die Perfusionsvolumina zwischen 1 und 10 ml/min. Die Rückzugsgeschwindigkeit wird zwischen 0,75 und 5 cm/min angegeben. Wegen der mangelhaften Standardisierung sollen bei der Druckprofilmessung die technischen Daten über Kathetertyp, Perfusionsgeschwindigkeit, Rücktransport, Blasenfüllung und Position des Patienten stets angeben werden.

Auswertung

Folgende Parameter sind bisher am Ruhedruckprofil der Urethra definiert (ICS 1988, Abb. 7-5):

- **maximaler Urethradruck** (höchster meßbarer Punkt des Druckprofils = p ura max)
- **maximaler Harnröhrenverschlußdruck** (maximaler Harnröhrendruck minus Blasendruck = p ura clos max)
- **anatomische Urethralänge** (Druckprofil entlang der gesamten Urethra = AUL)

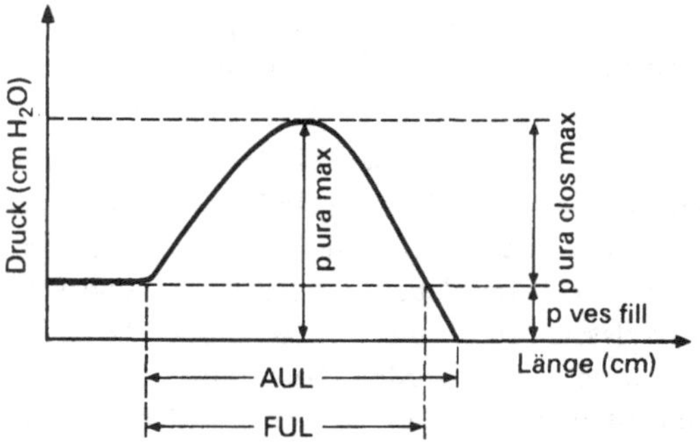

Abb. 7-5: Urethraruhedruckprofil: p ura max = maximaler Urethraruhedruck, p ura clos max = maximaler Urethraverschlußdruck in Ruhe, p ves = Blasenruhedruck bei 300 ml Füllung, AUL = anatomische Urethralänge, FUL = funktionelle Urethralänge.

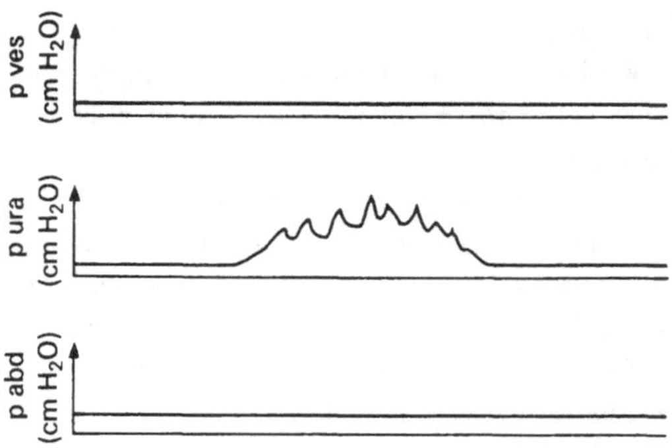

Abb. 7-6: Instabile Urethra: zackenförmige Druckschwankungen im Verlauf des Urethraruhedruckprofiles ohne Veränderung des intravesikalen und abdominalen Druckes.

- **Funktionelle Harnröhrenlänge** (Harnröhrensegment, in welchem der Harnröhrendruck höher ist als der Blasendruck = FUL).

Das Urethradruckprofil in Ruhe ist abhängig von der Position des Patienten, von der Blasenfüllung und vom Lebensalter. Meßwerte von Frauen in der Geschlechtsreife sind höher als solche nach der Menopause. Referenzdaten existieren jedoch in Anbetracht hoher individueller Schwankungen nicht. Als Normwert wird für den maximalen Urethraverschlußdruck die Formel (p ura clos max = 100 − Alter der Patientin) angegeben. Außerdem wird das Urethradruckprofil durch verschiedene Pharmaka wie Adrenergika und Adrenolytika, Phenothiazine, Myorelaxantien und Diazepam beeinflußt. Die *„hypotone Urethra"* zeichnet sich durch ein auffallend niedriges Druckprofil der Harnröhre aus. Als untere Grenzwerte werden 20 cm H_2O und darunter diskutiert. Derartige Veränderungen findet man bei hormonellen Mangelerscheinungen, bei Narbenbildungen nach Inkontinenzoperationen, urethralen Schlitzungen und bei neurogenen Leiden.

Druckschwankungen im Ruheprofil können artefaktbedingt auftreten oder das Zustandsbild der *„instabilen Urethra"* ergeben. Derartige Veränderungen werden im Zusammenhang mit der Streß-, Misch- und Urge-Inkontinenz beobachtet und finden sich auch bei asymptomatischen Frauen (Abb. 7-6).

Kurzfristiger Druckabfall mit neuerlichem Anstieg kann hinweisend für das Vorliegen eines Urethradivertikels sein, dessen eigentliche Abklärung dann urethrozystoskopisch oder radiologisch zu erfolgen hat.

7.1.3 Simultane Urethrozystometrie (Urethrastreßdruckprofil)

Prinzip

Die simultane Urethrozystometrie ist die gleichzeitige Messung von **Harnröhren-** und **Blasendruck** unter sog. Streßbedingungen (Husten, Pressen).

Indikation

- Spezialisierte Diagnostik der Streßkontinenz
- Präoperative Abklärung der Streßkontinenz
- Unklare Fälle von Harninkontinenz

- Gutachterliche Fragestellungen
- Objektivierung des Erfolges nach Therapie der Streßinkontinenz

Technik

Bei der **Perfusionsmethode** findet ein dreilumiger Spezialkatheter (7 bis 12 Charr.) Verwendung. Zwei Kanäle enden an der Katheterspitze. Davon dient einer der Konstantperfusion, der andere zur Messung des Urethradruckes. Diese Anordnung entspricht der Technik beim Urethradruckprofil. Der dritte Kanal überragt als Sonde die Katheterspitze um ca. 5 cm. Beim automatischen Rücktransport des ganzen Meßkatheters bleibt die Spitze der Sonde stets in der Blase liegen und mißt die aktuellen vesikalen Druckwerte. Perfusion und Rücktransport erfolgen in gleicher Weise wie bei der Druckprofilmessung. Bei Verwendung von *Mikro-tip Kathetern* werden die beiden Rezeptoren in entsprechendem Abstand montiert. Während der Untersuchung werden Streßbedingungen, am besten durch Hustenstöße, simuliert. Die Hustenstöße werden als kurzzeitige Druckspitzen gleichzeitig auf den Ruhedruck von Blase und Urethra übertragen.

Auswertung

Bei kontinenten Frauen liegt unter Streßbedingungen der intraurethrale Druck stets höher als der intravesikale (= *positives Streßdruckprofil*). Das gilt besonders für die unter Belastung superponierten Druckwerte im proximalen Anteil bis zum Bereich des höchsten Punktes des Urethradruckprofils. Verbindliche Festlegungen zur Auswertung des Streßprofils gibt es noch nicht. Folgende Parameter sind gegenwärtig üblich (Abb. 7-7):

- **maximaler Urethrastreßdruck** (p ura stress max; cm H_2O)
- **maximaler Blasenstreßdruck** (p ves stress; cm H_2O) = Blasendruck bei maximalem Husten
- **relativer Blasenstreßdruck** = Blasenstreßdruck-Blasenruhedruck bei gefüllter Blase (p ves stress rel; cm H_2O = p ves stress − p ves fill)

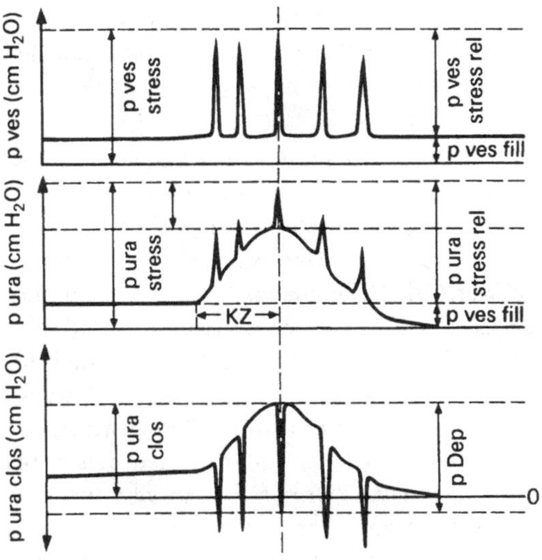

Abb. 7-7: Streßdruckprofil: p ves = Blaseninnendruck, p ura = Urethradruck, p ura clos = Urethraverschlußdruck (p ura − p ves); p ves stress = Blasenstreßdruck beim Hustenstoß, p ves fill = Blasenruhedruck bei 300 ml Füllvolumen, p ves stress rel = relativer Blasenstreßdruck (p ves stress − p ves fill), p ura stress = Urethrastreßdruck beim Hustenstoß am höchsten Punkt des Urethraruhedruckprofiles, p ura stress rel = relativer Urethrastreßdruck (p ura stress − p ves fill), KZ = Kontinenzzone (Bereich des Urethrastreßdruckprofiles vom initialen Anstieg bis zum höchsten Urethradruckpunkt), p ura clos = Urethraverschlußdruck, p Dep = Depressionsdruck.

- **relativer Urethrastreßdruck** = Urethrastreßdruck-Blasenruhedruck bei gefüllter Blase (p ura stress rel; cm H_2O = p ura stress − p ves fill)
- **Transmissionsdruck** = maximaler Urethrastreßdruck − maximaler Urethraruhedruck (TD; cm H_2O = p ura stress − p ura max)
- **Transmissionsfaktor** (TF; %) = ((TD x 100)/ p ves stress rel)
- **Depressionsdruck** = Urethraruheverschlußdruck − Urethraverschlußdruck bei Belastung (p Dep; cm H_2O = p ura clos − p ura clos stress)
- **Urethraverschlußdruck** bei Belastung − Depressionsdruck (p ura clos stress; cm H_2O = p ura stress − p Dep)
- **Depressionsquotient** = Depressionsdruck/ Urethraverschlußdruck (Dep Q; % = p Dep/p ura clos)

- **Kontinenzzone** = Bereich unter der Druckprofilkurve vom Prozentsatz der funktionellen Urethralänge bis zum Punkt des maximalen Urethrastreßdruckes.

Die rasche und exakte Auswertung der Streßprofile wird durch einen elektronischen Differenzbildner am Meßplatz erleichtert. Er substrahiert Blasen- und Urethradruck und gibt die Meßwerte als Differenzkurve auf dem Schreiber aus. Computergestützte Geräte messen und speichern alle Parameter und geben sie am Bildschirm wieder. Die Beurteilung des Streßdruckprofils ist auch unter alleiniger Berücksichtigung des Verschlußdruckes möglich. Ist dieser bis zum maximalen Urethradruckpunkt negativ, spricht man von einem *negativen Streßdruckprofil*, fällt er bis zum maximalen Druckpunkt positiv aus, handelt es sich um ein *positives Streßdruckprofil*. Ein negatives Streßdruckprofil wird mit dem Vorliegen einer Streßinkontinenz assoziiert, ist aber kein Garant für den gesicherten Nachweis dieser Inkontinenzform. Die Sensitivität dieser Beurteilungsmethode eine Streßinkontinenz zu erfassen, beträgt 89% bei einer Spezifität von 93%. Ein positives Profil ist typisch für Kontinenz, muß aber auch nicht in jedem Fall vorliegen (s. Kap. 16.5). Erfaßbar ist auch der sog. leak point pressure (= Intraabdominaldruck, bei dem Harn austritt).

Die diagnostische Relevanz der simultanen Urethrozystometrie steigt mit verfeinerter Meßtechnik (Mikrotransducer) und zunehmender Erfahrung des Meßplatz-Teams. Auch hier müssen alle Angaben, wie sie im Rahmen der Ruhedruckprofilmessung gefordert sind, gemacht werden.

7.2 Flußmessung (Uroflowmetrie)

Prinzip

Die Uroflowmetrie mißt die **Harnströmung pro Zeiteinheit.** Die Harnströmung ist abhängig von der austreibenden Kraft des Blasenmuskels und vom Widerstand der Harnröhre. Letzterer verhält sich umgekehrt proportional zur effektiven Querschnittsfläche der Urethra.

Indikation

Zur Diagnostik von **Blasenentleerungsstörungen** jeder Genese sowie bei Blasenhals- und Harnröhrenstrikturen. Die Uroflowmetrie ist eine nicht-invasive Screening-Methode. Ihre Aussagekraft allein ist begrenzt. Erst in Kombination mit der Blasendruckmessung sind präzise Rückschlüsse auf den Charakter der Miktionsstörungen möglich. Seit den ersten Druck-Fluß-Untersuchungen an der Frau hat die Uroflowmetrie nur zögernd Eingang in die urogynäkologische Diagnostik gefunden. Sie ist aber heute Bestandteil komplexer urodynamischer Untersuchungen.

Technik

In den vergangenen 20 Jahren ist eine Vielzahl von Geräten konstruiert worden. Durchgesetzt haben sich nur folgende Meßprinzipien (Abb. 7-8):

- elektronische Wägung der Urinmengen,
- rotationsdynamische Messung,
- kapazitiver Harnflußmesser.

Moderne kommerzielle Apparate geben durch elektronische Differentiation oder Integration zwei Signale, das heißt, Volumenzeitkurve und Maximalflowkurve aus. Da die menschliche Miktion stark von psychischen Reizen abhängig ist, muß die Versuchsperson möglichst in einem seperaten Raum urinieren können.

Auswertung

Das maximale Harnsekundenvolumen ist bei gesunden Probanden abhängig vom Geschlecht und vom Miktionsvolumen (> 150 ml). Frauen haben insgesamt höhere Maximalflowwerte, und die Mittelwertsgerade der Beziehung Flow zu Volumen zeigt einen steileren Anstieg als bei Männern. Die wesentlichsten Parameter der Uroflowkurve und die verschiedenen Flow-Mu-

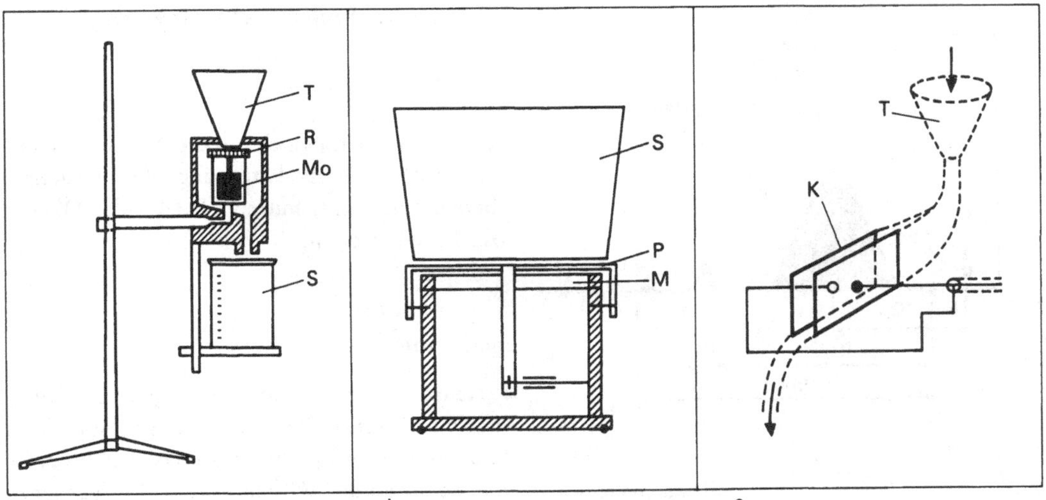

a b c

Abb. 7-8: Drei Meßprinzipien für die Uroflowmetrie:

a) Rotationsdynamische Messung
Über den Trichter (T) fließt der Harn auf eine rotierende Scheibe (R) und übt eine Bremswirkung aus. Die zur Aufrechterhaltung der konstanten Drehzahl des Motors (Mo) notwendige Energie ist ein exaktes Maß für den Harnfluß. Durch Integration der Flußkurve wird gleichzeitig das ausgeschiedene Volumen gemessen. Im sterilisierbaren Sammelgefäß (S) kann der Harn zu weiteren Untersuchungen verwendet werden.

b) Elektronische Waage
Der im Sammelgefäß (S) aufgefangene Harn überträgt sein Gewicht auf die Deckplatte (P) und damit auf eine Membran (M). Die gewichtsabhängige Durchbiegung der Membran erzeugt über eine Brückenschaltung aus Dehnmeßstreifen ein elektrisches Signal, das differenziert wird. Maximalflow und Gesamtvolumen werden gleichzeitig ausgegeben.

c) Kapazitiver Harnflußmesser
Am Auslaß des Auffangtrichters (T) befindet sich eine Vorrichtung, die die kinetische Energie des Harnstrahls abbremst. Dadurch wird eine Verfälschung des Ergebnisses durch die unterschiedliche Fallhöhe des Harnstrahls vermieden. Der Urinstrom gelangt dann in den aus zwei parallelen Metallplatten bestehenden Meßwandler (K). Dabei hat die eine Plattenelektrode direkt mit der zu messenden Flüssigkeit Kontakt; die Gegenelektrode ist durch eine dünne Teflonschicht isoliert. In einem nicht dargestellten Elektronikteil wird die Kapazitätsänderung in elektrische Signale umgeformt. Die Registrierung dieser Signale erfolgt mit einem 3-Kanal-Schreiber.

ster, wie sie bei der gesunden Frau, bei obstruktiven und neurogenen Veränderungen gefunden werden zeigt Abb. 7-9.

7.3 Elektromyographie

Die Elektromyographie der muskulären Hohlorgane der Harnwege und der quergestreiften Muskulatur des Beckenbodens kann weitere Einblicke in neurourologische Funktionsstörungen geben.

Nach anfänglichen technischen Problemen ist die Elektromyographie in der urodynamischen Funktionsdiagnostik jetzt über das Stadium experimenteller Untersuchungen hinausgelangt. Neben der isolierten Urethra-Elektromyographie hat die Elektromyographie des Becken-

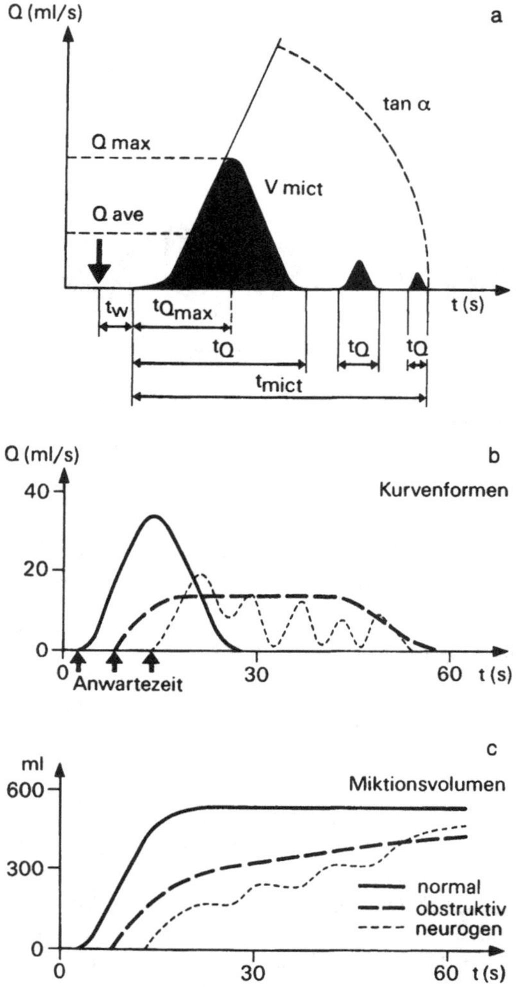

Abb. 7-9: a) Uroflowmetrie: Q = Fluß (ml/s), Q max = maximaler Fluß, Q ave = mittlerer Fluß, tw = Anwartezeit bis zur Miktion, tQmax = Zeit bis zum maximalen Harnfluß, tQ = Miktionsflußzeit, tmict = Miktionszeit, Vmict = Miktionsvolumen, tanα = maximaler Flußanstiegswinkel, b) und c) Uroflowmetrie – Kurvenformen/Miktionsvolumen bei normaler Miktion einer gesunden Frau, bei obstruktiv und neurogen bedingten Miktionsstörungen.

bodens praktische Bedeutung. Größere urodynamische Meßplätze sind mit einem Einschub für elektromyographische Untersuchungen ausgerüstet.

7.3.1 Beckenboden-Elektromyographie

Prinzip

Hierbei handelt es sich um die Ableitung von elektrischer Muskelströmung der Beckenbodenmuskulatur mittels Nadel- oder Oberflächenelektroden.

Indikation

- Neurologisch bedingte Störungen von Kontinenz und Miktion (Polysklerose, Syringomyelie, diabetische Neuropathie, traumatische Prozesse und Tumoren der Wirbelsäule, Diskushernien)
- Muskuläre Insuffizienz des Beckenbodens bei der Streßinkontinenz (Gegenstand wissenschaftlicher Fragestellungen)

Technik

Geeignet sind *Nadelelektroden*, die in den Sphinkter ani eingestochen werden. Der Sphinkter ani repräsentiert die Funktion der Beckenbodenmuskulatur mit Ausnahme der quergestreiften Harnröhrenmuskulatur. Bewährt haben sich inzwischen auch rektal oder vaginal eingeführte *Oberflächenelektroden* (Abb. 7-10). Die Aktionspotentiale werden einem Verstärker zugeleitet und können sowohl akustisch über Lautsprecher als auch auf einem Schreiber registriert werden.

Auswertung

Das typische Bild zeigt dicht aufeinanderfolgende Oszillationen, deren Amplitude bei willkürlicher Betätigung der Beckenbodenmuskulatur (Husten, Pressen, Anhalten von Urin und Stuhl) zunimmt. Während der Miktion verschwinden die Potentiale nahezu völlig. Gemessen werden Dauer, Amplitude und Frequenz der Aktionspotentiale.

Da die Ableitung der Potentiale vom Sitz der Elektrode abhängt, ist die Reproduzierbarkeit der elektromyographischen Meßwerte begrenzt.

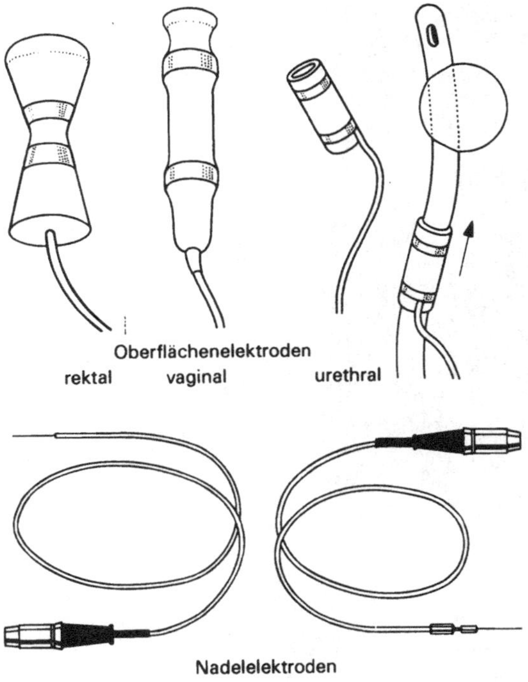

Abb. 7-10: Elektroden für Elektromyographie; oben Oberflächenelektroden; unten Nadelelektroden.

Das semiquantitative Beckenboden-EMG orientiert über die Intaktheit der motorischen Beckenbodeninnervation.

7.3.2 Urethra-Elektromyographie

Auch eine direkte Ableitung der Aktionspotentiale der Harnröhrenmuskulatur isoliert ist möglich. Ringelelektroden sind weniger zuverlässig als Nadelelektroden, letztere jedoch invasiver.

Bei Kombination des Urethra-Elektromyogramms mit dem Urethradruckprofil entspricht die Zone höchster elektromyographischer Amplituden etwa dem maximalen urethralen Verschlußdruck im Profil.

7.4 UEC-Metrie (Urethral Electric Conductance-Metrie)

Diese von Plevnik entwickelte Methode gestattet die *Beurteilung des Blasenhalsverschlusses*. Eine Ringelelektrode wird hierbei im Blasenbereich oder 1,5 cm oberhalb vom Orificium urethrae externum plaziert. Bei nur geringfügigem Öffnen des Blasenhalses oder externer Schließmuskelinsuffizienz wird durch den hierbei austretenden Harn ein Stromkreis geschlossen. Obwohl in der Diagnostik von Streß- und Dranginkontinenz in Verwendung, hat sich diese Methode im urogynäkologischen Routinebetrieb bisher nicht durchgesetzt. Dennoch konnte gezeigt werden, daß dieses Verfahren zur Erkennung der Detrusorinstabilität aussagekräftig ist. Auch zum Biofeedback-Training ist diese Methode bereits bei Detrusorinstabilität verwendet worden.

7.5 Urodynamische Meßplätze

Seit Beginn der 70er Jahre werden in zunehmendem Maße Gerätekombinationen als urodynamische Meßplätze angeboten und die Ausrüstung den jeweiligen klinisch wissenschaftlichen Anforderungen und finanziellen Möglichkeiten angepaßt. In der gegenwärtigen Entwicklung lassen sich drei Gruppen unterscheiden:

1. **Grundmeßplatz** für die Praxis, einschließlich kleinerer Fachabteilungen

Ausstattung
- Uroflowmeter,
- zwei Druckmeßketten,
- ein Registriergerät (2 Kanäle).

2. **Erweiterter Grundmeßplatz** für die größere Fachabteilung bzw. Fachklinik mit speziellen diagnostischen Aufgaben

Ausstattung:
- Uroflowmeter,
- zwei bis drei Druckmeßketten (Blasen-, Harnröhren-, Abdominaldruck),
- Differenzbildner für Druckwerte,
- Elektromygraphie,

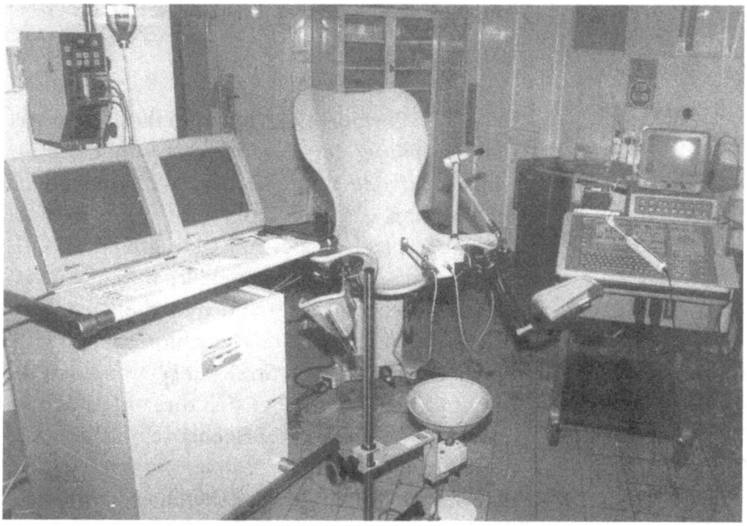

a

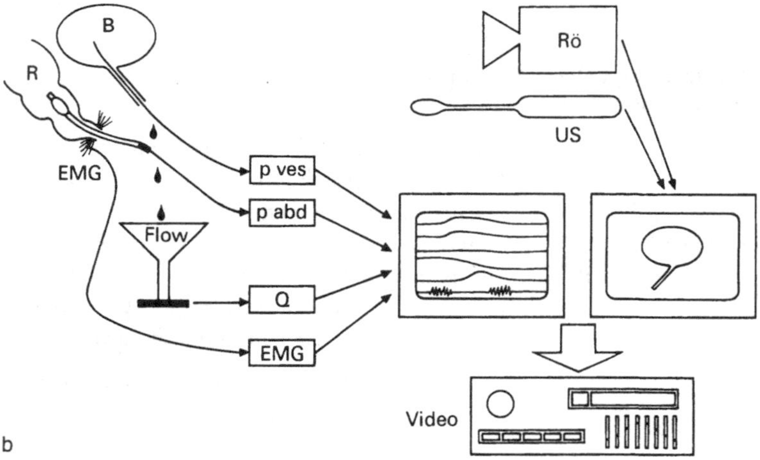

b

Abb. 7-11: **a**) Untersuchungsanordnung für die kombinierte Anwendung tonometrischer und sonographischer Verfahren – links: on-line computergestütztes Meßgerät, Mitte : allseits schwenkbarer und aufrichtbarer Untersuchungsstuhl mit automatischer Katheterrückzugsvorrichtung, rechts: Ultraschalleinrichtung; **b**) Schematische Darstellung eines großen urodynamischen Meßplatzes mit Druck-Fluß-Messung, Elektromyographie und Videozystographie. p ves = Katheter zur Messung des Blasen- und Urethradruckes, dadurch Differenzdruck (Verschlußdruck) errechenbar; p abd = Katheter zur Messung des Abdominaldruckes. Flow = Kollektor zur Harnflußmessung, Q = Flowmetrie, EMG = Elektromyographie, Rö = Röntgenanlage, US = Ultraschalleinrichtung, Video = die tonometrischen und bildgebenden Daten werden on-line auf Video gespeichert.

- Registriergerät (6 Kanäle),
- Perfusions- und Rückzugautomatik für das Urethradruckprofil.

3. Großer Meßplatz für Universitäts-Kliniken und -Institute zur hochspezialisierten Diagnostik und Grundlagenforschung (Abb. 7-11 a, b).
Ausstattung (im Prinzip wie bei 2) aber:

- größeres Registriergerät (8 Kanäle),
- Anlage zur Röntgenkinematographie mit Bildverstärker-Fernsehkette oder alternativ dazu Sonographie, Videomixer und Bandspeichergerät.

Das Equipment des erweiterten Grundmeßplatzes und des großen Meßplatzes schließt einen erheblichen apparativen Aufwand ein. Die Installation muß in einem dafür geeigneten Raum erfolgen, der beim großen Meßplatz mit Röntgen noch den Anforderungen des Strahlenschutzes zu entsprechen hat (entfällt bei Einsatz der Sonographie). Zur Wartung der Geräte und für die Untersuchungsgänge sind speziell geschulte Ärzte, Biophysiker, Techniker und Schwestern notwendig.

Technik

Durchführung einer urodynamischen Messung am großen Meßplatz:
Der Ablauf der Untersuchung wird bestimmt von der Fragestellung (Miktions- oder Kontinenzstörung). Wenn eine komplexe Diagnostik geplant ist, gliedert sich die Untersuchung in drei Etappen:

1. Füllungsphase,
2. Entleerungsphase,
3. urethrale Verschlußfunktion.

Unterschiedlich gestaltet sich der Untersuchungsvorgang, ob in der bildgebenden Diagnostik radiologisch oder sonographisch vorgegangen wird:

Zur Vorbereitung müssen die Meßwertaufnehmer bei der Patientin in situ gebracht werden: Suprapubische oder transurethrale Sonde. Intrarektalballon, Elektrode für das Elektromyogramm. Die suprapubische Sonde ist bei der Frau im allgemeinen entbehrlich, da feinste Meßkatheter transurethral die Miktion in der Entleerungsphase nicht beeinträchtigen. Wenn aber in der Füllungsphase zusätzlich ein stärkerer transurethraler Katheter gelegt wurde, muß dieser vor der Miktion gezogen werden. Nach Anschluß der Sonden und Eichung des Systems erfolgt die Untersuchung in den ersten zwei Etappen sitzend auf einem separierten Toilettenstuhl.

Radiologische Untersuchung

Die Füllung der Blase wird mit körperwarmer Flüssigkeit unter Zusatz von Kontrastmittel kontinuierlich mit einer Füllungsrate von 25 bis 100 ml/min vorgenommen. Nach Erreichen der Kapazitätsgrenze wird die Patientin zur Miktion aufgefordert. Füllungs- und Entleerungsphase werden röntgenologisch und uroflowmetrisch registriert und sind über einen Videomixer auf dem Monitor zu verfolgen (s. a. Kap. Röntgendiagnostik).

Sonographische Untersuchung

Hierzu eignet sich insbesondere die *Introitussonographie* (s. auch Ultraschall-Kapitel). Die Patientin kann mit dieser nicht invasiven Untersuchung mit in-situ befindlichen Kathetern im Rahmen der gesamten urodynamischen Funktionsdiagnostik geschallt werden. Aber auch ohne Katheter sind sonographische Aufzeichnungen möglich, wobei auch die Urethra problemlos darstellbar ist. Zystometrisch läßt sich hierbei die Blasenfüllung bildlich nachvollziehen, in dem die Größenzunahme der Blase am Ultraschallschirm erkennbar wird. Isolierte Detrusorkontraktionen mit ihrem typischen zystometrischen Druckmuster sind sonographisch ebenso erkennbar, wie die beginnende Miktion, wobei sich der Blasenhals weitstellt, der Blasenboden nach dorsokaudal abkippt und durch die Blasenentleerung, die uroflowmetrisch registriert wird, die Blase selbst sonographisch kleiner wird. Koordinationsstörungen im Rahmen der Entleerung können problemlos erfaßt werden: z. B. Beckenbodenrelaxation bei ausbleibender Blasenentleerung etc.

Im Rahmen der Urethrozystometrie läßt sich die Position des Katheters sonographisch leicht bestimmen. Auch ist der Katheterrückzug nachvollziehbar. Beim Husten und Pressen läßt sich mittels Introitussonographie die Lage und Beweglichkeit des zystourethralen Überganges ermitteln (s. Ultraschall-Kapitel).

Einige Hersteller bieten Meßplätze an, die einerseits Druckkurven und Ultraschallbild übereinander projiziert wiedergeben oder zwei Bildschirme nebeneinander besitzen, die Druckkurven und Ultraschall- oder Röntgenbild getrennt zur Darstellung bringen. Beides ist bedienerfreundlich und gestattet die simultane Beobachtung von Tonometrie und Morphologie. Im Rahmen der kombiniert tonometrisch-sonographischen Untersuchung bedarf es keinerlei Kontrastmittels, wodurch die Untersuchung beliebig lange geführt werden kann. Die nicht invasive Ultraschalltechnik ist mit hoher Akzeptanz der Patientin verbunden.

Durch gleichzeitige Videospeicherung ist der Vorgang, gleichgültig ob radiologisch oder sonographisch, nicht nur verbessert zu interpretieren (Verstärkung der dynamischen Komponente), sondern auch später reproduzierbar, was auch in forensischer Hinsicht immer wichtiger werden wird. Folgende Kurven werden ausgegeben:

- Intravesikaldruck
- Intrarektal- (abdominal-)druck
- Differenzdruck
- Miktionsvolumen
- Harnflußkurve
- Elektromyogramm des Beckenbodens.

Neben der Videotechnik gibt es mittlerweile die Möglichkeit, Standbilder zu speichern und nach Abruf der Druckkurve das Bild stets auch dem entsprechenden urodynamischen Untersuchungsabschnitt zuzuordnen. Diese Form der Befunddokumentation entspricht in zunehmendem Maße den Anforderungen, die an große Meßplätze gestellt werden.

Literatur

Abrams, P., R. Feneley, M. Torens: Urodynamik für Klinik und Praxis. Übersetzt und bearbeitet von U. Jonas, B. Schönberger, J. Thüroff, Springer Verlag, Berlin–Heidelberg–New York 1983.

Abrams, P., J. G. Blaivas, S. L. Stanton, J. T. Andersen: The standardisation of terminology of lower urinary tract function. Scand J Urol Nephrol, Suppl. **114**, 1988.

Asmussen, M., U. Ulmsten: On the physiology of continence and pathophysiology of stress incontinence in the female. Contr. Gynec. Obstet. **10** (1983), 32–50.

Eberhard, J.: Standardisierte Urethradruckmessung mit Normwerten zur Streßinkontinenzdiagnostik. Geburtsh. Frauenheilk. **46** (1986), 145–150.

Kölbl. H.: Weibliche Streßinkontinenz – Diagnostische und funktionelle Aspekte. Hippokrates Verlag, Stuttgart 1989.

Ostergard, D. R., A. E. Bent: Urogynecology and Urodynamics – Theory and Practice. Williams & Wilkins Baltimore, USA 1991.

Plevnik, S., D. M. Holmes, J. Janec et al.: Urethral electric conductance (UEC) – a new parameter for evaluation of urethral and bladder function: Methodology of the assessment of its clinical potential. International Continence Society. 15th Annual Meeting London 1985, Proceedings 90–93.

8. Ultraschalldiagnostik

H. Kölbl

8.1 Einleitung
8.2 Transabdominale Methode
8.3 Rektalsonographie
8.4 Vaginosonographie
8.5 Introitussonographie
8.6 Perinealsonographie
8.7 Kombinierte Untersuchungen
8.8 Nephrosonographie einschl. Besonderheiten in der Schwangerschaft
8.9 Zystosonographie

8.1 Einleitung

Die Ultraschalldiagnostik nimmt in der Urogynäkologie mittlerweile eine zentrale Stellung ein. Kaum eine relevante Abklärung kommt ohne diese hilfreiche Untersuchungsmethode mehr aus.

Die radiologische Darstellung von Blase und Urethra zur Erfassung des Kontinenzmechanismus war schon vor Entwicklung urodynamischer Verfahren ein wesentlicher Bestandteil der **Inkontinenzdiagnostik.** Mehrfach wurde jedoch auf die beschränkte Aussagekraft der **Urethrozystographie** hingewiesen, da zum einen bei bis zu 43% kontinenter Frauen ein offener retrovesikaler Winkel, zum anderen bei bis zu 60% streßinkontinenter Frauen ein unauffälliger radiologischer Befund zu erheben war. Die kontrovers diskutierte und letztlich unbefriedigende Aussagekraft morphologischer Befunde gab Anlaß zur Entwicklung neuer urodynamischer Meßmethoden. Die tonometrischen Verfahren im Bereich Blase und Urethra führten in der Folge zur Entwicklung kombinierter, radiographischer und urodynamischer Verfahren, der Video-Urethrozystographie, die der bildgebenden Diagnostik zu einem neuen Stellenwert verhalf.

Das Bestreben, weniger invasive und möglichst nebenwirkungsfreie, bildgebende Verfahren zum Einsatz zu bringen, führte zu einer raschen Entwicklung sonographischer Methoden. Die ersten Veröffentlichungen beschränken sich auf die Bestimmung von Blasenvolumina und Restharnmessungen. Erst allmählich erschienen Studien über die Topographie der Blase zu anderen intrapelvinen Strukturen. Die wesentlichsten **Vorteile des Ultraschalls** gegenüber radiologischen Techniken liegen in der fehlenden Strahlenbelastung, der geringeren Invasität der Untersuchung, und nicht zuletzt in der Tatsache, daß heute nahezu jeder Gynäkologe über ein Ultraschallgerät verfügt und somit die Abklärung in einer Hand liegt. Die uneingeschränkte Untersuchungsdauer erlaubt vor allem die Beobachtung von Funktionsabläufen, die auch unter simultaner Druckmessung erfolgen kann. Dadurch ist es dem Urogynäkologen möglich, sich unmittelbar selbst ein Bild über die jeweilige morphologische Situation zu machen. Dennoch sind noch nicht alle radiologischen Techniken sonographisch nachvollziehbar, obwohl durch die rasante Weiterentwicklung insbesondere hochauflösender Geräte vieles schon möglich wurde.

Die Aufgabe des erfahrenen Urogynäkologen ist es, zu wissen, wo die Unterschiede der herkömmlichen radiologischen gegenüber den neuentwickelten sonographischen Verfahren liegen und inwieweit er sich auf die einzelnen Befunde verlassen kann.

Prinzipiell stehen zur Durchführung der sonographischen Diagnostik des unteren Harntraktes

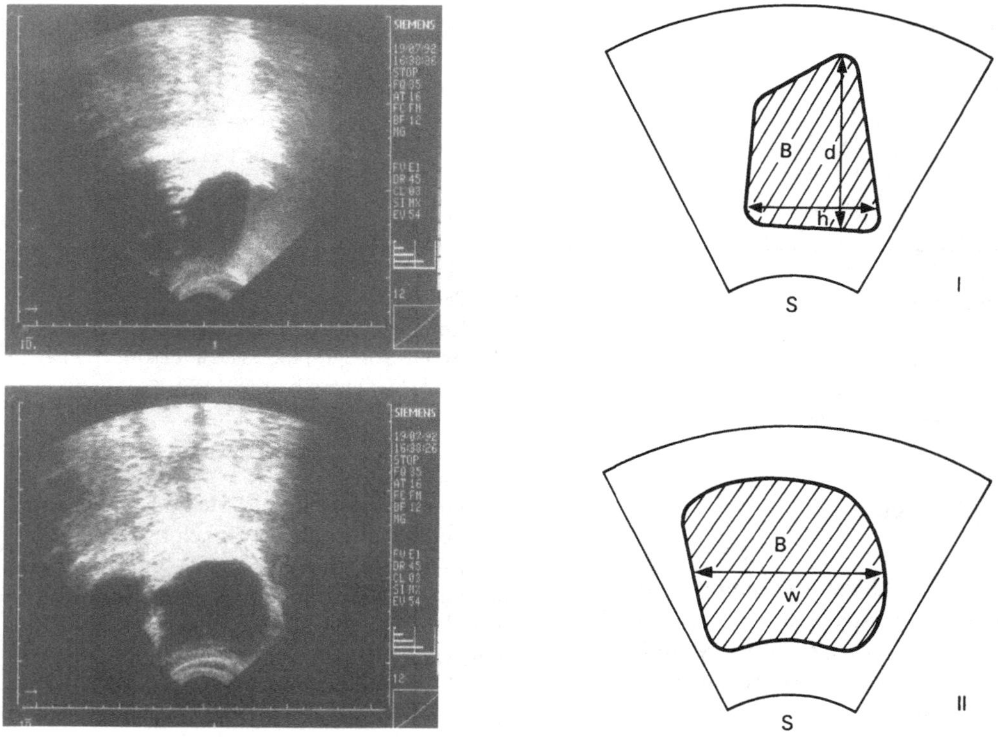

Abb. 8-1: Berechnung des Blasenvolumens mittels transabdominaler Ultraschalltechnik durch Bestimmung von Tiefe (d) und Höhe (h) durch sagittale Darstellung (I) und der Weite (w) aus dem transversalen Bild (II) der Blase (B).

transabdominale, endosonographische Techniken (Vaginosonographie und Rektalsonographie) sowie die *Perineal-* und *Introitussonographie* zur Verfügung.

Ganz allgemein muß aber ausdrücklich darauf hingewiesen werden, daß die Sonographie wie auch die radiologischen Verfahren alleine eine Harninkontinenz nicht diagnostizieren lassen, sondern lediglich Aufschluß auf die Morphologie geben und somit additive Verfahren in der Inkontinenzdiagnostik darstellen.

Darüber hinaus schreitet die Entwicklung der Ultraschalldiagnostik rasch voran, so daß in Zukunft starke Verbesserungen zu erwarten sind.

8.2 Transabdominale Methode

Die transabdominale Untersuchung war das erste sonographische Verfahren, das wie in anderen Bereichen auch in der Urogynäkologie zum Einsatz gelangte. Die sonographische Diagnostik des Beckens und die Darstellung der gefüllten Harnblase reichen in das Jahr 1950 zurück. Damals lag die **Bestimmung des Füllungsvolumens** der Harnblase im Zentrum des Interesses wohl aufgrund deren leichter Darstellbarkeit, selbst mit weniger gut auflösenden Geräten. Dies machte man sich in zunehmendem Ausmaß zur **Bestimmung des Restharnes** zu nutze. Verschiedene Berechnungen gelangten hierbei zur Anwendung, deren Exaktheit die herkömmliche Restharnbestimmung mittels transurethralem Katheterismus abgelöst hat.

Die **Restharnbestimmung** erfolgt mittels Ultraschall-B-Mode-Technik und gibt auch hinrei-

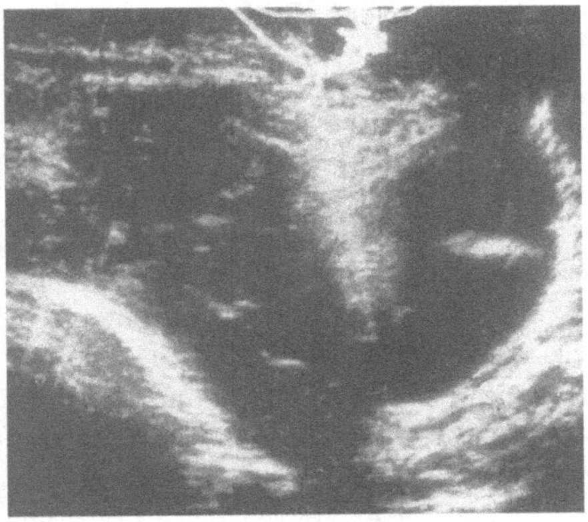

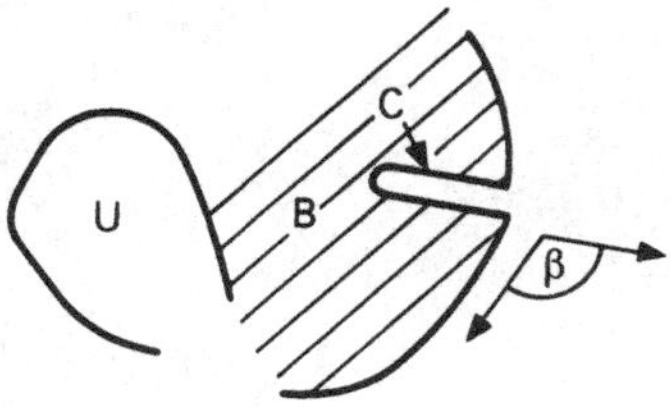

Abb. 8-2: Transabdominale Technik zur Darstellung der Blase (B), der mittels Katheter (C) sichtbar gemachten Urethra, und des retrovesikalen Winkels (β) mit dahinter gelegenem Uterus (U).

chend exakte Werte selbst bei kleinen Blasenvolumina. Das Blasenvolumen wird aus den sagittalen und transversalen Schnittbildern in Anlehnung an die Rotationsellipsoidformel berechnet. Der Schallkopf muß suprapubisch in der Mittellinie auf das Abdomen gesetzt werden. Sektorscanner sind gegenüber Linearscannern bevorzugt einsetzbar, da die Symphyse dem Schallkopf zur Darstellung des Blasenbodens im Wege ist.

Das Blasenvolumen wird mittels der Formel VOLUMEN = 0.75 D x H x W + 10 bestimmt, wobei D (*Tiefe*) und H (*Höhe*) aus dem sagittalen und W (*Weite*) aus dem transversalen Bild in cm ermittelt werden (Abb. 8-1). Bei Blasenvolumina zwischen 0–100 empfiehlt sich die Anwendung der Formel VOLUMEN = 0.79 x D x H x W + 2.

Untersuchungen zeigten eine Übereinstimmung zwischen den sonographischen Berechnungen und dem tatsächlich gefundenen katheterisierten Volumen in 95%.

Weiteren Untersuchungen gelang auch die **Darstellung des zystourethralen Überganges** und somit die Bestimmung relevanter Regelgrößen, zwischen Blase und Urethra, wie sie im Rahmen der herkömmlichen Urethrozystographie ermittelt werden. Grundbedingung für diese Untersuchungen ist eine möglichst gefüllte Blase. Sektor- und Linearscanner werden hierbei suprapubisch appliziert, wobei ein transurethral gesetzter Katheter die Identifikation der Urethra bei möglichst gefüllter Blase erleichtert (Abb. 8-2). Die Untersuchung kann am liegenden, stehenden oder aber auch am sitzenden Patienten erfolgen.

Sonographische und radiologische Ergebnisse zeigen reproduzierbare und durchaus vergleichbare Ergebnisse. Nachteilig aber wirkt sich die transabdominale Sonographie bei adipösen Frauen, nach Laparotomien in der frühen postoperativen Phase sowie bei Patienten mit ausgeprägten genitalen Senkungszuständen (Subtotal-, Totalprolaps) wegen des zu großen Abstandes zwischen Schallkopf und Zielorgan und damit der ungenügenden Darstellbarkeit aus.

Die transabdominale Ultraschalltechnik hat auch in die *Diagnostik neurogener Blasenfunktionsstörungen* Eingang gefunden, wobei Trabekelblasen und Hydroureterveränderungen zur Darstellung gelangen.

Selbstverständlich sollte die Sonographie auch die benachbarten Strukturen berücksichtigen, d.h. gleich den intrapelvinen Genitalstatus erfassen – ein weiterer entscheidender Vorteil gegenüber den herkömmlichen radiologischen Methoden.

Auch postoperativ ist der Ultraschall in der Erfassung hilfreich. In Abbildung 8-3 ist das sel-

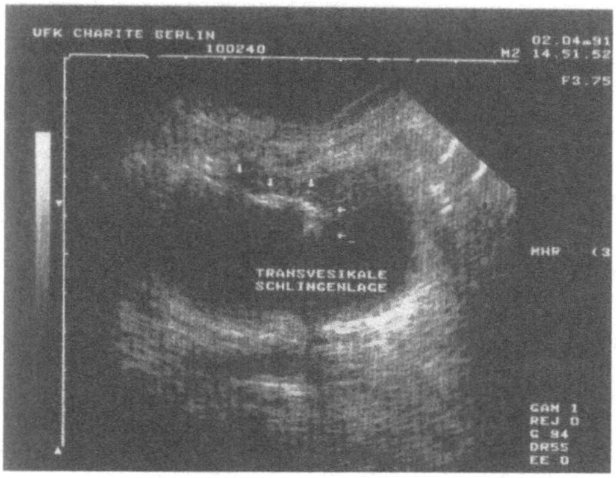

Abb. 8-3: Abdominalsonographische Darstellung einer transvesikal gelegenen Schlinge (Pfeile) nach entsprechender Operation.

tene Ereignis einer transvesikal gelegenen Schlinge nach entsprechender Operation dargestellt, deren Lage mittels Abdominalsonographie verifiziert wurde.

8.3 Rektalsonographie

Die Anwendbarkeit höherer Frequenzen durch die endosonographischen Methoden mit besser fokusierten und hochauflösenden Bildern führte auch in der Urogynäkologie zu einem gesteigerten Einsatz dieser Verfahren. Die verbesserte Auflösung durch die erhöhte Untersuchungsfrequenz geht aber auf Kosten des Umfanges des darzustellenden Bereichs. Bildstörende Interferenzen durch die Symphyse oder Fettgewebe entfallen bei dieser Methode.

Die Rektalsonographie gelangte als erste endosonographische Methode zum Einsatz, um **Blase** und **Urethra** darzustellen. Linearscanner wie auch Sektorscanner mit Frequenzen zwischen 3.5 und 7.5 MHz stehen hier im Einsatz (Abb. 8-4). Der retrovesikale Winkel β, die Stellung des zystourethralen Überganges im Verhältnis zur Symphyse in Ruhe und unter Belastung sind leicht bestimmbar. Die Möglichkeit einer Verdrängung benachbarter Gewebsstrukturen, vor allem des Blasenbodens oder der Urethra, durch endosonographische Techniken wird kontrovers diskutiert. Als weiterer Nachteil wird die mögliche Mitbewegung der Schallköpfe während der Untersuchung beschrieben. Auch wird diese endosonographische Methode von den Patientinnen weniger toleriert, wodurch gerade Untersuchungen über Funktionsabläufe der Blase im Rahmen der Füllung oder auch deren Entleerung nachteilig beeinflußt werden und somit Artefakte entstehen können.

8.4 Vaginosonographie

Die Vaginosonographie mit intravaginaler Applikation des Schallkopfes stellt eine weitere endosonographische Technik dar (Abb. 8-5). Sie wird von den Patienten eher akzeptiert als der

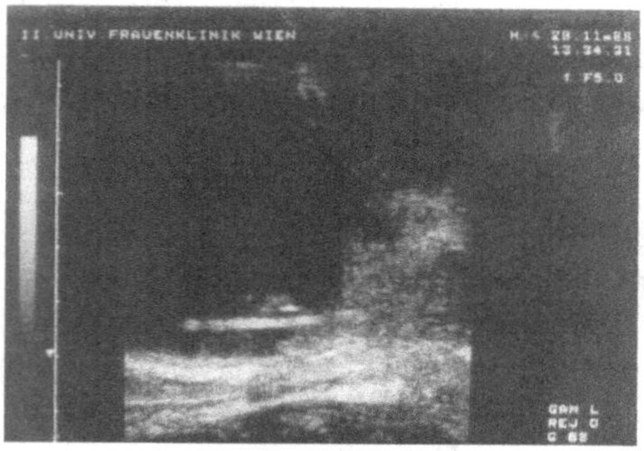

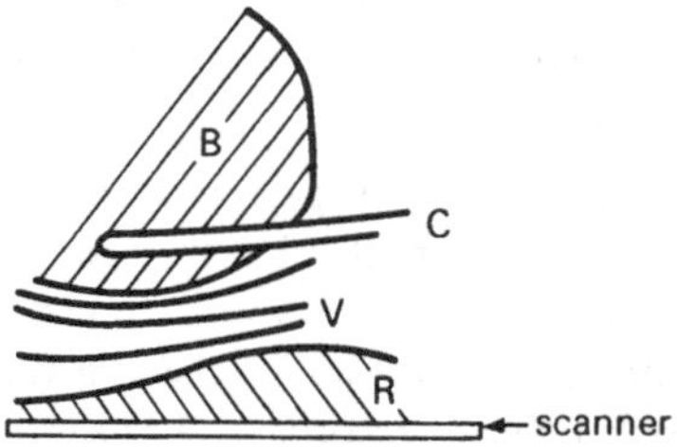

Abb. 8-4: Rektalsonographische Darstellung von Blase (B), Urethra mittels Katheter (C). Unter dem Blasenboden liegt die Vagina (V), knapp darunter gelangt die vordere Rektumwand (R) zur Darstellung.

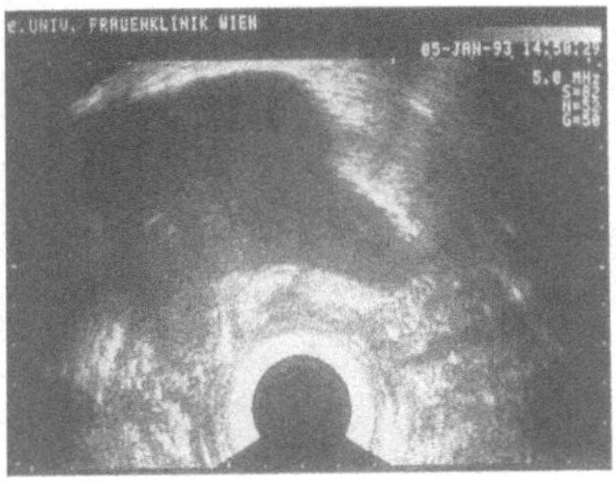

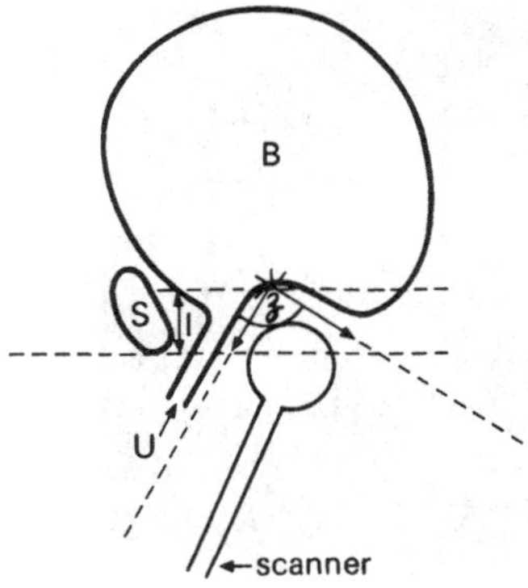

Abb. 8-5: Vaginosonographische Darstellung der Blase (B), der Urethra (U), der Symphyse (S) des retrovesikalen Winkels (β), und des Abstandes des urethrovesikalen Überganges zur Symphyseunterkante (I). Durch diese Endosonographie besteht, wie hier dargestellt, die Möglichkeit der kranialen Verdrängung des Blasenbodens durch den Schallkopf.

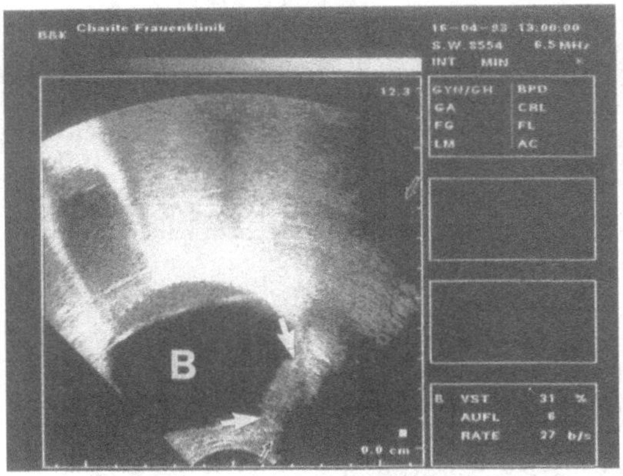

Abb. 8-6: Vaginosonographische Darstellung eines Blasenkarzinoms. Konturabbruch und Vorwölbung der neoplastischen Struktur (Pfeile), B = Blase.

transrektale Zugang. Dies ist gerade bei **Untersuchung von Funktionsabläufen** mit dem Anspruch geringster Invasivität beziehungsweise dem Ziel, physiologische Funktionsabläufe zu erfassen, entscheidend. Auch hier kommt der Vorteil in der Anwendung höherer Frequenzen und damit einer verbesserten Auflösung zum Tragen. Ebenso wie bei der Rektalsonographie gelangen Linearscanner wie auch Sektorscanner mit Frequenzen zwischen 3.5 und 7.5 MHz zur Anwendung. Der retrovesikale Winkel β, die Stellung des zystourethralen Überganges zur Symphyse in Ruhe und unter Belastung können leicht bestimmt werden. Durch die intravaginale Untersuchungsform bedingt, ist die Patientin am besten in liegender Position zu untersuchen. Obwohl eigentlich Domäne der Zystoskopie, kann mittels der Vaginosonographie der Nachweis von Blasenkarzinomen gelingen (Abb. 8-6; s. a. Zystosonographie).

8.5 Introitussonographie

Der Anspruch auf noch geringere Invasivität und die endosonographisch bedingten Verdrängungen benachbarter Strukturen (Blasenboden, Urethra) wiederum führten zur Entwicklung der Introitussonographie, die auch durch die Möglichkeit der gleichzeitig ablaufenden Urethrozystometrie eine Alternative zur herkömmlichen Video-Urethrozystographie darstellen soll. Zur Anwendung gelangen hierbei Sektorscanner (3.5–5 MHz), wie sie auch im Rahmen der Vaginosonographie eingesetzt werden, wobei aber der Schallkopf lediglich an den Introitus vulvae

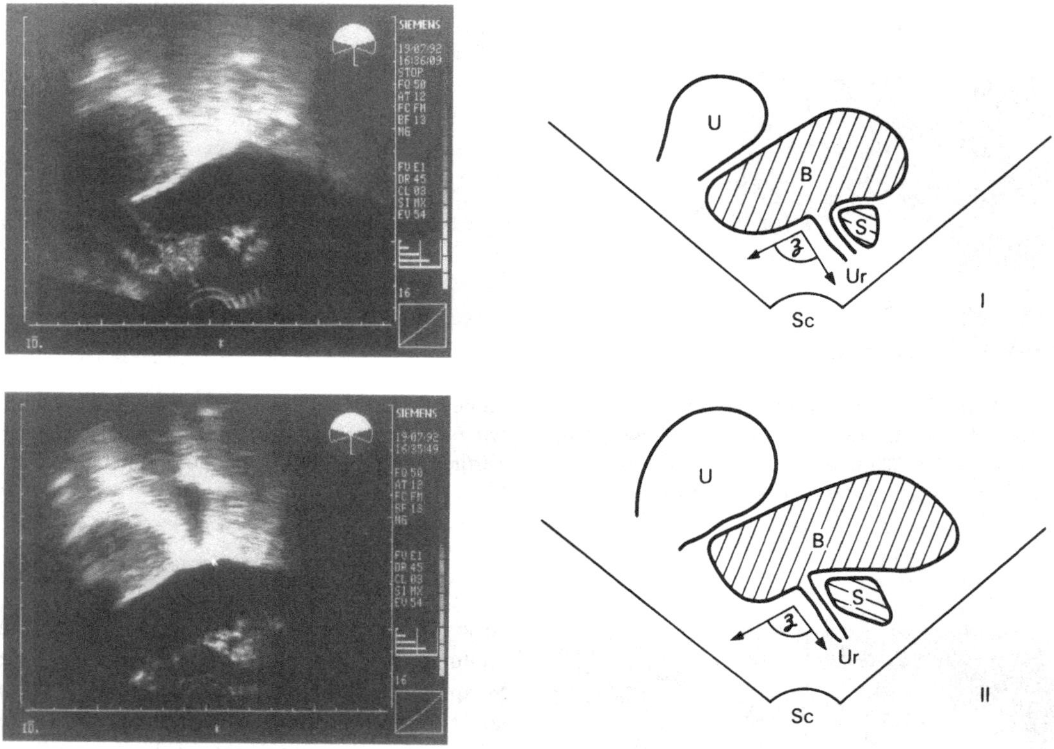

Abb. 8-7: Introitussonographische Darstellung von Blase (B), Urethra (Ur), Uterus (U), Symphyse (S) und dem retrovesikalen Winkel (β) in Ruhe (I) und unter Belastung (II) bei kontinenter Patientin. Beachtenswert ist der nahezu gleichbleibende retrovesikale Winkel.

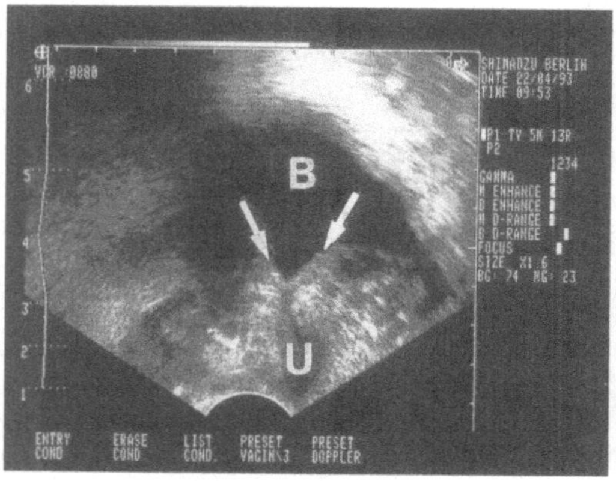

Abb. 8-8: Introitussonographische Darstellung einer Trichterbildung im Blasenhalsbereich (Pfeile) und belastungsbedingte Weitstellung der Urethra (U), B = Blase.

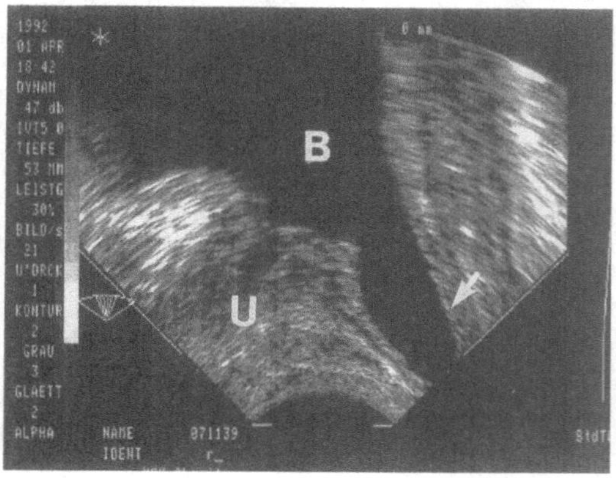

Abb. 8-9: Introitussonographische Darstellung (Curved-Array Scanner) eines rotatorischen Deszensus mit Restharnbildung bedingt durch den Quetschhahnmechanismus B = Blase, U = Urethra. Beachte die beträchtliche Rezessusbildung im hinteren Blasenbodenanteil (Pfeil).

knapp suburethral anzulegen ist (Abb. 8-7). Die Untersuchung ist in Anbetracht der geringen Invasivität in jeder Lage (stehend, liegend, sitzend) durchführbar. Somit stellt diese Technik eine *Mittelstellung zwischen der Perinealsonographie und den endosonographischen Methoden* dar. Diese nicht invasive Methode gestattet durch den kleinen Schallkopf und dessen günstige Position simultane, urodynamische Untersuchungen (Uroflowmetrie, Zystometrie, Urethrotonometrie, Druck-Flußstudien), ohne daß dabei topographische Alterationen oder tonometrische Artefakte hervorgerufen werden. Auch können hierzu jegliche im Handel erhältliche Kathetersysteme verwendet werden.

Die Introitussonographie erlaubt eine reproduzierbare Bestimmung des retrovesikalen Winkels β in Ruhe und unter Belastungsbedingungen, die Beziehung des zystourethralen Überganges zur Symphyseunterkante in Ruhe und bei Belastung, die Differenzierung zwischen vertikalem und rotatorischem Deszensus, sowie die Erkennung einer Trichterbildung des inneren Harnröhrenabschnittes. Darüber hinaus sind auch Trichterbildungen mit Öffnung der Urethra beim Pressen nachvollziehbar (Abb. 8-8). Auch Restharn, bedingt durch den Quetschhahnmechanismus bei ausgeprägtem rotatorischem Deszensus, ist sonographisch nachweisbar (Abb. 8-9). Mittels Introitussonographie lassen sich auch pathologische Veränderungen wie Gartnergang-Zysten,

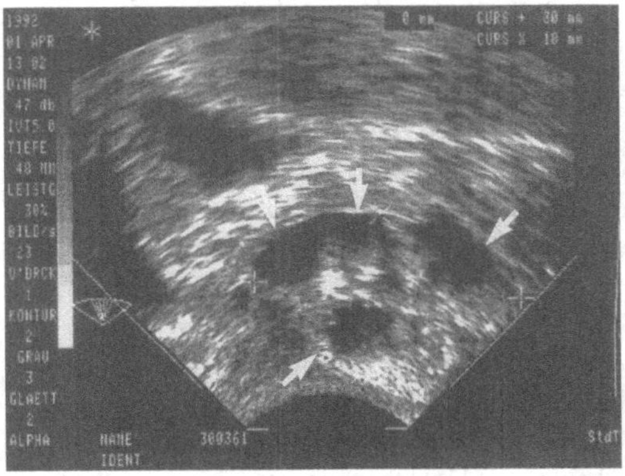

Abb. 8-10: Introitussonographische Darstellung eines mehrkammrigen Divertikels (Pfeile).

Divertikel und auch operationsbedingte Hämatome nachweisen (Abb. 8-10). Auch sind durch diese Technik in Kombination mit urodynamischen Verfahren folgende Veränderungen erkennbar: Weitstellung des Blasenhalses im Rahmen der Zystometrie bei Patientinnen mit motorischer Reizblase mit urodynamischem Korrelat von isolierten Detrusorkontraktionen. Im Rahmen der Uroflowmetrie zeigt sich ein Tiefertreten des Blasenbodens, eine Weitstellung des Blasenhalses mit Vesikalisierung des inneren Urethraabschnittes und miktionsbedingter Abnahme der Blasengröße.

8.6 Perinealsonographie

Die Schwierigkeiten in der störungsfreien Darstellung der urethrovesikalen Region durch die Vagino- und Rektosonographie gaben Anlaß, möglichst nicht invasive Methoden zu entwickeln. Die Perinealsonographie ermöglicht durch Applikation eines Linear-Array-Scanners oder Curved-Array-Scanners (Abb. 8-11) am Damm die **urethrovesikale Funktionseinheit** ohne große Schwierigkeiten zur Darstellung zu bringen, ohne dabei die Topographie zu stören. Frequenzen zwischen 3.5 und 5 MHz gelangen zur Anwendung. Dem Anfänger dient zur leichteren Erkennung der Urethra ein transurethraler Katheter, der aber in der Folge nicht unbedingt appliziert werden muß. Dadurch erhöht sich wiederum die Akzeptanz der Untersuchung. Bedingt durch die Größe der Schallköpfe sind aber einer kombiniert sonographisch-urodynamischen Untersuchung deutliche Grenzen gesetzt.

Die Perinealsonographie erfaßt, mit Ausnahme der SCIPP-Linie (Sacrococcygeal-inferior-pubic-point-line) alle Regelgrößen, wie sie auch im Rahmen der herkömmlichen Urethrozystographie Anwendung finden. Darüber hinaus kann bei streng horizontaler Position des Schallkopfes zum Damm der Abstand zwischen Transducer-Ebene und dem urethrovesikalen Übergang bestimmt werden, wodurch ein zusätzlicher objektiver Parameter zur Quantifizierung von urethrovesikalen Dislokationen in Ruhe und unter

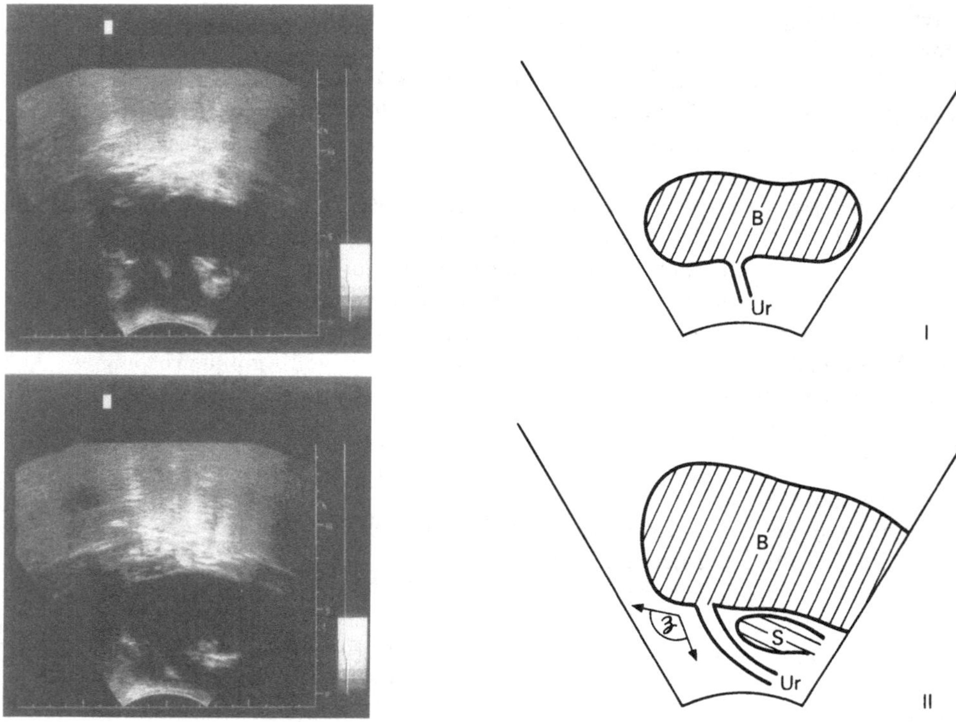

Abb. 8-11: Perinealsonographie mittels Curved-Array Scanner in Ruhe (I) und unter Belastung (II) mit Darstellung der Blase (B), Symphyse (S), Urethra (Ur) und dem retrovesikalen Winkel (β). Abflachung des retrovesikalen Winkels unter Belastung erkennbar.

Belastung, vor allem bei Frauen mit Beckenbodeninsuffizienz, ermittelt werden kann. Bei der Gegenüberstellung der radiologischen mit der perinealsonographischen Urethrozystographie an Patientinnen mit reiner Streßinkontinenz konnten wir durch die Messung des retrovesikalen Winkels und des Inklinationswinkels zwischen beiden Verfahren keine signifikanten Unterschiede erkennen.

Wie im übrigen auch mit den endosonographischen Methoden und der Introitussonographie erlaubt die Perinealsonographie außerdem die Bestimmung der Lage der Urethramobilität in Bezug auf die Symphyse. Damit ist auch eine *Beurteilung über das Ausmaß der Urethramobilität* möglich. Sowohl Symphysenober- und Unterkante können hierzu als Referenzebenen herangezogen werden.

8.7 Kombinierte Untersuchungen

Die Video-Urethrozystographie stellt die komplexeste aller Untersuchungsmethoden beziehungsweise den goldenen Standard unter Einbezug von Urodynamik und bildgebender Diagnostik dar.

Auch mittels der Sonographie ist eine Kombination mit urodynamischen Techniken möglich, ja sogar durchaus sinnvoll. **Vorteile** der kombiniert tonometrischen und bildgebenden Diagnostik sind die verbesserte Befundinterpretation, die Artefakterkennung oder -minimierung, vor allem aber die Korrelation tonometrischen Verhaltens mit der morphologischen Situation. Kombinierte Untersuchungen können prinzipiell bei allen urodynamischen Einzelanalysen vorgenommen werden, erscheinen aber im wesentlichen bei folgenden diagnostischen Schritten besonders informativ:

1. Im Rahmen der **Zystometrie** sollen die isolierten Detrusorkontraktionen auch optisch faßbar werden, die Weite des Blasenhalses in Bezug zum Blasenvolumen beobachtet werden können. Bei gefüllter Blase wird die Position des zystourethralen Überganges zur Symphyse bestimmbar.
2. Im Rahmen der **Urethrotonometrie** ist die Passage des Katheters durch die Urethra erkennbar, wodurch die Lokalisation des maximalen Urethradruckes zu einem Urethraabschnitt zuordbar wird, vor allem aber ist eine Beurteilung des Blasenhalses möglich. Bei ausgeprägtem Deszensus, vor allem bei Verdacht auf larvierte Inkontinenz, kann eine Reposition des Deszensus in seinem Ausmaß sichtbar gemacht und simultan die tonometrische Untersuchung vorgenommen werden.
3. Im Rahmen von **Druck-Flußstudien** ist die gleichzeitige bildgebende Diagnostik besonders hilfreich: Die Öffnung des Blasenhalses, die Größenreduktion der Blase, die Weitstellung der Urethra sind typisch für die ungestörte Miktion. Weitere Untersuchungen aber sind noch ausständig, synerge oder dyssynerge Abläufe im Rahmen der Füllungs- und Miktionszystometrie zu verifizieren.
4. Im Rahmen aller urodynamischen Verfahren gibt die simultane Sonographie Aufschluß über die Morphologie und hilft dabei tonometrische Artefakte zu erkennen.

Gerade bei den kombinierten Techniken gilt der Anspruch, eine allzu hohe psychische wie auch physische Belastung des Patienten zu verhindern, so daß hier die Ultraschallmethode besonders geeignet ist. Darüber hinaus besteht gerade im Rahmen der Druck-Flußstudien die Möglichkeit der uneingeschränkten Untersuchungsdauer. Demgegenüber sind herkömmlichen radiologischen Verfahren Grenzen gesetzt.

Gerade die Introitussonographie kommt all diesen Erfordernissen entgegen. Sie besitzt alle Vorteile des Ultraschalls, ist nicht invasiv und eignet sich vorzüglich zur kombinierten urodynamischen Untersuchung.

Tab. 8-1: Möglichkeiten der sonographischen Urethrozystographie

	Sonographische Methode			
Darstellung	abdominal	vaginal rektal	perineal	introital
retrovesikaler Winkel	(+)	(+)	+	+
Inklinations Winkel	–	–	+	(+)
SCIPP-Linie	–	–	–	–
Lokalisation UVJ–SUK	(+)	(+)	+	+
Abstand UVJ-Sono	–	–	+	–
Trichterbildung	(+)	(+)	+	+
Blasenhalsweitstellung	(+)	(+)	+	+
gleichzeitig Urodynamik	–	–	–	+

SCIPP ... Sacrococcygeal-inferior-pubic-Linie, UVJ ... urethrovesikaler Übergang, SUK ... Symphysenunterkante, Sono ... Schallkopf, + ... durchführbar, (+) ... bedingt durchführbar, – ... nicht durchführbar

Die Bestimmung relevanter Parameter im Rahmen der bildgebenden Inkontinenzdiagnostik durch die jeweiligen sonographischen Anwendungen ist in Tab. 8-1 dargestellt.

Die sonographische Urethrozystographie stellt in der Diagnostik der weiblichen Streßharninkontinenz ein additives Verfahren dar, das wie auch die radiologische Methode im Zusammenhang mit urodynamischen Meßtechniken zu einer gezielten Indikationsstellung zur jeweiligen Therapie herangezogen werden kann. Auch nach erfolgten Behandlungen stellt der Ultraschall, ohnehin mittlerweile nahezu in jeder gynäkologisch-geburtshilflichen Praxis vorhanden, eine einfache Methode zur Erfolgsbeurteilung dar und ermöglicht darüber hinaus auch die morphologische Erfassung benachbarter Strukturen.

8.8 Nephrosonographie einschließlich Besonderheiten in der Schwangerschaft

Die Nephrosonographie ist ein mittlerweile etabliertes Verfahren, um eine morphologische Aussage über die Entleerungsfähigkeit der oberen Harnwege insbesondere bei Pyelonephritis gravidarum zu erhalten.

Erweiterungen der oberen Harnwege in der Schwangerschaft sind schon lange bekannt. Ihre Inzidenz schwankt entsprechend unterschiedlichen Untersuchungen zwischen 25 und 90%, je nach zugrundeliegendem Stauungskriterium, wobei übereinstimmend überwiegend eine Stauung der rechten Niere zu beobachten ist. Die Untersuchung erfolgt in sitzender Position bei normalem Hydrierungszustand der Patientin und leerer Blase. Der Schallkopf wird laterodorsal aufgesetzt, so daß sich ein Längs- und Querschnittbild der Nieren darstellen läßt. Sektorscanner wie auch Linearscanner eignen sich in beider Weise mit Frequenzen zwischen 3.5 und 5 MHz für die Nephrosonographie (Abb. 8-12 a, b). Am günstigsten erweist sich das Längsschnittbild, aus dem mühelos Längen- und Querdurchmesser der Niere, Parenchymsaum und Pyelonbreite abzulesen sind. Zusätzlich kann der Parenchym-Pyelon-Index (PPI) bestimmt werden, der dem Quotienten aus der Summe des ventralen und dorsalen Parenchymsaumes und der Pyelonweite in Höhe der halben Nierenlänge entspricht. Der PPI ist aber als zu-

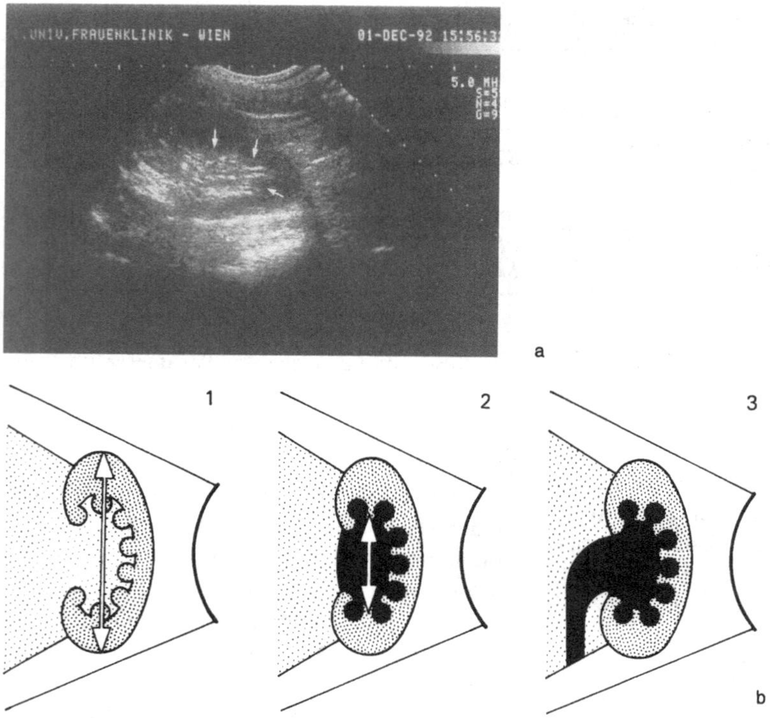

Abb. 8-12: a) Nephrosonographie eines unauffälligen Nierenbeckens mittels Curved Array Scanners. Kleine Pfeile zeigen das unauffällige Nierenkelchsystem; **b**) Schematische Darstellung der Meßparameter im Rahmen der Nephrosonographie: 1) Nierengröße, 2) Nierenbecken längs 3) Ureterweite.

sätzlicher Parameter zur quantitativen Einschätzung der Dilatation von untergeordneter Bedeutung. Die **Erweiterung des Nierenhohlsystems** wird wie folgt klassifiziert:

- Grad 0 = geringgradige Aufspreizung der Kelche bis 5 mm
- Grad I = milde (leichte) Dilatation, Kelchweiten 6–10 mm
- Grad II = mittelgradige Dilatation, Kelche 11–15 mm
- Grad III = höhergradige Erweiterung, Kelche > 15 mm

Auffallend ist, daß Pyelonephritiden zumeist mit einer mittel- bis höhergradigen Stauung einhergehen. Auch besitzt das Ausmaß der Dilatation einen wesentlichen Einfluß auf die Rezidivhäufigkeit von Harnwegsinfekten. Dennoch erhält die Erweiterung, die in der Schwangerschaft als physiologisch zu werten ist, erst dann eine Relevanz, wenn Symptome (Fieber, Succussio, positiver Bakteriennachweis) auftreten.

Als Routinemethode ist die nephrosonographische Untersuchung bei gesunden Schwangeren wegen der Vielzahl physiologischer Dilatationen wenig sinnvoll.

Die Indikation zur Entlastung der Niere (Ureterkatheter, perkutane Nephrostomie) ist wegen des Fehlens eindeutiger sonographischer Kriterien allein von der Klinik abhängig. Von der vormals bei Hydroureter verwendeten Endoprothese ist man in Ermangelung an Vorteilen wieder abgekommen. Sechs Wochen post partum ist durch sonographische Untersuchungen zu klären, ob die Hohlraumerweiterung schwangerschaftsinduziert (reversibel) war oder als schwangerschaftsunabhängige Abflußbehinderung (z. B. durch Reflux oder Harnleiterabgangsstenose) persistiert.

Neben der *Diagnostik von Erweiterungen der ableitenden Harnwege* dient die Nephrosonographie zur *Diagnostik von Steinen.* Sie ist der radiologischen Untersuchung dahingehend überlegen, da sie nicht erst ab der 20. Schwangerschaftswoche, sondern jederzeit durchgeführt werden kann. Zum anderen gelangen radiologisch lediglich kalkhaltige und dadurch nur schattengebende Steine mehr oder weniger zur Darstellung.

8.9 Zystosonographie

Die **Beurteilung der Blasenwand,** insbesondere verdrängender oder gar infiltrierender Veränderungen, ist eines der zentralen Aufgabengebiete der Zystoskopie. Dennoch sind dieser Untersuchungsmethode Grenzen gesetzt. Ein zystoskopisch erkanntes Ödem oder bullöses Ödem sagt nichts darüber aus, ob die Blasenwand lediglich verdrängt oder gar infiltriert ist. Die FIGO-Einteilung gynäkologischer Malignome, insbesondere bei Zervix- und Korpus-Karzinom, weist ausdrücklich darauf hin, daß der alleinige Nachweis eines Blasenwandödems für die Klassifikation eines Stadiums IV nicht zulässig ist. Gefordert ist hierzu der Nachweis einer Ingressio in die Blase.

Die Entwicklung eines Rotationscanners, der mittels eines 17.5 Charrière großen Resektoskopschaftes transurethral in die Blase eingeführt wird, ermöglicht die Beurteilung der gesamten Blasenwand. Der Bildausschnitt dieses Scanners beträgt 360 Grad, die Untersuchungsfrequenz ist zwischen 5 und 6 MHz variierbar.

Die Zystosonographie ist in der Lage, ein Blasenwandödem (verdrängende Tumore) zu erkennen, darüber hinaus aber auch eine Blasenwandingressio (infiltrativ wachsende neoplastische Prozesse) im Sinne eines Konturabbruches der Blasenwand zu erfassen (Abb. 8-13).

Die Beurteilung gelingt durch den knappen Abstand zwischen Schallkopf und Untersuchungsregion und die dadurch zur Anwendung gebrachten hohen Untersuchungsfrequenzen. Zusammenfassend stellt diese endosonographische Methode eine Bereicherung im Staging von neoplastischen Veränderungen und nicht zuletzt auch in differentialdiagnostischer Hinsicht eine ergänzende Methode zur Zystokopie dar.

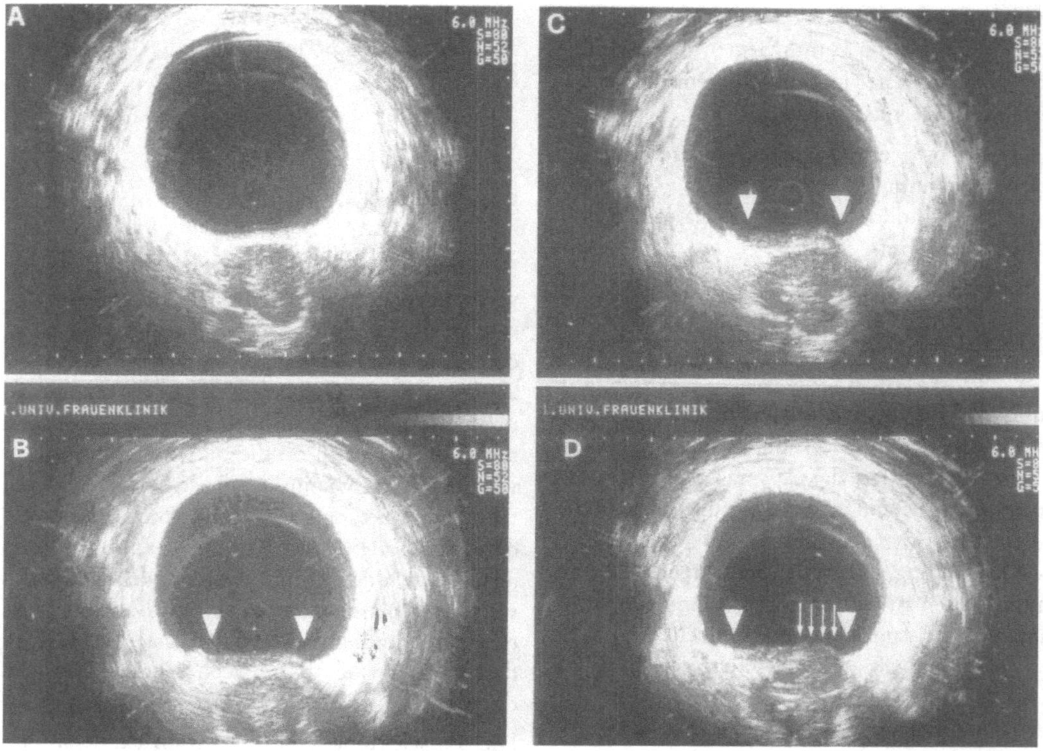

Abb. 8-13: Zystosonographische Darstellung einer Patientin mit Zervixkarzinom FIGO Stadium IV: (A) intakte Blasenwandkonturen im Blasenfundus, (B, C) Blasenwandödem (große Pfeile), (D) Einbruch des neoplastischen Prozesses in die Blasenwand – Konturabbruch (kleine Pfeile).

Literatur

Gordon, D., M. Pearce, P. Norton: Comparison of ultrasound and lateral chain urethrocystography in the determination of bladder neck position and descent. Neurourol Urodyn **6** (1987), 181–182.

Koelbl, H., G. Bernaschek: A new method for sonographic urethrocystography and simultaneous pressure-flow measurements. Obstet Gynecol **74** (1989 b), 417–422.

Koelbl, H., G. Bernaschek: Cystosonography: A diagnostic adjunct for the staging of advanced gynecologie malignancies. Obstet Gynecol **72** (1988), 951–954.

Kohorn, E. I., A. L. Scioscia, P. Jeanty, J. C. Hobbins: Ultrasound cystourethrography by perineal scanning for the assessment of female stress urinary incontinence. Obstet Gynecol **68**, (1986), 269–272.

Lentsch, P., M. Schretzenmaier, W. Dierkopf et al.: Die Dilatation der oberen Harnwege in der Schwangerschaft – Inzidenz, Schweregrad und Verlaufsbeobachtungen – Eine sonographische Studie. Urologe (A) **26** (1987), 122–128.

Quinn, M. J., J. Beynon, N. M. Mortensen, P. J. B. Smith: Transvaginal endosonography in the assessment of urinary stress incontinence. Neurourol Urodyn **6** (1987), 180–181.

Schwenke, A., W. Fischer: Urogenitalsonographie bei weiblicher Harninkontinenz. 1. Streßinkontinenz, 2. Dranginkontinenz. Gynäkol. Prax. **18** (1994), im Druck.

9. Röntgendiagnostik

L. Abet

9.1 Ausscheidungsurographie
9.2 Zystographie
9.3 Urethrographie
9.4 Vaginographie
9.5 Kolpourethrozystographie
9.6 Miktionszystourethrographie
9.7 Kombinierte urometrische und radiologische Untersuchungen
9.8 Computertomographie
9.9 Addendum: MRT-Untersuchungen

Die Anwendung ionisierender Strahlen am Menschen wird durch die „*Verordnung über den Schutz vor Schäden durch Röntgenstrahlen*" (Röntgenverordnung vom 8. 1. 87) geregelt. Dank leistungsstarker Generatoren, hochverstärkender Film-Folien-Systeme, hochauflösender Bildverstärker-Fernsehtechnik, Bildverstärker-Photographie, digitaler Bildverarbeitungstechniken und der Einführung nichtionischer Kontrastmittel (KM) konnte in den letzten 15–20 Jahren bei nahezu allen urogynäkologischen Röntgenuntersuchungen eine Dosisreduzierung um den Faktor 10 im Vergleich zu der früheren konventionellen Röntgentechnik erreicht und die Angst vor KM-Reaktionen deutlich vermindert werden.

Dennoch haben sich die Wichtungen innerhalb des Spektrums der bildgebenden Verfahren verschoben. Der Röntgendiagnostik können und sollten bei den meisten Indikationen sonographische Untersuchungen vorangehen. Hohe apparative Kosten und meist nur geringe urogynäkologische Erfahrungen von Radiologen einerseits und die von radiologischen Abteilungen unabhängige breite Verfügbarkeit des diagnostischen Ultraschalls andererseits haben dazu beigetragen.

Das hohe Auflösungsvermögen der Röntgendiagnostik mit einer bislang sonographisch nicht erreichten Detailerkennbarkeit ist meist aber an die Anwendung von Kontrastmitteln gebunden. Während Sonographie, Computertomographie (CT) und Magnetresonanztomographie (MRT) eine exzellente Weichteildarstellung ermöglichen, beinhaltet die Ultraschalldiagnostik darüber hinaus wesentliche funktionelle Aussagen. CT und MRT sind aber hinsichtlich ihrer Übersichtlichkeit besonders im Beckenbereich der Sonographie überlegen.

Während eine Ausscheidungsurographie in jeder Röntgenabteilung möglich ist, sollte für die nachfolgend besprochenen speziellen urogynäkologischen Röntgenuntersuchungen ein spezieller urologischer Röntgenarbeitsplatz vorhanden sein mit den Möglichkeiten der **Bildverstärker-Photographie, Serientechnik** und **Videoaufzeichnung.** Eine Alternative zu diesen Techniken bilden zunehmend digitale Röntgenarbeitsplätze.

Den Goldstandard stellen kombinierte urodynamisch-röntgenologische Arbeitsplätze mit simultaner Dokumentation von Druckkurven, Elektromyogramm und Röntgenuntersuchung dar.

9.1 Ausscheidungsurographie (AU)

9.1.1 Prinzip

Mittels intravenöser Applikation von wasserlöslichem, jodhaltigem Kontrastmittel wird nach dessen überwiegend glomerulärer Filtration das Hohlsystem des Harntraktes kontrastiert. Dadurch sind sowohl morphologische als auch funktionelle Aussagen möglich. Die funktionellen Aspekte ergeben sich

1. aus dem zeitlichen Ablauf der Kontrastmittelausscheidung und dem Seitenvergleich der Kontrastmittelkinetik,
2. aus der Art der Ureterkontrastierung,
3. aus Aufnahmen im Liegen **und** im Stehen,
4. aus Aufnahmen vor **und** nach Miktion,
5. aus der Möglichkeit einer befundbezogenen Durchleuchtung und
6. aus der Möglichkeit, mittels Bildverstärkerphotographie und Serientechnik (6 bis 12 Aufnahmen/sek.), Videoaufzeichnung oder Kinematographie Funktionsabläufe direkt darstellen zu können.

9.1.2 Indikationen

Die Ausscheidungsurographie gilt wie in der Urologie unverändert auch in der Urogynäkologie als **Basisuntersuchung.** Die Indikationsbreite kann dann eingeschränkt werden, wenn durch die Befunde von Sonographie, Kreatininbestimmung im Serum, Isotopennephrographie (ING), Chromozystoskopie und CT mit intravenöser Kontrastmittelapplikation die therapierelevanten diagnostischen Informationen erhalten werden können. Es ist daher problematisch, die Indikationen schematisiert zu definieren:

1. Unbestritten und zwingend erforderlich ist eine AU bei einem unklaren, auffälligen bzw. **pathologischen nephrosonographischen Befund,** unabhängig von einer vorangegangenen oder nachfolgenden CT.
2. Eine uneingeschränkte Indikation zur AU stellt weiterhin die **absolute Harninkontinenz** dar (z. B. dystope Uretermündung oder andere Fehlbildungen, da hierfür die vorgenannten diagnostischen Verfahren nicht ausreichend informativ sind (Abb. 9-1).
3. Auch bei dem Verdacht auf das Vorliegen einer **urogenitalen Fistelbildung** oder für die Gesamteinschätzung einer bekannten Urogenitalfistel hinsichtlich eventueller therapeutischer Konsequenzen ist eine AU absolut indiziert. Am aussagekräftigsten ist sie hier mit erhöhtem KM.-Angebot (als Infusionsurogramm) und ggf. zusätzlichen Schichtaufnahmen (Abb. 9-2).
4. Die gehäuft vorhandenen **Fehlbildungen des Harntraktes** bei Genitalfehlbildungen sind sonographisch mit ausreichender Sicherheit erkennbar, insoweit es sich für die Frau um bedeutsame Befunde handelt — Nierenagenesie/-aplasie,

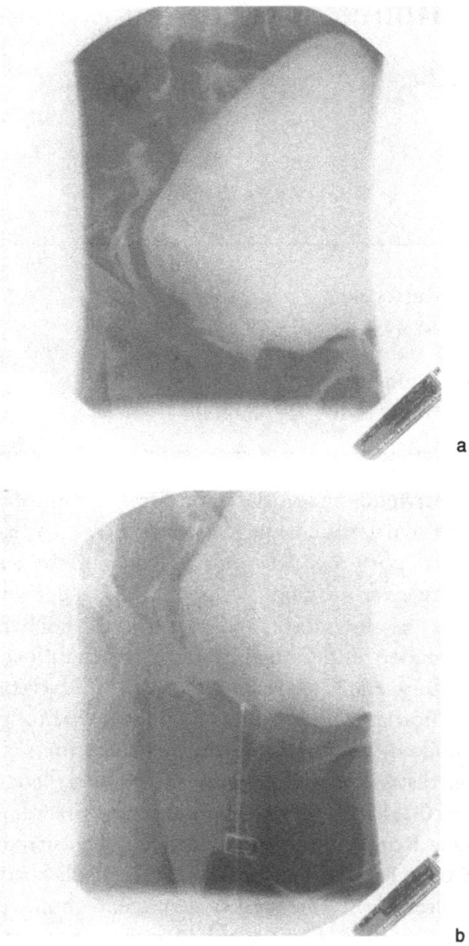

Abb. 9-1: **a**) Ausscheidungsurogramm (Infusion) mit Darstellung eines dystop in die Scheide mündenden Ureter fissus nach kaudal. **b**) Sondierung eines der vaginalen Ureterostien und Markierung der Urethra durch einen kontrastmittelgetränkten Docht.

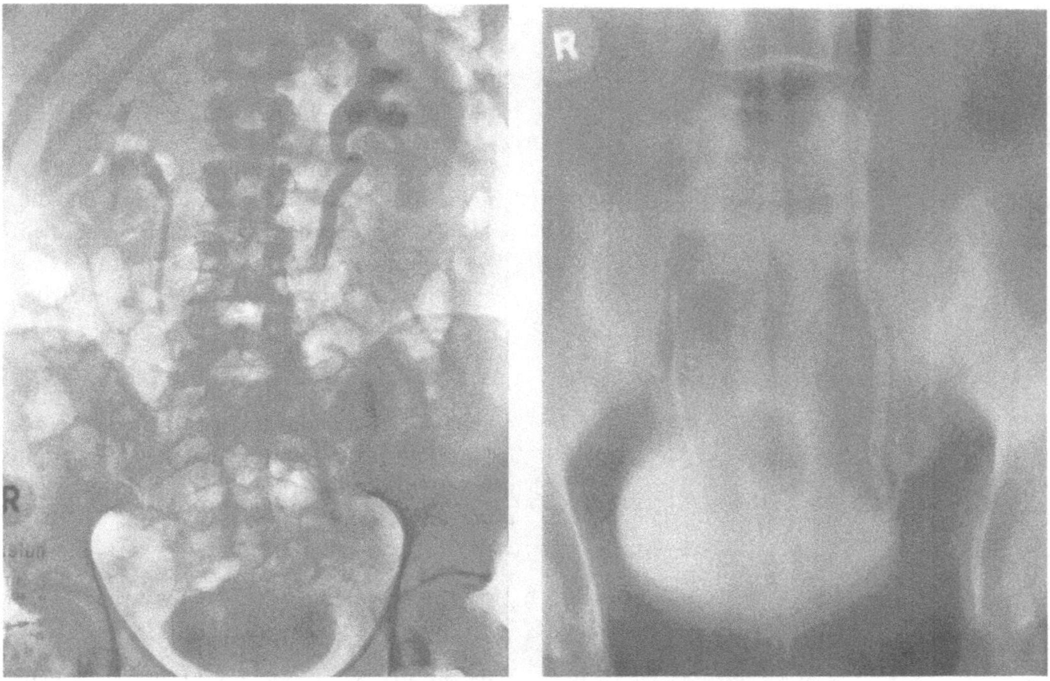

a b

Abb. 9-2: **a**) Ausscheidungsurogramm (Infusion). (Aufn. 10 min. p. i.) Inkomplette Ureter-Scheiden-Fistel links mit Harnabflußbehinderung. **b**) Infusionsurogramm mit Tomographie der pelvinen Ureterabschnitte bei Ureter-Scheiden-Fistel links.

Nierendystopie u. ä. Ein Ureter fissus oder duplex (Abb. 9-3) kann sonographisch nicht sicher vermutet werden, ist aber auch für die Fragestellung zunächst ohne klinische Bedeutung. Lediglich vor einer vorgesehenen operativen Korrektur einer genitalen Fehlbildung ist somit eine AU noch indiziert.

5. Bei einer **Genital- bzw. Urogenitaltuberkulose** sollte eine AU zur Beurteilung eventuell vorhandener morphologischer und funktioneller Veränderungen am Harntrakt durchgeführt werden.

6. Auch **rezidivierende Harnwegsinfekte** stellen eine Indikation zur AU dar, um disponierende Faktoren und das Ausmaß möglicherweise schon vorhandener morphologischer und funktioneller Veränderungen nachzuweisen.

7. In der **gynäkologischen Onkologie** gilt unverändert der Grundsatz, den Harntrakt prätherapeutisch (Operation, Bestrahlung) morphologisch und funktionell erschöpfend zu beurteilen. Vorbestehende Erkrankungen müssen erkannt werden, um therapiebedingte Komplikationen zu vermeiden und um auftretende Komplikationen in den richtigen klinischen Zusammenhang einordnen zu können, nicht zuletzt auch unter gutachterlichem Aspekt. Das trifft sowohl auf die Primärdiagnostik und -behandlung, als auch auf die Rezidivdiagnostik und -behandlung zu.

Prinzipiell sollte **vor jeder geplanten Eröffnung des Retroperitonealraumes** (z. B. Lymphonodektomie) eine AU erfolgen, da ein Ureter fissus und die Höhe der Vereinigung beider Ureteren sonographisch nicht sicher diagnostizierbar sind. Liegt eine CT mit i. v. KM-Gabe vor bei qualitativ guter Bildgebung und konstitutionell bedingter guter Beurteilbarkeit – Einschränkungen z. B. bei sehr schlanken Patienten –

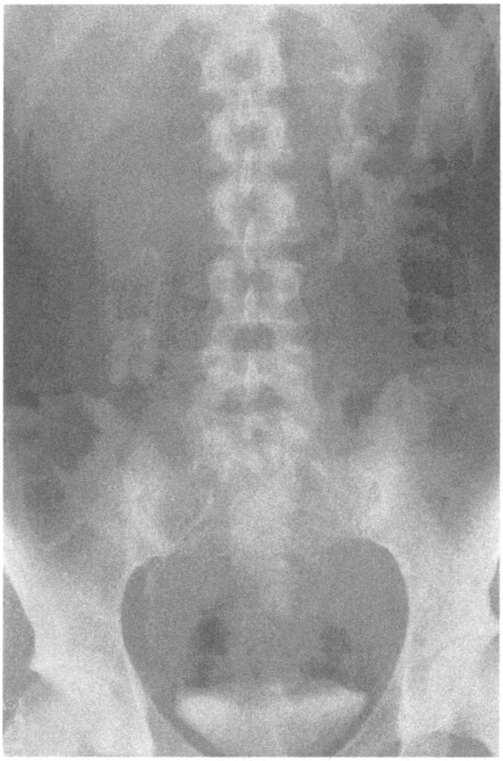

Abb. 9-3: Ausscheidungsurogramm. Aufnahme 15 min. p. i. Ureter duplex rechts.

ohne Anhalt für eine Doppelanlage der Ureteren, kann auf eine AU verzichtet werden.

Vor einer Strahlentherapie müssen Harntransportstörungen und entzündliche Harntraktveränderungen ausgeschlossen werden bzw. bekannt sein, um ernsten urologischen Komplikationen während der Bestrahlung vorbeugen zu können. Harntransportstörungen können durch Sonographie, ING, Chromozystoskopie und CT erkannt werden. Liegt ein entsprechender Hinweis vor, muß zusätzlich eine AU erfolgen. Für den Nachweis entzündlich bedingter morphologischer Veränderungen ist die AU die aussagekräftigste Untersuchungsmethode.

Anamnese und Klinik können auch bei ausgeprägten Veränderungen unergiebig sein, Sonographie und CT vermögen auch bei subtiler Untersuchungstechnik und optimalen Untersuchungsbedingungen erst relativ spät deutliche morphologische Veränderungen mit Parenchymreduzierung nachzuweisen. Somit ist letztlich eine AU vor jeder Strahlentherapie im Beckenbereich und der lumbalen Region indiziert.

Generell muß man sich bei der Indikationsstellung zur AU vergegenwärtigen, daß die AU die dritte Ebene zu den horizontalen Querschnittsbildern der CT darstellt und den Harntrakt zusammenhängend und übersichtlich abzubilden vermag.

Die Indikationen sollten immer gemeinsam vom Gynäkologen und Radiologen gestellt werden. Es müssen dafür vorangegangene Untersuchungen verfügbar sein und in die Entscheidungsfindung einbezogen werden.

9.1.3 Kontraindikationen

Eine absolute Kontraindikation zur AU ist lediglich in einer *Niereninsuffizienz* mit Kreatininwerten über 800 µmol/l zu sehen. *Hyperthyreose, Hypokalzämie* und eine bekannte KM-Allergie stellen relative Kontraindikationen dar. Sie erfordern eine strenge Überprüfung der Indikationsstellung und ggf. eine entsprechende Vorbehandlung. Auch *schwere Herz-Kreislauf-Erkrankungen* zählen zu den relativen Kontraindikationen. In der *Schwangerschaft* gilt für ein AU lediglich noch eine Indikation – das Zervixkarzinom mit vorgesehener Radikaloperation, Lymphonodektomie und/oder Strahlentherapie. Wird gleichzeitig die Indikation zu einer Lymphographie gesehen, sollten beide Untersuchungen kombiniert werden. Bei nicht lebensfähigem Kind kann die vollständige Aufnahmeserie erfolgen, bei zu erwartender Lebensfähigkeit des Feten sollte die Untersuchung auf eine Abdomenübersichtsaufnahme 10 Minuten post injectionem reduziert werden.

9.1.4 Vorbedingungen

Die Patientin muß mindestens 24 Stunden vor der Untersuchung nachweislich über die möglichen Komplikationen aufgeklärt werden und ihr Einverständnis durch Unterschrift dokumentieren. Eine mögliche Schwangerschaft ist auszuschließen. Zwei Tage vor der Untersuchung sollen blähende Speisen vermieden werden, und es muß eine medikamentöse Darmentleerung erfolgen. Das Nüchternheitsgebot bis zu 6 Stunden vor der Untersuchung wird aufgrund der guten Verträglichkeit nichtionischer KM zunehmend gelockert, so daß die Einnahme einer leichten Mahlzeit am Morgen des Untersuchungstages durchaus möglich ist. Keinesfalls darf eine Flüssigkeitskarenz verordnet werden. Der Kreatininwert sollte nicht höher als 133 µmol/l liegen, ansonsten muß die **AU als Infusionsurogramm** mit erhöhtem KM-Angebot (100 ml KM mit 100 ml physiologischer Kochsalzlösung oder 5%iger Glukose in 10 Minuten) erfolgen.

Für den Fall einer therapiebedürftigen KM-Reaktion müssen die entsprechenden Notfallmedikamente und ein Sauerstoffgerät am Arbeitsplatz vorhanden sowie eine eventuell erforderliche Intubation organisatorisch abgesichert sein.

9.1.5 Untersuchungstechnik

Die physikalisch-technischen Aufnahmebedingungen sowie die Qualitätskriterien zur Beurteilung radiologischer Diagnostik sind in den *„Leitlinien der Bundesärztekammer zur Qualitätssicherung in der Röntgendiagnostik“* vom 9. 12. 88 und in den *„Richtlinien über Kriterien zur Qualitätsbeurteilung in der radiologischen Diagnostik“* gemäß § 136 SGB V (Qualitätsbeurteilungs-Richtlinien) vom 17. 6. 92 vorgegeben.

Nach Entleerung der Harnblase erfolgt die Lagerung des Patienten auf dem Flachblendentisch in Rückenlage.

1. Anfertigen einer **Abdomenübersichtsaufnahme**,
– um eine überlagerungsfreie Darstellbarkeit des Harntraktes zu beurteilen (Darmluft, Kotfüllung, KM-Reste vorangegangener Untersuchungen),
– um die Nativschatten der parenchymatösen Organe und des Musculus psoas sowie die dargestellten Abschnitte des Skelettsystems zu beurteilen und
– um kalkdichte Verschattungen abzugrenzen, bevor sie später evtl. durch KM überlagert werden (Gallenblasensteine in Projektion auf die rechte Niere, verkalkte mesenteriale Lymphknoten, Nieren- und Harnleiterkonkremente, Blasensteine, Konkremente in Harnblasen- oder Urethradivertikeln, Phlebolithen, Myomverkalkungen, Fremdkörper, Psammomverkalkungen bei malignen Ovarialtumoren).
2. Zügige Injektion von 1 ml körperwarmen KM/kg Körpergewicht. **Aufnahme der Nierenregion** unmittelbar nach Injektionsende zur Erfassung der Parenchymphase des KM (nephrographischer Effekt).
3. 7–10 Minuten später **nochmalige Aufnahme der Nierenregion** zur Erfassung der Ausscheidungsphase. Über die vorherige Anlage eines Ureterkompressoriums zur besseren Auffüllung des Nierenhohlsystems bestehen geteilte Meinungen. Um eine mögliche Nierenschädigung (Fornixruptur, pyelorenaler Influx) zu vermeiden, sollte auf ein Kompressorium verzichtet werden.
4. Nach weiteren 5 Minuten **Abdomenübersichtsaufnahme zur Beurteilung des Abflusses,** der Ureteren und der Harnblase.
5. **Aufnahme im Stehen nach Miktion**, wiederum zur Beurteilung der Abflußverhältnisse, zur Erkennung von Lageveränderungen (Nieren, Harnblase) und eines evtl. Restharns.

Befundbezogene Zusatzaufnahmen können sein:

- **Spätaufnahmen**, um bei zunächst stummer Niere noch eine Restfunktion nachweisen zu können oder um bei einer Harnabflußstörung ohne Ureterdarstellung evtl. doch noch den Ureter kontrastieren zu können.
- **Aufnahme der Harnblasenregion** nach Miktion zur Restharnbeurteilung, zur Beurteilung der Entleerungsfähigkeit von Divertikeln und zur besseren Erkennbarkeit praevesikaler Harnleiterkonkremente.
- **Schichtaufnahmen der Nieren** zu deren überlagerungsfreier Beurteilbarkeit.
- **Schichtaufnahmen der pelvinen Ureterabschnitte** bei Ureter-Scheiden-Fisteln zu deren prä- und postoperativen Beurteilbarkeit. Hierbei sollte immer eine KM-Infusion erfolgen, um ein ausreichendes KM-Angebot über die Zeit zu haben (s. Abb. 9-2).

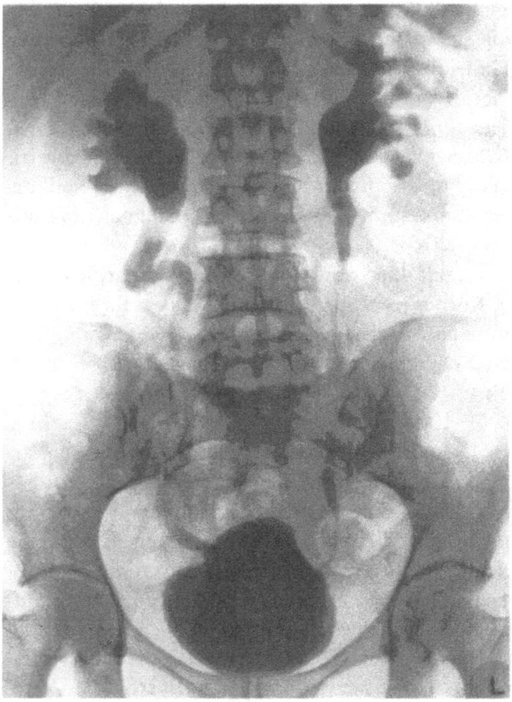

a

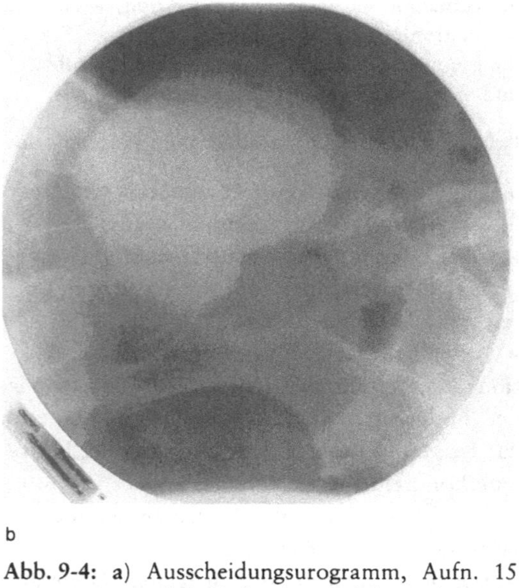

b

Abb. 9-4: a) Ausscheidungsurogramm, Aufn. 15 min. p. i. Harnabflußbehinderung bds. nach Strahlentherapie infolge beidseitiger praevesikaler Ureterstenosierung. Während der rechtsseitige Befund auf der Übersichtsaufnahme erkennbar ist, kann b) der linke prävesikale Ureterabschnitt erst unter rotierender Durchleuchtung dargestellt werden.

- **Durchleuchtungsgezielte Aufnahmen** unübersichtlicher Abschnitte des Harntraktes oder für weitere funktionelle Aussagen (Abb. 9-4).

9.1.6 Grenzen der Auswertung

Eine urographisch auch nach 24 Stunden stumme Niere kann noch eine Restfunktion besitzen und sich nach einem Zeitraum von bis zu 6 Monaten wieder erholen, z. B. nach ultraschallgestützter Anlage einer Nephrostomie bei gestautem Harnsystem.

9.2 Zystographie

9.2.1 Prinzip

Retrograde Füllung der Harnblase mit Kontrastmittel – Luft und/oder wasserlösliches jodhaltiges KM – zur Beurteilung der Blasenwand.

9.2.2 Indikationen

Durch die sonographischen Untersuchungstechniken – abdominell, vaginal, rektal – und z. T. auch die CT konnte das Indikationsspektrum für eine Zystographie stark reduziert werden.
In der Urogynäkologie verbleiben lediglich noch drei Indikationen:

1. Die **Stufenzystographie** zur **Beurteilung der Wanddehnbarkeit.** Es kann im Verdachtsfall (z. B. zystoskopisch bullöses Ödem) der Nachweis bzw. Ausschluß einer umschriebenen Blasenwandinfiltration durch einen gynäkologischen Tumor erbracht werden.
2. Die **Zystographie zur Fisteldiagnostik.** Sie dient

- dem Nachweis bzw. Ausschluß einer Fistel,
- der Lokalisation einer Fistel,
- der Darstellung von Verlauf und Ausdehnung einer Fistel und
- der Bestimmung des fisteltragenden Nachbarorganes: Blasen-Scheiden-Fistel, Blasen-Uterus-Fistel, Blasen-Darm-Fistel, Blasen-Haut-Fistel.

3. Die **Zystographie zur Diagnostik von Fehlbildungen,** z. B. Doppelanlagen, persistierender Urachus.

9.2.3 Kontraindikationen

Akuter Harnweginfekt.

9.2.4 Vorbedingungen

Es muß in etwa die maximale Blasenkapazität bekannt sein. Durch eine Zystoskopie und/oder Sonographie muß die Lokalisation des vermuteten oder betroffenen Wandabschnittes bekannt sein. Vor einer röntgenologischen Fisteldiagnostik sollten alle anderen Möglichkeiten – Blauprobe u. ä. – ausgeschöpft sein.

9.2.5 Untersuchungstechnik

1. Stufenzystographie

Über einen Katheter wird wasserlösliches jodhaltiges KM in drei Stufen mit jeweils einem Drittel der maximalen Blasenkapazität in die Harnblase instilliert. Nach jeder Stufe wird eine Aufnahme auf ein und demselben Film exponiert.

Die Aufnahmeposition muß sich nach der vermuteten Lokalisation richten. Der entsprechende Wandabschnitt sollte möglichst tangential im Strahlengang liegen. Der Füllungsvorgang kann in verschiedenen Aufnahmepositionen (durchleuchtungsgezielt) wiederholt werden, die Röntgenröhre muß eventuell um 30° kranialwärts gekippt werden.

Bei einer karzinomatösen Infiltration resultiert lokal eine mangelhafte Entfaltung der Blasenwand, bei einer Bestrahlungsfolge ist die Entfaltbarkeit gleichmäßig eingeschränkt.

2. Fisteldiagnostik

Es wird höher konzentriertes KM als bei der Stufenzystographie verwendet, aber ebenfalls wasserlösliches jodhaltiges KM und über einen Katheter in die Harnblase instilliert. Die Fistelsuche bzw. -darstellung erfolgt unter Durchleuchtungskontrolle. Kann das fisteltragende Nachbarorgan schon vorher vermutet werden, ermöglicht eine Luftinsufflation in dieses Organ vor der Zystographie eine wesentlich bessere Fisteldarstellung.

3. Fehlbildungsdiagnostik

Die Kontrastmittelapplikation entspricht der Fisteldiagnostik.

9.2.6 Grenzen der Methode

Bei großen Fisteln kann die Auffüllung der Harnblase unmöglich sein. Es müssen dann Modifikationen improvisiert werden, wenn auf die röntgenologische Fisteldiagnostik nicht verzichtet werden kann (Lage der Fistel zu den Ostien, evtl. drittes Fistelorgan)? Bei einer großen Blasen-Scheiden-Fistel kann z. B. die Fistelöffnung von der Scheide her durch einen entsprechenden Ballonkatheter zunächst abgedichtet werden.

Nur in Richtung Harnblase passierbare Ventilfisteln müssen über die Nachbarorgane dargestellt werden, z. B. Blasen-Uterus- oder Blasen-Zervix-Fisteln mittels Hysterosalpingographietechnik. Für KM oder auch Spülflüssigkeit nicht passierbare Haarfisteln sind oft noch durch einen Luftübertritt nachweisbar. Bei dem Verdacht auf eine Blasen-Scheidenfistel z. B. wird nach Auffüllen der Harnblase mit Luft unter kontinuierlicher Spiegeleinstellung der Scheide und Betätigen der Bauchpresse (Husten, Valsalva, Aufrichten des Oberkörpers) nach einem bläschenförmigen Luftaustritt gesucht.

9.3 Urethrographie

9.3.1 Prinzip

Die röntgenologische Darstellung der Urethra ist prinzipiell antegrad als **Miktionsurethrographie** (s. Abschnitt 9.6) und retrograd als **Doppelballon-Urethrographie** jeweils mit wasserlöslichem jodhaltigem KM möglich.

9.3.2 Indikationen

1. Verdacht auf Urethradivertikel bzw. Differentialdiagnose zwischen suburethralem Tumor und Divertikel
2. Schmerzhafter Katheterismus
3. Rezidivierende Harnwegsinfekte
4. Urethrales Syndrom (häufige und erschwerte Miktionen, Schmerzen in Urethra, Harnblase und Nierengegend sowie Harndrang, evtl. verbunden mit Inkontinenz, Nykturie und Dysurie)
5. Verdacht auf Urethra-Scheiden-Fistel
6. Uromanometrisch nachgewiesene Funktionsstörung im Bereich von Harnblase und Urethra, z. B. Urethrainstabilität
7. Zustand nach erfolgloser Harninkontinenzoperation
8. Differentialdiagnose zwischen funktionell oder mechanisch bedingter infravesikaler Obstruktion

Insbesondere sollte bei rezidivierenden Harnweginfekten und der chronischen Pyelonephritis an einen möglichen Fokus im Bereich der Urethra gedacht werden. Die Urethrographie stellt hier eine noch weitgehend ungenutzte diagnostische Reserve dar.

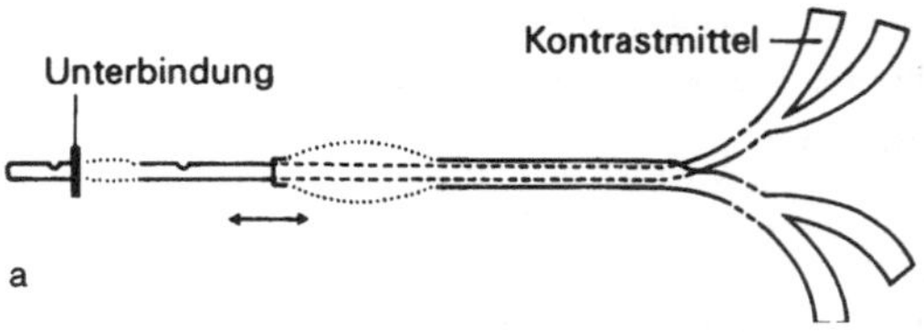

a

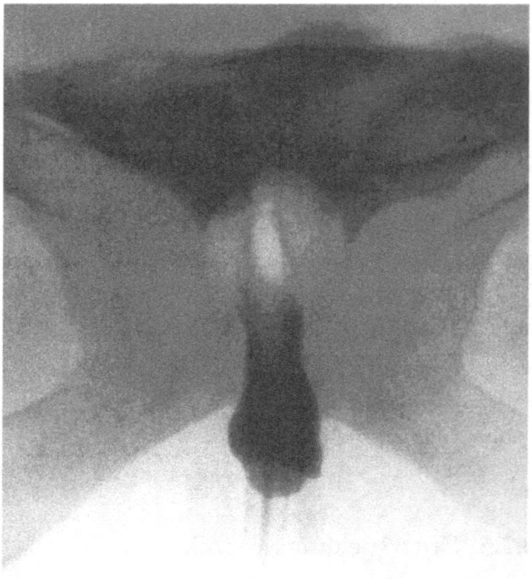

b

Abb. 9-5: a) Schematische Darstellung eines Doppelballonkatheters. b) Doppelballon-Urethrographie, ap-Aufnahme, Normalbefund.

9.3.3 Kontraindikationen

Akuter Harnweginfekt.

9.3.4 Vorbedingungen

Diagnostisches Basisprogramm (s. Kap. 3) in Abhängigkeit von der Indikationsstellung.

9.3.5 Technik

Orificium urethrae internum et externum werden mit Hilfe eines Doppelballonkatheters abgedichtet. Durch Verschieben der beiden Katheter gegeneinander kann der Abstand der Ballons der individuellen Harnröhrenlänge angepaßt werden. Über eine seitliche Öffnung des Katheters zwischen den Ballons kann unter Durchleuchtung wasserlösliches jodhaltiges KM (5–10 ml) in das Urethralumen instilliert werden mit einem maximalen Druckaufbau von 20 Torr. Es werden Aufnahmen im a. p.-Strahlengang, in beiden Schrägpositionen und in Seitenlage angefertigt (Abb. 9-5).

9.3.6 Auswertungsmöglichkeiten

Es können folgende Befunde erhoben werden:

1. entzündlich bedingte Veränderungen der Urethrawand,
2. adhäsionsbedingte Lumenschwankungen,
3. urodynamisch wirksame Änderung des Urethralumens – eingeschränkte oder vermehrte Entfaltbarkeit
4. Divertikel, evtl. mit Nachweis von Konkrementen (Abb. 9-6),

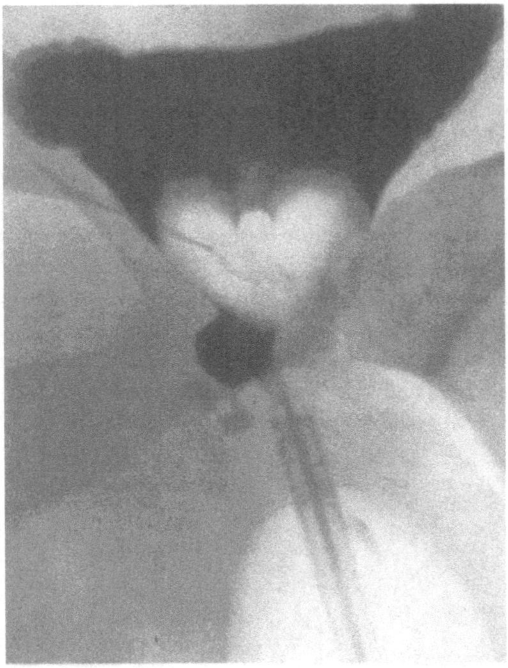

Abb. 9-6: Doppelballon-Urethrographie. Auffüllung von zwei enghalsigen Urethradivertikeln, ausgehend vom proximalen Urethradrittel mit muskulärer Wandschwäche.

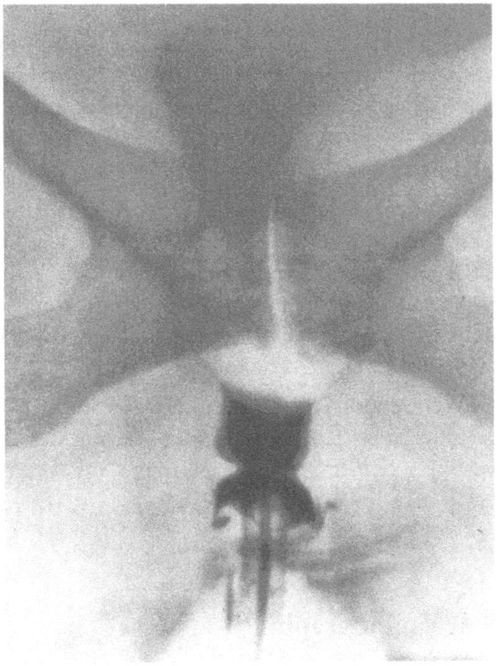

Abb. 9-7: Doppelballon-Urethrographie. Zirkuläre Striktur des mittleren Urethradrittels, regelrechte Darstellung der Skeneschen Drüsen.

5. entzündlich bedingte Veränderungen der paraurethralen Drüsen,
6. Polyp,
7. proximale muskuläre Wandschwäche der Urethra,
8. Stenose/Striktur (Abb. 9-7),
9. starre, kurze Urethra,
10. Urethra-Scheiden-Fistel (Abb. 9-8).

Die genannten Veränderungen können mechanische subvesikale Abflußbehinderungen darstellen, urodynamisch wirksame Funktionsstörungen bedingen und durch eine Störung des laminaren Urinflusses in der Urethra aszendierende Infektionen begünstigen.

9.3.7 Grenzen der Methode

Die Urethrographie ist gelegentlich mit stärkeren Schmerzen verbunden und kann zu Läsionen der Urethralschleimhaut führen.

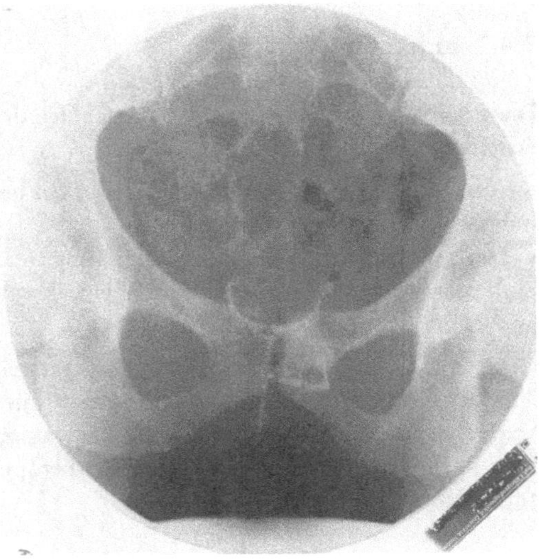

Abb. 9-8: Doppelballon-Urethrographie. Darstellung einer Urethra-Scheiden-Fistel mit Übertritt des Kontrastmittels in die Vagina.

Nicht immer gelingt eine suffiziente Abdichtung der Urethra. Es muß ein vaginaler KM-Influx vermieden werden, da ansonsten die Beurteilung der Urethra durch Überlagerungen unmöglich werden kann oder Urethra-Scheiden-Fisteln vorgetäuscht werden.

Es können keine funktionellen Aussagen direkt getroffen, nur indirekt abgeleitet werden. Bei entsprechenden Symptomen und fehlendem morphologischem Substrat muß an eine funktionelle Störung gedacht werden und eine diesbezügliche erweiterte Diagnostik erfolgen.

Bei Verklebung eines Divertikelhalses mit daraus resultierender fehlender Kontrastierung des Divertikels muß fälschlicherweise ein suburethraler Tumor angenommen werden.

9.4 Vaginographie

9.4.1 Prinzip

Nach Abdichtung des Introitus vaginae wird die Scheide mit wasserlöslichem jodhaltigem KM aufgefüllt.

9.4.2 Indikationen

Die Hauptindikation liegt auf dem Gebiet der **Fisteldiagnostik**

- Ausschluß bzw. Nachweis einer Fistel bei bestehendem klinischen Verdacht;
- Darstellung von Verlauf, Ausdehnung und Einbeziehung von Nachbarorganen bei bekannter Vaginalfistel.

Gelegentlich ist die Vaginographie zur Darstellung der *Größe eines Scheidenblindsackes* hinter Vaginalstenosen nach Anlage einer Neovagina oder nach einer intrakavitären Strahlentherapie angezeigt.

9.4.3 Kontraindikationen

Akute Vulvovaginitis.

9.4.4 Vorbedingungen

Bei Verdacht auf Vorliegen einer Ureter-Scheiden-Fistel sollten zunächst die diagnostischen Möglichkeiten eines Infusionsurogrammes (s. Abschn. 9.1) mit Uretertomographie ausgeschöpft werden, um eine mögliche Keimaszension durch die Vaginographie mit der Folge einer akuten Pyelonephritis zu vermeiden (Abb. 9-9). Die gynäkologische Fisteldiagnostik setzt ein großes Maß an klinischer Erfahrung und Improvisationsfähigkeit voraus sowie die Kenntnis aller verfügbaren Voruntersuchungen. Neben einer Auswahl verschiedener Katheter müssen

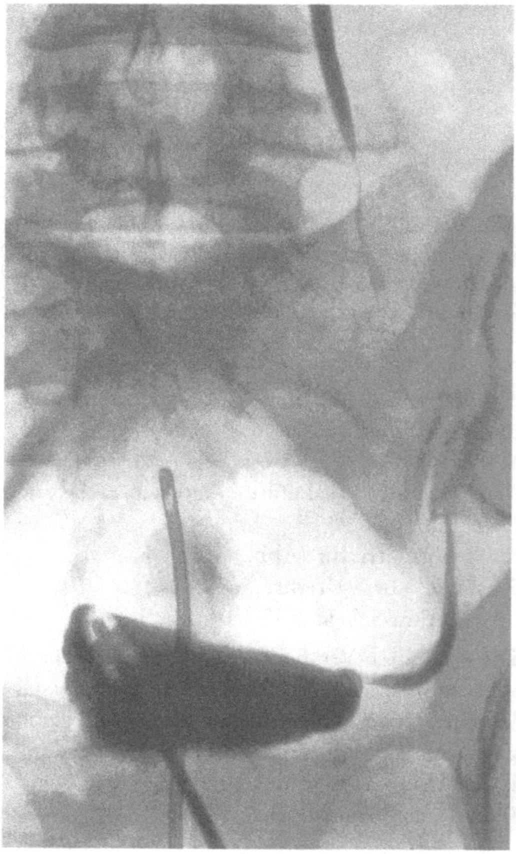

Abb. 9-9: Vaginographie mit Darstellung einer Ureter-Scheiden-Fistel. Die Harnblase ist über einen noch liegenden Katheter mit Luft aufgefüllt – negatives Kontrastmittel, Scheidengewölbe und linker Ureter mit positivem Kontrastmittel kontrastiert.

eine Variation von Sonden unterschiedlicher Stärken und Krümmungen sowie Knopfkanülen und Neisser-Konus zur Verfügung sein.

9.4.5 Technik

Ein Tamponadeballonkatheter 22 Charr. wird in die Scheide eingeführt und maximal geblockt. Unter Durchleuchtungskontrolle werden bis zu 50 ml KM instilliert und Aufnahmen im a. p.-, beidseits schrägem und seitlichem Strahlengang angefertigt. Wie bei der Fisteldiagnostik mittels Zystographie (s. Abschnitt 9.2) gilt auch hier die Empfehlung, das vermutete fisteltragende Nachbarorgan vorher möglichst mit Luft aufzufüllen, um dadurch die Fisteldarstellung deutlich verbessern zu können (Abb. 9-10). Oft ist auch die zusätzliche Sondierung des Fistelganges – wenn möglich – hilfreich oder die KM-Instillation in den (vermuteten) Fistelgang über eine Knopfkanüle.

9.4.6 Grenzen der Methode

Introitusnah gelegene Fisteln können durch den Ballon des Katheters abgedeckt werden, so daß deren Darstellung erschwert ist. Sie müssen dann, wie auch Ventilfisteln, von den entsprechenden Nachbarorganen aus dargestellt werden oder mit Hilfe einer Knopfkanüle bzw. über einen Neisser-Konus.

9.4.7 Addendum: Darstellung von Vaginalzysten

Vaginalzysten können unmittelbar präoperativ punktiert, entleert und unter Durchleuchtungskontrolle mit wasserlöslichem jodhaltigem KM aufgefüllt werden. Ziel ist es, die Ausdehnung der Zyste zu definieren und einen eventuellen Gartner-Gangrest nachzuweisen bzw. auszuschließen, um ein Rezidiv zu vermeiden (Abb. 9-11).

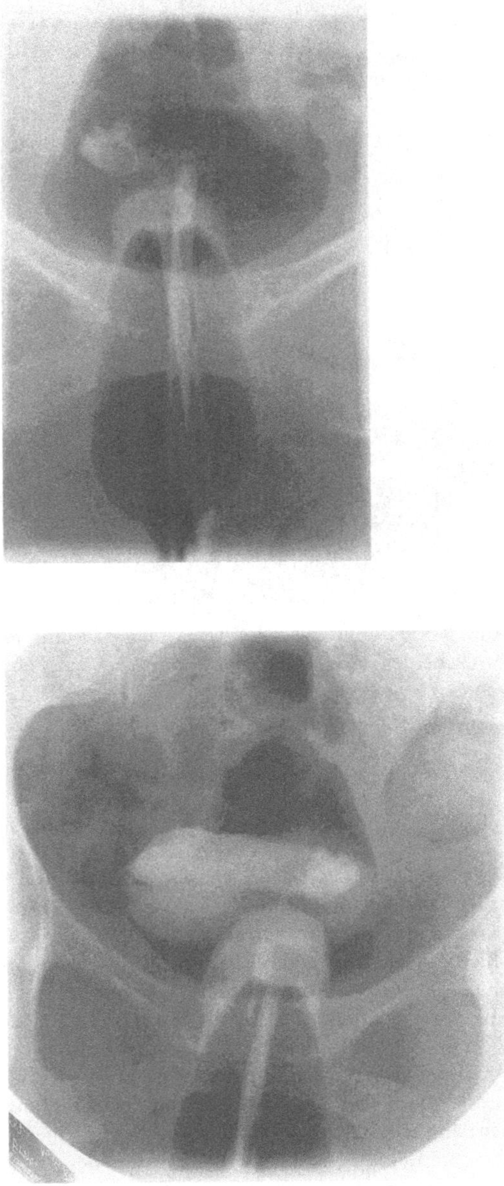

Abb. 9-10: Vaginographie mit Darstellung einer Blasen-Scheiden-Fistel. **a)** In Projektion auf die luftgefüllte Harnblase stellt sich ein unregelmäßig weiter Fistelgang dar mit einer Kontrastmittelaussparung durch ein Konkrement. **b)** Kontrastmittelübertritt in die Harnblase. Mittels Zystographie gelang die Fisteldarstellung trotz Nachweis einer bewegungsabhängigen Inkontinenz nicht – „Ventilstein".

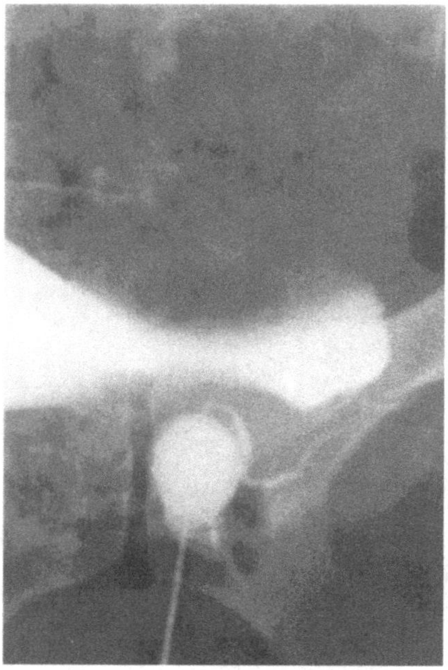

Abb. 9-11: Punktion und Kontrastmittelfüllung einer Scheidenzyste. Darstellung eines ca. 5 cm langen Gartner-Gangrestes.

9.5 Kolpourethrozystographie (KUZ)

Vorbemerkungen

Die Röntgendiagnostik der weiblichen Harninkontinenz hat seit F. v. Mikulicz-Radecki (1931) zahlreiche Modifikationen erfahren (Urethrozystographie, Zystourethrographie, Kolpozystourethrographie, Kolpozystorektographie, Viszerographie). Mit dieser Entwicklung war die Beschreibung einer Vielzahl von Röntgensymptomen verbunden, die einzeln oder in Kombination zum Ziel hatten, Diagnose und Differentialdiagnose der Harninkontinenz zu verbessern. Durch die jeweils unterschiedlichen methodischen Ansätze ist der Wert der Röntgendiagnostik heute umstritten. Die Ausprägung qualitativer und quantitativer Röntgenkriterien ist entscheidend von der Art der Urethramarkierung – Katheter, Kette, Docht u. a. – und vom Füllungsvolumen der Harnblase abhängig. Darüber hinaus gibt es eine ganze Reihe weiterer Einflußfaktoren, die die Vergleichbarkeit der Methoden erschwert. Es wird daher nachfolgend die *eigene Methodik der druckkontrollierten Docht-Kolpourethrozystographie* (**DDKUZ**) beschrieben, die auf der Grundlage umfangreicher methoden-kritischer Untersuchungen entstanden ist. Als Referenzsystem dienten eine standardisierte Anamnese, die klinische Untersuchung unter Einschluß von Funktionstesten sowie komplexe urodynamische Untersuchungen. Es muß betont werden, daß die Röntgenuntersuchung auch nur in dieser Komplexität ihren Platz hat und niemals als alleinige Untersuchungsmethode gelten kann. Es soll weiterhin betont werden, daß die Röntgendiagnostik im Gegensatz zur CT mit den heutigen technischen Möglichkeiten auch wesentliche funktionelle Aussagen realisieren kann.

9.5.1 Prinzip

Nach Kontrastierung von Vagina, Urethra und Harnblase werden Aufnahmen in verschiedenen Funktionszuständen des Beckenbodens angefertigt. Von diesen Funktionszuständen – Ruhe, Beckenbodenkontraktion (BBK), Valsalva (Bauchpresse, BP), Husten – müssen die BBK und das Valsalvamanöver vor der Untersuchung mit in die Scheide eingelegtem Finger kontrolliert geübt werden. *Die Untersuchung erfolgt dann im Stehen.* Voraussetzung für eine Auswertung der Röntgenaufnahmen ist eine intraabdominelle Druckerhöhung beim Valsalva von mindestens 40 Torr. Zur Kontrolle wird eine Sonde im Rektum plaziert und das angeschlossene Manometer mit in den Strahlengang gebracht.

9.5.2 Indikationen

1. Objektivierung einer **Streßinkontinenz** bzw. Streßkomponente bei Mischinkontinenz.

Die Sensitivität bei noch nicht operierten Frauen beträgt 86,7%, die Spezifität 82,4%, bei voroperierten Patientinnen 80,0% bzw. 75,6%. Diese Angaben beziehen sich nur auf die Methodik der druckkontrollierten Docht-Kolpourethrozystographie.

2. Präoperative Beurteilung der **Lageverhältnisse** von Harnblase, Urethra und Vagina zueinander und zur Symphyse zur Auswahl des adäquaten Operationsverfahrens.

3. Postoperative **Harninkontinenzrezidive.**

4. Verdacht auf urogenitale **Adhäsionen** sowie Starre von Urethra und Beckenboden.
5. **Gutachterliche Beurteilung** bei Harninkontinenz.
6. Überprüfung eines **Operationserfolges**/einer **Operationsmethode**.

9.5.3 Kontraindikationen

Akuter Harnweginfekt.

9.5.4 Vorbedingungen

Es sollten alle Möglichkeiten einer konservativen Therapie ausgeschöpft (s. Kap. 16.7) und das diagnostische Basisprogramm bei Harninkontinenz (s. Kap. 16.4) erfolgt sein. Ob die KUZ vor oder nach einer urodynamischen Katheteruntersuchung durchgeführt wird, ist nicht entscheidend, da sich beide Methoden ergänzen.

9.5.5 Technik

Ein mit Lipiodol UF getränkter textiler Docht wird mit Hilfe eines speziellen Katheters in die Urethra so eingelegt, daß er als Duplikatur beidseits der Crista urethralis liegt. Über den gleichen Katheter erfolgt die Instillation von 250 ml (entsprechend der durchschnittlichen halben maximalen Blasenkapazität wie bei urodynamischen Untersuchungen) eines KM-Gemisches: 190 ml physiologische Kochsalzlösung, 40 ml eines wasserlöslichen jodhaltigen i. v.-Kontrastmittels (300 mg Jod/ml) und 20 ml eines dispersen wasserlöslichen jodhaltigen KM mit höherer Dichte als das vorgenannte. Letzteres sedimentiert auf dem Blasenboden und ergibt eine kontrastreiche Markierung des urethrovesikalen Überganges. Nach Entfernung des Katheters werden die Scheidenwände mit einer Bariumpaste bestrichen. Anschließend wird über den Urethradocht eine definierte Metallmarkierung gefädelt (z. B. eine Büroklammer) und am Orificium urethrae externum fixiert. Sie dient als Maßstab für die Ausmessung der anatomischen Urethralänge (AUL). Abschließend Einlage der Sonde in das Rektum, Aufrichten der Patientin und Positionierung des Manometers der Rektalsonde zwischen Patient und Untersuchungstisch.

Es werden vier Aufnahmen angefertigt:
1. a. p. in Ruhe
2. seitlich in Ruhe
3. seitlich bei Beckenbodenkontraktion (BBK)
4. seitlich bei Bauchpresse (BP).

Danach erfolgt noch die Dokumentation einer Hustenserie mit einer Aufnahmefrequenz von 6 Bildern/Sekunde (Abb. 9-12).

9.5.6 Auswertungsmöglichkeiten

Grundsätzlich wird zwischen nicht operierten und operierten Patienten unterschieden. Von verschiedenen Tests multivariater Diskriminanzanalysen hat sich die folgende Merkmalskombination von Röntgensymptomen als am aussagekräftigsten für die Beurteilung Belastungsinkontinenz ja/nein erwiesen (Abb. 9-13):

1. Differenz der anatomischen Urethralänge zwischen Ruhe und BP;
2. Größe des Blasenhalswinkels in Ruhe und bei BP;
3. Lage der beiden Dochtschenkel in der Urethra zueinander;
4. Lokalisation des Urethraabganges in Relation zur Inferior pubic point line in Ruhe und bei BP;
5. Differenz des anterioren Urethrovesikal-Winkels zwischen BP und BBK;
6. und 7. Lage des Urethraabganges zum Blasenboden in Ruhe und bei BP;
8. Art des Descensus vesicae bei der BP;
9. und 10. Form des Scheidenprofils in Ruhe und bei BP;
11. Ausmaß des Tiefertretens des Urethraabganges bei der BP.

Die Auswertung der einzelnen Merkmale erfolgt mit Hilfe einer Diskriminanzfunktion und ermöglicht eine Zuordnung in Belastungsinkontinenz bzw. Streßkomponente – *sicher* – *wahrscheinlich* – *möglich* – *unwahrscheinlich* – *keine*.

Unabhängig von dieser Auswertung hat sich auch die **Ausbildung eines trichterförmigen urethrovesikalen Überganges** bereits in Ruhe oder unter der BP als relevant für das Vorliegen einer

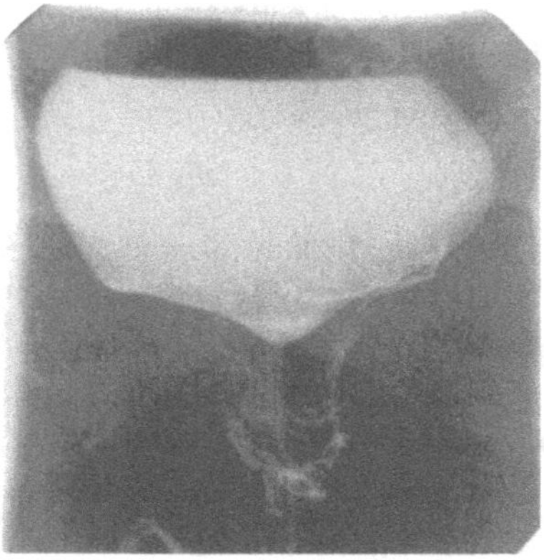

a

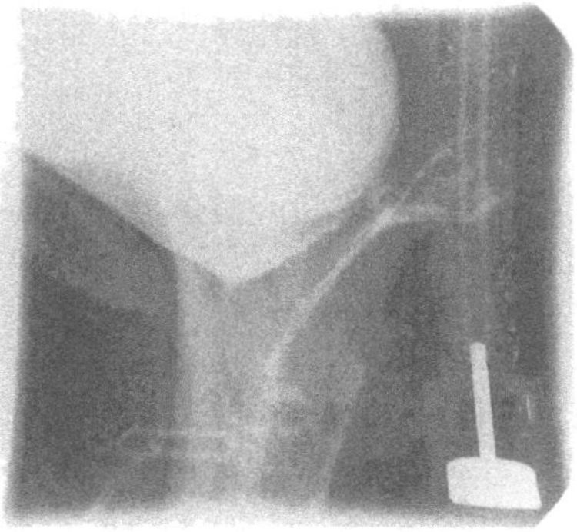

b

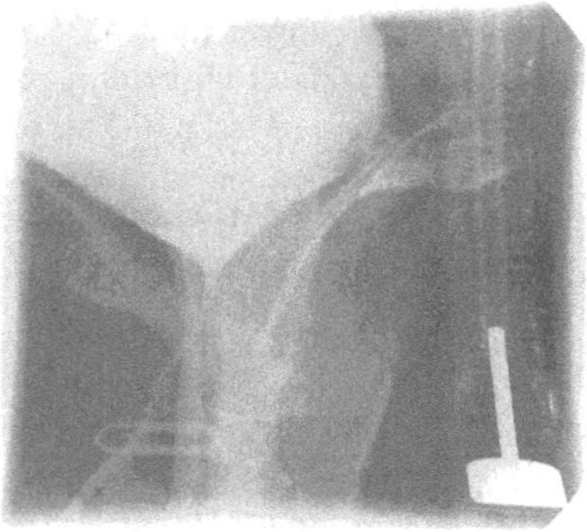

c

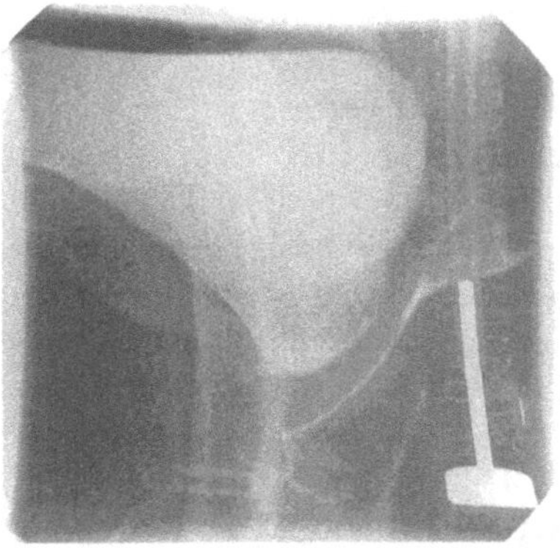

d

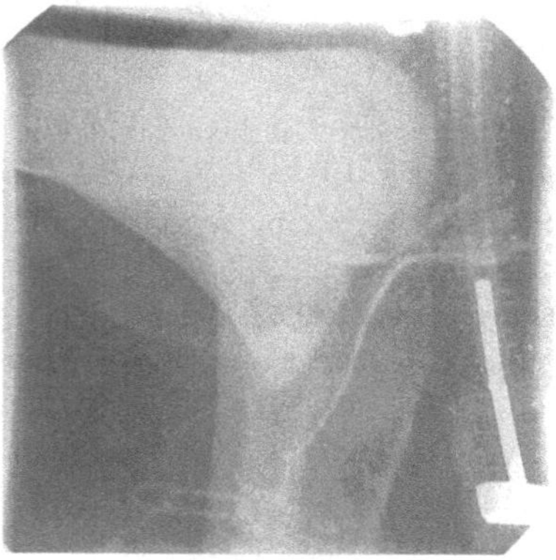

Abb. 9-12: Kolpurethrozystographie. Keine Belastungsinkontinenz. **a**) a. p.-Strahlengang, Ruhe **b**) Seitlicher Strahlengang, Ruhe **c**) Seitlicher Strahlengang, Beckenbodenkontraktion **d**) Seitlicher Strahlengang, Bauchpresse: Überwiegend rotatorischer Descensus vesicae et urethrae. **e**) Seitlicher Strahlengang, Husten: Vertikaler Descensus vesicae und rotatorischer Descensus urethrae.

Streßinkontinenz erwiesen. Die Beurteilung darf aber nur auf der seitlichen Aufnahme erfolgen. Der zumeist betrachtete **posteriore Urethrovesikalwinkel** konnte bei der Diskriminanzanalyse mit der höchsten Sensitivität und Spezifität aus rechentechnischen Gründen nicht berücksichtigt werden. In anderen untersuchten diskriminanzanalytischen Varianten hat er seinen hohen Stellenwert bewiesen. Sein Grenzwert für die Dochtmethode zwischen Kontinenz und Belastungsinkontinenz liegt bei 140°. Er ist deutlich methodenabhängig (Füllungsvolumen der Harnblase, Material zur Urethramarkierung).

Die weit verbreitete Klassifikation nach Green hat diesen Umstand ebenfalls zu berücksichtigen. Für die Wahl des geeigneten Operationsmodus definierte Green 1962 zwei Inkontinenztypen, denen Hodgkinson später einen dritten Typ hinzufügte:

Green I: Vollständiger oder fast vollständiger Verlust des posterioren Urethrovesikalwinkels, Inklinationswinkel (Neigung der Urethraachse zur Körpersenkrechten) maximal 45°, Urethraabgang unterhalb des unteren Symphysenrandes. der Befund entspricht einem vertikalen Descensus urethrae.
Green II: Vollständiger oder fast vollständiger Verlust des posterioren Urethravesikalwinkels, Inklinationswinkel über 45°, entsprechend einem rotatorischen Descensus urethrae, Urethraabgang ebenfalls unterhalb des unteren Symphysenrandes.
Green III: Entspricht Typ I, wobei aber der vesikalisierte Urethraabgang oberhalb der unteren Symphysenkante verbleibt.

Die daraus resultierenden Überlegungen für das operative Vorgehen sind in Kap. 16.8 nachzulesen.

Desweiteren sind Aussagen zur Blasenkonfiguration möglich, zum Vorliegen und zur Größe einer Zystozele und zu vesiko- oder urethrovaginalen Adhäsionen, die eine Urgeinkontinenz unterhalten können.

9.5.7 Grenzen der Methode

Bei einer absoluten urethralen Inkontinenz ist eine Auffüllung der Harnblase nicht möglich und die Untersuchung somit nicht durchführbar.

Detrusor- oder Urethainstabilität können beim Valsalvamanöver zu einer sturzartigen Blasenentleerung mit Herauspressen des Dochtes führen, so daß die Untersuchung dann nicht in der üblichen Form auswertbar ist.

Durch einen *Deszensus des seitlichen Blasenbodens* wird im seitlichen Strahlengang der urethrovesikale Übergang überlagert, so daß eine Auswertung nicht möglich ist.

Eine sich an die Untersuchung anschließende Miktionsurographie kann nicht empfohlen werden, da die untersuchungsbedingte Irritation der Urethra keine regulären physiologischen Funktionsabläufe garantiert. Sie sollte als eine separate Untersuchung erfolgen.

9.6 Miktionszystourethrographie (MCU)

9.6.1 Prinzip

Im Anschluß an ein Ausscheidungsurogramm oder nach separater KM-Füllung der Harnblase erfolgen unter Durchleuchtungskontrolle die Aufzeichnung des Miktionsvorganges sowie dessen Unterbrechung (Stopptest) mittels Seriographie bei 6–12 Bildern/Sekunde oder besser mittels Videoaufzeichnung.

9.6.2 Indikationen

Funktionelle Harninkontinenz und Blasenentleerungsstörungen.

9.6.3 Kontraindikationen

Akuter Harnwegsinfekt.

9.6.4 Vorbedingungen

Diagnostisches Basisprogramm (s. Kap. 3). Die Interpretation einer MCU ist meist nur zusammen mit einer Kolpourethrozystographie sinnvoll gegeben.

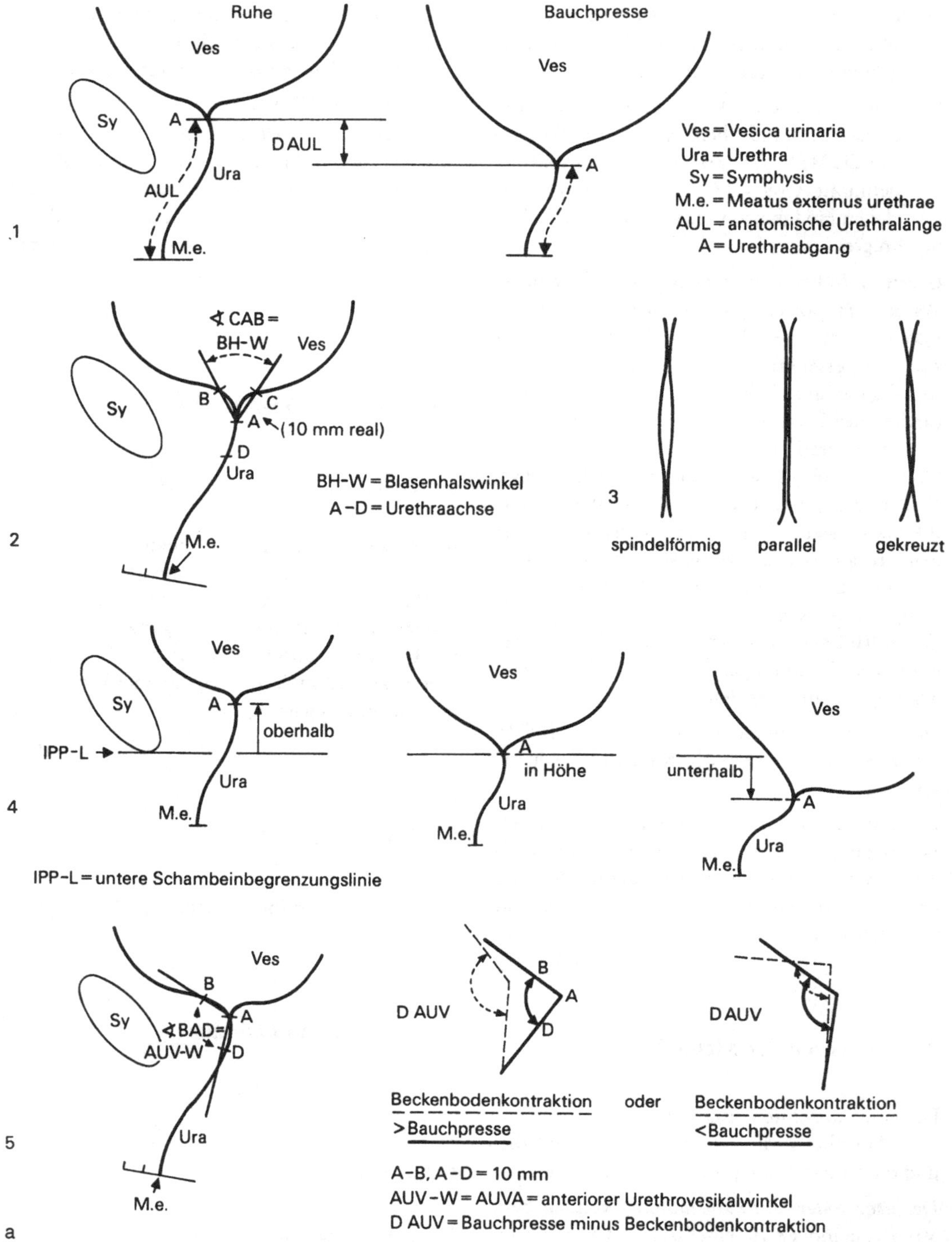

Abb. 9-13: Schematische Darstellung röntgenologischer Streßinkontinenzkriterien bei der DDKUZ

a) Für noch nicht operierte und voroperierte Patienten gleichermaßen zutreffend,

6
7

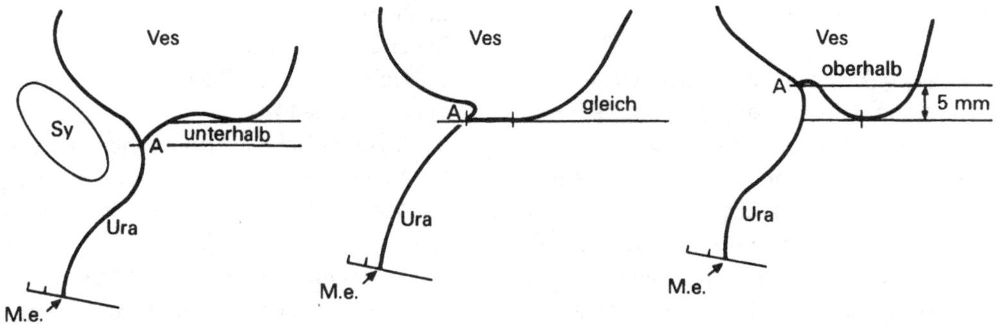

8

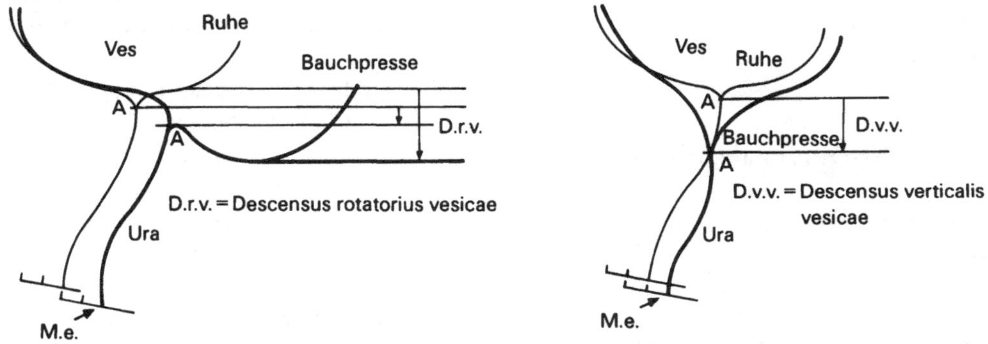

9
10

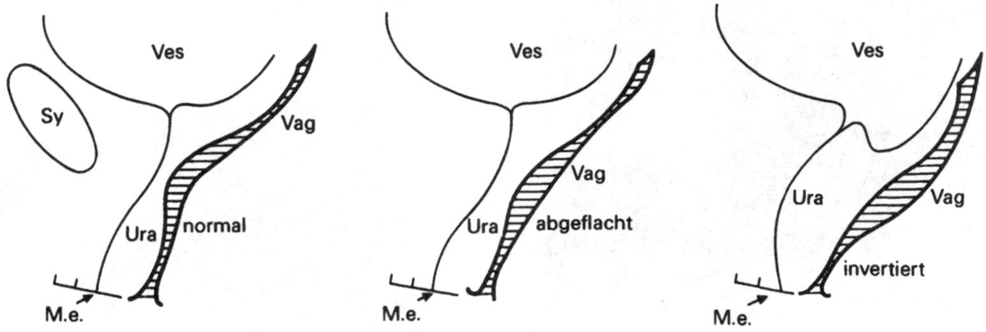

11

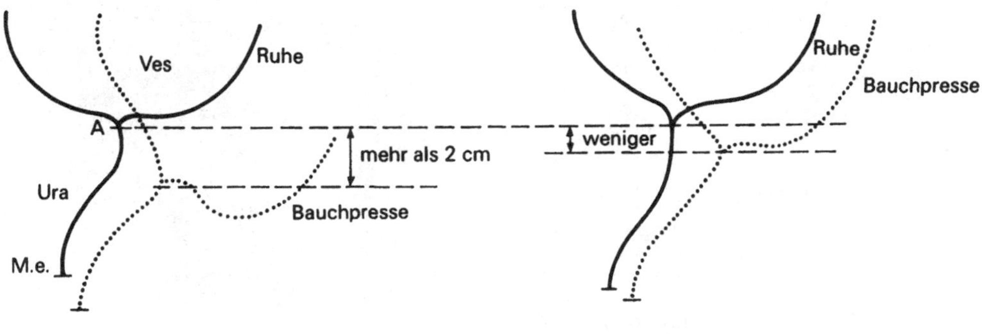

b

b) Nur für noch nicht operierte Frauen zutreffende Kriterien (weitere Erläuterungen s. S. 89)

9.6.5 Technik

Die Dichte des Kontrastharnes reicht oft nicht aus, um im Anschluß an ein Ausscheidungsurogramm eine aussagekräftige Urethradarstellung während der Miktion zu erzielen. Es empfiehlt sich daher, die retrograde Auffüllung der Harnblase (suprapubisch/transurethral) mit einem wasserlöslichen jodhaltigen Kontrastmittel bis zum Verspüren von Harndrang. Die Aufzeichnung der Miktion im Stehen erfolgt dann im seitlichen Strahlengang, befundbezogen evtl. auch a. p.

9.6.6 Auswertungsmöglichkeiten

1. Darstellbarkeit eines vesikoureteralen Refluxes.
2. Beurteilung der Harnblasenkonfiguration - hyperton/neurogen.
3. Trabekulierung, Pseudodivertikel der Harnblase (Abb. 9-14).
4. Physiologische Eröffnung des urethrovesikalen Überganges und Tonisierung der Harnblase zu Miktionsbeginn, Anwartzeit. Stakkatomiktion.
5. Beurteilung von Form und Verlauf der Urethra: Erweiterung der proximalen Urethra, Lumeneinengung in Höhe der Levatorplatte, schmales Lumen der distalen Urethra (Abb. 9-15).
6. Unterbrechbarkeit der Miktion oder willkürlich nicht beeinflußbare Blasenentleerung.
7. Retrograder Urethraverschluß nach dem Stoppkommando mit vollständiger Urethraentleerung innerhalb von 30–40 Sekunden oder verzögerter Verschluß mit KM-Rest in der Urethra.
8. Eine alleinige Restharnbestimmung ist heute Aufgabe der Sonographie.

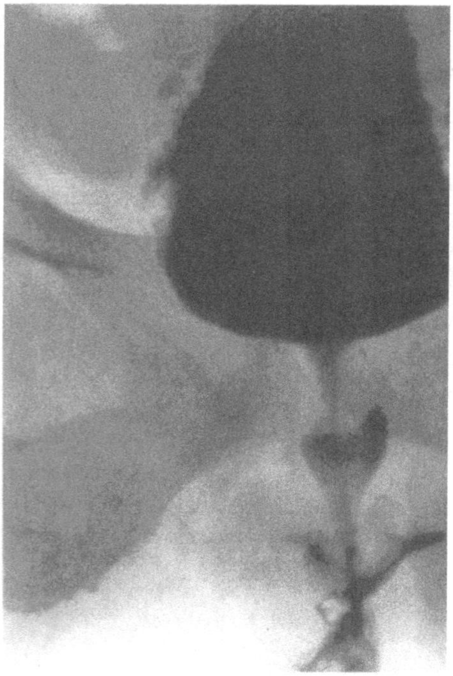

Abb. 9-14: Miktionszystourethrographie a. p. Urodynamisch wirksame subvesikale Abflußbehinderung nach Netzbandplastik – Balkenblase, beginnende Pseudodivertikelbildung.

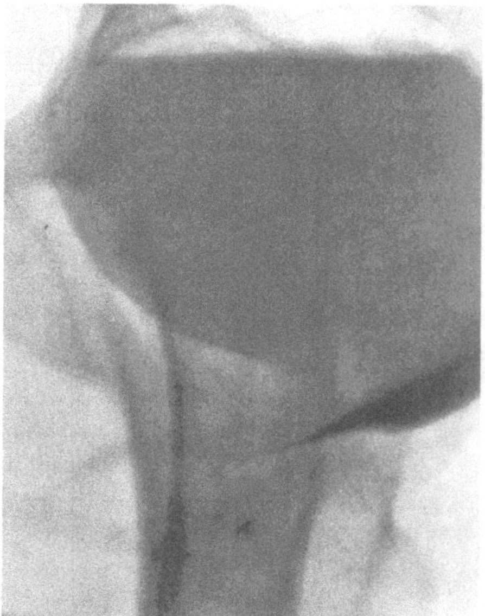

Abb. 9-15: Miktionszystourethrographie seitlich. Rotatorischer Descensus vesicae et urethrae bei erhaltener laminarer Strömung in der Urethra.

9.6.7 Grenzen der Methode

Nicht alle Patientinnen können unter den geschilderten Untersuchungsbedingungen ungehemmt miktionieren.

Die Methode eignet sich nur bedingt für den Nachweis morphologischer Wandveränderungen der Urethra (s. Abschnitt 9.3).

9.7 Kombinierte urometrische und radiologische Untersuchungen

9.7.1 Prinzip

Urometrische Untersuchungen allein ergeben ausschließlich funtionelle Aussagen, radiologische Untersuchungen allein ergeben in erster Linie morphologische Aussagen, aus denen sich je nach Aufzeichnungsmodus (Serie, Video, Cine) in unterschiedlichem Umfang funktionelle Aussagen ableiten, aber schwerlich quantifizieren lassen. Das komplizierte Zusammenspiel von Detrusor, Urethra, Beckenboden und intraabdominellem Druck sowie die Vielzahl möglicher pathologischer Funktionsabläufe ist radiologisch nicht zu differenzieren. Daher gilt die Kombination urometrischer mit radiologischen Untersuchungen als Goldstandard bei der Diagnostik von Störungen der Speicher- und Entleerungsfunktion des unteren Harntraktes – Videozystourethrographie oder Videofluorozystourethrographie.

Im einfachen Fall kann bei der Exposition einer Röntgenaufnahme eine Impulsmarkierung auf der graphischen Registrierung des urodynamischen Meßplatzes erfolgen, um so eine Zuordnung zu ermöglichen. Optimal ist aber die gleichzeitige Darstellung der urodynamischen Daten und des Röntgensignals auf einem Monitor mit den Möglichkeiten sowohl der Videoaufzeichnung als auch einer Einzelbildaufzeichnung. In analoger Weise sind auch kombinierte uremetrisch-sonographische Untersuchungen möglich. Derartige Arbeitsplätze können nur in hochspezialisierten Zentren betrieben und ausgelastet werden.

9.7.2 Indikationen

Funktionelle Harninkontinenz **und** Harnentleerungsstörungen, prä- und postoperativ.

9.7.3 Kontraindikationen

Akuter Harnweginfekt.

9.7.4 Vorbedingungen

Alle anderen in Betracht kommenden funktionsdiagnostischen Möglichkeiten sollten ausgeschöpft sein, ohne ein befriedigendes Ergebnis erbracht zu haben.

9.7.5 Technik

Zur Blasenfüllung wird wasserlösliches jodhaltiges KM verwendet, die Urethra ist durch die Drucktransducer markiert. (Siehe Urodynamik-Kapitel)

9.7.6 Auswertungsmöglichkeiten

Die urodynamischen Meßergebnisse der Uroflowmetrie, Zystometrie und Urethrometrie bzw. Urethrozystometrie können direkt morphologisch korreliert werden. Dadurch wird die Befundinterpretation sicherer und Artefakte können besser erkannt werden. Es ist die Lokalisation funktioneller Störungen – Blasenhals, Urethraverlauf – möglich und die eventuelle morphologische Ursache erkennbar. Umgekehrt kann eine zuvor radiologisch nachgewiesene oder vermutete morphologische Pathologie auf ihre funktionelle Relevanz hin beurteilt werden.

9.7.7 Grenzen und Methode

Sie liegen wesentlich in der Erfahrung des Untersucher-Teams.

9.8 Computertomographie (CT)

9.8.1 Prinzip

Durch Rotation einer Röntgenröhre um die Körperlängsachse entstehen Querschnittbilder des Körpers, somit die dritte Ebene zur konventionellen Röntgendiagnostik. Auf der Grundlage der digitalen Bildverarbeitung können knöcherne und Weichteilstrukturen gleichzeitig dargestellt werden. Durch die Rekonstruktion vollständiger Körperquerschnitte ist die Organdarstellung und ihre Beziehung zueinander übersichtlicher, als das mit Hilfe der Ultraschalldiagnostik gelingt.

9.8.2 Indikationen

1. Nachweis bzw. Ausschluß von Raumforderungen des Beckens. Sonographisch können selbst bis zu 6 cm große Tumoren nicht erkennbar sein.
2. Nachweis postoperativer Komplikationen – Hämatome, Abszesse, Pseudolymphzysten mit Ureterkompression.
3. Tumornachweis bzw. -ausschluß bei urogenitaler Fistelung.
4. CT der Lendenwirbelsäule zum Nachweis bzw. Ausschluß neurologischer Erkrankungen bei Verdacht auf neurogene Blasenentleerungsstörung.
5. CT-gestützte Punktionen von Geweben (Zytologie, Histologie), CT-gestützte Punktionen und Drainagen zur Entlastung von Hämatomen, Abszessen oder Pseudolymphzysten.

9.8.3 Kontraindikationen

Klaustrophobie.

9.8.4 Vorbedingungen

Diagnostisches Basisprogramm.

9.8.5 Technik

Zur eindeutigen Differenzierung der Beckenorgane und ihrer Abgrenzung gegenüber pathologischen Strukturen ist deren Kontrastierung erforderlich:

- Scheidentampon,
- intravenöse Kontrastmittelapplikation zur Markierung der Ureteren und des Blasenbodens bzw. in der Anflutphase der Harnblasenwand,
- physiologische Kochsalzlösung für das Harnblasenlumen,
- Darmkontrastierung,
- intravenöse KM-Hochdruckinjektion (6 ml/sec.). zur Darstellung der großen Gefäße des Beckens. Dabei zeigen auch Uterus und Muskulatur ein deutliches Enhancement.

9.8.6 Auswertungsmöglichkeiten

1. Nachweis einer tumorös bedingten Abflußbehinderung des oberen Harntraktes.
2. Nachweis pathologischer Veränderungen im Bereich der Wirbelsäule.
3. Nachweis pathologischer Weichteilstrukturen – z. B. M. Ormond.
4. Nachweis atypischer Kontrastmittelverteilungen – Bariumkontrastmittel in Scheide oder Harnblase, Luft in der Harnblase – als Hinweis auf eine Fistelbildung zum Intestinum.
5. Nachweis eines raumfordernden Prozesses.

9.8.7 Grenzen der Methode

Die Aussagefähigkeit einer CT ist wesentlich von der Konstitution des Patienten abhängig. Bei schlanken Patienten ist die Differenzierung der Weichteilstrukturen bzw. Organe des Beckens deutlich erschwert.

Eine sichere Differenzierung zwischen Tumor- und Narbengewebe ist nicht möglich. Auch eine tumoröse Infiltration, z. B. der Harnblase, kann nicht sicher nachgewiesen oder ausgeschlossen werden. Insbesondere aber sind die Beckenbodenstrukturen einschließlich der Urethra nicht ausreichend zu differenzieren.

Die CT ist eine ausschließlich statische Untersuchungsmethode und erlaubt **keine funktionellen Aussagen.**

9.9 Magnetresonanztomographie (MRT)

Mit Unterstützung von Herrn Dr. med. Ralf Tunn, Frauenklinik, und Herrn Dr. med. A. Ivanov, Röntgeninstitut der Charité.

9.9.1 Prinzip

Die MRT stellt eine nicht invasive Untersuchungsmethode dar, bei der die Beeinflußbarkeit von Wasserstoffprotonen durch ein Magnetfeld genutzt wird. Durch die Ermittlung dreier physikalischer Parameter (Kernspinintensität, T_1- und T_2-Wichtung) ermöglicht sie eine genaue Gewebedifferenzierung bei hoher Bildauflösung. Serien dynamischer Aufnahmen lassen *auch funktionelle Aussagen* zu. Durch die konkrete Vorgabe von Untersuchungsebenen kann eine standardisierte und reproduzierbare Bildbefundung erfolgen. Darmgase und Knochenstrukturen beeinflussen die Bildqualität nicht, wodurch optimale Voraussetzungen auch für die Darstellung endopelviner Strukturen, insbesondere des Diaphragma pelvis und der Urethra, gegeben sind. Dem steht aber der hohe apparative Aufwand gegenüber.

9.9.2 Indikationen

1. Bei **Streßharninkontinenz:**
• Prüfung des anatomischen Substrates für diffizile HI-Operationen (Rekonstruktion/Gewebeersatz?)

2. Beim frühen postoperativen **HI-Rezidiv:**
• Kontrolle des Operationsbildes (z. B. Schlingensitz)
• Nachweis operationsbedingter Veränderungen endopelviner Strukturen (z. B. Kontinuitätsunterbrechung im Faserverlauf der Levatormuskulatur)

3. **Wissenschaftliche Fragestellungen:**
• Zur Morphologie und Pathomorphologie des Diaphragma pelvis,
• Zur Effizienzprüfung konservativer Behandlungsverfahren.

9.9.3 Kontraindikationen

Metallische Endoprothesen, Pacemaker.

9.9.4 Vorbedingungen

Eine Optimierung der Bildanalyse wird erreicht durch:

• Darmentleerung vor der Untersuchung;
• Entleerung der Harnblase 30 min vor der Untersuchung (optimales Blasenvolumen zur Untersuchung 50–100 ml);
• Markierung der Urethra durch dünnen Katheter (7 Ch, Gadolinium-DTPA gefüllt und verschweißt);
• Markierung der Scheide mit medizinischem Kondom.

9.9.5 Untersuchungstechnik

Auf der Basis einer Suchschicht in sagittaler Ebene werden 5 transversale Aufnahmen (Schichtdicke 5 mm) von der Oberkante der Symphyse beginnend nach distal in jeweils 5 mm Abstand (T_1- und T_2-Wichtung) angefertigt. In einem weiterem Untersuchungsschritt folgen zwei Serien dynamischer Aufnahmen in sagittaler Ebene vom Ruhezustand ausgehend bei leichter, mittlerer und maximaler Bauchpresse bzw. Beckenbodenkontraktion.

9.9.6 Auswertungsmöglichkeiten und Grenzen

Die transversalen Schnittbilder ermöglichen die Darstellung der Fascia endopelvina, die Beurteilung der Levatorschenkel (Untergliederung in den M. pubococcygeus und den M. puborectalis), die Einschätzung der zonalen Anatomie der Urethra, der periurethralen Vaskularisierung und Fixation und die Beurteilung der Scheidenkonfiguration (Abb. 9-16).

Bei Patientinnen mit Streßharninkontinenz lassen sich folgende pathomorphologische Befunde beschreiben:

- Rechts-Links-Differenz der Levatorschenkel;
- Lockerung der ventralen Fixation der Urethra;
- Verlust der symphysenwärts konkaven Konfiguration des Scheidenlumens.

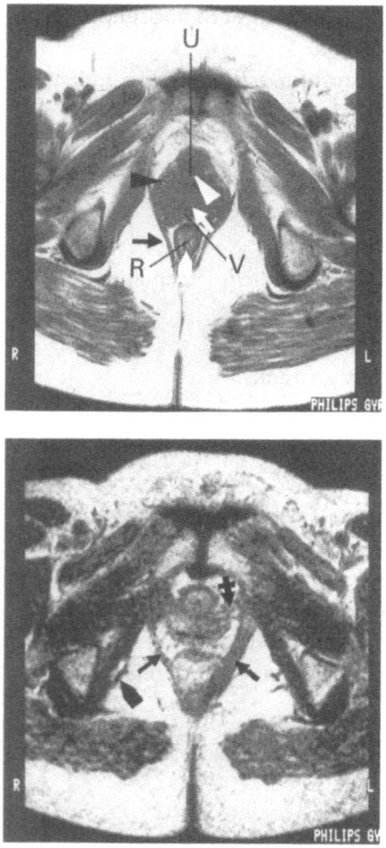

a b

Abb. 9-16: a) Transversalschnitt (TR/TE 546/15) in Höhe der mittleren Urethra bei 50jähriger Patientin mit Streßharninkontinenz II°; mediale Anteile des M. puborectalis (►) verlaufen ventral der Urethra, nur spärliche Ausprägung der Levatormuskulatur (→), Lockerung der urethro-symphysären Fixation, Urethra (U), Rektum (R); Vagina (V). b) Transversalschnitt (TR/TE 1500/60) in Höhe der proximalen Urethra bei 51j. Patientin nach Pubokokzygeusplastik, Darstellung der suburethral gebildeten Muskelschlinge (↔), auffallende Rechts-Links-Differenz der Levatorenschenkel (→), M. obturatorius internus (►).

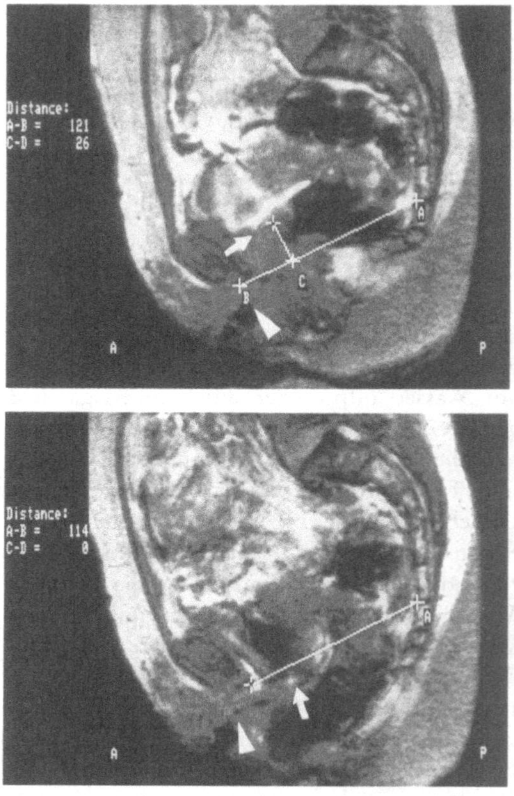

Abb. 9-17: Dynamische Bildserie (TR/TE 31/14) in medianer, sagittaler Ebene bei 51jähriger Patientin mit Streßharninkontinenz I° und Descensus vaginae et uteri II°. a) Maximales Kneifen: gute Elevation des Blasenbodens (26 mm proximal der SCIPP-Linie) bei intakter Beckenbodenmuskulatur. b) Maximales Pressen: rotatorischer und vertikaler Deszensus von Blase und Urethra durch Insuffizienz der ventralen Fixation, Senkung des Blasenbodens auf 18 mm distal der SCIPP-Linie; Ostium urethrae externum (▷), Ostium urethrae internum (⇨).

Anhand der dynamischen Bildserien können Längenmessung und Beurteilung der ventralen Fixation der Urethra erfolgen. Die Topographie von Blase und Harnröhre in Beziehung zur SCIPP-Linie (Sacro-coccygeal-inferior-pubic-point) und deren Lageveränderungen beim Pressen und Kneifen lassen sich darstellen (Abb. 9-17).

Pathologische Befunde bei Harninkontinenz sind:
– Senkung (rotatorisch und/oder vertikal) von Blase und Harnröhre und Verkürzung der Harnröhre (Trichterbildung) beim Pressen;
– ungenügende Verkürzung des urethrovesikalen Abstandes oder ausbleibende Elevation des Blasenbodens beim Kneifen.

Die Stabilisierung des Band- und Stützapparates durch Harninkontinenzoperationen ist anhand kernspintomographischer Untersuchungen ebenfalls überprüfbar. Postoperative Veränderungen, wie periurethrale Sklerosierung, bindegewebige Degeneration der Levatormuskulatur oder eine erneute Urethraverkürzung lassen sich kernspintomographisch darstellen und sind als prognostisch ungünstig zu interpretieren. Beim frühen postoperativen Harninkontinenzrezidiv sind diese Befunde pathogenetisch zu werten.

Im Rahmen wissenschaftlicher Untersuchungen ist uns z. B. der kernspintomographische Nachweis medianer, ventral der Urethra verlaufender Anteile der Levatormuskulatur gelungen, die auch in präparatorischen Studien an Leichen darzustellen waren.

Der Verlust der symphysenwärts konkaven Scheidenkonfiguration, der Schwund an Levatormuskulatur und der Strukturverlust der Fascia endopelvina im MRT-Bild von harninkontinenten Patientinnen bestätigen, daß den Veränderungen des Bindegewebes in dieser Region eine große Bedeutung für die Entstehung der Harninkontinenz zukommt.

Literatur

Abet, L., W. Fischer, J. Richter: Improved radiological diagnosis of urinary incontinence by standardised pressure – controlled wick technique of colporethrocystography and discriminant analysis for evaluation. Urogynaecologia I. J. **1** (1985), 24–34.

Abet, L., J. Richter, S. Lenk: Die Doppelballonurethrographie der Frau. F. Urol. u. Nephrol. **76** (1983), 19–28.

Abet, L., J. Richter: Die druckkontrollierte Docht-Kolpourethrozystographie in der Diagnostik der weiblichen Belastungsinkontinenz. Habil-Schrift, Humboldt-Universität zu Berlin 1984.

Debus-Thiede, G., U. Hesse, B. Mayr, B. Schüßler: NMRI of the pelvic floor – a preliminary report. Neurourol Urodyn **9** (1990), 392.

Ghoniem, GM; Shoukry, MS; Yang, A.; et al: Imaging for urogynecology, including new modalites. Int. Urogynecol **3** (1992), 212–221.

Ivanov, A.; R. Tunn; M. Lüning; et al.: Weiblicher Beckenboden und Urethra: MRT-Normalbild und anatomische Korrelation. Radiol. Diagn. **6** (1992), 397–405.

Klutke, CG; S. Raz: Magnetic resonance imaging in female stress incontinence. Int. Urogynecol **2** (1991), 115–118.

Richter, K.: Die Bedeutung der radiologischen Bekkenviszerographie für eine rationelle Therapie der weiblichen Streßinkontinenz. Geburtsh. u. Frauenheilk. **47** (1987), 509–517.

Schulze, B.; L. Abet; J. Richter; et al.: Indikationen zur Doppelballonurethrografie der Frau. Z. Klin. Med. **45** (1990), 599–602.

Tunn, R.: Morphofunktionelle Untersuchungen an der Muskulatur des weiblichen Beckenbodens – ein Beitrag zur Pathogenese der Harninkontinenz, Dissertation, Humboldt-Universität zu Berlin 1992.

10. Isotopendiagnostik

D. Lamm

10.1 Isotopennephrographie
10.1.1 Prinzip
10.1.2 Vorbedingungen, Indikationen, Kontraindikationen
10.1.3 Technik
10.1.4 Auswertungsmöglichkeiten
10.1.5 Heutige Einsatzmöglichkeiten
10.1.6 Grenzen der Auswertung
10.2 Funktionsszintigraphie
10.2.1 Prinzip
10.2.2 Vorbedingungen, Indikationen, Kontraindikationen
10.2.3 Technik
10.2.4 Auswertungsmöglichkeiten
10.2.5 Addendum: Urokinetogramm

Bei der Isotopendiagnostik werden ionisierende Strahlen zur Sichtbarmachung von morphologischen und funktionellen Veränderungen herangezogen. Im Gegensatz zur Röntgendiagnostik, die mit *„umschlossenen"* Strahlenquellen umgeht, handelt es sich hier um das Arbeiten mit *„offenen"* Strahlenquellen. Dabei wurde die mit relativ geringem Aufwand verbundene ING vor allem als Screening-Verfahren geschätzt. Die gegenüber konventioneller Röntgendiagnostik wesentlich niedrigere Strahlenbelastung des Patienten durch das Nuklid machte die ING sogar zur Funktionsprobe bei Nierenfunktionsstörungen in der Schwangerschaft nach der 12. Schwangerschaftswoche geeignet.

Mit der raschen Entwicklung der Sonographie verloren die nuklearmedizinischen Methoden an Bedeutung. Die ING ist durch die Sonographie jedoch nicht vollständig verdrängt worden. Sie ergänzt die morphologische Aussage der Sonographie in funktioneller Hinsicht.

10.1 Isotopennephrographie (ING)

10.1.1 Prinzip

Ein Isotop – früher 131 J, heute 99^{m} Tc (Technetium) – wird mit einer nierenpflichtigen Trägersubstanz – Orthojodhippursäure, Diethylentriaminopentaacetat (DTPA) – gekoppelt und der Patientin injiziert. Zur Messung der emitierten Gammastrahlung werden Szintillationszähler über den Nieren lokalisiert. Die Zähler registrieren von außen die Strahlung als Zeit-Radioaktivitätskurve. Diese gibt exakt die renale Anreicherung und Ausscheidung wieder. Veränderungen der Nierenfunktion (Störungen der Durchblutung, der tubulären Sekretion oder der Exkretion) werden durch veränderte Radioaktivität von den Szintillationszählern erfaßt und in charakteristischen Kurvenveränderungen dargestellt. Sie ermöglichen für jede Niere getrennt eine qualitative diagnostische Aussage.

10.1.2 Vorbedingungen, Indikationen, Kontraindikationen

Vorbedingungen für die Durchführung der ING gibt es nicht. Die Durchführung ist ohne vorbereitende Prozeduren, d. h. ohne Änderung bestehender Trinkgewohnheiten, möglich.

Indikationen zur ING in der Frauenheilkunde bestehen als erweiterte Basisuntersuchung bei gynäkologischen Karzinomen und ihren urogynäkologischen Komplikationen, als Kontrolluntersuchung im Rahmen einer onkologischen und urogynäkologischen Dispensairebetreuung, als Funktionsprüfung zur Erkennung eines Nierenversagens und in Ausnahmefällen als Nierenfunktionsprüfung in der Schwangerschaft.

Für die letztere Indikation sollten allerdings strengste Maßstäbe angelegt werden (Verdacht auf partielles Nierenversagen, bevor radiologische Untersuchungen in Frage kommen, z. B. bei der EPH-Gestose).

Kontraindikationen gibt es im Prinzip ebenfalls nicht.

Die Strahlenbelastung ist minimal. Sie liegt unter 1% derjenigen eines Ausscheidungsurogrammes für Erwachsene und bei Schwangeren für den Feten bei 0,011% bis 0,015% der injizierten Dosis.

10.1.3 Technik

Zur Mindestausrüstung eines ING-Meßplatzes gehören zwei Szintillationszähler (für jede Niere einen), die mittels Linearverstärker und Ratemeter mit einem Linienschreiber gekoppelt sind. Sie sind durch Kollimatoren gegenüber der Radioaktivität der kontralateralen Niere bzw. der Nachbarorgane abgeschirmt und messen deshalb exakt die von der Nierenregion ausgehende Strahlung.

Zur Lokalisation der Nierenareale werden unterschiedliche Verfahren angegeben. Bewährt hat sich das Anlegen der Meßsonde im Niveau des Nierenhilus, meist 8 cm neben der Mittellinie in Höhe des entsprechenden Wirbelkörpers oder Zwischenwirbelraumes bzw. „blind" 8 cm links und rechts vom 2. LWK. Die allgemein applizierte Dosis beträgt 1,11 MBq (oder 0,37 MBq in der Schwangerschaft) möglichst rasch intravenös.

Geteilter Meinung ist man noch hinsichtlich der zweckmäßigsten Lagerung des Patienten – sitzend oder liegend, Bauch- oder Rückenlage oder kombiniert. Wir bevorzugen die auch Schwerkranken zumutbare Rückenlage, die außerdem bei Einstellung der Meßsonden unter dem Untersuchungstisch eine konstante Meßgeometrie ermöglicht. Bei Störungen in der Abflußphase lassen wir die Patientin noch 1–2 Min. aufsitzen oder herumlaufen, messen dann an der vorher markierten Stelle die Restaktivität und erhalten damit eine Aussage über den Schweregrad der Abflußstörung.

10.1.4 Auswertungsmöglichkeiten

Am einfachsten, aber ungenauesten ist die *„gefühlsmäßige" Beurteilung des Kurvenbildes.* Die **qualitative Auswertung** konkretisiert die drei charakteristischen Phasen der ING Kurve (Abb. 10-1).

Die erste (**Initial-, Durchblutungs- oder vaskuläre**) Phase dauert etwa 20–30 Sekunden. Sie ist charakterisiert durch den ersten steilen Anstieg nach der Injektion; sie wurde früher als Indikator der Nierendurchblutung angesehen. Heute wissen wir, daß sie auch extrarenale vaskuläre Komponenten (Aorta, umgebendes Gewebe) widerspiegelt. Sie wird deshalb von vielen Untersuchern nicht mehr gesondert beurteilt.

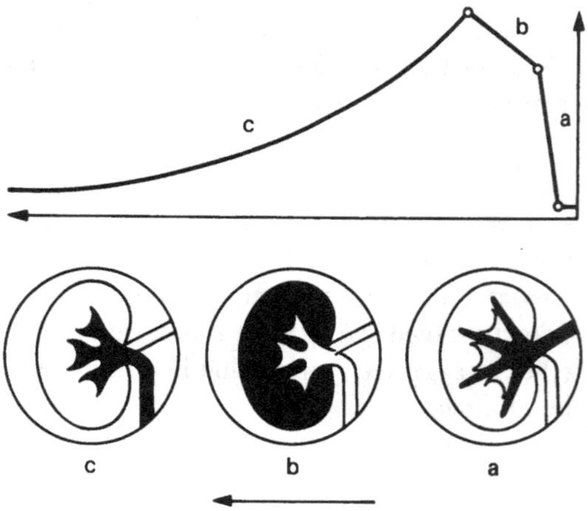

Abb. 10-1: Schematische Darstellung der ING-Kurve (nach Bally): **a**) Initial- oder Durchblutungsphase, **b**) Parenchymphase, **c**) Exkretionsphase.

Die zweite **Sekretions- oder Parenchymphase** dauert etwa 2–6 Minuten und reflektiert die Sekretionsfähigkeit der Nieren. Eine stärkere Abflachung der Kurve wird als mangelnde Sekretionsfähigkeit der Niere interpretiert und findet sich bei Parenchymschäden verschiedenster Genese.

Die dritte **Exkretions- oder Abflußphase** dauert etwa 5–15 Minuten und kennzeichnet vorwiegend den Abfluß der ausgeschiedenen radioaktiven Substanz aus dem Nierenhohlsystem. Der Kurvenverlauf ist gekennzeichnet durch den Abfall der Kurve vom Maximum bis zum Ende der Untersuchung, die bei Erreichen der halben Höhe des Kurvenmaximums abgebrochen werden kann. Verzögerter Abfall der Kurve, welliger Verlauf, fehlender Abfall, Plateaubildung oder weiterer Anstieg sprechen für *Abflußstörungen*, die sowohl funktionell als auch anatomisch bedingt sein können und im Kelchsystem, Nierenbecken, Ureter oder in der Harnblase ihren Ursprung haben.

Da die Kurvenhöhe von der Dosierung des Nuklids, der Kollimatoreinstellung und der Körperfülle der Patientin abhängt, ist ein Vergleich von Patient zu Patient nur bedingt möglich. Zahlreiche Autoren waren daher bemüht, durch quantitative Auswertungsverfahren eine Objektivierung der Befunde zu erreichen.

Quantitative Auswertungsverfahren haben sich in der Praxis nicht durchsetzen können. Allen diesen Messungen haften Mängel an, z. B. erhebliche Variationsbreiten jedes Meßwertes, die zwar kontrollierbar sind (Dosis, Hydratation, Lage des Patienten und der Sonde), andererseits sich jedoch einer exakten Kontrolle entziehen (Gewebedicke, intra- und extravasaler Flüssigkeitsraum, Lage von Aorta, Leber, glomeruläre Filtration, tubuläre Sekretion, Ausscheidungsmechanismus). Einige Methoden sind auch mit einem unvertretbar hohen Zeitaufwand verbunden.

Die semiquantitative Auswertungsmethode ist für die Praxis am geeignetsten (Tab. 10-1, Abb. 10-2). Sie ist praktikabel, zeitsparend, aussagekräftig, vergleichbar und statistisch auszuwerten. Sie wurde von zum Winkel inauguriert, von Schneider modifiziert, von uns durch den Wert A ergänzt und anhand von 4.146 ING-Kurvenpaaren für die Frauenheilkunde überprüft. Störungen der Nierenfunktion bewirken charakteristische Kurvenbilder.

1. **Störungen der Initialphase** sind bei Einseitigkeit und fehlendem klinischen Befund immer für eine *Nierenarterienstenose* verdächtig, unabhängig davon, ob und wie stark die folgenden Phasen dabei in Mitleidenschaft gezogen werden.

2. **Störungen der Sekretionsphase** ergeben im Extremfall das Bild der *Nephrektomiekurve*. Bei schwerer Parenchymschädigung (Schrumpfniere,

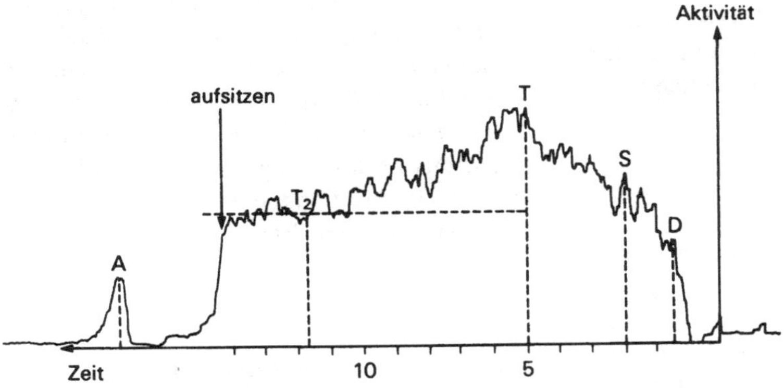

Abb. 10-2: Normale Isotopennephrogrammkurve:

D Höhe der Initialphase in Prozent der Maximalhöhe
S Kurvenhöhe in Prozent der Maximalhöhe nach 2 Minuten
T Zeit des Aktivitätskurven-Maximums in Minuten
T/2 Halbwertszeit des Kurvenabfalls in Minuten
S Aktivität in Prozent des Maximums nach Aufsitzen der Patientin

Tab. 10-1: Normwerte und ihre wichtigsten Abweichungen bei der semiquantitativen ING-Auswertung

Parameter	Normwert	wichtigste Abweichung
D	40–60%	bei einseitiger Erniedrigung oder zeitlicher Verzögerung Verdacht auf Durchblutungsstörungen
S	65–85%	Hauptaussage als Quotient S/D
S/D	≥ 1,25	bei Erniedrigung Sekretionsstörung, sinkt der Wert unter 1,0, dann funktionslose Niere
T	2–7 min	Verzögerungen sind Hinweiszeichen auf Entleerungsstörungen
T/2	7–16 min	Verzögerungen sind durch Entleerungsstörungen bedingt
A	≤ 50%	Erhöhung über 50% bedeutet lageunabhängige Abflußstörung

chronische Harnstauung) ist die Kurve weitgehend abgeflacht *(Horizontaltyp)*.

3. **Störungen der Abflußphase** ergeben im Extremfall einen kontinuierlichen Anstieg der Kurve, den Akkumulationstyp *(Stauungstyp)*, der für eine massive Abflußstörung im Bereich der Urogenitalorgane spricht. Weniger schwere Störungen zeichnen sich durch eine verspätet beginnende Abflußphase oder einen günstigen *Abflußwert „A"* aus. Liegt der Wert A unterhalb der Hälfte des Kurvenmaximums, so kann selbst bei einem reinen Akkumulationstyp davon ausgegangen werden, daß der Abfluß nicht irreversibel geschädigt ist; wir reden dann von einer *Harntransportstörung* im Gegensatz zur irreversiblen Harnabflußstörung (A größer als 50%) (Abb. 10-3).

Die klinischen Bewertungsmöglichkeiten haben in den letzten Jahren durch die Verbesserung der Sonographie, bei der nun auch das geringste Strahlenrisiko ausgeschlossen ist, Einschränkungen erfahren.

10.1.5 Heutige Einsatzmöglichkeiten

Als Suchmethode ist die ING heute weitgehend verlassen, da Entleerungsstörungen im Bereich der ableitenden Harnwege auch sonographisch nachweisbar sind. Als Zusatzuntersuchung bei gynäkologischen Karzinomen und speziellen urogynäkologischen Erkrankungen, wie Urogenitalmißbildungen, Urogenitalfisteln und bei gynäkologischen Erkrankungen mit Nierenanamnese oder Nierenbeschwerden ist die ING jedoch weiterhin ein hochempfindlicher Funktionstest.

Die ING empfiehlt sich auch als **wiederholte Kontrolluntersuchung** im Rahmen einer Dispensairebetreuung vor allem in der Nachsorge gynäkologischer Karzinome und Harnleiterfisteloperationen. Ursachen einer auch mit der Sonographie nicht nachweisbaren Harntransportstörung können neben primären oder sekundären Erkrankungen der Harnorgane (postoperative oder radiogene Ureterstenose, Harnstauung) auch hochsitzende *Rezidive* bzw. Lymphknotenmetastasen nach Therapie eines *Zervixkarzinoms* sein. Zwar sind diese Harntransportstörungen nicht pathognomonisch für das Rezidivgeschehen, oft jedoch das erste Hinweiszeichen.

Bei Anurie oder beginnender Urämie ermöglicht die ING die *differential-diagnostische Klärung zwischen renal* (Kurve vom Nephrektomietyp) *und subrenal* (Kurve vom Stauungstyp Abb. 10-3) *bedingter Anurie.* Bei Entschluß zu einer Entlastungsnephrostomie ermöglicht allerdings erst die Sequenzszintigraphie die Erkennung der funktionell besseren Niere.

10.1.6 Grenzen der Auswertung

Fehlinterpretationen sind nur vermeidbar bei genauer Kenntnis von Anamnese, klinischem Befund und bei einwandfreier Technik. Darüber hinaus ist zu beachten, daß die ING ein Funktionstest ist, also keine morphologische Aussage treffen kann.

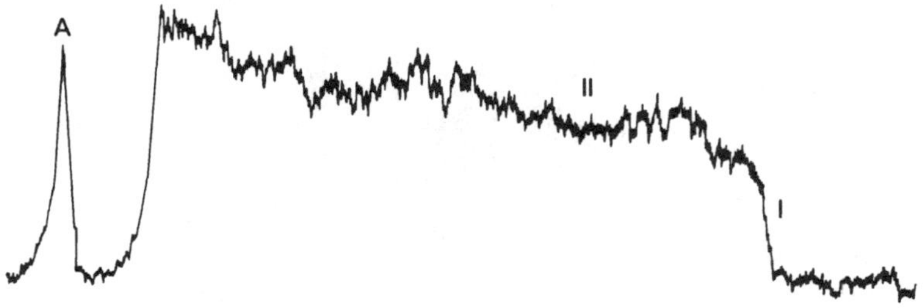

Abb. 10-3: Kurve vom Akkumulationstyp (Staungstyp)
I Initialphase
II Parenchymphase
keine Exkretionsphase, nach Aufsitzen der Patientin (A) steigt die Kurve wieder an, die Radioaktivität ist nicht abgeflossen

Das Isotopennephrogramm ist stets als Summationskurve zu betrachten. Es spiegelt *Durchblutung, Sekretion, Abfluß* und Auswirkungen extrarenaler Faktoren wider. Anstieg, Plateaubildung oder Abfall der Kurve werden geprägt durch die zum bestimmten Zeitpunkt gegebene Hauptfunktion. Eine isolierte Erfassung einer bestimmten Partialfunktion ist nicht möglich.

10.2 Funktionsszintigraphie

Vor der Besprechung der Funktionsszintigraphie ist ein kurzer Hinweis auf die *statische Nierenszintigraphie* angebracht. Sie ermöglicht im Gegensatz zur ING eine **morphologische Aussage**. Wie bei der ING wird ein Isotop (99 m Tc-DMSA – Dimerkaptobernsteinsäure –) i. v. appliziert, das sich in den proximalen Tubulusepithelien anreichert. Nach einer bestimmten Zeit (60 Min.) wird beim Scanner *(Szintigraph mit beweglichem Detektor)* der eingestellte Bezirk punktförmig abgefordert, während bei der Gamma-Szintillationskamera *(Szintigraph mit feststehendem Detektor)* die Aktivitätsverteilung im gesamten Organ zum gleichen Zeitraum registriert wird. Die Abbildung der Aktivitätsverteilung erfolgt durch Umwandlung der Impulsraten in Lichtblitze, die einen Röntgenfilm schwärzen. Ordnet man Impulsraten mit unterschiedlicher Intensität betimmten Farben zu, so erhält man einen Fotoscan.

Als **Indikationen** zur statischen Nierenszintigraphie wurden Veränderungen der Lage (Dystopien), Form (Hufeisenniere), Größe (Hyperplasien, Schrumpfniere), Speicherung (Parenchymschäden, Tumore, Zysten, Traumen) und stumme Niere angegeben. Auch hier hat die Nephrosonographie diese Indikationen weitgehend überflüssig gemacht. Heute kommt die statische Nierenszintigraphie nur noch bei stummer Niere, Überempfindlichkeit auf jodhaltige Kontrastmittel, zur Beurteilung des Nierenparenchyms, Verlaufskontrolle bei Patientinnen mit Nierenparenchymerkrankungen, Einschätzung der Nierenfunktion nach Nierentransplantation und zur Erfassung eines thrombo-embolischen Geschehens oder eines Nierentraumas in Betracht.

10.2.1 Prinzip

Die **Sequenzszintigraphie** verbindet die Aussage von statischer Nierenszintigraphie mit der der Isotopennephrographie. Mit der Gamma-Kamera wird die Passage des Nuklids als Bildfolge aufgezeichnet. Dadurch, daß die gleiche Körperregion mehrmals nacheinander registriert wird, erhält man eine Serie von Szintigrammen, die auch eine Aussage über das zeitliche Verhalten der aufgenommenen Radioaktivität ermöglicht, d. h. Funktionsstörungen einzelner Nierenabschnitte sind isoliert zu erfassen und zu lokali-

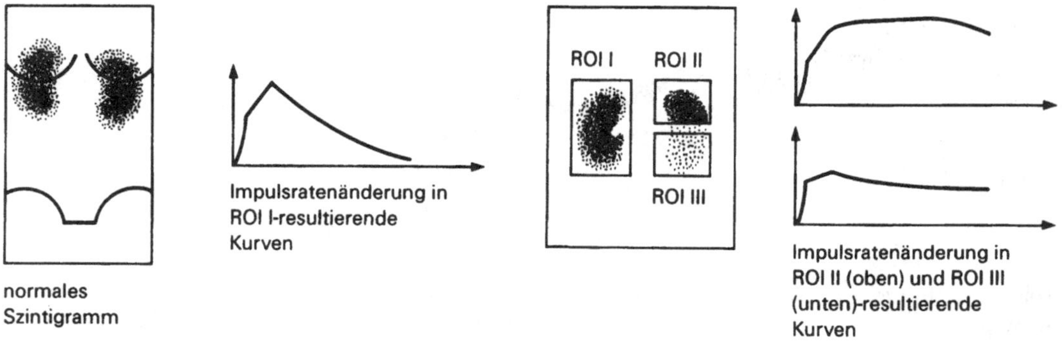

Abb. 10-4: Nierenszintigraphie- und Funktionsszintigraphie-Schemata (modifiziert nach Correns et al.):
links: statisches Szintigramm
rechts: Funktionsszintigramm

sieren. Aus den Bildern lassen sich Funktionskurven (Aktivitätskurven) über beliebige, vom Untersucher auszuwählende Regionen des Nierenparenchyms ableiten (regionale Isotopennephrogramme, Abb. 10-4).

Die Bilder lassen sich nach den Prinzipien der statischen Nierenszintigraphie, die Kurven nach den Kriterien der Isotopennephrographie beurteilen und auswerten.

Mit der Sequenzszintigraphie sind gleichzeitig szintigraphische Daten und Isotopennephrographiekurven zu gewinnen.

10.2.2 Vorbedingungen, Indikationen, Kontraindikationen

Die **Vorbedingungen** für die Funktionsszintigraphie entsprechen denen der Isotopennephrographie.

Als **Indikationen** für die Sequenzszintigraphie gelten Nierenparenchymerkrankungen, Anurie, vesiko-ureteraler Reflux, Nierentraumen und die Verlaufskontrolle nach Nierentransplantation. In besonderen Fällen wird nach einer Schwangerschaft mit EPH-Gestose 3 Monate post partum eine Funktionsszintigraphie durchgeführt, um die Restitution nach einem partiellen Nierenversagen zu dokumentieren.

Harnabflußstörungen sind zunächst auch durch Sonographie diagnostizierbar, dennoch gilt hier, daß die Sonographie nur morphologische Veränderungen erfaßt und feinste Funktionsstörungen sich bei der Sequenzszintigraphie wesentlich früher darstellen. **Nachteil** gegenüber der Isotopennephrographie ist die ca. zehnmal höhere Strahlenbelastung; deshalb **ist bei Gravidität die Sequenzszintigraphie kontraindiziert.**

10.2.3 Technik

Die Sequenzszintigraphie der Nieren wurde durch den Einsatz einer Gamma-Kamera, die über ein Interface an ein EDV-Auswertesystem angeschlossen ist, möglich. Wie bei der Isotopennephrographie und statischen Nierenszintigraphie werden als Radio-Pharmaka verschiedene 99 m Technetium-Verbindungen und 131 Jod- bzw. 123 Jod-Hippursäure verwendet und i. v. appliziert. Beide Verfahren werden somit in einem Untersuchungsgang durchgeführt.

10.2.4 Auswertungsmöglichkeiten

Die Auswertung entspricht den beiden Grundaussagen: Einerseits sind Aussagen über das Vorhandensein, die Lage, Größe, Form und Speicherungsfähigkeit der Nieren zu treffen, andererseits ist es möglich, mit Hilfe des Auswertesystems für jeden Zeitpunkt der Untersuchung und für jeden Nierenteilbereich mit Hilfe der „region of interest"-Technik (ROI) Zeitaktivitätskurven – also Isotopennephrogramme – zu gewinnen, die sowohl eine globale Beurteilung der Nierenfunktion und Abflußverhältnisse – ROI 1 – als auch die verschiedener Nierenteilbereiche „regions of interest" (ROI 2/3/4/n) ermöglichen.

Die Auswertung der Kurven ist identisch mit der der Isotopennephrogramme. Auch hier gilt, daß hochsitzende Rezidive bzw. Lymphknotenmetastasen nach Karzinomtherapie bei sonographisch noch nicht nachweisbaren Harnstauungen bereits sehr frühzeitig erfaßt werden können.

10.2.5 Addendum: Urokinetogramm

Als ein neues Verfahren zur Diagnostik der Harnleiterfunktion gilt das Urokinetogramm. Es wird als Nebenbefund aus einem Funktionsszintigramm, das mit 99m Tc-MDP (Methylendiphosphat) angefertigt wird, gewonnen. Dabei wird, ähnlich wie bei der Funktionsszintigraphie, zunächst der Harntransport zwischen Niere und Blase durch Summationsbilder dargestellt. Danach werden mehrere (5–7) reguläre „regions of interest" des Ureters erfaßt, wobei die oberste Region das Nierenbecken und die unterste die Uretereinmündung in die Blase erfaßt. Durch diese Radioaktivitäts-Zeit-Verläufe entsteht nach „Umsortierung" ein Peristaltikbild. Damit kann ein radioaktiv markierter Harnbolus in seinem Ureterdurchlauf von der Niere bis zur Blase genau verfolgt werden.

Festzustellen sind Obstruktionen und Ureter-Dyskinesien, die für Harnwegsinfektionen und postoperative Fistelbildungen verantwortlich gemacht werden. Auch die Wirkung von Medikamenten auf den Ureter (Verbesserung des Dyskinesiegrades, Zunahme der Entleerungsfrequenz) ist damit auf nichtinvasivem Wege zu beobachten.

Literatur

Correns, H.-J., D. Gottschild, A. Unverricht: Nuklearmedizinische Diagnostik und Therapie. In: E. Baudisch (Hrsg.): Grundlagen der Medizinischen Radiologie, S. 367–369. Volk und Gesundheit. Berlin 1988.

Fischer, W., A. Brunk, R. Hawlitschek et al.: Zur Indikation u. Methodik der Nephrosonographie und Isotopennephrographie in der Schwangerschaft. Zent. bl. Gynäkol. **106** (1984), 973–980.

Lamm, D.: Zur Aussagekraft und zum Stellenwert der Isotopennephrographie in der Frauenheilkunde – Eine klinische Studie. Promotion B-Schrift, Berlin 1991.

Müller, P., B. Schönberger: Wert der Isotopenuntersuchungen mit 131-Jod-Hippurat im Rahmen der organerhaltenden Nierenchirurgie – Eine methodische, experimentelle und klinische Studie. Promotion B-Schrift, Berlin 1984

11. Zytodiagnostik

Th. Schwenzer

11.1 Krebsvorsorgeuntersuchung
11.2 Funktionszytologie von Vagina und Urethra
11.2.1 Vaginalzytologie
11.2.2 Urethralzytologie
11.3 Urinzytologie

11.1 Krebsvorsorgeuntersuchung

Die zytologische Krebsvorsorge ist untrennbar mit dem Namen Papanicolaou verbunden, der bereits 1932 erstmals über die Möglichkeit referierte, aus Zellabstrichen der Vagina eine Frühdiagnose des Gebärmutterhalskrebses zu ermöglichen. Jedoch erst in den vierziger Jahren fand die zytologische Krebsvorsorgediagnostik ihren endgültigen Durchbruch. Die einschlägigen Lehrbücher zeigen die Möglichkeiten und Grenzen der Methode auf.

In der urogynäkologischen Sprechstunde sollte routinemäßig auch eine Krebsvorsorgeuntersuchung mit durchgeführt werden, weil gerade hier häufiger Patientinnen vorstellig werden, die langjährig nicht mehr frauenärztlich untersucht worden sind.

Bei der Spekulumeinstellung wird ein Vorsorgeabstrich sowohl aus dem Zervikalkanal als auch von der Ektozervix entnommen. Nur wenn sichergestellt ist, daß eine Krebsvorsorgeuntersuchung kurzfristig durchgeführt wurde, verzichten wir auf diese Maßnahme im Rahmen der urogynäkologischen Diagnostik. Die Auswertung erfolgt anhand einer standardisierten Klassifikation (Tab. 11-1).

Der Arzt, der die Abstrichentnahme vornimmt, trägt die Verantwortung für die Zusendung des Materials und für die Interpretation des Befundes. Bei auffälligen Befunden obliegt ihm die Benachrichtigung der Patientin. Dabei reicht es nicht, wenn er einen entsprechenden Brief schreibt und die Patientin einbestellt. Bei fehlender Kontaktaufnahme ist er zu weiteren Schritten verpflichtet.

11.2 Funktionszytologie von Vagina und Urethra

Bereits Papanicolaou hat neben den Möglichkeiten der Krebsfrüherkennung aus zytologischen Abstrichen über die hormonale und Zyklusabhängigkeit des Vaginalepithels publiziert.

Entnahmetechnik. Die Entnahme des Zellmaterials erfolgt aus dem Fornix vaginae mittels einer Platinöse oder eines Wattetupfers, der trokken oder mit physiologischer Kochsalzlösung befeuchtet sein kann. Dabei ist darauf zu achten, daß möglichst wenig vaginaler Fluor mit abgestrichen wird. Die Entnahme aus der Urethra erfolgt in gleicher Weise, wobei ein befeuchteter Wattetupfer zwei- bis dreimal in der Urethra gedreht wird. Das gewonnene Material wird auf einem Objektträger abgerollt oder in einem Zug ausgestrichen, um die Zellen möglichst flach auf den Objektträger zu bringen. Die entnommenen Abstriche müssen sofort fixiert werden, weil eine Lufttrocknung zu Fehlbestimmungen (Pseudoeosinophilie, Schwellung, Formveränderung und Strukturverlust der Kerne) führen kann.

Tab. 11-1: Klassifikation zytologischer Befunde nach den Empfehlungen der Deutschen Gesellschaft für Zytologie

Gruppe	Zytologische Diagnose	Empfohlene Maßnahmen
I	Regelrechtes Zellbild	∅
II	Normales Zellbild, aber leichte entzündliche metaplastische, regenerative oder degenerative Veränderungen	Evtl. Kontrolle nach Therapie
III	Unklares Zellbild bedingt durch: 1. Schwere entzündliche oder degenerative Veränderungen, 2. Schwere regressive Veränderungen, die möglicherweise von einer Präkanzerose oder einem Karzinom stammen, 3. Endometriumzellen in der Postmenopause	Kurzfristige Abstrichkontrolle nach empfohlener Therapie Abrasio
IIID	Leichte Dysplasie, mittelschwere Dysplasie	Kontrolle innerhalb von 3 Monaten, ggf. gezielte Probeentnahme oder Konisation
IVA	Schwere Dysplasie, Carcinoma in situ	Konisation, ggf. Abrasio
IVB	Carcinoma in situ, Verdacht auf invasives Karzinom	Konisation und Abrasio
V	Invasives Karzinom	Konisation und Abrasio, bei makroskopischem Tumor Probeexzision
∅	Technisch unbrauchbares Präparat	Kurzfristige Wiederholung des Abstrichs

11.2.1 Vaginalzytologie

Das Vaginalepithel ist mit Östrogenrezeptoren besetzt, die in Abhängigkeit der Hormonaktivität am Rezeptor typische Effekte am Epithel vermitteln, die sowohl histologisch als auch zytologisch nachweisbar sind. Von der Geburt über die Geschlechtsreife bis in die Postmenopause bestehen entwicklungsspezifische Veränderungen des Zellbildes. Zur semiquantitativen Bewertung der Funktionszytologie bedient man sich verschiedener Einteilungen. Bei der **Klassifikation nach Schmitt** werden die dominierenden Zelltypen zur Einteilung herangezogen (Grad 1 nur Parabasal-, Grad 4 nur Superfizialzellen).

Der **Karyopyknose-Index** erlaubt ebenfalls eine sehr exakte Erfassung der Zellproliferation. Dabei wird die Zahl der kleinen pyknotischen Zellkerne gezählt oder abgeschätzt. Diese Kernpyknose ist typisch für ausgereifte Superfizialzellen.

Der **Eosinophilie-Index** ist zur Bestimmung der Zellproliferation weniger gut geeignet als die zuvor beschriebenen Methoden.

Die typischen Zellbilder des hormonalen Zyklus sind bei exogener Hormonzufuhr nicht zu sehen. Bei der Vielzahl der Frauen, die im geschlechtsreifen Alter hormonale Antikonzeption betreiben, ist daher die Bestimmung der Zyklusphase aus der Exfoliativzytologie nicht möglich.

Bei zyklischer Verabreichung von Östrogen-Gestagen-Kombinationen können auch in der Postmenopause nahezu zyklustypische Zellbilder herbeigeführt werden. Eine reine Gestagenbehandlung führt dagegen nicht zu einer typischen Veränderung am Vaginalepithel, weil Gestagenwirkungen nur dann wirksam werden, wenn zuvor Östrogene verabreicht wurden.

Tab. 11-2: Urethralzytologie in der Prä- und Postmenopause

Hormonstatus	Prämenopause		Postmenopause	
	Smith (1976) n = 26	eigene Ergebnisse n = 170	Smith (1976) n = 123	eigene Ergebnisse n = 62
überwiegend Parabasalzellen (1 bis 1-2 nach Schmitt)	–	5 (3%)	23 (19%)	15 (24%)
überwiegend Intermediärzellen (2-1 bis 2-3 nach Schmitt)	261 (100%)	36 (21%)	85 (69%)	23 (37%)
überwiegend Superfizialzellen (3-2 bis 4 nach Schmitt)		129 (76%)	15 (12%)	24 (39%)

11.2.2 Urethralzytologie

Der distale Anteil der Urethra entspringt entwicklungsgeschichtlich demselben Gewebe wie die Vagina. Auch dort findet man ein mehrschichtiges, nicht-verhornendes Plattenepithel mit hormonaler Abhängigkeit. Dieses Epithel unterliegt im Zyklusverlauf denselben Veränderungen wie das Vaginalepithel. Untersuchungen zu Rezeptorbefunden im Harntrakt zeigen, daß dort die Rezeptorkonzentration im Vergleich mit dem Vaginalepithel deutlich niedriger ist. Dieser geringere Rezeptorbesatz ist wahrscheinlich dafür verantwortlich, daß es bei nachlassender hormonaler Aktivität in der Perimenopause in der Urethra früher zu atrophen Zellbildern kommt als in der Vagina. Tab. 11-2 zeigt typische Zellverteilungsmuster in der Urethra in Prä- und Postmenopause.

Die proximale Harnröhre ist mit dem für die Harnblase und den oberen Harntrakt typischen einschichtig-mehrreihigen Zylinderepithel (Urothel) ausgekleidet. Der Übergang zwischen Urothel und Plattenepithel ist individuell sehr unterschiedlich und variiert mit dem Lebensalter. Das Urothel weist keine typischen hormonalen Veränderungen auf, so daß hier eine funktionszytologische Bewertung nicht möglich ist. Offenbar ist der Besatz mit Östrogenrezeptoren in Trigonum und Blasenfundus sehr gering. Bei der Funktionszytologie aus Urethralabstrichen sind in Zellen aus der distalen Harnröhre in wechselndem Umfang auch Urothelzellen eingestreut, die nicht immer eindeutig identifizierbar sind und gelegentlich mit Basal- oder Parabasalzellen des Plattenepithels verwechselt werden können. Dadurch können teilweise atrophische Zellbilder vorgetäuscht werden.

Bedeutung der Funktionszytologie

Bei Harntraktbeschwerden liefert ein funktionszytologischer Abstrich aus Vagina und/ oder Urethra eindeutige Hinweise auf eine *Hormonmangelsituation*.

Möglicherweise ist dabei der Urethralabstrich wegen des geringeren Rezeptorbesatzes ein sensiblerer Indikator als ein vaginal entnommener Abstrich. Nachlassende hormonale Aktivität kann mit Hilfe der Funktionszytologie oft früher erfaßt werden als durch Hormonbestimmungen aus dem Blut, weil die Hormonspiegel starken Schwankungen unterworfen sein können. Auch bei völligem Sistieren der Ovarialfunktion und entsprechend niedrigen basalen Östrogenspiegeln (< 20 pg/ml) besteht allerdings nach unserer Erfahrung keine eindeutige Korrelation zwischen postmenopausal niedrigen Östradiolspiegeln und einem atrophen Zellbild. In der Urethra ist die Korrelation besser als in der Vagina (Tab. 11-3). Bei adipösen Frauen kann trotz fehlender Östrogenproduktion in den Ovarien noch lange eine Hormonaktivität am Epithel nach-

Tab. 11-3: Korrelation der Östrogenkonzentration im Serum mit der Funktionszytologie von Vagina und Urethra (163 Patientinnen)

	atrophes Epithel		mäßig proliferiertes Epithel		eutrophes Epithel	
	Vagina	Urethra	Vagina	Urethra	Vagina	Urethra
Östradiol ≤ 20 pg/ml	23%	71%	47%	21%	30%	8%
Östradiol 21–50 pg/ml	11%	56%	44%	37%	44%	8%
Östradiol ≥ 50 pg/ml	3%	15%	37%	38%	60%	47%

weisbar bleiben, weil in erheblichem Umfang Androgene und Kortikoide im peripheren Fettgewebe aromatisiert werden und dann östrogene Wirkungen entfalten. Eine optimale Aussage über die hormonale Gesamtsituation und mögliche Defizite am Urogenitaltrakt liefert erst die **Kombination von Serumanalyse und Funktionszytologie.**

11.3 Urinzytologie

Urotheliale Tumore gehören mit ca. 10 000–12 000 Neuerkrankungen pro Jahr zu den häufigen Tumorerkrankungen in Deutschland. Bei rechtzeitiger Diagnose ist die Prognose relativ gut und eine organerhaltende Therapie in den meisten Fällen möglich. **Leitsymptom** dieser Tumoren ist die Makrohämaturie, die allerdings oft erst in fortgeschrittenen Stadien bemerkt wird. Daneben sind Harndrangsymptome bis hin zur Urgeinkontinenz relativ häufig. Daher ist eine weiterführende Diagnostik bei entsprechender Symptomatik in der Regel notwendig: Neben der Urethro-Zystoskopie mit direkter Visualisierung suspekter Befunde und der Möglichkeit gezielter Probeentnahmen steht die **Zytodiagnostik** aus zentrifugiertem Urin.

10 ml einer mittels Mittelstrahlurin frisch gewonnenen Urinprobe werden bei 3000 Umdrehungen/min für 5 Minuten zentrifugiert. Der zellarme Überstand wird abdekantiert und ein Tropfen des zelltragenden Sediments auf einem Objektträger ausgestrichen. Die Fixierung erfolgt durch Lufttrocknung oder mittels Fixierspray. Anschließend Färbung nach Papanicolaou. Aussagekräftigere Befunde liefern Spezialfärbungen, z. B. eine modifizierte Methylgrün-Pyronin-Färbung. Bei dieser Technik wird auf einen gefärbten Objektträger ein Tropfen des Sediments als „laufender Tropfen" zwischen Deckglas und Objektträger gebracht. Nach ca. 3 Minuten kann dieses supravital gefärbte Präparat direkt unter dem Mikroskop beurteilt werden. Nachteilig ist die fehlende Haltbarkeit dieser Präparate, so daß eine evtl. Dokumentation dann mittels Photomikroskop erfolgen muß.

Bei insgesamt 3048 Urinzytologien, die bei urologischen Patienten noch vor Stellung einer Diagnose entnommen wurden, konnte eine Spezifität von knapp 98% und eine Sensitivität von 65% gefunden werden. Die relativ niedrige Sensitivität bei später histologisch nachgewiesenen Urotheltumoren und Tumorvorstufen geht besonders zu Lasten der Tumorvorstufen und der frühinvasiven Malignome. Bei den GII- und GIII-Tumoren konnte eine Sensitivität von 91% erreicht werden.

Die Urinzytologie ist auch ein wichtiger **Bestandteil der Nachsorge** nach organerhaltender Therapie urothelialer Tumore. In kurzfristigen Abständen wird hier nicht invasiv der Krankheitsverlauf überwacht. Die Intervalle zystoskopischer Kontrollen und die damit verbundene Patientenbelästigung können so gestreckt werden. Als Screeningmethode im Rahmen der Krebsfrüherkennungsuntersuchungen hat sich die Methode bisher nicht etablieren können, auch wenn dies verschiedentlich propagiert wird. Gegenüber der Zytodiagnostik zur Früherkennung von Zervixkarzinomen besteht der entscheidende **Nachteil** darin, daß Tumorvorstufen und frühinvasive Malignome nicht mit ausreichender Treffsicherheit erkannt werden können.

Für die Diagnostik in einer urogynäkologischen Sprechstunde hat die Urinzytologie einen nachrangigen Stellenwert: Bei Harndrang, Pollakisurie und Urgeinkontinenz ist in der Regel eine Urethro-Zystoskopie im Rahmen der Differentialdiagnostik indiziert.

Nur wenn aus individuellen Gründen keine Blasenspiegelung durchgeführt werden soll, stellt die Urinzytologie eine Alternative dar. Für die Urinzytologie als Screeninguntersuchung in den Fällen, in denen keine Zystoskopie notwendig ist, gelten die dargelegten Einschränkungen hinsichtlich der Aussagefähigkeit.

Literatur

Fehrmann-Zumpe, P. L., K. J. Klebingat, C. Fiedler: Die modifizierte Methylgrün-Pyronin-Färbung in der Urinzytologie. Urologe (B) **32** (1992), 265.

Fehrmann-Zumpe, P. L., K. J. Klebingat, G. Lorenz: Die Urinzytologie als Screening. Urologe (B) **32** (1992), 262.

Fischer, W., Hannig, I.: Zur Brauchbarkeit urethralzytologischer Untersuchungen bei Harninkontinenz. Zent. bl. Gynäkol. **107** (1985), 424–431.

Schwenzer, Th., L. Beck: Postmenopause und Harninkontinenz. Gynäkologe **19** (1986), 227.

Schwenzer, Th., C. Buth, W. Degen, K. Jahn: Besteht ein Zusammenhang zwischen Proliferationsgrad des Vaginal- und Urethralepithels und der Häufigkeit der Streßinkontinenz? Ein Beitrag zur Östrogentherapie bei Streßharninkontinenz. Geburtsh. u. Frauenheilk. **47** (1987), 158.

Soost, H. J., S. Baur: Gynäkologische Zytodiagnostik, 5. Aufl. Thieme, Stuttgart–New York 1990.

Klinik der Urogenitalerkrankungen

12. Harnweginfektionen/Entzündungen

P. Riss

12.1 Allgemeines
12.1.1 Definitionen
12.1.2 Prävalenz
12.1.3 Pathogenese
12.1.4 Prädisponierende Faktoren
12.1.5 Ätiologie
12.1.6 Adhärenz der Bakterien
12.1.7 Klinisches Bild
12.2 Prinzipien der Diagnostik
12.2.1 Diagnose
12.2.2 Differentialdiagnose
12.3 Prinzipien der Therapie
12.3.1 Allgemeine Behandlungsprinzipien
12.3.2 Therapie der asymptomatischen Bakteriurie
12.3.3 Erstinfektion
12.3.4 Rezidivierende Infektion
12.3.5 Therapiedauer
12.3.6 Therapie von Harnweginfekten in der Schwangerschaft
12.3.7 Zusatztherapie von Harnweginfekten in der Postmenopause
12.3.8 Auswahl der Antibiotika
12.3.9 Fehler in der Behandlung
12.4 Dauerkatheter und Harnweginfekt
12.5 Pyelonephritis
12.6 Interstitielle Zystitis
12.7 Strahlenzystitis
12.8 Urethritis

12.1 Allgemeines

12.1.1 Definitionen

Die Folgen von Harnweginfektionen bei der Frau reichen von einfachen, fast subklinisch verlaufenden Entzündungen bis zur lebensbedrohlichen Sepsis. Die Kürze der Urethra und die Nähe der Urethraöffnung zum Scheideneingang und zum Anus bedeuten für die Frau ein besonderes Risiko einer Harnwegentzündung.

Unter dem Begriff Harnweginfektion (HWI) **werden verschiedene Zustände zusammengefaßt, die zumindest eines gemeinsam haben: die Anwesenheit von Mikroorganismen im** Harntrakt.

Eine Vielzahl von fakultativ pathogenen Keimen kann zu HWI führen, wobei als wichtigstes Erregerreservoir die Darmflora und in geringerem Ausmaß auch die Haut und die Genitalflora angesehen werden. Vor einer Besprechung der HWI ist es notwendig, die wichtigsten Definitionen zu verstehen.

In Tab. 12-1 wird eine Übersicht über die Definitionen der wichtigsten Entzündungen gegeben. Zystitis, Urethritis, Pyelonephritis sind klar definiert und klinisch verständlich. Eine Zystitis wird meist durch Erreger hervorgerufen wie beispielsweise Bakterien, Chlamydien oder Pilze, sie kann aber auch bei einem Fremdkörper in der Harnblase (Stein, Ballonkatheter) oder reaktiv bei Bestrahlung auftreten (Strahlenzystitis).

Die Trigonitis ist eine Diagnose, welche bei der Zystoskopie gestellt wird. Sehr häufig wird der Ausdruck jedoch verwendet, um die normale pflastersteinartige granuläre Oberfläche des Trigonum vesicae zu beschreiben. Diese endoskopisch erkennbaren Veränderungen haben jedoch fraglichen Krankheitswert (s. Kap. 13).

Das sog. Urethralsyndrom ist im wesentlichen eine Ausschlußdiagnose. Der Ausdruck wird häufig dann verwendet, wenn bei einer vorhandenen unspezifischen Symptomatik (Dysurie,

Tab. 12-1: Definitionen der Entzündungen

Zystitis	Entzündung der Harnblase Diagnose klinisch, bakteriologisch, histologisch, zystoskopisch Symptome: Dysurie und Pollakisurie
Urethritis	Entzündung der Harnröhre Symptome bei der Frau wie Zystitis
Trigonitis	lokalisierte Hyperaemie des Trigonum vesicae fraglicher Krankheitswert
Pyelonephritis	akute bakterielle Entzündung der Niere Symptome: Fieber, Schüttelfrost, Klopfschmerz
Urethralsyndrom	Unspezifische Symptomatik: Dysurie, Drang, Pollakisurie negative Harnkultur keine organische Pathologie Ausschlußdiagnose

Tab. 12-2: Definitionen der Harnweginfektionen nach Schweregrad

Asymptomatische Bakteriurie	wiederholt positive Harnkultur keine Leukozyturie keine klinischen Symptome
Unkomplizierter Harnweginfekt	positive Harnkultur typische Symptome (Harnblase, Miktion) rasche Besserung auf Therapie
Komplizierter Harnweginfekt	positive Harnkultur Symptome einer Nierenbeteiligung Zusätzliche Risikofaktoren

Definition positive Harnkultur: $\geq 10^5$ Keime/ml Harn

Drang, Pollakisurie) die Harnkultur negativ ist und keine organische Pathologie gefunden werden kann.

Der wesentlichste Befund bei einer Infektion des unteren Harntrakts ist der Nachweis von Bakterien in der Harnkultur. Allgemein anerkannt ist ein Grenzwert von $\geq 10^5$ Keimen pro Milliliter Harn in der Kultur. Dieser Grenzwert wird manchmal auch als „signifikante Bakteriurie" bezeichnet und wurde ursprünglich gewählt, um zwischen einer Infektion der Harnblase und einer Kontamination bei der Gewinnung der Harnprobe mittels Mittelstrahlharn zu unterscheiden. Im durch Katheterisation gewonnenen Harn oder im suprapubischen Aspirat weist jegliches Bakterienwachstum auf eine Infektion hin.

Schlecht abgegrenzt, aber in der Klinik weit verbreitet sind die Begriffe *asymptomatische Bakteriurie, unkomplizierte HWI* und *komplizierte HWI* (Tab. 12-2). Allen drei ist die positive Harnkultur gemeinsam. Unkomplizierte HWI sind solche, welche auf Harnblase und Harnröhre beschränkt sind, typische Symptome zeigen und auf Behandlung gut und rasch ansprechen. Diese Beschreibung trifft auf die akute, nicht rezidivierende Zystitis bei der sonst gesunden Frau zu.

Alle HWI, welche nicht unkompliziert sind, gelten als kompliziert. Diese Definition klingt simpel, sie soll aber ausdrücken, daß bei Vorhandensein von zusätzlichen Risikofaktoren oder ungünstigen Konstellationen eine HWI nicht mehr als eine banale Entzündung angesehen

Tab. 12-3: Definitionen der Harnweginfektionen nach Verlauf

Heilung	Harnkultur bei Kontrolle negativ
Rezidiv	Harnkultur bei Kontrolle zunächst negativ, neuerliche Infektion mit gleichem Erreger
Reinfektion	Harnkultur bei Kontrolle negativ, neuerliche Infektion mit anderem Erreger (Keimwechsel)
Superinfektion	während der Behandlung Auftreten von anderen Erregern
Persistenz	trotz Behandlung in der Harnkultur bei Kontrolle gleicher Erreger nachweisbar

werden darf. Kompliziert sind alle HWI bei Männern, bei Kindern und in der Schwangerschaft, bei Diabetes mellitus, alle rezidivierenden HWI und solche mit einer Nierenbeteiligung. Auf jeden Fall ist diese Unterscheidung wichtig in Bezug auf die Therapie:

Alle Überlegungen auf Vereinfachung und Verkürzung einer Antibiotikatherapie können nur für unkomplizierte HWI gelten.

Für die Beschreibung des Therapieerfolgs und des Verlaufs einer HWI sind die in Tab. 12-3 angeführten Punkte von Bedeutung. Grundsätzlich muß immer eine negative Harnkultur vorliegen, um von einer Heilung einer HWI sprechen zu können. Wenn es zu einer neuerlichen Infektion kommt, so spricht man bei gleichem Erreger wie bei der ersten Infektion von einem Rezidiv, bei einem Erregerwechsel von einer Reinfektion. Für die Definition ist der Zeitabstand zwischen den Harnkulturen von sekundärer Bedeutung. Es ist bekannt, daß es bereits nach zwei Wochen zu einem Rezidiv oder zu einer Reinfektion kommen kann.

Wenn trotz Antibiotikatherapie bei der Kontrolle der Harnkultur der gleiche Erreger nachweisbar ist, so kann dies mehrere Ursachen haben:

- Resistenz des Keims gegenüber dem Antibiotikum,
- ungenügende Antibiotikakonzentration im Plasma oder im Harn,
- schlechte Patientencompliance oder
- eine morphologische oder funktionelle Pathologie mit Bildung eines Keimreservoirs.

12.1.2 Prävalenz

HWI sind nach Atemwegsinfektionen und akuten Durchfallserkrankungen die häufigsten Entzündungen. Das Verhältnis zwischen der Prävalenz von HWI bei Frauen und Männern wird auf 8 : 1 geschätzt. Die Häufigkeit von HWI nimmt mit dem Lebensalter zu. Im Alter von einem Jahr ist die Inzidenz einer Bakteriurie 1–2% bei weiblichen Säuglingen. Bei der Hälfte dieser Kinder kann eine strukturelle Pathologie (Narben, Reflux, Abflußhindernis) nachgewiesen werden. Mit der Pubertät, der Aufnahme von Geschlechtsverkehr und schließlich mit dem Eintreten von Schwangerschaften steigt die Bakteriuriefrequenz kontinuierlich an. Zwischen 15 und 25 Jahren ist die Häufigkeit 2–3%, mit 60 Jahren ca. 10% und mit 80 Jahren schließlich 25–50% (Abb. 12-1). Erst ab etwa dem 50. Lebensjahr steigt die Infektionsrate bei Männern

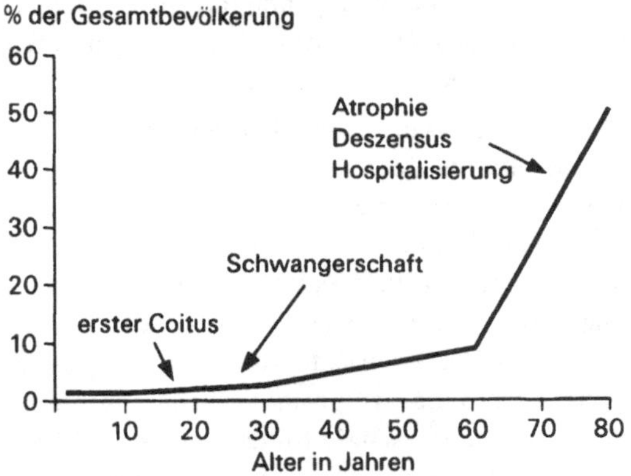

Abb. 12-1: Alter und Prävalenz von Bakteriurie bei Frauen

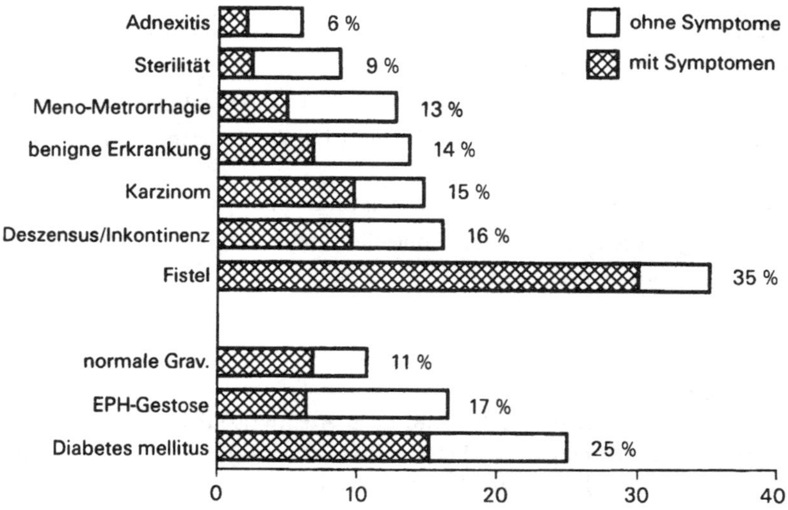

Abb. 12-2: Häufigkeit von HWI im Screening-Test bei 3185 gynäkologischen und 1600 geburtshilflichen Patientinnen

aufgrund einer Prostatahypertrophie oder anderer komplizierender Faktoren an und gleicht sich im Alter der Rate bei Frauen an.

Ein wichtiger Faktor, welcher das Auftreten einer HWI begünstigt, ist die *stationäre Aufnahme in einem Krankenhaus*: 2–3% aller hospitalisierten Patienten bekommen HWI. HWI stellen unter den nosokomialen Infektionen mit 40–50% den größten Anteil. Ca. 15% der nosokomialen HWI verlaufen asymptomatisch. Als Ursache für eine HWI im Krankenhaus sind Entleerungsstörungen, Instrumentation, Verweilkatheter und mangelnde Hygiene zu nennen, wobei das Risiko für den Intensivpatienten naturgemäß besonders hoch ist.

10–15% der gynäkologischen Patientinnen haben bereits bei der Aufnahme in ein Krankenhaus eine Bakteriurie (Abb. 12-2). Der Prozentsatz ist bei Frauen mit Deszensus und Inkontinenz höher als bei anderen gynäkologischen Diagnosen. Bei einem guten Drittel der Frauen ist die bei der Klinikaufnahme nachgewiesene Bakteriurie ohne Symptome. Auch in der normalen Schwangerschaft findet sich in ca. 10% eine Bakteriurie. Die Häufigkeit ist bei EPH-Gestose und vor allem bei Diabetes mellitus deutlich höher.

12.1.3 Pathogenese

Der typische Infektionsweg bei HWI ist die Aszension (Tab. 12-4). Sowohl der Introitus vaginae als auch Rektum und Anus besitzen physiologischerweise eine Keimflora. Durch mechanische Einwirkungen (z. B. Geschlechtsverkehr) oder durch Manipulationen (z. B. Katheterisieren) können Keime in die Urethra und in die Harnblase eingebracht werden. Wenn es sich dabei um fakultativ pathogene Keime handelt, so

Tab. 12-4: Eintrittswege für Harnweginfektionen

aszendierend	• sehr häufig, typischer Infektionsweg • Infektion entlang der Harnwege • begünstigt durch Nähe der Darmbakterien • erleichtert durch kurze Urethra • durch Katheterisierung und Instrumentierung
hämatogen	• selten • direkte Infektion der Niere • viele Bakterien erforderlich (z. B. Tuberkulose)
lymphogen	• sehr selten • aus dem Dickdarm

kann es bei insuffizienten Abwehrmechanismen zur Etablierung einer HWI kommen.

Als weitere mögliche Infektionswege werden die hämatogene und die lymphogene Infektion postuliert. Die hämatogene Infektion soll insbesondere für die Infektion der Nieren von Bedeutung sein. Staphylokokken können auf diese Weise in die Nieren gelangen. Der hämatogene Infektionsweg ist bei Tuberkulose der typische Infektionsweg vom Primärkomplex zu den Nieren.

12.1.4 Prädisponierende Faktoren

Zu den Risikofaktoren (Tab. 12-5) zählen neben dem zunehmenden Lebensalter eine *ungenügende Blasenentleerung*, wie sie gerade bei Frauen mit Deszensus bzw. Prolaps der Scheide und des Uterus beobachtet wird. Auch ein *reduzierter Allgemeinzustand* beeinträchtigt die Fähigkeit, regelmäßig und ausreichend die Harnblase zu leeren. Zusätzliche Risikofaktoren sind das *Einbringen von Fremdkörpern in die Harnblase* – dazu zählt auch das Legen eines Harnkatheters. Auch scheinbar physiologische Veränderungen können das Auftreten von HWI begünstigen. Als besonders wichtiger Faktor ist in diesem Zusammenhang das *Milieu der Scheide* zu nennen. Durch den Hormonmangel in der Postmenopause kommt es zu einer Atrophie des Scheidenepithels, damit zu einer Reduzierung des Glykogens und zu einem Anstieg des pH-Wertes in der Scheide. Dadurch wiederum wird die Entwicklung einer pathologischen Keimflora und die Entstehung von HWI begünstigt.

Tab. 12-5: Bekannte Risikofaktoren für Harnweginfektionen

hohes Alter
ungenügende Blasenentleerung
Deszensus, Prolaps
neurogene Blase
Medikamente (Anticholinergika)
reduzierter Allgemeinzustand
Demenz
Stuhlinkontinenz
neurologische Erkrankungen
nosokomiale Infektionen
Dauerkatheter
Hospitalisierung
physiologische Veränderungen
Änderung des Scheidenmilieus (Reduzierung des Glykogens, Anstieg des pH)

Wie bei jeder Infektion im menschlichen Organismus genügt auch für die Entstehung und das Vollbild einer HWI nicht ein einzelner Faktor, wie beispielsweise das bloße Vorhandensein von pathogenen Keimen, sondern weitere begünstigende Faktoren müssen hinzukommen:

- Disposition der Patientin
- Virulenz der Keime
- lokale Abwehrmechanismen
- Urinmilieu
- Geschlechtsverkehr
- Blasenentleerungsstörungen

Disposition der Patientin. Jede Schwächung der Immunität begünstigt die Entwicklung einer HWI. Dazu gehören Allgemeinerkrankungen wie schwere virale Infekte oder beispielsweise Diabetes mellitus.

Urinmilieu. Der Harn selbst besitzt Eigenschaften, welche einer Infektion entgegenwirken, zum Beispiel eine sehr hohe oder sehr niedrige Osmolalität, eine hohe Harnstoffkonzentration, eine hohe Konzentration an organischen Säuren und ein niedriger pH. Ein sehr verdünnter Harn verhindert das Wachsen von Bakterien durch eine Hemmung der Phagozytose und eine verminderte Reaktivität von Komplement.

Lokale Abwehrmechanismen. Die Scheidenwand und die Region des Meatus urethrae externus besitzen Eigenschaften, welche das Aufsteigen von Bakterien vom Rektum in die Harnblase erschweren bzw. unmöglich machen. Diese Regionen besitzen eine Flora aus gram-positiven Bakterien, Laktobazillen und Diphteroiden, welche im Harn sehr schlecht wachsen und keine HWI hervorrufen. Zahlreiche Untersuchungen haben gezeigt, daß Frauen mit rezidivierender Zystitis zuerst eine Besiedelung des Introitus vaginae und der periurethralen Region mit Enterobakterien aufweisen, bevor es zum Auftreten von Symptomen der Zystitis kommt. So lange die Flora am Scheideneingang nicht normalisiert ist, kann in diesen Fällen auch nicht mit einer dauerhaften Ausheilung der HWI gerechnet werden. Ein niedriger, saurer pH in der Scheide ist nicht nur für das Scheidenmilieu an sich und für das Wachstum der Laktobazillen erforderlich, sondern verhindert auch HWI durch die Unterdrückung von E. coli und Enterobakterien.

Blasenentleerungsstörungen. Die regelmäßige Entleerung der Harnblase gehört zu den wichtigsten Mechanismen zur Prävention von HWI. Nach der Miktion wird infizierter Urin durch sterilen Urin ersetzt. Gleichzeitig wirkt die Miktion wie eine „Müllabfuhr", indem Bakterien, welche an abgeschilferten Epithelien des Harntrakts fixiert sind, nach außen gespült werden.

Geschlechtsverkehr. Es besteht kein Zweifel, daß beim Geschlechtsverkehr Bakterien über die Urethra in die Harnblase eingebracht werden. Zu HWI kommt es aber nur dann, wenn die Flora des Scheideneingangs fakultativ pathogene Keime beinhaltet und diese Keime nicht rasch genug durch nachfolgende Miktionen wieder nach außen gespült werden.

Ganz allgemein darf aber nie vergessen werden, daß alle Mechanismen für die Prävention von HWI nur dann gelten, wenn der Harntrakt morphologisch und funktionell keine Auffälligkeiten aufweist. Beim Vorliegen von Obstruktionen, von Steinen oder bei einer neurogenen Blase genügen schon wenige Bakterien von geringer Virulenz, um im Harn wachsen zu können und eine HWI hervorzurufen.

12.1.5 Ätiologie

HWI werden in 80–90% durch E. coli hervorgerufen, an zweiter Stelle folgen Staphylokokken und Proteus; gelegentlich sind auch andere gram-negative Erreger wie Klebsiellen nachweisbar. Diese Zahlen gelten für unkomplizierte HWI bei ambulanten Patientinnen. Proteus und Staphylococcus saprophyticus sind die zweithäufigsten Keime bei akuter unkomplizierter Zystitis bei jungen Frauen. Im Krankenhaus liegt der Anteil von E. coli zwischen 33 und 50%, gefolgt von Klebsiellen, Pseudomonas aeruginosa, Enterokokken, Streptokokken, aber auch Candida und anderen. Serratia marcescens und Pseudomonas aeruginosa verursachen Infektionen, welche fast ausschließlich im Krankenhaus aquiriert werden und auf ungenügende Hygiene beim Einführen und bei der Pflege von Kathetern hinweisen.

Obwohl Anaerobier normalerweise im Stuhl reichlich vorhanden sind, sind sie selten die Ursache für HWI. Offensichtlich verhindert die Sauerstoffspannung im Harn das Wachstum und die Persistenz dieser Keime.

Ein häufiger Keim bei nosokomialen HWI ist Staphylococcus epidermidis, welcher von der Haut und vom Introitus vaginae durch Kontamination in die Harnblase eingebracht wird und deshalb vor allem bei katheterisierten Patientinnen gefunden wird.

12.1.6 Adhärenz der Bakterien

Die Adhärenz von Bakterien, d. i. das Festkleben der Bakterien an Epithelzellen des Harntrakts, ist von zentraler Bedeutung für die **Infektiosität** und **Persistenz** von Bakterien. Normalerweise sind Bakterien nicht adhärent und können deshalb leicht nach außen gewaschen werden.

Das Zusammenspiel zwischen Mukosa und Bakterien beruht auf Rezeptoren in den Epithelzellen und Bindungsorganellen an der Oberfläche von Bakterien. Für E. coli konnte gezeigt werden, daß diese Bakterien Oberflächenorganellen besitzen, welche die Fixierung an spezifische Wirtsrezeptoren ermöglichen. Zwei Arten dieser Oberflächenrezeptoren oder frimbrienartigen Ausläufer („Pili") wurden identifiziert: Typ-I Pili haben eine besondere Affinität zu Mannose und werden vor allem bei Patienten mit Zystitis isoliert. Diese Pili sind an der Oberfläche der meisten Enterobakterien zu finden und scheinen für die Kolonisierung der Schleimhaut notwendig zu sein. Ihr Nachweis korreliert nicht mit einer hohen Pathogenität. Typ-II Pili sind Mannose-negativ und haften an der P-Blutgruppe.

E. coli Stämme mit Typ-II Pili sind virulenter und häufig an Pyelonephritiden beteiligt.

Die Bindungskapazität der Bakterien ist bei Frauen mit rezidivierenden HWI deutlich größer als bei unkomplizierten Infektionen. Unter Antibiotikatherapie wird die Adhärenz der Bakterien an Plattenepithelzellen der Vagina herabgesetzt. Offenbar gibt es auch Zusammenhänge zwischen dem Grad der Adhärenz und dem Menstruationszyklus, wobei die Adhärenz in der Östrogen-dominierten Follikelphase höher sein soll.

Die Organellen an der Oberfläche der Bakterien eröffnen auch neue Möglichkeiten bei der Therapie. Es ist durchaus vorstellbar, daß gegen die Oberflächenpili Antikörper entwickelt werden, welche wie eine passive Impfung verabreicht werden können und rezidivierende HWI verhindern.

12.1.7 Klinisches Bild

Die Symptome einer HWI bei der Frau können sehr unterschiedlich sein und lassen oft keinen direkten Schluß auf die Schwere und auf die Ausbreitung des Infekts zu. Bewährt hat sich die Unterscheidung in **untere** und **obere HWI**.

Zystitis und Urethritis zeichnen sich durch Irritationen in Form von Dysurie, häufigem Harnlassen von kleinen Harnmengen, Harndrang, Nykturie und bei der Blasenentzündung auch durch suprapubische Schmerzen aus. Gelegentlich wird auch eine leichte Inkontinenz sowie eine Hämaturie am Ende der Miktion angegeben. Systemische Symptome wie Schüttelfrost oder Fieber fehlen bei unteren HWI im allgemeinen.

Bei oberen HWI sind Nierenkelche und Nierenparenchym beteiligt. Solche Infektionen sind durch Schüttelfrost und Fieber sowie durch ein allgemeines Krankheitsgefühl gekennzeichnet. Meist ist auch ein deutlicher Flankenschmerz und ein Klopfschmerz im Bereich der Nierenlager festzustellen. Kolikartige Schmerzen werden nur beim Abgang von Steinen oder abgeschilferten Nierenpapillen beobachtet.

12.2 Prinzipien der Diagnostik

Für die Diagnose einer HWI ist neben einer genauen Anamnese eine Urinprobe erforderlich. Üblicherweise wird die Gewinnung eines Mittelstrahlharns gefordert (s. Kap. 5.2). Immer wieder gibt es jedoch Frauen, denen es trotz genauer Instruktion nicht gelingt, eine verwertbare Mittelstrahlharnprobe abzugeben. In diesen Fällen kann es erforderlich sein, auch bei ambulanten Patientinnen eine Harnprobe mittels Einmalkatheter zu gewinnen.

Ärztliches und Pflegepersonal müssen sich jedoch immer vor Augen halten, daß durch das Einführen des Katheters eine HWI provoziert werden kann.

Angaben in der Literatur deuten darauf hin, daß dies in bis zu 20% eintritt.

12.2.1 Diagnose

Mikroskopie

Die mikroskopische Untersuchung des Harnsediments und die Gram-Färbung sind einfache, verläßliche und billige Methoden zur Abklärung von HWI-Symptomen. Die Sensitivität der Leukozyturie in bezug auf eine HWI ist 80–95%, die Spezifität 50–75%. Eine mikroskopische Hämaturie findet sich bei ca. 50% der Frauen mit einem akuten Harnweginfekt. Sie wird fast nie bei Dysurie aus anderer Ursuche beobachtet. Bakterien im Gram-Präparat korrelieren sehr gut mit einer Harnweginfektion mit mehr als 10^5 Keimen/ml in der Kultur (Sensitivität 80%, Spezifität 90% und positiver Vorhersagewert um 85%), bei einer geringeren Bakteriurie reicht die Gram-Färbung eines Ausstrichs nicht zur Diagnose aus (s. Kap. 5).

Teststreifen

Wenn eine mikroskopische Untersuchung des Harnes nicht möglich ist, so kann zum qualitativen Nachweis einer Bakteriurie, Pyurie und Hämaturie eine Teststreifenmethode angewendet werden. Im allgemeinen sind die Ergebnisse von Teststreifenuntersuchungen jedoch weniger aussagekräftig als eine mikroskopische Untersuchung.

Der am häufigsten angewandte Test ist der **Nachweis von Nitrit**. Dieser beruht darauf, daß durch Bakterien Nitrat im Harn zu Nitrit umgewandelt wird. Der Nitrit-Test ist oft kombiniert mit einem Test auf Esterase, welcher den Nachweis von Leukozyten erlaubt. Leukozyten tragen an der Oberfläche das Enzym Esterase, welches eine Farbänderung am Teststreifen hervorruft. Die Sensitivität des Nitrit- und des Leukozyten-Tests ist direkt abhängig von der Menge an Bakterien im Harn. Aus diesem Grund sollten die Tests, wenn möglich, in einer konzentrierten Morgenharnprobe durchgeführt werden. Außerdem muß immer berücksichtigt werden, daß falsch negative Ergebnisse möglich sind, beispielsweise bei einer Infektion durch Enterokokken, welche Nitrat nicht zu Nitrit konvertieren.

Auf jeden Fall sind Streifentests einfach zu handhabende und preiswerte Screeningmethoden, welche aber immer zusammen mit der Anamnese und dem klinischen Bild interpretiert werden müssen.

Harnkultur

Die Harnkultur ist die beste Methode, um **Bakterien im Harn** nachzuweisen und ihre Konzentration zu bestimmen. Das Ergebnis wird in Keimen pro Milliliter Harn angegeben. Seit langem ist es üblich, als Grenzwert für eine signifikante Bakteriurie $\geq 10^5$ Keime pro Milliliter Harn anzusehen. Die Verwendung dieses Grenzwertes hat jedoch zwei Nachteile:

1. 20–25% der Frauen mit den Symptomen einer HWI weisen weniger als $\geq 10^5$ Keime pro ml Harn auf. Diese Tatsache ist wahrscheinlich auf eine verkürzte Verdoppelungszeit der Bakterien zurückzuführen, weil die Harnblase bei einer Zystitis häufiger entleert wird. Es wird deshalb gelegentlich vorgeschlagen, vor allem bei jungen Frauen mit Urethralsyndrom $\geq 10^2$ Keime/ml als Grenzwert für eine Bakteriurie anzunehmen.

2. Es besteht immer die Möglichkeit einer *Überdiagnose*, weil die in der Harnkultur nachgewiesenen Keime nicht unbedingt aus der Harnblase, sondern auch aus einer Kontamination stammen können. So konnte gezeigt werden, daß eine einmalige Kultur mit $\geq 10^5$ Keimen/ml Harn in fast einem Fünftel der Fälle auf Verunreinigung zurückzuführen ist. Dies erstaunt nicht weiter, weil gerade Patientinnen mit einer Neigung zu HWI oft eine Kontamination des Damms und des Introitus aufweisen. In diesem Zusammenhang muß noch einmal auf die Bedeutung der Methode der Harngewinnung hingewiesen werden.

Wünschenswert wäre es, grundsätzlich mindestens **zwei positive Harnkulturen** für den Nachweis einer Bakteriurie zu erhalten. Da dies in der Praxis nicht immer möglich ist, muß umso mehr auf die Symptomatik und das klinische Bild Rücksicht genommen werden. Für den Nachweis von Chlamydien, Urea- und Mykoplasmen und Gonokokken werden außerdem Transportmedien mit Spezialnährboden benötigt (s. Kap. 5).

Urethro-Zystoskopie

Eine Urethro-Zystoskopie erlaubt die **direkte Beurteilung von Harnröhre und Harnblase.** Veränderungen des Urothels sowie Fremdkörper in der Harnblase können auf diese Weise gesehen werden. Bei einer ausgeprägten Zystitis zeigt die Schleimhaut vermehrte Gefäßzeichnung und Rötung. Auch Erosionen und Ulzera können gesehen werden, was insbesondere bei Bestehen einer Hämaturie von Interesse ist.

Für die Diagnostik der unkomplizierten HWI ist eine Urethro-Zystoskopie nicht erforderlich. Sie sollte aber eingesetzt werden bei 1. rezidivierenden HWI, 2. bei therapieresistenten HWI, 3. bei asymptomatischer Hämaturie und 4. bei Verdacht auf einen Fremdkörper in der Harnblase.

Bildgebende Verfahren

Die **intravenöse Pyelographie** ist die klassische Methode zur Darstellung des gesamten Harntrakts. Bei einer akuten unkomplizierten Zystitis ist es nicht erforderlich, eine Pyelographie durchzuführen. Die Indikationen werden heute vor allem gesehen,

1. wenn aus der Anamnese Infektionen des oberen Harntrakts bekannt sind,
2. bei einer Anamnese von rezidivierenden HWI im Kindesalter,
3. bei Frauen mit rezidivierenden Infekten, welche durch denselben Keim hervorgerufen werden (dies gilt insbesondere für harnstoffspaltende Organismen wie Proteus mirabilis, deren Gegenwart häufig mit dem Vorhandensein von infizierten Steinen verbunden ist),
4. in allen Fällen von HWI, die mit einer schmerzlosen Hämaturie verbunden sind,
5. bei Frauen, die bereits wegen Harnsteinen oder Obstruktionen behandelt wurden, und
6. bei Frauen mit rasch aufeinanderfolgenden Rezidiven, welche auf die Persistenz von Bakterien hinweisen.

Eine Auffüllung der Harnröhre mit der **Doppelballonkatheter-Methode** ist in Fällen sinnvoll, wo der Verdacht auf ein Urethraldivertikel besteht. Diese Divertikel können die Ursache für rezidivierende Infektionen sein. Die klinischen Zeichen von Harnröhrendivertikeln sind Harntröpfeln sowie bei der Palpation Schmerzhaftigkeit der Urethra und Auspressen von Eiter.

Die **Ultraschalluntersuchung** stellt eine wertvolle Bereicherung der Möglichkeiten der bildgebenden Diagnostik dar. Sie ist eine nicht-invasive preiswerte Methode, vermeidet die Strahlenbelastung und erfordert keine Vorbereitung. Im oberen Harntrakt kann mittels Ultraschall das Nierenbecken gut untersucht werden. Eine Ausweitung des Nierenbeckens in der Schwangerschaft oder bei Abflußhindernissen ist leicht zu erkennen. Im unteren Harntrakt hat die Ultraschalluntersuchung ihren festen Platz in der Restharnbestimmung und bei der Beurteilung von Lageveränderungen und Raumforderungen im Urogenitalbereich.

Urodynamische Untersuchung

Eine invasive urodynamische Untersuchung ist bei einer nachgewiesenen HWI **kontraindiziert**. Lediglich die Uroflowmessung kann in Zusammenhang mit einer HWI bei Frauen nützlich sein, vor allem wenn Restharn besteht und rezidivierende HWI ein pathologisches Miktionsverhalten bedingen.

Eine urodynamische Untersuchung ist angezeigt, wenn als Ursache von HWI infravesikale Obstruktionen, vor allem nach Operationen am Beckenboden, oder eine neurologische Erkrankung anzunehmen ist.

12.2.2 Differentialdiagnose

Wenn die Symptome oder die Ergebnisse der Laboruntersuchungen eine Harnwegentzündung ausschließen, so muß bei Beschwerden im Urogenitalbereich an andere Ursachen gedacht werden. Insbesondere eine *Vaginitis* (Kolpitis) kann mit Dysurie und Schmerzen am äußeren Genitale und in der Harnröhe verbunden sein. Als Erreger einer spezifischen Vaginitis kommen vor allem Trichomonaden und Candida albicans in Betracht.
Eine *Dysurie* kann auch das Hauptsymptom einer sexuell übertragbaren Erkrankung, wie beispielsweise einer Chlamydieninfektion, einer Infektion mit Herpes simplex oder Neisseria gonorrhoeae sein. Einige Frauen sind in der Lage, den Schmerz genauer zu lokalisieren: ein Schmerz, der tief im Körper bzw. in der Scheide lokalisiert wird, ist eher einer HWI oder einer *Chlamydienurethritis* zuzuordnen. Schmerz, der erst bei Austritt von Harn auftritt, läßt an eine *Vaginitis* oder eine *Herpes simplex-Infektion* an der Vulva denken.

Vom praktischen Gesichtspunkt her ist zu beachten, daß häufiges Urinieren, Harndrang und Absetzen von kleinen Harnmengen typische Symptome einer blanden Harnwegentzündung oder Infektion mit sexuell übertragenen Erregern sind und nicht für eine Vaginitis sprechen.

Die Differentialdiagnose einer *Urethritis* erfolgt mittels Urethraabstrich, in dem Candida, Trichomonaden, Chlamydien oder Mykoplasmen nachgewiesen werden können (vgl. Kap. 5). Eine *Pyurie* und eine *Hämaturie* wiederum sind Hinweise auf eine Infektion des Harntrakts.

Auch bei negativen Kulturen aus dem Harn, aus der Scheide und aus der Urethra gibt es eine Gruppe von Frauen, welche trotzdem über persistierende Symptome aus dem unteren Harntrakt klagen. In diesen Fällen wird manchmal der Ausdruck *„Urethralsyndrom"* verwendet.

12.3 Prinzipien der Therapie

Als Diagnosekriterium für eine therapiebedürftige HWI wird oft eine Bakteriurie von $\geq 10^5$ Keimen/ml Mittelstrahlharn angenommen. Dennoch zeigt sich immer wieder, daß viele Patientinnen mit Dysurie und Pollakisurie nur eine Keimzahl von 10^2 bis 10^4 pro Milliliter Harn aufweisen. Daher muß eine entsprechende klinische Symptomatik auch bei einem Keimwachstum von 10^2 Keimen pro Milliliter Harn hinterfragt werden, vor allem, wenn es sich um den wiederholten Nachweis desselben Keims handelt.

Im durch Katheterisation gewonnenen Harn oder im suprapubischen Aspirat weist jegliches Bakterienwachstum auf eine Infektion hin. Zusätzliche Faktoren, die trotz geringer Keimzahl für eine Infektion sprechen, sind neben der klinischen Symptomatik eine Pyurie (Leukozyturie), eine Hämaturie sowie eine prompte Besserung der Beschwerden auf eine Antibiotikatherapie. Eine andere Erklärung für eine falsch niedrige Keimzahl ist die Aggregatbildung der Harnkeime, so daß die Keimzahl auf dem Kulturagar niedriger als die wirkliche Keimzahl ist.

12.3.1 Allgemeine Behandlungsprinzipien

Am Beginn der Behandlung einer HWI stehen immer konservative, allgemeine Maßnahmen. Dazu gehören:

1. eine *vermehrte Flüssigkeitszufuhr*, z. B. in Form von Blasentee, so daß der Harn isoton wird und damit die Granulozytenfunktion optimiert wird,
2. wenn möglich eine *Ansäuerung des Harns* mit Methionin oder Ascorbinsäure, besonders bei Frauen, welche Antibiotika sehr kritisch gegenüberstehen (von Fruchtsäften ist abzuraten, weil diese den Harn alkalisieren),
3. die *Gabe von Spasmolytika* bei starken Schmerzen und schmerzhafter Miktion.

In bezug auf die Beurteilung der Therapie von HWI muß immer bedacht werden, daß das Reservoir für Keime die Darmflora ist. Grundsätzlich sollen deshalb immer Antibiotika verabreicht werden, welche möglichst nur im Harntrakt wirken, damit es nicht zu einem Ungleichgewicht in der Darmflora kommt.

Durch die Wirkung der Antibiotika kann es auch in der Scheide zu einer Beeinträchtigung der normalen Flora kommen. Dadurch wird das Wachstum von pathogenen Keimen und die Entstehung einer Scheidenentzündung begünstigt, beispielsweise mit Candida albicans. Diese Infektionen erfordern wiederum eine spezifische Behandlung, wodurch ein Zystitis-Vaginitis-Kreislauf initiiert werden kann.

Derartige Überlegungen müssen beim Verschreiben von Antibiotika stets berücksichtigt werden. Beispielsweise werden Ampicillin und Tetracycline fast unverändert über den Stuhl ausgeschieden und haben dort Konzentrationen, welche dreimal so hoch wie im Harn sind.

12.3.2 Therapie der asymptomatischen Bakteriurie

Von einer **asymptomatischen Bakteriurie** wird gesprochen, wenn in 2 unabhängig voneinander abgenommenen Harnproben jeweils mehr als 10^5 Keime pro ml nachgewiesen werden und keine Symptome vorliegen (Tab. 12-6).

Tab. 12-6: Befundkonstellation bei Harnweginfektionen

	Harnkultur $\geq 10^5$ Keime/ml	Leukozyturie	Leukozytenzylinder
Asymptomatische Bakteriurie	+	–	–
Zystitis	+	+	–
Pyelonephritis	+	+	+

Über den natürlichen Verlauf von solchen asymptomatischen Bakteriurien ist relativ wenig bekannt. In einigen Studien wurde jedoch gezeigt, daß bei 60–80% dieser Patientinnen die Bakteriurie sistiert, unabhängig davon, ob eine Behandlung durchgeführt wurde oder nicht. Soweit heute bekannt ist, scheint kein Zusammenhang zwischen einer asymptomatischen Bakteriurie und der Entwicklung einer Nephritis oder Hypertension zu bestehen.

Bei zwei Zustandsbildern ist jedoch besondere Aufmerksamkeit geboten:

1. Geriatrische Patienten neigen schnell zu Fieber und Appetitlosigkeit. Eine asymptomatische Bakteriurie bedarf deshalb bei ihnen einer urologischen Abklärung und regelmäßiger Kontrollen, aber nicht unbedingt einer Behandlung. Ältere Patienten leiden oft auch verstärkt unter den Nebenwirkungen der verabreichten Antibiotika.
2. Eine Indikation für die Durchführung einer Behandlung bei asymptomatischer Bakteriurie stellt die Schwangerschaft dar. Für die Gravidität ist bewiesen, daß die Behandlung der asymptomatischen Bakteriurie sowohl das Risiko einer Pyeloneophritis reduziert als auch das fetal outcome verbessert (vgl. Kap. 22.4.).

12.3.3 Erstinfektion

Für die Behandlung einer Erstinfektion bei einer unkomplizierten Zystitis gibt es verschiedene Schemata, die sich in der Wahl der Antibiotika und der Dauer der Therapie unterscheiden. Die Zystitis ist eine oberflächliche Infektion der Blaschleimhaut und involviert selten die Lamina propria. Für die **Ersttherapie** bei unbekanntem Erreger stehen mehrere sehr wirksame und gut verträglich orale Antibiotika zur Verfügung (Tab. 12-7).

Bei Fehlen von Komplikationen oder einer Nierenbeteiligung hat sich die Kurzzeittherapie über 3–5 Tage durchgesetzt. Diese Therapiedauer stellt einen Kompromiß zwischen einer einmaligen Gabe und der früher üblichen Therapiedauer von 7–10 Tagen dar.

Bei bekanntem Erreger kann die Antibiotikatherapie gezielt erfolgen, wobei eine große Zahl an Antibiotika zur Verfügung steht (Tab. 12-8). Escherichia coli spricht auf die meisten Antibiotika an. Trimethoprim allein oder in Kombination mit Sulfamethoxazol ist ein billiges Standardchemotherapeutikum für die ungezielte Therapie einer HWI und wird gut vertragen, wodurch auch eine gute Patientencompliance erreicht wird. Es hat eine breite Wirksamkeit gegen uropathogene Keime. Für die Chinolone spricht die exzellente Harngängigkeit unter Schonung der Darmflora. Chinolone werden sehr gut vertragen und haben darüber hinaus ein weites Spektrum, welches den in Krankenhäusern wichtigen Keim Pseudomonas aeruginosa einbezieht.

Es stellt sich die Frage, ob nach einer ausbehandelten Zystitis unbedingt eine Harnkultur zum Nachweis der Keimfreiheit im Harn erforderlich ist. Heute ist man allgemein der Ansicht, daß bei Frauen mit einer akuten einfachen Zystitis keine routinemäßige Kontrolle des Harnbefundes erforderlich ist, wenn die Beschwerden rasch und vollständig verschwunden sind. Wenn allerdings die Symptome der HWI auch nach einer Therapiedauer von 3 Tagen weiter bestehen,

Tab. 12-7: Dosierung ausgewählter oraler Antibiotika zur ungezielten Behandlung von Harnweginfektionen

Freiname	Handelsname	Dosierung
Chemotherapeutika		
Trimethoprim	Trimono®, TMP-Ratiopharm®	1 mal 400 mg
+ Sulfamethoxazol	Bactrim®, Co-Trimaxazol®	2 mal 800 mg
Breitbandpenicilline		
Amoxicillin	Amoxypen®, Clamoxyl®	2 mal 500 mg
Cephalosporine		
Cefalexin	Cephalexin®, Oracef®	2 mal 500 mg
Cefuroximaxetil	Elobact®, Zinnat®	2 mal 250 mg
Chinolone (Gyrasehemmer)		
Norfloxacin	Barazan®	2 mal 400 mg
Ciprofloxacin	Ciprobay®	2 mal 250–500 mg
Ofloxacin	Tarivid®	2 mal 200 mg
Tetrazykline		
Doxycyclin	Vibramycin®, Doxycyclin®	1 mal 100–200 mg
Makrolide (nur bei Urethritis)		
Erythromycin	Erythrocin®, Erythromycin®	2 mal 500 mg

Dosierungn gelten pro Tag für Patientinnen mit 60 bis 70 kg Körpergewicht und können bei Verdacht auf einen oberen Harnweginfekt verdoppelt werden

muß eine Harnkultur mit einer Resistenztestung durchgeführt werden.

Das Persistieren von Symptomen ist immer ein Hinweis darauf, daß entweder die ursprüngliche Diagnose einer HWI überhaupt falsch war oder daß die Harnwegentzündung auf einen resistenten Keim zurückzuführen ist.

Es ist selbstverständlich, daß bei Verdacht auf einen resistenten Keim eine Empfindlichkeitsprüfung *(Antibiogramm)* erforderlich ist und dann ein entsprechend wirksames Antibiotikum ausgewählt werden muß.

12.3.4 Rezidivierende Infektion

Die wiederkehrende HWI kann entweder eine Reinfektion mit einem neuen Erreger oder ein Rezidiv mit dem früheren, bereits anbehandelten Erreger darstellen. Die Unterscheidung ist oft nicht möglich, da eine Typisierung von E. coli als häufigstem Keim nicht durchführbar ist.

Rezidive bei HWI treten bei vesiko-ureteralem Reflux, bei Zystozele oder bei Blasenentleerungsstörungen auf. Reinfektionen durch Aufsteigen von Keimen aus dem Reservoir des Enddarms und des Introitus vaginae sind die häufigste Ursache für wiederkehrende HWI.

Die Behandlung wiederholt auftretender HWI kann nach **verschiedenen Strategien** erfolgen:

1. Die Patientin kommt zu regelmäßigen Kontrollen und jede einzelne Episode wird für sich behandelt.
2. Die Patientin erhält eine Langzeittherapie über Monate, wobei eine niedrige Dosis abends vor dem Schlafengehen oder auch nur dreimal in der Woche verabreicht wird. Sobald Symptome auftreten, erhält die Patientin ein anderes Antibiotikum.
3. Die Patientin erhält ein Antibiotikum verschrieben und wird so instruiert, daß sie beim Auftreten von klinischen Symptomen mit der Einnahme beginnt.

Tab. 12-8: Orale Antibiotika bei bekannten Erregern (Auswahl entsprechend Antibiogramm)

Keim	Antibiotikum der 1. Wahl	Antibiotikum der 2. Wahl	Alternative
S. epidermidis	Cefalexin[1]	Amoxicillin/ Clavulansäure[4]	Trimethoprim
S. saprophyticus	Cefalexin[1]	Amoxicillin/ Clavulansäure[4]	Trimethoprim
E. faecalis	Amoxicillin[2]		
E. coli	Amoxicillin[2] Trimethoprim[5]	Cefalexin Cefixim Cefuroximaxetil	Ciprofloxacin[3]
K. pneumoniae	Cefalexin	Cefixim Cefuroximaxetil	Ciprofloxacin[3] Trimethoprim[5]
E. cloacae	Ciprofloxacin[3]	Cefixim	
S. marcescens	Ciprofloxacin[3]	Cefixim	
P. mirabilis	Amoxicillin Trimethoprim[5]	Cefixim Cefuroximaxetil	Ciprofloxacin[3]
P. morganii	Ciprofloxacin[3]	Cefixim Cefuroximaxetil	Trimethoprim[5]
P. aeruginosa	Ciprofloxacin[3]		
A. calcoaceticus	Ciprofloxacin[3]		

[1] gilt auch für Cefaclor, Cefradin und Cefradoxil
[2] gilt auch für Bacampicillin
[3] gilt auch für Norfloxacin und Ofloxacin
[4] gilt auch für Sultamicillin
[5] gilt auch für Trimethoprim-Sulfonamid-Kombinationen

4. Ansäuerung des Harns mit Methionin, Ascorbinsäure oder Essig.
5. Der Versuch einer Immuntherapie kann bei rezidivierender HWI durch Impfung mit Extrakten aus den häufigsten „Harnkeimen" erfolgen. Zu dieser Form der Prophylaxe existieren nur wenige Erfahrungsberichte.

Für die *Langzeittherapie* als besonders geeignet haben sich Trimethoprim und Chinolone, beispielsweise Norfloxacin, erwiesen. Eine mögliche Dosierung ist Trimethoprim 100 mg vor dem Schlafengehen über 3–6 Monate. Zusätzliche Sulfonamide sind nicht notwendig. Chinolone haben den Vorteil, daß sie sehr hohe Harnkonzentrationen bringen und die Darmflora unterschiedlich beeinflussen (Norfloxacin weniger als Ciprofloxacin oder Ofloxacin).

Infektionen, die während einer oralen Langzeittherapie bzw. Prophylaxe entstehen, werden meist durch Enterokokken, Pseudomonas aeruginosa, Proteus, aber auch durch Candida albicans verursacht. Bei Candida albicans ist das Absetzen der oralen Chemoprophylaxe in der Regel ausreichend.

Als *Kriterium für den Beginn einer Langzeittherapie* wird das Auftreten von mehr als 2 HWI in 6 Monaten gewertet. Sowohl eine Besiedelung mit pathogenen Keimen, als auch das Einbringen von Bakterien in die Harnblase sowie eine lokale Abwehrschwäche begünstigen das Auftreten einer HWI. Treffen mehrere dieser Faktoren zusammen, so ist die Gefahr einer rezidivierenden HWI erhöht.

Grundsätzlich ist festzuhalten, daß bei rezidivierenden HWI eine urologische Abklärung in jedem Fall notwendig ist.

12.3.5 Therapiedauer

Das Ziel der Antibiotikatherapie ist immer eine Keimfreiheit des Harns. Grundsätzlich stehen heute **4 Therapieschemata** zur Verfügung:

1. die einmalige Gabe eines Antibiotikums („single shot"-Therapie oder Einmaltherapie),
2. Kurzzeittherapie von 3–5 Tagen,
3. Standardtherapie von 7–14 Tagen und
4. Langzeittherapie über 3–6 Monate.

Die Therapiedauer richtet sich danach, ob es sich um eine Erstinfektion oder ein Rezidiv, einen einfachen oder einen komplizierten, oder einen unteren oder oberen Harnweginfekt handelt.

Es ist verständlich, daß jene Therapiedauer angewendet werden soll, welche die Patientin am wenigsten belastet und wirtschaftlich am günstigsten ist. Dabei darf nicht vergessen werden, daß einfache HWI ohne Gabe von Antibiotika allein durch konservative Maßnahmen bzw. spontan ausheilen können.

Auf den ersten Blick hat eine **Einmaltherapie** („single shot"-Therapie) große Vorteile. Verbesserte Patientencompliance, deutliche Kostenreduktion, eine Senkung der Nebenwirkungsrate und eine Verminderung des Selektionsdrucks auf die Bakterien sprechen für diese Therapieform. Es muß aber festgehalten werden, daß die Einmaltherapie doch nicht dieselbe Wirksamkeit wie die mehrtägige Therapie hat. In einer rezenten Vergleichsstudie bei akuter Zystitis wurde eine Einmaldosis Trimethoprim gegen eine 7-Tage-Therapie mit diesem Medikament bei 425 Patienten verglichen. Die Heilungsrate unmittelbar nach der Therapie war 82 bzw. 94%, jene 4 bis 6 Wochen nach der Behandlung 71 bzw. 87%. Die Kriterien, bei denen eine Einmaltherapie gerechtfertigt ist, sind im folgenden zusammengefaßt:

- erwachsene Frau
- Dysurie höchstens 1 bis 2 Tage
- Erreger E. coli
- kein Fieber
- keine bekannten Obstruktionen
- Möglichkeit von regelmäßigen Harnkontrollen

Als *Kontraindikation* gegen die Einmaltherapie muß man bereits jeden komplizierenden Faktor werten. Dazu gehören bereits mehrmals aufgetretene Rezidive und systemische Grundkrankheiten wie Diabetes mellitus.

Kurzzeittherapie 3–5 Tage. Als *Kompromißlösung* zwischen der Einmaltherapie und der Standardtherapie hat sich die Kurzzeittherapie von 3 bis 5 Tagen durchgesetzt. Diese Therapiedauer ist gut durchführbar und kostengünstig, mit geringer Nebenwirkungsrate und ermöglicht eine gute Compliance. Die Kurzzeittherapie eignet sich beispielsweise bei nosokomialen HWI nach gynäkologischen Operationen und natürlich bei der typischen akuten unkomplizierten Zystitis der Frau. Auch hier muß darauf hingewiesen werden, daß bei Vorliegen von komplizierenden Faktoren eine länger dauernde Therapie mit abschließender Kontrolle der Harnkultur oder sogar eine intravenöse Behandlung notwendig ist.

Standardtherapie 7–10 Tage. Wenn es bei einer Kurzzeittherapie nicht zum raschen Verschwinden der Symptome kommt, muß die Behandlung als Standardtherapie über 7–10 Tage fortgesetzt werden. Auch bei *Infektionen in der Schwangerschaft* ist unbedingt eine Therapiedauer von mindestens 10 Tagen notwendig.

Langzeitprophylaxe. Zur Rezidivprophylaxe von HWI ist eine niedrig dosierte Suppressionstherapie sinnvoll, wobei als Indikation das Auftreten von 2–3 HWI in 6 Monaten gelten kann. Besonders wichtig ist vor Beginn einer Langzeitprophylaxe die *genaue urologische Untersuchung* mit dem Ausschluß von organischen oder funktionellen Störungen.

12.3.6 Therapie von Harnweginfekten in der Schwangerschaft

Grundsätzlich ist jede HWI in der Schwangerschaft als komplizierte HWI anzusehen. Neben der symptomatischen HWI ist hier die asymptomatische Bakteriurie häufig, die Prävalenz beträgt ca. 10% (s. Abb. 12-2). Bei asymptomatischer Bakteriurie ist das Risiko einer Frühgeburt höher.

Eine Pyelonephritis ist in der Schwangerschaft relativ häufig, nicht selten löst die Gravidität den akuten Schub einer schon länger bestehenden, bisher unbemerkten chronischen Pyelonephritis aus. Da einer akuten Schwangerschaftspyelonephritis oft eine asymptomatische Bakteriurie vorausgeht, werden bei jeder Schwangeren Vorsorgeuntersuchungen des Harnes empfohlen. Bei positivem Ausfall von Mikroskopie und Teststreifenmethoden empfiehlt sich die Keimzahl- und Resistenzbestimmung im Mittelstrahlharn.

Die Schwangerschaft stellt auf jeden Fall eine *Indikation zur Behandlung einer asymptomatischen Bakteriurie* dar. Die Auswahl der in Frage kommenden Antibiotika ist limitiert, Standardantibiotika sind beta-Laktame (Penicilline, Cephalosporine) und Makrolide (Erythromycin). Chinolone und Trimethoprim sollten derzeit in der Schwangerschaft nicht verwendet werden.

Die Therapiedauer einer asymptomatischen Bakteriurie oder einer HWI sollte in der Schwangerschaft mindestens 10 bis 14 Tage betragen.

Sollte sich bei regelmäßigen Harnuntersuchungen (mit Keimzahlbestimmung) eine anhaltende Bakteriurie herausstellen, so ist eine gezielte Langzeitbehandlung, unter Umständen während der gesamten Schwangerschaft, erforderlich. Nur ausnahmsweise kommt bei banalen unteren HWI eine Einmaltherapie in Betracht (s. Kap. 22.4). Bei einer akuten Pyelonephritis in der Schwangerschaft empfiehlt sich eine stationäre Aufnahme und eine intravenöse Therapie.

12.3.7 Zusatztherapie von Harnweginfekten in der Postmenopause

In der Postmenopause kommt es zu einem Östrogenmangel und dadurch zu einem Anstieg des pH in der Scheide und einer Reduktion der Laktobazillen. Durch diese Änderung der Vaginalflora wird eine Kolonisierung des Dammes und des Introitus vaginae mit pathogenen Keimen erleichtert. Gram-negative Bakterien können sich in der Gegend des Meatus urethrae externus halten und rezidivierende HWI hervorrufen.

Die heute bereits weit verbreitete orale Gabe von Östrogenen in der Postmenopause reicht oft nicht aus, in der Scheide ein ausreichend saures Milieu zu erhalten. Bei Bedarf bietet sich deshalb eine lokale Therapie mit östrogenhaltigen Cremes oder Scheidenzäpfchen an. Dadurch kommt es zu einer raschen Senkung des Scheiden-pH auf 4.0.

12.3.8 Auswahl der Antibiotika

Die Art des Antibiotikums ist im Grunde nicht vorrangig. Bei erstmaligen Auftreten einer HWI kann aufgrund des Keimspektrums (90% E. coli) die Therapie mit Trimethoprim 400 mg einmal täglich oder mit einem Chinolon 400–800 mg einmal täglich über 3 Tage bzw. 7–14 Tage erfolgen (s. Tab. 12-7).

Bei Rezidiven, bei bekannter Obstruktion oder bei Dauerkatheterträgern muß zuvor immer eine *Harnkultur mit Resistenzbestimmung* mit nachfolgender gezielter Therapie erfolgen (s. Tab. 12-8).

Was die **Dosierung** von Antibiotika betrifft, so haben alle über die Nieren ausgeschiedene Antibiotika hohe Konzentrationen im Blasenlumen. Klinisch besteht kein Unterschied zwischen sog. gewebegängigen und hohlraumdesinfizierenden Antibiotika. Bei Patientinnen, bei denen wegen verschiedener Gründe keine orale Therapie möglich ist, und insbesondere bei Kindern ist eine initiale parenterale Therapie durchaus angezeigt. Hier kommen Ampicillin, Amoxicillin/

Clavulansäure, Cefazolin, Cefotaxim und ähnliche in Frage. Obsolet sind aufgrund ihrer Nebenwirkungen Chloramphenicol, Nitrofurantoin und auch Nalidixinsäure.

Die Chinolone sind chemisch der Nalidixinsäure verwandt und sehr wirksam gegen gram-negative harnpathogene Keime. Zusätzlich haben sie ein erweitertes antibakterielles Spektrum, das Pseudomonas aeruginosa und mit Einschränkung auch gram-positive Bakterien (zum Beispiel Staphylokokken und Enterokokken) beinhaltet. Sie werden vor allem oral verabreicht und haben eine geringe Rate an Nebenwirkungen.

12.3.9 Fehler in der Behandlung

Falsche Abnahmetechniken können zu einer falsch niedrigen oder falsch hohen Keimzahl in der Harnkultur führen. **Häufige Fehler** sind:

1. der Harn wurde nicht über mindestens 4 Stunden in der Harnblase gesammelt,
2. kein Mittelstrahlharn,
3. verunreinigtes Gefäß,
4. zu langes Intervall zwischen Abnahme und Kultur, und
5. vaginale Kontamination.

Auch die manchmal praktizierte Methode von Laboratorien, nur ein Keimwachstum von $\geq 10^5$ Keimen/ml Harn als „positiven" Befund herauszugeben, kann zur Nichtbehandlung einer bestehenden HWI führen.

Die Antibiotikadosis muß bei komplizierten HWI ausreichend hoch sein, umgekehrt ist es oft die Patientin selbst, welche die Antibiotikadosis reduziert, sei es durch Vergessen der Einnahme oder durch bewußtes Auslassen der Tablettenzufuhr. Manchmal versuchen Frauen mit einer Dosisreduzierung eine immer wieder auftretende antibiotikainduzierte Vaginalmykose zu vermeiden. Bei Rezidiven scheinbar banaler HWI innerhalb kürzester Zeit muß unbedingt eine gynäkologische und urologische Abklärung einschließlich Nephrosonographie und Ausscheidungsurographie durchgeführt werden.

12.4 Dauerkatheter und Harnweginfekt

Ein liegender transurethraler Katheter stellt eine hervorragende Schiene für das Aufsteigen von pathogenen Keimen in die Harnblase dar.

Abhängig vom verwendeten ableitenden Harnsystem sowie der begleitenden Pflegemaßnahmen entwickeln alle Patientinnen mit initial sterilem Harn nach 2–4 Tagen eine Bakteriurie. Die Gefahr besteht in einer Keiminvasion des Nierenparenchyms sowie schließlich in einer Urosepsis. Bei positiver Harnkultur und liegendem Dauerkatheter kommt es zu einer Verschiebung des Keimspektrums. E. coli nimmt prozentuell ab, Proteus und Problemkeime wie Pseudomonas aeruginosa, Enterobacter und Pilze nehmen zu (Abb. 12-3).

Als Alternative zur transurethralen Harnableitung bietet sich die *suprapubische transkutane Zystotomie* an. Bei einer kontinuierlichen Liegedauer von 4 Wochen reduziert diese Form der Harnableitung die Häufigkeit einer Bakteriurie auf 15%.

Bei einer Dauerkatheterträgerin muß regelmäßig der Harn untersucht werden. Adäquate Harnkulturen können nur nach Abklemmen des Katheters über eine Zeitspanne von 1–4 Stunden gewonnen werden.

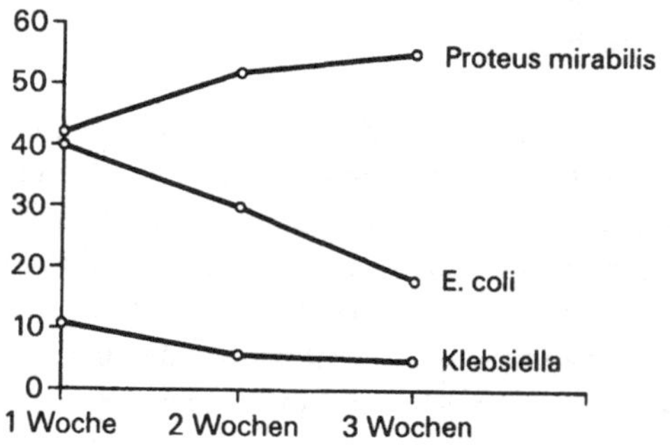

Abb. 12-3: Erregerspektrum von katheterassoziierten HWI in Abhängigkeit von der Liegedauer

Die Therapie erfolgt dann nach dem Antibiogramm über eine Dauer von 10 bis 14 Tagen, wenn entsprechende Symptome vorhanden sind und die Harnkultur mehr als 10^5 Keime/ml aufweist.

Alle anderen Verfahren sind nicht wirksam und nicht indiziert. So ist das Spülen der Blase nur noch zur Vermeidung einer Katheterverstopfung vertretbar und das früher übliche Zusetzen eines Antiseptikums in den Auffangbehälter durch die Verwendung geschlosener Ableitungssysteme überflüssig geworden.

Die Behandlung von Patientinnen mit Dauerkatheter und einer asymptomatischen Bakteriurie ist nicht indiziert, ebenso ist eine Dauertherapie mit Antibiotika nicht sinnvoll. Ein zielloser und ungerechtfertigter Einsatz von Antibiotika bei Trägerinnen von Dauerkathetern führt höchstens zu einer vermehrten Resistenzentwicklung bei den Bakterien. Nachfolgend sind Maßnahmen angeführt, welche das Risiko einer HWI bei liegendem Dauerkatheter reduzieren können:

- regelmäßige Kontrolle des Harnflusses,
- sofortiger Katheterwechsel bei Abflußbehinderung,
- Flüssigkeitszufuhr nicht unter 1.5 Liter/Tag,
- keine unnötigen Manipulationen am Katheter,
- Austausch des Katheters bei Verdacht auf Infektion,
- Katheterwechsel alle 8 bis 12 Wochen,
- Verwendung von Silikonkatheter.

An dieser Stelle soll auch darauf hingewiesen werden, daß moderne Katheter aus Silikon gegenüber herkömmlichen Gummimodellen für die Langzeitharnableitung große Vorteile aufweisen. Silikonkatheter haben bei gleichem Außendurchmesser ein größeres Lumen, wodurch ein besserer Harnfluß erreicht wird. Die Oberflächenstruktur des Silikonkatheters erschwert das Aufsteigen von Bakterien und die Ausbildung von Inkrustationen.

12.5 Pyelonephritis

Eine akute Pyelonephritis mit Fieber, Nierenklopfschmerz, Leukozytose, hoher Blutsenkungsgeschwindigkeit ist ein erhebliches Risiko für die Patientin. Die Gefahr besteht in der Entwicklung einer Urosepsis oder einer nekrotisierenden Pyelonephritis mit bleibender Nierenschädigung. Der Infektionsweg für eine Pyelonephritis ist entweder hämatogen oder aufsteigend vom unteren Harntrakt. Bei Frauen überwiegt eindeutig der aszendierende Infektionsweg. Gravidität, Genitaltumore, Entzündungen, Strahlenfolgen und Lageveränderungen des Genitale, aber auch das sog. „right ovarian vein"-Syndrom wirken begünstigend auf die Entwicklung einer Pyelonephritis. Hinzu kommt die besondere Gefährdung durch vesiko-renalen Reflux, von dem Frauen häufiger als Männer betroffen sind.

Da die klinischen Symtome keine sichere Differenzierung zwischen unterer und oberer HWI erlauben, wurde nach Labormethoden gesucht, welche eine Unterscheidung gestatten. Eine zunächst vielversprechende Fluoreszenzmethode, nämlich der Nachweis der lokalen Antikörperbildung mittels *„antibody coated bacteria"*, konnte sich in der Routine nicht durchsetzen. Dagegen sind die bei Nierenentzündung erhöhten Akutphasenproteine, wie das C-reaktive Protein oder das alpha-1-Antitrypsin, in der Praxis einfach zu bestimmen und für die Differenzierung in eine untere und eine obere HWI mit verwendbar, sofern keine anderen entzündlichen Erkrankungen vorliegen.

In zahlreichen Studien wurde nachgewiesen, daß eine Behandlungsdauer von 7 bis 14 Tagen für eine akute Pyelonephritis bei Frauen ausreichend ist.

Eine intravenöse Therapie ist nur dann indiziert, wenn die Patientin unter Übelkeit und Erbrechen leidet. Auch bei Schwangeren bietet sich eine intravenöse Therapie schon aus Gründen der Compliance an. Der Therapieeffekt wird durch Harnuntersuchungen (Sediment, Kultur, Addis count) eine Woche und 4 bis 6 Wochen nach Beendigung der Therapie sowie durch Bestimmung der Blutsenkungsrate, des C-reaktiven

Proteins oder anderer Akutphasenproteine nachgewiesen.

Beim Auftreten einer oberen HWI sollte in jedem Fall eine Sonographie der Nieren und der ableitenden Harnwege als einfache, nicht invasive Untersuchung erfolgen.

Dies gilt insbesondere in der Schwangerschaft, bei der pyhsiologischerweise eine Erweiterung des Nierenhohlraumsystems zu beobachten ist. Bei Nichtansprechen auf die Therapie oder bei Rezidiven muß eine urologische Abklärung erfolgen.

12.6 Interstitielle Zystitis

Die interstitielle Zystitis ist eine chronische Entzündung der Harnblase. 1915 beschrieb G. L. Hunner das Syndrom der interstitiellen Zystitis mit den typischen Ulzera in der Harnblase, welche noch heute seinen Namen tragen. Die interstitielle Zystitis tritt bei Frauen wesentlich häufiger als bei Männern auf (Verhältnis 10 : 1). Trotzdem ist sie eine seltene Erkrankung, die Häufigkeit wird mit 1 bis 3 auf 500 urologische Patienten und 1 bis 2 auf 100 000 Frauen in der Gesamtbevölkerung geschätzt.

Die meisten Patienten sind zwischen 40 und 60 Jahre alt. Wegen der typischen Beschwerden des häufigen Harndrangs, der Nykturie und des suprapubischen, pelvinen und perinealen Schmerzes wird die interstitielle Zystitis oft mit *psychogener Harndrangsymptomatik* (Reizblase) verwechselt und zur Differentialdiagnose bei Erkrankungen des unteren Harntraktes herangezogen. Nachfolgende Ausführungen sollen auch Gynäkologen vertrauter mit dem Krankheitsbild machen, wenngleich *Diagnostik und Therapie in erster Linie beim Urologen liegen.*

Die Ätiologie der interstitiellen Zystitis ist noch immer weitgehend unbekannt. Unter den bisher postulierten Ursachen sind: chronische Infektionen, Obstruktion des Lymphabflusses, endokrinologische und psychosomatische Erkrankungen, neurogene, allergische und Autoimmunerkrankungen. Es erscheint lediglich gesichert, daß es sich bei der interstitiellen Zystitis nicht um eine bakterielle Entzündung handelt, da kein Mikroorganismus isoliert werden konnte.

Heute ist man der Auffassung, daß ein wesentlicher Mechanismus in der Pathogenese der interstitiellen Zystitis in der Störung der Schleimhautoberfläche der Harnblase liegt. Die Blasenschleimhaut ist bedeckt von einem Glykosaminoglykan (GAG), welches antiadhäsive Eigenschaften hat und die Anlagerung von Bakterien, Proteinen und Ionen an der Blasenschleimhaut verhindert. Ein möglicher Mechanismus in der Entstehung der interstitiellen Zystitis ist eine Verletzung dieser Schicht von GAG, wodurch Harn in die Blasenwand eindringen und dort eine interstitielle Entzündung hervorrufen kann.

Die genaue Reihenfolge der Prozesse in der Blasenwand ist nicht bekannt; immunologische, allergische oder toxische Reaktionen werden für möglich gehalten. In diesem Zusammenhang ist die wiederholt bestätigte Beobachtung interessant, daß es in der Blasenwand bei interstitieller Zystitis eine erhöhte Zahl von Mastzellen gibt. Dies ist ein deutlicher Hinweis, daß es sich um eine durch IgE vermittelte Typ I Hypersensitivitätsreaktion handelt, bei der Mastzellmediatoren wie Prostaglandine, Histamine, Heparin und chemotaktische Faktoren freigesetzt werden.

Die Diagnose wird mittels Zystoskopie und Biopsie gestellt. In Anbetracht der chronischen Irritation der Harnblase und der stark herabgesetzten Blasenkapazität ist für die Zystoskopie meist eine Allgemeinnarkose erforderlich. Bei Dehnung der Blase zeigen sich die typischen Veränderungen, welche von kleinen submukösen Blutungen über Fissuren, strichförmige Narben bis zu den sog. *„Hunner-Ulzera“* reichen. Diese sind keine Ulzera im eigentlichen Sinn, da das Blasenepithel zwar verdünnt aber noch intakt ist. Die typischen Veränderungen sind vor allem in den subepithelialen Schichten lokalisiert, wo in der Biopsie Ödem, erweiterte Kapillaren und perivaskuläre Blutungen gesehen werden. Zusätzlich ist für die interstitielle Zystitis eine deutliche Infiltration mit Lymphozyten, aber auch mit Monozyten, Eosinophilen, Plasma- und Mastzellen charakteristisch.

Urodynamische Untersuchungen sind für die Diagnose der interstitiellen Zystitis nicht erforderlich, sondern dienen nur zum Ausschluß anderer Blasenerkrankungen, welche ebenfalls mit einer erhöhten Detrusoraktivität einhergehen. Gegebenenfalls kann das erniedrigte Blasenvolumen mittels einer Zystometrie objektiviert werden.

Die Differentialdiagnose ist im folgenden angeführt. Für eine genaue Diagnose ist meist eine Biopsie erforderlich:

- Carcinoma in situ
- Schistosomiasis (Bilharziose)
- Tuberkulose
- Strahlenzystitis
- eosinophile Zystitis
- chronisch infektiöse Zystitis

Therapie. Die ungenügende Kenntnis der Pathophysiologie der interstitiellen Zystitis spiegelt sich im Fehlen einer wirksamen Therapie dieses Syndroms wider. Die Empfehlungen reichen von systemischen medikamentösen Therapien mit Antihistaminika, Immunsuppressiva, entzündungshemmenden Substanzen, Analgetika, Heparin und trizyklischen Antidepressiva über lokale Behandlung und Elektrostimulation bis zu chirurgischen Eingriffen (Tab. 12-9). Gelegentlich wird die Dehnung der Blase in Allgemeinnarkose empfohlen, wobei der Blasendruck nicht mehr als 30 cm H_2O betragen darf. Diese Behandlung wird 2 bis 3 mal wiederholt und soll in ca. 75% Remissionen bringen, welche von einigen Wochen bis zu einem Jahr reichen können. Alternativen sind die *Blaseninstillation* mit Dimethylsulfoxid (DMSO), wobei 50 ml dieser Substanz in die Blase instilliert und dort 15 Minuten gehalten werden – (Die Instillationen werden wöchentlich wiederholt bis zu einer Therapiedauer von 3 Monaten) – und die *endoskopische Injektion* von Orgotein (Peroxinorm®) in die entzündeten Blasenwandareale in etwa 4wöchigen Abständen.

Chirurgische Therapien sind die Ultima ratio, sie reichen von Denervationen und Zystolysen bis zu Blasenaugmentation und künstlicher Harnableitung.

12.7 Strahlenzystitis

Im Anschluß an jede Strahlenbehandlung im Bereich des kleinen Beckens kann es zu *zystitisähnlichen Erscheinungen* an der Blase kommen. Derartige Reizungen sind weniger von der absoluten Höhe der Strahlendosis als von der relativen Empfindlichkeit des Blasengewebes abhängig. Charakteristisch für die radiogene Zystitis ist ein Intervall, das zwischen 3 und 36 Monaten schwanken kann.

Die primäre Veränderung in der Harnblase ist eine *Zirkulationsstörung*. Als Folge dieser gestörten Durchblutung entsteht ein bullöses Ödem in der Blasenschleimhaut, welches durch Zystoskopie beobachtet werden kann. Je weiter

Tab. 12-9: Therapie der interstitiellen Zystitis

systemisch	lokal
Steroide	Blasendehnung
Antihistaminika	Blasenwandinjektion
Oxyphenbutazon	Cortison
Benzydamin	Orgotein
Azathioprin	Blasenwand – TUR
Chloroquin/Oxychloroquin	Blaseninstillation
Natriumpentosanpolysulfat (Elmiron®)	Actihämyl-Urbason-Novokain
	Chlorpaktin
	Dimethylsulfoxid (DMSO)
	Transvag./-cutane Stimulation

die Veränderungen in die Tiefe fortschreiten, um so mehr wird auch die Blasenwandmuskulatur zerstört und schließlich durch schwieliges Narbengewebe ersetzt. Das Endstadium besteht im ungünstigsten Fall in der starrwandigen *Schrumpfblase.*

Symptomatik: Die Erscheinungen der Strahlenreaktionen entsprechen weitgehend denen einer einfachen Zystitis. Anfangs bestehen häufig Pollakisurien, die von heftigen Blasentenesmen begleitet sein können. Der Harn kann mißfarbig oder blutig verfärbt sein. Die Beschwerden wechseln in ihrer Intensität auffallend. Oft besteht eine Diskrepanz zwischen dem Grad der Beschwerden und dem relativ guten Allgemeinbefinden.

Diagnostik: Im Urin findet sich meist eine Hämaturie. Eiweiß ist im Gegensatz zur echten Zystitis kaum vorhanden, allerdings können sich sekundär entzündliche Prozesse aufpfropfen. Im Zystoskop sieht man alle Stadien der Schleimhautreizung, von der umschriebenen Trigonum- oder Blasenwandrötung über das bullöse Ödem bis zur ulzerierenden oder membranösen Zystitis. In weniger geröteten Bezirken erscheint die Schleimhaut blaßglänzend und narbig. Fistelbildungen können vorkommen.

Bei Fistelbildungen ist in der Differentialdiagnose immer an Karzinomdurchbrüche zu denken. In Zweifelsfällen sollte deshalb großzügig die Indikation zur Probeexzision gestellt werden.

In einigen Fällen bestehen trotz stärkster zystitischer Veränderungen kaum nennenswerte Beschwerden.

Therapie: Die Therapie einer Strahlenzystitis ist langwierig. Zunächst sollten auf jeden Fall alle Sekundärinfektionen im Bereich der ableitenden Harnwege behandelt werden. Gegenüber den Schleimhautschäden kann Cortison, entweder parenteral oder lokal als Instillation in Verbindung mit Lidocain und Chlorhexidin (z. B. als Uro-Stillosen®) angewendet werden.

Bewährt haben sich auch submuköse Injektionen von 8 – 16 mg Orgotein (Peroxinorm®) in 6-wöchigen Abständen, wobei die erste Injektion in Allgemeinnarkose erfolgen sollte (vgl. interstitielle Zystitis-Behandlung S. 135).

Aufgrund von computerunterstützter Behandlungsplanung, Weiterentwicklung der Bestrahlungsapparaturen und simultaner intravesikaler Messung der Isodosen bei lokaler Applikation sind Strahlenzystitiden heute seltener geworden.

12.8 Urethritis

Ätiologie: Als Erreger kommen neben *Neisseria gonorrhoeae* vor allem *Chlamydia trachomatis, Ureaplasma urealyticum, Gardnerella, E. coli, Proteus, Enterokokken* und *Staphylokokken* in Betracht.

Diagnose und Symptome. Ein Nachweis der Erreger ist im Harnröhrenexprimat möglich. Die Symptome entsprechen denen einer Zystitis, wobei die Dysurie und der Abgang von eitrigem Sekret aus der Harnröhre im Vordergrund stehen.

Als weitere Erreger für eine Urethritis kommen *Candida albicans, Trichomonaden* und seltener *Herpes simplex* in Frage. Der Nachweis von Candida erfolgt entweder mikroskopisch oder in einer Kultur. Eine Trichomadenurethritis kann mikroskopisch nachgewiesen werden durch die charakteristischen, beweglichen Flaggellaten im Nativpräparat oder im nach Gram gefärbten Ausstrich, analog der Diagnostik einer Trichomonadenkolpitis.

Bei der ebenfalls sexuell übertragbaren Chlamydienurethritis treten in den befallenen Epithelzellen der Urethra Einschlußkörperchen auf, die im Giemsa-Präparat eines Urethraabstriches als rötliche Granula im Zellzytoplasma nachweisbar sind. Empfindlicher ist jedoch der Immunfluoreszenznachweis im mikroskopischen Präparat.

Therapie: Die Therapie einer Chlamydienurethritis erfolgt mit Tetrazyklinen, Erythromycin oder mit Chinolonen. Eventuell muß eine bereits vorhandene bakterielle Sekundärinfektion antibiotisch behandelt werden. Tetrazykline haben den Vorteil, daß sie auch gegen Mykoplasmen und Ureaplasmen wirksam sind. Grundsätzlich ist der Geschlechtspartner mit zu behandeln.

Bei bakteriell bedingter Urethritis ist eine länger dauernde gezielte Antibiotikatherapie wie bei der akuten Pyelonephritis notwendig, da sich sonst periurethrale Abszesse, Harnröhrenstrikturen und aszendierende Infektionen entwickeln können.

Für die Mykosebehandlung bieten sich systemische Antimykotika, wie beispielsweise Fluconazol, an. Ein gleichzeitig bestehender Hautsoor am äußeren Genitale muß durch geeignete Cremes (Clotrimazol, Mikonazol) behandelt werden, um der Gefahr einer Reinfektion vorzubeugen. Die Therapie der Trichomonadenurethritis erfolgt mit Metronidazol, wobei auch hier der Sexualpartner mitbehandelt werden muß. Bei Herpes simplex-Urethritis wird systemisch Acyclovir verabreicht.

Literatur

Bowen, L. W., P. K. Sand, D. R. Ostergard. Interstitial Cystitis. In: D. R. Ostergard, A. E. Bent (Hrsg.): Urogynecology and Urodynamics, S. 329–345. Williams & Wilkins, Baltimore 1991.

Graninger, W., E. Presterl, S. Radosztics et al.: Die Therapie des Harnweginfektes. Wien. med. Wschr. **141** (1991), 544–551.

Karram, M. C.: Lower Urinary Tract Infection. In: D. R. Ostergard, A. E. Bent (Hrsg.): Urogynecology and Urodynamics, S. 306–328. Williams & Wilkins, Baltimore 1991.

Leibovici, L., G. Alpert, A. Laor et al.: A clinical model for diagnosis of urinary tract infection in young women. Arch. Int. Med. **149** (1989), 2048–2050.

Osterberg, E., H. Aberg, H. D. Hallander et al.: Efficacy of a single-dose versus seven-day trimethoprim treatment of cystitis in women: A randomized double-blind study. J. Infect. Dis. **161** (1990), 942–947.

Parsons, L. C.: Urinary Tract Infections. Clinics in Obstetrics and Gynaecology **12** (1985), 487–496.

Pels, R. J., D. H. Bor, S. Woolhandler et al.: Dipstick urinanalysis screeining in asymptomatic adults for urinary tract disorders: II Bacteriuria. J. A. M. A. **262** (1989), 1220–1222.

Raz, R. W., W. Stamm: A controlled trial of intravaginal estriol in postmenopausal women with recurrent urinary tract infection. N. Engl. J. Med. **329** (1993), 753–756.

Stamm, W. E., M. Running, M. McKevitt et al.: Treatment of the acute urethral syndrome. N. Engl. J. Med. **304** (1984), 956–958.

Stamm, W. E., T. M. Hooton: Currents concepts: Management of urinary tract infections in adults. N. Engl. J. Med. **329** (1993), 1328–1334.

Stille, W., A. Schilling (Hrsg.). Infektionen des Harntrakts. Zuckschwerdt, München–Bern–Wien 1984.

13. Reizblase der Frau

D. Lamm

13.1 Ursachen, Erscheinungsformen, Symptome
13.2 Diagnostik
13.3 Differentialdiagnostik
13.4 Therapie
13.5 Prognose

Charakteristisch für das 1899 von Albarran beschriebene Krankheitsbild ist die *ausgeprägte Diskrepanz zwischen den Beschwerden* der Patientin *und dem normalen urologischen Befund*. Ihre Abgrenzung zur Urge-Inkontinenz kann schwierig sein.

Möglicherweise sind Reizblase und Dranginkontinenz zwei Erscheinungsformen ein und derselben Grundstörung, nur die Patientin reagiert einmal mit Inkontinenz und einmal ohne.

13.1 Ursachen, Erscheinungsformen, Symptome

Synonyme und Ursachen

Die allgemeinen Bezeichnungen als **Synonyma** der Reizblase wie Urethralsyndrom, weibliche Prostatitis, Zystalgie, irritable bladder, Zystospasmus, Neuralgia vesicae, Blasenneurose und Kaltfußdysurie oder die mehr deskriptiven Bezeichnungen wie granuläre Zystitis, Urethralstenose, Urethrotrigonitis, Trigonitis follikulare, Trigonumzystitis, Cystite aux urines claires und Cystopathie hyperemique weisen darauf hin, daß für die Entstehung sehr verschiedene Ursachen angenommen werden.

Umgekehrt stellt sich die Frage, ob der Begriff *Reizblase* heute noch eine Berechtigung hat. Seit der Einführung der Urodynamik und der durch sie gewonnenen Erkenntnisse über das Verhalten von Blase und Urethra haben Diagnosen wie instabile Urethra, instabile Blase, motorische oder sensorische Urgeinkontinenz als urodynamische Begriffe Eingang in unseren Sprachgebrauch gefunden.

Seit der Beobachtung, daß es auch ungehemmte Detrusorkontraktionen bei beschwerdefreien Frauen gibt, steht wieder die Frage nach der diagnostischen Sicherheit solcher urodynamischen Begriffe, so daß der Ausdruck Reizblase als klinischer Begriff unverändert seine Berechtigung hat.

Erscheinungsformen

Es ist zweckmäßig, zwischen **zwei verschiedenen Formen** der Reizblase zu unterscheiden:

- der **symptomatischen Reizblase** (sekundäres Urge-Syndrom) bei organischen Veränderungen innerhalb oder in der Nachbarschaft der unteren Harnwege und bei Rückenmark- oder Gehirnerkrankungen (Reizzustände der Harnblase) und
- der **idiopathischen Reizblase** (primäres Urge-Syndrom) als Ausdruck einer Störung des neuro-

vegetativen und/oder endokrinen Systems (Reizblase im engeren eigentlichen Sinn).

Symptome

Die **Kardinalsymptome** der Reizblase sind *Pollakisurie*, vor allem tagsüber, *imperativer Harndrang* (ohne Inkontinenz) und *Dysurie* (Schmerzen bei jüngeren Frauen mehr in der Harnblase, bei älteren hauptsächlich in der Harnröhre).

Zusatzbeschwerden

Als Zusatzbeschwerden werden immer wieder angegeben: Pelvipathie, Adnexalgie, Dysmenorrhoe, Mastodynie, Dyspareunie, postkoitale Beschwerden, praemenstruelles Syndrom, Frigidität, Zyklusanomalien und krampfartige Adnexbeschwerden ohne gynäkologischen Befund.

13.2 Diagnostik

Prinzipien der Diagnostik

Entsprechend den beiden Erscheinungsformen beruhen die Prinzipien der Diagnostik

- im *Ausschluß organischer Veränderungen*, die eine Reizblasensymptomatik hervorrufen können (Tab. 13-1) und
- im *Nachweis hormonaler und psychovegetativer Regulationsstörungen.*

Die Problematik der *neurovegetativen Dysregulationen* besteht darin, daß wir keine spezifischen Befunde kennen, – daß es sich bei den Dysregulationen um eine angeborene, konstitutionell verankerte Regulationsschwäche handelt, die zunächst klinisch nicht manifest ist, – und daß es zur Dekompensation durch innere und äußere Störfaktoren kommen kann. Diese Dekompensation führt zu einem **psychovegetativen Syndrom** (s. Kap. 4, Psychosomatik), d. h. zu einer Gleichgewichtsstörung zwischen Erregung und Hemmung vegetativer Zentren. Dies führt zur Tonuserhöhung in mehreren Funktionssy-

Tab. 13-1: Erkrankungen, die eine Reizblasensymptomatik hervorrufen können

Urologische Erkrankungen	• Infektionen (Urethritis, Zystitis, Zystopyelitis) • Steinleiden (Blasenstein, Ureterstein in Blasennähe) • Urethraveränderungen (Stenose, Divertikel, Polyp, Karunkel, Prolaps, paraurethrale Zysten, Zystourethrozelen) • Adhäsionen (nach Urethra- u. Blasenoperationen bzw. -erkrankungen, einschließlich Unfallfolgen, wie z. B. Pfählungsverletzungen oder Beckenbrüche, auch nach vorausgegangenen Fistel- oder Inkontinenzoperationen) • Tumoren in Blase und/oder Urethra
Gynäkologische Erkrankungen	• Entzündungen (Vulvitis, Kolpitis, Endomyometritis, Adnexitis) • Strahlenfibrosen (nach Behandlung gynäkologischer Karzinome) • Lageveränderungen (Retroflexio uteri, Descensus vaginae et uteri) • Adhäsionen (nach gynäkologischen und geburtshilflichen Eingriffen bzw. Erkrankungen wie Narbendamm, Verziehungen der Vagina und Portio vaginalis uteri, Verwachsungen zwischen Blase und Urethra) • Tumoren (Morbus Bowen, Bartholin-Zyste, Vulva-Karzinom, Gartner-Gang-Zyste, zervixnahe Myome, Ovarialzyste, Ovarialtumor, Endometriose) • Exostosen in Blasen- und/oder Urethranähe
Neurologische Erkrankungen	• Hirnerkrankungen (Tumor, arteriosklerotische Durchblutungsstörung) • Rückenmarkerkrankungen (Multiple Sklerose, Myelitis, Wirbelsäulentrauma, Bandscheibenveränderungen, diabetische Neuropathie, sakrale Rhizopathie)

stemen (kortikal, affektiv, vegetativ und spinal) und damit zur Senkung der Reizschwelle. Jeder unterschwellige Reiz wirkt sich nun auf Vegetativum und Affekt aus und verhindert eine adäquate Anpassung des psychovegetativen Systems an die vom Organismus tatsächlich geforderte Leistung.

Diagnostische Methoden

Die Diagnostik ist daher zunächst darauf gerichtet, durch eine subtile **Anamnese** und **Befunderhebung** Hinweise auf ein psychovegetatives Syndrom zu registrieren (Tab. 13-2). Zur weiteren Absicherung der Diagnose *„neuro-hormonale Reizblase"* benötigen wir eine gezielte **urethrovesikale Funktionsdiagnostik**, deren Einzelbefunde zwar unspezifisch, in der Gesamtheit jedoch aussagekräftig sind.

Allgemein gilt anamnestisch für die Reizblase Harndrang und Pollakisurie, aber keine Inkontinenz.

Die weiteren Methoden sind in Tab. 13-3 aufgelistet.

13.3 Differentialdiagnostik

Nach Ausschluß der in Tab. 13-1 aufgeführten Ursachen müssen noch folgende Erkrankungen bzw. Symptom-Komplexe abgegrenzt werden:

Funktionelle Harninkontinenz

Weniger bei Streß- als bei Drang- bzw. kombinierter Drang/Streßinkontinenz können diagnostische Probleme auftreten. Hier sind vor allem bei oberflächlicher Anamneseerhebung Verwechslungen möglich. Die Patientinnen machen nicht selten unklare Angaben und verwechseln *Harndrang, Inkontinenz* und *Pollakisurie.* Inkontinenz besteht bei Reizblase nur in Ausnahmefällen. Harndrang, Pollakisurie und Inkontinenz sprechen für Urge-Inkontinenz, Inkontinenz ohne Harndrang und ohne Pollakisurie für Streßinkontinenz. Sowohl bei der idiopathischen Reizblase als auch bei der Dranginkontinenz gibt es Hinweise auf ein *psychovegetatives Syndrom* bzw. neurovegetative Dysregulationen im Gegensatz zur Streßinkontinenz. Letztere läßt sich durch eine funktionelle Urethrozystoskopie, vor allem aber durch Zysto- und Urethrometrie und ergänzende bildgebende Diagnostik von der

Tab. 13-2:: Hinweise auf ein psychovegetatives Syndrom

Anamnestische Hinweise	Miktionsstörungen in Kindheit oder Pubertät (Enuresis) Gynäkologische Eingriffe (Oophorektomie, Hysterektomie) Sexualstörungen (Anorgasmie, Dyspareunie)
Hinweise aus Allgemeinstatus	Lidflattern, feinschlägiger Tremor der Hände, Dermographismus, Hyperhidrose, Akrozyanose, orthostatischer Blutdruckabfall, Pulsirregularität, respiratorische Arrhythmie
Neurologische Hinweise	Unterschiedliche Intensität von Eigen- und Fremdreflexen
Urogynäkologische Hinweise	Hypogenitalismus, Zyklusanomalien, Portioverschiebeschmerz, Parametropathia spastica, zervikale Hypersekretion, dolente Adnexe ohne pathologisches Substrat (Adnexalgie), zyklusabhängige Blasenschmerzen (cave Endometriose!) z. B. durch Bekkenvenenkongestion Druckdolenz von Urethra und Blasenboden (Schiebeschmerz der Urethra)

Tab. 13-3: Diagnostische Methoden zur Absicherung der Diagnose Reizblase

Methode	Untersuchungsziel
Zystourethroskopie:	Nachweis von: Hyperreflexie Trigonumhyperämie Schramm'sches Sphinkterphänomen Epithelveränderungen im Trigonumbereich Urethraschleimhautveränderungen
Urethralzytologie: (Vaginalzytologie)	Zellbild vom Atrophietyp
Zysto-(Rekto-)Urometrie:	Hyperaktive Detrusorfunktion Verminderte Blasenkapazität Insuffiziente Urethrafunktion
Zystourethrographie: (kombinierte Videozystourethrographie, Zystometrie und Elektromyographie)	Detrusor-Urethra-Dyssynergie
Sonographie:	Ausschlußdiagnostik (Restharn, Kapazität) Pathologische Detrusorkontraktionen
Laparoskopie:	Adhäsionen Durchblutungsstörungen (Beckenvenenkongestion)
Neurologische und psychische Diagnostik:	Angstneurosen Sexualprobleme
Bakteriologie: (Harn u. Urethra)	Ausschlußdiagnostik (Zystitis, Chlamydien- oder Ureaplasmeninfektionen der Urethra)

Reizblase und Dranginkontinenz abgrenzen. Dagegen macht die Unterscheidung verschiedener Dranginkontinenzformen (motorische, sensorische Urge-Inkontinenz bzw. Instabilität von Blase und Urethra) die Abgrenzung zur Reizblase schwieriger.

Zystitis

Hier sind im Gegensatz zur Reizblase ein pathologisches Sediment und Bakteriurie bei Pollakisurie nachweisbar. Im Vordergrund steht dabei ein *Miktionsschmerz*, für den der sich *steigernde Endschmerz* charakteristisch ist.

Urethritis atrophicans

Sie wird häufig gleichgesetzt mit der Reizblase der alten Frau. Im Gegensatz zur Reizblase besteht hier jedoch keine zentrale Regulationsstörung. Sie ist vielmehr eine *periphere Folge des Hormonmangels in der Postmenopause* (Schleimhautatrophie, Brennen in der Harnröhre bei Miktion, verlängerte Miktionsdauer, Fremdkörpergefühl in der Urethra, Klaffen der Harnröhrenöffnung).

Interstitielle Zystitis

Ihre Differentialdiagnose zur Reizblase ist nur durch Biopsie und histologische Klärung zu stellen. Immunchemisch lassen sich nach neueren Untersuchungen bei der interstitiellen Zystitis *Autoantikörper* nachweisen.

Urethral-Syndrom

Das Urethralsyndrom infolge funktioneller Obstruktion läßt sich von der Reizblase durch die *morphologisch faßbare Meatusstenose* und die mittels Kalibrierung und anschließende Miktiometrie erkennbare *Harnröhrenenge* abgrenzen.

13.4 Therapie

Bei der *symptomatischen Reizblase* ist das **Grundleiden zu behandeln. Die Therapie der** ***neurohormonalen Reizblase*** **gestaltet sich schwieriger, da sie Teilsyndrom einer allgemeinen psychovegetativen Störung ist, d. h. daß sich die Behandlung nicht nur auf die Blase, sondern auf den gesamten Organismus richten muß.**

Der Therapieplan beinhaltet deshalb folgende Maßnahmen:

Allgemeine Maßnahmen

- *Regulierung von Arbeits-, Ruhe- und Erholungszeiten* (Beseitigung von hektischer Unruhe, Rhythmisierung des Tagesablaufes)
- *Milieuwechsel* (Beseitigung von Streßsituationen im Beruf oder häuslichem Milieu)
- *Sanierung von Fokalherden* (können neurovegetative Dysregulationen hervorrufen).

Physiotherapie

- *Massage* (Allgemeinwirkung auf Organismus) und Bindegewebsmassage (Wirkung über kutoviszerale Reflexe).
- *Gymnastik* (Bewegungstherapie – Einfluß auf Stoffwechsel und Psyche)
- *Hydrotherapie* (Unterwassermassage, Sauna – allgemeine Wirkung)
- *Klimatherapie* (Milieuwechsel – Mittelgebirge 600–1000 m)
- *Ernährungsumstellung* (wichtig ist, daß Nahrungsmittel und Getränke, die Beschwerden verursachen oder verstärken, weggelassen werden sollen, z. B. scharfe Gewürze, Alkohol, kalte Getränke).

Psychotherapie

- **Autogenes Training** nach Schultz (Übungen zur konzentrativen Selbstentspannung und damit zur psychovegetativen Selbstbeeinflussung – Art der Selbsthypnose)
- **Blasendrill** nach Frewen, wobei Aufklärung, Miktionskalenderführung und Hinauszögern der Miktion um jeweils 10–15 Minuten in drei Monaten Miktionsabstände bis zu 4 Stunden bewirken sollen.
- **Biofeedback-Training** durch akustische oder optische Wahrnehmung pathologischer Detrusorkontraktionen bei Zystometrie, Videozystourethrographie oder Sonographie (4–8 einstündige Sitzungen).

Medikamentöse Therapie

- *Hemmung der Blasenmuskelaktivität durch Anticholinergika*, wie Trospiumchlorid (z. B. Spasmex® 3 × 5–15 mg), N-Butylscopolamin (Buscopan® 3 × 10–20 mg) und Propiverin (Mictonorm® 3 × 15 mg), aber auch Flavoxat (Spasuret® 3 × 200 mg), Oxybutynin (Dridase® 3 × 5 mg) oder Emepronium (Uro-Ripirin® 3 × 330 mg) unter *Beachtung der Kontraindikationen* und Nebenwirkungen (s. Hinweise der Hersteller!). Allerdings geben bei Plazeboversuchen knapp 50% der Untersuchten ebenfalls eine günstige Wirkung an, die sogar urodynamisch objektiviert werden konnte – ein weiterer Hinweis für die Wirksamkeit psychischer Faktoren, die jeder behandelnde Arzt in seine therapeutischen Überlegungen einbeziehen sollte.
- *Relaxierung und zentrale Dämpfung durch Psychopharmaka* wie Diazepam (Valium® 2 × 20 mg) oder Antidepressiva, wie Imipramin (Tofranil® 3 × 25 mg)
- *Beeinflussung der psychovegetativen Reaktionslage auf hormonalem Wege* durch Östriol lokal (als Ovula oder Salbe). Es gibt keinen Hinweis, daß Östradiol für diese Indikation überlegen wäre. Durch Östriol tritt kein proliferativer Effekt am Endometrium auf, es wird keine Blutung erzeugt.
- Behebung des Erschöpfungssyndroms durch Roborantia oder Multivitaminpräparate.

13.5 Prognose

Die Vielzahl der Behandlungsvorschläge läßt erkennen, daß die Therapieerfolge insgesamt nicht befriedigen.

Bei medikamentöser Therapie sollten in 6 Wochen Erfolge zu verzeichnen sein. Kommt es nach Absetzen der Medikamente zum Wiederauftreten der Reizblase, muß eine erneute Diagnostik stattfinden.

Andererseits können endogene und exogene Noxen, die zu einer psychovegetativen Dekompensation führen, nicht immer endgültig beseitigt werden. Diese funktionellen Blasenstörungen bedürfen einer längeren und **geduldigen** Behandlung.

Literatur

Eberhard, J., G. Schär: Gynäkologische Urologie. Gynäkol. Rundsch. **31** (Suppl. 1) 1991, 1–52.

Flüchter, St. H., K.-H. Bichler et al.: Urethralsyndrom, Reizblase und interstitielle Zystitis. In: v. K.-H. Bichler und J. E. Altwein (Hrsg.): Der Harnweginfekt, S. 84–92. Springer, Berlin–Heidelberg–New York 1985.

Franke, P. R., K. W. Zipprich: Psychosomatik der Harninkontinenz – diagnostische und therapeutische Aspekte. TW Gynäkologie **5** (1992), 325–330.

George, N. J. R., J. A. Gosling: Sensory disorders of the bladder and urethra. Springer, Berlin–Heidelberg–New York 1986.

Petri, E., J. W. Thüroff: Differentialdiagnostik der Harninkontinenz. In: E. Petri (Hrsg.): Gynäkologische Urologie, S. 211–220, Georg Thieme, Stuttgart–New York 1983.

Platz, P.: Die Reizblase aus der Sicht der psychosomatisch orientierten gynäkologischen Praxis. In: Jürgensen, O. und D. Richter: Psychosomatische Probleme in der Gynäkologie und Geburtshilfe S. 99–105. Springer, Berlin–Heidelberg 1985.

Schwenzer, Th.: Derzeitiger Stand der medikamentösen Beeinflußbarkeit des unteren Harntrakts. Gynäkologe **25** (1992), 247–257.

Vogt, H. P., F. Herkert, E. Hochuli: Die schwere Urge-Inkontinenz. Geburtsh. Frauenheilk. **46** (1986), 450–455.

14. Entleerungsstörungen der oberen Harnwege

B. Schönberger, W. Fischer

14.1	Physiologie des Harntransports
14.2	Pathophysiologie des Harntransports
14.2.1	Obstruktive Harntransportstörung
14.2.2	Refluxive Harntransportstörung
14.3	Klinik der Harntransportstörungen
14.3.1	Symptomatologie
14.3.2	Allgemeine Diagnostik
14.3.3	Allgemeine Gesichtspunkte zur Therapie
14.4	Besonderheiten bei gynäkologischen Erkrankungen
14.4.1	Ursachen und Erscheinungsformen
14.4.2	Diagnostik
14.4.3	Therapie
14.5	Harnleiterdysfunktionen nach radikaler Hysterektomie und Strahlentherapie des Zervixkarzinoms
14.5.1	Ursachen und Erscheinungsformen
14.5.2	Therapie und Prophylaxe
14.6	Schwangerschaftsureter
14.6.1	Ursachen und Erscheinungsformen
14.6.2	Diagnostisch-therapeutische Konsequenzen

Harnbildung **und** ***Harntransport*** **sind zwei untrennbar miteinander verbundene physiologische Funktionen.**

Der Transportweg wird in **obere Harnwege,** dazu gehören die Kelche, das Nierenbecken und der Ureter, und in **untere Harnwege** mit der Harnblase und der Harnröhre geteilt. Funktionelle Störungen, abnorme Strömungsrichtungen sowie mechanische Verlegungen stören den Harntransport. Sie können einseitig oder beidseitig auftreten.

Entleerungsstörungen der unteren Harnwege haben gelegentlich Rückwirkungen auf den oberen Harntrakt. Diese Störungen sind dann in der Regel beidseitig. Ausnahmen kommen jedoch vor.

14.1 Physiologie des Harntransports

Das **Nierenbecken-Kelchsystem** ist zu spontanen Aktionen fähig, die den Harntransport von den Kelchen über das Pyelon, die Ureteren zur Blase gewährleisten. Dixon und Gosling haben spezielle Pacemaker-Zellen im Bereich der Kelchhälse nachgewiesen und deren morphologische Unterschiede zu den anderen Zellen beschrieben. Während einer normalen Diurese sind die Kontraktionen der einzelnen Kelche durchaus unterschiedlich, und es kommt im Pyelon zu einer gewissen Harnsammlung. Am pelvi-ureteralen Segment können Zellen als latente Schrittmacher wirken und den Transport eines Urinbolus initiieren.

Das **Ansteigen des Nierenbeckendruckes** bewirkt das Übertreten von Urin in den normalerweise kollabierten Ureter. Hinter der eingetretenen Urinportion bildet sich eine *Kontraktionswelle*, die den Bolus vor sich herschiebt.

Die Kontraktionswelle muß den Ureter durchschnüren, um letztlich die Urinportion in die Blase schieben zu können. Die erste Anpassung an ein erhöhtes Urinangebot ist eine *Frequenzsteigerung der Ureterperistaltik.* Reicht diese allein nicht aus, kommt es zur *Vergrößerung des Bolusvolumens.* Mit ansteigender Diurese fällt die Blockierung des Harntransports am Nierenbecken-Harnleiter-Übergang weg. Die glatten Muskelzellen des Harnleiters wirken als funktionelle Einheit. Die elektrische Aktivität wird an Zellkontaktstellen kontinuierlich weitergegeben. Man hat aber nachweisen können, daß eine Durchtrennung und Wiedervereinigung des Ureters den Harntransport nur anfänglich, also unmittelbar postoperativ durch ödematöse Verquellung stört. Bei extrem hoher Diurese geht der Transport in Form eines Bolus verloren, der Ureter wird weitgestellt und ist so beispielsweise im Infusionsurogramm als durchgehendes Rohr erkennbar, dessen Wandaktionen die Urinsäule zur Blase hin vorschieben.

Die **Blasen-Harnleiter-Verbindung** reagiert als Ventil und verhindert das Zurückströmen von Urin aus der Blase in den Ureter. Die unterschiedlichen Druckverhältnisse bedingen aber durchaus einen Einfluß des Füllungszustandes der Blase auf die Ureterperistaltik. Während der Ruhedruck im Ureter zwischen 0 und 5 cm H_2O schwankt, können Ureterkontraktionen Drücke von 20 bis 80 cm H_2O und zwar 2 bis 6 mal pro Minute entstehen lassen.

Normalerweise liegen die Druckwerte in der Blase in Ruhe unter 30 cm und während der Miktion unter 80 cm H_2O. Ruhedruckwerte über 40 cm H_2O gefährden den oberen Harntrakt. Es kommt zur Stase des Urins und zur Dilation von Ureter und Nierenbecken-Kelchsystem. Eine übermäßige Zunahme des Ureterdurchmessers kann schnell zu einem ineffektiven Harntransport führen, selbst wenn die kontraktilen Elemente intakt sind. Ist die peristaltische Welle nicht mehr in der Lage, den Ureter vollständig durchzuschnüren, wird der Austreibungsdruck geringer.

Der Einfluß des autonomen Nervensystems auf die Ureterperistaltik ist gering. Der Transplantatharnleiter funktioniert völlig selbständig. Pharmakologische Studien konnten jedoch exzitatorische alpha-adrenerge und inhibitorische beta-adrenerge Rezeptoren im Ureter nachweisen. Cholinerge Agonisten stimulieren die Ureterkontraktilität auf direktem oder indirektem Wege.

14.2 Pathophysiologie des Harntransports

Der Harntransport im Bereich der oberen Harnwege wird einerseits durch obstruktive und refluxive Einflüsse, andererseits auch durch nicht-obstruktive, nicht refluxive Dilatationen der Nierenbecken-Harnleiter-Einheit gestört. Urinstase, Pendelurin und Restharnbildung haben zahlreiche negative Einflüsse auf das Nierenparenchym zur Folge: *Harnweginfektion, Steinbildung* und *Gewebsuntergang*. Diese Schädigungen faßt man als **obstruktive** bzw. **refluxive Nephropathie** zusammen.

Zur Beschreibung der obstruktiven Schäden am Nierenparenchym und den ableitenden Harnwegen verwendet man den Begriff der *obstruktiven Uropathie*, – ganz gleich, ob die Obstruktion im Bereich der oberen oder unteren Harnwege zu suchen ist.

Nicht obstruktive, nicht refluxive Harntransportstörungen sind klinisch und differentialdiagnostisch bedeutungsvoll, sollen aber hier nicht weiter besprochen werden.

14.2.1 Obstruktive Harntransportstörung

Verlegungen, Verdrängungen oder Kompression der Kelche, des Nierenbeckens oder beider Harnleiter haben eine unterschiedlich ausgeprägte Harnstauung zur Folge.

Akute einseitige Harnleiterverlegungen führen zu einem intrapelvinen Druckanstieg auf über 25 cm H_2O. Während der renale Blutfluß zunächst auch ansteigt, fällt dieser nach 2 Stunden ab, um nach 24 Stunden Werte von 40–70% des Normalen zu erreichen. Für den initialen Anstieg ist das Prostaglandin E_2, für den anschließenden Abfall der Nierendurchblutung das Thromboxan A_2 verantwortlich. Bei fortbestehender Obstruktion beginnen die ersten irreparablen Schäden nach 7 Tagen. Nach 5 Wochen beträgt die Nierendurchblutung nur noch 10–20% des Normalwertes. In ähnlicher Weise kommt es im Experiment (Hund, Ratte) nach 14 Tagen zur Depression der glomerulären Sekretion auf 20% des Ausgangswertes und in den nächsten 3 Wochen zu einem weiteren, natürlich langsamer verlaufenden Abfall der Nierenleistung. Auf der gesunden Gegenseite läßt sich eine Verbesserung der Clearance um ein Drittel im Vergleich zum Ausgangswert verzeichnen.

Die tubuläre Funktion ist ebenfalls betroffen, indem der Durchfluß durch die Tubuli und die Bildung des freien Wassers reduziert, die Salzreabsorption aber erhöht wird.

Die morphologischen Veränderungen am Nierenparenchym präsentieren sich bereits nach wenigen Tagen in Form einer Abflachung der Papillen und einer Dilatation der distalen Tubuli.

Hat die Tubuluserweiterung auch die proximalen Abschnitte erreicht, beginnt nach 7 Tagen die Atrophie des Parenchyms. Nach 4 Wochen findet man als Folge des Gewebsunterganges eine um die Hälfte reduzierte Parenchymdicke. Die ersten Veränderungen an den Glomerula sind ebenfalls nach 28-tägiger kompletter Obstruktion zu beobachten.

Der Nierenbeckendruck, der anfänglich auf 25 bis 30 cm H_2O erhöht ist, fällt nach längerer Stauung wieder ab. Bei einer Kolik können Werte von 40 bis 60 cm H_2O auftreten.

Nach welcher Zeitspanne einer kompletten Obstruktion eine Niere erste irreparable Schäden erleidet und wann sie ihre Funktion bleibend einstellt, läßt sich im klinischen Einzelfall schwer einschätzen. Man vermutet, daß nach einer Woche bereits bleibende Läsionen auftreten und eine Niere nach 6 Wochen kaum noch eine Erholungsfähigkeit aufweist.

Es wurde immer wieder von Beispielen berichtet, die der menschlichen Niere eine größere Resistenz bescheinigen, als sie im Experiment am Hund beobachtet wurde.

Noch nach 50 bzw. 70 Tagen kompletter Harnleiterobstruktion wurde noch eine gewisse Erholung der Nierenfunktion konstatiert. Entscheidend ist dabei, wieviel das Pyelon und der Ureter durch die Dilatation von dem negativ wirkenden Druck abfangen kann. Deletär wirkt jedoch eine hinzutretende Infektion (Abb. 14-1).

Die *chronische Obstruktion* ist nie komplett, so daß ein gewisser Abfluß erhalten bleibt. Die

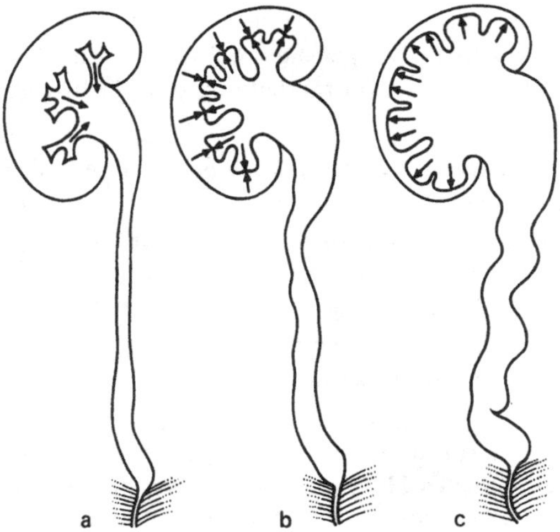

Abb. 14-1: Entwicklung einer Harnstauungsniere bzw. Hydronephrose:
a) Kompensierte Abflußbehinderung im distalen Ureter;
b) Beginnende, aber noch reversible Aufstauung;
c) Irreversible Hydronephrose mit weitgehendem Parenchymverlust.

Schäden am Nephron treten später auf und die glomeruläre Filtration bleibt lange stabil. Die Schäden zeichnen sich hier hauptsächlich am Tubulusapparat ab.

Sie sind Folge von intermittierenden Druckerhöhungen und Durchblutungsstörungen. Gewöhnlich kommt es zum Natriumverlust (Salzverlustniere), zur Zunahme der Clearance des freien Wassers, zur Verminderung der maximalen Urinkonzentrationsfähigkeit (Konzentrationsschwäche), zur Sekretionsminderung für hypotonen Urin (Verdünnungsschwäche), zur Minderung der Harnansäuerung und zur Ausscheidungsschwäche für Ammoniak.

Nach Klahr und Harris (1992) sind die fünf **hauptsächlichen Ursachen** für die morphologischen Veränderungen der renalen Architektur infolge einer Obstruktion:

- ein erhöhter Ureterdruck,
- ein erniedrigter renaler Blutfluß,
- die Verlegung des venösen Abflusses
- Invasion von Makrophagen und Lymphozyten,
- die bakterielle Infektion.

Solange diese Erscheinungen einseitig bleiben, übernimmt das gesunde Schwesterorgan die Aufgaben der Konstanthaltung des „Milieu interne".

Die *beidseitige Unterbindung* der Ureteren führt schnell zu einer Oligo-Anurie, zum Anstieg der harnpflichtigen Substanzen und zur Hyperhydrie. Die *Desobliteration* hat eine überschießende Ausscheidung von Wasser und Natrium zur Folge, die manchmal lebensbedrohliche Ausmaße annehmen kann.

Der Mechanismus ist nicht ganz geklärt, da eine überschießende postobstruktive Ausscheidung auch bei normalen Harnstoffwerten beobachtet wurde. Möglicherweise ist der plötzliche Anstieg der GFR (glomerulären Filtrationsrate) auf den Einfluß „natrioretischer Faktoren" zurückzuführen.

14.2.2 Refluxive Harntransportstörung

Das Zurückfließen des Urins aus der Blase in den Harnleiter und die Niere bezeichnet man als **vesikoureteralen Reflux.** Weitere Refluxformen an der Niere sind bekannt, haben aber mehr wissenschaftliches als praktisches Interesse (*pyelotubulärer, pyelointerstitieller, pyelolymphatischer Reflux*). Für die Nierenschädigung, die durch die refluxive Harntransportstörung auftritt, werden der Wasserhammereffekt (Druckübertragung aus der Blase auf die Papillen), die Volumenüberlastung (refluxinduzierte pelvi-ureterale Obstruktion) und die chronisch-rezidivierende Pyelonephritis verantwortlich gemacht. Die Ureterperistaltik beim Reflux ist schon bei milden Formen deutlich reduziert. Ganz gleich, ob diese Reduktion Ursache oder Folge des Refluxes ist, kommt es zu erniedrigten oder fehlenden Ureter-Blasendruck-Gradienten, die eine Urinstase bedingen.

Die **Refluxnephropathie** ist Folge dieser negativen Einflüsse und äußert sich in einer typischen Narbenbildung. Letztere ist in den Regionen mit konkaven bzw. flachen Papillen, d. h. in den Polregionen der Nieren bevorzugt anzutreffen.

Die Knospentheorie von Mackie und Stephens (1975) besagt, daß eine atypisch aus dem Wolf-Gang entspringende Ureterknospe ein schlecht entwickeltes nephrogenes Blastem erreicht und nach der Assimilation in die Blase refluxiv wird. So ist das häufige Zusammentreffen von primär kleinen, gelegentlich auch dysplastischen Nieren und vesikoureteralen Refluxen zu erklären.

Im Einzelfall läßt sich oft nicht zwischen angeborener hypoplastischer Niere und erworbener Refluxnephropathie unterscheiden.

Grundsätzlich muß man zwischen einem *primären* (angeborenen) und einem *sekundären* (erworbenen) Reflux unterscheiden.

Der **angeborene Reflux** infolge eines zu kurzen intramuralen bzw. intravesikalen Uretersegmentes spielt im Kindesalter eine größere Rolle als nach der Pubertät (Abb. 14-2). Hyperaktivität des Detrusors, vesiko-ureteraler Reflux und rezidivierende Harnweginfektionen beschäftigen den Kinderurologen. Die Mädchen haben häufiger Refluxe als die Jungen (etwa 5 : 1).

Erworbene Refluxformen sind Folge von Blasenentzündungen sowie obstruktiven und neurogenen Blasenentleerungsstörungen. Harnleiterchirurgie und transurethrale Manipulationen am Ostium können die Blasen-Harnleiter-Verbindung schädigen und ebenfalls zum Reflux führen.

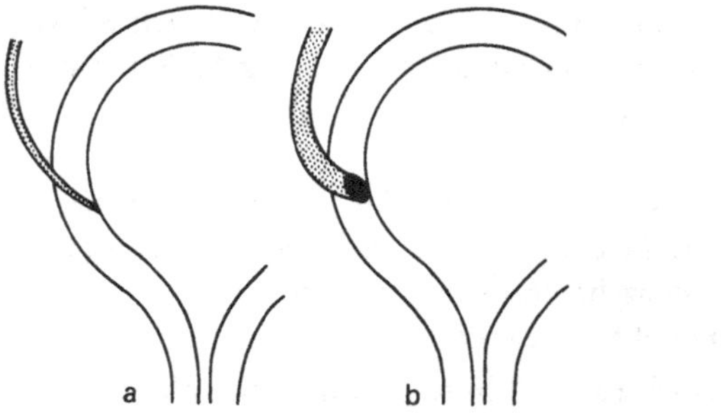

Abb. 14-2: Schematische Darstellung der Harnleiter-Blasen-Verbindung: a) Normale Verhältnisse. Der schräge Durchtritt des Harnleiters garantiert die Funktion des ureterovesikalen Ventils bei steigendem intravesikalen Druck. b) Reflux. Zunehmende Verkürzung des intramuralen Ureterabschnitts („Extravesikalisation"). Insuffizienz des Ventils.

Während eine refluxive Harntransportstörung über lange Zeit völlig symptomlos bleiben kann und oft unbemerkt mit ins Erwachsenenalter genommen wird, haben Lebensabschnitte wie der Beginn der sexuellen Aktivität oder die Schwangerschaft einen ungünstigen Einfluß auf diese Fehlbildung.

Kinacaid-Smith und Becker entdeckten in 27% ihres weiblichen Refluxpatientenkollektivs die ersten Symptome während der Schwangerschaft. Die häufigsten Komplikationen waren Hypertonie, Ödeme und Harnwegsinfektionen.

Typische Symptome für die Refluxkrankheit im Erwachsenenalter werden ebenso vermißt wie bei den Kindern. Ein Anstieg des Kreatininwertes und eine ständige Albuminurie müssen aber stets als prognostisch ungünstige Faktoren angesehen werden.

Bei rezidivierenden Harnwegsinfektionen, einseitig oder beiderseits verkleinerten Nieren sowie intermittierenden Harnstauungen, die von der Blasenfüllung beeinflußt werden, ist an eine Refluxkrankheit zu denken. Der Beweis eines vesikoureteralen Refluxes kann auch heute noch am sichersten mit dem Miktionszystourethrogramm geführt werden, wenngleich sonographische und szintigraphische Untersuchungen einen Reflux mit hoher Wahrscheinlichkeit diagnostizieren lassen.

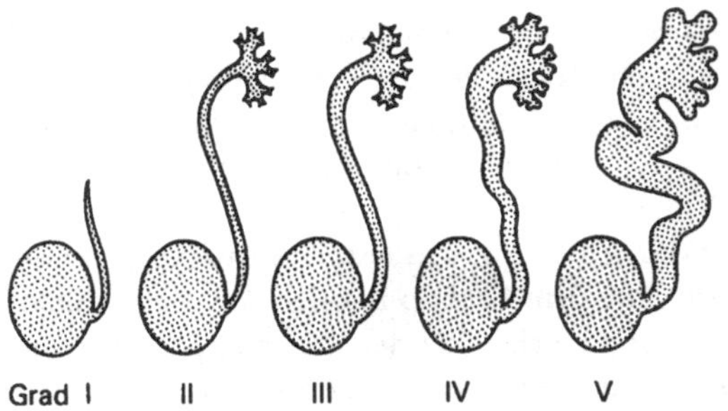

Abb. 14-3: Internationale Klassifizierung des vesikoureteralen Refluxes (VUR):

Grad I	VUR nur in den Ureter.
Grad II	VUR bis in die Kelche, keine Dilatation, Fornices normal.
Grad III	VUR mit leichter oder mäßiger Dilatation und/oder Schlängelung des Ureters und leichter bis mäßiger Nierenbeckendilatation.
Grad IV	VUR mit mäßiger Dilatation und/oder Schlängelung des Ureters und mäßiger Dilatation des Nierenbeckens und der Kelche.
Grad V	VUR mit starker Dilatation und Schlängelung des Ureters sowie starker Dilatation des Nierenbeckens und der Kelche.

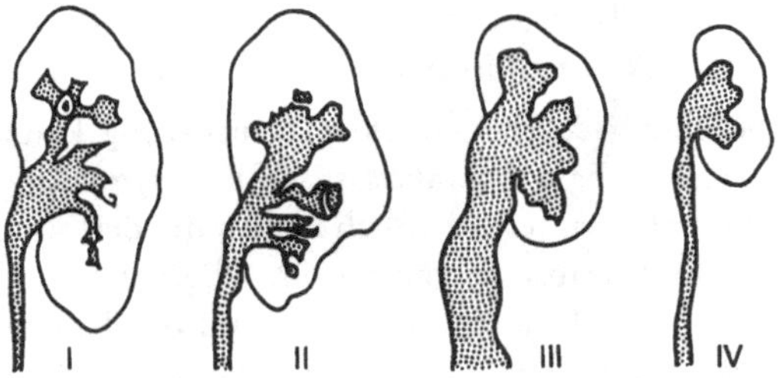

Abb. 14-4: Klassifizierung der Refluxnephropathie nach Smellie et al.:

Grad I	Geringe Destruktion, nicht mehr als 2 Narben.
Grad II	Ausgedehnte Destruktion, mehr als 2 Narben.
Grad III	Diffuse Parenchymreduktion mit generalisierter Kelchektasie.
Grad IV	Kleine Niere ohne verbliebenes normales Parenchym.

Der *Schweregrad eines Refluxes* wird nach einem international anerkannten Grading klassifiziert (Abb. 14-3). Für die Einschätzung der Refluxnephropathie stehen unterschiedliche Schemata zur Verfügung, wovon jedoch die Klassifizierung nach Smellie et al. am bekanntesten ist (Abb. 14-4).

14.3 Klinik der Harntransportstörungen

14.3.1 Symptomatologie

Die **akute Harnstauung** mit nahezu komplettem Passagehindernis (z. B. Stein) äußert sich durch heftigen Flankenschmerz und Kolik, verbunden mit Übelkeit und Erbrechen.

Die **chronisch progrediente Harnstauung** kann dagegen sehr uncharakteristisch und symptomarm verlaufen. Gelegentlich klagen die Betroffenen über diffuse Schmerzen im Oberbauch, im Bereich der Lendenwirbelsäule und des Kreuzbeins. Beim Hinzutreten einer Harnweginfektion kommt es nicht selten zu intermittierenden Fieberschüben mit Schüttelfrost. Intensität und Lokalisation der Symptome sind sehr wechselnd und werden von Patienten und Arzt häufig fehlgedeutet (z. B. Subileus).

14.3.2 Allgemeine Diagnostik

Palpation: Bei schlanken Personen ist eine gestaute und vergrößerte Niere durch beidhändige Palpation der Flanke zu lokalisieren. Der Druck auf das prallgefüllte Nierenbecken löst einen umschriebenen Schmerz aus. *Differentialdiagnostisch* muß an Nierentumoren, Nierenzysten, Leber- und Milztumoren und an einen Hydrops der Gallenblase gedacht werden. Durch gynäkologische Untersuchung und Blasenpalpation lassen sich grobklinisch vesikale und infravesikale Ursachen der Harnstauung ausschließen (s. Kap. 15). Bei beleibten Patientinnen ist eine gefüllte Blase jedoch schwer zu tasten, so daß auch große Restharnmengen unentdeckt bleiben können. Vorausgegangene gynäkologische Operationen verdienen erhöhte Aufmerksamkeit.

Die Laboruntersuchungen bei leichten einseitigen Harnstauungen können sich auf den Urinstatus, die Urinkultur und Resistenzbestimmung, die Blutsenkungsgeschwindigkeit und die Leukozytenzahl im Blut beschränken, vorausgesetzt, die Nierenfunktion ist normal.

Fortgeschrittene beidseitige Harnstauungsnieren oder gestaute Einzelnieren führen zum Anstieg der Retentionswerte (Kreatinin, Harnstoff) zu Veränderungen der Elektrolyte (Na, K, Ca), zum Anstieg des Harnsäurespiegels, zur Anämie und zur Azidose. Die Kreatininclearance hilft bei der Entdeckung einer kompensierten Niereninsuffizienz im kreatininblinden Bereich.

Die Ultraschalldiagnostik hat die Erkennung und die Langzeitkontrolle von Harnstauungen enorm vereinfacht und von jeglichen Komplikationen (Kontrastmittelallergie, Strahlenbelastung) befreit.

Die Dokumentation eines Befundes kann mit Hilfe eines Druckers sehr preiswert vorgenommen werden. Die Interpretation eines solchen Bildes bereitet aber auch bei der Verwendung von Bodymarkern Schwierigkeiten. Deshalb sollte der betreuende Arzt selbst in der Lage sein, eine Sonographie durchzuführen.

Das Ausscheidungsurogramm hat seine Bedeutung aber nicht völlig verloren, da sich bestimmte Ureterstenosen bzw. Ureterverdrängungen nur auf diese Weise optimal darstellen lassen (Abb. 14-5 a u. b).

Gelegentlich wird das retrograde Pyelogramm (als Chevassu-Füllung) oder das CT als Kontrastmittelstudie notwendig. Hochdosis-Infusionsurogramme und Renovasographien sind selten indiziert. Für die Bestimmung der seitengetrennten Nierenfunktion stehen Gammakameras zur Verfügung, die mit Hilfe von 99 m Tc DTPA oder 99 m Tc MAG3 sowie 99 m Tc DMSA eine computergestützte Aussage über die prozentualen Funktionsanteile an der Globalfunktion machen können. Belastungsstudien mit Flüssigkeitsinfusion und Furosemidgabe können helfen, zwischen Dilatation mit Obstruktion und Dilatation ohne Obstruktion zu unterscheiden.

Leider gibt es bis heute keine diagnostische Methode, die bei einer sog. *stummen Niere* prognostisch über deren Erholungsfähigkeit nach Entlastung entscheiden kann. Solange in der Nierenperfusionsstudie eine gute Durchblutung nachgewiesen wird, kann eine Harnableitung eine funktionelle Erholung der Niere erwarten lassen.

Eine weitgehende Reduktion des Parenchymsaums im Ultraschallbild läßt jedoch eine „aus-

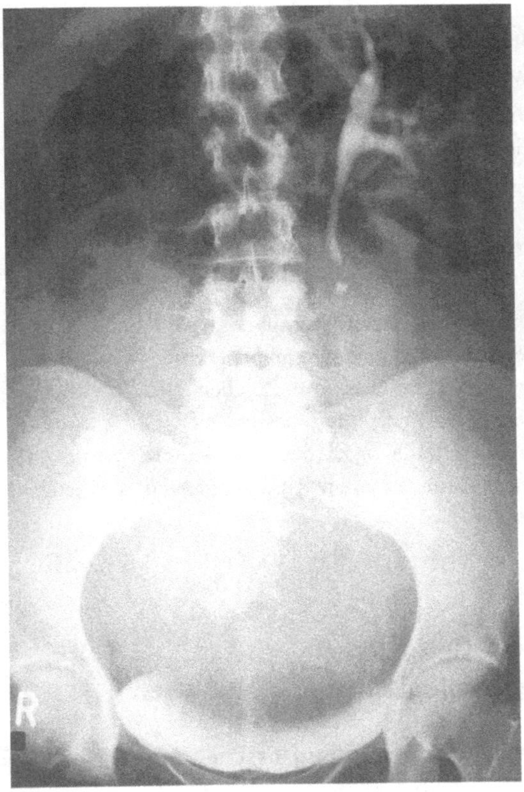

a

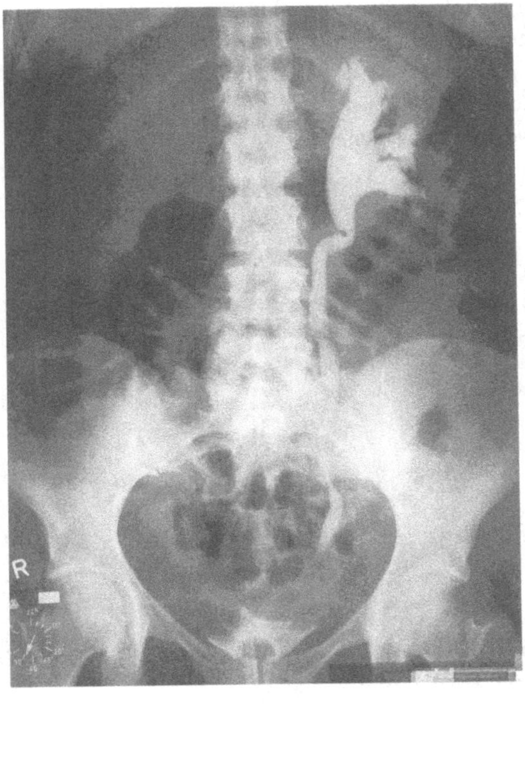

b

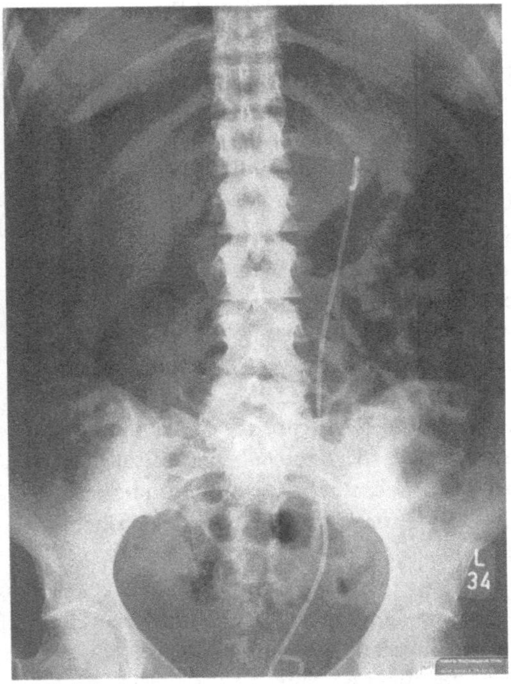

c

Abb. 14-5: Bilder einer 40jährigen Patientin mit einem Leiomyosarkom der Cervix uteri und Einzelniere links:

a) Präoperatives Urogrammbild mit Ureter- und Blasenverdrängung.
b) Postoperatives Urogrammbild zeigt eine Harnstauung infolge einer Motilitätsstörung von Harnleiter und Blase.
c) Doppel-J-Katheter in situ (Übersicht).

gebrannte" Hydronephrose vermuten. Die primäre Harnableitung über eine perkutane Nephrostomie ist bei jedem Zweifel über die Funktion der betroffenen Niere indiziert.

Die *sonographisch gestützte Nephrostomie* in der Seldinger Technik (Nadel, Draht, Katheter) hat einen enormen Fortschritt gebracht. Die Niere kann über 4 oder 8 Wochen entlastet werden. Über die Nephrostomie können antegrade Röntgenaufnahmen sowie Video-Druck-Fluß-Messungen (Whitaker-Test) erfolgen.

Der Operateur hat genügend Zeit, um die Erholung der Niere abzuwarten und einen rekonstruktiven Eingriff zu planen. Ist ein Abflußhindernis von „unten" zu überwinden, kann die transurethral eingelegte Doppel-Pigtail-Schiene die gleiche Aufgabe erfüllen wie eine perkutane Nephrostomie (Abb. 14-5 c).

14.3.3 Allgemeine Gesichtspunkte zur Therapie

Grundsätzlich sollte zunächst die Erhaltung der Niere durch Abflußverbesserung angestrebt werden. Dabei ist die subtile Einschätzung des Funktionswertes von entscheidender prognostischer Bedeutung. So wird das therapeutische Konzept von der Summation der Befunde, der persönlichen Erfahrung, aber auch wesentlich von der Grunderkrankung der Patientin (z. B. Genitalkarzinom) bestimmt.

Die Entscheidung über das richtige Vorgehen kann im Einzelfall schwierig sein. Im höheren Lebensalter (über 65 Jahre), bei schlechtem Allgemeinzustand und reduzierten Nierenfunktionswerten ist bei gesunder kontralateraler Niere die Nephrektomie risikoärmer als ein komplizierter plastischer Eingriff.

Im Falle doppelseitiger Harnstauungsnieren soll die Seite mit der besseren Funktion zuerst versorgt werden.

Vorausgegangene Strahlentherapie im pelvinen Bereich (Zervixkarzinom) ist prognostisch ungünstig.

Die gestörte Trophik führt zu schlechten Ergebnissen bei Wiederherstellungsoperationen am distalen Harnleiter. In diesen Fällen kann eine konservative Langzeitbehandlung durch Endoprothesen, eventuell in Kombination mit Prednison- und Antibiotikagaben versucht werden.

Die **initiale Nephrostomie** empfiehlt sich besonders bei akuter oder sehr progredient verlaufender Harnstauung mit Zeichen der Infektion. Nach der Entlastung bessert sich der Zustand meist schlagartig. Über das weitere Vorgehen kann dann in aller Ruhe entschieden werden (Abb. 14-6).

14.4 Besonderheiten bei gynäkologischen Erkrankungen

14.4.1 Ursachen und Erscheinungsformen

Gynäkologische Erkrankungen stören die Entleerung der oberen Harnwege nur, wenn sie einen oder beide Harnleiter verdrängen, abknicken, komprimieren oder sogar bis zur Unwegsamkeit einengen.

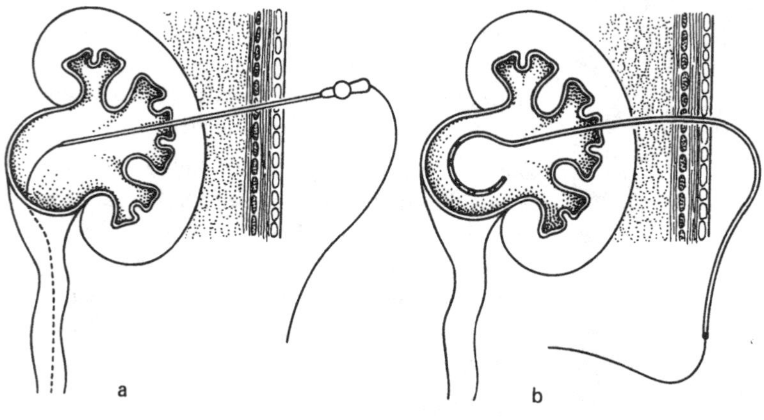

Abb. 14-6: Perkutane Nephrostomie:
a) Punktion eines mittleren Kelches und Einführen eines Drahtes.
b) Ringnephrostomie in situ; Führungsdraht bereits zurückgezogen.

Hauptursachen der Harnleiterverlagerung sind intraligamentäre *Myome und Ovarialtumoren*. Nach ihrer Entfernung bildet sich die Harnstauung meist komplett zurück. Allerdings muß bei der Tumorexstirpation der Harnleiterverlauf besonders beachtet werden, sonst droht die Harnleiterläsion (vgl. Kap. 18). Bedeutung präoperativer Ausscheidungsurogramme mit Harnleiterdarstellung!

Prototyp der gynäkologisch bedingten Harnleiterabknickung ist der *Genitalprolaps*. Durch Ausziehung der Retinacula uteri mitsamt den Uteringefäßen werden auch die Harnleiterknie nach unten gezogen und mehr abgewinkelt. Da beide Harnleiter betroffen sind, kann die ständige Harnstauung bei ausbleibender Prolapsbehandlung schließlich zur chronischen Niereninsuffizienz führen.

Harnleitereinengungen können durch große entzündliche *Adnexprozesse* oder *Parametritis* entstehen. Während akute Prozesse meist nur temporäre Harnabflußstörungen verursachen, kann bei chronischen Entzündungen durch schwielige Proliferation des Bindegewebes die Harnstauung bedrohliche Ausmaße annehmen. Das gilt auch für die seltenen *Endometrioseherde* in der Harnleiterwand oder seiner Umgebung (vgl. Kap. 20). Eine weitere Einengungsmöglichkeit, vor allem des rechten Ureters ist durch seine besonderen topographischen Beziehungen zu den Ovarialvenen gegeben (*right ovarian vein syndrom*). Intermittierende, vom Füllungszustand der Venen abhängige Harnstauungen entstehen besonders im Prämenstruum und während der Gravidität, doch sind auch schon Fälle bei Kindern beschrieben worden. Hier spielen persistierende embryonale Venen oder deren Reste (Briden) eine Rolle. Die **schwerwiegendsten Harnleiterbehinderungen** entstehen jedoch durch das *Zervixkarzinom und seine Behandlung*. Durch Infiltration des Karzinoms in das parametrane Bindegewebe, aber auch durch Lymphknotenmetastasen im pelvinen und lumbalen Harnleiterbereich kann das Organ regelrecht eingemauert werden, so daß die zunehmende Harnstauung die Nierenfunktion gefährdet. Fortgeschrittene *Korpuskarzinome* haben die gleichen Auswirkungen.

14.4.2 Diagnostik

An erster Stelle steht heute die **Nephrosonographie**; sie wird immer mehr zur Routinemaßnahme bei allen gynäkologischen Erkrankungen, insbesondere wenn diese operiert werden müssen (vgl. Kap. 8). Lassen sich Harnstauungsnieren feststellen, so sind zusätzlich **Ausscheidungsurographie** und ggf. **Nierenszintigraphie** – wenn die funktionell bessere Niere ermittelt werden soll – zu veranlassen. Bei *invasiven Genitalkarzinomen* gehört die **Röntgendiagnostik** zum Basisprogramm (vgl. Kap. 3).

Beim *ovarian vein syndrom* wird die Ausscheidungsurographie prämenstruell in Kombination mit einer Phlebographie durchgeführt und 14 Tage später kontrolliert.

Neuerdings wird auch empfohlen, nach allen größeren Operationen die Nephrosonographie zu wiederholen, um symptomlose postoperative Harnstauungen nicht zu übersehen, die durch iatrogene Harnleiterläsionen entstanden sein könnten.

Sollte sich eine postoperative *Harnleiterscheidenfistel* herausstellen, so sind unverzüglich weitere diagnostisch-therapeutische Maßnahmen in einem urogynäkologischen Zentrum zu veranlassen (s. Kap. 17).

14.4.3 Therapie

Gynäkologisch bedingte Entleerungsstörungen der oberen Harnwege sind kausal nur durch die Behandlung der Grundkrankheit zu beseitigen.

Sofern es sich um gutartige Tumoren, Lageveränderungen der Urogenitalorgane oder entzündliche Erkrankungen handelt, entspricht diese Therapie allgemein gynäkologischen Grundsätzen. Beim *ovarian vein syndrom* muß der Venenplexus embolisiert oder exstirpiert werden. *Endometrioseherde* versucht man heute erst durch konservative Therapie mit GnRH-Analoga einzutrocknen. Geht die Harnstauung danach nicht zurück, muß die Harnleiterobstruktion operativ beseitigt werden. Bei *Harnleiterscheidenfisteln* ist das weitere Vorgehen vom Ausmaß der Ureterläsion (umschriebener Wanddefekt oder komplette Harnleiterdurchtrennung) und von ihrer Höhenlokalisation abhängig.

Die retrograde Harnleitersplintung oder antegrade extern-interne Harnleiterschienung durch ein Nephrostoma kann nur bei inkompletter wandständiger Läsion gelingen. Andernfalls muß die perkutane Nephrostomie die Nierenfunktion vorübergehend sicherstellen.

Auf keinen Fall darf das spontane Versiegen der Harnabsonderung aus der Scheide bei einer Harnleiterfistel als Selbstheilung angesehen werden. Sie kann durch obstruktionsbedingte Einstellung der Nierenfunktion vorgetäuscht werden. Am kompliziertesten sind die Entleerungsbedingungen der Harnleiter nach operativer oder radiologischer *Behandlung des Zervixkarzinoms*; sie werden deshalb gesondert dargestellt.

14.5 Harnleiterdysfunktionen nach radikaler Hysterektomie und Strahlentherapie des Zervixkarzinoms

14.5.1 Ursachen und Erscheinungsformen

Bei der **Operation des Zervixkarzinoms** wird der distale Ureter je nach der Operationsmethode auf einer Länge zwischen 2 bis 10 cm vor seiner Einmündung in die Blase freigelegt. Besonders gefährdet ist der Harnleiter bei den abdominalen Methoden mit Lymphadenektomie. Grobe *Traumen* am Ureter, wie Quetschung, Knickung oder Ligatur führen rasch zur Harnstauung, eventuell auch zur Fistel der betroffenen Seite. Doch selbst bei schonender Präparation des Harnleiters sind *Zirkulationsstörungen* in Adventitia und Muskularis unvermeidbar. Das entstehende *Wandödem* im prävesikalen und intramuralen Ureter begünstigt eine Infektion. Mit einer solchen Infektion ist in den mit Blut und Lymphe gefüllten Hohlräumen stets zu rechnen. Nach diesen Frühreaktionen kommt es zur Narbenbildung. Zusätzlich wirken sich *Blasenwandödem* und partielle Denervierung des Detrusors nachteilig auf den Harntransport im Ureter aus.

Während zystoskopischer Untersuchungen fallen träge Aktionen der Ostien mit schwachem Indigokarminauswurf auf. Urogramme zeigen einen verzögerten Kontrastmitteltransport mit prävesikaler Ureterdilatation.

Urodynamische Studien nach Schauta-Operationen ergaben, daß zunächst die Intensität der Harnleiterkontraktionen im juxtavesikalen Ureterbereich leidet (Amplitudenverkleinerungen und Aufsplitterungen). Vergrößerungen der Aktionsintervalle kommen erst mehrere Wochen nach der Operation hinzu. Durchschnittlich ist in den ersten Wochen nach Karzinomoperationen in einem Drittel der Fälle mit Harntransportstörungen zu rechnen. Auch nach Ablauf der 5-Jahres-Beobachtung ist die Zahl der Fälle mit Harntransportstörungen noch beträchtlich (~ 20%).

Erst seit Einführung der generellen postoperativen Infektionsbekämpfung und Verabfolgung von Parasympathikomimetika ist ein gewisser Wandel eingetreten, so daß Urämietodesfälle ohne Metastasierungsfolge rar geworden sind. Allgemein rechnet man aber, daß Harnwegkomplikationen noch etwa 10% aller Todesursachen bei Karzinom-Patientinnen ausmachen. Einen weiteren Rückgang erhofft man sich von der sparsameren peritonealen Abdeckung des Operationsgebietes (s. unten).

Nach **Strahlentherapie** wird die Funktion der Harnleiter maßgeblich von der Reaktion des umgebenden Gewebes bestimmt. Ionisierende Strahlen induzieren einen Austritt proteinhaltigen Exsudats aus den geschädigten Gefäßen. Dieses Strahlenfrühödem behindert bereits den Ablauf der normalen Peristaltik. Bleibt eine Rückbildung in diesem Stadium aus, entwickelt sich über endangitische Prozesse an Arteriolen und Kapillaren eine zunehmende Fibrosierung und Sklerosierung des Bindegewebes. *Bakterielle Infektionen*, die besonders nach kombinierter operativ-aktinischer Therapie zu erwarten sind, verschlechtern den Zustand. Schließlich resultieren nach Monaten bretthharte Verschwielungen, die zu schweren Ureterstenosen mit konsekutivem Untergang der Niere führen können. Dagegen scheint die Strahlentoleranz des Ureters selbst relativ hoch zu sein. Bei der Kontakttherapie ist die Strahlenbelastung des Ureters 2 bis 3 cm oberhalb des Ostium am größten. Seit Einführung der Afterloading-Technik läßt sie sich jedoch besser in Grenzen halten.

14.5.2 Therapie und Prophylaxe der Harnleiterdysfunktionen beim Zervixkarzinom

Die mechanische Behinderung der Harnpassage durch *Quetschung oder Ligatur* des Harnleiters während der Operation erfordert sofortige Maßnahmen (s. Kap. 18. Verletzungen). Wird die Situation erst nach dem Ende des Eingriffs erkannt, z. B. im Fall einer doppelseitigen Ureterligatur mit mechanischer Harnsperre, ist die erneute Laparotomie mit Beseitigung der Ligatur oder Umpflanzung der Harnleiter innerhalb von 24 Stunden anzustreben. Danach ist es sinnvoller, den Harnabfluß durch eine Nephrostomie zu sichern und die Läsion nach einer Latenzzeit von 6 bis 8 Wochen zu versorgen.

Zur **Prophylaxe** einer möglichen Harntransportstörung im postoperativen Verlauf empfehlen sich folgende Maßnahmen:

- *Schonende Ureterpräparation* mit Erhalt der Adventitia und des sog. Mesureters.
- *Redon-Drainage* der parametranen Wundhöhlen und *Peritonealfenster zur Bauchhöhle oder sogar weitgehender Verzicht auf peritoneale Abdeckung des Operationsgebietes*, um die Bildung sog. Lymphzysten zu verhindern.
- Entlastung des Detrusors durch *suprapubische Blasendrainage* bis zur Wiederherstellung der Spontanmiktion und Restharneinschränkung auf Werte < 50 ml.
- *Bekämpfung der Infektion.*
- *Spüldiurese der Harnwege* durch reichliche Infusionen und ggf. Furosemidgaben in den ersten 36 Stunden post operationem. Die entstehende Harnflut wirkt fördernd auf die Ureteraktivität und reduziert die Gefahr einer aszendierenden Pyelonephritis.

Durch Berücksichtigung dieser Maßnahmen kann die primäre urologische Morbidität bei der Wertheim-Operation beträchtlich gesenkt werden. Frauen mit persistierender *Harntransportstörung und Nierenstauung* nach der 6. bis 8. postoperativen Woche sind besonders sorgfältig zu überwachen. Bei Progredienz infolge Narbenstrikturen sollte die **Indikation zur Harnleiterumpflanzung** frühzeitig gestellt werden, um Nierenparenchymschäden zu vermeiden. Dabei kann zunächst eine Entlastung der Harnstauungsniere durch **Nephrostomie** erforderlich sein. Die Wiederherstellungsoperation am Ureter wird dann in späterer Sitzung durchgeführt. Sind bei operierten Frauen die Kontrollbefunde zwischen der 4. und 8. Woche unauffällig und wird keine Strahlentherapie angeschlossen, ist auch in der Folgezeit nicht mit einer Ureterstriktur zu rechnen. Plötzlich auftretende Harnstauung nach symptomlosem Intervall ist suspekt auf ein Karzinomrezidiv. Routinemäßige Nephrosonographien und ggf. Szintigraphie-Kontrollen können frühzeitig darauf hinweisen.

Ureterstenosen nach primärer Strahlentherapie entwickeln sich schleichend, 3 bis 4 Monate nach Abschluß der Behandlung, gelegentlich auch später. Sie verlaufen besonders bei begleitender Infektion progredient. Die Differentialdiagnose zum Karzinomrezidiv kann problematisch sein.

Wiederherstellungsoperationen nach Strahlenschäden sind technisch sehr schwierig, ihr Erfolg unsicher. Wenn gleichzeitig der Detrusor geschädigt ist, bleibt nur eine Methode der supravesikalen Harnableitung. Bei Vorliegen eines Karzinomrezidivs nach Strahlentherapie soll man sich mit der **Nephrostomie als Palliativmaßnahme** begnügen. Als konservative Maßnahme zur Behandlung von Ureterstrikturen wird auch die **Endoprothese** (Doppel-J-Katheter) empfohlen (s. Abb. 14-5 c).

Die alte Forderung Stoeckels, daß die *Sorge um die Nieren* der Karzinombehandelten ebenso groß sein sollte wie die *Sorge um das Rezidiv*, gilt unvermindert.

14.6 Schwangerschaftsureter

14.6.1 Ursachen und Erscheinungsformen

Dilatationen der Harnleiter und Nierenbecken sind bei wenigstens zwei Drittel aller Schwangeren, zusätzliche Nierenkelcherweiterungen bei 25% aller Schwangeren feststellbar. Die rechte Niere ist wesentlich häufiger betroffen als die linke. Die Stauungserscheinungen beginnen im 2. Trimenon und nehmen bis zum Ende der Schwangerschaft kontinuierlich zu.

Sofern keine Nierenerkrankungen vorliegen, bilden sich die *schwangerschaftsassoziierten Hohlraumerweiterungen* bei 60% der Fälle innerhalb von 2 Wochen post partum und bei den übrigen 40% innerhalb von 12 Wochen zurück.

Längeres Fortbestehen ist pathologisch und kann durch eine entzündliche bzw. bakteriell-toxische Wandschädigung von Ureter und Nierenbecken mit konsekutiver Minderung der Harntransportleistung bedingt sein. Aus diesem Grund ist bei postpartaler Persistenz der in graviditate meist physiologischen Hohlraumerweiterung eine Ursachenklärung dringend indiziert.

Der Schwangerschaftsureter hat sowohl mechanische als auch hormonale Ursachen. Die **mechanischen Ursachen** bestehen im Druck des wachsenden Uterus (bzw. des vorangehenden kindlichen Kopfes) sowie der in graviditate prall gefüllten Ovarialvenenplexus auf den Ureter. Der vorrangig rechts ausgebildete Plexus der Vena ovarica kann in der Schwangerschaft fünfmal voluminöser sein als der linke Plexus. Diese rein mechanische Erklärung wird dadurch gestützt, daß die Ureteren nur oberhalb der Beckeneingangsebene erweitert und auch nur in diesem Bereich (beginnend 15 cm oberhalb des Ostium ureterovesicale) ab Schwangerschaftsmitte erhöhte basale Druckwerte feststellbar sind. Nach Lagewechsel (Seitenlagerung, Einnahme von Knie- und Brustlage, Stehen) sowie nach Kaiserschnitten kommt es zu einer deutlichen Abnahme des zuvor in Rückenlage erhöht gemessenen intraureteralen Drucks.

Für die mechanische Ätiologie spricht auch, daß die Ureterdilatation überwiegend rechts zu finden ist. Spätestens ab Schwangerschaftsmitte geht die Kongruenz von Uterus- und Beckenquerachse dadurch verloren, daß der wachsende Uterus etwas dextrorotiert. Dadurch wird der rechte Ureter wesentlich stärker mechanisch belastet als der linke. Auch sollen die zum Ovarialvenenplexus gehörenden und den Ureter kreuzenden Gefäße eine Ureterkompression bewirken.

Die **hormonale Ätiologie** stützt sich auf die relaxierende Wirkung des Progesterons an der glatten Uretermuskulatur. Für diese Begründung sprechen folgende Befunde: Die Hohlraumerweiterung setzt zuweilen schon in der 10.–12. SSW und damit zu einem Zeitpunkt ein, zu dem eine mechanische Komponente noch zu vernachlässigen ist. Zum anderen wurden die gleichen Erweiterungen an Ureter und Pyelon bei ektopischer Gravidität, Blasenmole und auch bei Frauen beobachtet, bei denen eine Uretero-Sigmoideostomie vorausgegangen war.

Somit bestehen genügend Gründe zu der Annahme, daß für die „Hohlraumerweiterung" endokrine und mechanische Momente ursächlich in Frage kommen.

Für den überwiegenden Teil der Schwangeren ist die Dilatation der ableitenden Harnwege bedeutungslos. Allerdings kann sie die Keimaszension und damit die *Manifestation einer Pyelonephritis gravidarum* (vor allem rechts!) begünstigen.

14.6.2 Diagnostisch-therapeutische Konsequenzen

Harnstauungsnieren in der Schwangerschaft lassen sich heute problemlos feststellen, wenn parallel zu den Ultraschallkontrollen des Feten die Nieren **sonographisch** untersucht werden (Abb. 14-7). Die „physiologischen“ Harntransportstörungen bedürfen aber keiner Behandlung.

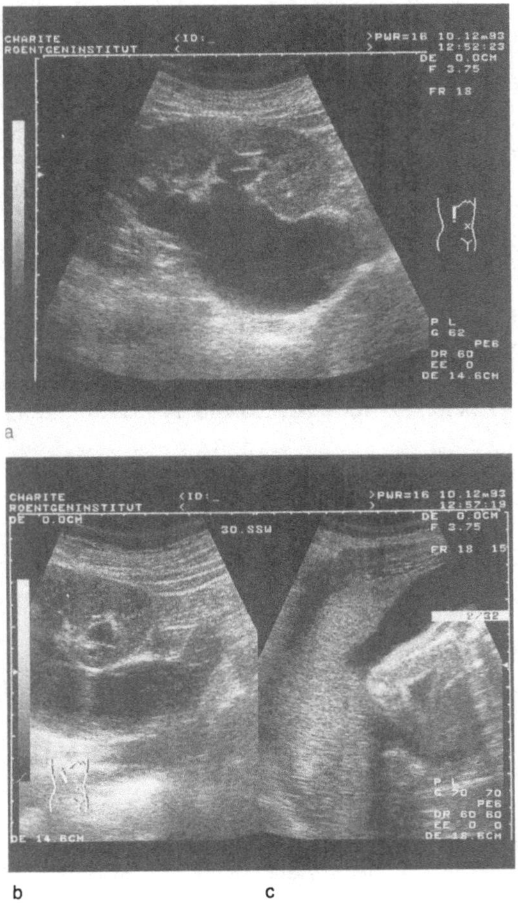

Abb. 14-7: Sonographiebefund der rechten Niere bei einer IV. gravida in der 30. SSW:

a) Darstellung einer Harnstauung II.–III. Grades.

b) Der Ureter ist im subpelvinen Anteil erheblich erweitert.

c) Ursache ist der vergrößerte Uterus, in dem Schwangerschaftsanteile dargestellt sind.

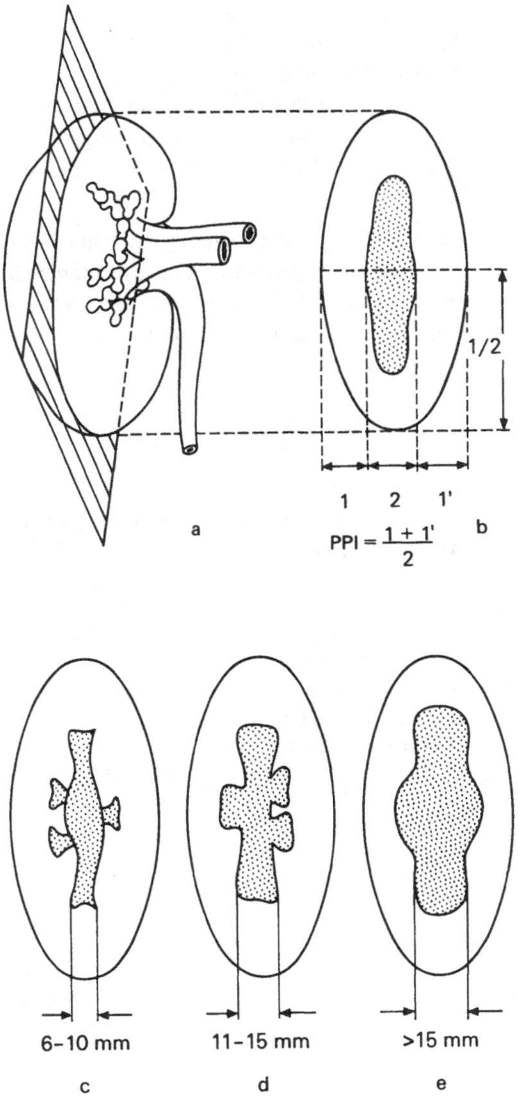

Abb. 14-8: Bewertungskriterien für Dilatationen des Nierenbeckenkelchsystems in der Schwangerschaft:

a) Schnittführung bei Ultraschalluntersuchung,

b) Parenchym-Pyelon-Index (Quotient aus 1 + 1' und der Pyelonbreite (2) in Höhe der halben Nierenlänge),

c) Grad I: geringgradige Dilatation, Kelchweiten 6–10 mm,

d) Grad II: mittelgradige Dilatation (Kelche 11–15 mm),

e) Grad III: hochgradige Dilatation (Kelche > 15 mm).

Weitere Konsequenzen ergeben sich nur, wenn der Parenchym-Pyelon-Index < 1,4 ist und die Stauungserscheinungen bei Verlaufskontrollen ständig zunehmen oder die Kelchdilatation II° bis III° (Abb. 14-8) durch subjektive Beschwerden, *Fieber und Kreatinin-Anstieg* kompliziert wird.

Zum Teil entsprechen die therapeutischen Konsequenzen den Nephrostomieausführungen in diesem Kapitel (s. S. 152), weitere Therapiedetails sind in Kap. 12 und 22 nachzulesen.

Literatur

Aslaksen, A., C. Anker, J. H. Göthlin et al. Radiological screening of the upper urinary tract prior to pelvic surgery. Int. Urogynecol J **3** (1992), 50–53.

Dutz, H., M. Mebel, P. Grossmann et al. (Hrsg.): Urologie und Nephrologie, 4. Auflage. VEB Verlag Volk und Gesundheit, Berlin 1988.

Fischer, W., A. Brunk, R. Hawlitschek et al.: Zur Indikation und Methodik der Nephrosonographie und Isotopennephrographie in der Schwangerschaft. Zent. bl. Gynäkol. **106** (1984), 973–980.

Fischer, W., A. Schwenke: Nephrosonographie – Ergebnisse bei akuter Pyelonephritis gravidarum Zent. bl. Gynäkol. **113** (1991), 127–132.

Heising, J.: Die Refluxkrankheit. Diagnose, Therapie und Prognose des vesico-ureteralen Refluxes. Steinkopf-Verlag, Darmstadt 1982.

Hübner, W., S. Leodolter, B. Nemecek et al.: Harnstauungsniere als Spätkomplikation bei gynäkologischen Malignomen: Aktuelle Möglichkeiten zur sinnvollen Harnableitung. Geburtsh. u. Frauenheilk. **48** (1988), 258–262.

Lentsch, P., M. Schretzenmaier, W. Dierkopf et al.: Die Dilatation der oberen Harnwege in der Schwangerschaft – Inzidenz, Schweregrad und Verlaufsbeobachtungen. Urologe A **26** (1987), 122–128.

Meckler, U., J. Bönhof, W. Caspary et al. Ultraschall des Abdomens, 3. Auflage. Deutscher Ärzte-Verlag, Köln 1992.

O'Reilly, P. H. (Ed.): Obstructive Uropathy. Springer-Verlag, Berlin–Heidelberg–New York–Tokio 1986.

Schwenke, A., W. Fischer, W. D. Schöpke: Die temporäre perkutane Nephrostomie in der Schwangerschaft. Zent. bl. Gynäkol. **113** (1991), 133–139.

Walsh, P. C., A. B. Retik, T. A. Stamey et al.: (Eds.): Campell's Urology 6th ed. W. B. Saunders Comp., Philadelphia–London u. a. 1992.

15. Miktionsstörungen

W. Fischer, G. Ralph

15.1 Physiologie der Harnentleerung
15.2 Allgemeine Pathophysiologie und Klinik der Harnblasenentleerungsstörungen
15.3 Operations- und Narkoseauswirkungen
15.4 Miktionsstörungen nach Inkontinenzoperationen (G. Ralph)
15.5 Dysfunktionen nach Radikaloperationen (G. Ralph)
15.5.1 Pathophysiologie
15.5.2 Prophylaxe
15.5.3 Therapie
15.6 Miktionsstörungen durch Urethraeinengungen
15.6.1 Erkrankungen der Urethra
15.6.2 Extraurethrale Einwirkungen
15.6.3 Neuromuskuläre Dysfunktion
15.7 Postpartale Miktionsstörungen
15.8 Rückwirkungen auf die oberen Harnwege

Die verschiedenen Störungen der willkürlichen Blasenentleerung sind nur bei Kenntnis des normalen Entleerungsmechanismus der Harnblase zu verstehen.

15.1 Physiologie der Harnentleerung

Detrusor und Beckenboden verhalten sich gegensätzlich: während der Blasenfüllung ist der Detrusor relaxiert und der Verschlußapparat tonisiert, während der Blasenentleerung werden die Verhältnisse umgekehrt (Abb. 15-1).

Für die Blasenhalsregion bedeutet die Miktionseinleitung eine aktive Trichterung *(Vesikalisation)* durch Kontraktion der Längsmuskelfasern im Trigonumbereich. Sie geht – intakte Aufhängevorrichtungen vorausgesetzt – mit einer Abflachung bis Aufhebung des posterioren urethrovesikalen Winkels bzw. Aufrichtung des gesamten Blasenbodens einher. Das Entleerungsbedürfnis wird dem ZNS über afferente Bahnen des autonomen Nervensystems mitgeteilt. Daraufhin wird die quergestreifte Harnröhren- und Beckenbodenmuskulatur willkürlich entspannt, d. h. der intraurethrale Druck reduziert und die Kontraktion sowie Umformung des Detrusors

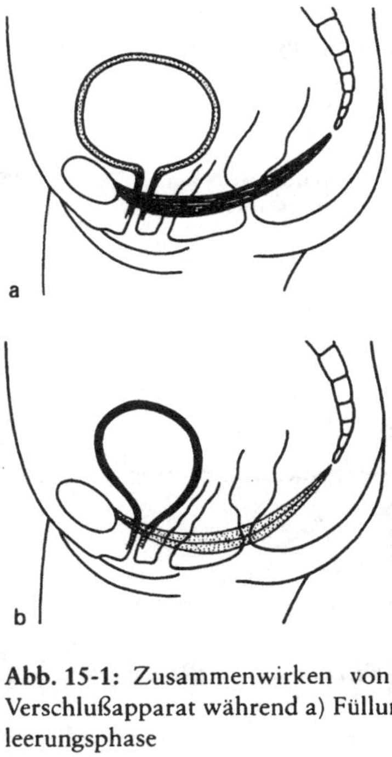

Abb. 15-1: Zusammenwirken von Detrusor und Verschlußapparat während a) Füllungs- und b) Entleerungsphase

eingeleitet. Nicht wenigen Frauen gelingt die Hemmung der Auslaßmotorik in einem Maße, daß die Miktion bereits ohne Detrusorkontraktion in Gang kommt. Hydrodynamisch entscheidend ist letztlich, daß das Druckgefälle zwischen Urethra und Blase umgekehrt wird, d. h. der Druck in der Blase den Harnröhrendruck übersteigt. Gewöhnlich beträgt der Miktionsdruck 4–6 kPa und der maximale Harnfluß bei Frauen unter 50 Jahren mehr als 25 ml/s, bei Frauen über 50 Jahren wenigstens 18 ml/s. Neben Geschlechts- und Altersunterschieden besteht eine Abhängigkeit der durchschnittlichen und maximalen Harnflußraten vom Miktionsvolumen. Man kann damit rechnen, daß die gesunde Frau für die Entleerung von z. B. 400 ml Harn wenigstens 20 Sekunden benötigt. Durch die simultane Registrierung von Rektaldruck, Blasendruck und Harnfluß *(Miktiometrie)* lassen sich die verschiedenen **Miktionstypen** weiter objektivieren (Abb. 15-2). Zusätzliche Betätigung der Bauchpresse erhöht den Miktionsdruck, aber nicht unbedingt auch den maximalen Harnfluß. Simultane EMG-Ableitungen vom Sphinkter urethrae und/oder Sphinkter ani sowie Beckenboden ermöglichen die Erkennung von Detrusor/-Sphinkter- bzw. Detrusor/Beckenbodendyssynergie. Die Beendigung der normalen Miktion erfolgt durch Reaktivierung der Beckenbodenmuskulatur in kaudokranialer Richtung. Willkürliche Unterbrechungsfähigkeit der Miktion spricht für eine erhaltene Pudendusfunktion bzw. Beckenbodenreaktion und ist ein differentialdiagnostisches Kriterium bei der Harninkontinenz (s. Kap. 16.3).

Regulation der Miktion in Funktionskreisen und ihre Störungsmöglichkeiten

Blasenfüllung und -entleerung stehen normalerweise unter *spinaler, subkortikaler* und *kortikaler* Kontrolle. Während der Füllphase wird kein Harndrang empfunden, weil afferente Kontraktionsimpulse unbewußt gehemmt werden. Auch nach Erreichen der Blasenkapazität lassen sich Detrusorkontraktionen trotz vorhandenen Harndrangs noch eine Zeitlang unterdrücken, wobei der unwillkürliche und der willkürliche Sphinktertonus allmählich zunehmen. Während der Entleerungsphase ist es umgekehrt: Die Hemmung des Detrusors wird aufgehoben, die der Auslaßmotorik dagegen in Gang gesetzt (Detrusorkontraktionen und simultane reflektorische Harnröhren- sowie Beckenbodenentspannung). Gegenwärtig lassen sich die zahlreichen

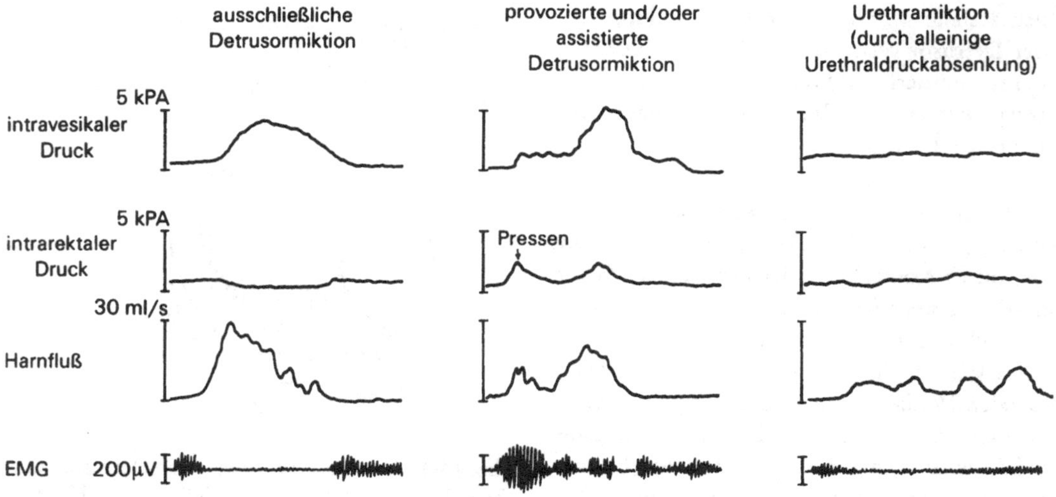

Abb. 15-2: Normvarianten der Miktion bei der Frau

erregenden bzw. hemmenden Impulse des zentralen und peripheren Nervensystems in **5 Funktionskreisen** differenzieren (Abb. 15-3).

1. Funktionskreis: Bahnen zwischen Frontalhirn und der Formatio reticularis des Hirnstamms mit Verbindungen zu Thalamus, Basalganglien und Kleinhirn. Die Läsion dieser Strukturen bewirkt einen teilweisen oder völligen Verlust der willkürlichen Kontrolle über den Blasenreflex. Es kommt zu einer Verminderung hemmender Impulse mit konsekutiver Hyperaktivität des Detrusors. Klinisch resultiert ein motorisches Drangsyndrom mit Inkontinenz (sog. *neurogen enthemmte Blase*).

Beispiele: Zerebralsklerose, Insult, Erkrankungen des extrapyramidalen Systems, Hirntumoren.

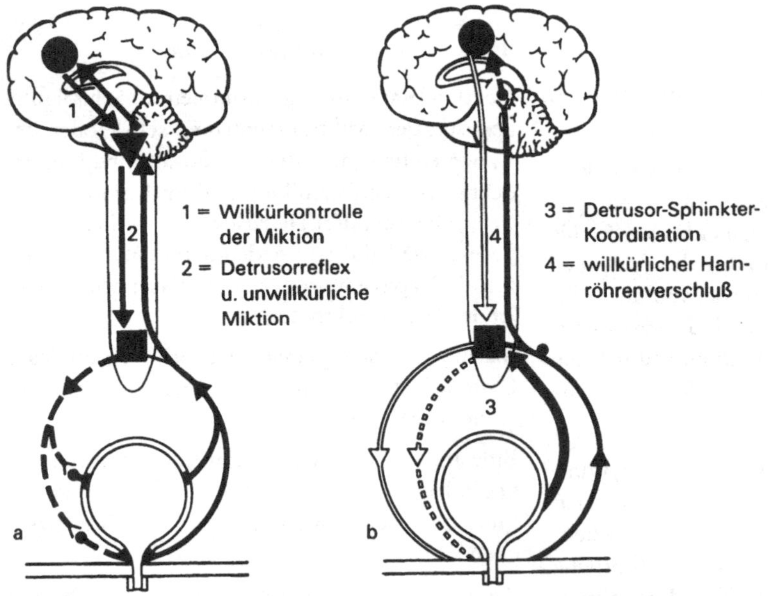

Abb. 15-3: Regulation der Miktion in Funktionskreisen:

a) Willkürliche Kontrolle und unwillkürliche Miktion
   1. Kortex- und Stammhirnverbindungen (mit Kleinhirnanschluß): Areale im Gyrus frontalis superior und Gyrus cinguli anterior fördern oder hemmen die Miktion, indem sie mit Kernen im limbischen System und in der Formatio reticularis der Pons in Verbindung stehen.
   2. Stammhirn – Sakralmark-Harnblasenverbindungen: Absteigende Bahnen stehen mit Efferenzen der Nervi pelvici in Verbindung, während deren Afferenzen das Stammhirn auch ohne Umschaltung im Sakralzentrum erreichen können.

b) Detrusor-Sphinkter-Koordination und willkürlicher Harnröhrenverschluß
   3. Harnblasen–Sakralmark–Sphincter urethrae externus–Verbindungen: Detrusorafferenzen werden im Sakralmark kurzgeschaltet und über motorische Begleitnerven der Nervi pelvici dem Urethrasphinkter mitgeteilt.
   4. Kortex – Sakralmark – Beckenbodenverbindungen: Vom Lobulus paracentralis bestehen über den Tractus corticospinalis direkte Verbindungen zu den Pudenduskernen im Sakralmark. Von hieraus gelangen Efferenzen zur Beckenbodenmuskulatur, während die somatosensiblen Bahnen im Tractus spinothalamicus bis zum Hypothalamus aufsteigen und von dort Informationen zur sensorischen Kortex weiterleiten oder im Sakralmark kurzgeschaltet werden und auf diese Weise auch sensomotorische Reflexe zwischen Beckenboden und Harntrakt ermöglichen.

2. Funktionskreis. Retikulo-spinale Bahnen vom Hirnstamm zu den Neuronen der parasympathischen Nn. pelvici der sakralen Segmente 2 bis 4 sowie aus Afferenzen, die von den Rezeptoren des Detrusors zum Hirnstamm laufen. Dieser Funktionskreis integriert den eigentlichen Detrusorreflex und ist verantwortlich für eine koordinierte Blasenentleerung.

Inkomplette Läsionen dieses Funktionskreises führen zu einem sensorischen oder motorischen Drangsyndrom.

Beispiele: Polysklerose, Angiopathien des Rückenmarks, inkomplettes Querschnittssyndrom, Myelomeningozele, Tumoren.

3. Funktionskreis: Verschaltung der Nn. pelvici in der Pars intermediomedialis und der Nn. pudendi im Vorderhorn der Segmente von S_2 bis S_4. Der Funktionskreis garantiert das feine Zusammenspiel von Detrusorkontraktion und Beckenbodenrelaxation. Läsionen sind meist durch die bereits genannten Myelopathien bedingt. Sie verursachen das Krankheitsbild der *Detrusor-Sphinkter-Dyssynergie*.

4. Funktionskreis: Motoneurone in den Pyramidenbahnen von der Kortex bis zu den Kernen des N. pudendus und von dort zur Beckenbodenmuskulatur. Damit wird die willkürliche Kontrolle über die quergestreifte Harnröhrenmuskulatur im Diaphragma urogenitale gesichert.

5. Funktionskreis: Sympathische Impulse über den N. hypogastricus, die über Alpha- und Beta-Rezeptoren in Blase und Harnröhre die Harnentleerung beeinflussen (nicht dargestellt).

15.2 Allgemeine Pathophysiologie und Klinik der Blasenentleerungsstörungen

Je nachdem, ob mehr die Füllungs- oder Entleerungsphase der Blase gestört ist, unterscheidet man zwischen **Harninkontinenz** und **Harnretention** (Tab. 15-1). Beide können *vesikale* und/oder *urethrale, angeborene* oder *erworbene, mechanische* oder *neurogene* Ursachen haben und sich in ihren Erscheinungsformen überschneiden. Typische Beispiele für kombiniertes Vorkommen sind die **neurogenen Blasen**, d. h. die automatische/spastische **Reflexblase** und die autonome schlaffe **Überlaufblase.**

Reflexblase infolge kompletter Unterbrechung der Rückenmarksbahnen *oberhalb* des sakralen Miktionszentrums (d. h. oberhalb der LWS!) bedeutet: unkontrollierte Füllung und Entleerung bei spastischer Detrusor- und Beckenbodenlähmung (reduzierte Kapazität, erhöhter Blasendruck, fehlendes Miktionsgefühl).

Überlaufblase infolge kompletter Schädigung des sakralen Miktionszentrums selbst oder der Cauda equina (d. h. der Lumbosakralregion) bedeutet: Blasenüberfüllung und Entleerungsinsuffizienz bei schlaffer Detrusor- und Beckenbodenparese, weil die Nn. pudendi mitbetroffen sind (große Kapazität, reduzierter Blasendruck, fehlende Detrusoraktivität).

Inkomplette oder gemischte supra/infranukleare Läsionen sind in ihren Auswirkungen weniger einheitlich (Tab. 15-2).

Eine andere Form der Überlaufblase hat in infravesikalen (urethralen) Obstruktionen und sekundärer Detrusordekompensation ihre Ursachen.

Algurie (schmerzhafte Miktion), *Dysurie* (schmerzhafte und erschwerte Miktion), *Pollakisurie* (gehäufte Miktionen), *imperativer Harndrang* (nicht unterdrückbares Miktionsbedürfnis) und *Strangurie* (mit krampfartigen Blasenschmerzen einhergehendes Harnträufeln) sind weitere Erscheinungsformen der erschwerten Miktion. Dagegen verbergen sich hinter organisch nicht erklärbaren, idiopathischen Harnverhaltungen nicht selten *psychosoziale Ursachen*. Schließlich können auch Arzneimittelnebenwirkungen Blasenentleerungsstörungen verursachen (sog. pharmakologische Neuropathie der Blase, s. Tab. 16-5).

Der Gynäkologe wird hauptsächlich mit dem Leitsymptom *„Inkontinenz"* konfrontiert. Harnretentionen, die mit Harninkontinenz einhergehen, werden deshalb dort mit abgehandelt (s. Kap. 16). Nur die erschwerte Miktion (Harnre-

Tab. 15-1: Einteilung der Harnblasenentleerungsstörungen nach Kardinalsymptom und Ätiologie

Erschwerte Miktion	Harninkontinenz	
anlagebedingt Divertikel Urachuszyste	*erworben* Ptosen u. Zelen Entzündungen	*anlagebedingt* Extrophia vesicae Urachusfistel
Paraurethrale Zysten, Divertikel	Steine, Tumoren Urethrastenosen	Epispadie Hypospadie
	Blasenhalsfibrose, Schrumpfblase, Fisteln, Dilatatio urethrae Detrusor-Sphinkterdyssynergie, Muskel-/Bindegewebsschwäche	
	Myelodysplasien, Wirbelsäulen-Trauma, Bandscheibenschäden Angiopathien, Intoxikationen, Op.-folgen (Neurogene Blasen)	

Tab. 15-2: Detrusor- und Beckenbodenreaktion sowie Restharn und Inkontinenz bei verschiedenen Formen der neurogenen Blase

Lähmungstyp	Detrusorreaktion	Beckenboden und Anus	Restharn	Inkontinenz	Reflux Infekt.	Entleerungsmöglichkeiten	Ätiologie
supranuklear kompl. (Reflexblase)	reflekt. Kontraktionen	spastisch	+	+ (intermitt.)	+ +	Klopfen	Trauma, Tumor, MS, Myelodysplasie, Myelitis, Diskusprolaps, Abszeß
infranuklear kompl. (autonome Überlaufblase)	schlaff	schlaff	++	++ (perman.)	++ ++	Bauchpresse Credé	Trauma, Diskusprolaps Tumor, Myelodysplasie, Abszeß
gemischt supranuklear viszero-, infranuklear somatomotorisch	reflekt. Kontraktionen	schlaff	(+)	++	(+) Ø	Klopfen	Myelodysplasie, Amyelotrophische Lateralsklerose
gemischt supranukl. somato-, infranukl. viszeromotorisch	schlaff	spastisch	++	+	+ +	Bauchpresse Credé	Trauma, Myelodysplasie

tention) nach gynäkologischen Operationen (speziell Harninkontinenz- und Radikaloperationen) und infolge Harnröhrenobturation oder Kompression wird aus methodologischen Gründen vorweggenommen. Dabei ist auch zu berücksichtigen, daß Harninkontinenzen die Patienten zwar sehr belästigen, aber quoad vitam weniger schwerwiegend sind als die Stauungspathologie.

15.3 Operations- und Narkoseauswirkungen

Gynäkologische Eingriffe führen, unabhängig davon, ob sie abdominal oder vaginal durchgeführt werden, relativ häufig zu einer Beeinträchtigung der Miktion. Dabei sind eine Reihe von Faktoren in unterschiedlichem Ausmaß wirksam:

- **Lokale, operationsbedingte Hemmung** der Miktion (Wundschmerz, Ödem und Infektion der Blasenwand, Störung des abdomino-pelvinen Reflexes beim Miktionsstart, Horizontallage der Patientin).
- **Pharmakologische Hemmung** der Miktion durch Narkotika sowie durch vor, während und nach der Narkose applizierte Medikamente, die das Vesiko-Relaxationszentrum im Stammhirn oder cholinerge und adrenerge Rezeptoren in der Harnblase beeinflussen. Dabei läßt sich ein Ablauf in 4 Etappen erkennen.
  – *Initiale Parasympathikolyse* durch Atropin und Myorelaxantien, teilweise auch durch Neuroleptika. Folge: Detrusorhemmung.
  – *Reaktive Sympathikotonie* mit funktioneller Blasenhalskontraktur, verstärkt durch Ketamin oder Ethrane, früher auch durch Äther und Morphium.
  – *Reduktion der Sensibilität* thalamokortikaler Schmerzbahnen durch Analgetika.
  – *Infusionspolyurie*, die kombiniert mit dem Verlust an Propriozeption durch Pharmaka zur Blasenüberdehnung führen kann.
- **Vorbestehende Neuropathien** der Harnblase (z. B. okkulte Myelodysplasien, Diabetes, Medikamentenabusus).
- **Verletzungen des Plexus pelvicus** (im allgemeinen nur bei Radikaloperationen).

Klinische Konsequenzen

Die postoperativen Miktionsstörungen erfordern eine **temporäre Drainage** der Harnblase. Prinzipiell gibt es dafür folgende Möglichkeiten:

- Intermittierender Katheterismus,
- Dauerkatheter,
- suprapubische Harnableitung.

Die Diskussion um Vor- und Nachteile dieser drei Methoden ist immer noch in Gang.

Der **intermittierende Katheterismus** hat, wenn er mit dünnen Einmalgebrauchskathetern durchgeführt wird, eine relativ niedrige Infektionsrate. Er erfordert jedoch beträchtlichen pflegerischen Aufwand, da die Operierten in den ersten Tagen etwa 6 mal in 24 Stunden katheterisiert werden müssen.

Der **Dauerkatheter** in Form des selbsthaltenden Ballonkatheters nach Foley war lange Zeit am meisten verbreitet. Seine Nachteile: Irritation der Urethralschleimhaut und eine hohe Rate an Harninfektionen. Neben dem direkten Infektionsweg (Keimstraße zwischen Katheter und Schleimhaut oder durch das Ableitungssystem) ist auch die hämatogene Ausbreitung über feine Läsionen der Harnröhren- und Blasenschleimhaut möglich. Weniger belästigend für die Patientin und außerdem schonender für die Urethralschleimhaut ist der **Minikatheter.** Er erlaubt nebenbei Spontanmiktionen, muß aber gut fixiert werden.

Die **suprapubische Harnableitung** mit Einmalgebrauchsbestecken (z. B. Cystofix®) hat sich auch in der Gynäkologie zur postoperativen Urinableitung durchgesetzt. Ihre Vorteile sind:

– Frühzeitigeres Einsetzen der *Spontanmiktion*,
– *Harnblasenunterstützung* bei unvollständiger Entleerung durch müheloses Restharnablassen,
– *keine Urethritis*,
– *geringere Infektionsrate*,.
– weitgehende *Beschwerdefreiheit.*

Die Technik ist einfach (Kap. 6). Die Befestigung an der Haut erfolgt durch Naht oder Kleber. Als **Komplikationen** werden *Makrohämaturien* in 2 bis 5% der Fälle beobachtet, die aber rasch sistieren. Die *Infektionsrate* liegt zwischen

Tab. 15-3: Medikamentöse Therapie der Blasenentleerungsstörungen

1. Erhöhung der Detrusorkontraktilität		
Carbachol	Doryl®	3 × 0,25 mg/die (sc od. im)
		3 × 2 mg/die (oral)
Bethanecholchlorid	Myocholine®	3 × 25 mg/die (oral)
Distigmin	Ubretid®	2–3 × 5 mg/die (oral
Pyridostigmin	Kalymin®	3 × 20–60 mg/die (oral)
	Mestinon®	3 × 1–2 mg/die (im)
2. Erniedrigung des Auslaßwiderstandes		
– α-Sympatholytika		
Phenoxybenzamin	Dibenzyran®	3 × 5–10 mg/die (oral)
(Terazosin)	(Heitrin®)	3 × 1 mg/die (oral)
– Muskelrelaxantien		
Diazepam	Valium®	3 × 5 mg/die (oral)
Baclofen	Lioresal®	3 × 5–25 mg/die (oral)

10 und 60%, ist jedoch geringer als beim Dauerkatheter. *Hämatombildungen* im Kavum Retzii sind selten.

Während der Harnableitung ist eine „Spülung der Harnwege von oben“ durch Infusionen mit Mannitzusatz (z. B. Osmofundin®) in den ersten 36 Stunden angebracht. Die durch Osmodiurese ausgelöste Harnflut reduziert die Gefahr einer aszendierenden Harnweginfektion. Nach ausreichender Miktion wird der Drainageschlauch gezogen, und die Wunde schließt sich allein. Fisteln sind nicht zu fürchten.

Medikamentös empfiehlt sich zur schnelleren Wiedererlangung ausreichender Spontanmiktion (Restharn < 50 ml), – die Detrusorstimulation mit Cholinergika, z. B. Pyridostigmin oder Karbachol. Gleichzeitig kann durch Applikation von alpha-Rezeptorenblockern (Terazosin, Phenoxybenzamin, Prazosin) versucht werden, unter Beachtung der Kreislaufwirksamkeit und des Lebensalters einen erhöhten Blasenauslaßwiderstand zu kupieren (Tab. 15-3).

15.4 Miktionsstörungen nach Inkontinenzoperationen

Harnretention und **Blasenentleerungsstörungen mit Restharnbildung** sind die häufigsten Komplikationen nach Inkontinenzoperationen. Die Häufigkeit ist vom Operationstyp abhängig und variiert zwischen 16 und 100%. Die Inzidenz nach Kolporrhaphia anterior wird mit 8–16%, nach den Nadelsuspensionsmethoden mit 13–35%, nach Marshall-Marchetti-Operation mit 16–25% und nach Burch-Kolposuspension mit 16–24% angegeben. Nach Schlingenplastiken sind alle Patientinnen unmittelbar postoperativ von dieser Problematik betroffen.

Ätiologie

Je höher der Blasenhals eleviert wird, desto häufiger kommt es zu Blasenentleerungsstörungen. Diese treten vor allem bei Patientinnen auf, die präoperativ bei einer Detrusorhypoaktivität mit Bauchpresse miktionieren.

Bei zu hoher Elevation des Blasenhalses kommt es beim Valsalvamechanismus zu einer Torquierung der Harnröhre und zu einer Knickung. Dieser Befund wird durch eine punktförmige oder kantige Auflage der Urethra begünstigt.

Prophylaxe

Blasenentleerungsstörungen nach Inkontinenzoperationen können nicht verhindert, die Inzidenz jedoch durch die Beachtung einiger weniger Prinzipien gesenkt werden. Durch eine präoperative *urodynamische Abklärung* können Risikofaktoren wie eine Detrusorschwäche, ein pathologischer Uroflow und eine verlängerte Miktionsdauer diagnostiziert werden. Durch **bildgebende Verfahren** (*seitliche Kolpozystographie, Beckenbodensonographie)* können die Lage des vesikourethralen Überganges in Ruhe und beim Pressen festgestellt und die Elevationshöhe bestimmt werden. Dadurch kann das zweckmäßigste Operationsverfahren ausgewählt werden.

Wesentliche Bedeutung kommt auch dem postoperativen Miktionstraining zu. Dabei muß die Patientin lernen, ohne Bauchpresse zu miktionieren.

Therapie

Hier ist zu entscheiden, ob man nur den *Auslaßwiderstand* reduzieren oder die *Detrusorleistung potenzieren* oder kombiniert wirksam werden will. Alle Varianten sind **medikamentös** möglich (s. Tab. 15-3). Bei mechanischer Urethraobstruktion sind Bougierungen oder sogar Schlingen-, bzw. Fadendurchtrennungen manchmal unvermeidbar.

15.5 Dysfunktionen nach Radikaloperationen

Radikaloperationen im kleinen Becken führen zu funktionellen Störungen, welche die Lebensqualität der Patientinnen langfristig beeinträchtigen können.

Störungen der Reservoir- und Entleerungsfunktion von Harnblase und Harnröhre sind die häufigsten Komplikationen nach Radikaloperationen im kleinen Becken.

15.5.1 Pathophysiologie

Das Verständnis der nach Radikaloperation auftretenden Störungen setzt eine genaue Kenntnis der **Innervation des unteren Harntraktes** voraus (s. Kap. 16.1.4 u. Farbtafel II).

Die parasympathische Nervenversorgung von Blase und Blasenhals entspringt den sakralen Segmenten S_2-S_4. Die motorischen und sensorischen Fasern innervieren den Detrusor und sind für die Schmerz- und Drangperzeption verantwortlich. Diese Nerven bilden zusammen mit dem rechten und linken sympathischen Nervus hypogastricus am Beckenboden eine sagittale Platte, die sich im Spatium pararectale vom Rektum bis zur Blase als Plexus pelvicus (Plexus hypogastricus inferior) erstreckt. Die Modulation von Sympathicus und Parasympathicus erfolgt im Plexus pelvicus. Der Plexus pelvicus entläßt Nervengeflechte, welche durch das Parametrium und Parakolpium ziehen und an Uterus und Vagina den Plexus uterovaginalis, im Bereich von Blase und Blasenhals den Plexus vesicalis bilden.

Das Ausmaß der Schädigung und Komplikationen hängt von der Radikalität des Eingriffes ab. Bei einer kleinen Scheidenmanschette von unter 2 cm sind Blasensensibilitätsstörungen, Restharnbildung und pathologische urodynamische Befunde signifikant seltener als bei großen Scheidenmanschetten von über 2 cm (Tab. 15-4).

Je größer die Scheidenmanschette ist, desto mehr Parakolpium wird reseziert (Abb. 15-4). Dadurch kommt es zu einer unvermeidbaren Störung der parasympathischen und sympathischen Innervation des Detrusors und Blasenhalses.

Als Beweis, daß der Größe des resezierten Parakolpiums eine entscheidende Bedeutung zukommt, sind die geringeren Funktionsausfälle nach der vaginalen radikalen Hysterektomie anzusehen. Hier wird trotz größerer Scheidenmanschette weniger Parakolpium mitgenommen (Tab. 15-5).

Tab. 15-4: Urologische Befunde nach Radikaloperationen in Abhängigkeit von der Radikalität

	Scheidenmanschettengröße				
	< 2 cm		> 2 cm		
	n	%	n	%	p
eingeschränktes Blasenfüllungsgefühl	5	23	39	89	< 0.05
Bakteriurie	1	4	14	34	< 0.05
Restharn	–	–	8	18	< 0.05
Gesamt	22	100	44	100	
maximale Blasenkapazität (ml)	396		399		n. s.
Uroflow max (ml/sec)	24		23		n. s.
Uroflow durchschnittlich (ml/sec)	12		8		< 0.05
Miktionsdauer (s)	31		55		< 0.05
Compliance (%)					
normal	62		30		< 0.05
pathologisch	38		70		< 0.05

Tab. 15-5: Urologische Befunde nach Radikaloperationen

	abd. Radikal-operation n = 91		vag. Radikal-operation n = 30	
	Zahl	%	Zahl	%
ohne Beschwerden	17	18.7	19	64
erschwerte Spontanmiktion	74	81.4	5	17
vermindertes Harndranggefühl	44	48.4	4	13
Streßinkontinenz	48	52.8	24	80
Maximale Blasenkapazität (ml)	700		470	
Restharn	12	13.2	8	24.2
Bakteriurie > 10^5	21	23.0	3	9.0

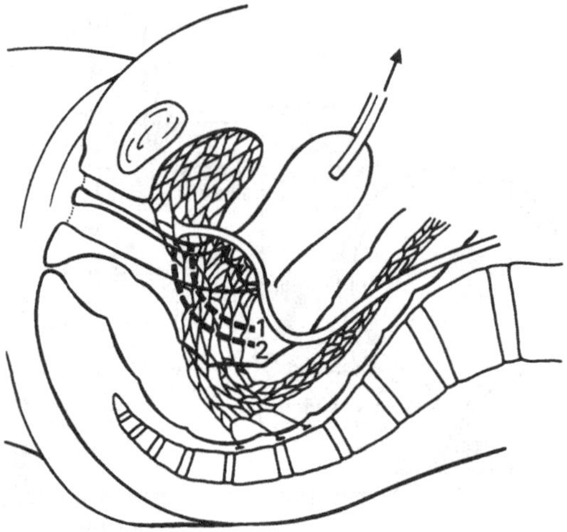

Abb. 15-4: Auswirkungen unterschiedlicher Resektionen des Parakolpiums auf den Plexus pelvicus bei der abdominalen Radikaloperation.
1 kleine Scheidenmanschette – Innervation bleibt zum Teil erhalten
2 große Scheidenmanschette – Innervation wird zerstört

Hohenfellner (1980) beschreibt je nach Radikalität drei Typen von **Blasenfunktionsstörungen** (s. Abb. 15-5):

Typ I: Eine isolierte Läsion des Nervus pelvicus führt zu einem akontraktilen Detrusor („hypotone Blase"), die Blasensensibilität bleibt erhalten, eine Spontanmiktion mit Bauchpresse ist möglich.
Typ II: Eine partielle Läsion des Plexus pelvicus führt zu einer Detrusorhyperaktivität („hypertone Blase"), einer Sphinkterobstruktion und zu einer Spontanmiktion mit Bauchpresse.
Typ III: Eine komplette Läsion des Plexus pelvicus bewirkt einen akontraktilen Detrusor, eine fehlende Blasensensibilität und eine komplette Sphinkterinkompetenz.

Die funktionellen Störungen sind bei jeder Patientin individuell, die oben genannten Läsionstypen gehen fließend ineinander über.

Urodynamische Studien haben gezeigt, daß in der ersten postoperativen Phase eine hypertone Blase mit niedriger Compliance und

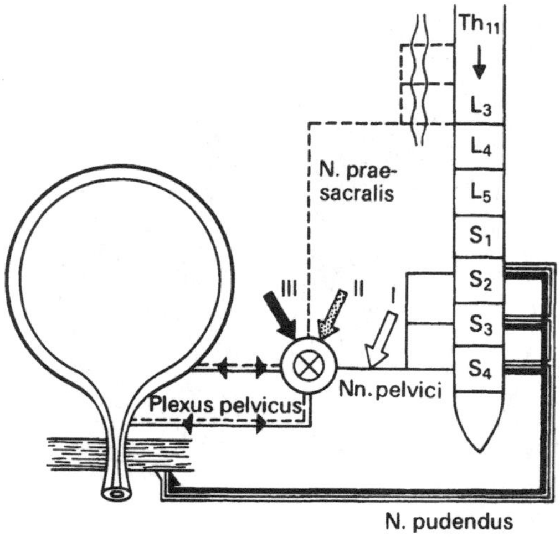

Abb. 15-5: Detrusordenervationsmöglichkeiten nach radikaler Hysterektomie
I isolierte Läsion des N. pelvicus
II partielle Läsion des Plexus pelvicus
III komplette Läsion des Plexus pelvicus

großen Restharnmengen vorliegt. Nach 6 Wochen wird die Blasenkapazität, abhängig von der Radikalität des Eingriffes, normal, niedrig oder hoch sein.

Christ konnte zeigen, daß die **maximale Blasenkapazität** 2 Wochen nach der Operation gegenüber dem präoperativen Ausgangswert im Mittel um 25% sinkt, nach 8 Wochen um 23% über dem Ausgangswert liegt und 20 Wochen nach dem Eingriff wieder annähernd dem präoperativen Wert entspricht. Der **Blasendruck** entspricht 14 Tage postoperativ bei 100 ml dem präoperativen Druck, bei 200 ml und maximaler Blasenkapazität sind die Werte doppelt so hoch. Nach 6–8 Wochen normalisiert sich dieser Parameter bei den meisten Patientinnen bei einer Füllmenge von 200 ml und ist bei maximaler Blasenkapazität doppelt so hoch.

Restharnmengen von mehr als 10% der maximalen Blasenkapazität als Zeichen einer gestörten Blasenfunktion treten 14 Tage postoperativ zwischen 30 und 70% auf. Nach einem Jahr können die meisten Frauen die Blase restharnfrei entleeren. Die Inzidenz von **pathologischen Harnkulturen** liegt innerhalb der ersten 14 Tage bei 20–50%, nach einem Jahr bei 8–12%. Die Häufigkeit einer **Streßinkontinenz** variiert in der Literatur zwischen 10 und 75%. Ein Vergleich dieser Daten erscheint problematisch, da zwischen den verschiedenen Formen der Harninkontinenz nicht differenziert wird, und die meisten Studien retrospektiv sind. In prospektiven Studien wird eine Häufigkeit von 20–50% angegeben.

Urodynamische Studien haben gezeigt, daß der **urethrale Verschlußdruck** in Ruhe 14 Tage postoperativ deutlich absinkt, bei den weiteren Kontrollen nach 6 und 10 Wochen ansteigt, ohne jedoch nach 1 Jahr den Ausgangswert zu erreichen. Mit der Zunahme der Radikalität wächst die Rate an Streßinkontinenz.

Die Ursachen kombinierter Kontinenz- und Miktionsprobleme sind nicht nur in einer Innervationsstörung, sondern auch in der postoperativen Ausbildung von Lymphödemen, Hämatomen und daraus resultierenden Vernarbungen im Bereiche des Blasenhalses zu sehen.

15.5.2 Prophylaxe

Eine standardisierte **präoperative Abklärung** ermöglicht es, präoperative Störungen wie Detrusorinstabilität, Streßinkontinenz, Miktionsstörungen und Harnstauungsnieren aufzudecken. Eine adäquate **Drainage des Wundgebietes und der Harnblase** reduziert die Inzidenz an Komplikationen. Die Drainage von Lymphe und Blut verhindert Adhäsionen und Narbenbildung.

Die Harnableitung sollte nur noch suprapubisch z. B. mit einem Zystofix® erfolgen, transurethrale Katheter sind nicht mehr zeitgemäß.

Je nach Radikalität wird mit dem **Blasentraining** zwischen dem 5. und 10. postoperativen Tag begonnen, indem der Katheter 3 Stunden lang abgeklemmt wird. Nach Entleerung der Harnblase erfolgt die **Messung des Restharnes**. Bei Restharnmengen von weniger als 50 ml an drei aufeinanderfolgenden Tagen wird das Zystofix® entfernt. Spätere Restharnkontrollen sind jedoch unerläßlich.

Die Frage nach der **Antibiotikaprophylaxe** wird kontrovers diskutiert. Durchgesetzt hat sich bei sterilem Harn eine prä- und intraoperative Verabreichung eines Cephalosporins der dritten Generation oder Norfloxacin mit Clindamycin. Eine generelle **Antibiotikatherapie** wegen eines liegenden Dauerkatheters ist nicht angezeigt, da diese Maßnahme nur eine Keimselektionierung bewirkt, ohne daß eine effektive Infektionsprophylaxe möglich ist. Bei nachgewiesener Bakteriurie wird selbstverständlich gezielt antibiotisch behandelt (vgl. Kap. 12).

15.5.3 Therapie

Normalerweise kommt eine restharnfreie Spontanmiktion abhängig vom Operationsverfahren zwischen 7 und 14 Tagen in Gang. Führt das Blasentraining innerhalb von 4 Wochen nicht zum Ziel, wird die suprapubische Harnableitung entfernt. Ein **intermittierender Selbstkatheterismus** verhindert dann die Überdehnung der Blase. Die meisten Patientinnen miktionieren unter Zuhilfenahme der Bauchpresse.

Die häufigste Ursache von Blasenentleerungsstörungen in der postoperativen Phase ist eine *Detrusor-Sphinkterdyssynergie*. **Alpha-Sympatholytika** (Phenoxybenzamin 10–40 mg/die) führen zu einer Senkung des Blasenauslaßwiderstandes. Auch mit Prazosin oder Terazosin (1–4 mg/die) können Alpha-Rezeptoren blockiert und Blasenentleerungsstörungen nach Radikaloperationen erfolgversprechend behandelt werden. Hauptsächlich sind diese Medikamente aber Antihypertensiva. Eine Dyssynergie zwischen Detrusor und quergestreifter Muskulatur kann mit einem **Muskelrelaxans** positiv beeinflußt werden (Baclofen 15–30 mg/die). Sie ist aber zumeist psychogen bedingt, da der Nervus pudendus auch bei extremer Radikalität nicht beeinflußt wird. Eine psychologische Abklärung und Therapie sollte deshalb erfolgen, bevor Myotonolytika (Baclofen, Dantrolene sodium) verabreicht werden.

Eine *Detrusorschwäche* kann durch **cholinerge Substanzen** (z. B. Bethanechol 40–150 mg/die per os, 4 × 5 mg subkutan) gebessert werden.

Die partielle Zerstörung der vegetativen Blasennerven bewirkt in einem hohen Prozentsatz eine *eingeschränkte* oder *fehlende Blasensensibilität*. Um eine Überdehnung der Harnblase zu verhindern, wird die Patientin angehalten, in einem 3-Stunden-Intervall die Blase zu entleeren *(Miktion nach der Uhr)*.

Auch **operative Maßnahmen** zur Verbesserung von Blasenentleerungsstörungen können als ultima ratio in Betracht gezogen werden (Blasenhalseinkerbung nach Turner-Warwick). Voraussetzung für eine erfolgreiche Anwendung ist eine ausreichende Detrusorfunktion und ein kontinenter Verschlußmechanismus. Bei entsprechender Kooperativität der Patientin ist der **intermittierende Selbstkatheterismus** die Therapie der Wahl.

Ein besonderes, noch ungelöstes Problem stellt die *Harninkontinenz nach Radikaloperationen* dar.

Die **konservative Therapie** der Streßinkontinenz besteht in der Verabreichung von **alpha-adrenergen Substanzen in Kombination mit Östrogenen**, welche die Ansprechbarkeit der Rezeptoren um das zwei- bis dreifache verbessern.

Die Problematik der operativen Therapie der Streßinkontinenz besteht in der Komplexität der Störung.

Im Vordergrund steht die *urethrale Verschlußinsuffizienz*, andererseits ist eine Miktion nur mit Bauchpresse möglich, da gleichzeitig eine *Detrusorschwäche* vorliegt. Jede Inkontinenzoperation führt zu einer Erhöhung des Auslaßwiderstandes mit der Notwendigkeit, die Blase durch einen erhöhten Miktionsdruck zu entleeren. Nach Radikaloperationen liegt eine Detrusorschwäche vor, so daß der adäquate Miktionsdruck nicht aufgebracht werden kann. Daraus resultieren große Restharnmengen, im Extremfall eine völlige Harnverhaltung. Rezidivierende

Harnweginfekte und eine Überlaufinkontinenz sind keine seltenen Folgen.

Das Zeitintervall zwischen Radikal- und Inkontinenzoperation sollte deshalb zumindest ein Jahr betragen. Aufgrund der in vielen Fällen verkürzten und vernarbten Scheide ist eine Vorbehandlung mit **Östrogencremes** oder Ovula in Kombination mit **Würfelpessaren** notwendig.

Voraussetzungen für eine erfolgreiche Inkontinenzoperation sind eine genügend lange und mobile Scheide, ein normaler Detrusordruck und eine adäquate Beweglichkeit des Blasenhalses.

Wenn diese Kriterien erfüllt sind, kann eine **Kolposuspension** zu zufriedenstellenden Ergebnissen führen. Nach Schlingenplastiken drohen schwere Miktionsstörungen, die einen intermittierenden Selbstkatheterismus notwendig machen. Ob auch Patientinnen nach gynäkologischen Radikaloperationen von paraurethralen Kollageninjektionen oder der Implantation eines künstlichen Sphinkters profitieren werden, bleibt abzuwarten.

15.6 Miktionsstörungen durch Urethraeinengungen

Allgemeine Gesichtspunkte. Die freie Harnpassage während der Miktion kann durch *Obturation* oder *Kompression der Urethra* behindert werden. Dabei ist zwischen *primären Erkrankungen der Harnröhre* selbst und *sekundären, vom Genitale ausgehenden Prozessen* zu unterscheiden.

Jede Urethrastriktur führt zu gravierenden Veränderungen der Hydrodynamik in den unteren Harnwegen. Klinisch unterscheidet man nach dem Verhältnis zwischen Auswurfkraft und Abflußhindernis **drei Stadien der Entleerungsstörung:**

- **Initialstadium** mit Pollakisurie und abnehmender Projektion des Harnstrahls (Phase der kompensierten Dysregulation ohne Restharn).
- **Stadium der beginnenden Dekompensation** mit Restharn.
- **Stadium der vollen Dekompensation.** Blasendistension mit chronischer Harnverhaltung und Überlaufinkontinenz. Schäden an den oberen Harnwegen.

Bei chronischer Verengung der Harnröhre ist die Arbeitshypertrophie des Detrusors im zystoskopischen Bild als Trabekulierung sichtbar.

In der klinischen Routine ist allgemein die **Menge des Restharns** das Kriterium der Entleerungsstörung (> 15% der Kapazität). Infolge des reduzierten „Wash-out-Effekts" und der verlängerten Einwirkungsdauer von Bakterien auf die Harnröhrenschleimhaut entstehen außerdem rezidivierende Harnweginfektionen, die die Unterscheidung zwischen *bakterieller Zystourethritis* und *abakteriellem Urethral-Syndrom* bzw. Reizblase erschweren. Genauere diagnostische Hinweise geben Röntgenverfahren (Miktionszystourethrographie und Doppelballonurethrographie) und urodynamische Untersuchungen (kombinierte Druck-Fluß-Messungen). Charakteristisch für letztere ist eine Erhöhung des Detrusordrucks bei sinkenden Maximalflow-Werten während der Miktion.

15.6.1 Erkrankungen der Urethra

- **Tumoren und Divertikel.** **Die** *gutartigen Gewächse* wie Polypen, Fibrome bzw. Fibromyome beeinträchtigen je nach Sitz und Größe die Miktion. Pollakisurie und Dysurie sind häufig assoziierte Symptome. *Karzinome* wachsen meist zerstörend, seltener stenosierend bis zur völligen Harnsperre. Dann ist suprapubische Harnderivation unumgänglich. *Divertikel* behindern die Miktion besonders bei Prallfüllung oder Steinbildung (Einzelheiten in den Kapiteln 19 und 21).

- **Strikturen bei chronischer Entzündung oder Altersinvolution.** Die *chronische Urethritis*, nicht selten auf dem Boden einer Gonorrhoe, geht mit einer periurethralen Entzündung einher. Wandstarre und Elastizitätsverlust engen den Strömungsquerschnitt ein und erschweren die Miktion.

Distale Harnröhrenenge/Meatusstenose. Das Krankheitsbild ist nicht selten. Es manifestiert sich meist nach der Menopause, gelegentlich aber auch bereits bei Kindern. Ätiologisch kommen Verschmelzungsschwierigkeiten an der ento-ekto-dermalen Nahtstelle, unvollständige Rückbildung der Urogenitalmembran sowie Sklerosierung infolge chronischer Entzündungen/Infektionen in Betracht. Östrogenmangel spielt ebenfalls eine Rolle. Auch an Kohabitationseinflüsse (Mikrotraumatisierungen des minderdurchbluteten Gewebes) ist zu denken.

Beschwerden sind Drangzustände, Schmerzen in der Harnröhre, schwieriger Miktionsstart, nachlassender Harnstrahl.

Oft sind die Kranken unter den Diagnosen „Reizblase“ bzw. „Zystitis“ schon jahrelang in Behandlung oder sie werden im Kindesalter durch Enuresis diurna/nocturna sowie rezidivierende HWI auffällig.

Die **Diagnose** ist nur aufgrund mehrerer Parameter möglich! **Restharnbestimmung** (> 50 ml) und prograde **Urethrozystoskopie**. Trabekel geben erste Hinweise. Das **Miktionszystourethrogramm** zeigt Kaliberunterschiede zwischen dem mittleren und dem distalen Anteil der Harnröhre. Durch **Urethrakalibrierung** mit Bougies à Boule (Durchmesser < 22 Charr.) und **urodynamische Untersuchung** (verminderter Maximalflow, verlängerte Miktionszeit) wird die Diagnose gesichert. Während sich die Meatusstenose auch bereits bei der Inspektion vermuten läßt, stößt man bei der distalen Harnröhrenenge erst 3–5 mm oberhalb der Harnröhrenmündung auf den Widerstand.

Die **Therapie** der Wahl ist insbesondere bei (relativer) funktioneller Harnröhrenmenge die *Urethrabougierung* bis 26 oder 28 Charr. in Narkose; außerdem Dauermedikation von Östrogenen. Bei Versagen der Dilatation oder Vorliegen stärkerer Strikturen ist die Indikation zur *Urethrotomia interna* mit dem OTIS-Urethrotom oder zur *Meatotomie* gegeben (Abb. 15-6). Zwei

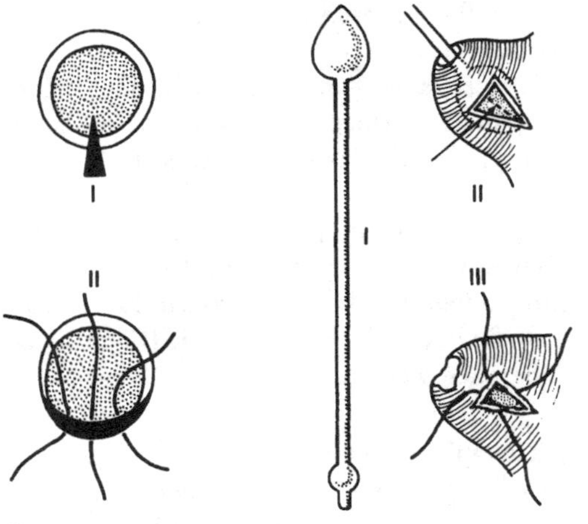

Abb. 15-6: Operationen bei Meatusstenose
a) Längsschlitzung des Orificium externum urethrae bei 6 Uhr (I) und anschließende Quervernähung (II);
b) Submuköse laterale distale Urethrotomie nach Moormann et al. Mit einem Bougie à Boule (Fa. Porges, Frankreich) (I) wird das enge Segment luxiert, daraufhin Exzision der Schleimhaut des Vestibulum (II) und Spaltung der darunterliegenden kollagenen Fasern (Pfeil) unter Erhalt der Urethraschleimhaut. Sobald das stenosierende Segment durchtrennt ist, gleitet der Bougie heraus. Quervernähung der Inzisionsstelle (III).

Drittel der Patientinnen können mit Heilung oder zumindest Besserung der Beschwerden rechnen, wobei der Langzeitinfektionsbekämpfung auch nach dem Eingriff eine nicht zu unterschätzende Bedeutung zukommt.

- **Blasenhalsfibrose nach radikaler Hysterektomie.** Neben dem Denervationssyndrom kann in einzelnen Fällen eine Striktur am Orificium internum urethrae die Ursache persistierender Miktionsstörungen bei Frauen nach erweiterter Hysterektomie sein. Die Striktur ist Folge fibrosierender Prozesse an der Absetzungslinie der Scheide in Höhe des Blasenhalses.

Beschwerden sind typische Obstruktionssymptome: Schwacher kraftloser Harnstrahl, langdauernde Miktion, hohe Restharnmengen, aber keine Drangsymptome, da gleichzeitig ein Defi-

zit an Füllungssensibilität durch die Denervierung besteht.
Die **Diagnose** ist am einfachsten durch **Urethroskopie** zu stellen. Der starre innere Blasenmund springt sichelartig im Gesichtsfeld vor.

Neben den schon genannten Maßnahmen (Zystoskopie, urodynamische Untersuchungen) sollten bei lang dauernden Prozessen auch die oberen Harnwege in die Diagnostik einbezogen werden.

Die **Therapie** erfolgt durch Elektroresektion des Fibroseringes. Der Eingriff erfordert viel Erfahrung und sollte dem versierten endoskopischen Operateur vorbehalten bleiben. Er darf nicht das Gegenteil, die Harninkontinenz, bewirken.

15.6.2 Extraurethrale Einwirkungen

Genitaltumoren. Bei entsprechender Größe und Lokalisation verschieben *Myome* die Harnblase nach kranial. Dabei kann es zu einer Dislokation und Kompression von Blasenhals und Harnröhre kommen. Schwere Miktionsstörungen mit Harnretention sind jedoch selten. Auch *Ovarialtumoren*, besonders wenn sie in der Kreuzbeinhöhle fixiert sind und die Cervix uteri nach vorn drücken, können Miktionsprobleme verursachen. Mit der operativen Entfernung der Geschwülste normalisiert sich die Blasenentleerung.

Lageveränderungen. Bei ausgeprägtem *Descensus genitalis* mit *Zystozele* ist die Miktion verlängert und unvollständig. In der Blasenaussakkung sammelt sich Restharn, der das Substrat für eine chronische Harnweginfektion bildet. Die Entstehung von Konkrementen ist möglich, wenn auch sehr selten.
Der *totale Genitalprolaps* kann gelegentlich die Ursache einer mechanischen Harnsperre sein. Dabei knickt die vorgefallene, prall gefüllte Blase die Urethra wie ein Quetschhahn spitzwinklig ab (Abb. 15-7). Die Katheterung und Entlastung der Blase erfordert in diesen Fällen einiges Geschick.

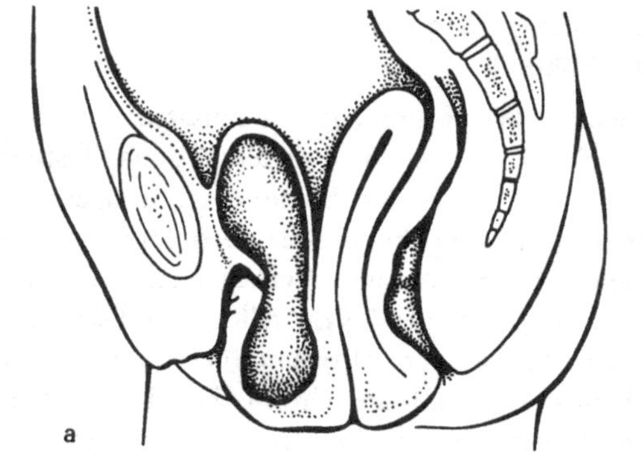

a

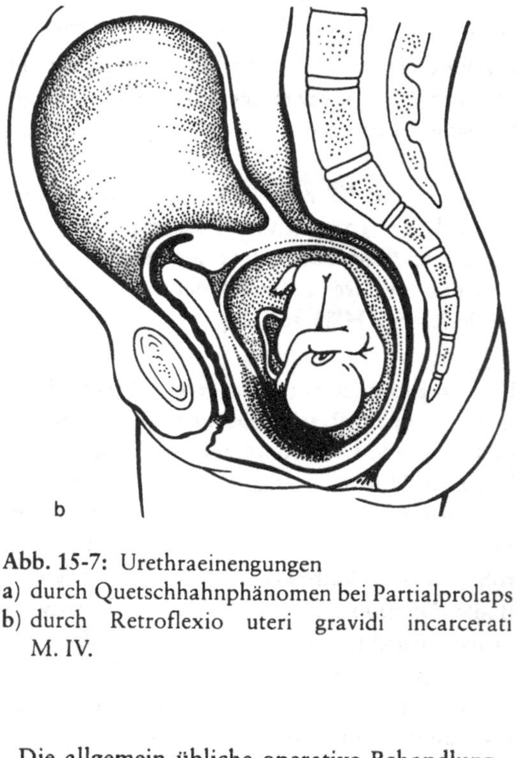

b

Abb. 15-7: Urethraeinengungen
a) durch Quetschhahnphänomen bei Partialprolaps
b) durch Retroflexio uteri gravidi incarcerati M. IV.

Die allgemein übliche operative Behandlung der Genitalsenkung beseitigt die Miktionsprobleme, dafür kann jetzt allerdings eine vorher larvierte Harninkontinenz entstehen.

Die alte Pessartherapie hat deshalb nicht nur als Palliativmaßnahme bei Inoperabilität, sondern auch für die Harninkontinenzerkennung Bedeutung (Kap. 16.7.5).
Die sehr seltene *Retroflexio uteri gravidi incarcerati* führt im 4. Monat der Schwangerschaft

zu einer progredienten Erschwerung der Miktion bis zur Harnsperre oder Überlaufblase. Die Harnröhre verläuft fast vertikal hinter der Symphyse und wird durch die nach vorn gedrängte Portio komprimiert (Abb. 15-7). Ischurie ist pathognomonisch für die Erkrankung. Durch die überdehnte Blase wird der Harn bis in die Nieren rückgestaut. Ob sich eine Blasengangrän entwickelt, ist abhängig von der (durch Katheterisierungsversuche zusätzlich provozierten) Keimaszension aus der Urethra und der Virulenz der Erreger. Im Endeffekt droht die Blasenruptur. Heute begegnet man dieser Gefahr durch die sofortige suprapubische Trokarfistel mit betont langsamer Blasenentleerung und nachfolgender Diureseanregung sowie durch Breitbandantibiotika. Die Entleerung (unter Umständen auch Aufrichtung) des Uterus folgt in zweiter Sitzung, wenn sich die Blase erholt hat. Mißlingt die Aufrichtung, weil der Uterus unbeweglich ist, muß seine Lage durch Laparotomie korrigiert werden. Besteht bereits eine Blasengangrän, ist die Prognose ernst.

15.6.3 Neuromuskuläre Dysfunktion

Hier sind neben der mangelhaften Blasenhalsöffnung infolge postoperativer Detrusorkontraktionsschwäche (vgl. S. 164) vor allem der erhöhte *alpha-Sympathikotonus* (als mögliche Ursache kongenitaler Blasenhalsstenose) und *Störungen im Wechselspiel* zwischen *Detrusor- und Urethrafunktion* (synergistisches statt antagonistischem Verhalten bei der Miktion) zu erwähnen. Wir sprechen von *Detrusor-Blasenhals-Dyssynergie* bzw. *Detrusor-Sphinkter- (oder Beckenboden-)Dyssynergie*, wenn die Detrusorkontraktion während der Miktion von einem vermehrten, statt vermindertem Urethratonus bzw. einer Aktivitätssteigerung, statt Relaxation der Sphinkter- und Beckenbodenmuskulatur begleitet wird. Derartige Dyssynergien können als isolierte (mitigierte) Blasenentleerungsstörung oder in Kombination mit anderen Nervenläsionen in den verschiedenen Funktionsebenen in Erscheinung treten. Auch eine reflektorische Entstehung infolge morphologisch faßbarer (distaler) Urethraobstruktionen ist möglich.

Diagnose. Urethrakalibrierungen und Endoskopien sind durch **Miktionszystourethrographie** (Serienaufnahmen!), **Miktiometrie** (simultane Zystometrie und Uroflowmetrie) sowie **Elektromyographie** der Urethra und Beckenbodenmuskulatur (Analsphinkter-EMG) zu ergänzen (s. Kap. 7). In Zweifelsfällen muß die große Meßplatzanalyse mit **Videozystourethrographie** in Aktion treten. Der Grad der infravesikalen Obstruktion wird durch Korrelation von maximaler Harnflußrate und Miktionsdruck (Widerstandskoeffizient) ermittelt. Genauere Berechnungen des urethralen Strömungswiderstandes sind methodisch umstritten. Druck-Fluß-Nomogramme ermöglichen die Feststellung einer Flußdekompensation (normaler Druck bei reduziertem Fluß), eines druckkompensierten Flusses (normale maximale Flußraten bei erhöhtem Miktionsdruck) oder einer Druck-Fluß-Dekompensation (reduzierte Flußraten trotz hohen Druckes).

Therapie. Sie ist nach Ausschluß mechanischer infravesikaler Ursachen vorwiegend pharmakologisch ausgerichtet und in den Kapiteln Reizblase sowie Harninkontinenz nachzulesen.

15.7 Postpartale Miktionsstörungen

In Abhängigkeit vom Entbindungsmodus kommen sowohl die *postoperativen Überlegungen* (s. S. 164) als auch *neuromuskuläre Dysfunktionen durch Blasenwandüberdehnung* und/oder *urethrale Entleerungshindernisse* in Betracht.

Da das Miktionsempfinden auch nach Spontangeburten eingeschränkt sein kann, sollten die Wöchnerinnen zur regelmäßigen Blasenentleerung angehalten werden (Miktion nach der Uhr!) und insbesondere zwischen Partus und 1. Miktion nicht mehr als 3 Stunden vergehen.

Akute Harnverhaltungen lassen sich mit Cholinergika (z. B. Carbachol, Pyridostigmin oder Distigmin parenteral) allein oder in Kombination mit Muskelrelaxantien (z. B. Diazepam) bzw. Analgetika/Antiphlogistika (z. B. Indometacin-Supp) überwinden. Bei unvermeidbarer Harnableitung ist der intermittierende Katheterismus der suprapubischen Drainage vorzuziehen.

15.8 Rückwirkungen auf die oberen Harnwege

Jede erschwerte Blasenentleerung wirkt rückkoppelnd auf die Hydrodynamik der oberen Harnwege.

Eine pathologisch veränderte Detrusorfunktion, gleichgültig ob hyperton oder hypoton, geht immer mit einer Erhöhung des Widerstandes an der uretero-vesikalen Mündung einher. Die kompensatorische Arbeitshypertrophie wirkt als intramurale Ureterstenose. Die Folge ist eine zunehmende Harnstauung mit Ureter- und Nierenbeckendilatation. Fortschreitende Blasendistension führt schließlich zur Insuffizienz des uretero-vesikalen Ventils und damit zum Reflux. Die chronische Regurgitation von Blasenharn in den Ureter (vesiko-ureteraler Reflux) bzw. bis in das Nierenbecken (vesiko-renaler Reflux) bedeutet eine schwere Belastung des Harntransports (s. Kap. 14). Eine gravierende Rolle spielt dabei die Harnweginfektion.

Persistierende infravesikale Abflußhindernisse können Ursache einer chronischen Pyelonephritis und letztlich einer Niereninsuffizienz sein.

Literatur

Barone, J. G., Y. Berger: Acute urinary retention in females. Int. Urogynecol J **4** (1993), 152–156.

Christ, F., U. Wagner, G. Debus: Frühe Harnblasenfunktionsstörungen nach Wertheim-Operationen. Geburtsh Frauenheilkd 43 (1983), 380–383.

Crane-Elders, A. B. F., F. M. Knauer, J. Bouma et al.: Vaginal cuff size in Wertheim-Meigs radical hysterectomy should be minimized in order to prevent urological complications. Int. Urogynecol J 3 (1992), 292–297.

Farquharson, D. I. M., H. M. Shingleton, S. J. Song et al.: The adverse effects of cervical cancer treatment on bladder function. Gynec Oncol 27 (1987), 15–23.

Fedorkow, D. M., H. P. Drutz, T. C. Mainprize: Characteristics of patients with postpartum urinary retention. Int. Urogynecol J **1** (1990), 136–138.

Grønbaek, K., J. R. Struckmann, C. Frimodt-Møller: The treatment of female bladder neck dysfunction. Scand J Urol Nephrol 26 (1992), 113–118.

Hée, P., G. Lose et al.: Post partum voiding in the primiparous after vaginal delivery. Int. Urogynecol J 3 (1992), 95–99.

Mundy, A. R.: An abdominal explanation for bladder dysfunction following rectal and uterine surgery. Brit. J Urol **21** (1982), 583–586.

Petri, E.: Urologische Komplikationen. Diagnostik und Behandlung von Therapiekomplikationen. Gynäkologe **22** (1989), 39–45.

Ralph, G., K. Tamussino, W. Lichtenegger: Urological complications after radical hysterectomy with or without radiotherapy for cervical cancer. Arch. Gynecol Obstet **248** (1990), 61–65.

Riedl, R., M. Prosinger, R. Tauber: Die Harnröhrenstenose der Frau. Therapeutischer Stellenwert der Urethrotomia interna. Urologe (B) **29** (1989), 146–148.

Schwenzer, T.: Störungen der Harntraktfunktion nach gynäkologisch-onkologischer Therapie. Gynäkologe **25** (1992), 59–70.

Scotti, R. J., A. Bergmann, N. N. Bhatia, D. R. Ostergard:: Urodynamic changes in urethrovesical function after radical hysterectomy. Obstet Gynecol **68** (1986), 111–119.

Wehnert, J., S. Sage: Unsere Erfahrungen mit Phenoxybenzamin (Dibenzyran®) in der Behandlung funktioneller Blasenentleerungsstörungen. Z Urol. Nephrol **81** (1988), 153–158.

Wheeler, J. S., J. S. Walter: Urinary retention in females – a review. Int. Urogynecol J 3 (1992), 137–142.

16. Harninkontinenz

W. Fischer, H. Kölbl, D. Lamm, B. Schönberger, Th. Schwenzer, U. Ulmsten

16.1 **Physiologie der Harnspeicherung**
W. Fischer
16.1.1 Morphologische Voraussetzungen für den Harnröhren- und Blasenverschluß
16.1.2 Einbeziehung der Blasenhalsregion in das Tonus-Turgorspiel
16.1.3 Blutversorgung
16.1.4 Innervation
16.1.5 Gesamtheit kontinenzbestimmender Faktoren

16.2 **Neuere Aspekte zur Pathophysiologie**
U. Ulmsten
16.2.1 Aktuelle Theorien der Streßinkontinenz
16.2.2 Urge-Inkontinenz u. ihre Beziehung zur Theorie der Detrusorinstabilität
16.2.3 Widersprüchlichkeiten in biologischen Systemen
16.2.4 Die Klassifikation der weiblichen Harninkontinenz in bezug auf die anatomische Dysfunktion
16.2.5 Anatomische Klassifikation in Abhängigkeit von Defekten stützender Strukturen der Urethra und des Blasenhalses

16.3 **Epidemiologie der Harninkontinenz**
W. Fischer
16.3.1 Einteilung der Erscheinungsformen
16.3.2 Allgemeine Häufigkeit und Bewertung
16.3.3 Ätiologie
16.3.4 Anamnese und Symptome

16.4 **Diagnostisches Basisprogramm**
W. Fischer
16.4.1 Inspektion
16.4.2 Palpation
16.4.3 Funktionstests

16.5 **Spezialisierte und hochspezialisierte Diagnostik**
16.5.1 Urodynamik *(U. Ulmsten)*
16.5.2 Bildgebende Verfahren
H. Kölbl
16.5.3 Endoskopie
H. Kölbl

16.6 **Allgemeine Behandlungsgrundsätze**
W. Fischer

16.7 **Konservative Therapie**
16.7.1 Aufklärung und Erziehung
W. Fischer
16.7.2 Physiotherapie/Elektrotherapie
W. Fischer
16.7.3 Medikamentöse Therapie
Th. Schwenzer
16.7.4 Psychotherapie u. alternative Methoden
D. Lamm
16.7.5 Prothetische Versorgung, Inkontinenzhilfsmittel
W. Fischer

16.8 **Operative Therapie**
W. Fischer
16.8.1 Allgemeine Vorbemerkungen
16.8.2 Präoperative Diagnostik
16.8.3 Vorbedingungen und Methodenwahl
16.8.4 Operationswege und Methoden
16.8.5 Zusätzliche Erfordernisse bei Lageveränderungen oder Tumoren des Genitale
16.8.6 Komplikationen bei Streßinkontinenz-Operationen
16.8.7 Künstliche Blasenschließmuskel
B. Schönberger
16.8.8 Spezialoperationen bei therapieresistenter Dranginkontinenz
16.8.9 Postoperative Erfordernisse und ambulante Nachbetreuung

16.9 **Ausblick, Prophylaxe**
W. Fischer
16.10 Literatur sämtlicher Unterkapitel

Unter Harninkontinenz (HI) versteht man **jeden unfreiwilligen Harnabgang**. Sie ist **keine Krankheit sui generis**, sondern objektives (vom Arzt feststellbares) **Zeichen** oder subjektives (von der Patientin bemerktes) **Symptom** einer Vielzahl ursächlicher Möglichkeiten, deren Krankheitsbewertung von der Objektivierbarkeit und Bewältigung erhöhter Anforderungen an die persönliche Hygiene abhängt.

Die unwillkürliche Entleerung kann aber über die natürlichen Harnwege erfolgen, dann spricht man von *funktioneller HI* oder durch unnatürliche Verbindungen mit den Nachbarorganen, dann handelt es sich um *Fisteln* bzw. eine *extraurethrale Inkontinenz*. Charakteristisch für die funktionelle HI ist der meist nur zeitweilige (relative) Harnabgang bei Umkehr des normalen urethrovesikalen Druckgefälles, während Fisteln mehr durch ständigen (absoluten) Harnabgang und Druckausgleich auffallen. Diese Unterschiede können sich aber auch verwischen. Eine weitere Einteilung unterscheidet zwischen *erworbener und angeborener HI*. Zahlenmäßig überwiegen die erworbenen HI, wobei allerdings nicht selten eine angeborene Disposition mitspielt. Die verschiedenen Formen der HI sind nur bei Kenntnis des normalen Füllungsmechanismus der Harnblase zu verstehen.

16.1 Physiologie der Harnspeicherung

Die normale Füllungsphase der Harnblase ist gekennzeichnet durch peristaltiksynchronen Harneinstrom aus den Ureteren, durch **Refluxverhütung** „nach oben" und durch **Kontinenz** „nach unten".

Trotz allmählicher Blasenfüllung auf Durchschnittswerte von 300 bis 600 ml bleibt der intravesikale Druck niedrig (zwischen 5 und 15 cm H_2O = < 1,5 KPa), weil Dehnung und Wandspannung der Detrusormuskulatur gleichermaßen zunehmen (Gesetz von La Place: $P = \frac{T^2}{r}$). Nur intraabdominale Druckänderungen, z. B. durch Lagewechsel oder Bauchpresse, steigern den vesikalen Ruhedruck.

Der **Rücklauf von Harn aus der Blase in die Harnleiter** wird durch die besondere Verflechtung der Harnleitermuskulatur mit dem Trigonum und der proximalen Urethra verhindert. In der Füllungsphase genügt der trigonale Ruhetonus, um den Harn nur in Richtung Blase passieren zu lassen; die Ureteren brauchen nur während ihrer Kontraktion einen höheren Druck als in der Blase aufzubringen (Ventilmechanismus). Während der Miktion wird die Junctio ureterovesicalis dagegen infolge Trigonumverkürzung (s. Kap. 15) völlig blockiert. Außerdem wirken während der Blasenfüllung die Kompression des schräg verlaufenden intravesikalen Harnleiterabschnittes von außen und die Myoarchitektur des submukösen Ureteranteils selbst refluxwidrig.

Die **Kontinenz** ist mehrfach abgesichert. Wegen ihrer besonderen urogynäkologischen Bedeutung werden die einzelnen **Verschlußfaktoren** ausführlicher erläutert.

16.1.1 Morphologische Voraussetzungen für den Harnröhren- und Blasenverschluß

Schließmuskelsysteme (Tab. 16-1)

Entgegen früheren Vorstellungen gibt es keinen isolierten glattmuskulären Sphinkter internus (*Lissosphinkter*) und quergestreiften Sphinker externus (*Rhabdosphinkter*), sondern die Blasenmuskulatur geht kontinuierlich auf die teils längs-, ring-, schräg- oder spiralförmig verlaufende glatte Harnröhrenmuskulatur über (Abb. 16-1).

Die innere Längsmuskelschicht des Detrusors zeichnet sich dabei am deutlichsten ab, die äußere Längsmuskelschicht imponiert vorwiegend spiralförmig, und die mittlere zirkuläre Detrusorschicht umgreift den inneren Blasenmund wie eine nach hinten offene, im Trigonum verankerte Schleife, die die vordere Urethrazirkumferenz gegen das Trigonum preßt (*Basal-*

Tab. 16-1: Morphologische Voraussetzungen für den Harnröhren- und Blasenverschluß

1. Intakte Eigenstrukturen	**Bedeutung**
Mukosa und Submukosa mit Schleimdrüsen und venösen Plexus	Schwellfähigkeit bzw. Abdichtung
Glatte Längs-, Ring- und Spiralmuskulatur (Sphincter internus) sowie fibroelastisches Stützgewebe	Unwillkürliche Tonussteigerung
Quergestreifte Harnröhrenmuskulatur (Sphincter externus) = urethraler Sphinkter	Willkürliche Tonussteigerung
2. Adäquater Gewebskontakt	**Bedeutung**
Verstrebungen zur Symphyse (Lig. triangulare), zum M. pubokokzygeus via Fascia pelvis et endopelvina zum Diaphragma urogenitale und zum seitlichen Haftapparat der Genitalorgane	Stabilisierende Organaufhängung und Abstützung
Füll- und Kittsubstanz (locker im Cavum Retzii und Septum vesicovaginale sive vesicocervicale caud.)	Bewegungsfreiheit in Verschiebezonen
Umhüllungen des Eingeweidepaketes (Zwerchfell, Bauchwand, Beckenboden) und des Hiatus urogenitalis (M. levator, M. transversus perinei, M. bulbocavernosus) = periurethraler Sphinkter	Kohärenz der Organe: Gegendruckerzeugung, Aktive (reflektorische) Verschlußsicherung
3. Ausreichende Blut- und Nervenversorgung	**Bedeutung**
Aa. vesicales caudales, Aa. vaginales (uterinae), Aa. urethrales (pudendales) – entsprechend venöse Plexus mit Abfluß zu den Iliakalgefäßen (über Vv. uterinae oder Vv. pudendales)	Gewebsturgor-Beeinflussung
Sympathische Nn. hypogastrici (Füllungs- bzw. Verschlußnerven) und parasympathische Nn. pelvici (Entleerungsnerven) mit intramuralem Automatieplexus	Autonome Regulation der Detrusor- und Sphinkter-internus-Funktion
Nn. pudendales	Willkürliche Beeinflussung der Sphinkter-externus- und Beckenbodenmuskulatur

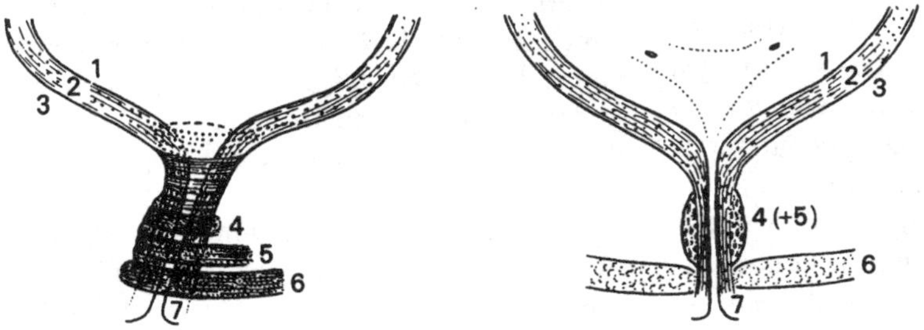

Abb. 16-1: Anatomie der weiblichen Harnröhre und Blasenhalsregion
Glatte Muskulatur (Sphincter internus) 1. innere Längsmuskelschicht, (cholinerge) Stimulation bewirkt Blasenhalsöffnung. 2. Ringmuskelschicht, (α-adrenerge) Stimulation bewirkt Blasenhalsverschluß. 3. äußere Längsmuskelschicht.
Quergestreifte Muskulatur (Sphincter externus) 4. Sphincter urethrae. 5. Sphincter urethrovaginalis. 6. Beckenbodenmuskulatur (periurethraler Sphinkter). Pars membranacea urethrae (7.)

plattentheorie). Ebenso bildet die sich distalwärts, aber noch proximal vom Diaphragma urogenitale anschließende quergestreifte Eigenmuskulatur der Urethra mit der periurethralen Beckenbodenmuskulatur ein gemeinsames äußeres willkürliches Verschlußsystem, das im urethralen Bereich tonusregulierend und im Levatorbereich hebend (streckend) und seitwärts komprimierend, im Musc.-transversus-Bereich mehr ventrodorsal verengend und im Bulbokavernosusbereich „als Notbremse" verstärkend auf den Harnröhrenverschluß einwirkt.

Auch bei DeLanceys Unterscheidung von 4 Funktionsabschnitten der weiblichen Urethra (proximal: glattmuskulär intramural, medial: quergestreift eigenmuskulär mit Pubourethralligamenten und Levatorverbindungen, diaphragmal: quergestreift periurethral und distal: bulbovestibular) hat der mediale Abschnitt den größten, aber nicht allein entscheidenden Anteil.

In Ruhe dominiert der Tonus der glatten Muskulatur der proximalen Urethra und der quergestreiften ausschließlich aus slow-twitch-Fasern bestehenden Eigenmuskulatur der mittleren Urethra, um Kontinenz zu garantieren. Der Durchmesser der Harnröhre ist, verglichen mit der Blase, sehr klein (≃ 8 mm), so daß nach der Formel $P = \frac{T^2}{r}$ auch bei niedriger Wandspannung noch ein wesentlich höherer Harnröhren- als Blasendruck resultiert. Die quergestreifte periurethrale Beckenbodenmuskulatur (aus slow- und fast-twitch-Fasern) tritt vor allem bei Belastungen (intraabdominalen bzw. intravesikalen Drucksteigerungen) in Aktion. Das Überwiegen von roten Typ-I-Fasern auch in dieser Region weist aber darauf hin, daß diese periurethrale Muskulatur ebenfalls in der Lage ist, den Ruhetonus aufrechtzuerhalten. Dagegen ist der Gehalt an blassen Typ-II-Fasern für die kontraktile Beckenbodenfunktion verantwortlich, die in Form der Reflexkontraktion, aber vor allem der willkürlichen Kontraktion zum Tragen kommt. Ein direkter Zusammenhang zwischen dem Gehalt an Typ-II-Strukturen und einer gesteigerten, abdominourethralen Drucktransmission weist auf einen Zusammenhang zwischen Beckenbodenmuskulatur und urethralem Verschlußmechanismus hin.

Nach getrennten Analysen der Verschlußsysteme (z. B. Ausschaltung der Willkürmuskulatur durch Curare) und vorübergehender Drosselung der Blutzufuhr ist der intraurethrale Ruhedruck zu je einem Drittel glattmuskulär, vaskulär und durch quergestreifte Muskulatur bedingt.

Damit die Gesamtverschlußleistung voll wirksam werden kann, bedarf es allerdings auch intakter Umgebungsstrukturen.

Umgebungsstrukturen. Die unteren Harnwege stehen in engem Gewebskontakt mit ihrer Umgebung, wobei die *bindegewebigen Verankerungen zur Symphyse* (Ligg. pubourethralia mit straffer Pars anterior et intermedia = Lig. triangulare sowie beweglicher Pars posterior = Ligg. pubovesicalia) und zu den *Mm. pubococcygei* einschließlich Fascia endopelvina Schlüsselpositionen haben (Abb. 16-2). Vor allem in den Ligg. pubovesicalia sind stets auch glatte Muskelzellen anzutreffen, deren üppige cholinerge Innervation eine detrusorsynchrone Kontraktion dieser Bänder bei der Miktion vermuten lassen. Auch bei intraabdominalen Drucksteigerungen wird die Urethra symphysenwärts gezogen und in ihrer Beweglichkeit eingeschränkt. Kollagen, Elastin und glatte Muskelfasern sind außerdem in Querverstrebungen beider Arcus tendinei fasciae pelvis vorhanden, die als präzervikaler Arcus den Blasenhals in Belastungssituationen gegen ein in gleicher Weise ausgespanntes suburethrales bzw. vaginales Widerlager pressen und so den intraurethralen Druckanstieg und Harnröhrenverschluß erklären (Abb. 16-3).

Die vordere Vaginalwand wirkt auf den Blasenhals wie eine Hängematte, die ihre Eigenspannung über die Levator-(Pubokokzygeus) -muskulatur erhält und bei Überdehnung (Erschlaffung) im Deszensuszustand nicht mehr ausreichend funktionieren kann.

Daraus resultieren wesentliche Überlegungen für HI-Operationen. Aber auch die normale Harn-

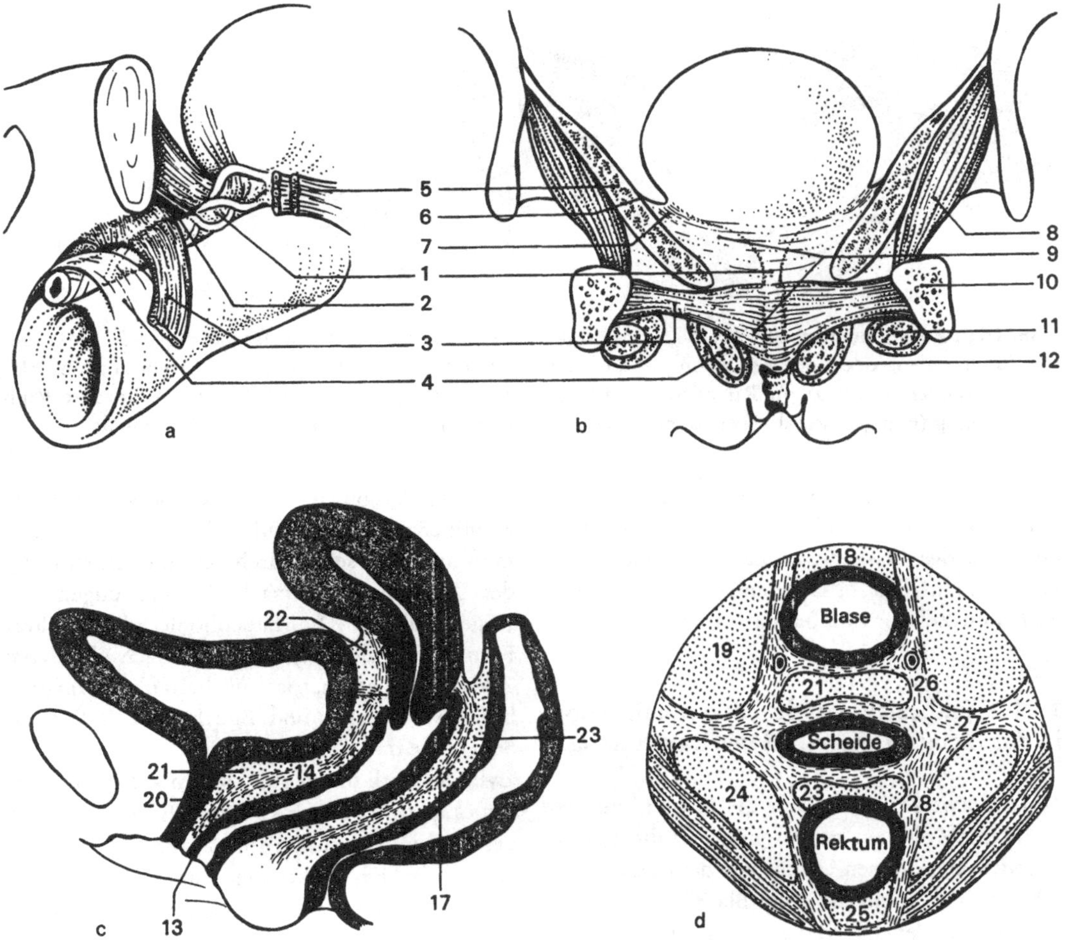

Abb. 16-2: Umgebungsstrukturen der unteren Harnwege:

a) Topographie der Harnröhre und Blasenhalsregion mit Symphysenaufhängung, Muskelverbindungen und Scheidenkontakt (modifiziert nach Langreder);

b) Frontalschnitt mit dorsaler Sicht auf das operativ bedeutsame Stützgewebe (nach Beck);

c) Septen und Spatien im Sagittalschnitt (nach Lahodny);

d) Bindegewebige Retinacula der Beckenorgane im Transversalschnitt (nach Richter).

1. Urethra; 2. Ligg. pubourethralia (speziell posteriora); 3. Musc. transversus perinei profundus; 4. Musc. bulbospongiosus; 5. Musc. levator (Pars pubococcygea); 6. Arcus tendineus fasciae pelvis; 7. Fascia pelvis; 8. Musc. obturator internus; 9. Septum urethro-vesicovaginale; 10. Os ischii; 11. Musc. ischiospongiosus mit Schwellkörper; 12. Bulbus vestibuli; 13. Septum urethrovaginale; 14. Septum vesicovaginale; 15. Septum supravaginale; 16. Septum vesicocervicale; 17. Septum rectovaginale; 18. Spatium retropubicum (praevesicale) = Cavum Retzii; 19. Spatium paravesicale; 20. Spatium urethrovaginale; 21. Spatium vesicovaginale; 22. Spatium vesicocervicale; 23. Spatium rectovaginale; 24. Spatium pararectale; 25. Spatium retrorectale; 26. Lig. pubovesicovaginale/cervicale (Blasenpfeiler); 27. Lig. cardinale; 28. Lig. sacrorectovaginale/cervicale (Rektumpfeiler)

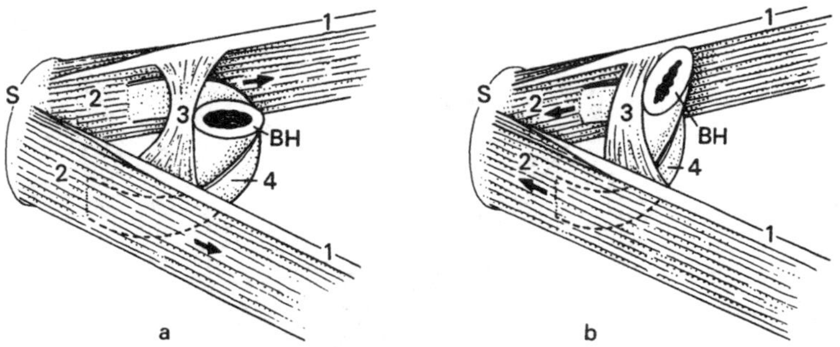

Abb. 16-3: Zusammenwirken von Levatormuskulatur, Bindegewebe und vorderer Vaginalwand beim Harnröhrenverschluß: **a**) im Ruhezustand, **b**) bei Anspannung (Hängemattenhypothese nach DeLancey). 1. Arcus tendineus fasciae pelvis. 2. Musc. pubococcygeus. 3. Präurethrale Verbindung aus Elastin, Kollagen und Muskelfasern. 4. Vordere Vaginalwand. S = Symphyse. BH = Blasenhals.

röhrenlänge, die Winkelkorrelationen zwischen Harnröhre und Blasenhals und der richtige Höhenstand des Blasenausganges im kleinen Bekken sind auf das Zusammenspiel von Beckenbodenmuskulatur und Bandapparat angewiesen.

16.1.2 Einbeziehung der Blasenhalsregion in das Tonus-Turgorspiel der Bauchhöhle

Normalerweise halten sich die Organe infolge kapillärer Kohärenz gegenseitig, und die gleiche Sogwirkung, die den Uterus vor dem Deszensus schützt, hilft auch, die volle Blase zu verschließen. Langreder hat diesen Vorgang mit dem Wasserglasversuch verglichen, bei dem bekanntlich die Abdichtung von unten mit einem Blatt Papier genügt, damit der Umgebungsdruck den Flüssigkeitsaustritt verhindert (Abb. 16-4). Hinzu kommt, daß der Druck in der Harnröhre auch bei intraabdominaler Drucksteigerung höher als in der Blase bleibt.

Zur **physiologischen Harnentleerung** oder **Streßinkontinenz** kommt es erst, wenn intraabdominale Drucksteigerungen nicht mehr durch eine ausreichende Gegendruckerzeugung im Bereich der Beckenbodenmuskulatur beantwortet werden, die obere Harnröhre permanent vesikalisiert und der Druck auf die Blase die Einwirkungsmöglichkeit auf die restliche, verkürzte Urethra übersteigt.

Um die Aufgaben des Beckenbodens bei der Kontinenzsicherung und Miktion zu verstehen, muß man sich seine durch den aufrechten Gang des Menschen verursachten Belastungen vor Augen führen. Die Bauchhöhle gleicht ihrer Form nach einem Zylinder, der nach oben vom Zwerchfell begrenzt ist. Wirbelsäule, paravertebrale Muskulatur und Bauchwand stellen die Seitenteile dar. Der Beckenboden schließt diesen Zylinder nach unten ab, wonach auf diesem alle Druckkräfte zu liegen kommen. Er muß aber bei der Frau im Gegensatz zum Mann nicht nur die exkretorischen Funktionen durch Urethra und Rektum, sondern auch die Geburt durch die Vagina ermöglichen und somit einen geschlechtsspezifischen Locus minoris resistentiae hinnehmen (Hiatus urogenitalis – eine natürliche Bruchpforte).

Die eigenständige Verschlußfunktion der Urethra wird als **intrinsischer** und die Unterstützung durch die periurethralen Strukturen als **extrinsischer** Faktor des Kontinenzmechanismus bezeichnet. Bei intakten intrinsischen urethralen Verhältnissen ist Kontinenz gegeben, aber bei defektem Aufhänge-/Stützapparat der Harnröhre kann eine Inkontinenz resultieren. Bei insuffizienten Aufhängevorrichtungen und/oder Beckenbodenschwäche disloziert nämlich die Urethra, so daß sie vom Schambein nach hinten rotiert und/oder nach unten deszendiert (rotatorischer bzw. vertikaler Deszensus). Steigt jetzt unter Belastungsbedingungen der Blasendruck,

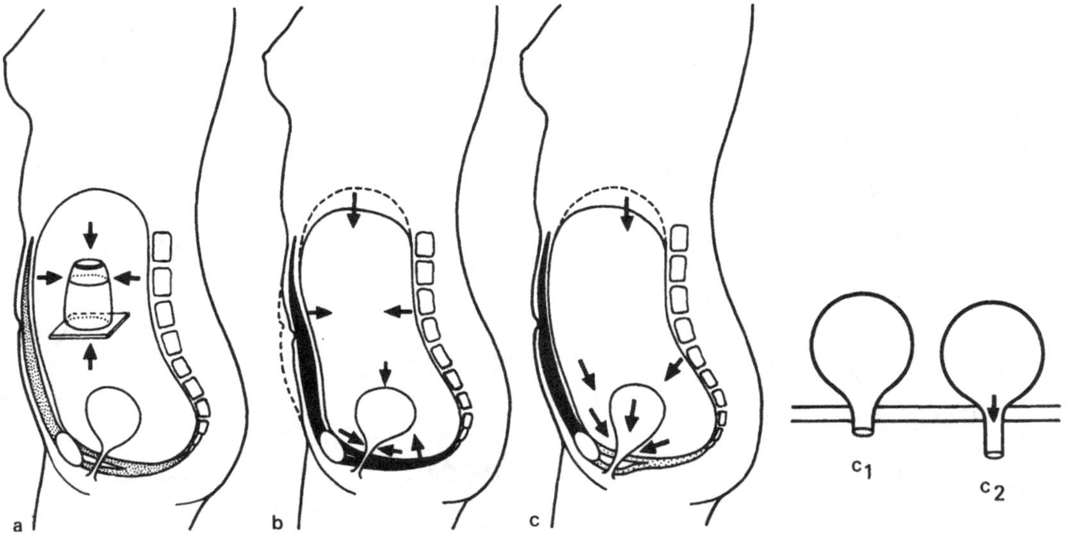

Abb. 16-4: Intraabdominale Druckverhältnisse Normalerweise garantieren die muskulären Umhüllungen des Eingeweidepaketes das abdominopelvine Gleichgewicht in Ruhe (a) und bei Hustenreaktion (b). Bleibt die Beckenbodenkontraktion beim Husten oder Pressen aus (c), so kann sich die Urethra durch Blasenhalserweiterung verkürzen (c_1) oder insgesamt tiefer treten (c_2); die proximale Urethra ist dann nicht mehr dem intraabdominalen Druck ausgesetzt.

so ist der Blasenhals infolge seiner extraabdominalen Lage nicht mehr der intraabdominalen Druckzunahme ausgesetzt und das normalerweise blasenwärts gerichtete Druckgefälle wird umgekehrt.

Dieses Konzept der Verschlußfunktion wurde erstmals von Enhörning beschrieben und inzwischen durch zahlreiche experimentelle, aber auch klinische Studien bestätigt. Es gilt auch als allgemein akzeptiert, daß Behandlungsverfahren mit einer Reposition des proximalen Verschlußapparates in den Bereich des Abdominaldruckes erfolgversprechend sind. Allerdings gibt es auch kontroverse Auffassungen (s. Kap. 16.2).

Als *Zeichen eines guten glattmuskulären Tonus* wird im Urethradruckprofil der steile Druckanstieg in der proximalen Urethra (Pars libera sive intraabdominalis) und als *Zeichen guter quergestreifter Muskulatur* die Plateaubildung in der mittleren Urethra (Diaphragmabereich) angesehen. Das Urethradruckprofil ist allerdings auch von der Körperposition, vom Füllungsvolumen der Harnblase und vom Lebensalter abhängig (Abb. 16-5).

Zum Beispiel ist der maximale Urethradruck im Stehen normalerweise 20–30 cm H_2O höher als im Liegen und die Fähigkeit der Urethra, ihren Maximaldruck parallel zur Blasenfüllung auf 70 cm H_2O und höher zu steigern, in der Postmenopause deutlich reduziert.

Die Inkontinenzbereitschaft im höheren Lebensalter nimmt somit auch ohne grobe anatomische Veränderungen zu.

Als unterer Grenzwert für den maximalen urethralen Verschlußdruck gilt folgende altersabhängige Formel: max. UVD in cm H_2O = 100 minus Alter der Patientin.

Etliche Fragen im Hinblick auf den Kontinenzmechanismus sind aber noch unbeantwortet. Zum Beispiel ist ein radiologisch nachzuweisender Aufhängedefekt der Urethra nicht unbedingt beweisend für eine Streßinkontinenz. Es gibt viele Frauen, deren proximale Urethra unterhalb des Diaphragma urogenitale liegt und die trotzdem kontinent sind. Andererseits kann es zur Streßinkontinenz bei normaler Position von

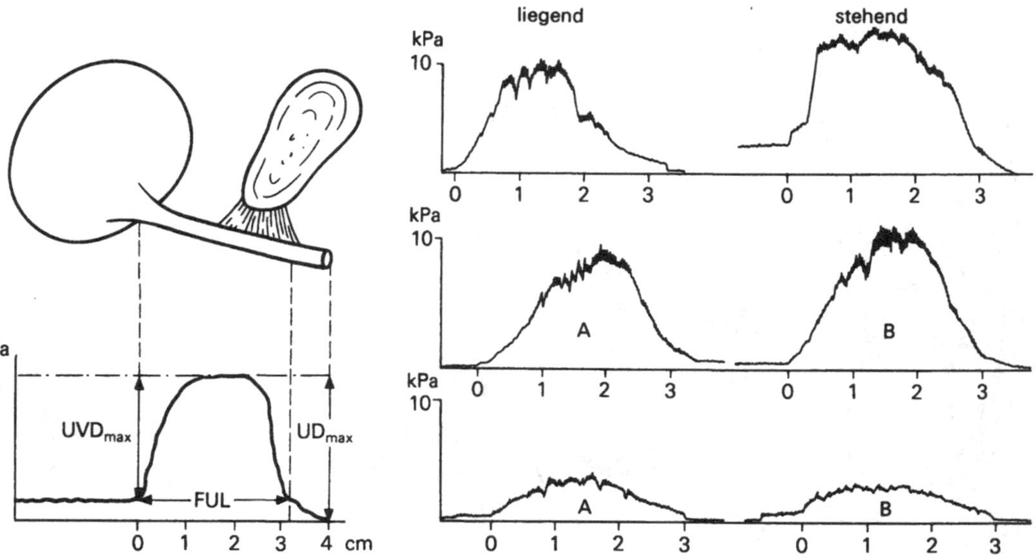

Abb. 16-5: Normales Urethraruhedruckprofil mit anatomischen Bezugspunkten und Meßparametern (links), in Abhängigkeit von Körperposition, Blasenfüllung und Lebensalter (rechts). UD Urethradruck. UVD Urethraverschlußdruck, FUL funktionelle Urethralänge.
Obere Reihe: Zunahme von UD max. und UVD max. im Stehen.
Mittlere Reihe (junge Frau): bei 100 ml Blasenfüllung (A) ist das Druckprofil niedriger als bei 400 ml (B).
Untere Reihe (alte Frau): bei 100 ml Blasenvolumen (A) und 380 ml Blasenvolumen (B) nahezu gleiche Urethradruckwerte ohne Kapillarpulsationen.
Die Fähigkeit zur Drucksteigerung in der Harnröhre bei gefüllter Blase geht im Alter verloren!

Blase und Urethra kommen, wenn eine Läsion der urethralen Sphinkterregion besteht (weitere Defektmöglichkeiten s. Kapitel 16.2).

16.1.3 Blutversorgung

Urethra und Blasenhals werden gemeinsam mit Blut versorgt, das hauptsächlich aus den Aa. vaginales bzw. vesicales inferiores sowie aus den Aa. pudendae internae stammt und über die venösen Plexus an der Blasenhinterwand und die Vv. pudendae abfließt.

Reichlich vorhandene submuköse Venengeflechte sorgen zusammen mit periurethralen Drüsen und fibroelastischen Elementen für ausreichenden *Turgor* und für *Schwellfähigkeit* (*Abdichtung*) (Abb. 16-6), die vor allem während der biologischen Umstellungsphasen im Leben der Frau störanfällig sind.

Unwillkürlicher Harnabgang bei völlig gesunden jungen Mädchen und Frauen in Ausnahmesituationen (z. B. Lachkrämpfen oder Tanzeskapaden), Zyklusabhängigkeit der Kontinenz mit verminderter Verschlußkraft im Praemenstruum, Zunahme der Harninkontinenz in den Wechseljahren und günstiger Östrioleinfluß auf die Altersatrophie der Urethraschleimhaut und auf funktionelle Harninkontinenz leichten Grades können dies bestätigen. Es ist bekannt, daß Östrogenmangel die Durchblutung und den Turgor der Harnröhre und ihrer Umgebung herabsetzt und daß pulsationsbedingte intraurethrale Druckänderungen bei Frauen nach der Menopause nicht mehr nachzuweisen sind (starre Gefäße, weniger arterio-venöse Anastomosen).

16.1.4 Innervation

Die Rückenmarkszentren sind für die sympathischen Nn. praesacrales bzw. hypogastrici im unteren Thorakal- und oberen Lumbalmark (Th

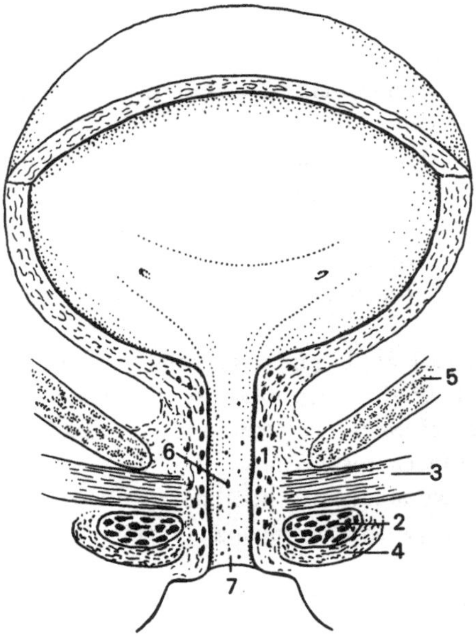

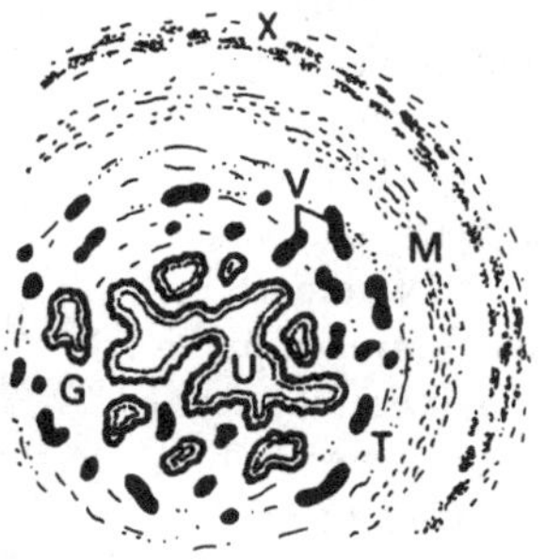

Abb. 16-6: Vaskularisation der weiblichen Urethra (nach Netter).
1. Plexus venosus cavernosus. 2. Bulbus vestibuli. 3. Musc. transversus perinei profundus. 4. Musc. bulbospongiosus. 5. Musc. levator ani. 6. Intraurethrale Drüsenmündung. 7. Paraurethrale (Skene-)Drüsenmündung.
U Urethralumen. G Glandulae periurethrales u. Ductus paraurethralis. V Venen, M glatte Längs- u. Ringmuskulatur, T Tunica spongiosa (submucosa), x quergestreifte Urethramuskulatur.

10–L2) und für die parasympathischen Nn. pelvici sowie für die somatischen Nn. pudendi im Sakralmark (S2–S4) anzutreffen (Farbtafel II). Je mehr sich die Nerven der Blase nähern, desto inniger ist ihre Vermischung. Selbst der somatische N. pudendus hat autonome Begleiter.

Früher galten jedoch Verbindungen zwischen beiden Anteilen des autonomen Nervensystems als ausgeschlossen; heute wissen wir, daß es nicht nur sympathische Ganglienzellen im Grenzstrang und in den prävertebralen Ganglien sowie parasympathische Ganglienzellen in den prävesikalen und intramuralen Plexus gibt, sondern daß darüber hinaus ein **intramurales „short neuron"-System** existiert, in dem die sympathischen und parasympathischen Nervenelemente kommunizieren (Farbtafel II). Dadurch wird eine wechselseitige Integration und Regulation sympathischer und parasympathischer Einflüsse auf die glatte Muskulatur möglich, die manche bisherige Widersprüchlichkeit in der Harnblasenphysiologie erklärt.

Dennoch besteht an der dualistischen Innervation der Harnblase durch das autonome Nervensystem kein Zweifel. Mit Einschränkung kann man die sympathischen Nn. hypogastrici auch heute noch als Blasenfüllungsnerven und die parasympathischen Nn. pelvici als Entleerungsnerven bezeichnen, sofern man die Motoriksteuerung durch den Parasympathikus in den Vordergrund stellt und dem Sympathikus eine Hemmwirkung auf die Motorik bzw. eine die motorische Parasympathikusversorgung modulierende Funktion einräumt.

Nach der **Rezeptorentheorie** von Ahlquist gibt es adrenotrope α-Rezeptoren mit exzitatorischer Wirkung und β-Rezeptoren mit Hemmwirkung. Beide sind reichlich in der Blasenhalsregion zu finden, während der Detrusor vorwiegend β-Stimulatoren enthalten soll. Somit ist es denkbar, daß die Blasenfüllung bzw. Miktionshemmung durch Erregung der β-Rezeptoren im Detrusorbereich und der α-Rezeptoren am Blasenauslaß, die Miktion andererseits durch α-Rezeptorenblockade im Blasenhalsbereich gesteuert wird. Eine Beziehung zwischen adrenergen und cholinergen Effekten zeigt sich an der Katzenblase auch darin, daß der Blasenauslaßwiderstand durch α-Adrenergika erhöht und nach zusätzlicher Verabreichung eines Cholinergikums wieder reduziert wurde, während bei Verschlußreduzierung durch β-Adrenergika die nachfolgende Azetylcholingabe eine Verschlußverstärkung bewirkte. Andererseits darf das unterschiedliche Verteilungsmuster cholinerger und adrenerger Nervenendigungen (Parasympathikus in Detrusor und Urethra, Sympathikuskonzentration auf die Blasenhalsregion) wegen ihres gemeinsamen Terminalretikulums nicht überbewertet werden.

Sympathische und parasympathische Impulse für das funktionelle Zusammenspiel zwischen Detrusor und Blasenhals werden nicht nur zerebral, sondern auch spinal koordiniert.

Wie der urethrovesikale Reflexbogen über das sakrale Miktionszentrum verläuft, ist ebenfalls aus Farbtafel II ersichtlich. Erregung der sensorischen Harnröhrennerven kann die motorischen Detrusornerven i. S. eines positiven feedback stimulieren und manche Dranginkontinenz urethralen Ursprungs erklären.

Willkürlicher Blasenverschluß (Kontraktion der periurethralen bzw. Beckenbodenmuskulatur) und Sensibilität der Harnröhre sowie der Vulva und des Dammes werden durch die Nn. pudendi vermittelt. Lediglich die quergestreifte Eigenmuskulatur der Urethra erhält ihre Willkürmotorik über Nerven aus S2–4, die nicht dem N. pudendus, sondern dem N. pelvicus folgen. Pudendusblockaden können deshalb nicht den gesamten Willkürverschluß lahmlegen.

16.1.5 Gesamtheit kontinenzbestimmender Faktoren

Die Kontinenz ist mehrfach abgesichert. Bevor es zur funktionellen Harninkontinenz kommt, müssen erst mehrere Sicherungen ausfallen.

Kontinenzfaktoren sind:

- **Muskulatur:** glatte Muskelfasern (Urethra, Bänder), quergestreifte Muskelfasern (Urethra, Beckenboden)
- **Bindegewebe:** elastische Fasern (Urethra, Bänder), Kittsubstanz (Organverpackung), Bandapparat (Orthotope Organverankerung)
- **Vaskularisation:** venöse Plexus (Urethra, Diaphragma urogenitale), arterio-venöse Anastomosen
- **Innervation:** α-adrenerge Nn. sympathici (Sphinct. urethr. int.), motorische Begleiter der Nn. pelvici (Sphinct. urethr. ext.), Nn. pudendi (Beckenbodenmuskulatur)
- **Druckverhältnisse:** intraabdominales Gleichgewicht), Druckübertragung (proximale Urethra)
- **Erziehung:** Lebensweise, Miktionsverhalten.

16.2 Neuere Aspekte zur Pathophysiologie der weiblichen Harninkontinenz

16.2.1 Aktuelle Theorien der Streßinkontinenz

Schulmedizinische Betrachtungsweisen führen Fehlfunktionen auf anatomische Defekte zurück, deren Funktion durch Korrektur der Anatomie wiederherzustellen ist. Dies hat zu einer Identifizierung verschiedenster **morphologischer Defekte** als ursächliche Faktoren der Streßinkontinenz (SI) geführt:

- retrovesikaler Winkel
- Inklination der Urethralachse
- Urethralänge
- Verhältnis des zystourethralen Überganges zum Blasenboden
- Abflachung der Basisplatte
- vordere und hintere Defekte des Blasenbodens
- pubourethrale Ligamenta und
- paravaginale oder andere Fasziendefekte.

Aufgrund ausgedehnter Überschneidungen zwischen kontinenten und streßinkontinenten Frauen stehen diese morphologischen Defekte nur in geringem Zusammenhang mit einer

Streßinkontinenz bei einem bestimmten Patienten.

Am meisten akzeptiert ist das *Prinzip des intraabdominalen Druckausgleichs.* Dennoch haben lange Zeit Ungereimtheiten bei dieser Theorie bestanden. Bereits 1954 wurde ein SI-Typ beschrieben, bei dem der Blasenhals hoch über der oberen Schambeingrenze liegt und keine signifikante Rotation oder Senkung bei Belastung aufweist. Mittels der simultanen Urethrozystometrie konnte gezeigt werden, daß beim Husten der Urethradruckanstieg dem Blasendruckanstieg vorausgeht.

Kein Zusammenhang konnte zwischen der Position des Blasenhalses in bezug zum unteren Symphysenrand und der Harninkontinenz hergestellt werden. Der Hauptgrund, warum das Prinzip des Druckausgleichs noch immer Gültigkeit hat, liegt in der Tatsache begründet, daß Patienten mit Streßinkontinenz häufig durch Operationen mit Elevation des Blasenhalses geheilt werden. *Dennoch stellt die Blasenhalselevation keine Grundbedingung zur Therapie der Streßharninkontinenz dar.* Auch eine vaginale Plastik, die nicht den Blasenhals anhebt, ist in der Lage, eine Streßinkontinenz in mehr als 50% der Fälle zu heilen.

Es konnte gezeigt werden, daß die Streßinkontinenz (ohne Blasenhalselevation) mit einer Korrektur spezifischer anatomischer Defekte behebbar ist. In diese Gruppe wurden Patienten eingeschlossen, deren Blasenhals auch nach der Heilung unterhalb des unteren Symphysenrandes verblieb. Vorausgesetzt, das Prinzip des intraabdominalen Druckausgleiches ist zutreffend, wäre die 100%ige Übertragung der Hustenreaktion auf den mittleren Urethraabschnitt unmöglich, wenn die gesamte Urethra unterhalb des Schambeines liegt (Abb. 16-7).

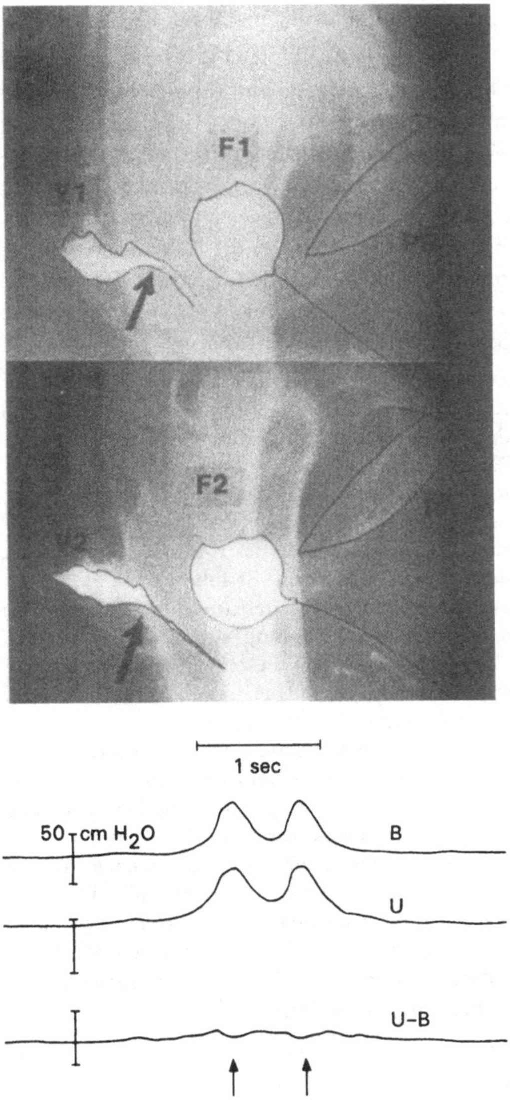

Abb. 16-7: Morphologische und urodynamische Untersuchung einer kontinenten Patientin. **Oben:** Darstellung des unteren Anteils der Blase und der Harnröhre im lateralen Strahlengang. Ein Foley-Katheter markiert die Position des Blasenhalses und der inneren Urethra. Die Vagina (Pfeil) wird ebenfalls durch Kontrastmittel dargestellt. Beachte die tiefe Position des Blasenhalses und der Harnröhre weit unter dem Symphysenrand. F1 in Ruhe, F2 unter Belastung. **Unten:** Urethrozystometrie bei derselben Patientin. Der urethrale Verschlußdruck ist positiv und der Transmissionsfaktor nahezu 100%. B = Blasendruck, U = Urethradruck, U-B = Verschlußdruck. Die Pfeile zeigen die Hustenstöße an.

16.2.2 Urge-Inkontinenz und ihre Beziehung zur Theorie der Detrusorinstabilität

Das **Detrusorinstabilität** genannte Symptom ist nicht neu. Ursprünglich setzten Physiologen die Empfindungen der Blasenfüllung in Beziehung zu *afferenten Nerven,* die von der Blase zum Rückenmark laufen, und zu den *efferenten Nerven,* die vom Rückenmark zur Blase verlaufen. Es wurden komplette und inkomplette Störungen dieser Nerven und auch lokale Interferenzen beschrieben. Es war recht einfach, die Blaseninstabilität auf Störungen dieses Kreislaufes zurückzuführen.

Der Detrusor neigt zu einer spontanen Kontraktion nach dem „Alles oder Nichts-Gesetz“. Der Vorgang der Harnspeicherung und seiner Entleerung tritt deshalb in einem Speicherorgan auf, in dem die übermäßige Dehnung in einer automatischen Entleerung endet. Die meisten Autoren waren jedoch mit dem Konzept der direkten willkürlichen Kontrolle über glattmuskuläre Strukturen nicht einverstanden.

Ein gegensätzliches Verhalten zwischen urethraler Relaxation und Detrusorkontraktion, z. B. wenn der interne Sphinkter relaxiert zum Zeitpunkt einer Blasenkontraktion, wurde beobachtet. Lapides beschrieb auch die „ungehemmte neurogene Blase“ bei Patienten ohne Hinweis auf neurologische Störungen mit Symptomen der Reizblase, Pollakisurie und verfrühter Miktion. Er führte diese Störungen auf eine zerebrale Mangelentwicklung, wie sie bei Kindern auftreten kann, zurück. Von anderen Untersuchern wurden diese Symptome als dyssynerge Detrusordysfunktion, psychogene Blase oder als enthemmte Blase bezeichnet.
Bei kombinierten Video-Druck-Flußstudien wurde beim Husten der Beginn einer Detrusorkontraktion beobachtet und daraus geschlossen, daß Husten an sich eine Detrusorkontraktion hervorrufen kann. Bei Patienten mit Rezidivinkontinenz nach Inkontinenzoperationen konnte in ⅔ der Fälle eine instabile Blase nachgewiesen werden. Eine nicht näher definierte Anzahl von Patienten mit präoperativ instabiler Blase zeigte auch nach Operationen keinerlei Besserung ihrer Beschwerden.

Eine Unterscheidung zwischen **Streß- und Urgeinkontinenz** ist schwierig, wenn nicht unmöglich, wenn man nur auf die Symptome und die Untersuchung achtet. Zum Beispiel werden anamnestische Angaben über Harnverlust beim Aufstehen von einem Sessel oder beim Spazierengehen dann schwierig zu interpretieren sein, wenn sie nicht mit Harndrangsymptomen vergesellschaftet sind. Die Absicht objektiver Untersuchungen war es daher, jene Patienten zu definieren, bei denen ein operativer Eingriff aufgrund einer Blaseninstabilität keinerlei Nutzen erbringt. Jedoch beschreiben nicht alle Untersuchungen niedrige Erfolgsraten bei bestehender Detrusorinstabilität. Auch eine hohe Erfolgsrate nach Inkontinenzoperationen bei Patienten mit Detrusorinstabilität wurde bekanntgegeben. Die meisten Untersucher akzeptieren, daß die Blaseninstabilität, wenn urodynamisch nachgewiesen, als primäre pathogenetische Störung nur in bis zu 50% mit Symptomen des gehäuften Harndranges, der Nykturie und der Dranginkontinenz vergesellschaftet ist.

Wie an anderer Stelle erwähnt, ist die *Füll-Zystometrie* ein umstrittenes diagnostisches Verfahren, da auch unter besten urodynamischen Bedingungen eine „unphysiologische“ Situation durch rasche oder hohe Füllungsraten hervorgerufen wird. Das Konzept Blaseninstabilität wurde durch verschiedene Arbeitsgruppen der International Continence Society definiert. Der Begriff „Detrusorinstabilität“ wurde eingeführt, um einen Detrusor zu beschreiben, der bei Blasenfüllung unter Belastungsbedingungen meßbar phasische Kontraktionen zeigt, während der Patient versucht, die Miktion zu unterdrücken.
Zusammenfassend haben wir eine Entwicklung des Konzeptes der Detrusorinstabilität, die sich aus einer klinischen Situation entwickelt hat, der aber keine Theorie zugrunde liegt. Es gilt als allgemein anerkannt, daß alle Symptome und Zeichen, die mit der Blaseninstabilität zu tun haben, dem goldenen Standard der Detrusorinstabilität gegenübergestellt und mit ihm verglichen werden und dann näher zu analysieren sind, wenn sie im Widerspruch zu diesem Standard stehen.

Bei mehr als 30% der Frauen mit Harninkontinenz bestehen sowohl Streß- wie auch Urgeinkontinenz. Das hat zu der Vermutung geführt, daß bei Frauen beide Arten der Harninkontinenz trotz ihrer unterschiedlichen Symptome ähnlichen Ursprungs sind. Zusätzlich können Reizblasenbeschwerden, Urethrainstabilität, Detrusorinstabilität und tatsächlicher Harnverlust unterschiedliche Manifestationen eines frühzeitig Miktionsreflexes sein.

Mittels *Urethrozystometrie* konnte bei vielen Patientinnen mit Reizblasenbeschwerden bei voller Blase und beim Händewaschen eine oder beide nachfolgenden Veränderungen beobachtet werden: ein Abfall des Urethradruckes gefolgt von einem Sekunden später auftretenden Anstieg des Detrusordruckes, exakt dann, wenn eine normale Miktion eintritt (Abb. 16-8). Auch konnte

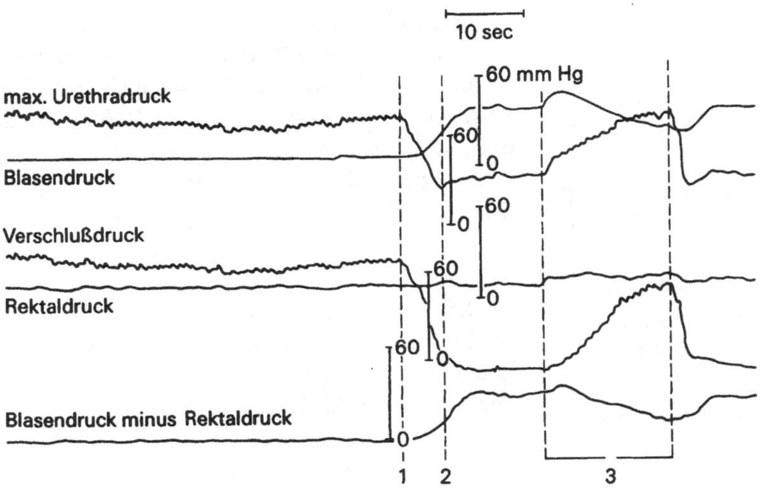

Abb. 16-8: Komplette simultane Urethrozystometrie bei einer gesunden Patientin mittels Mikrotip-Transducer-Technik vor und nach der Miktion. Die Untersuchung hat mit der Messung des Urethradruckprofils (nicht dargestellt) begonnen, wobei im Rahmen dieser Profilmessung die Zone des maximalen Urethradruckes identifiziert wurde. Mit dem urethralen Meßelement in der Zone des höchsten Druckes wird der Urethradruck gleichzeitig mit dem Blasendruck registriert. Durch elektronische Subtraktion wird der Urethraverschlußdruck (Urethradruck – Blasendruck) ermittelt. Als Referenzdruck dient ein dritter Druckwandler, der rektal appliziert wird. Durch elektronische Subtraktion wird der Detrusordruck (Blasendruck–Rektaldruck) ermittelt. Bei Punkt 1 wird die Patientin aufgefordert zu miktionieren. Bei Punkt 2 verläßt Harn die äußere Harnröhrenöffnung. Der dritte Abschnitt zeigt die Verhältnisse während der Aufforderung, die Miktion anzuhalten.

kürzlich gezeigt werden, daß bei direktem Nachweis von Harnverlust im Handwaschtest in mehr als 95% ein anamnestischer Hinweis auf Reizblase vorlag. Unter Berücksichtigung anderer Manifestationen des Miktionsreflexes, wie z. B. Harnverlust oder Reizblasensymptome, mußte festgestellt werden, daß dort die Urodynamik, nicht aber die Symptomatik der Patientin insuffizient ist. Die Ursache hierfür liegt in der Tatsache, daß die einfache Zystometrie versucht, den Endpunkt eines komplexen, chaotisch zu bestimmenden biologischen Ablaufes zu messen.

16.2.3 Widersprüchlichkeiten in biologischen Systemen

Die ganze Wissenschaft zielt auf die **algorithmische Zusammenfassung von Ergebnissen** ab. In einem physikalischen System können sie mathematisch bestimmt werden. Natürliche Systeme (das würde auch solche Begriffe wie Detrusorinstabilität beinhalten) aber können nicht algorithmisch zusammengefaßt werden; sie neigen dazu, widersprüchlich und einer linearen mathematischen Abhandlung zuordenbar zu sein. Einige bekannte Beispiele sind turbulente Flüssigkeiten, Herzflimmern etc.

Harnverhaltung oder **-verlust** ist ein komplexer Prozeß. Fünf Reflexe haben allein mit der Miktion zu tun. Davon ausgehend wurde eine Fülle von inhibierenden und stimulierenden Zentren in der Großhirnrinde, den pontinen, medullären, zerebellaren Hirnanteilen, Mittelhirnregionen, in den Basalganglien und im Hypothalamus festgestellt. Hinzufügen ist der Einfluß des urethralen und Blasenhalsverschlußmechanismus mit all seinen individuellen Reflexen und deren Auswirkung auf verschiedene anatomische Defekte. Dazu kommen noch verschiedene Einflüsse von Hormonen auf die psychische und mentale Situation des Patienten. Übereinstimmend mit dieser Theorie ist jeder der hier beschriebenen Faktoren wichtig und hat einen Einfluß auf den Mechanismus der Harnspeicherung und dessen Entleerung und kann daher im Rahmen des Zusammenspiels mit anderen Faktoren das Endergebnis beeinflussen bzw. verändern. Das erklärt auch, warum z. B. im Pad-Test die Reproduzierbarkeit von Ergebnissen im Einzelfall erschwert ist, aber eine bessere Korrelation innerhalb der Gruppe möglich ist.

Unter der Annahme einer frühzeitigen Aktivierung des Miktionsreflexes, der den eigentlichen Grund von Urge-Symptomen und Detrusorinstabilität darstellt, ist die anamnestische Angabe von Urge-Symptomen verläßlicher als das Ablesen von einer Maschine.

16.2.4 Die Klassifikation der weiblichen Harninkontinenz in bezug auf die anatomische Dysfunktion

Von den derzeit bestehenden **Theorien** über die Streß- und Urge-Inkontinenz zeigen sowohl das *Prinzip der abdominalen Drucktransmission* als auch die *Theorie der Detrusorinstabilität* die biophysikalische Beschreibung eines Phänomens auf, erklären oder interpretieren aber nicht die zugrunde liegenden Faktoren oder Gewebedefekte, die letztendlich für das Auftreten der Symptome verantwortlich sind. Diese Bedenken wurden kürzlich durch eine andere Theorie geäußert, die sich auf anatomische Dysfunktionen wichtiger Gewebestrukturen für den Öffnungs- und Verschlußmechanismus der Urethra stützt. Darüber hinaus gibt sie eine Erklärung, wie Kontinenz gesichert wird und wie Inkontinenz auftreten kann. Ein kompliziertes Zusammenspiel zwischen verschiedenen extravesikalen und extraurethralen Faktoren, die für Funktion und Dysfunktion des unteren Harntraktes verantwortlich sind, wird erklärt.

Die wichtigsten Faktoren sind die Ligamenta pubourethralia, die suburethrale vaginale Hängematte und die Beckenbodenmuskulatur, insbesondere der Musculus pubococcygeus. Darüber hinaus sind alle diese Strukturen untereinander verbunden, wobei das Bindegewebe als Klebstoff fungiert.

In Abb. 16-9 und 16-10 ist die sich öffnende und schließende Blase an Hand des urethralen Verschlußmechanismus und des Mechanismus des Blasenhalsverschlusses dargestellt. Defekte einer oder verschiedener oben angeführter anatomischer Strukturen können verschiedene Symptome des Harnverlustes verursachen.

16.2.5 Anatomische Klassifikation der weiblichen Harninkontinenz in Abhängigkeit von Defekten stützender Strukturen der Urethra und des Blasenhalses

Spezifische klinische Symptome, die jeweils bei einem besonderen Defekt vorkommen (Abb. 16-11), sind nachfolgend angegeben. In Abhängigkeit von der Lokalisation des Defektes und der „Sensitivität“ der Nervenendigungen kann der Patient Streßinkontinenz, Urgeinkontinenz, Blasenhalsöffnung oder verschiedene Kombinationen aller drei Möglichkeiten entwickeln.

Im Zusammenhang mit dieser anatomischen Klassifikation versuchen die derzeitigen ICS-Standards die Detrusorinstabilität, die Urethrainstabilität und die genuine Streßinkontinenz als feststellbare Ereignisse, nicht aber kausal zu definieren.

Beziehung zwischen Symptomen und Klassifikation

Allgemein sind Defekte der vorderen Vaginalwand mehr für die Entstehung der Streßinkontinenz, Defekte der hinteren Vaginalwand eher für Symptome eines gestörten Öffnungsmechanismus verantwortlich. Symptome der Pollakisurie, Drangsymptomatik und Nykturie können bei Läsionen in beiden Abschnitten auftreten.

Die Diagnose anatomischer Defekte 1 bis 6 bei einer bestimmten Patientin bedeutet aber nicht, daß unbedingt Symptome der Harninkontinenz vorliegen müssen. Andere Faktoren sind auch wichtig, wie der Urethradruck, der eine vaskuläre und glattmuskuläre Komponente besitzt

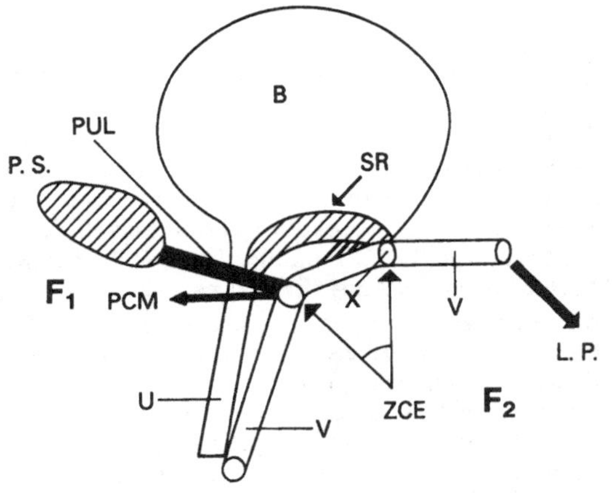

Abb. 16-9: Schematische Darstellung der Anatomie des unteren Harntraktes und wichtiger funktioneller Strukturen.

PS = Symphyse; PUL = Ligamenta pubourethralia; PCM = Pubokokzygeusmuskel; U = Urethra; V = Vagina; B = Blase; SR = Dehnungsrezeptoren oder freie Nervenendigungen im Bereich des Blasenbodens und des inneren Harnröhrenabschnittes; LP = Levatorplatte; ZCE = Zone der kritischen Elastizität der Scheide.

Beachte den nach vorn und aufwärts gerichteten Zug (F_1) der Scheide und der Harnröhre durch PCM und PUL. Andererseits werden die Vagina und der Blasenboden durch die Levatormuskulatur nach hinten und unten gezogen (F_2, die longitudinalen Beckenbodenmuskeln sind hier nicht dargestellt). Dieses Diagramm zeigt auch, daß die Vagina nicht mit der Harnröhre und dem Blasenhals in der Zone der kritischen Dehnbarkeit verbunden ist.

Es ist wichtig, daß die Scheide hier sich frei bewegen kann.

Im Bereich der oberen und hinteren Anteile der Zone der kritischen Elastizität bzw. Dehnbarkeit befinden sich Bindungsgewebsbündel, die die Scheide mit der Blase verbinden. Der eigentliche Fixationspunkt ist durch X markiert. Der Zug nach vorwärts und die Kontraktion durch PUL und PCM, wie auch die nach hinten und unten gerichtete Kontraktion durch LP verursachen ein Abknikken der Harnröhre im Bereich des inneren Meatus. Damit wird die Harninkontinenz vermieden.

Es ist wichtig, darauf hinzuweisen, daß alle hier befindlichen Strukturen mittels Bindegewebe, das wie ein biologischer Klebstoff fungiert, verbunden sind.

und über unwillkürliche wie willkürliche Kompensationsmechanismen verfügt. Letztere müssen erlernt werden und schließen die Anhebung des Beckenbodens durch eine willkürliche Kontraktion und zentralnervöse Hemmechanismen (Blasentraining) ein.

Defekt 1: Suburethraler vaginaler Defekt – ausgeprägte Erschlaffung der vaginalen Hängematte

Harnverlust in der liegenden Untersuchungsposition kann beim Husten mittels *Pinzettentest* überprüft werden, indem man mit einer Pinzette die Vagina paraurethral strafft und die Patientin auffordert, zu husten. Wird damit Harnverlust verhindert, so beweist dies die Bedeutung einer richtig straffen suburethral gelegenen Vagina für den Urethraverschlußmechanismus.

Das Symptom einer am Tage bestehenden Feuchtigkeit ist oftmals zurückzuführen auf einen defekten urethralen Verschlußmechanismus, der auf eine atrophische urethrale Schleimhaut mit herabgesetzter Vaskularisierung und niedrigem maximalem Urethradruck zurückzuführen ist. Linderung der Symptome mittels Östrogentherapie kann auf eine Verbesserung der Mukosabeschaffenheit zurückgeführt werden. Oftmals kann auch Harnverlust durch die Anwendung eines Vaginaltampons verbessert werden.

Defekt 2: Ausgeprägte Vernarbung und Spannung im Bereich der Blasenhalszone

Dieses „Syndrom der fixierten Vagina" ist immer iatrogener Genese.

Vernarbung und Elastizitätsverlust in der *„Zone der kritischen Elastizität"* (ZKE)" der Scheide infolge vaginaler Operationen oder Blasenhalselevationen kann den Pubokokzygeusmuskel an die Levatorplatte fixieren (s. Abb. 16-9). So übersteigt F2 F1, wobei sich der Blasenhals öffnet, wenn er eigentlich geschlossen werden soll.

Das *„Syndrom der fixierten Vagina"* ist oftmals mit einem niedrigen Urethradruck vergesellschaftet. Fast immer näßt die Patientin morgens nach dem Aufstehen ein, bevor sie die Toilette erreicht. In den schlimmsten Fällen beginnt der Harnverlust bereits unmittelbar nach dem Verlassen des Bettes, ein Unterbrechen des Harnstrahles ist unmöglich. Es kann hierbei keine besonders auffällige Streßinkontinenz

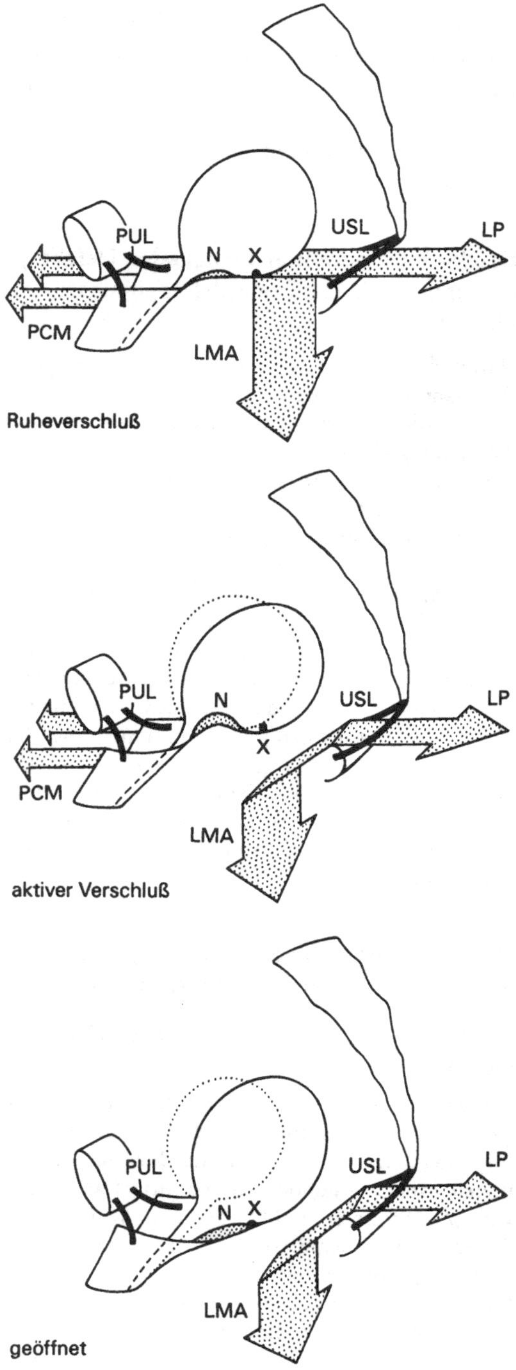

Abb. 16-10: Dreidimensionale Darstellung der Blase und der Harnröhre, die in der Hängematte aus der vorderen Vaginalwand liegen. Die breiten Pfeile zeigen die Kräfte, die auf die vordere Vaginalwand einwirken und diese wie ein Trommelfell spannen. Die Scheide ist im vorderen Anteil durch die pubourethralen Ligamenta (PUL) und hinten durch die sakrouterinen Ligamenta (USL) aufgehängt.

Oben: Ruhe-Position. Die Scheide wird gegen die sie aufhängenden pubourethralen Ligamenta und die Sakrouterinligamente durch entgegengesetzte Kontraktion des Pubokokzygeusmuskels (PCM), der Levatorplatte (LP) und der längs verlaufenden Muskelfasern des Anus (LMA) gespannt.

Bildmitte: aktiver Verschluß. Die Kontraktion des Pubokokzygeusmuskels nach vorn zieht die zwei Enden der vaginalen Hängematte um die Harnröhre, verschließt und fixiert sie. Zur selben Zeit ziehen Levatorplatte und longitudinaler Muskel des Anus den Blasenboden nach X herunter und zurück gegen die fixierte Urethra. Dies trägt zum Blasenhalsverschlußmeschanismus bei. Eine adäquate Elastizität ist in der Scheide unterhalb des Blasenbodens für die gleichzeitig entgegengesetzten Muskelbewegungen erforderlich. Eine gestörte Anatomie in irgendeiner dieser Strukturen resultiert in einem defekten Verschlußmechanismus und in Harnverlust unter Belastung. Die durchbrochenen Linien zeigen die Ruheposition der Blase an.

Unten: Öffnung des Blasenhalses. Als Teil des Miktionsreflexes erschlafft der Pubokokzygeusmuskel. Dies erlaubt LP und LMA ungehemmt nach F_2 zu ziehen, indem die Blase geöffnet wird, eine Trichterbildung erzeugt und somit der urethrale Auslaß vergrößert wird. Zur selben Zeit werden Nervenendigungen (N) stimuliert, die wiederum den Miktionsreflex aktivieren. Umgekehrt kann dieser Reflex durch eine willkürliche Kontraktion der quergestreiften Beckenbodenmuskulatur induziert werden, was meist bei Überanstrengung passiert. Eine Erschlaffung im Bereich der Scheide äußert sich in einem Durchhängen und einem Verlust der trommelfellartigen Spannung. Dies wiederum verursacht eine ungenügende Unterstützung von unten für die Nervenendigungen und führt damit zu einer frühzeitigen Aktivierung des Miktionsreflexes oder der Blaseninstabilität. Es ist möglich, für willkürliche Kontraktionen des Beckenbodens diesen Reflex umzukehren, indem N von unten gestützt wird. Die gebrochenen Linien zeigen die Ruheposition der Blase an. Eine gestörte Eröffnung bei schlaffer supralevatoriell gelegener Vagina – ob durch die schlaffe Vagina selbst oder durch die Sakrouterinligamente verursacht – kann Ausdruck eines erschwerten Miktionsbeginns, einer Miktionsunterbrechung, eines herabgesetzten Flows, hoher Restharnmengen infolge ungenügender Nervenstimulation an Punkt N sein. Die Obstruktion, die oftmals nach Blasenhalselevationsoperationen gesehen wird, kann durch eine mechanische Überlagerung mit diesem Öffnungsmechanismus erklärt werden.

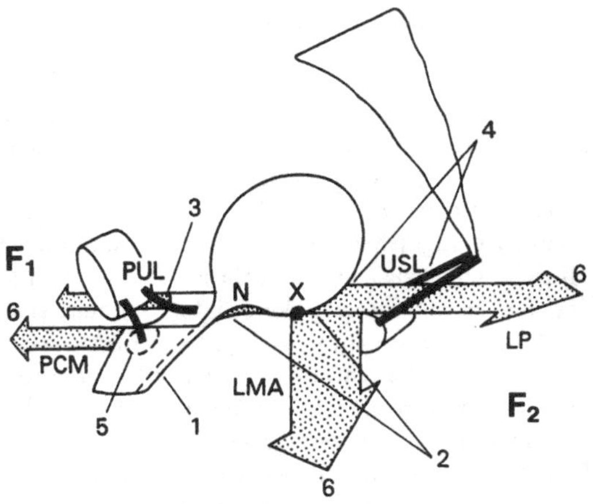

Abb. 16-11: Schematische Darstellung von defekten anatomischen Strukturen, die verschiedene Typen einer Dysfunktion der weiblichen Harnwege verursachen können (vgl. Abb. 16-9).

1. Defekt der suburethral gelegenen vaginalen Hängematte
2. Externe Enge, Narbenbildung im Bereich der Blasenhalszone
3. Erschlaffung der Ligamenta pubourethralia
4. Erschlaffung der Ligamenta sacrouterina, Erschlaffung der supralevatoriellen Vagina
5. Störung des kollagenen Ansatzes des Pubokokzygeusmuskels an der Scheide
6. Störung der quergestreiften Muskulatur
   a) Traumatisierung des M. sphinct. ani ext.
   b) Levatorplatte: zerrissener Muskelansatz an der Symphyse – Erschlaffung des kollagenen Ansatzes – Denervation

vorliegen. Viele Patienten klagen über Harnverlust, wenn sie sich nach vorn beugen, aber ohne Streßinkontinenz beim Husten – ein paradoxer Harnverlust, da der Druck beim Nachvornbeugen weitaus niedriger ist als beim Husten. Die „Zone kritischer Elastizität" (s. Abb. 16-9) ist nicht elastisch. F_2 kennzeichnet die kräftige Kontraktion des Beckenbodens, um die intraabdominalen Organe zu stützen, so daß F_2 leicht F_1 neutralisiert oder aufhebt. Der Blasenhals öffnet sich, anstatt sich zu verschließen. Bei der Untersuchung ist die Scheide meistens sehr eng in der Region des Blasenhalses. Es ist keine Bewegung des urethrovesikalen Überganges (UVJ) möglich.

Nach vorn gerichtete Fixation

Wenn der Blasenhals während der Blasenhalselevation oder Schlingenoperation zu eng an das Schambein verankert wird, ist die Bildung eines Trichters durch F_2 nicht möglich, wodurch Blasenentleerungsstörungen und postoperative Restharnmengen auftreten. Einige dieser Patienten urinieren niemals wieder spontan.

Defekt 3: Schadhafte Ligamenta pubourethralia

Es handelt sich hierbei um den schwerwiegendsten Defekt.

Die wichtige Stützfunktion ist verloren gegangen, so daß sowohl der urethrale wie auch der Blasenhalsverschlußmechanismus inaktiviert werden. Die Blase, die Scheide und das Rektum sind allesamt in einer richtigen anatomischen Position in Ruhe, aber fallen bei Belastung nach hinten, prolabieren gemeinsam unter die untere Symphysengrenze. Ein aktives Nach-unten-Kippen der Levatorplatte scheint diese Veränderungen zu verursachen. Eine Erschlaffung der Ligamenta pubourethralia kann angeboren sein, tritt mit zunehmendem Alter auf (Kollagenverlust) oder kann durch Geburten hervorgerufen werden. Solch ein Defekt muß auch angenommen werden, wenn Patienten Schwierigkeiten beim Einleiten der Defäkation haben oder stuhlinkontinent sind.

Ein einfacher klassischer Test, um einen vorliegenden Defekt der Ligamenta pubourethralia nachzuweisen, ist der *Bonney-Test*. Unilateral angewendet ist es unmöglich, die Urethra zu obstruieren. Der Bonney-Test verankert die Urethra im selben Maß, wie es die Ligamenta pubourethralia tun.

Defekt 4: Erschlaffung der Ligamenta sacrouterina. Erschlaffung der supralevatoriellen Vagina

Diesem Defekt liegt eine Erschlaffung im Bereich des hinteren Scheidenfornix zugrunde. Patienten haben Symptome der Harninkontinenz, Blasenentleerungsstörungen, Beckenschmerzen und hohe Restharnmengen.
Wahrscheinlich liegt hier eine Überdehnung im Bereich des Scheidengewölbes unter der Geburt vor. Die Läsion entsteht auch beim Verschluß des Scheidengewölbes nach Hysterektomie, wenn der ligamentäre Stützapparat nicht berücksichtigt wird. Kongenital bedingt treten die Symptome nach der

Menarche auf. Eine Erschlaffung der supralevatoriell gelegenen Vagina ermöglicht keinen adäquaten Zug auf die Scheide unterhalb der Nervenendigungen des Blasenhalses (s. Abb. 16-11), wodurch Symptome der Pollakisurie, Reizblase und Nykturie auftreten. SS ist herabgesetzt. Der belastungsinduzierte Transmissionsfaktor kann positiv sein anstelle von sonst üblicher Negativität bei Patienten mit Harninkontinenz.

Defekt 5: Erschlaffung der kollagenen Ansatzstellen zwischen Vagina und dem Pubokokzygeusmuskel

Es handelt sich hier um einen schwerwiegenden Defekt mit ähnlichen Symptomen wie bei Läsionen im Bereich der Ligamenta pubourethralia (Nr. 3). Die Scheide ist durch kollagenes Bindegewebe an die Pubokokzygeusmuskulatur „geklebt". Ein überdehnter kollagener Ansatzpunkt zwischen Pubokokzygeusmuskel und Scheide (s. Abb. 16-9 und 16-10) kann den Blasenhalsverschlußmechanismus dadurch verändern, daß der Muskelbauch ungenügend gegen die ligamentäre Stütze gezogen werden kann. Auch kann damit der urethrale Verschlußmechanismus inaktiviert werden.
Klinisch äußert sich dieser Defekt ähnlich der Läsion der pubourethralen Ligamenta. Zu diagnostizieren ist dieser Defekt bei Patienten, deren Blasenhals sich in korrekter anatomischer Ruhe- und Belastungsposition befindet, wobei klinisch eine schlaffe suburethrale Vagina mit hohem Transmissionsfaktor vorliegt. Auffallen könnten derartige Veränderungen bei sehr alten Patienten, die zum ersten Mal Symptome ähnlich den pubourethralen Defekten entwickeln, z. B. Harnträufeln, fäkale Inkontinenz usw. Röntgenologisch befindet sich der Blasenhals sowohl in Ruhe wie auch unter Belastung in einer richtigen anatomischen Position.
Differentialdiagnostisch kann eine Unterscheidung gegenüber dem Defekt der pubourethralen Ligamenta schwerfallen, vor allem dann, wenn der Blasenhals in Ruhe unterhalb der unteren Symphysenkante liegt. Jedoch ist eine Unterscheidung zu einem Defekt der pubourethralen Ligamenta nur von akademischem Interesse, da der anatomische Defekt bei den meisten vaginalen HI-Operationen mitkorrigiert wird, indem die Scheide wiederum am Pubokokzygeusmuskel fixiert wird.

Defekt 6: Störungen quergestreifter Muskulatur

Ein zerrissener externer analer Sphinkter tritt selten auf, ist aber ein korrigierbarer Defekt. Lähmung des muskulären Beckenbodens wird nicht als primärer ätiologischer Faktor der weiblichen Harninkontinenz angesehen, stellt jedoch in qualitativer Hinsicht einen zusätzlichen Faktor dar. Swash ordnete der Harn- wie auch der Stuhlinkontinenz eine muskuläre Denervation zu. Jedoch findet man nicht bei allen Patientinnen mit einer Denervation des Beckenbodens intra partum eine Harn- oder Stuhlinkontinenz bzw. umgekehrt.
Eine Muskeldenervation bei inkontinenten Patienten wird entsprechend der *Bindegewebstheorie* wie folgt erklärt: der fetale Kopf kann die Motorendplatten des Beckenbodens, das vaginale Bindegewebe oder auch beide zerstören. Die Beckenbodenmuskeln stellen eine wichtige Stütze der Urethra dar. Denervation ruft einen Verlust des Muskeltonus hervor, so daß ein Prolaps des Blasenhalses und anderer Organe in Ruhe teilweise durch einen denervierten Beckenboden hervorgerufen wird.

Viele Patienten, deren Blasenhals unter dem unteren Symphysenrand liegt, werden durch unsere intravaginale Schlingenplastik ohne Blasenhalselevation geheilt. Demgemäß glauben wir, daß eine Denervation der Muskulatur nicht den primären Grund der Harninkontinenz darstellt. Sie kann jedoch durch eine Veränderung der Kräfte, die auf die pubourethralen Ligamenta einwirken, zur mechanischen Dysfunktion führen.

16.3 Epidemiologie der Harninkontinenz

16.3.1 Einteilung der Erscheinungsformen

Die funktionelle Harninkontinenz (HI) basiert entweder auf einer *urethralen Verschlußinsuffizienz* oder (und) einer *abnormen Detrusoraktivität (Blaseninsuffizienz)* je nachdem, ob primär mehr das Ausfuhrsystem oder das Speicherorgan betroffen ist. Oftmals ist aber eine strenge Trennung zwischen beiden überhaupt nicht möglich

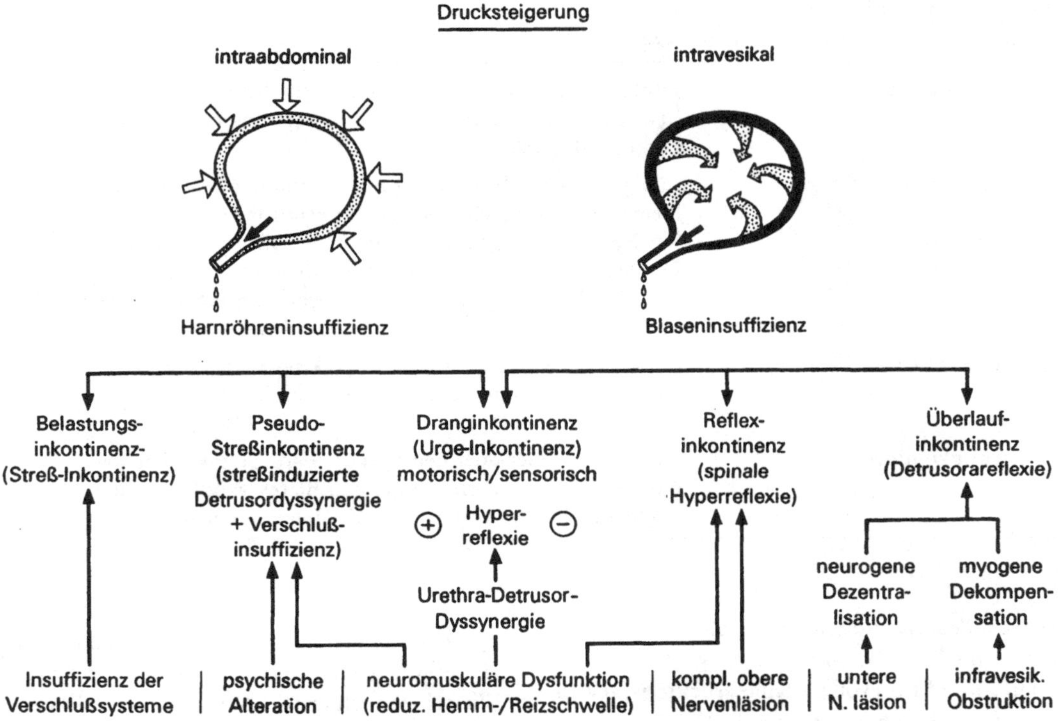

Abb. 16-12: Ursachen und Erscheinungsformen der funktionellen Harninkontinenz.

(Abb. 16-12). Prototyp der Harnröhreninsuffizienz ist die sog. **Belastungs- oder Streßinkontinenz**, weil hier körperliche Anstrengungen (intrabdominale bzw. extravesikale Drucksteigerungen) auslösend wirken. Prototypen der blasenbedingten Inkontinenz mit primär intravesikaler Drucksteigerung sind die **Reflexinkontinenz** bei gesteigerter spinaler Aktivität des Detrusors (die nicht mehr unter zentralnervöser Kontrolle steht und somit unbewußt geschieht) und die **Überlaufinkontinenz** bei passiver Überdehnung des Detrusors (die teils auf spinale oder infraspinale Nervenläsionen, teils auf infravesikale Abflußhindernisse zurückzuführen ist). Am schwierigsten ist die **Drang- oder Urgeinkontinenz** einzuordnen, weil der für sie charakteristische imperative Harndrang in seiner motorischen oder nur sensorischen Erscheinungsform Harnröhre **und** Blase betreffen und sowohl morphologisch faßbare als auch dysfunktionelle Ursachen haben kann. Zwischen der Streßinkontinenz und Urgeinkontinenz steht schließlich noch die sog. **Pseudostreßinkontinenz oder Detrusordyssynergie**, bei der die Belastung nicht direkt am Blasenausgang, sondern erst mit einer zeitlichen Verzögerung über eine unbewußt bleibende Detrusorstimulierung oder alleinige Abnahme des max. Urethraverschlußdruckes, d. h. infolge Detrusor- oder Urethrainstabilität wirksam wird. Durch ständige Angst vor der HI kann es außerdem zu Detrusor-Sphinkterdyssynergien (simultane Detrusor- und Urethra-/Beckenbodenkontraktionen) bei willkürlichen Entleerungsbestrebungen kommen, die ebenfalls nur urometrisch zu erfassen sind. Andererseits bestehen fließende Übergänge von der Dranginkontinenz zur Reflexinkontinenz. Die International Continence Society (ICS) hat die urethrale Verschlußinsuffizienz (Streßinkontinenz) als *„passive Inkontinenz"* von der vesikalen Reflex- und Dranginkontinenz als *„aktive Inkontinenz"* unterschieden (Tab. 16-2). Der urodynamische Terminus *„Instabilität"* ist für alle während der Füllung spontan oder provoziert auftretenden

Tab. 16-2: Klassifikation der Harninkontinenz (nach ICS-Empfehlungen)
Formen des unfreiwilligen Harnabganges

Streßinkontinenz	infolge urethraler Verschlußinsuffizienz (bei intraabdominaler bzw. passiver intravesikaler Drucksteigerung ohne nachweisbare Detrusoraktivität)
Dranginkontinenz	infolge vesikaler Insuffizienz mit Harndrang (bei reduzierter Hemm- oder Reizschwelle für den Miktionsreflex)
motorisch	mit Nachweis ungehemmter spontaner oder provozierter Detrusorkontraktionen (meist zentralnervöse Ursachen)
sensorisch	ohne Nachweis ungehemmter Detrusorkontraktionen (meist urethrovesikale oder psychogene Ursachen)
Reflexinkontinenz	infolge unbewußter Detrusorhyperaktivität (bei oberen Nervenläsionen mit Automatie des sakralen Miktionszentrums)
Überlaufinkontinenz	infolge myogener oder neurogener Detrusorinaktivität (bei intravesikaler Drucksteigerung und Blasenwandüberdehnung durch Auslaßobstruktion und/oder Innervationsstörung)

Detrusorkontraktionen von mehr als 1,5 kPa, für schnellen Basisdruckanstieg (low compliance) und für größere Ruhedruckschwankungen in der Urethra zutreffend. Als Detrusorhyperreflexie wird dagegen vorerst nur die gesteigerte Aktivität bei gesicherten neurologischen Erkrankungen bezeichnet.

Den Gynäkologen beschäftigen hauptsächlich die Streßinkontinenz und jene Dranginkontinenzformen, die im Urogenitalbereich ihre Ursachen haben, einschließlich kombinierter Erscheinungsformen.

16.3.2 Allgemeine Häufigkeit und Bewertung

Auf gezieltes Befragen geben bis zu 50% sogar junger Frauen an, wenigstens zeitweise und unter bestimmten Bedingungen „das Wasser nicht optimal halten zu können". Die Annahme einer geschlechtsspezifischen Inkontinenzbereitschaft bei der Frau ist demnach berechtigt. Sie nimmt mit dem Lebensalter zu und wird je nach Befragungsmodus und Behandlungsnotwendigkeit zwischen 12 und 57% angegeben.

In Deutschland rechnet man mit wenigstens 3 Millionen Harninkontinenten, wovon drei Viertel Frauen sind. Nach anderen Hochrechnungen haben 10% der weiblichen Bevölkerung bzw. 20–30% aller Frauen in der 2. Lebenshälfte Harninkontinenzprobleme.

Nur 5–10% der gelegentlich über Harninkontinenz klagenden Frauen sind jedoch behandlungsbedürftig. Ihretwegen werden allerdings 10–20% aller größeren Operationen an Frauenkliniken durchgeführt (Deszensus- u. Prolapsoperationen eingerechnet), und 20–30% der behandelten Frauen werden auch nach neueren Statistiken nicht dauerhaft beschwerdefrei. Über die ungefähre Häufigkeitsverteilung der verschiedenen Inkontinenzformen in der Urogynäkologie informiert Tab. 16-3.

Tab. 16-3: Häufigkeit verschiedener Harninkontinenz-Formen in der Urogynäkologie

Streßinkontinenz:	35–45%
Dranginkontinenz:	25–35%
Kombinierte Formen:	20–40%
Sonstige (neurogene) Formen:	5–10%

16.3.3 Ätiologie

Urethrale Belastungs- oder Streßinkontinenz.

Die Verschlußinsuffizienz der Urethra manifestiert sich hauptsächlich im mittleren Lebensalter, wenn traumatische, konstitutionelle und/oder alterungsbedingte Schwächen des urethrovesikalen Eigengewebes und seiner Umgebungsstrukturen sowie Störungen in der Statik der Bauch- und Beckenorgane nicht mehr kompensiert werden.

Bauchmuskelüberdehnungen, Hernien und Rektusdiastasen sowie Fettschürzen wirken um so fataler, wenn die stützende Beckenbodenmuskulatur vorgeschädigt ist und Haltungsanomalien des Uterus (Retroflexio) hinzukommen. Ätiologisch haben deshalb Harnröhreninsuffizienzen und Genitaldeszensus viel gemeinsam. Einzeln oder kombiniert kommen für die Streßinkontinenz folgende Faktoren in Betracht (Abb. 16-13).

1. *Blasenhalsinsuffizienz* durch Lockerung der Verankerungen an der Symphyse, am Arcus tendineus fasciae pelvis und an der Pars pubococcygea der Levatormuskulatur. Betroffen sind vor allem die fibromuskulären Ligamenta pubourethralia posteriora bzw. Ligg. pubovesicalia. Trichterbildung (Vesikalisation der proximalen Urethra) und Hypermobilität der Urethra (rotatorischer Deszensus) sind die Folgen.

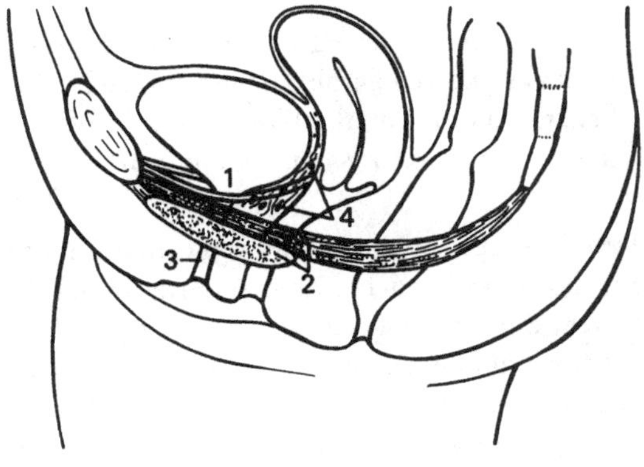

Abb. 16-13: Anatomische Schwerpunkte der Streßinkontinenzätiologie (Zahlenerläuterung s. Text).

2. *Beckenbodenläsionen* durch geburtsbedingte Muskel- und Faszienrisse, Vernarbungen und Überdehnungen. Fehlbelastungen des Beckenbodens durch Überforderung (z. B. langes Stehen, schweres Heben) oder durch Bewegungsverarmung (ständig sitzende Beschäftigung), durch Adipositas, chronischen Husten (z. B. durch Glukokortikoide beim Asthma bronchiale) und/oder konstitutionelle Gewebsschwäche (allgemeine Stigmata: ausgeprägte Striae gravidarum, Varicosis, Überstreckbarkeit der Gelenke). Kohabitationseinflüsse und Überlastungen des Beckenbodens bei Defäkationsschwierigkeiten (chronische Obstipation) sind ebenfalls denkbar.

3. *Erstarrte Eigenstrukturen der Urethra:* ihre glatten und quergestreiften Muskelzellen, elastischen Fasern, Epithelien und venösen Plexus sind östrogenabhängig und unterliegen natürlichen Alterungsvorgängen (HI-Zunahme im Alter). Kommen ungünstige Narbenbildungen nach HI-Operationen hinzu, so wird aus der Urethra ein starres (funktionsuntüchtiges) Rohr mit hypotonen Verschlußdruckwerten.

4. *Durchblutungs- und neurohormonale Regulationsstörungen* im Harnröhren- und Blasenhalsbereich, die in den biologischen Umstellungsphasen (Pubertät, Klimakterium) besonders spürbar werden und manchmal bereits mit intrapartalen oder intraoperativen Gefäß- und Nervenläsionen beginnen. Häufiger treten sie jedoch durch alterungsbedingte Beeinträchtigung der Motoneurone des N. pudendus (geringere Kontraktionsreize) und Qualitätseinbußen an Beckenbodenstrukturen infolge Östrogenmangel (Abnahme der Fibroblasten und Kollagensynthese, Rechts-Links-Differenzen in der mittleren Muskelfaserfläche/-anzahl der Pubokokzygeusmuskulatur sowie Ersatz quergestreifter Muskulatur durch glatte Muskelfasern) mit reduzierter Kontraktilität, Tonusverlust und nachlassendem Gewebsturgor in Erscheinung.

Die Bedeutung der Adipositas wird unterschiedlich bewertet. Bei uns haben etwa 2 Drittel der harninkontinenten Frauen ein deutliches Übergewicht, nur 7% ein Untergewicht und knapp 30% ein normales Körpergewicht. Bei Inkontinenzrezidiven ist der Anteil der adipösen Frauen mit 80% noch höher. Bei einem Genitaldeszensus wird die Streßinkontinenz außerdem mechanisch durch den ständigen Zug und Druck nach unten begünstigt. Beim vertikalen Blasenhalsdeszensus mit Umkehr des PUV-Winkels und verstärkter Harnröhreninklination ist sie häufiger als beim isolierten rotatorischen Descensus vesicae (Abb. 16-14). Im Extremfall (Totalprolaps) kann durch Abknickung oder Kompression der Urethra sogar eine Harnverhaltung entstehen (Quetschhahnphänomen). Dementsprechend fanden wir Streßinkontinenzzeichen bei 83% aller Patientinnen mit Deszensus I°, bei 63% aller Patientinnen mit Deszensus II°, aber nur bei 51% aller Fälle von Prolapsus uteri.

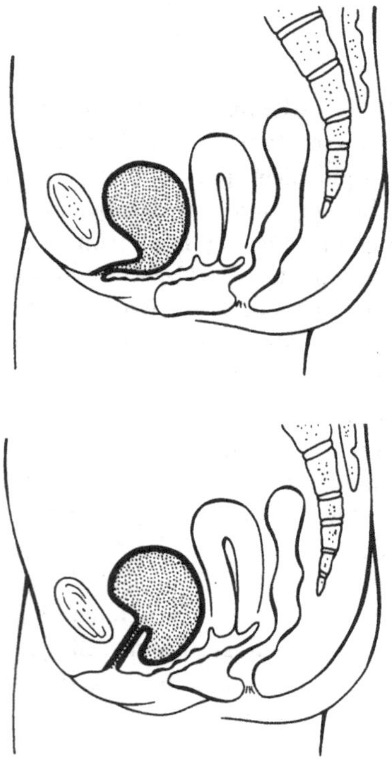

Abb. 16-14: Deszensus vaginae mit unterschiedlicher Blasenbeteiligung (Differentialdiagnose einer Zystozele); **oben:** keine typische Zytozele, sondern abnorme Harnröhrenneigung (syn. Urethro-zystozele, anteriore Zystozele oder Zystoptose, Traktionszystozele, vertikaler Descensus urethrae et vesicae, rotatorischer Descensus urethrae) und aufgehobener PUV-Winkel (Inkontinenz Typ II nach Green); **unten:** typische Zystozele bei normaler Harnröhrenneigung und verkleinertem PUV-Winkel (syn. posteriore Zystozele, Distensionszystozele, rotatorischer Descensus vesicae), inkontinenzwidrig, cave Überkorrektur!

Die nosologische Verknüpfung von HI und Descensus urogenitalis darf jedoch nicht dazu verleiten, jede HI bei einem festgestellten Descensus genitalis zur Streßinkontinenz zu deklarieren und die Heilung ausschließlich durch Lagekorrektur der Genitalorgane mit zusätzlicher Blasenhalsraffung zu erhoffen.

Bei manchen Frauen bestehen HI und Deszensus nur zufällig nebeneinander, weil keine Verschlußinsuffizienz, sondern eine blasenhals- oder detrusorbedingte Dranginkontinenz vorliegt. Diese kann bei einer Zystozele auch durch die unvollkommene willkürliche Blasenentleerung (Restharnblase) und chronische Entzündung provoziert werden, so daß eine kombinierte Streß-Dranginkontinenz entsteht. Andererseits darf die Feststellung, daß es genügend Frauen mit Genitaldeszensus und Zystozele ohne Harninkontinenz gibt, nicht dazu verleiten, den Zusammenhang zwischen Deszensus und Inkontinenz überhaupt in Abrede zu stellen und bei Blasenhalsraffungen die Zystozele vielleicht sogar gänzlich zu vernachlässigen. Das würde auch der Vermeidung chronischer Harnweginfektionen entgegenstehen.

Da die funktionelle HI auf zahlreichen Entstehungsfaktoren beruht, ist die Wahrscheinlichkeit, an ihr zu erkranken, um so größer, je mehr Faktoren zusammenkommen.

Demnach spricht Deszensus **ohne** Inkontinenz für noch vorhandene Kompensationsmöglichkeiten, die sich jederzeit ändern können. Nach neueren immunhistochemischen Untersuchungen könnten auch Veränderungen in der Biosynthese der Kollagene eine Rolle spielen, die bei HI-Frauen besonders ausgeprägt sind, bei Deszensus ohne Harninkontinenz jedoch fehlen.

Vesikale Harninkontinenz. Wie bei der urethralen Verschlußinsuffizienz, so ist auch hier die Umkehr des urethrovesikalen Druckgefälles letztlich ausschlaggebend. Bei den *neurogenen Blasen* kommt sie durch supranukleare oder/ und nukleare bzw. infranukleare, durch komplette oder inkomplette, motorische und/oder sensorische oder schleichend beginnende Nervenläsionen zustande.

Im Falle einer **akuten kompletten oberen Nervenläsion,** z. B. durch eine Wirbelfraktur oberhalb der LWS, wird die zentralnervöse Koordination der Miktion völlig ausgeschaltet. Nach einer initialen Schockphase mit Blasenlähmung (Harnverhaltung) wird die Blase nur noch über ihr sakrales Reflexzentrum gesteuert; es entsteht eine automatische *Reflexblase mit unkoordinierten (ungehemmten) Detrusorkontraktionen,* hypertoner Druckkurve, fehlendem Miktionsgefühl und Inkontinenz (Abb. 16-15). Ist die Bekkenbodenmuskulatur infolge eines partiellen Innervationsausfalls weniger mitbetroffen, so erhöht sich zusätzlich der Blasenauslaßwiderstand. Schließlich verringert sich auch noch der Detrusorstoffwechsel; dann sind Hypertrophie (Balkenblase) und Fibrosierung mit vesiko-ureteralem Reflux, Restharn und aszendierender Infektion unausbleiblich.

Bei **nuklearen bzw. infranuklearen lumbosakralen Läsionen** wird die Blase jeglicher zentraler Steuerung (auch der sakralen) beraubt. Es entsteht eine *autonome Blase.*

Die ICS hat empfohlen, statt der verwirrenden Bezeichnungen: automatisch, hypertonisch, ungehemmt und spastisch bzw. autonom, atonisch, hypotonisch nur noch die Sammelbegriffe *hyperaktiv* (Detrusorhyperreflexie) und *hypoaktiv* (Detrusorareflexie) zu verwenden. Solange die herkömmlichen Bezeichnungen im Schrifttum aber noch gebräuchlich sind, ist ihre Erwähnung nicht zu umgehen.

Die *autonome Blase* verfügt nur noch über ihre periphere Innervation; sie reagiert anfangs hyperton, später mit geringem Druck, ohne Detrusorkontraktionen und mit eingeschränktem oder aufgehobenem Miktionsbedürfnis. Die Folge sind steigende Restharnmengen, bis die überdehnte Blase schließlich überläuft (Ischuria paradoxa) oder Streßsituationen (intraabdominalen Drucksteigerungen) nicht mehr gewachsen ist (= kombinierte Überlauf- und Streßinkontinenz!). Eine Sonderform der autonomen Blase in der Gynäkologie ist die sog. *Wertheim-Blase* (nach der Radikaloperation des Zervixkarzinoms – s. Kap. 15).

Zur *Überlaufinkontinenz* kommt es aber nicht nur bei der autonomen Blase, sondern auch bei den sog. atonischen Blasen infolge Ausfalls der sensiblen Hinterstrangbahnen (z. B. fehlendes Miktionsgefühl bei Tabes dorsalis oder Diabetes mellitus) sowie bei mechanischen Abflußhindernissen (z. B. durch Kontraktur der Beckenbodenmuskulatur, Sphinktersklerose, Harnröhrenabknickungen und Kompresion beim Genitalprolaps) *mit myogener Detrusordekompensation.*

Schließlich sind noch die akuten supraspinalen Ausfälle, z. B. durch Schädel-Hirntraumen oder Apoplexie zu erwähnen, bei denen die Inkontinenz von vornherein überwiegt.

Im Gegensatz zu den akut entstehenden neurogenen Blasen sind die Kausalzusammenhänge bei schleichendem Beginn und inkompletten oder gemischten Nervenläsionen sowie bei hinzukommender pharmakologischer Neuropathie (z. B. parasympathikolytischer Effekt der Antihistaminika und einiger Antihypertensiva) weitaus schwieriger zu erkennen.

Dranginkontinenz. Hier spielen neben den spinalen (meist inkompletten oberen) Läsionen auch *zerebrale Einflüsse* und *urethrovesikale Ursachen* selbst eine Rolle (s. Abb. 16-15). Je nachdem, ob der imperative Harndrang mit nachweisbaren ungehemmten Detrusorkontraktionen (Druckanstieg > 1,5 kPa) oder nur mit eingeschränkter Blasendehnbarkeit (Detrusorkoeffizient oder Compliance < 15) einhergeht, spricht man von motorischer oder sensorischer Dranginkontinenz, der ein Mangel an efferenten hemmenden (zentralnervösen) Impulsen oder ein Überangebot an afferenten stimulierenden (vesikalen) Impulsen zugrunde liegt.

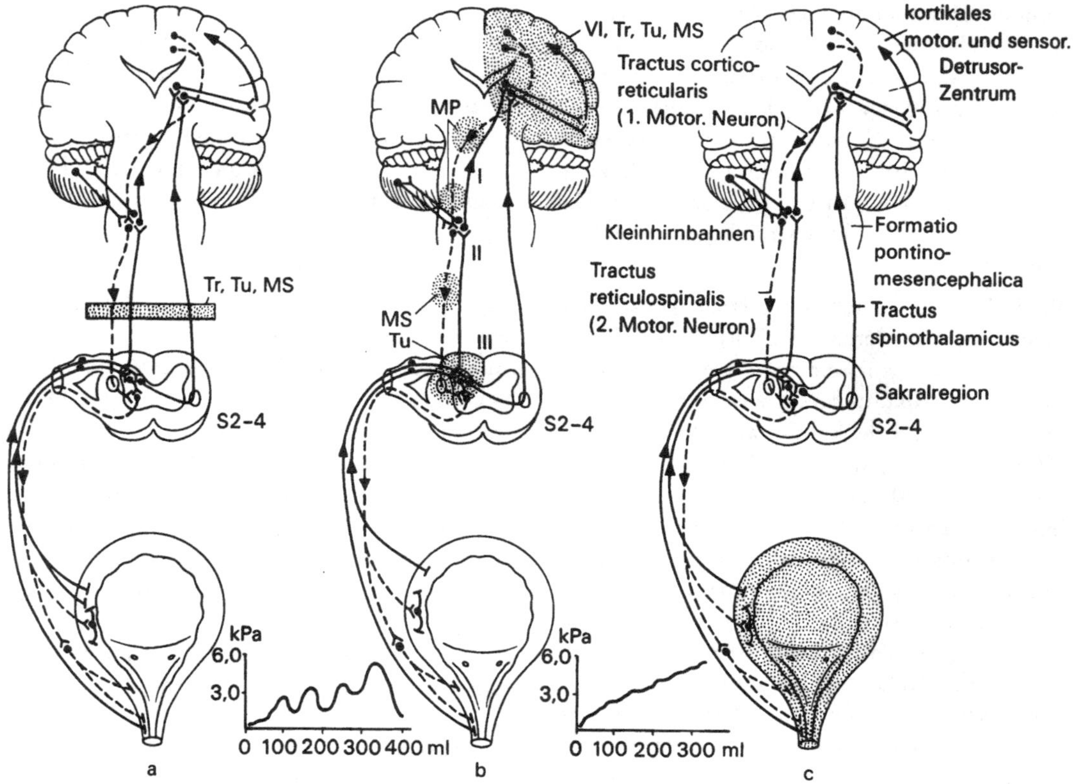

Abb. 16-15: Ursachen/Erscheinungsformen der hyperaktiven Blase:

a) Reflexinkontinenz bei Querschnittslähmung (komplette Unterbrechung aller deszendierenden und aszendierenden Nervenbahnen oberhalb des sakralen Miktionszentrums = upper motor neuron lesion) infolge Trauma (Tr), Tumor (Tu), entzündlicher oder degenerativer Rückenmarkerkrankungen (Myelitis, multiple Sklerose); mit nachweisbaren Detrusorkontraktionen (> 1,5 kPa), aber ohne Harndrang!

b) Motorische Dranginkontinenz bei Ausfall der motorischen Kontrolle des Miktionsreflexes im kortikoretikulären System (I) infolge vaskulärer Insulte (VI), Trauma (Tr), Tumor (Tu), multipler Sklerose (MS) oder Morbus Parkinson (MP) sowie bei Koordinationsstörungen zwischen Hirnstamm (II)- und Sakralzentrum (III) des Detrusors infolge degenerativer, entzündlicher oder destruierender Erkrankungen; mit nachweisbaren Detrusorkontraktionen (> 1,5 kPa) und imperativem Harndrang!

c) Sensorische Dranginkontinenz (Auslösung des Miktionsreflexes bei normaler zentralmotorischer Hemmung) bei verstärkter Reizung oder herabgesetzter Reizschwelle der Dehnungsrezeptoren im Detrusor infolge von Blasenerkrankungen (Entzündungen, Steine, Tumoren), infravesikalen Obstruktionen (Stenosen, Divertikel, Zystozelen), neurohormonalen oder psychogenen Störungen; ohne nachweisbare Detrusorkontraktionen, aber meist mit Detrusorhypertonie und reduziertem Dehnungskoeffizienten.

Die Ursachen der Dranginkontinenz lassen sich in 3 Gruppen zusammenfassen:

1. lokale urethrovesikale Veränderungen (symptomatische oder sekundäre Dranginkontinenz)
2. spinale und/oder zerebrale Erkrankungen und
3. neurohormonale oder psychovegetative Störungen (2. und 3. = idiopathische oder primäre Dranginkontinenz)

Einen Überblick über sämtliche ursächliche Möglichkeiten vermittelt Tab. 16-4. Daraus ist ersichtlich, wie schwierig die Abklärung einer Dranginkontinenz sein kann. Besonders sei auf *die toxischen und vaskulären Neuropathien* sowie auf die *sakralen Rhizopathien* verwiesen, die möglicherweise bisher unterbewertet wurden. Es ist auch denkbar, daß intraneurale Fibrosen und Myelindegenerationen in den hinteren Wurzeln des Sakralmarks (sakrale Rhizopathien mit Sensibilitätsstörungen im Urogenitalbereich, Pollakisurie und Dysurie) durch gynäkologische Operationen und chronisch entzündliche Prozesse im kleinen Becken besonders provoziert werden. *Kohabitationseinflüsse* spielen möglicherweise auch eine Rolle. Gegenüber der Reizblase unterscheidet sich die **psychogene Dranginkontinenz** nur durch den unwillkürlichen Harnabgang (der bei der Reizblase trotz ständigen Harndrangs fehlt). Als Gegenreaktion auf den imperativen Harndrang entstehen Verkrampfungen der Beckenbodenmuskulatur, die ihrerseits den Miktionsablauf und die Vita sexualis stören (z. B. Dyspareunie).

Die unbewußt bleibende **Pseudostreßinkontinenz** ist letztlich nur eine andere Spielart des gleichen meist neuro- oder psychovegetativ bedingten Geschehens. Aber auch umgekehrte Kausalitätsbezüge: primär morphologische Bekkenboden- oder Harnröhrenveränderungen (Kontrakturen, Obstruktionen – vielleicht sogar im Gefolge wiederholter Streßinkontinenzoperationen) und sekundäre Detrusorinstabilität sind möglich.

Selbst die Streßinkontinenz kann eine sekundäre Detrusorinstabilität provozieren, wenn aus Angst vor dem unfreiwilligen Harnabgang die Blase immer häufiger willkürlich entleert und dadurch die Speicherkapazität immer kleiner wird.

Schließlich ist daran zu denken, daß das Miktionsbedürfnis durch Arzneimittelabusus (Antihistaminika, Psychopharmaka, starke Analgetika und Rauschgifte) beeinträchtigt sein kann, während andererseits einige Antihypertensiva (z. B. Guanethidin und Reserpin) und Antiepileptika infolge ihrer α-adrenolytischen Wirkung eher HI provozieren (pharmakologische Neuropathie der Harnblase!) (Tab. 16-5).

Tab. 16-4: Ursachen der vesikalen Inkontinenz (mit unterschiedlicher Drangsymptomatik)

1. Blasenentzündungen, Steine, Tumoren
2. Blasendislokationen (z. B. durch Lageveränderungen, Genitaltumoren, Schwangerschaften) und Adhäsionen (z. B. nach Bindegewebsentzündungen und Operationen)
3. Harnröhrenerkrankungen: Chronische Urethritis (z. B. durch Anaerobier, Candidae, Gonokokken, Mykoplasmen, Chlamydien, Trichomonadeninfektionen), Urethritis atrophicans, Divertikel, Polypen, Prolapserscheinungen, Stenosen/Sphinktersklerosen
4. Beckenbodenalterationen (Sklerosierungen im Bereiche des Diaphragma urogenitale oder Diaphragma pelvis) z. B. nach Geburten oder vaginalen Operationen, und Bindegewebsdegeneration
5. Spinale und infranukleare Nervenerkrankungen: Myelodysplasie, Wirbelsäulentraumen, Bandscheibenerkrankungen mit Kompressionssyndrom, – Läsionen des Plexus pelvicus bei Operationen im kleinen Becken, – toxische Neuropathie bei Diabetes mellitus, Perniziosa, Alkoholismus, – degenerative Neuropathie bei Arteriosklerose im Alter, – Entzündungen (Neuritis, Arachnoiditis, Herpes zoster in der Sakralregion), sakrale Rhizopathien, – Tumoren (teils Drang-, teils Überlaufinkontinenz!)
6. Zerebrale Erkrankungen: zerebrale Vaskulopathien, Morb. Parkinson, Tumoren
7. Neurohormonale (psychovegetative und/oder hormonale) Störungen: allgemeine Reizblasensymptomatik, Prämenstrualsyndrom, klimakterisches Syndrom
8. Arzneimitteleinflüsse (Abusus von Psychopharmaka, Analgetika, Antihistaminika und Sedativa), die nicht nur den imperativen Harndrang, sondern die zentralnervöse Verarbeitung des Miktionsbedürfnisses überhaupt einschränken (Wechsel zwischen Drang- und Überlaufinkontinenz)

Tab. 16-5: Arzneimittelnebenwirkungen am Harntrakt:
Harninkontinenz (HI), Harndrang (HD), Harnretentionen (HR)

Indikations- bzw. Stoffgruppe	HI	HD	HR
Antihypertensiva, Kardiaka			
α-Rezeptorenblocker	+	(+)	
β-Rezeptorenblocker		(+)	+
Kalziumantagonisten			+
Digitalis		+	
Broncholytika, Antiasthmatika			
β-Rezeptorstimulanzien	+		+
Antihistaminika,			+
Antiallergika			+
Antiparkinsonika			+
Antiepileptika (Phenytoin)	+		+
Myorelaxanzien (Baclofen)	+		
Myotonika (Cholinesterasehemmer)		+	
Prostaglandine (E_2, $F_{2\alpha}$)		+	
Psychopharmaka			
Trizyklische Antidepressiva			+
Phenothiazine	+		+

Während Urologen und Gynäkologen mit den morphologisch faßbaren urethrovesikalen Ursachen der Streß- und Dranginkontinenz allein fertig werden, brauchen sie bei neurogenen und psychovegetativen Ursachen unbedingt die Mithilfe von Neurologen und Psychologen bzw. Psychotherapeuten.

Diese haben den bei der urologischen Untersuchung mit erhobenen Nervenstatus zu interpretieren und therapeutisch umzusetzen. Voraussetzungen für eine rationelle Diagnostik und Therapie sind in jedem Falle von funktioneller HI die sorgfältig erhobene Anamnese und Analyse der Beschwerden.

16.3.4 Anamnese und Symptome

Sie sind nach wie vor die Hauptstützen und Richtungsweiser für das weitere Vorgehen. Im folgenden werden stichwortartig typische Hinweise für verschiedene Inkontinenzformen aufgeführt.

Belastungs-(Streß-)inkontinenz

Mehr als 3 Geburten, wiederholte Aborte und Kürettagen (Zug an der Portio!), schwere körperliche Arbeit oder Bewegungsverarmung, einseitige Tätigkeit ohne Ausgleichssport, Adipositas, Hängeleib, Hohlkreuz, Kreuzschmerzen, ausgeprägte Striae gravidarum, Varicosis, Hernien, Überstreckbarkeit der Gelenke, Senkungsgefühl, erschwerte und verlängerte Miktion (Zystozele!), chronische Obstipation (Preßzwang) oder Husten (Asthma bronchiale). Beginn der HI meist im 3. oder 4. Lebensdezennium, allmählich, hauptsächlich in Phasen besonderer Belastung (z. B. ungewohnte Tätigkeit oder bei länger andauerndem Husten) und mit Remissionen.

Unwillkürlicher Harnabgang erfolgt ohne Vorankündigung, in relativ kleinen Mengen, bei unterschiedlicher *Belastung* (intraabdominaler Drucksteigerung), aber nicht bei Bettruhe. Willkürliche Unterbrechung der normalen Miktion ist möglich, solange noch funktionstüchtige Beckenbodenmuskulatur bzw. intakte Nn. pudendi vorhanden sind.

Aufschlußreich sind *Angaben zur Häufigkeit* der HI (z. B. nur bei starken Erkältungen oder bestimmten sportlichen Übungen, ein- oder mehrmals wöchentlich oder täglich), *zur Bewältigung des Hygieneproblems* (gelegentlicher oder ständiger Wäscheschutz oder sogar mehrmaliger Wäschewechsel täglich) und zur *Selbstbewertung der Beschwerden* (z. B. würden Sie sich deshalb operieren lassen?), siehe auch S. 17.

Ingelman-Sundberg (1972) hat zur Einschätzung des Schweregrades der Streßinkontinenz folgende Einteilung empfohlen:

- *HI I. Grades:* Harnabgang nur beim Husten, Lachen, Niesen bzw. schwerer körperlicher Arbeit (d. h. bei plötzlicher intraabdominaler Drucksteigerung).

- *HI II. Grades:* Harnabgang auch beim Laufen, Tragen, Heben bzw. leichter körperlicher Arbeit (d. h. bei gleichmäßiger intraabdominaler Drucksteigerung).
- *HI III. Grades:* Harnabgang bereits beim Stehen, nicht aber in Ruhe beim Liegen (d. h. bei orthostatischer Druckeinwirkung).

Drang-(Urge-)inkontinenz

Rezidivierende Harnweginfektionen, Harnsteinleiden, Schädel-Hirntraumen, Wirbel- oder Beckenfrakturen, Nervenkrankheiten (vgl. Tab. 16-4), Diabetes mellitus, Alkoholismus, wiederholte gynäkologische Operationen (Adhäsionen) und Genitalentzündungen, Störungen des Sexualverhaltens (Dyspareunie, Dysmenorrhoe, Sterilität), verantwortliche geistige Tätigkeit (z. B. Lehrerinnen), Allergieneigung und allgemeine vegetative Dystonie. Beginn manchmal bereits in der Jugend oder erst im höheren Lebensalter.

Der Harnabgang erfolgt *unabhängig von körperlicher Belastung* meist mit Vorankündigung, in relativ großen Mengen (auch nachts während des Schlafens – Enuresis nocturna – im Gegensatz zur Reizblase). Provozierend wirken Genußmittel, kalte Getränke, Wassergeräusche, kalte Füße. Häufig schaffen es die Frauen bei Verspüren des Harndrangs nicht bis zur Toilette. Aber nicht immer muß ein schmerzhafter „imperativer" Harndrang vorhanden sein. Mitunter vermag die willkürliche Beanspruchung der Beckenbodenmuskulatur dem parallel zur Blasenfüllung zunehmenden Harndrang einige Zeit zu widerstehen, bis eine zusätzliche Provokation den Abgang größerer Harnmengen auslöst (vergleichbar dem normalen Miktionsbedürfnis bei übervoller Blase). Typischer sind jedoch tagsüber stündliche, mitunter sogar noch häufigere Miktionen und mehrmalige Blasenentleerungen in der Nacht. Die Befähigung zur willkürlichen Unterbrechung der normalen Miktion ist eingeschränkt.

In Tab. 16-6 sind die wichtigsten Unterschiede zwischen Streß- und Dranginkontinenz zusammengefaßt.

Pseudostreßinkontinenz (streßinduzierte Detrusordyssynergie)

Allgemein psychovegetative Stigmata (s. Kap. 13). Auslösung der (schmerzlosen) Detrusorkontraktionen und/oder Urethrarelaxation durch intraabdominale Drucksteigerung, zeitliche Verzögerung zwischen intravesikalem Druckanstieg und unwillkürlichem Harnabgang bis zu einer halben Minute, langsame Entleerung relativ großer Harnmengen in jeder Position, insbesondere bei Lagewechsel, aber auch beim Laufen, jedoch nicht bei Bettruhe (im Gegensatz zur reinen Dranginkontinenz). Die willkürliche Unterbrechung der normalen Miktion ist meist nicht möglich.

Reflexinkontinenz (komplette obere Nervenläsion)

Fehlbildungen (Melodysplasien), vorausgegangene Rückenmarkverletzungen (Wirbelfrakturen) bzw. bereits bekannte Nervenerkrankungen. Das Miktionsgefühl ist aufgehoben. Die reflektorische, auch durch kutoviszerale Reizung (Triggerung) auslösbare Blasenentleerung kann weder verhindert noch unterbrochen werden. Trotzdem wird die Blase infolge Beckenbodenkontraktur unvollkommen entleert (Detrusor-Sphinkter-Dyssynergie). Restharn, vesikoureteraler Reflux und aszendierende Infektionen sind die Folgen.

Überlaufinkontinenz (infolge unterer, seltener oberer Nervenläsionen)

Ebenfalls Entwicklungsstörungen im Bereiche der Wirbelsäule und des Rückenmarks, nach vorausgegangenen ausgedehnten Unterleibsoperationen (z. B. Wertheimsche Radikaloperation, Rektumamputation) bzw. bei diabetischer Neuropathie oder nicht ausgeheilter Lues (Tabes dorsalis). Bei fehlendem Harndrang bleibt die Miktion unvollkommen, der Restharn nimmt zu, und die Entleerung wird immer unbefriedigender (reduzierte Harnflußrate), die Blase läßt sich aber ausdrücken.

Überlaufinkontinenz (infolge Abflußhindernis bzw. Detrusordekompensation)

Hochgradiger Genitalprolaps, Harnröhrenstenose oder zunehmende Sphinktersklerose, nach gynäkologischen Radikaloperationen oder Bestrahlungen. Hier ist die Blasensensibilität unterschiedlich erhalten. Wird die Überlaufinkontinenz durch Belastungssituationen provoziert, so ist eine Verwechslung mit der genuinen Streßinkontinenz möglich.

Für die **Unterscheidung zwischen Belastungs- und Dranginkontinenz** wurden auch bereits

Tab. 16-6: Typische Anamnesen und Symptome

Streßinkontinenz	
Anamnese:	**Symptome:**
> 3 Geburten	Miktionsintervall ~ 3 h
Schwere Arbeit	HI belastungssynchron
Adipositas, Varikosis	Relat. kleine Mengen
Chronischer Husten	Nicht bei Bettruhe
Chron. Obstipation	Deszensusbeschwerden(?)
Hypo-(Hyper-)tonie	Miktionsstop meist möglich
Beginn im mittleren Lebensalter!	
Dranginkontinenz	
Anamnese:	**Symptome:**
Harnweginfektionen	Miktionsintervall < 1 h
Geistige Arbeit	HI nicht belastungssynchron
Schädel-Hirntraumen	Relat. große Mengen
Myelodysplasien	Auch bei Bettruhe
Gyn. Op./Entzündungen	Dysmenorrhoe, Dyspareunie
Genußmittel-Abusus	Miktionsstop selten möglich
Allergien	
Beginn bereits in Jugend oder erst im Senium!	

standardisierte Interviews empfohlen, die vom Arzt geführt werden oder der Patientin selbst die Beantwortung eines Fragebogens mit ja oder nein ermöglichen.

Dabei muß jedoch grundsätzlich beachtet werden, daß es ausschließlich für eine Inkontinenzform typische Antworten nicht gibt und Überschneidungen genau so häufig sind wie die gemischten Formen der Harninkontinenz selbst.

Bemerkenswert ist deshalb der Vorschlag von Gaudenz, bei jeder Patientin einen Urge-Score und einen Streß-Score mit jeweils 0–26 Punkten auszufüllen und bei mehr als 13 Punkten in der einen Skala sowie weniger als 6 Punkten in der anderen eine Urge- bzw. Streßinkontinenz anzunehmen. Gemischte Formen sind demnach vor allem bei jeweils 7–12 Punkten zu erwarten.

Unser Erfassungsblatt berücksichtigt Fragen und Beobachtungen, die bei Überwiegen der Ja-Kreuze in Reihe UI mehr für Streßinkontinenz, in Reihe BI mehr für Dranginkontinenz und bei gleicher Punktzahl in beiden Reihen für Mischinkontinenz sprechen (Tab. 16-7).

Fragen nach der HI-Frequenz und Hygieneerfordernissen bleiben bei der Punktebewertung unberücksichtigt; sie können aber Quantifizierungshinweise auf den HI-Grad geben (vgl. S. 17 und 210).

Ein von der Patientin selbst auszufüllender Fragebogen kann das persönliche Gespräch zwischen Arzt und Patient nicht ersetzen.

Dabei wird man immer wieder feststellen, daß nicht wenigen Frauen die Unterscheidung zwischen Harninkontinenz und Pollakisurie schwerfällt, insbesondere wenn Diabetes mellitus, Herz- oder Nierenerkrankungen hinzukommen.

Späte Überwindung der **Kleinkindenuresis** (jenseits des 3. Lebensjahres) ist suspekt auf Mißbildungen oder frühkindlichen Hirnschaden, deren Blasenauswirkungen unter Umständen erst durch eine später hinzukommende (postpartale) Beckenbodeninsuffizienz manifest werden (kombinierte Drang- und Belastungsinkontinenz).

Tab. 16-7: Harninkontinenz-Erfassungs- und Bewertungsbogen

Universitäts-Frauenklinik Berlin		Datum
Name:	geb. am:	Alter:
Beruf:	Größe:	Gewicht:

Anamnestische Angaben: (Erst-/Wiederholte Erkrankung) (Zutreffendes unterstreichen u. Feld ankreuzen)

	UI	VI
1. Steinleiden, Harnweginfektionen, urologische Operationen		☐
2. Nervenleiden, Wirbelsäulentraumen, Diabetes mellitus, Hypertonie		☐
3. Parametropathie, Adnexitiden, größere gynäkologische oder urogynäkologische Operationen		☐
4. Dysmenorrhoe, Dysurie, Dyspareunie, Allergie, Psychopharmaka, Genußmittelüberkonsum		☐
5. Als Kind Bettnässer gewesen, Beginn der HI in Kindheit/Jugend/Senium		☐
6. *Beginn der HI nach Partus, im Klimakterium*	☐	
7. *mehr als 3 Geburten (spontan, operativ) und/oder Curettagen*	☐	
8. *schwere körperliche Arbeiten (früher, jetzt), Varikose, Hypotonie*	☐	
9. *Deszensus, chronischer Husten, Hängeleib, Obstipation, Adipositas*	☐	

Auslösende Ursachen und Art der Beschwerden (Zutreffendes unterstreichen)

	UI	VI
1. *Husten, Niesen, Lachen, Heben, Treppensteigen*	☐	
2. *HI ohne Vorankündigung (belastungssynchron in kleinen Mengen)*	☐	
3. *Zuwarten bei Miktionsbedürfnis ist möglich*	☐	
4. *erschwerte Spontanmiktion (protrahiert, fraktioniert, mit Bauchpresse)*	☐	
5. *Willkürliche Unterbrechung der Miktion möglich*	☐	
6. HI im Liegen (nachts), beim Aufstehen aus sitzender oder liegender Position (bemerkt/unbemerkt)		☐
7. HI/HD bei kalten Füßen, kalten Getränken, Genußmitteln, Hören oder Fühlen von Wasser		☐
8. Harnabgang bei Belastung mit Intervall zwischen Streß und Inkontinenz (gelegtl. auch Stuhlabgang)		☐
9. Harnabgang bei Dranggefühl mit kurzem Intervall zwischen Drang und Harnabgang. „Ich schaffe es nicht zur Toilette“		☐

Bewertung der Beschwerden durch Patientin:

Inkontinenz (HI) oder Harndrang (HD) im Vordergrund			HI	HD
Miktionsfrequenz am Tage:	nachts:	gesamt:	selten	oft
Wäscheschutz: nein	gelegentlich (wieviel Vorlagen täglich?)	ständig		
HI-Grad: (nach IS) 0/I	I/II	II/III		

Interview-Diagnose: Punkte: (entspr. angekreuzter Felder)

Unterschrift des Arztes:

UI = urethrale (Streß-)Inkontinenz VI = vesikale (Drang-)Inkontinenz

Inkontinenzbeginn im Alter ist ebenfalls so gut wie immer Ausdruck eines Kombinationsschadens, bedingt durch Arterio(Zerebral-)sklerose und Alters-(Bindegewebs)schwäche, deren Erscheinungsformen über das Inkontinenzinterview hinausgehen (Abb. 16-16).

Auch die **Miktionsgewohnheiten** selbst sind mitunter aufschlußreich: regelmäßig, wie oft am Tage (und in der Nacht), nur bei deutlichem Harndrang, mit Schmerzsensationen während oder danach, mit schwachem Harnstrahl, nur unter Zuhilfenahme der Bauchpresse bzw. nach digitaler Reposition einer Zystozele, mit anschließend gleich wieder bestehendem Gefühl der vollen Blase?

Miktionsbedingungen (Toilettenverhältnisse) und **Kohabitationsauswirkungen** auf die Blase sollten ebenfalls erfragt werden. Bei nicht wenigen Patientinnen führt sogar erst eine gezielte *Psychodiagnostik* auf die richtige Fährte. Ob diese vom erstberatenden Arzt mittels rasch durchzuführender und auszuwertender Persönlichkeitsfragebögen i. S. von Screening-Tests eingeleitet wird oder von vornherein dem Spezialisten überlassen bleibt, richtet sich nach den örtlichen Gegegebenheiten. Auf jeden Fall sollte sich an die Erstberatung gleich die Basisdiagnostik anschließen.

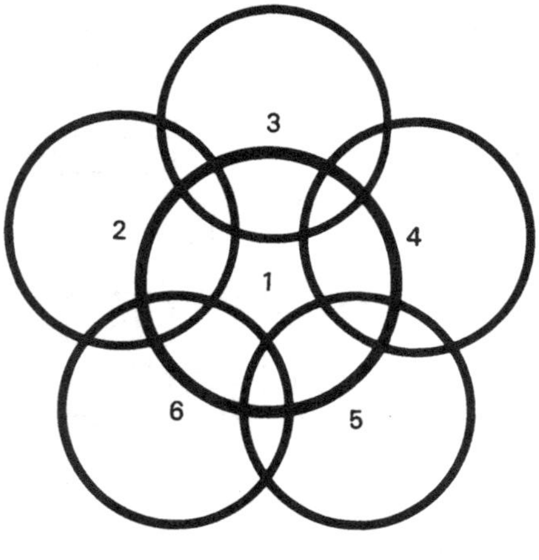

Abb. 16-16: Hauptgründe für die Harninkontinenz im Alter:
1. Urethra- und/oder Beckenbodenschwäche (Alterung des Bindegewebes),
2. Adipositas oder Asthenie,
3. Reduzierte Blasenkapazität,
4. Diureseschwankungen,
5. Herz-/Kreislauferkrankungen,
6. Arzneimittelnebenwirkungen.

Urologen sind gut beraten, grundsätzlich einen Gynäkologen hinzuzuziehen, denn für die Mehrzahl der Fälle ist die Basisdiagnostik in erster Linie eine gynäkologische.

16.4 Diagnostisches Basisprogramm

Das Symptom HI ist bei der Frau derart häufig, wechselhaft und vielschichtig, daß es unrealistisch, ja unnötig ist, für jede Patientin von vornherein eine umfangreiche urodynamische Abklärung zu fordern. In der Praxis genügt zunächst ein diagnostisches Minimalprogramm (Tab. 16-8). Damit läßt sich zumindest die typische Streßinkontinenz herausfinden.

Urodynamische Spezialuntersuchungen werden erst erforderlich bei widersprüchlichen Befunden der Basisdiagnostik, bei HI-Rezidiven, bei Mischinkontinenz, vorrangiger Miktionsstörung und vor HI-Operationen.

Zunächst kommt es darauf an, den bei der Befragung entstandenen Verdacht morphologisch wie funktionell zu erhärten (Tab. 16-9).

16.4.1 Inspektion

Die Inspektion dient dem **Inkontinenznachweis** überhaupt unter besonderer Berücksichtigung

Tab. 16-8: Minimalprogramm zur Harninkontinenzbewertung

- Sorgfältige Anamnese/Beschwerdenanalyse
- Exakter gyn. Status (Inspektion – Palpation)
- Harnuntersuchung (Sediment, Bakteriologie)
- Restharnprüfung, Kapazitätsprüfung
- Einfache Funktionstests, Miktionskalender

Tab. 16-9: Basisdiagnostik bei der funktionellen Harninkontinenz

Inspektion	Vulva (Ekzem?), Orificium urethrae ext. (Ektropium, Polyp?) Introitus vaginae (angustus, dilatus?), Perineum (normal, niedrig, narbig?) Vagina (Kolpitis, Deszensus, Zysto-urethrozele mit verstrichenen Rugae ventrales oder Dislokationszystozelen mit erhalten Rugae ventrales, Divertikel, Zysten, Rektozele, Douglasozele, Narben?) Portio vag. uteri (Positio, Elongatio, Erosio?)
Palpation	Harnröhrenwulst, vordere Scheidenwand/gewölbe (Schmerzen, Aussackungen, Tumoren, Narben?) seitliche Scheidenwand (Levatorrand?) hintere Scheidenwand (Rektozele, Enterozele?) hinteres Scheidengewölbe (Sakrouterinligamenta?) Portio vag. uteri (Verschiebeschmerz?) Uterus (Retroflexio, Deszensus, Myome?) Adnexe/Parametrien(-itis? Tumoren, Endometriose?)
Sensibilitäts- und Reflexprüfungen	Berührungsempfindlichkeit, Analreflex, Bulbokavernosusreflex
Einfache Funktionstests	(ggf. zusätzliche Absicherung durch Sonographie bzw. Endoskopie) *Beckenboden:* Levatortest (Anspannen, Entspannen bei Inspektion und Palpation) *Vordere Vaginalwand:* Paraurethraler Falttest mit Pinzette (schlaffe Vagina?) *Urethramobilität:* Q-Tip-Test (Watteträgerinklination beim Pressen/Kneifen) Elevationstest (Bonney-Test) *Blasenverschluß:* Preßversuch und Hustenreaktion (bei gefüllter Blase) Blasenhalsöffnungstest Preßversuch und Hustenreaktion (im Stehen und Liegen) Hackenaufpralltest *Detrusorleistung:* Blasenfüllung (min. und max. Harndrang, Kapazität) Blasenentleerung (danach Restharnbestimmung) Miktionskalender (Frequenz- u. Volumenangaben)
Harnuntersuchung	Zellzahl, Eiweiß, Bakt.-Screening, Antibiogramm. Bei negativer Harnkultur auch Urethraabstriche!

entzündlicher Veränderungen und sichtbarer Narben, abnormer Belastungsreaktionen sowie Lageveränderungen und Hernien, die Einfluß auf Harnröhre und Blase haben könnten. Vorwölbungen der vorderen Vaginalwand sprechen für *Distensions- oder Pulsionszystozelen (Septumdefekte)*, wenn die Querfalten verstrichen, die seitlichen Längsfurchen (Aufhängungen) der Vagina jedoch erhalten sind – und für *Dislokations- oder Traktionszystozelen (Aufhängedefekte)*, wenn die Querfalten erhalten, die seitlichen Längsfurchen der Vagina jedoch ein- oder beidseitig verstrichen und durch Pinzettenzug weiter dislozierbar sind (Abb. 16-17).

Distensionszystozelen betreffen meist den Blasenboden (posteriore Zystozelen) und sind eher miktions- als kontinenzgefährdend. Dislokationszystozelen sind in der Blasenhalsregion anzutreffen (anteriore Zystozelen) und besonders inkontinenzbegünstigend. Bei ihnen ist auch die Scheidenfurche zwischen Urethra und Blase häufig nicht mehr zu erkennen (Urethrozystozele).

Kombinationen von anterioren und posterioren Zystozelen und mit Entero- oder Rektozelen

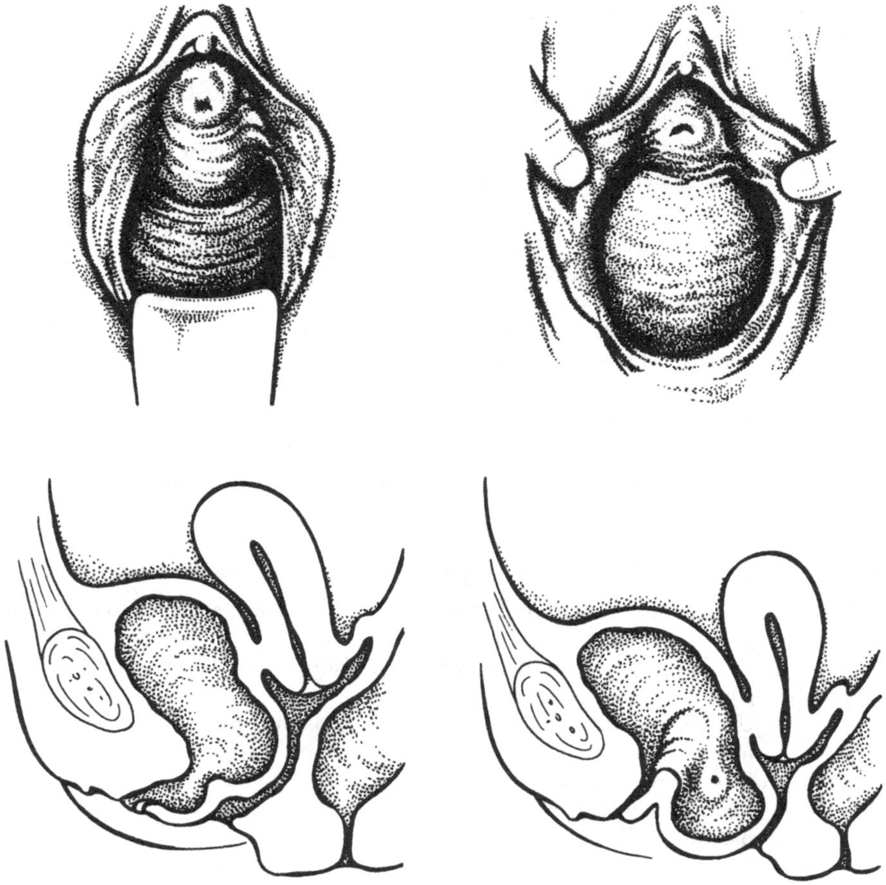

Abb. 16-17: Inspektion der vorderen Vaginalwand: **Links:** Kombinierte Dislokations- oder Traktionsurethrozystozele mit mehr oder weniger erhaltenen Rugae vaginales, aber verstrichenen seitlichen Längsfurchen (als Ausdruck der insuffizienten Symphysenverankerung). **Rechts:** Isolierte Distension- oder Pulsionszystozele mit verstrichenen Rugae vaginales, aber erhaltenen seitlichen Längsfurchen (als Ausdruck eines defekten Septum vesicovaginale bei intakter Symphysenverankerung).

sind ebenfalls möglich. Sie erfordern unterschiedliche operative Konsequenzen (s. Kap. 16.8).

16.4.2 Palpation

Die Palpation hat den gesamten **Halte- und Stützapparat** (Bänder und Beckenboden) sowie die **Organbeschaffenheit** und **Topographie** belastungsabhängig einzuschätzen.

Deszensusgrade sind optimal nicht in Steinschnittlage, sondern nur an der stehenden oder sitzenden Patientin zu ermitteln. Je nachdem, ob die inneren Genitalorgane beim Pressen nur ein wenig tiefer treten oder im Introitus erscheinen oder aus dem Introitus heraustreten, unterscheidet man einen Deszensus (bzw. eine Zystozele) I., II. oder III. Grades.

Bei Verdacht auf Innervationsstörungen können sich gleich *Sensibilitätsprüfungen* der Vulva mit einer Kanülenspitze und *Prüfungen des Analre-*

flexes durch Einführen des Fingers in das Rektum sowie des *Bulbokavernosusreflexes* durch Klitorisreizung anschließen (s. Kap. 4).

16.4.3 Funktionsteste

Für die Funktionsteste empfiehlt sich folgender Untersuchungsgang:

- Spontanmiktion mit Mittelstrahluringewinnung
- Levatortest (Spiegelhub)
- Wattestäbchen (Q-Tip oder Watup-)Test
- Urethraabstrich für Bakteriologie (z. B. Chlamydien)
- Harnblasenkatheterismus: Restharn? Harnbakteriologie
- Auffüllen der Blase mit sterilem körperwarmem H_2O oder physiol. NaCl-Lösung (ggf. Infusionssystem). Ermittlung des ersten und schmerzhaften Harndrangs (ml)
- Blasenentleerung bis auf ~ 250 ml Inhalt
- Blasenhalsöffnungstest, danach Katheterentfernung
- Preßversuch und Hustentest im Liegen. Prolabierte Zystozelen vorher mit hinterem Scheidenspiegel reponieren!
- Blasenhalselevationstest
- Levatortouchiertest
- Preßversuch und Hustentest im Stehen, ggf. zusätzlich. Hackenaufpralltest und Kniebeugen
- Bei negativem oder zweifelhaftem Testergebnis wird 45-Minuten-Vorlagenwiegetest angeschlossen.

Für dieses Programm sind etwa 30 Minuten/Patientin einzuplanen; dazu noch einige Erläuterungen:

Levatortest. Bei der *Inspektion* wird das hintere Spekulum beim „Kneifen" eindrucksvoll angehoben, wenn die Patientin richtig anspannt. Ein kräftiger Beckenboden vermag das Spiegelblatt sogar bei einer Gewichtsbelastung mit 500 g noch mühelos anzuheben. Die vordere Vaginalwand einschließlich Urethra wandert dabei symphysenwärts.

Bei der *Palpation* der seitlichen Vaginalwände kann man Seitendifferenzen in der Beschaffenheit der Levatorschenkel feststellen, ihre willkürliche Kontraktionsfähigkeit (beim Kneifen) verfolgen und der Patientin verdeutlichen, welche Muskeln in Belastungssituationen reflektorisch anzuspannen sind (Abb. 16-18).

Graduierungen nach der Kontraktionsdauer sind möglich:

0 keine Beckenbodenkontraktion
1 sehr schwache Kontraktion, kürzer als 2 Sek. (Levatorflattern)
2 Kontraktion kann 2–5 Sek. gehalten werden
3 Kontraktion kann 6–10 Sek. gehalten werden
4 Kontraktion kann 11–15 Sek. gehalten werden
5 Kontraktion kann länger als 15 Sek. gehalten werden.

Weitere Vorstellungen von der Kondition des Beckenbodens erhält man, wenn in die Scheide eingeführte Gegenstände (z. B. Ballonkatheter, Meßkugeln oder Konusgewichte) dort festgehalten werden sollen oder die Druckerzeugung während der Beckenbodenkontraktion mit einem Manometer festgestellt wird. Derartige Praktiken sind auch wesentliche Bestandteile des Biofeedback-Trainings der Beckenbodenmuskulatur und werden deshalb dort mit abgehandelt. Oftmals wird erst danach richtig reagiert, denn Patientinnen mit Streßinkontinenz haben häufig verlernt, ihren Beckenboden richtig zu betätigen und reagieren beim Husten nicht mehr mit der erforderlichen Gegenspannung.

Wattestäbchentest (Q-Tip oder Watup-Test, Abb. 16-19). Ein mit Lidocain-Gel getränktes oder für bakteriologische Untersuchungszwecke geeignetes steriles Wattestäbchen wird wie ein Katheter in die Urethra eingeführt und bis in die Blasenhalsregion vorgeschoben. Dann läßt man die Patientin pressen. Je nach Zustand der Urethraverankerung an der Symphyse rotiert das äußere Stäbchenende normalerweise nur wenig ($< 30°$) oder bei einer insuffizienten Aufhängung und hypermobilen Urethra erheblich ($>$ 30–70°) aufwärts. Eine anschließende Aktivierung des Beckenbodens wird mit einer rückläufigen Rotation des Stäbchens unterschiedlich beantwortet: bei guter Kontraktionsfähigkeit bis zur Ausgangsposition oder darunter (0° oder sogar Minuswert), bei schwacher Kontraktionsfähigkeit mit einer Verkleinerung des Anstiegswin-

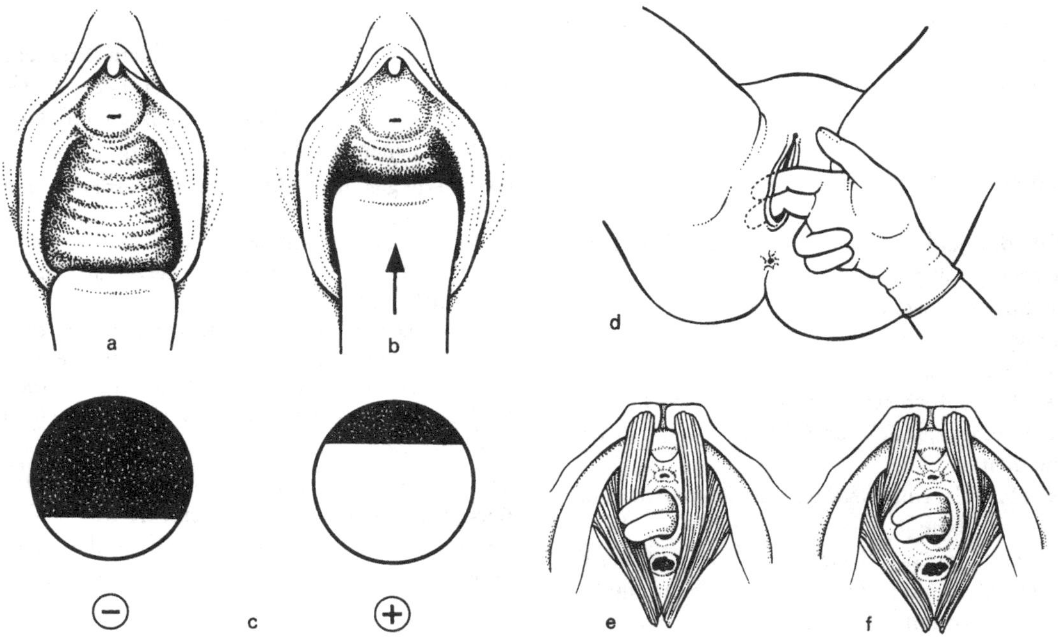

Abb. 16-18: Funktionsprüfung der Levatormuskulatur

- bei der Spiegeleinstellung (links):

a) die Einführposition des hinteren Spiegelblattes bleibt beim Anspannen weitgehend unverändert (negativer Spiegelhub = schlechte Levatorreaktion);
b) das hintere Spiegelblatt wird beim Anspannen deutlich der vorderen Vaginalwand genähert (positiver Spiegelhub = gute Levatorreaktion);
c) Auswirkungen auf den Scheideneingang
− Levatortest: Lumeneinengung ≤ 25%
+ Levatortest: Lumeneinengung ≥ 75%

- bei der Palpation (rechts):

d) die gekrümmten Finger der inneren Hand touchieren durch die seitliche Scheidenwand zunächst den rechten, dann den linken Levatorrand;
e) bei intakter Muskulatur finden sich keine Seitendifferenzen. Kontraktionsaufforderungen werden spürbar beantwortet;
f) bei defekter Muskulatur tastet man Aussparungen oder Verziehungen, Kontraktionsaufforderungen werden unterschiedlich beantwortet.

kels und bei aufgehobener Kontraktionsfähigkeit ohne nennenswerte Winkeländerung. Ein vor die Vulva gehaltener Winkelmesser kann die Urethrarotation weiter verdeutlichen. Das Ergebnis darf aber nicht überbewertet werden; insbesondere, wenn die vordere Vaginalwand durch Voroperationen vernarbt ist und die Patientin nicht richtig preßt, sind bis zu 40% falsch negative Aussagen möglich. Der Test versagt auch, wenn das äußere Stäbchenende bei einem erheblichen rotatorischen Deszensus bereits in Ruhe zur Horizontalen um mehr als 40° ansteigt. Trotzdem vermittelt dieser Test therapieorientierte Vorstellungen sowohl von der Beschaffenheit des Bandapparates (Blasenhalsinsuffizienz?) als auch vom Zustand der Beckenbodenmuskulatur (Beckenbodeninsuffizienz?).

Blasenhalsöffnungstest (fluid-bridge-test, Abb. 16-20). Ein Harnröhrenkatheter mit seitlicher Öffnung wird so weit zurückgezogen, bis aus der gefüllten Blase keine Flüssigkeit mehr abläuft, das Katheterauge sich also in der Harnröhre befindet. Nachdem man sicherheitshalber den Katheter noch weitere 0,5 cm zurückgezogen hat, läßt man die Patientin husten. Beginnt der Katheter erneut zu „laufen“, so ist eine Ver-

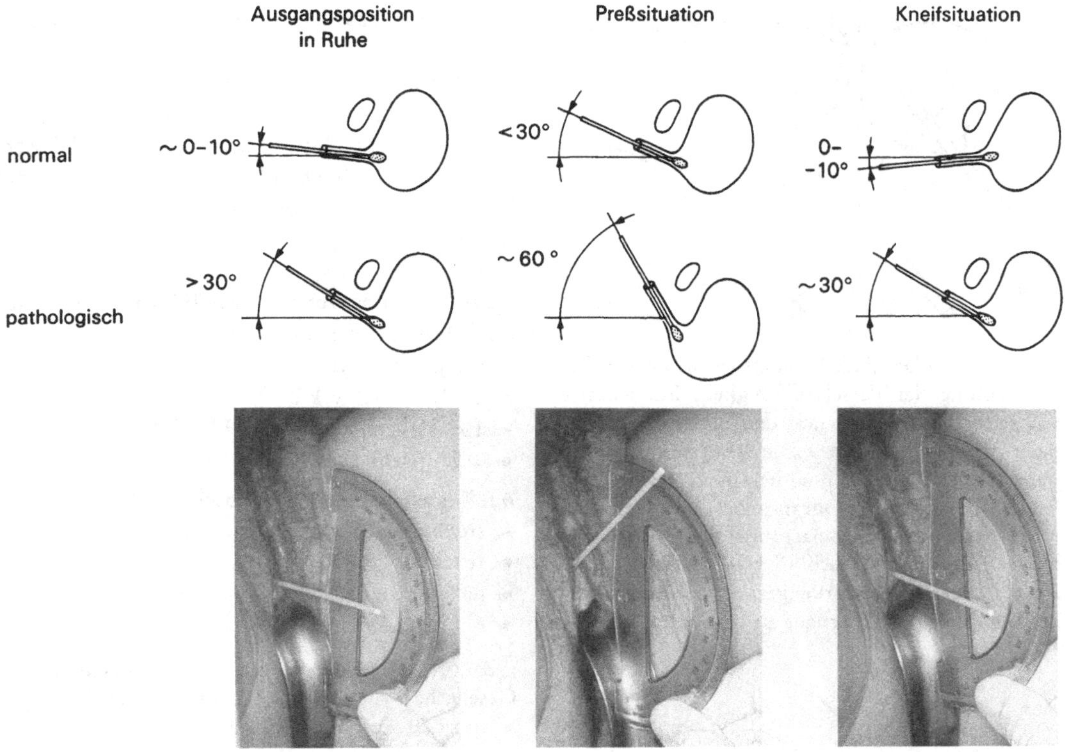

Abb 16-19: Wattestäbchen-(Q-Tip) Test zur Prüfung der Urethramobilität. Der bis in die Blasenhalsregion eingeführte Watteträger vermittelt Vorstellungen vom normalen (obere Reihe) und anormalen Harnröhrenverlauf (mittlere Reihe) beim Pressen und Kneifen. Während sich die Position des Stäbchens normalerweise auch in Belastungssituationen kaum verändert, richtet sich sein äußeres Ende bei insuffizienter Harnröhrenaufhängung schon in Ruhe und erst recht beim Pressen erheblich auf. Eine mangelhafte Rückrotation beim anschließenden Kneifen spricht für eine schlechte Levatorfunktion. (Kombinierter Funktionstest für Beckenbänder und -boden!).
Unten: Realbilder bei normaler Ausgangssituation, pathologischer Ruhe- und/oder Preßsituation, normaler Kontraktionsreaktion.

schlußinsuffizienz des inneren glattmuskulären Systems anzunehmen (positiver fbt.). Wiederholungen des Testes bei noch weiter zurückgezogenem Katheter vermitteln eine Vorstellung von der Restaktivität der Urethra.

Blasenhalselevationstest (Bonney-Test, Abb. 16-21). Von der Scheide aus wird die Blasenhalsregion mit 2 Fingern rechts und links von der Urethra bis in Symphysennähe angehoben. Kolposuspensionen korrigieren abnorme Urethraneigungen in adäquater Weise von oben (s. Kap. 16.8). Der Test imitiert diese Operationsabsicht und prüft, ob die Vagina dafür genügend beweglich ist. Früher prüfte man vorrangig seine Verschlußwirkung: „ob beim Husten während der Blasenhalselevation kein Urin mehr abging" (positiver Bonney-Test). Durch die dabei mögliche Urethrakompression wurde dieses Testergebnis manchmal überbewertet.

Abgekürzter Vorlagenwiegetest (Trink- und Diuresephase entfallen). Sind die bisherigen Tests negativ, so läßt man die Patientin bei gleicher

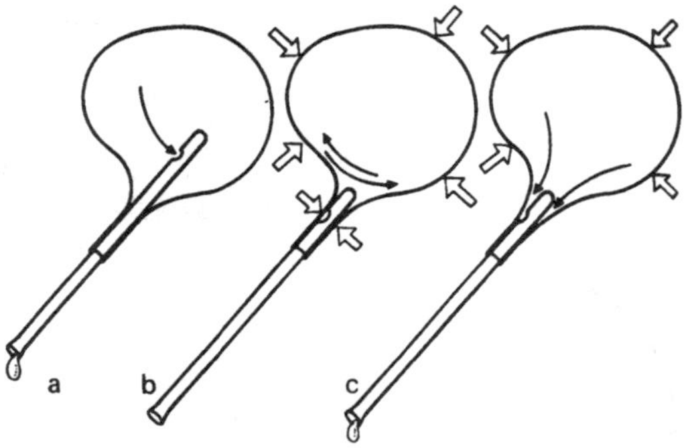

Abb. 16-20: Blasenhalsöffnungs-(Fluid bridge-)Test zur Prüfung der Verschlußfähigkeit. Ein Katheter mit seitlicher Öffnung läßt den Blaseninhalt nicht mehr ablaufen, wenn er soweit herausgezogen wird, daß sich die Öffnung bereits in der proximalen Urethra befindet. Daran ändert sich normalerweise auch nichts in Belastungssituationen (a und b). Ist das innere Verschlußsystem jedoch insuffizient, so beginnt der zurückgezogene Katheter beim Pressen oder Husten erneut zu laufen (c).

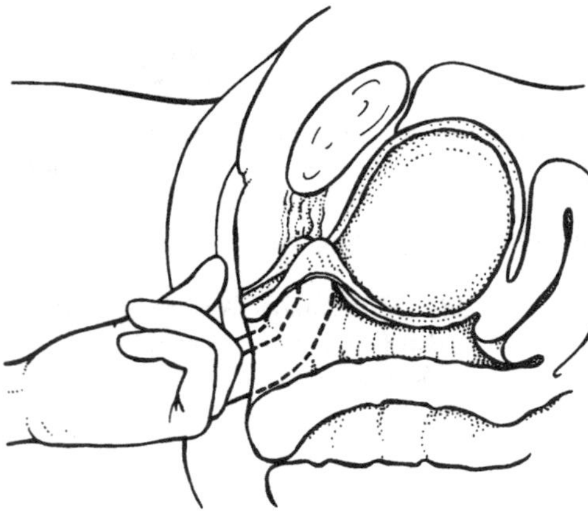

Abb. 16-21: Blasenhalselevationstest. Bei gefüllter Blase vermittelt die Anhebung der vorderen Vaginalwand rechts und links vom Blasenhals einen Eindruck vom Blasenhals-Symphysenabstand, von der Beweglichkeit der Urethra und von der Verschlußleistung in Belastungssituationen.

Blasenfüllung (s. Untersuchungsgang S. 207) unter Benutzung einer gewogenen Vorlage etwa 30 Minuten herumspazieren und Treppensteigen (Miktion vermeiden, sonst muß der Test wiederholt werden!). Danach soll sie unter Aufsicht

- je 10mal aus dem Sitzen aufstehen und husten,
- 1 Minute auf der Stelle laufen,
- 5mal etwas vom Fußboden aufheben.
- 1 Minute die Hände unter fließendem Wasser waschen. Abschließend erneutes Wiegen der Vorlage(n), Spontanmiktion mit Volumenbestimmung.

Quantifizierungsversuche der HI bei voller Blase
nach Vorlagengewicht (ICS 1987):
- $<$2 g keine HI
- 2–10 g leichte HI (I°)
- 10–50 g mittelschwere HI (II°)
- $>$50 g sehr schwere HI (III°)

nach Hustenreaktion (Schüssler 1986):
- trocken im Stehen: keine HI
- feucht im Stehen: HI I°
- naß im Stehen: HI II°
- naß im Liegen: HI III°

Quantifizierung der HI im Alltag (Vorschlag der Gesellschaft für Inkontinenzhilfe – GIH):
- sporadische HI (bis 10 ml(g)/h)
- belastende HI (bis 25 ml(g)/h)
- schwere HI (bis 50 ml(g)/h)
- absolute HI (über 50 ml(g)/h)

Quantifizierungen der HI sollen Therapieentscheidungen erleichtern. Simulationen sind einzukalkulieren!

Miktionskalender

Patientenaufzeichnungen über Miktionshäufigkeit und Miktionsvolumina für jeweils 24 Stunden ermöglichen in Verbindung mit Angaben zur täglichen Trinkmenge und Anzahl unwillkürlicher Harnentleerungen die Unterscheidung zwischen normalen und anormalen Entleerungsverhältnissen (vgl. Kap. 3.2).

Werden darüber hinaus die *wöchentlichen* Durchschnittswerte der täglichen Miktionsfrequenz (Tag- und Nachtwerte getrennt), der niedrigsten, mittleren und höchsten Miktionsvolumina und der Quotient aus wöchentlichen Durchschnittswerten der täglichen Gesamtmiktionsfrequenz und des täglichen Gesamtmiktionsvolumens ermittelt, so kann mit diesem nichtinvasiven Verfahren ein Blasenin-

Tab. 16-10: Gesamtspektrum urogynäkologischer Diagnostik bei Harninkontinenz

Basisuntersuchungen	
Anamnese, Beschwerdenanalyse, Gynäkologischer Status, Psychosomatischer Status, Harnstatus, Miktionsverhalten, Funktionstests und Quantifizierungsbestrebungen	
Spezialisierte/hochspezialisierte Untersuchungen	
Urodynamik: Druckmessungen (Zystometrie, Urethra-Ruhe/Streßdruckprofil)	**Bildgebende Verfahren** Ultraschall (Urogenital- und Nephrosonographie)
Flußmessungen (Uroflowmetrie, Druck-Flußmessungen)	Röntgen (Kolpo-Urethrozystographie, Miktionszystourethrographie, Urethrographie)
Konduktionsmessungen (UEC-metrie: Harnnachweis in Urethra)	Magnetresonanztomographie der Beckenweichteile (statisch/dynamisch)
Potential- u. Reflexprüfungen (Beckenboden/Urethra-EMG, N. pudendus-Stimulationen)	**Endoskopieverfahren** (Zystoskopie, Urethroskopie)

stabilitätsdiskriminanzindex (BIDI) berechnet und daraus mit hoher Wahrscheinlichkeit eine Blaseninstabilität nachgewiesen bzw. ausgeschlossen werden.

Miktionskalenderkorrekturen z. B. durch systematisches Hinauszögern der Miktionen bei gesteigertem Harndrang haben als autogenes Blasentraining auch therapeutische Bedeutung (vgl. S. 222).

Weitere Funktionsprüfungen

Introitus- oder Perinealsonographie vermitteln zusätzlich einen Eindruck von der Urethramobilität und eventuellen Trichterbildung beim Pressen sowie von der „Levator"funktion beim Kneifen (s. Kap. 8 und 16.5).

Die **Urethroskopie** kann ebenfalls zur Funktionsprüfung herangezogen werden, indem man den Blasenausgang beim Auffüllen und abwechselnden Pressen/Kneifen beobachtet und dabei feststellt, ob er sich wie eine Linse verengt und völlig schließt oder verzieht und geöffnet bleibt. Auch das Anheben der mittleren Urethra durch Kontraktion der Beckenbodenmuskulatur ist zu sehen (s. Kap. 6).

Damit sind die Grenzen der Basisdiagnostik erreicht oder in Ermangelung geeigneter Geräte und Erfahrungen bereits überschritten. Das Gesamtspektrum urogynäkologischer Untersuchungsmöglichkeiten bei der Harninkontinenz ist aus Tab. 16-10 ersichtlich.

Die **bakteriologische Harnuntersuchung** darf bei der HI-Basisdiagnostik niemals fehlen! Bei negativer Harnkultur trotz Harndrangsymptomatik sind außerdem Urethraabstriche für Untersuchungen auf Chlamydien, Myko- und Ureaplasmen sowie Mykosen erforderlich.

16.5 Spezialisierte und hochspezialisierte Diagnostik

Die spezialisierte Diagnostik hat **Aufwand, Aussagemöglichkeit** und **Risiko** abzuwägen. Zahlreiche Methoden stellen mittlerweile fixe Bestandteile der urogynäkologischen Funktionsdiagnostik dar. Die Beurteilung der einzelnen Verfahren darf aber nicht isoliert geschehen, sondern muß unter gemeinsamer, kritischer Betrachtung aller Befunde aus Anamnese, Klinik, Urodynamik, endoskopischer und bildgebender Diagnostik erfolgen.

Die einzelnen Untersuchungsmethoden waren in ihrer Wertigkeit, vor allem aber in ihrer klinischen Relevanz einem steten Wandel unterworfen. Urodynamische Techniken wurden ursprünglich im Unterschied zur bildgebenden Diagnostik zur Erkennung von Funktion und Dysfunktion der ableitenden Harnwege unterbewertet. Heute sind Zystometrie und Urethrozystometrie aus dem diagnostischen Konzept der weiblichen Harninkontinenz nicht mehr wegzudenken.

16.5.1 Urodynamik

Die **Zystometrie** gilt langläufig als die geeignetste, neurologische Untersuchungsmethode der Harnblase. Dennoch werden Bedenken über ihre Wertigkeit und Reproduzierbarkeit geäußert. Vor allem wird die Aussagekraft dieser Methode bei schneller oder halbschneller Blasenfüllung angezweifelt, ja sogar als unphysiologisch hingestellt. Die Blasenmuskulatur reagiert nämlich auf Provokationen, wie z. B. die rasche Füllung vor allem mit unphysiologischen Lösungen sehr sensibel. Deshalb wurden auch von einigen Untersuchern langsame Füllraten empfohlen. Die *Detrusorinstabilität* ist, wie bereits beschrieben, dadurch charakterisiert, daß ein plötzlicher isolierter, intravesikaler Druckanstieg auftritt. Das Ausmaß des intravesikalen Druckanstieges ist dabei irrelevant. Wenn diese Detrusorkontraktion nicht unterdrückt werden kann, resultiert Harnverlust im Sinne der Urge-Inkontinenz. Unbedingt zu fordern dabei ist die simultane **Messung des Intraabdominal-(Rektal-)-druckes**, d. h. Differenzdruckermittlungen zwischen Blasen- und Rektaldruck, da nur auf diese Weise eine isolierte Detrusoraktivität zu registrieren ist. Mittels Provokationstests (Beklopfen der Bauchdecken, Hustenlassen, Verwendung von kaltem Füllmedium) steigt zwar die Wahrscheinlichkeit eine Detrusorinstabilität zu identifizieren, erhöht sich aber die Invasivität der Untersuchung selbst.

In Verbindung mit der **Uroflowmetrie** und **Elektromyographie** lassen sich darüber hinaus Koordinationsstörungen zwischen Detrusor und Beckenboden (z. B. pathologische Muster bei gesteigerter und reduzierter Beckenbodenaktivität mit oder ohne Harnfluß) und ihre Auswirkungen auf die Miktion (z. B. verzögertes Einsetzen und niedrige Flußrate) nachweisen. Es wäre jedoch ein Trugschluß, sich, wie eingangs bereits erwähnt, ausschließlich auf die Zystometrie zu verlassen und die Diagnose einer Streßinkontinenz bei entsprechenden Symptomen lediglich aus einem normalen zystometrischen Befund gewissermaßen als Ausschlußdiagnose ableiten zu wollen.

Bei Streßinkontinenz kommt es darauf an, die Auswirkungen intraabdominaler Drucksteigerungen auf die urethrale Verschlußleistung, d. h. auf das urethrovesikale Druckgefälle und Urethradruckprofil unter Ruhe- und Belastungsbedingungen zu prüfen. Das **Urethraruhedruckprofil** gibt in klinischen Situationen einige interessante Informationen. Ein Patient mit einem sehr niedrigen intraurethralen Druck besitzt eine signifikant herabgesetzte urethrale Verschlußkapazität (Abb. 16-22), was für die präoperative Auswahl des geeigneten Operationsverfahrens streßinkontinenter Frauen bedeutend ist. Die Registrierung des Urethradruckprofils ist auch von wissenschaftlichem Interesse, da es Aufschluß über die Veränderungen des intraurethralen Druckes wie auch über die Lokalisation der Zone des höchsten Urethradruckes nach ver-

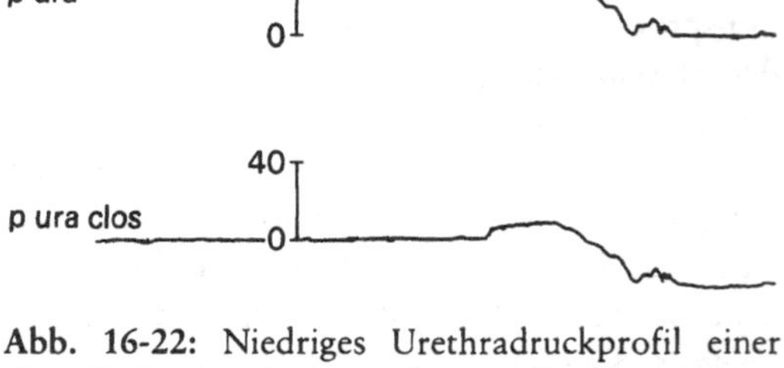

Abb. 16-22: Niedriges Urethradruckprofil einer alten Patientin mit einer schweren Streßharninkontinenz.

p ves = Blasendruck, p ura = Urethradruck, p ura clos = p ura − p ves = Differenzdruck oder auch Urethraverschlußdruck genannt.

schiedenen Behandlungsformen gibt. Das Druckprofil wurde auch eingesetzt, um das Aktionsprofil verschiedener Pharmaka auf den urethralen Muskel (Kontraktion oder Erschlaffung) zu messen. Allerdings werden auch dieser Methode einige Mängel angelastet: Es fehlen repräsentative Normwerte, da die inter- wie auch intraindividuellen Werte, unabhängig vom Alter, stark schwanken.

Im Unterschied zur Zystometrie erhöht die simultane Urethrozystometrie die differenzierte Beurteilung der Speicherfunktion der Blase und der Verschlußaktivität der Urethra. Auf diese Weise ist eine komplette Erfassung der Funktion und Dysfunktion der unteren Harnwege eher möglich als mit der einfachen Zystometrie.

Obwohl die Urethrozystometrie bereits seit 30 Jahren eingesetzt wird, fand sie erst vor 15 Jahren durch den Einsatz von Microtip-Kathetern Eingang in den klinischen Alltag. Hauptaufgabe der Urethrozystometrie ist die Messung des Urethraverschlußdruckes (Abb. 16-23). Sie ist für eine korrekte Urethrozystometrie unerläßlich, wobei durch die Messung des Profils die verschiedenen Druckzonen der Harnröhre gemessen werden. Wie bei der Zystometrie muß man sich aber darüber im klaren sein, daß durch das Einführen von Meß- und/oder Füllkathetern die normale Funktion dieser Organe gestört wird. Oftmals wird auch ein dritter Meßkatheter im vorderen Fornix vaginae oder rektal appliziert und damit der Differenzdruck von Blase und Bauchraum gemessen. Auch die Kathetersteifigkeit, der Katheterdurchmesser, die Anzahl der Sensoren und das Blasenfüllungssystem können die Meßresultate beeinflussen. Es ist deswegen wichtig zu wissen, welches Meßverfahren zum Einsatz gelangt, wobei im Rahmen von Kontrolluntersuchungen der Vergleichbarkeit von Meßresultaten wegen dasselbe Meßsystem zum Einsatz gelangen muß. Heutzutage werden zumeist Mikrotiptransducer-Katheter verwendet. Darüber hinaus ist, wie bei allen diagnostischen Verfahren, die exakte Beschreibung der Methodik notwendig, ein Umstand, auf den die International Continence Society in ihrer Standardisierung zu recht großen Wert legt und an deren Verbesserungen sie kontinuierlich arbeitet. Wie auch bei der Urethradruckprofilmessung ist die genaue Angabe der Untersuchungstechnik der Urethrozystometrie erforderlich (siehe auch Kap. 7).

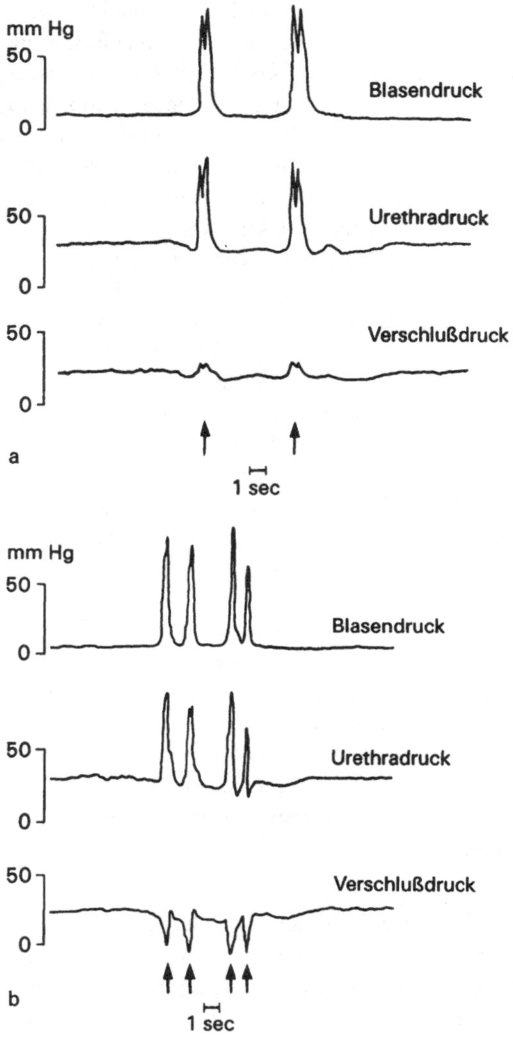

Abb. 16-23: Urethrozystometrie einer kontinenten (a) und einer inkontinenten (b) Frau. Bei Hustenstößen (durch Pfeile angezeigt) ist der Verschlußdruck positiv bei der kontinenten Frau und negativ bei der inkontinenten Frau.

Das Urethraruhe- wie auch das **Streßdruckprofil**, die Urethradruckmessung unter Belastung sind abhängig von der Katheterrückzugsgeschwindigkeit, der Untersuchungsposition, dem Kathetertypus, dem Füllmedium und der intraurethralen Katheterposition, das Streßprofil selbst von den Hustenstößen (Frequenz, Stärke). Die abdominale **Drucktransmission** wird als quantitativer Parameter zur Erfolgsbeurteilung von Streßinkontinenzbehandlungen herangezogen: Erfolgreich ist eine Therapie, wenn die Drucktransmission um 100% liegt. Verschiedene, vor allem operative Therapien erhöhen die Drucktransmission auf unterschiedliche Weise. Umgekehrt stellt der Depressionsquotient laut Eberhard einen Zusammenhang zur Inkontinenz her. Werte über 0,5 werden seinen Untersuchungen zufolge bei leichter, solche über 1 bei schwerer Inkontinenz gefunden.

Ein exakter Zusammenhang zum Inkontinenzgrad, wie ihn die Ingelman-Sundbergsche, rein anamnestisch aufgebaute Klassifikation vorgibt, ist aber mittels der Urodynamik, insbesondere dem Streßdruckprofil nicht möglich. Hierzu muß der klinische Nachweis des Harnverlustes herangezogen werden.

Der klinische Routineeinsatz der **Uroflowmetrie** ist trotz der einfachen nicht invasiven Technik in der Urogynäkologie eher begrenzt. Pathologische Flowmuster bei asymptomatischen Frauen werden zwischen 38 und 83% beschrieben. Während bei obstruktiven Veränderungen die Uroflowmetrie hilfreich sein kann, ist ihr Einsatz im Rahmen der Inkontinenzdiagnostik lediglich bei neurogenen Blasenfunktionsstörungen und dann auch mehr im Zusammenhang mit **Druck-Flußstudien** sinnvoll. Letztere berücksichtigen urodynamische Regelgrößen, wie Detrusordruck, Abdominaldruck, Urethradruck, die Aktivität der quergestreiften Muskulatur und die Flowraten. Dennoch können auf Grund der Invasivität nur 20–30% der Frauen im Rahmen dieser Untersuchungen miktionieren.

Das **Hauptziel der urodynamischen Untersuchungen** liegt in der objektiven Diagnostik und Einschätzung folgender Zustandsbilder im Bereich des ableitenden Harntraktes der Frau:
1. der Detrusorinstabilität insbesondere in Verbindung mit der Urge-Inkontinenz (Abb. 16-24),
2. der urethralen Verschlußfunktion in Zusammenhang mit der abdominalen Drucktransmission oder dem Transmissionsfaktor bei der Streßinkontinenz.

Dem zuletzt genannten Konzept liegt die Überlegung zugrunde, daß der intraabdominale Druck auf die Zone des höchsten Druckes der Harnröhre übertragen wird, wenn ein rascher Anstieg des intraabdominalen Druckes provoziert wird. Wenn diese Drucktransmission oder dieser Druckausgleich nicht auftritt, übersteigt der Bla-

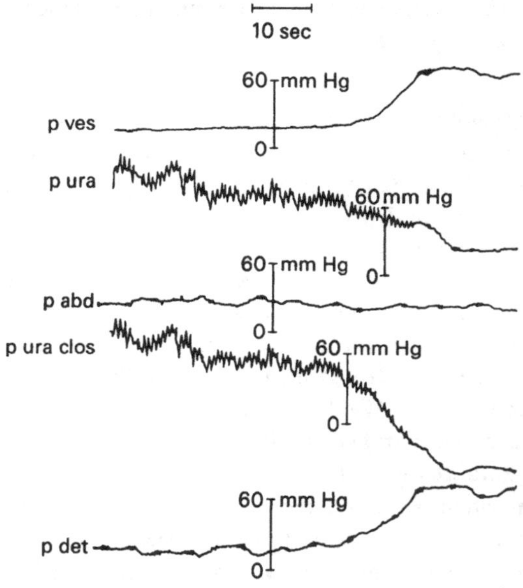

Abb. 16-24: Simultane Urethrozystometrie bei einer Patientin mit Urge-Inkontinenz.
Die Patientin berichtet im Rahmen der Untersuchung dem Arzt, daß sie nicht länger den Harndrang zurückhalten kann. Hierbei findet ein gradueller Abfall des Urethradruckes (p ura) innerhalb der Urethra statt. Nach dem Abfall des Urethradruckes wird der Detrusor (p det) aktiviert, was sich in einem raschen Anstieg des Blasendruckes (p ves) äußert. Die Patientin kann diese Kontraktion nicht unterdrücken und Harn verläßt die Urethra, wenn der Verschlußdruck (p ura clos) das Nullniveau erreicht hat. p abd = simultan gemessener Abdominaldruck.

sendruck den Harnröhrendruck, woraus Harnverlust resultiert. Ähnlich der Detrusorinstabilität hat auch das *Konzept der Druckübertragung* viele Untersucher lange Zeit beschäftigt.

Ob die Theorie der passiven Druckübertragung den Kontinenzmechanismus und das Auftreten der Inkontinenz restlos erklären kann, bleibt dahingestellt. Wahrscheinlich muß man Auswirkungen vieler Faktoren und ineinandergreifender Mechanismen, wie die Funktion der Beckenbodenmuskulatur und der urogenitalen Bänder, beim urethralen Verschlußmechanismus mitberücksichtigen.

Entsprechend der Theorie der *abdominalen Drucktransmission* haben Patientinnen mit Streßinkontinenz einen reduzierten Transmissionsfaktor, was durch eine inadäquate Übertragung des intraabdominalen Druckanstieges auf die Zone des höchsten Urethradruckes bei Provokationen z. B. Husten, Niesen usw. zu erklären ist. Zusätzlich übersteigt der Blasendruck während einer kurzen Zeit den Harnröhrendruck, und dadurch entsteht Harninkontinenz. Zweifel über diese Theorie wurden deswegen geäußert, da verschiedene Patienten, die bei Belastung Harn verlieren, dennoch ein positives Urethraverschlußdruckprofil haben – eine Beobachtung, die auf Meßartefakte zurückgeführt wird (s. auch Kap. 7).

Somit bleibt dahingestellt, ob die abdominale Drucktransmissionstheorie falsch ist oder als einzige Erklärung für die Streßinkontinenz in Betracht kommt. Verschiedene Autoren konnten durch simultane, morphologische und urodynamische Untersuchungen zeigen, daß die Zone des höchsten Urethradruckes in der intraabdominalen Drucksphäre lokalisiert sein kann und die Patientin dennoch inkontinent ist. Auf der anderen Seite kann bei kontinenten Patientinnen die Zone des höchsten Urethradruckes weitaus darunter liegen, so daß sie aus dem Einflußbereich des intraabdominalen Druckes herausfällt, aber die Patientin dennoch kontinent ist. In der erst kürzlich vorgestellten Theorie des aktiven Verschlußdruckmechanismus wurde postuliert, daß der mittels Urethrozystometrie bei Druckprovokationen gemessene intraurethrale Druck hauptsächlich auf die Aktivität der quergestreiften und glatten urethralen Muskel zurückzuführen ist. Darüber hinaus müssen extraurethrale Faktoren wie der Zug der urogenitalen Bänder und der suburethrale Sattel der Vagina wie auch die Aktivität des Beckenbodens als Verschlußkomponenten berücksichtigt werden.

Die **Urethrozystometrie** kann auch zur *Diagnostik der Miktion* in Kombination mit der Uroflowmetrie herangezogen werden. Tatsache ist, daß der Miktion ein Abfall des Urethraruhe- und Verschlußdruckes vorangeht und in weiterer Folge ein Anstieg des Detrusordruckes die Miktion einleitet. Darüber hinaus findet die Urethrozystometrie auch ihren Einsatz, um die *Auswirkungen verschiedenster therapeutischer Verfahren* zu messen, insbesondere um die Heilung der weiblichen Streßinkontinenz sicherzustellen. In diesem Zusammenhang wurde ein Vergleich des Urethraverschlußdruckes vor und nach verschiedenen Operationsverfahren beschrieben und eine Operation dann als erfolgreich bezeichnet, wenn sich das Streßdruckprofil von negativ nach passiv veränderte. Diese Ergebnisse wurden unterschiedlich interpretiert. Für die Verfechter der passiven Drucktransmissionstheorie ist der Grund dafür ein erhöhter postoperativer Transmissionsfaktor. Für die Verfechter des Konzeptes des aktiven Verschlußdruckmechanismus ist der positive Effekt auf einen verbesserten Zug an den Pubourethral-Ligamenta und durch eine verbesserte Unterstützung der Harnröhre durch den suburethral gelegenen vaginalen Sattel, wie auch auf eine verbesserte Verbindung zur Vagina, den pubourethralen Ligamenta und zur Beckenbodenmuskulatur zurückzuführen. Alle diese Faktoren sind in der Lage, gemeinsam und koordiniert die Urethra zu verschließen.

Trotz kritischer Betrachtung stellt die Urethrozystometrie eine wertvolle Untersuchung dar, um Symptome und Zeichen der Streßharninkontinenz zu erfassen. Sie eignet sich auch zu wissenschaftlichen Zwecken, ätiologische Faktoren der Streßinkontinenz oder deren Einfluß aufzugreifen und damit insbesondere bei chirurgischer und/oder pharmakologischer Therapie die Symptome der Patienten verbessert zu objektivieren. Eine fun-

dierte Aussage über das eine oder andere therapeutische Verfahren ist heute in der wissenschaftlichen Literatur ohne derartige Befunde bereits undenkbar.

Demgemäß stellt sich natürlich die Frage: Wann sollen urodynamische Messungen neben ihrer Anwendung im Forschungsbereich vorgenommen werden?

- Bei allen Patientinnen mit unklaren Symptomen der Harninkontinenz?
- Bei Patienten mit Symptomen von Streß- und Urgeinkontinenz?
- Bei Patienten, bei denen eine konventionelle Behandlung, Operation oder medikamentöse Behandlung versagt hat?

Es mag dahingestellt bleiben, inwieweit eine Urethrozystometrie oder Zystometrie bei Patienten mit typischen Symptomen der Streßinkontinenz vorzunehmen ist, vor allem dann, wenn die gynäkologische Untersuchung keinerlei Abnormitäten im kleinen Becken zeigt und der Bonney-Test positiv ist. Nur der erfahrene Kliniker kann von Fall zu Fall entscheiden, wann und unter welchen Voraussetzungen urodynamische Untersuchungen nicht erforderlich sind.

Druck-Fluß-Studien sind verzichtbar bei Patienten mit fehlender Anamnese einer Blasenentleerungsstörung und bei Restharn < 50 ml. Trotz kritischer Analyse sollte man urodynamische Untersuchungsmethoden nicht aus der klinischen Routine und Forschung ausschließen. Diese Techniken müssen jedoch mit Fingerspitzengefühl und in Form der kombinierten Betrachtungsweise unter Berücksichtigung der zahlreichen verschiedenen Funktionsparameter Einsatz finden. Darüber hinaus ersetzen die urodynamischen Untersuchungen nicht die Anamnese der Patientin und die Anzeichen, die sich im Rahmen der klinischen Untersuchung dem Urogynäkologen zeigen.

Die **ambulante Urodynamik** hilft, jene Patienten mit Harninkontinenz zu erfassen, die unter Standardbedingungen asymptomatisch sind. Weitere Vorteile dieser Methoden liegen in der urodynamischen Objektivierung von Inkontinenzbeschwerden unter Alltagsbedingungen.

Keine der derzeit vorhandenen urodynamischen Untersuchungsmethoden ist in der Lage, die Diagnosesicherung allein vorzunehmen. Die **komplexe Diagnostik am großen Meßplatz** mit *Urometrie, Sonographie* oder *Radiologie, Elektromyographie* ermöglicht eine verbesserte Befundinterpretation und Zuordnung von Tonometrie zur Morphologie und vice versa.

Anamnese, Klinik, Urodynamik und bildgebende Verfahren sind eine untrennbare diagnostische Einheit.

Dennoch müssen auch subtile urodynamische Untersuchungstechniken vorsichtig interpretiert werden. Unexakte und verwirrende Resultate verhindern eher, daß der Patient einer sinnvollen Therapie, wie einer einfachen Operation oder einer Pharmakotherapie zugeführt werden kann. Physiologischere, reproduzierbarere wie auch genauere Untersuchungstechniken sind noch abzuwarten, und es bleibt die vorsichtige Hoffnung, daß solche uns bei der urogynäkologischen Abklärung von Patienten mit verschiedenen Symptomen der Harninkontinenz weiterhelfen.

16.5.2 Bildgebende Verfahren

Radiologie und **Sonographie** werden sowohl zur Erkennung von Ursachen und Folgezuständen der verschiedenen Inkontinenzformen als auch zur Therapiefestlegung und für Kontrollen benötigt (s. Kap. 8 und 9).

Die *Ausscheidungsurographie* gibt Hinweise auf Entwicklungsstörungen, Steine oder Tumoren der oberen Harnwege. Zusätzliche Blasendarstellungen des abgeflossenen Konstrasturins informieren über Entleerungsstörungen der Ureteren. Eine Kontrollaufnahme nach Spontanmiktion dient der Restharnfeststellung. Konkremente, Blasenwandveränderungen und Divertikel kommen besser mit der *retrograden Zystographie* zur Darstellung, die je nach Fragestellung auch als Doppelkontrast- oder Polyzystographie durchgeführt wird. Die *sonographische Untersuchung* der Blase stellt hinsichtlich Restharnbeurteilung, Volumenbestimmung, Nierengrößenmessung, Nachweis von Hydronenphrosen, Hydroureteren eine mittlerweile klinisch nicht mehr wegzudenkende Alternative dar. Bei Verdacht auf infravesikale Obstruktionen hat sich wiederum die radiologische *Miktionszystourethrographie* mit schneller Bildfolge bewährt. Dies ermöglicht gleichzeitig die Erfassung von Trabekulierungen, permanenter Trichterbildungen der proximalen Urethra und Harnröhrenstenosen. Bei Harnröhrendivertikeln ist die *retrograde Urethrographie* unter Verwendung eines Doppelballonkatheters vorzuziehen. Bei chronisch rezidivierenden Urethritiden und Zystitiden kann außerdem der Nachweis eines Scheiden-Urethra-Blasenrefluxes mittels *Vaginographie* und Aufnahmewiederholung versucht werden.

Es gibt mittlerweile zahlreiche Möglichkeiten, bei Belastungsinkontinenz die morphologischen Verhältnisse der zystourethralen Funktionseinheit bildlich zu erfassen. Radiologische und sonographische Techniken haben sich gleichsam etabliert. Letztere werden mit zunehmender Erfahrung, verbesserter Logistik und Verbreitung, nicht zuletzt aber wegen ihrer entscheidenden Vorteile der geringen Invasivität, der guten Darstellung der Urethra selbst ohne Katheterismus, fehlender Strahlenbelastung die meisten herkömmlichen radiologischen Techniken aus dem Routinebetrieb verdrängen.

Ganz allgemein dient die herkömmliche **Urethrozystographie** zur Bestimmung relevanter Regelgrößen unter Verwendung von Dochten oder Kettchen zur verbesserten Darstellung der Urethra. Dies geht mit einer gewissen Irritation der Harnröhre und einer unterschiedlichen Befähigung der Patientin, sich im entscheidenden Moment richtig zu verhalten, einher. Diese Nachteile entfallen bei der sonographischen Methode (s. Kapitel 8).

Essentiell für die Urethrozystographie, gleichgültig ob radiologisch oder sonographisch ausgeführt, ist die Tatsache, daß sie nicht isoliert gesehen werden darf, sondern in das diagnostische Konzept integriert werden muß. Am meisten durchgesetzt haben sich bisher folgende Diagnostik- und Therapiekriterien:

- Ein vergrößerter posteriorer Urethrovesikalwinkel ($\beta > 120$ Grad), der bei Belastung weiter verstreicht und auch beim Zurückhalten nicht viel kleiner wird, als Folge insuffizienter Ligg. pubovesicalia und Mm. pubococcygei.
- Vergrößerung der Harnröhreninklination (> 46 Grad) gegenüber der Körperlängsachse oder gegenüber der Symphyse infolge Auflockerung der symphysären Harnröhrenaufhängung.
- Verkürzung der morphologischen Urethralänge durch permanente Vesikalisierung des proximalen Urethradrittels (auch in Ruhe).
- Verlagerung des inneren Blasenmundes zum tiefsten Punkt der Blasenkonturen.
- Lage des Blasenhalses im Bereich bzw. unter dem unteren Symphysenrand bzw. Tiefertreten des Blasenhalses unter die Verbindungslinie zwischen Symphysenunterkante und Sakrokokkzygealgelenk, SCIPP-Linie. Sonographisch ist die SCIPP-Linie nicht nachvollziehbar.

Die radiologische oder sonographische Urethrozystographie dient auch zur *Auswahl des Operationsverfahrens*, wobei die Urethradruckprofilmessung in das Auswahlverfahren integriert wird: Erreicht der zystourethrale Übergang die untere Symphysenkante, wird vaginal operativen Eingriffen der Vorzug gegeben, andernfalls sollten abdominale Verfahren zur Anwendung gelangen. Wesentlich hierbei ist auch der maximale Urethraruhedruck. Bei hypotoner Urethra ist die Versagerquote nach abdominalen wie auch vaginalen Verfahren hoch, so daß hierbei Schlingenoperationen der Vorzug zu geben ist (s. Kap. 16.8).

Erwiesen ist mittlerweile auch – gleichgültig, ob die sonographische oder radiologische Urethrozystographie zum Einsatz gelangt – die kranioventrale Verlagerung des zystourethralen Überganges als Zeichen eines Behandlungserfolges nach Streßinkontinenzoperationen. Dies bedeutet auch eine Verkleinerung des retrovesikalen Winkels in Ruhe, beziehungsweise das fehlende Weiterverstreichen des retrovesikalen Winkels unter Belastung (s. auch Kap. 8.9).

Die **Kolpourethrozystographie** ist nicht wesentlich aufwendiger als die einfache Urethrozystographie. Sie gibt einen besseren Überblick über das vordere, mittlere und hintere Kompartement des Beckenbodens im Rahmen von Belastung, Miktion und Ruhezustand.

Die kombinierte urodynamische/bildgebende Diagnostik, auch Videourethrozystographie genannt, wird langläufig als der goldene Standard der urodynamischen Funktionsdiagnostik angesehen.

Hier erlauben die kombinierte videographische Urethrozystographie und Miktionszysturethrographie, Druck-Flußmessungen und Restharnbestimmungen eine Zuordnung der pathomorphologischen Aussage zu charakteristischen tonometrischen Mustern. Im Rahmen der Urethrozystometrie gelingt die simultane tonometrische Registrierung von Detrusorkontraktionen und die Darstellung der mit zunehmender Füllung der Blase auftretenden Weitstellung des Blasenhalses (Abb. 16-25). Die bildgebende Diagnostik kann auch im Rahmen der Miktion zusammen mit Druck-Fluß-Studien vorgenommen werden. Auch bei der Urethradruckprofilmessung ist ein Einsatz von Radiologie oder Sonographie möglich (Abb. 16-26). Die kombiniert urometrische, bildgebende Diagnostik erfaßt funktionelle und morphologische Verhältnisse. Sie stellt eine komplexe Untersuchung, die durch einen Untersucher vorgenommen wird, dar. Damit können funktionelle Störungen, Artefakte der Bildgebung und der Tonometrie erfaßt werden. Auch kann der Frage nachgegangen werden, inwieweit pathomorphologische Veränderungen funktionell relevant sind. Die Qualität dieser Diagnostik ist aber an die Erfahrung des Untersuchers gebunden.

Die **Vorteile** der sonographischen gegenüber der radiologischen Diagnostik liegen in der geringeren Invasivität, der Verfügbarkeit der Logistik, fehlender Strahlenbelastung und fehlendem Zeitlimit bei adäquater Aussagekraft in der Streß- und Dranginkontinenzdiagnostik. Dennoch mangelt es noch an genügend Erfahrungs-

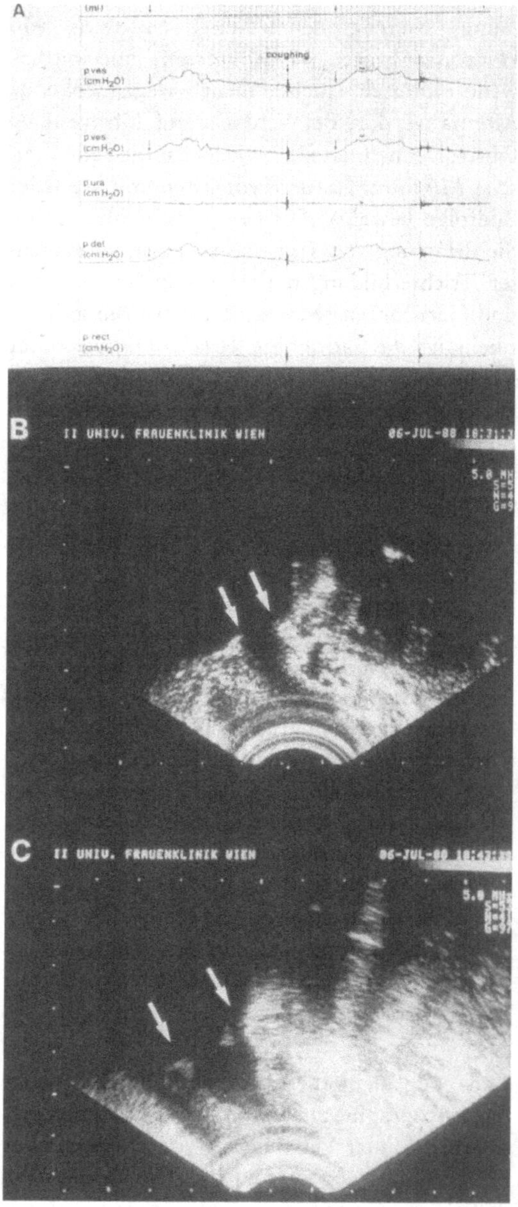

Abb. 16-25: Kombiniert sonographisch urodynamische Messung bei einer Patientin mit Detrusorinstabilität. Im Rahmen der Zystometrie (A) erkennt man das Auftreten von Detrusorkontraktionen (p ves) bei einer Blasenfüllung von 180 ml und im Zuge der zystometrischen Blasenfüllung resultiert die sonographisch faßbare, unwillkürliche Weitstellung des Blasenhalses (B, C – Pfeile).

werten und einer entsprechend akzeptierten Standardisierung der sonographischen Methoden.

16.5.3 Endoskopie

Die **Urethrozystoskopie** ist sowohl für die Diagnostik der Streßinkontinenz als auch für die Erkennung der vesikalen Harninkontinenz von Bedeutung. Mit ihrer Hilfe gelingt es, nicht nur den für die *Streßinkontinenz* typischen trägen Sphinkter-internus-Verschluß während der Blasenfüllung und das Tiefertreten sowie Öffnen des Blasenhalses und eine Zystozelenentwicklung beim Pressen nachzuweisen, sondern darüber hinaus Detrusorkontraktionen während der Blasenfüllung oder nach Provokationstests zu beobachten. Der Ausschluß von Steinen, Tumoren, Fremdkörpern, die eine *sekundäre Urge-Inkontinenz* verursachen können, ist ebenso zystoskopisch zu erfassen, wie auch der Nachweis eines Hunner-Ulcus im Blasenfundusbereich bei entsprechender Drangsymptomatik. (s. Kap. 6 und zystoskopische Farbtafeln S. 407).

16.6 Allgemeine Behandlungsgrundsätze

Die multifaktorielle Ätiologie der HI erfordert unterschiedliche, teilweise sich ergänzende, mitunter aber auch konträre Behandlungsmaßnahmen. Bisher galt der Grundsatz, daß man die

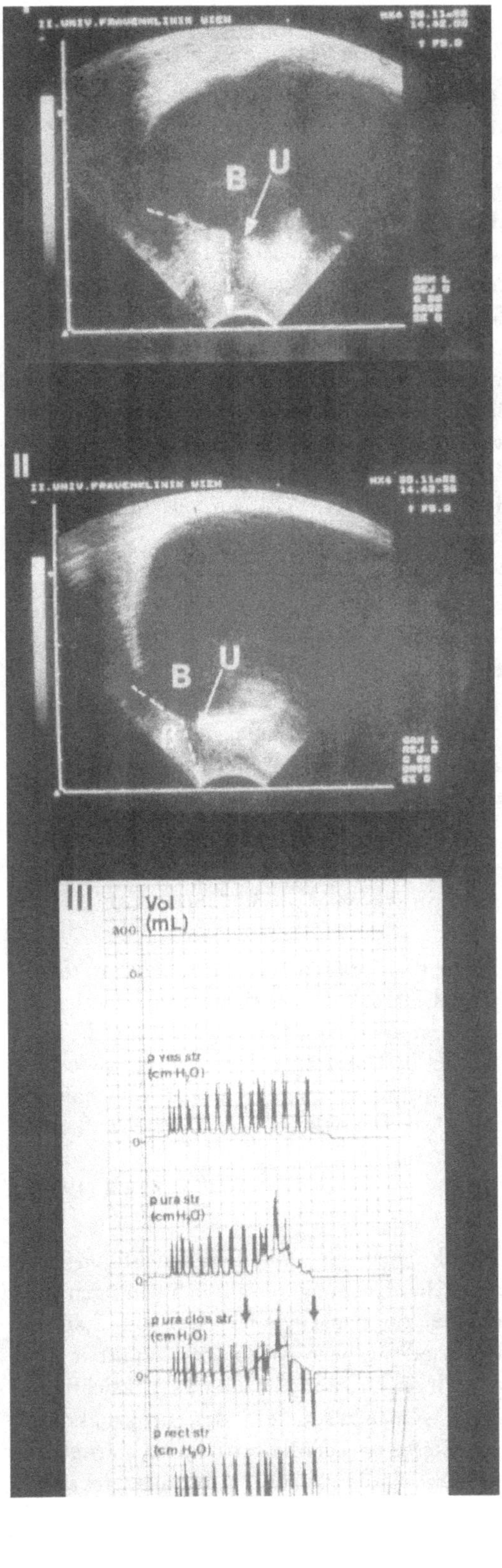

Abb. 16-26: Simultane sonographische Urethrozystographie im Rahmen der Messung des Urethrastreßdruckprofils. Während des Katheterrückzuges wird die Patientin aufgefordert, mehrmals maximal zu husten. Dabei verstreicht im Rahmen der sonographischen Urethrozystographie (oben – in Ruhe, Mitte – bei Belastung) der retrovesikale Winkel (β). Unten: Das Urethrastreßdruckprofil (p ura clos str) ist dabei negativ. B = Blase, S = Symphyse, U = Urethra, Vol = Blasenvolumen, p ves str = Blasenstreßdruck, p ura str = Urethrastreßdruck, p rect str = Rektaler (abdominaler) Streßdruck.

Streßinkontinenz operiert, die Dranginkontinenz dagegen konservativ behandelt und bei kombinierten Erscheinungsformen der HI zunächst das vorherrschende Symptom angeht.

Heute ist man gut beraten, zumindest bei erstmaliger HI-Therapie **erst alle konservativen Behandlungsmöglichkeiten** auszuschöpfen, bevor man sich zur Operation entschließt. Bei Harninkontinenzrezidiven muß individuell unter Berücksichtigung der Vorbehandlung, der Vorbefunde und des HI-Grades über das Vorgehen entschieden werden.

Lediglich der ausgeprägte Begleitdeszensus oder bereits vorhandene Prolaps der Genitalorgane tendiert von vornherein zur Operation. Allgemein reagiert der Beckenboden auf konservative (physiotherapeutische) Maßnahmen besser als der Bandapparat, so daß die Entscheidung auch in Abhängigkeit von der Dominanz der Befunde (Muskel- oder/und Bänderinsuffizienz?) fallen kann. Bei dieser Grundeinstellung werden unnötige oder sogar kontraindizierte Operationen weitgehend vermieden, Fehleinschätzungen korrigierbar, unumgängliche Operationen besser vorbereitet, Entscheidungen über die zweckmäßigste Nachbehandlung getroffen (Prinzip der Mehrschritt-Therapie, Abb. 16-27) und Prognoseeinschätzungen ermöglicht.

Wer gleich operiert und danach dieselben schädigenden Faktoren einwirken läßt wie vor der Operation, braucht sich über ein Rezidiv nicht zu wundern. Jede weitere HI-Operation verschlechtert die Prognose!

Es hat auch keinen Sinn, zwei völlig voneinander getrennte Behandlungspläne für die Streß- und Dranginkontinenz aufstellen zu wollen. Die Unterschiede zwischen beiden Erscheinungsformen sind in praxi weniger ausgeprägt (kombinierte Erscheinungsformen!) als bei der urodynamischen Diagnostik, und viele Maßnahmen, die bei Streßinkontinenz helfen, beeinflussen auch Dranginkontinenzursachen und umgekehrt. Lediglich die primäre Dranginkontinenz (s. Kap. 16.3) macht eine Ausnahme.

Schließlich ist bei allen therapeutischen Maßnahmen sorgfältig zwischen Aufwand und Notwendigkeit abzuwägen. Keine Untersuchungsmethode war bisher in der Lage, Ausmaß und Häufigkeit der HI zuverlässig zu quantifizieren (auch der Vorlagenwiegetest nicht!). Der Leidensdruck der HI-Frauen ist sehr unterschiedlich; mitunter erzeugt ein einmaliges HI-Malheur bereits ein schweres Krankheitsgefühl, während sich andere Frauen mit dem täglichen Bedarf mehrerer Vorlagen abfinden. Andere wiederum brauchen das Symptom Harninkontinenz als „Blitzableiter" (psychogene HI). Hier sind wir nach wie vor auf die Aussagen der Patienten und die Einschätzung ihrer Persönlichkeit angewiesen (vgl. S. 202 u. Kap. 4).

Man sollte auch keinen Hehl daraus machen, die Behandlungsaussichten realistisch einzuschätzen. Eine „schwache Blase" ist und bleibt oftmals ein locus minoris resistentiae. Je frühzeitiger diese Erkenntnis akzeptiert und im Alltag befolgt wird, desto effektiver ist die Patientenführung.

Ein gewiß nicht konservativ eingestellter Altmeister der Urogynäkologie – Walter Stoeckel – hat schon vor mehr als 50 Jahren postuliert:

Bevor man operativ an die Inkontinenzfälle herangeht, soll man es sich dreimal überlegen und erst dann damit anfangen, wenn die Patientin die Unerträglichkeit des Zustandes so glaubwürdig macht, daß an der Wahrhaftigkeit ihrer Darstellung kein Zweifel aufkommen kann.

W. Stoeckel (1938)

Heute können wir unter Berücksichtigung moderner Untersuchungsverfahren hinzufügen: Alle Befunde, ob nacheinander oder simultan, an kleinen oder großen Meßplätzen ermittelt, sind nur in ihrer Gesamtheit unter Berücksichtigung des Allgemeinzustandes, des urogynäkologischen Status und der Bewertung der Harninkontinenz durch die Patientin selbst aussagekräftig!

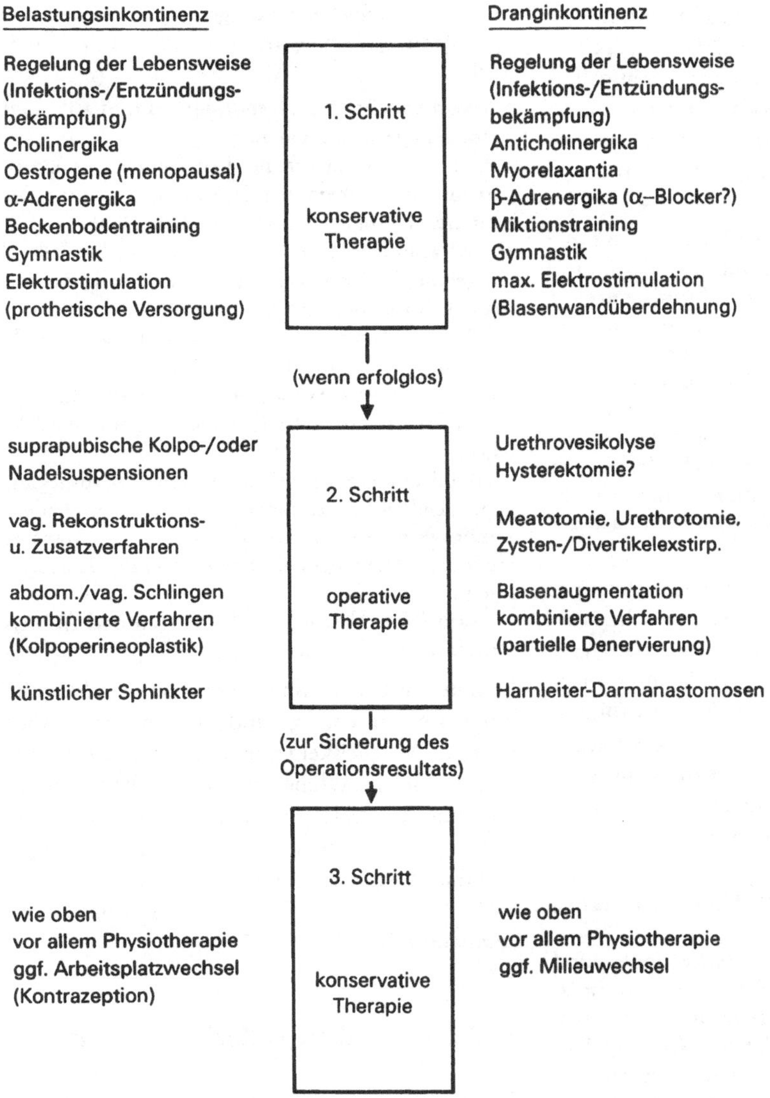

Abb. 16-27: Therapeutisches Gesamtkonzept an der Frauenklinik der Charité Berlin

16.7 Konservative Therapie

Die konservative Therapie der HI hat 5 Zügel, die unterschiedlich, oftmals auch gemeinsam zum Einsatz kommen:

1. Aufklärung und Erziehung
2. Physiotherapie (physikalische Therapie)
3. Pharmakotherapie
4. Psychotherapie/Neuraltherapie
5. Prothetische Versorgung/Inkontinenzhilfen.

16.7.1 Aufklärung und Erziehung

Patientinnen mit HI lassen sich leichter führen, wenn sie über die Ursachen und Erscheinungsformen ihrer Blasen- und Harnröhrenprobleme Bescheid wissen.

Dazu müssen sie über den normalen Füllungs- und Entleerungsmechanismus aufgeklärt werden. Hinweise auf normale Entleerungsabstände und die nachteiligen Auswirkungen zu häufiger Miktion (z. B. aus Angst vor dem unwillkürlichen Harnabgang) sind besonders wichtig und können gleich für ein Miktionstraining an Hand eines Miktions- und Inkontinenzdiariums mit Zeit- und Volumenangaben genutzt werden (s. Kap. 3).

Bei *psychogener Polydipsie/Pollakisurie* soll die tägliche Flüssigkeitsaufnahme auf maximal 2 Liter eingeschränkt und das Miktionsbedürfnis zunächst 10, dann 15 bis 30 Minuten usw. verdrängt werden (autogenes Blasentraining oder bladder drill). Bis sich die Blase auf normale Füllungsmengen (> 300 ml) und Entleerungsabstände (~ 3 h am Tage und 0–1 mal in der Nacht) besonnen hat, können allerdings Monate vergehen. Umgekehrt lassen sich psychogene oder neurogene Blasenwandüberdehnungen (lazy bladder) durch die „Miktion nach der Uhr" korrigieren.

Da die HI oftmals eine Verhaltensstörung ist, sind auch Hinweise auf physiologische Zustände im Rahmen der Biomorphose wie Kleinkindenuresis und Pollakisurie im Senium angebracht. Sie dürfen allerdings nicht dazu führen, die HI im Alter als unabwendbar anzusehen. Mit dem Symptom Harninkontinenz kann man nur fertig werden, wenn es nicht mehr als tabu gilt. Das weitere Vorgehen erfolgt symptomorientiert.

Bei der **Erläuterung der Streßinkontinenzursachen** konzentrieren wir uns auf:
– Auswirkungen geschwächter Beckenboden- und Bauchmuskeln – hierfür sind Skizzen und Situsmoulagen geeignet und geburtstraumatische Auswirkungen bei versäumter oder insuffizienter Wochenbettgymnastik besonders herauszustellen.
– Konstitutionelle Belastungsfaktoren und Bindegewebsschwäche (Adipositas, Hängeleib, Hyperlordose, Striae gravidarum, Bandscheibenschaden, Varikosis).
– Ungünstige Arbeits- und Lebensbedingungen (Unter-/Überforderung, Über-/Unterernährung, einseitige Tätigkeit, schlechte Wohnverhältnisse, falsche Körper- und Sexualhygiene).
– Prädisponierende Erkrankungen (Hypo- oder Hypertonie, chronische Bronchitis/Asthma bronchiale, Epilepsie, Morbus Parkinson, chron. Harnweginfektionen, Allergien, Diabetes mellitus u. a.).
– Natürliche Alterungserscheinungen (Gewebeatrophie, Elastizitätsverlust, verminderte Blasenkapazität).
– Arzneimittelnebenwirkungen (Antihypertensiva, Antiallergica, Antiepileptica, vgl. Tab. 16-5, S. 200).

Bei vorherrschender **Harndrangsymptomatik** sind besonders herauszustellen:
– Beziehungen zu organischen Nervenerkrankungen und psychonervalen Störungen im Sinne der primären Dranginkontinenz (s. Kap. 16.3).
– Irritationen der unteren Harnwege und ihrer Umgebung im Sinne der sekundären Dranginkontinenz (s. Tab. 16-4).
– Überforderungs- und Erschöpfungszustände (z. B. durch ein ungünstiges Arbeits-/Freizeitverhältnis, zu wenig Schlaf, zuviel Öffentlichkeitsarbeit, gestörte Partnerbeziehungen, Genußmittelabusus).
– Prädisponierende Erkrankungen (vorausgegangene Schädel-Hirntraumen, Wirbelsäulenschäden, zerebrovaskuläre Insuffizienz, Allergien, Diabetes mellitus, Harnweginfektionen, sakrale Rhizopathien).
– Natürliche Alterungserscheinungen und Arzneimittelnebenwirkungen.

Daraus ableitbar sind allgemein-erzieherische Hinweise auf eine gesunde Lebensweise, aber auch für Möglichkeiten und Grenzen der Therapie, der Selbstfindung und Selbsthilfeanleitung. Ob man Einzelgespräche oder Gruppenunterweisungen bevorzugt, ist fall- und zeitabhängig. Aufklärungsbroschüren der GIH, Pharmafirmen und Hersteller von Inkontinenzprodukten leisten wertvolle Hilfe.

16.7.2 Physiotherapie/Elektrotherapie

Die Physiotherapie der HI hat 2 Schwerpunkte, die in Abhängigkeit von der Symptomatik und vom Ergebnis der Basisdiagnostik (s. Kap. 16.4) alternativ oder kombiniert angewandt werden (Tab. 16-11).

- **Komplexe Konditionierung** bei genuiner Streßinkontinenz oder kombinierter Streß-Dranginkontinenz *mit reaktionsfähigem Beckenboden.*

- **Elektrotherapie** bei typischer Dranginkontinenz oder genuiner Streßinkontinenz bzw. kombinierter Streß-Dranginkontinenz *ohne reaktionsfähigen Beckenboden.*

Tab. **16-11**: Physiotherapie bei Harninkontinenz

Kinästhetisches Beckenbodentraining: Haltemanöver, Kontraktionsübungen, Miktionsstop, Konustraining, Hockstellung **Gymnastik/Kommunikative Übungen:** Entspannung, Hochziehen/Lockerlassen, Beckenkippung, Bauchmuskelübungen, Wirbelsäulenmobilisierung, Gleichgewichtsschulung, Alltagsübungen, Bewegungsübungen im Warmwasserbecken **Thermotherapie:** Bäder, Sauna, Kurzwelle, Mikrowelle, **Badekur**, Gesunde Lebensweise	**Komplexe Konditionierung**
Niederfrequenter Strom Neofaradischer Schwellstrom Rechteckimpulse (mono/biphasisch) Transkutane Neurostimulation (TENS) **Mittelfrequenter Strom** Interferenzstrom	**Individuelle Elektrotherapie**

Kombiniert kommen sie zur Anwendung, wenn die Einzelwirkung verstärkt werden soll oder nach primärer Elektrotherapie der Beckenboden so weit reaktiviert wurde, daß er für eine Kinesitherapie wieder geeignet ist.

Zur **komplexen Konditionierung** gehören:

1. **Kinästhesieschulung (Bewußtmachen) des Beckenbodens.** Das während der gynäkologischen Untersuchung vermittelte Empfinden für die Levatormuskulatur (s. S. 208) soll sensomotorisch umgesetzt werden, d. h. *Willkürkontraktionen am richtigen Ort* und nicht – wie leider zu oft – Ersatzbetätigungen der Bauch- oder Gesäßmuskulatur und Beinadduktoren auslösen. Sobald diese Absicht verstanden und befolgt worden ist, haben sich Willkürkontraktionen des Beckenbodens in Belastungssituationen (z. B. Heben, Tragen, Pressen) anzuschließen. Als Endziel wird die Wiedererlangung reflektorischer Beckenbodenkontraktionen unter Alltagsbedingungen angestrebt.

Nur etwa 60% harninkontinenter Frauen sind a priori in der Lage, den Beckenboden anzuspannen und zu entspannen. Die anderen bedürfen einer wiederholten Anleitung und Kontrolle durch ihren Arzt und Physiotherapeuten (TGE = therapeutic gynecologic exercises).

Vorwiegend **für die Praxis geeignet** sind:

- *Spannungsübungen:* z. B. soll ein mit ~ 30 ml Wasser gefüllter Ballonkatheter oder die Kolpomyometerkugel des Kolpexin®-Sets oder ein Konusgewicht, eventuell auch nur ein Tampon von der Patientin möglichst lange in der Scheide festgehalten werden, während man diese Gegenstände herauszuziehen versucht.
- *Meßbare Beckenbodenkontraktionen:* Sie lassen sich mit einfachen luftgefüllten Tonometern (z. B. PFx-System der Fa. Innocept, Schermbeck) und aufwendiger mit vaginalen EMG-Elektroden registrieren, wobei der Impulsmodulator in unterschiedlichen Empfindlichkeitsbereichen Signallämpchen aufleuchten läßt (z. B. Sphinktertrainingsgerät von Medicheck, Essen), mit Reizstrom kombinierbar ist (z. B. *PHYS·I·S* von Staeb Medical, Stuttgart) oder sogar Bildschirmkurven aufzeichnet, die nachvollziehbar und auch akustisch wahrnehmbar sind (z. B. Gemini 2000 der Fa. Wiest, Unterhaching). Das auf Kegel (1949/51) zurückgehende Prinzip wurde für

ein Biofeedbacktraining zunehmend weiterentwickelt und bei vertretbaren Geräteherstellungskosten über die gesetzlichen Krankenkassen als Hilfsmittel abrechenbar. Die Akzeptanz bei den Patientinnen ist allerdings sehr unterschiedlich. Man muß sich auch darüber im klaren sein, daß ein vorwiegend isometrisches Beckenbodentraining allein den Alltagsanforderungen nicht gerecht wird und durch andere Übungen ergänzt werden muß.

Zur **Selbstbehandlung geeignet** sind außerdem:

- *Miktionsstop:* Auf einfachste Weise wird verdeutlicht, welche Muskulatur anzuspannen ist, wenn man die willkürliche Harnblasenentleerung zu unterbrechen versucht. Allerdings ist die Übung nur initial einige Male zu empfehlen, um keine Detrusorsphinkterdyssynergie und vesikoureterale Refluxgefahr zu provozieren.
- *Kneifen/Lockerlassen* (sog. stumme Gymnastik, weil sie nur von der Patientin selbst wahrgenommen werden kann, aber Vorsicht bei schlanken „gestreßten" Frauen, die zu Verkrampfungen neigen): Mehrmals täglich wird bei beliebiger Verrichtung – liegend, sitzend oder stehend – das Sphinktersystem hintereinander möglichst kurz und oft (am besten zunächst bis 5, später bis 10 zählend) angespannt (1 Kontraktion/sec) und anschließend ebenso lange entspannt. Dadurch werden auch die für den Grundtonus und die Kontraktionsbereitschaft in Belastungssituationen verantwortlichen langsamen (slow twitch) Muskelfasern der Urethra und des Beckenbodens aktiviert. Abschließend sollen ebenfalls mehrmals täglich einige maximale Dauerkontraktionen – zunächst bis 5, dann bis 10 und schließlich möglichst bis 15 Sekunden zählend – gehalten werden, um die gesamte, aus langsamen und schnellen (fast twitch) Fasern bestehende Beckenbodenmuskulatur zu stimulieren.

Vergleichbar sind diese kurzen und langen Anspannungen mit einem Bizepstraining, wenngleich isometrische und isotonische Übungen am Beckenboden kaum zu unterscheiden sind. Spürbarer wird der Beckenboden, wenn die Übungen im Reitsitz (mit einer festen Kissenrolle zwischen den Beinen) ausgeführt werden. Im Liegen kann man die richtige Anspannung des Beckenbodens auch digital dadurch kontrollieren, ob sich der Damm fühlbar nach oben bewegt.

- *Konustraining:* Dieses von S. Plevnik 1985 inaugurierte Verfahren setzt sich immer mehr durch, nicht zuletzt auch wegen seiner günstigen Patientencompliance. Es basiert auf der Feststellung, daß vaginal applizierte Gewichte in Konusform den Beckenboden reflektorisch zur Anspannung zwingen, damit diese Gewichte z. B. bei der Hausarbeit nicht herausrutschen. Das Originalset hatte 9 Konen in den Abstufungen 20–100 g; inzwischen wird im ansprechenden Design ein Set mit 5 Konen von 20–70 g (in Abstufungen von jeweils 12,5 g) angeboten (Femcon®-Vertrieb: Schmidt von Rohrscheidt, Irschenberg) (Abb. 16-28) und von den gesetzlichen Krankenkassen als Hilfsmittel bei der Therapie von Harninkontinenz und/oder Deszensus akzeptiert. Die Verordnung ist aber nur sinnvoll, wenn die Patientin bei der Erprobung in der Sprechstunde wenigstens das niedrigste Gewicht (Nr. 1), jedoch nicht das höchste Gewicht (Nr. 5) halten kann. Wird überhaupt kein Gewicht oder andererseits sogar das höchste Gewicht mühelos gehalten, so ist kein Trainingseffekt zu erwarten. Aus dem richtigen und falschen Konussitz (Abb. 16-28) ist außerdem ersichtlich, daß sich die Anwendung bei zu kurzer Vagina (z. B. bei ausgeprägter Altersatrophie bzw. Craurosis fornicis vaginae oder nach Radikaloperationen) sowie bei erheblichem Deszensus oder bereits vorhandenem Prolaps der Genitalorgane verbietet.

Die täglichen Übungen beginnen mit demjenigen Gewicht, das mühelos einige Minuten gehalten werden kann. Gelingt es, damit auch Alltagsbelastungen (Hausarbeit, Husten, Lachen, Niesen) wenigstens 15 Minuten zu bewältigen, so wird das nächstschwere Gewicht angewandt und nach einer mehrwöchigen Eingewöhnungszeit eventuell noch eine höhere Gewichtsstufe erprobt. Mehr als 2 Steigerungsstufen werden erfahrungsgemäß nicht erreicht. Mitunter werden in Abhängigkeit von der körperlichen Verfassung auch an manchen Tagen schwerere Konen und an anderen Tagen nur leichtere Konen toleriert.

Nicht selten berichten Frauen nach erfolgreicher Beendigung des Konustrainings, daß sie nach einer unterschiedlichen Anwendungspause erneut

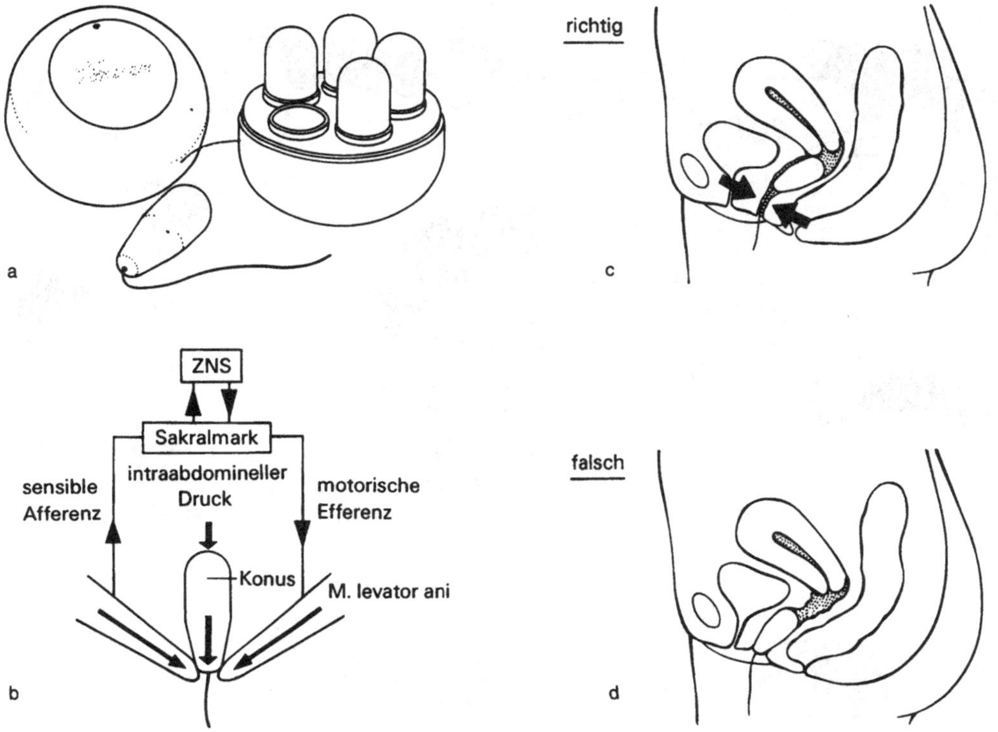

Abb. 16-28: Beckenbodenkonditionierung durch Konustraining.
a) Set mit 5 Konen (Nr. 1/20 g, Nr. 2/32,5 g → Nr. 5/70 g)
b) Wirkungsprinzip: Das Eigengewicht der Konen erzeugt im geschwächten Beckenboden bei körperlicher Betätigung ein Gefühl der Unsicherheit „den Konus zu verlieren“ und über die zerebrale Rückkopplung als Gegenregulation eine trainierbare Kontraktionsbereitschaft und Tonussteigerung (Biofeedbackprinzip)
Richtige und falsche Konusplazierung:
c) Der Konus muß weit genug in die Scheide eingeführt werden, damit der Beckenboden ihn zurückhalten kann.
d) Befindet sich der Konus in Scheideneingangsnähe oder ist die Vagina zu kurz, so läßt sich der Konus nicht zurückhalten.

damit begonnen haben. Kombinationen von Konustrainung und Gymnastik sind ebenfalls möglich.

Am effektivsten ist das Konustraining bei HI I° und Deszensus I/II° (~ 60% Erfolge). Neuerdings empfehlen wir es auch Wöchnerinnen mit schlaffem Beckenboden und anderen Zeichen der Bindegewebsschwäche (z. B. ausgeprägten Striae gravidarum, Varicosis) zur Deszensus- und HI-Prophylaxe oder, wenn sie während der Schwangerschaft bereits HI-Probleme hatten.

- *Kräftigung der Beckenbodenmuskulatur durch häufige Hockstellung*, welche die Kontraktionsbereitschaft fördert. Asiatinnen und Afrikanerinnen, die viele Tätigkeiten in Hockstellung verrichten, haben es u. a. dieser Lebensgewohnheit zu verdanken, daß sie äußerst selten an Genitalprolaps und Streßinkontinenz erkranken (Zacharin 1985). Sie haben allerdings auch kräftigere Gelenke!

2. Gymnastik. Sie setzt ein beübbares Substrat und eine ausreichende Reaktionsfähigkeit des Beckenbodens voraus und kann deshalb oftmals erst nach einer Kinästhesieschulung (siehe oben)

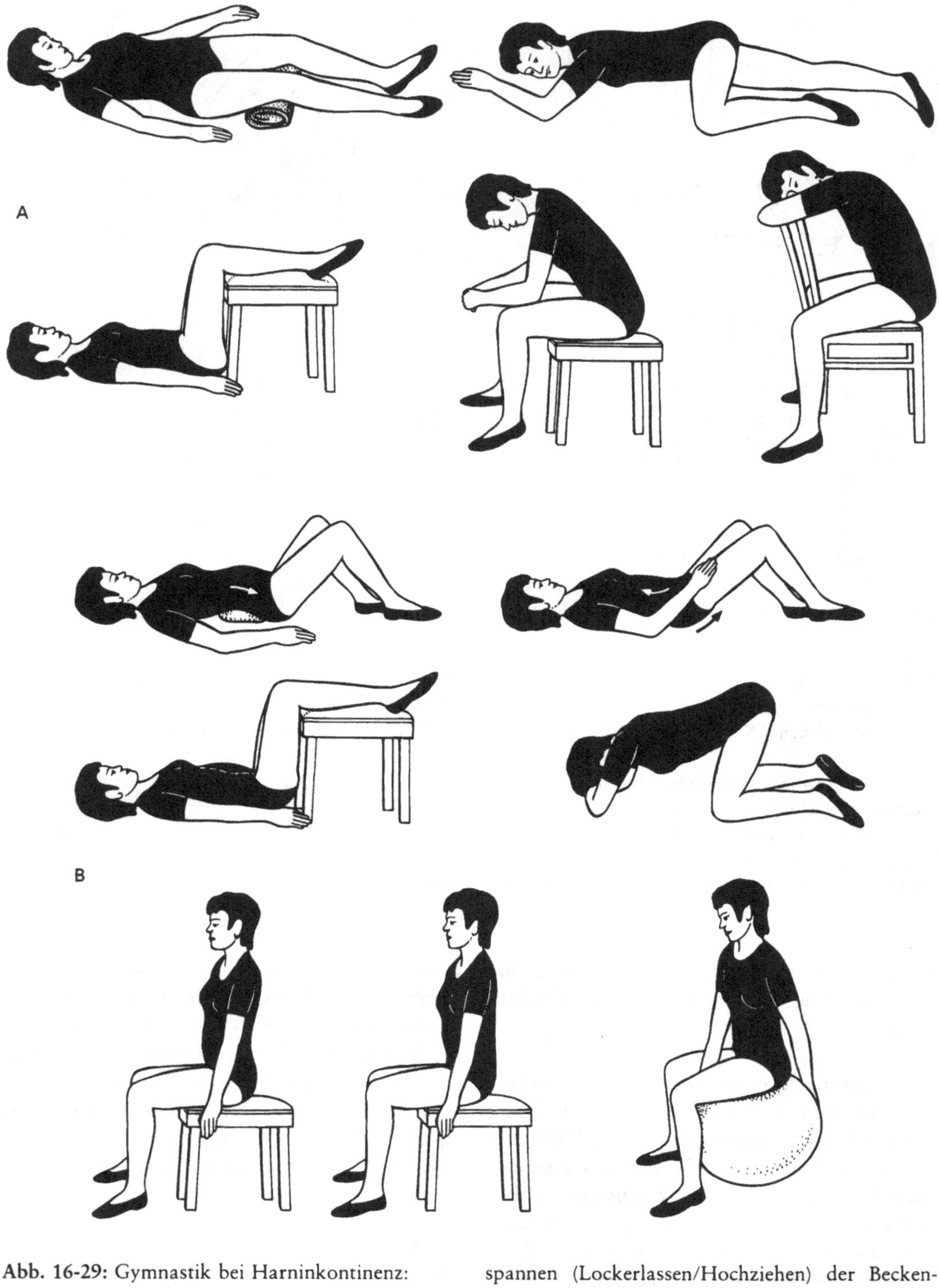

Abb. 16-29: Gymnastik bei Harninkontinenz: **A.** Entspannungsübungen, **B.** Entspannen und Anspannen (Lockerlassen/Hochziehen) der Beckenbodenmuskulatur, Beckenkippung.

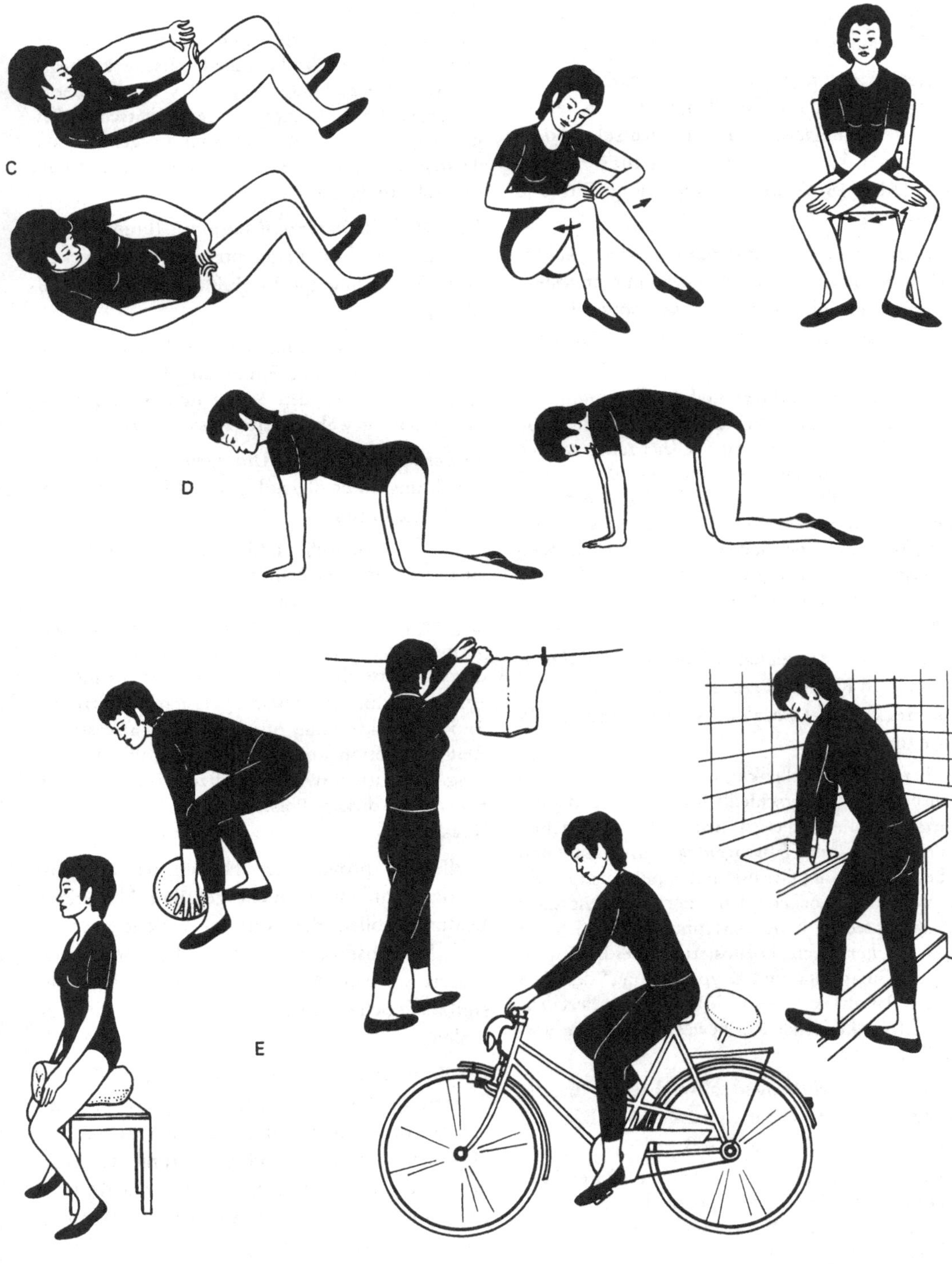

Abb. 16-30: Gymnastik bei Harninkontinenz: C. Bauchmuskelübungen, D. Wirbelsäulenmobilisierung, E Alltagsübungen

durchgeführt werden. Bewährt hat sich folgender Programmablauf (Abb. 16-29 und 30):

A) Bewußte Entspannung in Rückenlage mit leicht angebeugten Knien (Knierolle!), in Seitenlage, in Hochlagerung und im Kutscher- oder Reitsitz mit Arm-/Kopfabstützung für 5–10 Minuten (Abb. 16-29 oben). Dabei ruhige Ein- und Ausatmung.

B) Anspannen und Entspannen der Beckenbodenmuskulatur in Rückenlage mit angestellten und leicht abduzierten Beinen sowie Kreuzbeinabpolsterung durch ein Körnersäckchen (Abb. 19-29 Mitte) Grundübung:

Nach Einatmung wird während der Ausatmung mit tönendem „U" das Becken bauchwärts gekippt, so daß die Bauchwand einsinkt. Gleichzeitig werden mit dem Beckenboden After und Scheide ein- und hochgezogen. Bei der anschließenden Einatmung langsam lockerlassen. Wiederholung dieses „Unterbauch-kurz-und-lang-machens" und Beckenboden „ansaugens" 6–8mal. Zur Kontrolle von Atmung und richtigem Muskeleinsatz Hände auf den Bauch legen.

Wiederholung der gleichen Übung *in Beinhochlagerung*, in *Knie-Ellenbogenlage*, danach auf einem *Hocker oder Pezziball* sitzend (Abb. 16-29 Mitte und unten).

Hierbei wird die Beckenkippung und Beckenbodenbeanspruchung unterschiedlich unterstützt: Bei der *Rückenlage* durch die „Ablenkung" von den Beinen, in *Knie- und Ellenbogenlage* durch Auf- und Abbewegungen des Gesäßes mit simultanem Hochziehen und Lockerlassen der Beckenorgane („HUK" sprechen in der Ausatmung) beim *Sitz auf einem Hocker* durch „Lordosierung" der LWS während der Einatmung und „Kyphosierung" der LWS bei der Ausatmung, beim *Sitz auf dem Pezziball* durch kleine kreisende Rollbewegungen sowie Vor- und Rückrollen.

C) Bauchmuskelübungen abwechselnd für die gerade und schräge Bauchmuskulatur (BM) im Liegen und Sitzen (Abb. 16-30).

In der Grundposition (vgl. B) werden während der Ausatmung die Fersen fest gegen den Boden gestemmt, Kopf- und Oberkörper leicht angehoben und die Arme gegen einen gedachten Widerstand gespannt (gerade BM). Anschließend wird der Oberkörper bei unveränderter Übungshaltung zur Seite geführt (schräge BM) (Abb. 16-30 oben). Ähnliche Muskelbeanspruchung ist möglich, wenn die Patientin – auf dem Boden sitzend – bei gegrätschten Unterschenkeln die Oberschenkel gegen den Druck der Hände zu öffnen versucht oder – auf einem Hocker sitzend – bei gegrätschten Beinen die Oberschenkel abwechselnd gegen den Widerstand der gekreuzten Arme zu schließen bemüht ist (Abb. 16-30 Mitte).

D) Wirbelsäulenmobilisierung (lumbosakral) mit zusätzlicher Bauchmuskel- und Beckenbodenkräftigung im Vierfüßlerstand (Abb. 16-30 Mitte).

Dazu wippendes Auf und Ab zwischen Katzenbukkel und Pferderücken, Einatmung durch die Nase, Ausatmung durch den Mund und Ansaugen des Beckenbodens während der Ausatmungsphase.

E) Berücksichtung der Übungen im Alltag unter Beachtung einer physiologischen Körperhaltung (Abb. 16-30 unten)

Aufstehen vom Stuhl und Hinsetzen mit leicht auseinander gestellten Beinen und gleichzeitiger Bekkenbodenspannung. Bücken und Aufheben eines Gegenstandes mit gebeugten Knien (Rundrücken vermeiden!). Bei stehender Beschäftigung Beine durch Schrittstellung oder Abstellen eines Fußes auf einer Fußbank abwechselnd belasten. Bei sitzender Tätigkeit beide Füße öfters auf Fußbank stellen. Reitsitzimitation durch feste Kissenrolle. Verrichtung von Gartenarbeiten im Sitzen (Fußbank) oder Knien mit dicken Polstern. Radfahren auf sog. Rocksattel.

Schließlich provoziertes Husten bei zunächst wenig, dann immer mehr gefüllter Harnblase. Dadurch sollen die Aufmerksamkeit geschult und die Selbstkontrolle des Beckenbodens verbessert werden. Als nicht alltägliche Übungen sind auch Schwimmsport und Wandern zu empfehlen.

F) Kommunikative Bewegungsübungen: z. B. Tanzen und Singen (aber keine Pop-Gymnastik!) zur Wiedererlangung des Selbstvertrauens, zur allgemeinen Lösung und Lockerung des Körpers, auch zum Abreagieren, wobei der Kontakt der Patientinnen untereinander und ihr gegenseitiger Austausch von Sorgen, Nöten und Erfahrungen nicht zu unterschätzen sind. Nicht wenige schließen sich nach Beendigung des Programmes in Selbsthilfegrupppen zusammen.

Die **komplexe Konditionierung** an der Poliklinik für Physikalische Medizin und Rehabilitation der Charité dauert 4–6 Wochen.

In täglichen Sitzungen von ~ 90 Minuten werden maximal 20 Teilnehmerinnen durch eine erfahrene Physiotherapeutin angeleitet und kontrolliert, bis sie das Programm selbständig zu Hause fortsetzen können (getreu dem Grundsatz: täglich 10 Minuten sind besser als einmal 60 Minuten/Woche). Ein zusätzliches Konustraining ist empfehlenswert. Hinzu kommen 2mal wöchentlich *Bewegungsübungen im Warmwasserbecken*, 1mal wöchentlich *Sauna* (bei Verträglichkeit) und 1 *Vortrag über gesunde Ernährung*.
Ob neben der Krankengymnastik noch individuelle *neofaradische Schwellstrombehandlungen* mit einem Netzgerät (indifferente Elektrode auf dem Unterbauch, differente Elektrode perineal oder vaginal) oder eine (simultane) *Elektrostimulation mit niederfrequenten biphasischen Rechteckströmen* aus einem Batteriegerät durchgeführt werden (das von der Patientin selbst bedient und ggf. sogar im Sinne der *Elektrogymnastik* zugeschaltet werden kann), ist von der Ansprechbarkeit und dem Genesungswillen der Patientin abhängig.

Im allgemeinen gibt es keine Altersgrenze (die älteste erfolgreich behandelte Frau war 80 Jahre alt!) und auch keine großen Anwendungsunterschiede zwischen Streßinkontinenz und kombinierter Streß-/Dranginkontinenz.

Bei letzterer können allerdings noch weitere Maßnahmen erforderlich sein.

3. Thermotherapie. Hierunter sind warme Sitzbäder mit Temperatursteigerung, Kurzwellen- oder Mikrowellenbehandlung zu verstehen, die durchblutungsfördernd wirken und eine allgemeine Entspannung sowie Entkrampfung im Detrusor-Sphinkterbereich zur Folge haben.

Auch eine *Badekur* mit Heilwässern oder Peloiden, heißen Scheidenspülungen (Pinkus-Birne), Gymnastik, Massagen, Diät und Psychotherapie in Kurorten für Frauenleiden ist zu erwägen.

Kurindikationen bei Harninkontinenz sind:

- Leichte Erscheinungsformen (HI I°/II°)
- Kombinierte Streß-/Dranginkontinenz
- Rehabilitation nach HI-Operationen
- HI-Rezidive
- Multifaktorielle HI-Ätiologie.

Elektrotherapie

Wie eingangs bereits erwähnt, ist diese Form der physikalischen Therapie zu bevorzugen, wenn bei der gynäkologischen Untersuchung überhaupt keine oder nur sehr schwache Beckenbodenkontraktionen ausgelöst werden können, ferner bei Dranginkontinenz und Mischinkontinenz. Indikationsabhängig sind die Anwendungszeiten und Reizstromparameter unterschiedlich.

Grundlagen und Gerätekonsequenzen

Prinzipiell sind direkte und indirekte (reflektorische) Reizungen sowohl der Mechano-(Dehnungs-)rezeptoren in Harnblase und Harnröhre, Vagina und After als auch der motorischen Nerven für Harnröhrensphinkter und periurethralen Sphinkter (Beckenbodenmuskulatur) möglich.

Bei der *Dranginkontinenz* sollen sie reflektorisch den Detrusor hemmen und bei der *Streßinkontinenz* direkt oder indirekt die Verschlußmuskulatur aktivieren.

Bevorzugt werden heute **Oberflächenelektroden**, die sich kutan, vaginal, rektal oder urethral applizieren lassen, wobei die vaginalen Elektroden die größte Akzeptanz und einen zusätzlichen Konuseffekt haben. Von der lästigen Kabelverbindung zwischen externem Stimulator und vaginalem Elektrodenapplikator ist man allerdings noch nicht abgekommen (Abb. 16-31). Vaginale Geräte, die Impulsgeber, Batterie und Elektroden in sich vereinen, sind entweder zu groß, zu schwer oder störanfällig.

Direkte intravesikale oder sakrale Elektrostimulationen erprobt man dagegen bei Harnretentionen; sie bleiben deshalb an dieser Stelle unberücksichtigt.

Problematisch und immer noch zu Kompromissen zwingend, sind die unterschiedlichen Stimulationserfordernisse der Detrusornerven einerseits (5 Hz für die Aktivierung des β-adrenergen

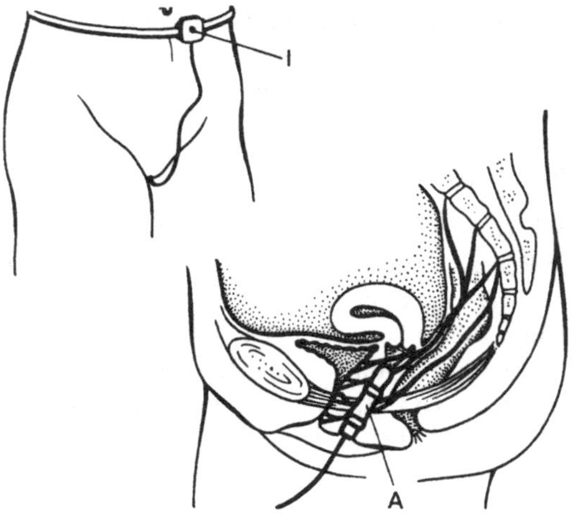

Abb. 16-31: Vaginale Elektrostimulation bei Drang- oder kombinierter Streß-/Dranginkontinenz.
Ein batteriegespeister elektronischer Impulsgenerator (I) steht über ein Zuleitungskabel mit 2 Elektroden in Verbindung, die in Pessarform vaginal appliziert werden (A).

Nn. hypogastrici und 5–10 Hz für die Hemmung der parasympathischen Nn. pelvici bei individuell sehr variabler Verträglichkeit der Impulsintensität) und der Sphinkternerven andererseits (10 Hz zur Aktivierung der langsamen Fasern in der urethralen Eigenmuskulatur und 50 Hz für die schnellreagierenden, aber auch schnell ermüdenden Fasern der periurethralen Beckenbodenmuskulatur).

Da die Beckenbodenmuskulatur jedoch aus langsamen und schnellen Muskelfasern besteht, ist sie für beide Frequenzen ansprechbar und bei vorwiegend niederfrequenter Stimulation sogar in der Lage, schnelle motorische Einheiten in langsame umzuwandeln. Andererseits muß auch an die Möglichkeit der Harndrangprovokation durch eine Blasenhalsinsuffizienz (permanente Trichterbildung) und ihre Beeinflußbarkeit durch ein Levatortraining, d. h. mögliche Harndrangbesserung auch durch 50 Hz-Stimulation von Beckenbodennerven gedacht werden.

Moderne, meist von 9V-Batterien gespeiste und daher auch für die Heimbenutzung geeignete Elektrostimulatoren lösen diese Probleme, indem sie mit verstellbaren Impulsfrequenzen und von der Patientin selbst regulierbaren Stromstärken arbeiten.

Dadurch sind einige vaginal applizierbare Geräte, wie z. B. das ProSeco-System (Innocept Medizintechnik Vertriebs-GmbH, Schermbeck) oder der MS 105 (Medicon Vertrieb: CAMT med.-elektron. Gerätebau GmbH, Heidelberg) sowohl für die (Kurzzeit)stimulation des Detrusors als auch für die (Langzeit)stimulation des Beckenbodens geeignet. Andere Geräte, z. B. der anal oder vaginal applizierbare e. i. s. 5000 (Dr. Rowedder biomed. Geräte GmbH, Neumünster) und der ausschließlich mit Hautelektroden ausgestattete BMR 2/237 oder 233 (Biomedical Research GmbH, Unteruhldingen) sind nur für Beckenbodenstimulationen vorgesehen. Transkutane elektrische Neurostimulation ist mit dem TENS 2000 (Dr. Rowedder), mit BMR Geräten und jetzt auch mit PHYS·I·S möglich.

Um die Geräte nach dem Hilfsmittelkatalog verordnen zu können, verlangen die gesetzlichen Krankenkassen genaue Angaben zur Diagnose und Prognose (z. B. Operation entfällt oder Einsparung von Vorlagen). Der Festverschreibung zur Langzeittherapie sollte deshalb in der Regel eine 2–3monatige probeweise Verordnung vorausgehen (Details siehe Herstellerinformationen).

Allgemeine Anwendungshinweise
(Tab. 16-12)

Für die **Kurzzeitstimulation** (AMFES = **akute maximale funktionelle Elektrostimulation**) werden kurzdauernde biphasische Rechteckimpulse niederer Frequenz (10–20 Hz) und möglichst hoher Amplitude (bis 100 mA) 2mal täglich, jeweils 20 Minuten lang, für etwa 2–4 Wochen empfohlen.

Für die **Langzeitstimulation** sind längerdauernde biphasische Rechteckimpulse höherer Frequenz (50 Hz) und niedrigerer Intensität (~ 60 mA) 1–2mal täglich, jeweils 30 Minuten lang, über 2–3 Monate zu verabfolgen. Die früher übliche Elektrostimulation über viele Stunden (wobei die Patientinnen meist die nächtliche Applikation bevorzugten), erübrigt sich mit neueren Geräten.

Die **Interferenzstrombehandlung** der HI ist relativ neu. Sie basiert auf der Möglichkeit, den

Tab. 16-12: Elektrotherapie bei Harninkontinenz

Applikationsform	Indikationen
Kurzzeitstimulation (Impulsfrequenz 10–20 Hz)	Idiopathische Detrusorinstabilität (motorische Dranginkontinenz)
Langzeitstimulation (Impulsfrequenz ~ 50 Hz)	Streßinkontinenz
Langzeitstimulation (Impulsfrequenz 10–20 Hz/50 Hz im Wechsel)	Mischinkontinenz (kombinierte Streß-/Dranginkontinenz)
Interferenzstrom	Streß- und/oder Dranginkontinenz (vor allem im Senium)
Transkutane elektrische Neurostimulation (TENS) (Impulsfrequenz 10–100 Hz)	Sensorische Dranginkontinenz, Reizblase, Urethralsyndrom

Hautwiderstand gegenüber niederfrequenten Strömen durch gekreuzte Applikation mittelfrequenter Wechselströme zwischen 4000 und 3900 Hz zu überwinden, wodurch im Gewebe biologisch aktive Niederfrequenzreize zwischen 1 und 100 Hz als Interferenzen entstehen. Innerhalb dieses Bereiches lassen sich die Frequenzen beliebig variieren, so daß eine Anwendung bei Streß- und/oder Dranginkontinenz möglich wird. Um den Beckenboden und die Blasenhalsregion zu erreichen, werden je 2 Hautelektroden in der Unterbauchregion und 2 an der Innenseite der Oberschenkel über Kreuz geschaltet. 2–3 Sitzungen/Woche à 30 Minuten und eine Gesamtanwendungsdauer von 4–6 Wochen sind meist ausreichend. Bisher vergeblich behandelte oder auf Grund ihres Alters nicht mehr anders therapierbare Frauen sind für eine Interferenzstromanwendung besonders geeignet.

Die **transkutane elektrische Neurostimulation** (TENS) mit biphasischen Spitzensignalen bis zu 100 mA und Frequenzbereichen von 10 Hz bis 140 Hz soll über die Induktion zentraler Endomorphinausschüttung schmerzlindernd wirken. Um auch bei hartnäckiger Harndrangsymptomatik, interstitieller Zystitis und Reizblase wirksam zu werden, müssen die Elektroden suprapubisch und perineal oder sakral plaziert werden.

Eine Sonderform ist die APL (acupuncture like)-TENS oder Elektroakupunktur. Sie basiert auf den gleichen Vorstellungen wie die klassische Akupunktur (Normalisierung von Regelkreisen durch zeitweilige Blockierung derselben), indem die für die Harnblase und Harnröhre determinierten Hautpunkte an der Fußaußenkante, Unterschenkelinnenseite und am Mons pubis mit Impulsstrom (2 Hz, ~ 100 mA) wöchentlich stimuliert werden.

Ist nach mehrmaliger Stimulation keine Schmerzlinderung zu verspüren, so ist die TENS abzubrechen. Psychogene Schmerzen können sich während der TENS sogar verstärken.

Kontraindikationen der Elektrotherapie sind:

- Menstruation und Zwischenblutungen
- Schwangerschaft
- Herzrhythmusstörungen (Schrittmacher)
- Uterus myomatosus mit Wachstumstendenz
- Kolpitis
- Harnweginfektionen und Harnretentionen
- Urogenitalfisteln.

Erfolgsaussichten und Ergebnisse der Physiotherapie

Die Physiotherapie der HI ist umso aussichtsreicher, je frühzeitiger sie beginnt und je geringfügiger die Beschwerden sind.

Zwischen dem erstmaligen, gelegentlichen Auftreten geringer HI-Symptome und dem Behandlungswunsch wegen zunehmender und immer häufiger auftretender HI-Beschwerden vergehen oftmals Jahre.

Jeder Gynäkologe kennt genügend Frauen, die trotz morphologischer und funktioneller Hinweise keine Harninkontinenz haben. Offenbar müssen erst mehrere „Sicherungen durchbrennen“, bevor sich das HI-Symptom einstellt und zunimmt (vgl. S. 184). Die positiv auf das Tonus-Turgorspiel im Bauchraum und kleinen Becken der Frau, auf die Durchblutung der Gewebe und auf das Reaktionsvermögen in Belastungssituationen einwirkende Physiotherapie ist bei rechtzeitiger und dauerhafter Anwendung durchaus in der Lage, HI-Beschwerden zu beseitigen oder zumindest ihre Zunahme aufzuhalten.

Das Ergebnis der Physiotherapie steht und fällt mit der Compliance. Wer nach Besserung oder Aufhören der Beschwerden die Behandlung abbricht und die früheren Belastungen erneut einwirken läßt, braucht sich über die HI-Wiederkehr nicht zu wundern.

Andererseits berichten erfolgreich behandelte Frauen, daß sie durch die Physiotherapie zwar nicht völlig beschwerdefrei geworden sind, daß sie sich seitdem aber besser unter Kontrolle haben und einzuschätzen vermögen, was sie sich zumuten können oder besser vermeiden, bzw. wie sie mit der HI fertig werden. Sie haben ihre „Blasenschwäche“ – vergleichbar mit einer chronischen Herzkreislauferkrankung oder einem Altersdiabetes mellitus – als ständig beachtens- oder behandlungsbedürftig akzeptiert.

Physiotherapieergebnisse folgen nicht dem Alles-oder-Nichts-Gesetz. Auch Teilerfolge durch Verringerung des HI-Grades oder partielle (zeitweilige) Wiederherstellung der Gesellschaftsfähigkeit zählen.

Objektivierungsbestrebungen durch Kontrollen der Urodynamik oder bildgebender Verfahren bleiben meist unbefriedigend. Letztlich entscheidend ist nur das subjektive Befinden.

Insgesamt hat die komplexe Physiotherapie folgende Vor- und Nachteile:

Vorteile:

- Verbesserung der psychophysischen Gesamtsituation
- Eignung für Prophylaxe und Therapie
- Vermeidung/Aufdeckung von Fehldiagnosen (Beobachtungsfaktor!)
- Einschätzung der Operationsnotwendigkeit
- Optimierung der Op.-vorbereitung/Nachbehandlung

Nachteile:

- Zeitkonsumierend (Nichts für Eilige!)
- Mehr subjektiv als objektiv wirksam (Überzeugungsfaktor!)
- Abhängig von besonderen Vorbedingungen: Spezialkenntnisse der Physiotherapeuten, Allgemeinzustand, Ausdauer, Genesungswillen.

Unter diesen Gegebenheiten sind die besten **Früh- und Spätergebnisse** bei HI I° zu erreichen (nur 20% Versager). Bei HI II° wird etwa die Hälfte der Frauen auf Dauer zufriedengestellt und bei HI III° ist lediglich in einem Drittel der Fälle mit einer Besserung (keiner Heilung!) zu rechnen.

Die **Elektrotherapie** hat ähnliche Ergebnisse: bei *Drang-* oder *Mischinkontinenz* je ein Drittel geheilte und gebesserte Patienten, bei Streßinkontinenz nur in der Hälfte der Fälle insgesamt zufriedene Patientinnen. Die besseren Ergebnisse bei Dranginkontinenz lassen darauf schließen, daß das vegetative Nervensystem besser auf die Elektrotherapie reagiert als das sensomotorische System. Folglich ist bei Streßinkontinenz mit elektrotherapeutisch reaktivierbarer Beckenbodenmuskulatur die Elektrostimulation möglichst bald mit einer Kinesitherapie zu verbinden.

Die **Gesamtstrategie der Physiotherapie bei HI** hat sich nach der Reaktionsfähigkeit des Beckenbodens bei der gynäkologischen Grunduntersuchung zu richten (Abb. 16-32):

Bei guter Kontraktionsfähigkeit kann gleich ein Beckenbodentraining mit Konen oder anderen Biofeedbackgeräten beginnen. Bei schwacher oder seitendifferenter Kontraktionsfähigkeit ist eine spezielle Beckenbodengymnastik (s. S. 225) unter Anleitung einer erfahrenen Physiotherapeutin zu bevorzugen.

Läßt sich bei der Grunduntersuchung überhaupt keine Beckenbodenreaktion auslösen, so sollte die Elektrostimulation an 1. Stelle

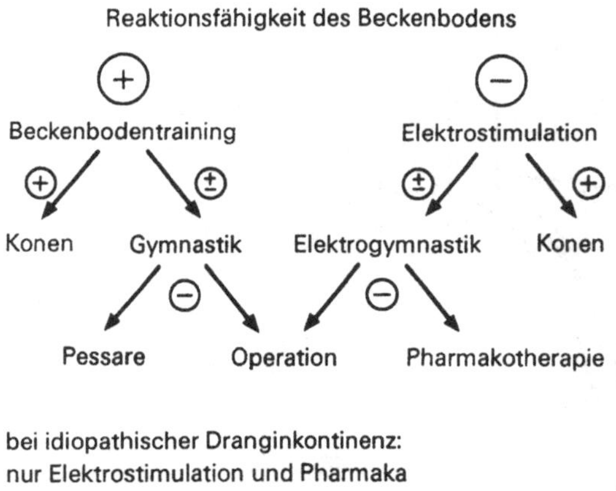

Abb. 16-32: Gesamtstrategie der Physiotherapie bei Harninkontinenz an der Charité Berlin

stehen. Vermag sie den Beckenboden zu reaktivieren, kann man bei guter Patientencompliance aktive Beckenbodenübungen hinzufügen (vag. Elektro-Gymnastik) oder bei schneller Besserung der Beckenbodenkondition auf alleiniges Konustraining (ohne Stromzufuhr) übergehen.

Versagen alle aufgezeigten Wege, müssen andere Behandlungsmöglichkeiten gefunden werden. Auch eine gleichzeitige Pharmakotherapie kommt in Betracht.

Pharmakotherapie bei Harninkontinenz

- Antibakterielle Chemotherapie (bei HWI)
- Estrogene (in Postmenopause)
- Neutrope Pharmaka
- Myotrope Pharmaka
- Psychopharmaka
- Neuraltherapie?

(Neutrope Pharmaka, Myotrope Pharmaka, Psychopharmaka, Neuraltherapie: vor allem bei Dranginkontinenz)

16.7.3 Medikamentöse Therapie

Der Einsatz von Medikamenten zur Behandlung der Harninkontinenz setzt Kenntnisse der Innervation und Rezeptorverteilung am unteren Harntrakt voraus, weil nur so eine wissenschaftlich begründete Therapie möglich ist. Die Verschreibung sollte in der Regel nur auf der **Grundlage einer gesicherten Diagnose** erfolgen. Die gründliche Abklärung der Beschwerden einschließlich urodynamischer Untersuchungen ist daher normalerweise vor der Medikamentenverordnung notwendig.

In der Praxis ergibt sich allerdings gelegentlich die Notwendigkeit, Beschwerden symptomatisch zu behandeln. In diesen Fällen muß der Behandlungserfolg besonders kritisch geprüft werden. Bei Beschwerdepersistenz ist spätestens nach 4–6 Wochen eine vollständige diagnostische Abklärung anzuraten. Medikamente mit blasenrelaxierender Wirkung sollten längerfristig nicht ohne Restharnprüfung eingesetzt werden.

In vielen Übersichten werden Medikamente empfohlen, die für die Anwendung bei Beschwerden des Harntraktes nicht zugelassen sind, deren Wirksamkeit allerdings aufgrund wissenschaftlicher Untersuchungen nachgewiesen ist. Derartige Medikamente sollten nicht primär zur Therapie eingesetzt werden. Auch wenn es sich dabei um generell zugelassene Arzneimittel handelt, gehen mögliche Nebenwirkungen und Komplikationen zu Lasten des betroffenen Arztes, wenn für die gewählte Indikation keine Zulassung besteht. Der Arzt muß im Zweifelsfall den Einsatz eines solchen Medikaments vertreten.

Innervation von Blase und Urethra und Rezeptorverteilung (Abb. 16-33).

Der Detrusor unterliegt vorwiegend der Steuerung des *Parasympathicus*. Neuronale Überträgersubstanz ist Acetylcholin, das an Rezeptoren angreift, die auch durch Nikotin stimuliert werden können (nikotinartige Rezeptoren). Die Rezeptoren im Bereich der parasympathischen Endorgane sind nicht durch Nikotin zu beeinflussen. Sie werden durch Muskarin stimuliert und werden deshalb als muskarinartig bezeichnet. Sie sind durch Atropin und seine Derivate blockierbar.

In geringerem Umfang findet sich im Bereich des Detrusor vesicae auch eine Innervation durch

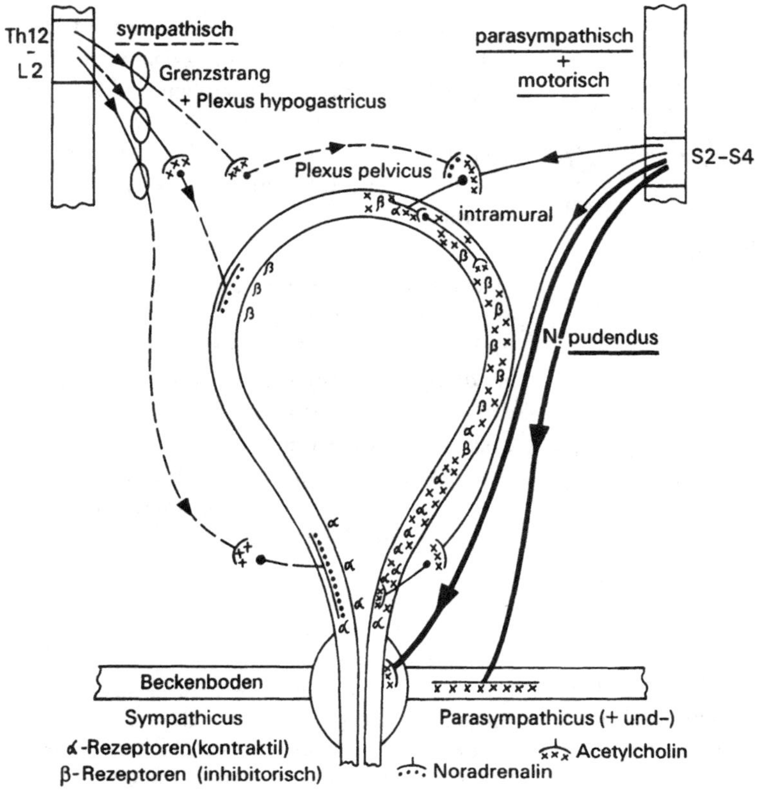

Abb. 16-33: Innervation und Rezeptorverteilung am unteren Harntrakt

den *Sympathikus*. In der Blasenmuskulatur werden vorwiegend β-Rezeptoren nachgewiesen, die eine Inhibition des Detrusors bewirken. Die Innervation des Blasenhalses und der Urethra steht demgegenüber weitgehend unter dem Einfluß des Sympathikus. Hier werden über efferente Bahnen vorwiegend α-Rezeptoren in der glatten Muskulatur stimuliert, die den Ruhetonus der Urethra erhöhen und den Blasenverschluß verstärken. Im System des Sympathikus erfolgt die synaptische Übertragung vom ersten auf das zweite Neuron ebenfalls durch Acetylcholin (nikotinartige Rezeptoren), während Noradrenalin und Adrenalin als Überträgerstoffe vom postsynaptischen Neuron auf das Erfolgsorgan wirken.

Die quergestreifte Muskulatur des Beckenbodens wird motorisch vom Nervus pudendus versorgt. Eine Aktivierung der Innervation mit Kontraktion des Beckenbodens unterstützt während kurzzeitiger intraabdominaler Druckerhöhungen die Kontinenzerhaltung. Die quergestreifte Eigenmuskulatur der Urethra wird durch somatische Begleitnerven der Nn. pelvici innerviert. Die medikamentöse Beeinflußbarkeit der quergestreiften Verschlußmuskulatur über Cholinesterasehemmer ist umstritten.

Urgeinkontinenz

Sie ist die Hauptdomäne der medikamentösen Therapie bei Harninkontinenz. Verschiedene Medikamente stehen zur Verfügung, den Tonus der Blasenmuskulatur abzusenken (Tab. 16-13). Ihre Wirksamkeit und Verträglichkeit ist individuell verschieden.

Anticholinergika und muskulotrope Relaxantien. Anticholinergika bewirken eine atropinar-

Tab. 16-13: Verbesserung der Reservoirfunktion durch Hemmung der Blasenmuskelaktivität als Therapie bei Urgency und Urgeinkontinenz

1. Präparate mit zugelassener Indikation		
Anticholinergika		
Trospiumchlorid (z. B. Spasmex®)	1 Tabl. = 5/15 mg	Dos: 3 × 5–15 mg
(oder Spasmo-lyt®-Dragées)	1 Supp. = 1 mg	Dos: 3–4 × 1 Supp.
	1 Amp. = 0,2 mg	Dos: 3–5 × 1 Amp.
+ pflanz. Extr. (Spasmo-Urgenin®)	1 Drg. = 2 mg	Dos: 3 × 2 Drg.
N-Butylscopolamin (z. B. Buscopan®)	1 Drg. = 10 mg	Dos: 3–5 × 1–2 Drg.
	1 Supp. = 10 mg	Dos: 3–5 × 1 Supp.
	1 Amp. = 20 mg	Dos: bis 100 mg/die
Dicycloverin (Spasmo-Rhoival-N®)	1 Drg. = 10 mg	Dos: 3–4 × 1–2 Drg.
Propiverin (Mictonorm®)	1 Drg. = 15 mg	Dos: 2–3 × 1 Drg.
Direkt muskelwirksame Relaxantien		
Flavoxat (Spasuret 200®)	1 Drg. = 200 mg	Dos: 3–4 × 1 Drg.
Oxybutynin (Dridase®)	1 Tbl. = 5 mg	Dos: 2–3 × 1 Tbl.
Polysynaptische Inhibitoren		
Emepronium (Uro-Ripirin®)	1 Tabl. = 165 mg	Dos: 3 × 1–2 Tbl.
Sonstige Medikamente		
Phenazopyridin (Pyridium®)	1 Drg. = 100 mg	Dos: 3 × 1–2 Drg.
Imipramin (Tofranil®)	1 Drg = 25/50 mg	Dos: 25–100 mg/die
2. Wirkstoffe, die z. Zt. in Deutschland nicht konfektioniert werden		
Propanthelin		
Isopropamid		
Methanthelin		
3. Präparate ohne Zulassung für die Anwendung bei Blasenfunktionsstörungen		
Anticholinergika		
Glycopyrrolat (Robinul®)	1 Amp. = 0,2 mg	Dos: 3–4 × ½–1 Amp.
β-Adrenergika		
Terbutalin (Bricanyl®)	1 Tbl. = 2,5 mg	Dos: 2–3 × 1–2 Tbl.
Clenbuterol (Spiropent®, Contraspasmin®)	1 Tbl. = 0,02 mg	Dos: 2 × 1–2 Tbl.
Kalziumantagonisten		
Nifedipin (z. B. Adalat®)	1 Kps. = 5/10/20 mg	Dos: 2–3 × 1 Kps.
Prostaglandin-Synthetasehemmer		
Indometacin (Amuno®)	1 Kps. = 25/50 mg	Dos: 2–3 × 1 Kps.

tige Blockierung des Acetylcholinrezeptors im Parasympathikus und führen über diesen Wirkungsmechanismus zu einer parasympathikolytischen Wirkung am Detrusor vesicae. Seit langem wird *Trospiumchlorid* eingesetzt, das nur in relativ geringem Umfang resorbiert wird. Daher sind bei oraler Anwendung die Nebenwirkungen gering. Gleiches gilt für *Butylscopolamin*, das ebenfalls oral schlecht resorbiert wird. Beide Substanzen wirken bei parenteraler Anwendung deutlich besser. Die Resorption von *Propiverin* ist auch bei oraler Applikation ausreichend. Es wirkt durch kompetitiven Antagonismus am muskarinergen Rezeptor und gleichzeitig über einen nicht kompetitiven Antagonismus direkt an der Detrusormuskulatur. Auch *Emepronium-bromid* vereint sowohl periphere anticholinerge als auch ganglionäre Effekte.

Zu dieser Medikamentengruppe gehören weiterhin *Propanthelin* und *Glycopyrrolat*, die überwiegend in Amerika eingesetzt werden. Besonders Glycopyrrolat ist wegen seiner langen Wirksamkeit günstig verwendbar. Das Präparat *Methanthelin* entfaltet neben einer anticholinergen Wirkung auch stärkere antimuskarinerge Eigenschaften, die zu einer Blockierung des Ganglion führen.

Flavoxat soll ebenfalls neben seiner anticholinergen Komponente direkt muskelrelaxierend auf die glatte Blasenmuskulatur wirken. Der kombinierte Einsatz von Flavoxat und Emeproniumbromid kann erwogen werden, um über einen Wirkungssynergismus eine bessere Effektivität der Therapie zu erreichen. Im Vergleich zwischen Emeproniumbromid und Flavoxat war die zweite Substanz bei oraler Anwendung leicht überlegen.

Oxybutynin entfaltet direkt glattmuskulär wirksame Eigenschaften. Neben diesen Wirkungsmechanismen werden der Substanz auch lokalanästhetische Wirkungen zugesprochen. Oxybutynin ist offenbar bei oraler Anwendung die derzeit wirksamste anticholinerge Substanz. Allerdings kommt es auch zu typischen anticholinergen Nebenwirkungen wie Mundtrockenheit, Akkommodationsstörungen und verminderter Schweißsekretion.

β-Adrenergika. Die Wirksamkeit von β-Adrenergika bei Urgency und Urge-Inkontinenz resultiert aus einer Inhibition der Blasenmuskulatur durch Stimulation von β-Rezeptoren. Mit *Clenbuterol* wurden bei Urgency und Urge-Inkontinenz entsprechende klinische Erfolge in 65–76% beschrieben. Die Erfolgsraten liegen damit deutlich über den Erfolgsraten, die für die Behandlung mit Plazebo-Präparaten angegeben werden, so daß ein pharmakologisch nutzbarer Effekt angenommen werden darf. Es kann erwartet werden, daß auch mit anderen β-Mimetika in gleicher Weise wie mit Clenbuterol Behandlungserfolge erzielt werden können. Es muß allerdings darauf hingewiesen werden, daß β-Mimetika in Deutschland nicht für diese Indikation zugelassen sind.

Kalziumantagonisten. Kalziumantagonisten entfalten an der glatten Muskulatur eine Relaxation. Entsprechende Untersuchungen in vitro und in vivo liegen für die Substanz *Nifedipin* vor. Eine breitere klinische Anwendung fehlt bisher. Auch dieses Präparat ist in Deutschland für die besprochene Indikation nicht zugelassen.

Terodilin entfaltet neben kalziumantagonistischen Eigenschaften auch eine anticholinerge Wirkung. Als Mictrol® war es kurzzeitig zur Therapie der Dranginkontinenz zugelassen, wurde dann aber wegen möglicher kardialer Nebenwirkungen weltweit vom Markt genommen. Es ist unsicher, ob es erneut zugelassen wird, auch wenn seine Wirksamkeit bei Urgency und Urge-Inkontinenz nachgewiesenermaßen gut war.

Andere Medikamente. Das trizyklische Antidepressivum *Imipramin* vereinigt anticholinerge Effekte mit einer gleichzeitigen α-mimetischen Wirkung an der Urethra. Wegen seiner kombinierten Wirksamkeit mit Verbesserung der Reservoirfunktion sowohl über eine Dämpfung der Blasenmuskulatur als auch über eine Erhöhung des Auslaßwiderstands kann diese Substanz sinnvollerweise eingesetzt werden, wenn neben Drangbeschwerden oder Dranginkontinenz eine leichte Verschlußinsuffizienz behandelt werden muß. Neben der Wirksamkeit am Harntrakt wirkt die Substanz stimmungsaufhellend, so daß in geeigneten Fällen eine gute Wirkung erreicht werden kann. Das Präparat ist zum Einsatz auch bei Beschwerden des Harntrakts zugelassen.

Ebenfalls anticholinerg und α-mimetisch wirksam und deshalb bei kombinierter Drang-/Streßinkontinenz einsetzbar ist *Dysurgal*® (Kombinationspräparat aus Atropinsulfat, Ephedrin-HCL und Strychninnitrat).

Der Dopaminagonist *Bromocriptin* entwickelt an der Blasenmuskulatur einen anticholinergen Effekt und wirkt gleichzeitig im Sympathikus α-Rezeptoren blockierend. Als Folge dieser Wirkungskombination steigert das Präparat die Blasenkapazität und senkt die Miktionsfrequenz. Harndrangbeschwerden können entsprechend vermindert werden. Für diese Indikation fehlt aber die Zulassung. Diese Einschränkung gilt auch für Prostaglandininhibitoren, hier liegen Erfahrungen bei Urgency und Urge-Inkontinenz mit den Präparaten *Indometacin* und *Flurbiprofen* vor, die keine überzeugende Wirksamkeit nachweisen konnten.

Bei Urgency und Urge-Inkontinenz spielen psychische Faktoren eine bedeutsame Rolle. Daher ist es nicht verwunderlich, daß auch mit *Plazebo* eine therapeutische Wirksamkeit in nicht unerheblichem Umfang erreicht werden kann. Die Medikamentenverordnung sollte nämlich niemals ohne begleitendes Blasentraining erfolgen (s. Kap. 16.7.2), so daß verständlich wird, warum in Doppelblinduntersuchungen auch in der Plazebogruppe erhebliche Besserungen und Heilungen der Dranginkontinenz zu verzeichnen sind. Bei Einbeziehung der Plazebowirkung in die Therapieüberlegungen sollte ein Medikament mit möglichst geringen Nebenwirkungen, z. B. ein Präparat auf pflanzlicher Basis, verordnet werden. Wird andererseits eine Wirksamkeit über die Plazebowirkung hinaus erwartet, muß ein Präparat eingesetzt werden, das in Doppelblindstudien nachgewiesen hat, daß es besser wirksam ist als Plazebo.

Therapiedauer und Kontraindikationen

Jede Therapie, die den Tonus der Blasenmuskulatur herabsetzt, birgt die Gefahr einer Restharnbildung. Diese Gefahr ist besonders groß, wenn die Urge-Inkontinenz Folge eines funktionell oder mechanisch erhöhten Blasenauslaßwiderstands ist.

In diesen Fällen kann es sehr rasch zum Dekompensieren der Blasenfunktion kommen. Rezidivierende Harnwegsinfekte und die Gefahr einer Schädigung des oberen Harntraktes sind die Folgen. Die Therapie soll daher in regelmäßigen Abständen (alle 4–6 Wochen) von einer **Restharnkontrolle** begleitet werden. Bei signifikanter Restharnbildung muß die Dosis reduziert bzw. das Medikament abgesetzt werden. Begleitend zur medikamentösen Therapie wird immer ein Miktionsprotokoll geführt (s. Kap. 3). Blasentraining und medikamentöse Therapie führen in der Regel spätestens in 6–8 Wochen zu einer deutlichen Besserung der Beschwerden, vor allem, wenn es sich um eine rein funktionelle Störung gehandelt hat. Über eine Dosisreduktion kann dann ein Auslaßversuch unternommen werden. Es hat sich bewährt, das Miktionsprotokoll noch für mindestens 4 Wochen weiterzuführen, damit über eine mentale Rückkopplung das Behandlungsergebnis abgesichert wird.

Neben den gemeinsamen Risiken einer Restharnbildung müssen für die einzelnen Präparate die **Kontraindikationen** nach Maßgabe der Beipackzettel und Produktinformationen der Hersteller beachtet werden.

Bei allen Anticholinergika stellen u. a. Engwinkelglaukom, Koronarsklerose und tachykarde Rhythmusstörungen die wesentlichen Kontraindikationen dar.

Streßharninkontinenz

Die medikamentöse Therapie bei Streßharninkontinenz hat einen nachrangigen Stellenwert. Im Vordergrund stehen einerseits **operative Behandlungen** mit Rekonstruktion der Beckenbodenanatomie und Verbesserung der Druckübertragung und andererseits die **Übungsbehandlung zur Kräftigung der Beckenbodenmuskulatur**. Die Präparate zur möglichen Verbesserung des Blasenverschlußmechanismus sind in Tab. 16-14 aufgeführt.

Vom theoretischen Ansatz her kann eine Verbesserung der Blasenverschlußfunktion durch den Einsatz von *α-Sympathomimetika* erwartet werden. Durch die Stimulation von α-Rezeptoren im Bereich des Trigonum ist eine Erhöhung des Urethradrucks zu erreichen.

α-Sympathomimetika sind in Deutschland nicht zur Behandlung der Streßharninkontinenz zugelassen. Die Erfolgsaussichten sind insgesamt limitiert: Erstens sind α-Mimetika nur bei leichten Formen der Streßharninkontinenz erfolgreich einsetzbar. Zweitens verstärken sich bei höherer Dosierung die Nebenwirkungen, so daß es sogar zu hypertensiven Krisen kommen kann.

Vielfach besteht bei streßinkontinenten Patientinnen primär eine Kontraindikation für α-Mimetika, weil streßharninkontinente Frauen häufig übergewichtig sind und daher gehäuft unter erhöhtem Blutdruck leiden. Auch Schilddrüsenüberfunktionen stellen eine Kontraindikation für α-Mimetika dar.

Tab. 16-14: Verbesserung der Reservoirfunktion durch Erhöhung des Auslaßwiderstandes als Therapie bei Streßharninkontinenz

1. Präparate mit zugelassener Indikation		
Imipramin (Tofranil®)	1 Drg. = 25/50 mg	Dos: 25−100 mg/die
2. Wirkstoffe, die z. Zt. in Deutschland nicht konfektioniert werden		
Ephedrin		
Phenylpropanolamin		
3. Präparate ohne Zulassung für die Anwendung am Harntrakt		
α-Sympathomimetika		
Midodrin (Gutron®)	1 Tbl. = 2,5 mg Tr. 1 ml = 10 mg	Dos: 2 × ½−2 Tbl. Dos: 2 × 3−15 Tr.
β-Sympatholytika		
Propanolol (Dociton®)	1 Tbl. = 10 mg	Dos: 4 × 1 Tbl.
Sonstige Medikamente		
Prostaglandin-$F_2\alpha$ (Minprostin-$F_2\alpha$®)	1 Amp. = 5 mg	pro instill.

Auf die Therapiemöglichkeiten mit *Imipramin* wurde bereits hingewiesen. In einer Tagesdosis zwischen 25 und 100 mg kann bei leichter Verschlußinsuffizienz die α-mimetische Wirkung auf die Harnröhre ausgenutzt werden. Der Blasentonus sinkt und der Sphinktertonus wird leicht angehoben, so daß schon in Ruhe der Druckgradient zwischen Harnröhre und Harnblase verbessert wird. Von mehreren Autoren wurden bei postmenopausalen Patientinnen und bei Enuresis nocturna Behandlungserfolge angegeben. Es stellt in Deutschland derzeit neben Dysurgal® das einzige Medikament dar, das α-mimetisch wirkt und für die Anwendung am Harntrakt zugelassen ist.

Norephedrin soll in einer Dosierung zwischen 75 und 100 mg den Urethradruck anheben. In leichten Fällen von Streßharninkontinenz war auch das Präparat *Ephedrin* wirksam. *Phenylpropanolamin* wirkt weniger zentral stimulierend als Ephedrin. Mit dem Präparat Ornade® wurden in England Behandlungserfolge erzielt. Dieses Präparat enthält neben Phenylpropanolamin auch noch das Antihistaminikum Chlorpheniramin und das Antimuskarinergikum Isopropamid. Auch bei dem Präparat *Midodrin* handelt es sich um eine α-Sympathomimetikum, das sich durch seine lange Wirksamkeit auszeichnet und zur Behandlung der Streßharninkontinenz eingesetzt wurde.

Die in der Literatur beschriebene Wirksamkeit von *β-Sympatholytika* beruht auf einer Potenzierung α-mimetischer Effekte. Subjektive Behandlungserfolge sind beschrieben, bei urodynamischen Messungen konnten allerdings keine Änderungen des Urethraprofils nachgewiesen werden. Herzfehler, Herzinsuffizienz und Asthma bronchiale stellen Kontraindikationen für β-Blocker dar. Beim plötzlichen Absetzen können pektanginöse Beschwerden und hypertensive Blutdruckspitzen ausgelöst werden. Eine Zulassung für diese Indikation besteht in Deutschland nicht.

Mit Prostaglandin-$F_2\alpha$ kann bei Instillation in die Harnblase der Verschlußdruck angehoben werden, so daß es theoretisch bei Streßharninkontinenz wirksam ist. Die Anwendung hat sich nicht durchgesetzt, so daß keine Zulassung für diese Indikation besteht.

Kombinierte Streß-Urge-Inkontinenz

Bei kombinierter Inkontinenz, die in der Regel nur aufgrund einer urodynamischen Untersuchung exakt diagnostiziert werden kann, ist die Therapieplanung besonders sorgfältig vorzunehmen. Muß die Urethralverschlußinsuffizienz operiert werden, sollte vorher die Urge-Inkontinenz effektiv behandelt sein, weil sonst postoperativ erhebliche Drangbeschwerden auftreten können. In diesem Fall muß ein Medikament mit hohem Wirkungspotential verabreicht werden. Bei konservativ behandelbarer Streßharninkontinenz kann neben den verschiedenen Formen des Beckenbodentrainings ein Medikament zur Behandlung der Urge-Komponente verordnet werden. Auch hier sollte ein Miktionsprotokoll Aufschluß über das Miktionsverhalten liefern. Die Praxis zeigt, daß in der Regel mit einem effektiven Beckenbodentraining erst begonnen werden kann, wenn die Behandlung der Urge-Inkontinenz greift und Pollakisurie und Harndrang gemildert sind.

Imipramin (Tofranil®) und das Kombinationspräparat *Dysurgal®* sind zur Zeit die einzigen kombiniert wirkenden Medikamente, die die Drangsymptomatik unterdrücken, die Blasenkapazität verbessern und gleichzeitig den Blasenverschlußmechanismus positiv beeinflussen.

Östrogene

Östrogenwirkungen sind rezeptorvermittelt. Objektive Therapieerfolge am Harntrakt sind nur dann zu erwarten, wenn Östrogenrezeptoren am Zielorgan nachweisbar sind. Dabei kann nur freies, also nicht proteingebundenes Hormon in die Zelle aufgenommen und am Rezeptor wirksam werden.

Im Zielorgan diffundieren nicht-proteingebundene Steroidmoleküle durch die Zellmembran in das Zytoplasma der Zielzelle. Dort werden die Steroidmoleküle an einen Rezeptor gebunden. Beim Eindringen des Steroids ergeben sich Unterschiede durch die Verweildauer des Hormons zwischen afferentem und efferentem Gefäßsystem: In Lebersinusoiden besteht eine wesentlich größere Zelloberfläche, so daß eine längere Eindringdauer für Steroidmoleküle zur Verfügung steht als dies beispielsweise im Uterus der Fall ist. Im Zytoplasma kommt es zu einer Bindung zwischen dem Östrogenmolekül und dem Rezeptorprotein. Alle Östrogene werden von demselben Rezeptor gebunden. Es kommt zu einer Translokation des aktivierten Östrogen-Rezeptor-Komplexes vom Zytoplasma in den Zellkern. Bevorzugt werden im Zellkern relativ wenig spezifische Bindungsstellen auf dem Genom mit hoher Affinität besetzt. Diese Bindungsstellen werden als Typ-I-Bindungsstellen bezeichnet und sind für frühe, kurzfristige, d. h. 0–6 Stunden dauernde Östrogenwirkungen verantwortlich. Im Kern jeder Zielzelle existieren nur etwa 100–1000 dieser Typ-I-Bindungsstellen. Daneben findet man eine sehr große Anzahl (etwa 20 000–30 000) sogenannte Typ-II-Bindungsstellen, die nur eine geringe Bindungsaffinität besitzen. Diese sekundären Bindungsstellen werden erst durch Östrogenwirkungen an den Typ-I-Bindungsstellen induziert und aktiviert und sind für späte, längerfristige Östrogenwirkungen (z. B. Uteruswachstum) verantwortlich. Östrogene induzieren die Neusynthese ihrer eigenen Rezeptoren, es kommt also zu einer Wirkungsverstärkung. Somit wird deutlich, daß die Aufenthaltsdauer des Östrogen-Rezeptor-Komplexes im Zellkern von Bedeutung für den Östrogeneffekt ist. Je länger der Komplex im Chromatin verbleibt, um so stärker ist die biologische Wirkung. Der vollständige Ablauf einer östrogenen Reaktion im Uterus einschließlich der Proliferation erfordert, daß ein Minimum an Östrogen-Rezeptor-Komplexen über mindestens 6 Stunden im Zellkern gebunden ist.

Die Lebensdauer des Östrogen-Rezeptor-Komplexes im Zellkern wird aber von der Affinität des Östrogens zu seinem Rezeptor bestimmt. Dadurch kann die **unterschiedliche Wirkung der verschiedenen Östrogene** erklärt werden. *Östriol* aktiviert zwar den Rezeptor in genau der gleichen Weise wie *Östradiol*, so daß Bindungsstellen im Kern besetzt werden, Östriol dissoziiert jedoch viermal so schnell vom Rezeptor-Komplex ab wie Östradiol. Dadurch können mit Östriol zwar frühe Östrogeneffekte wie Glukoseverwertung, Wassereinlagerung und Synthese bestimmter Proteine, ausgelöst werden, die Aufenthaltsdauer des Östriol-Rezeptor-Komplexes im Kern ist jedoch zu kurz, um bei den üblichen Dosierungen späte Östrogeneffekte, z. B. die Proliferation des Endometriums hervorzurufen. Im Gegensatz zu Östradiol-Rezeptor-Komplexen sind nach 6 Stunden keine Östriol-Rezeptor-Komplexe im Kern mehr vorhanden. Es wird jedoch verständlich, daß bei einer extrem hohen Dosierung von Östriol ebenfalls späte Östrogeneffekte erwartet werden können. Weiterhin wird so erklärlich, daß Östriol u. U. einen gewissen antagonistischen Effekt auf die Wirkung des Östradiols ausüben kann.

Inzwischen wurden von vielen Autoren auch Rezeptoruntersuchungen am unteren Harntrakt durchgeführt, die alle deutlich niedrigere Konzentrationen als in bekannt östrogenabhängigem Gewebe gefunden haben. Vergleicht man die vorliegenden *Östrogen-Rezeptorbefunde am Harntrakt* und im Beckenbodenbindegewebe mit Daten zur Rezeptorkonzentration im Endo- und Myometrium, zeigt sich, daß die Konzentrationen hier mindestens eine Zehnerpotenz höher liegen. Zusätzlich muß berücksichtigt werden, daß am Harntrakt und Beckenboden in vielen Proben überhaupt kein Rezeptornachweis gelang, während im Uterus als typisch östrogenabhängigem Organ immer Rezeptoren nachweisbar sind. *Progesteronrezeptoren* sind im Harntrakt noch seltener als Östrogenrezeptoren und bestenfalls im Blasengewebe zu finden. Dagegen wird neuerdings auf signifikant erhöhte *Androgenrezeptoren* im urogenitalen Gewebe aufmerksam gemacht, die neue therapeutische Ansatzpunkte bei Harninkontinenz eröffnen könnten.

Die Bedeutung der Östrogene für die Funktion der Beckenbodenmuskulatur und des Beckenbodenbindegewebes ist noch zu wenig untersucht, um eine abschließende Beurteilung abgeben zu können.

Die **klinischen Ergebnisse** über Behandlungserfolge mit Östrogenen bei Harninkontinenz sind ähnlich widersprüchlich wie die Befunde zur Rezeptorverteilung: Subjektive Beschwerdebesserungen wurden darauf zurückgeführt, daß die Patientinnen den unkontrollierten Urinabgang über das unter Hormonen höher aufgebaute Epithel von Vulva und Vagina wesentlich weniger störend empfinden als bei einer atrophischen Schleimhaut. Es muß auch der *antiphlogistische* und *psychotrope Effekt* einer systemischen Östrogenbehandlung berücksichtigt werden, der in manchen Fällen über eine allgemeine Stimmungsaufhellung dazu führt, daß sich die subjektive Einstellung zum Urinabgang ändert.

Bei einer reinen *Streßharninkontinenz* sind die Behandlungserfolge mit Östrogenen derzeit nicht ausreichend dokumentiert sind und zumindest als unsicher zu bewerten. Studien mit größeren Fallzahlen und guter Dokumentation der subjektiven und objektiven Befundänderungen wären erforderlich, um hier Klarheit zu schaffen. Dabei dürften eindeutige Behandlungsergebnisse wahrscheinlich frühestens nach 3–6 Monaten erwartet werden, weil gerade bei einem langfristigen Hormondefizit in der Postmenopause die Hormonbehandlung zu einer Induktion von Östrogenrezeptoren führt und eine Wirkung erst protrahiert eintreten kann.

Für die *Reizblase*, bei *Urgency* und *Urge-Inkontinenz* konnten dagegen in mehreren Doppelblindstudien **Therapieerfolge** dokumentiert werden. Dabei hatte es sich überwiegend um postmenopausale Frauen mit dem Bild einer atrophischen Urethritis und Zystitis gehandelt. Die Wirkung der Behandlung tritt hier relativ kurzfristig ein, so daß ein Behandlungsergebnis nach 4–6 Wochen beurteilt werden kann.

Die Auswahl des Östrogens richtet sich nach den individuellen Bedürfnissen der Patientin: Wird nur ein Effekt im Bereich des Beckenbodens und des Harntrakts angestrebt, ist *Östriol* in einer Tagesdosis zwischen 0,5 und 3 mg effektiv einsetzbar. Es gibt keine Hinweise, daß Östradiol für diese Indikationsbereiche überlegen wäre.

Östriol führt zu einer Proliferation des Vaginalepithels und des Epithels in den distalen Abschnitten der Urethra, das in seinem Aufbau mit dem Vaginalepithel identisch ist. Bei lokaler Applikation mittels Vaginalovula oder Creme sind 7–10fach höhere Wirkspiegel erreichbar als bei systemischer Verabreichung. Für die Patientin ergibt sich bei vaginaler Anwendung zusätzlich die psychologische Wirkung, daß das Medikament begrenzt dort eingesetzt wird, wo es wirken soll. Der behandelnde Arzt muß sich allerdings im klaren sein, daß die Wirkung am Erfolgsorgan durchaus über die Resorption des Medikaments in den Blutkreislauf erzielt wird. Bei der Verabreichung von Östriol ist ein proliferativer Effekt am Endometrium nicht zu erwarten, so daß normalerweise keine Blutung auftritt. Wegen der fehlenden proliferativen Effektivität am Endometrium ist eine zusätzliche Gestagenbehandlung nicht erforderlich. Aller-

Tab. 16-15: Sexualsteroide zur Therapie und Substitution in Klimakterium und Postmenopause

1. Östrogenmonopräparate		
Estradiol	Estraderm® TTS	Membranpflaster à 25 µg, 50 µg, 100 µg/24 h
Estradiolvalerat	Progynova® mite/Progynova®	Tbl. à 1 mg/ 2 mg
Estriol	Ovestin®	Tbl./Ovula à 1 mg/0,5 mg, Creme mit 1 mg Estriol/g Creme
Estriolsuccinat	Synapause®	Tbl. à 2 mg
Estradiolvalerat + Estriol	NeoÖstrogynal®	Tbl. à 1 mg Estradiolvalerat + 2 mg Estriol
Konjugierte Östrogene	Presomen®/Presomen®-0,6/Presomen®-mite	Drg. à 1,25 mg/0,6 mg/0,3 mg
2. Gestagenmonopräparate		
Medroxyprogesteron-	Clinofem®	Tbl. à 5 mg
acetat	G-Farlutal®	Tbl. à 5 mg
Lynestrenol	Orgametril®	Tbl. à 5 mg
Norethisteronacetat	Primolut®-Nor-5/ Primolut®-Nor-10	Tbl. à 5 mg/10 mg
Medrogeston	Prothil®	Tbl. à 5 mg
3. Östrogen-Gestagen-Kombinationen		
Estradiolvalerat + Norgestrel	Cyclo-Progynova®	11 Drg. à 2 mg Estradiolvalerat, 10 Drg. à 2 mg Estradiolvalerat + 0,5 mg Norgestrel
Estradiol + Estriol + Levonorgestrel	Cyclo-Menorette®	11 Drg. à 1 mg Estradiolvalerat + 2 mg Estriol, 10 Drg. à 1 mg Estradiolvalerat + 2 mg Estriol + 0,25 mg Levonorgestrel
	CycloÖstrogynal®	11 Drg. à 1 mg Estradiolvalerat + 2 mg Estriol, 10 Drg. à 1 mg Estradiolvalerat + 2 mg Estriol + 0,25 mg Levonorgestrel
Estradiol + Estriol + Norethisteronacetat	Kliogest®	Tbl. à 2 mg Estradiol + 1 mg Estriol + 1 mg Norethisteronacetat
	Trisequens®/ Trisequens forte®	12 Tbl. à 2 mg/4 mg Estradiol + 1 mg/2 mg Estriol, 10 Tbl. à 2 mg/4 mg Estradiol + 1 mg/ 2 mg Estriol + 1 mg Norethisteronacetat, 6 Tbl. à 1 mg Estradiol + 0,5 mg Estriol
Konjugierte Östrogene + Medrogeston	Presomen® compositum/ Presomen®-0,6 compositum	10 Drg. à 1,25 mg/0,6 mg konjugierte Östrogene, 11 Drg. à 1,25 mg/0,6 mg konjugierte Östrogene + 5 mg Medrogeston
4. Östrogen-Androgen-Kombinationen		
Estradiolvalerat + Testosteronenantat	Primodian® Depot	1 Spritzamp. à 4 mg Estradiolvalerat + 90,3 mg Testosteronenantat

dings kann auch eine evtl. Demineralisation des Knochens damit nicht verhindert werden.

Sollen nicht nur lokale Störungen der Harntraktfunktion behandelt werden, sondern ist z. B. eine Osteoporoseprophylaxe mit zu berücksichtigen, muß *Östradiol* verabreicht werden. In der Regel ist dann eine zyklische Kombination mit einem Gestagenpräparat erforderlich und uterine Blutungen müssen in Kauf genommen werden.

Als Östrogenpräparat kommt in erster Linie *Estradiolvalerat* in Betracht, das normalerweise in einer Tagesdosierung von 2 mg verabreicht wird. Am Endometrium kommt es zur Proliferation, so daß in jedem Fall zyklisch ein Gestagen zusätzlich verabreicht werden muß (Tab. 16-15).

Konjugierte Östrogene, die aus dem Urin von Stuten gewonnen werden, stellen eine Zusammensetzung aus mehreren verschiedenen Östrogenen dar, so daß die Bedeutung dieser Präparate gegenüber den standardisierten, synthetisch hergestellten Östrogenen heute etwas in den Hintergrund getreten ist. Sie führen am Endometrium ebenfalls zu einer Proliferation, so daß die *Gestagenzusatztherapie* notwendig ist.

Relativ breite Anwendung haben in den letzten Jahren auch die *transdermalen Pflastersysteme* gefunden. Zweimal wöchentlich wird ein östrogenhaltiges Pflaster auf die Haut aufgebracht. Aus diesem Depot wird dann kontinuierlich Östradiol freigesetzt. Die Pflaster stehen in verschiedenen Stärken zur Verfügung, die täglich 25, 50 oder 100 µg Östradiol abgeben. Um eine Osteoporoseprophylaxe zu gewährleisten, sollte die Dosierung nicht unter 50 µg/24 h liegen. Derzeit steht noch kein gestagenhaltiges Pflaster zur Verfügung, so daß der Handhabungsvorteil eines solchen transdermalen Systems teilweise dadurch wieder wettgemacht wird, daß Gestagene über mindestens 10 Tage oral zugeführt werden müssen.

Bei hysterektomierten Frauen wird teilweise auch die *Östrogen-Monotherapie* für vertretbar gehalten, weil hier die Risiken der Endometriumproliferation mit dem signifikant erhöhten Erkrankungsrisiko eines Endometriumkarzinoms entfallen. Derzeit ist allerdings nicht sicher entschieden, welchen Einfluß eine Östrogen-Monotherapie auf das Brustdrüsengewebe hat. Die Diskussion ist hier noch im Gang, so daß keine abschließenden Empfehlungen gegeben werden können.

Äthinylöstradiol, das wichtigste Östrogen der Kontrazeptiva, ist für die Behandlung klimakterischer und postmenopausaler urogenitaler Störungen ebenso wie für die Prophylaxe ungeeignet, weil dieser Wirkstoff das Thromboembolie-Risiko signifikant erhöht.

Als Gestagenzusatztherapie kommen *Norgestrel, Norethisternonacetat* oder *Medroxyprogesteronacetat* in Betracht. Im Hinblick auf die Beeinflussung des Lipidstoffwechsels werden die günstigsten Einflüsse von Medroxyprogesteronacetat berichtet. Dieser Wirkstoff steht derzeit nicht in fertig konfektionierten Kombinationspräparaten mit Östradiol zur Verfügung. Bei Risikopatientinnen ist daher zu erwägen, ob Östradiol in Einzelverordnungen mit Medroxyprogesteronacetat kombiniert wird. Wenn keine zusätzlichen Risikofaktoren bestehen, ist es aus Gründen der Patientencompliance sinnvoller, ein fertig konfektioniertes Präparat zu verordnen, das dann Estradiolvalerat kombiniert mit Norgestrel oder Norethisteronacetat enthält.

Kontraindikationen für die Behandlung klimakterischer und postmenopausaler Beschwerden mit Östrogenen bzw. für die Substitutionstherapie bestehen nur wenige (Tab. 16-16). Vielfach herrscht hierüber noch Unklarheit, denn teilweise wird angenommen, daß ähnliche Verord-

Tab. 16-16: Kontraindikationen einer hormonalen Substitution in Klimakterium und Postmenopause nach der Deutschen Gesellschaft für Endokrinologie

Mammakarzinom und Korpuskarzinom (Ausnahmen können klinisch begründet sein).
Die übrigen, potentiell östrogenabhängig wachsenden Tumoren des Genitaltraktes sowie die Endometriose.
Schwere Leberschädigung, bei der auch sonstige leberabhängige Medikamente nur mit Zurückhaltung verordnet werden.
Bestehendes thromboembolisches Krankheitsbild; eine länger zurückliegende Thrombophlebitis oder Phlebothrombose ist keine Kontraindikation.
Besonderheiten:
Bei hysterektomierten Frauen gelten grundsätzlich die gleichen Regeln.
Keine Kontraindikation besteht beim Plattenepithelkarzinom der Zervix, beim Ovarial- und beim Vulvakarzinom.
Keine Kontraindikationen bei Hypertonus, Hyperlipidämie, Diabetes mellitus, Varikosis.

nungseinschränkungen gegeben sind wie bei der hormonalen Kontrazeption. Den körpereigenen Östrogenen fehlt jedoch der negative Einfluß auf das Gerinnungssystem, die Leberfunktion und andere Organsysteme, so daß diese Vorbehalte nicht gelten.

16.7.4 Psychotherapie und alternative Methoden

Probleme bei der Therapie des Symptoms Harninkontinenz entstehen weniger durch die Vielzahl der Ursachen, als vielmehr dadurch, daß eine weitgehende psychogene und psychische Überformung der Symptome stattfindet.

Dieser Tatsache tragen schon volksmundartige Redeweisen, wie „ich mache vor Angst in die Hosen", chinesische Sprichwortweisheiten „die Blase als Spiegel der Seele" bis hin zu Formulierungen, wie „die Blase weint" ganz im Sinne Freuds, der eine urethrale Luststeigerung bereits beim Kind durch das Gefühl des warmen Urins auf der Haut beobachtete, Rechnung.

Das heißt aber auch, daß **Sexualstörungen**, die bei harninkontinenten Frauen tatsächlich häufiger als bei anderen diagnostiziert werden und stets Ausdruck von Partnerschaftsstörungen sind, in die Psychotherapie der Harninkontinenz einbezogen werden müssen. Es ergibt sich daraus ein breites Spektrum möglicher Behandlungsweisen. Handelt es sich um Patientinnen mit einer **Neurose**, mit einem Verdacht auf eine **psychiatrische Erkrankung** oder ergibt sich der Verdacht einer **Sexualstörung** (s. Kapitel 4), so ist die Mit- bzw. Weiterbehandlung durch einen Psychiater, Psychologen oder in einer der zahlreichen Ehe-, Sexual- und Lebensberatungsstellen angezeigt, bevor die Patientin sich aufwendigen therapeutischen Maßnahmen unterzieht. Arzt und Patientin ersparen sich damit zahlreiche Frustrationen. Welche der zahlreichen Behandlungsmöglichkeiten (Gesprächs-, Sexual-, Verhaltenstherapie, Entspannungstechniken, formelhafte Vorsatzbildungen oder imaginative Techniken oder nach dem Selbstexplorationsmodell oder in Gruppentherapie) in Frage kommen, das bleibt dem jeweiligen Behandler überlassen.

Sind die obengenannten drei Komplexe ausgeschlossen, so ist für die weitere Psychotherapie nicht unbedingt ein Psychologe notwendig.

Erfolg oder Mißerfolg der Psychotherapie durch den behandelnden Arzt hängen von der gegenseitigen Akzeptanz ab.

Diese kann ohne Erkenntnis von Gründen und ohne „fehlerhafte" Kommunikation ausbleiben. Dann sollten Patientin und Arzt sich trennen. Sowohl bei den Sexualstörungen, bei denen Zuwendung und Rücksicht, aber auch Streit (bei Wunsch nach Entzug von sexuellen Verpflichtungen) zu einem Verstärker der Harninkontinenz werden können, als auch bei den noch zu nennenden hygienischen Problemen (Patientin meidet Öffentlichkeit, weil „es riecht", fühlt sich „gesellschaftsunfähig" trotz bester Körperpflege und objektiver Geruchslosigkeit und begibt sich in die Isolation) spielt die **Erlebnisverarbeitung** eine zentrale Rolle. Hier ergeben sich Ansatzpunkte für die Psychotherapie der Harninkontinenz.

Es gibt viele *Coping-Modelle* („to cope with" bewältigen, etwas meistern) zur Krankheitsverarbeitung; sie alle setzen sich mehr oder weniger aus einer Mischung von kognitiven und verhaltenstherapeutischen Techniken und psychotherapeutischen Interventionen, gepaart mit physiotherapeutischen Maßnahmen mehr oder weniger komplexer Art, zusammen und beruhen auf vorwissenschaftlichen Erfahrungen, psychiatrischen Studien, Beobachtungen aus der Psychoanalyse, Entwicklungspsychologie sowie auf sexualmedizinischen Untersuchungen.

Das in Berlin entwickelte *Mehrschritt-Therapie-Programm* für die Harninkontinenz ist wohl das komplexeste aller Harninkontinenz-Therapiekonzepte.

Eine individuelle Psychotherapie stellt auch die psychische Führung der harninkontinenten Patientin durch den behandelnden Arzt dar, wobei Anamneseerhebung, Diagnostik und Gespräche gleichzeitig Therapie sein können.

Die Prinzipien sind nicht neu, in der Regel bekannt, und zum Teil unbewußt das Rezept erfolgreicher Behandler.

An erster Stelle stehen hier das *„Zuhören-können“*, das heißt, die Vermittlung, Zeit zu haben, signalisiert Gesprächsbereitschaft des Arztes, aus der eine vertrauensvolle Atmosphäre entstehen kann.

Neben dem Zuhören kommt es darauf an, „Verstehen“ zu vermitteln. Das Aussprechen von Befürchtungen, verdrängten Ängsten, Verleugnungen und die Auseinandersetzung der Patientin mit sich selbst werden durch einfühlendes Verstehen, echte Anteilnahme und Akzeptierung durch eine helfende Person zu einem „heilsamen“ Vorgang (*Selbstexplorationsmodell*).

Die erste Reaktion des Behandlers hat zum Ziel, selbstverständlich unter Berücksichtigung der Wahrheit hoffnungsvoll zu sein, emotional zu entlasten und Angst zu mindern. Die **Beruhigung durch Überzeugung** von der Gutartigkeit des Leidens verhindert, daß Streß (als psychologischer Oberbegriff, der Stimuli, Reaktionen und intervenierende Variablen umfaßt und sich aus der Wechselbeziehung zwischen Person und Umwelt ergibt) nicht als Schädigung, Verlust oder Bedrohung, sondern eher als Herausforderung empfunden wird, so daß in einem zweiten späteren Bewertungsprozeß die Patientin ihre eigenen *Bewältigungschancen* beurteilen kann.

Als erster Schritt zur Bewältigung erfolgt als Antwort auf die Informationssuche die **Aufklärung über die Ursachen** der Erkrankung, der naturgemäß eine subtile Untersuchung vorausgehen muß. Dies geschieht verbal und adverbal (unter Zuhilfenahme von Zeichnungen, Bildern, selbst schnell skizzierten Darstellungen usw.), da trotz naturwissenschaftlicher Bildung falsche Vorstellungen weit verbreitet sind.

Nachgewiesenermaßen bedeutet ungenügende Information einen schlechteren Heilungsverlauf.

Auch erste therapeutische Lösungswege werden in diesem ersten Aufklärungsgespräch angedeutet.

In der Regel folgt nun die Handlung (Coping) von seiten der Patientin. Sie wertet ihre Umwelt (es müssen noch sehr viele Patientinnen mit gleichen Beschwerden – rund 10% aller Frauen – in ihrer Umwelt sein, und sie hat dies nicht einmal bemerkt) und sich selbst neu. Diese **Schulung der Wahrnehmung** als Befähigung, die Erkrankung objektiver zu erfassen, wird unterstützt durch Notizen über Schweregrad der Inkontinenz (wann, bei welcher Gelegenheit, wieviel läuft Harn), über die Beeinträchtigung des Alltags (Verzicht auf Kino-, Theaterbesuche, Geschäftsbummel, Benutzung von öffentlichen Verkehrsmitteln) und der Arbeitsfähigkeit.

In direkter Aktion trifft die Patientin **Schutzvorkehrungen**, d. h. sie verarbeitet ihr Krankheitsbild:

Ist die Inkontinenz wirklich so belastend, daß eine Operation, u. U. mit zusätzlichem Verlust eines gesunden Organs, des Uterus, notwendig ist? Sollten nicht besser Lebensgewohnheiten, Ernährung, Gewürzgewohnheiten, Kaffee-, Nikotinabusus umgestellt werden? Wird die Inkontinenz als Alibi gegenüber dem Partner benutzt?

Die Erkrankungssymptome werden zu anderen Gewohnheiten, Krankheiten oder Lebensqualitäten in Beziehung gesetzt. Es findet durch intrapsychische Bewältigungen eine **neue Einstellung zur Harninkontinenz** statt, d. h. eine zweite Bewertung wirkt in Form einer Feedback-Schleife auf die erste Situationsbewertung zurück und führt zu einer Neubewertung. Es ist möglich, in einer neuen Dimension mit der Patientin zu kommunizieren. Die Patientin ist sachlichen und emotionellen Argumenten gegenüber offener, sieht Hilfen in Bereichen, die sie 6 bis 8 Wochen vorher kategorisch abgelehnt hätte. Diese neue Einstellung führt in der Regel zu einer **Änderung des Verhaltens aus eigenem Antrieb** und eigener Einsicht.

Diese Änderung des Verhaltens, vor allem hinsichtlich der Vermeidung von Harninkontinenz induzierenden oder verschlechternden Faktoren, ist Hauptziel der psychischen Führung.

Alternative Methoden

Zu den Behandlungsmethoden, die in der Urogynäkologie nicht Allgemeingut sind, aber gelegentlich dennoch benötigt werden und deshalb mit erwähnt werden sollen, gehören die **Neuraltherapie nach Huneke** und die **Akupunktur**.

Ihre Plazierung als Addendum der Psychotherapie bedeutet keine Unterbewertung. Vielmehr gehen ihre Zielstellungen über die gelegentliche Psychotherapie hinaus. Jeder Urogynäkologe kennt Harninkontinenzfälle, bei denen sämtliche konservativen und operativen Behandlungsmaßnahmen vergeblich waren; für sie ist jede Alternative ein Lichtblick.

Neuraltherapie nach Huneke. Hierunter werden die Segmenttherapie mit gezielten Procain-Injektionen und das Auslösen des „Sekundenphänomens" durch Auslöschen von *Störfeldern* zusammengefaßt.

Grundlagen:

1. Die Organe sind genau definierten Körpersegmenten (Head-Zonen) zugeordnet (Harnblase und Geschlechtsorgane beidseits Th 10–L 5, Harnblase zusätzlich S 1–4). Über diese Zonen ist es umgekehrt möglich, durch bestimmte Reize von außen auf bestehende Erkrankungen einzuwirken (Segmentmassage, Procain-Injektionen).
2. Jede chronische Erkrankung kann außerhalb ihres Segmentes Fernstörungen hervorrufen, weil chronische Entzündungen und Narben auf das Neurovegetativum einen Dauerreiz ausüben (Irritationszentrum – Störfeld), z. B. Herde an den Zähnen und Tonsillen, Narben an der Haut, chronische Entzündungen von Appendix und im gynäkologischen Raum.

Wird Procain in ein solches „krankheitsauslösendes und -unterhaltendes Störfeld" injiziert, soll die Krankheit (wenn das anatomisch noch möglich ist) mit all ihren Auswirkungen (Schmerz, Durchblutungsstörungen) in Sekundenschnelle erlöschen. Damit dient dieses Sekundenphänomen einmal der Diagnostik (kausaler Zusammenhang zwischen Krankheitsherd und krankhafter Fernstörung), andererseits ergibt sich daraus durch jeweilige Wiederholung der Injektion an gleicher Stelle bei wiederauftretenden Beschwerden die Möglichkeit, diese mit steigender längerer Wirkung therapeutisch anzugehen.

Urogynäkologische Indikationen und Applikationsformen der Neuraltherapie können sein:

- *Harninkontinenz*: Procain-Infiltration in den gynäkologischen Raum, Frankenhäuser-Ganglien oder intravesikale Applikation.
- *Harnverhaltung*: Intravenöse Procain-Injektion, Quaddeln über Blasen- und Kreuzbeingegend, epidurale Infiltration und Injektionen in die Foramina sacralia oder an den abdominalen Grenzstrang.
- *Reizblase*: Infiltration in die Blasenhalsregion.
- *Zystitis*: spez. chronische (interstitielle) Zystitis: Quaddeln im Segment, d. h. über Kreuzbein, Steißbein und Symphysengegend oder in hartnäckigen Fällen epidurale oder präsakrale Infiltration oder 5–10 ml 1–2%iges Procain in die Blase instillieren und dann, wie bei Rollkur, Lage ändern lassen.
- *Urethritis*: Epidurale oder periurethrale Infiltration

Eine besondere Form der Neuraltherapie ist die Injektion in die untere *Nasenmuschel*, deren vorderes Drittel als Gebiet für die Urogenitalzone ausgewiesen ist.

Kontraindikationen sind Geisteskrankheiten, psychogene, Erb- und Infektionserkrankungen, Krebs sowie Patienten, die z. Zt. mit Prednison oder Langzeit-Antikoagulantien behandelt werden.

Akupunktur. Zur Traditionellen Chinesischen Therapie gehören neben der Akupunktur die Phytotherapie, Massage, Gymnastik, Atemtherapie, Diätetik und die Moxibustionsbehandlung. Hier wird nur die Akupunktur erwähnt.

Grundlage der Akupunktur, bei der dünne Gold-, Silber- oder Stahlnadeln in bestimmte Hauptpunkte eingeführt werden, ist das Denkmodell, daß dem Organismus zwei verschiedene Kräfte, die als komplementäre Gegensätze gelten, innewohnen: Yin (Symbol für Kälte, Vagotonus, Diastole) und Yang (Symbol für Wärme, Sympathikotonus, Systole). Die dazwischen liegende Spannung wird als Qi (Lebensenergie) bezeichnet. Befinden sich Yin und

Yang nicht mehr im Gleichgewicht, so ist der Mensch krank. Die Akupunktur ist imstande, dieses gestörte Gleichgewicht durch Setzen von Reizen an bestimmten Punkten zu beeinflussen.
Die Akupunktur unterscheidet 12 Funktionszusammenhänge, die anatomisch Organbegriffen zugeordnet sind. Sie werden in 6 Hohlorgane mit Yang-Charakter und 6 Speicherorgane mit Yin-Charakter unterteilt. Jeweils ein Hohl- und ein Speicherorgan bilden ein gemeinsames Paar (z. B. Niere und Blase). Ein Meridian ist die Verbindungslinie zwischen Akupunkturpunkten, die therapeutisch funktionell zusammenhängend verwendet werden. 6 symmetrisch angeordnete Meridianpaare an der Körperoberfläche sind korrespondierenden Organen bzw. physiologischen Funktionsbegriffen zugeordnet. Bei der Akupunkturtherapie handelt es sich um eine ganzheitliche Behandlung des Systems.

Für *urogynäkologische Erkrankungen* kommen in erster Linie der Nieren- und Lebermeridian in Frage, für *urologische Erkrankungen* der Blasenmeridian und für *psychosomatische Störungen* der Magenmeridian. Das Konzeptionsgefäß Ren Mai (einer der 8 außerordentlichen Meridiane) soll bei Dysurie, Fluor albus und Menstruationsstörungen gute Wirkung zeigen. Die einzelnen Akupunkturpunkte und ihre sachgerechte Anwendung sind den entsprechenden Lehrbüchern zu entnehmen.

Kontraindikationen sind maligne Tumoren (mit Ausnahme der Begleiterscheinungen, wie Schmerzen usw.), Präfinalstadien, schwere Blutgerinnungsstörungen und Geisteskrankheiten (unberechenbare Abwehrreaktion oder psychische Verarbeitung).

Als **Komplikationen** werden beschrieben:

- Infektionen (Desinfektion beachten, so wenig Punkte wie notwendig verwenden)
- Blutungen (keine Behandlung bei Blutkrankheiten oder Marcumarbehandlung)
- Pneumothorax (oberflächlicher schräger Stich im Thoraxbereich)
- Akzidentelle Verletzungen (Einstich ankündigen, Körperteil der Patientin mit linker Hand fixieren, z. B. bei Behandlung im Gesicht, um Augenverletzungen zu vermeiden) und
- Kollaps (Schocklagerung, Entfernen aller Nadeln, kräftige Stimulation von LG 26 (Oberlippe), notfalls mit Daumennagel; auch bei großen epileptischen Anfällen wirksam).

Besondere Formen der Akupunktur sind die *Ohr-Akupunktur*, die *Schädel-Akupunktur* und die *Hand-Akupunktur*.

16.7.5 Prothetische Versorgung, Inkontinenzhilfsmittel

Die Applikation mechanischer Vorrichtungen zur Kontinenzsicherung hat unterschiedliche Zielstellungen:

- als **Funktionstest**, wenn die *Kontraktionsfähigkeit* des Beckenbodens (s. S. 207) oder die Auswirkungen einer *Prolapsreposition* auf die Harnröhre (Quetschhahnphänomen während Prolaps, Verschlußinsuffizienz nach Reposition?) geprüft werden sollen.

Kommt es beim „Ringversuch“ (Einlage eines Ring- oder Schalenpessars) zur Streßinkontinenz, so bedarf die Prolapsoperation einer Kontinenzverstärkung (s. Kap. 16.8.5). Larvierte HI beim Genitalprolaps läßt sich auch erkennen, wenn im Urethradruckprofil der Ruhedruck nach der Prolapsreposition abfällt.

Wird nur eine zu schlaffe Vagina (mit Urethrozystozele) als HI-Ursache vermutet, kann auch die probeweise Abstützung der vorderen Vaginalwand mit nicht zu kleinen Vaginaltampons klärend wirken;

- **kurativ**, wenn die Verschlußmechanismen durch Konustraining, intravaginale Elektrostimulation (mit zusätzlicher Konuswirkung!) oder Pessarabstützung während der Gymnastik soweit wiederhergestelllt werden, daß die Patientin letztlich ohne Hilfsmittel auskommt;
- **palliativ**, wenn der Urethraverschluß zeitweilig oder ständig symptomatisch verstärkt werden muß: *zeitweilig*, wenn die HI nur in besonderen Belastungssituationen besteht (z. B. beim Turnen, Wandern, Springen) oder vorbeugend verhindert werden soll (z. B. beim längeren Unterwegssein, Theaterbesuch u. a.) und *ständig* bei erheblich reduzierter Belastbarkeit oder Inoperabilität älterer Frauen (Domäne der Pessartherapie!). Fremdkörperreaktionen sind seit der Verwendung von Silikon seltener geworden.

Pessartherapie. Im deutschsprachigen Raum am weitesten verbreitet sind die *Urethra-Ring- und Schalenpessare sowie Würfelpessare* (z. B. Dr. Arabin KG). Ihnen gemeinsam ist die prothetische Selbstbehandlungsmöglichkeit, d. h. die Patientin kann die komprimierbaren Pessare täglich selber einführen und entfernen und ggf. ihre Lage korrigieren. Würfelpessare bereiten dabei allerdings manchmal Schwierigkeiten (am gebräuchlichsten ist Nr. 2). Auch umgekehrt einzusetzende und zusätzlich verformbare *Hodgepessare* haben sich bewährt. Ob die erst kürzlich hinzugekommenen Viva®-*Harnröhrenstöpsel* akzeptiert werden, bleibt abzuwarten. Bei uns bleiben sie wegen des besonderen Infektions- und Irritationsrisikos vorerst nur mehrfach voroperierten Frauen mit starrer Urethra und HI III° vorbehalten. Reaktive Verbesserungen natürlicher Kontinenzmechanismen (Urethralänge und Schleimhautdicke) werden für möglich gehalten. (Details bei den Gebrauchsanweisungen der Hersteller).

Aus beigefügter Applikationsübersicht (Abb. 16-34) sind noch weitere Pessarindikationen bei Narben und Adhäsionsbeschwerden, Deszensus und Prolaps sowie Miktionsbeschwerden ersichtlich.

Der Sphinkterersatz durch ringförmige Manschetten oder Magnetverschlüsse gehört zu den operativen Behandlungsverfahren (S. 271).

Inkontinenzhilfsmittel i. e. S. Unverzichtbar für jegliche HI-Therapie sind suffiziente, jedem HI-Grad gerecht werdende Urin-Auffangsysteme von der einfachen Vorlage und Slipeinlage über besonders saugfähige Einlagen in Netzhosen oder Windelhosen bis zum InCar®-Vulvapessar (Hollister Inc.). Der Dauerkatheter ist die schlechteste Form stationärer Altenhilfe! Zahlreiche Hersteller sind ständig um weitere Verbesserungen einschließlich Hautpflege bemüht.

Die meisten Hersteller gehören zum Förderkreis der Gesellschaft für Inkontinenzhilfe (GIH) und sind über die Geschäftsstelle der GIH (Friedrich-Ebert-Str. 124, 34119 Kassel), zu erfragen.

Der Kostenaufwand im Inkontinenzhilfsmittelbereich ist jedoch nicht unerheblich; er betrug 1993 in Deutschland insgesamt nahezu 400 Mio. DM. Manchmal lehnen Krankenkassen derartige Leistungen ab oder die behandelnden Ärzte unterlassen aus Unsicherheit die Verordnung entsprechender Hilfsmittel. Durch Grundsatzentscheidungen des Bundessozialgerichtes wurde die Zuordnung zu anerkannten Fallgruppen im Hilfsmittelkatalog der gesetzlichen Krankenkassen jedoch erleichtert.

Für harninkontinente Frauen zutreffend ist die 3. *Fallgruppe*: Inkontinenzhilfsmittel sind zum Ausgleich eines körperlichen Funktionsdefizits erforderlich und dienen der Befriedigung von Grundbedürfnissen des täglichen Lebens, wie etwa die Teilnahme am Leben der Gemeinschaft.

Voraussetzung für die Anerkennung der Hilfsmitteleigenschaft i. S. des § 33 SGB V ist demnach der Hinweis, daß das Inkontinenzhilfsmittel nicht nur hygienischen und pflegerischen Zwecken dient.

In praxi bedeutet das, auf dem Rezept neben Produktnamen und Menge den Satz hinzuzufügen: „Hilfsmittel wegen Inkontinenz zur Ermöglichung der Teilnahme am Leben der Gemeinschaft.“ Außerdem sind Grundsätze der Zweckmäßigkeit und Wirtschaftlichkeit zu berücksichtigen (z. B. Einlagen mit Ultra-Saugschicht statt Windelhosen). Die Belieferung der Patienten mit Inkontinenzhilfsmitteln erfolgt noch sehr unterschiedlich, teilweise über die Apotheken, teilweise über den Großhandel und Sozialstationen. Gleich der Verordnung von Konen, Pessaren und Elektrostimulationsgeräten gibt es auch für Inkontinenzhilfsmittel i. e. S. gegenwärtig keine Budgetierung (Auswirkungen des Gesundheitsstrukturgesetzes), d. h. ihre Verordnung belastet nicht das Arznei-, Verband- oder Heilmittelbudget des Arztes, und der Patient erhält sein Hilfsmittel zuzahlungs- und rezeptgebührenfrei.

Pessar	Form / Lage	Fixation	Effekt
Urethraring-pessar	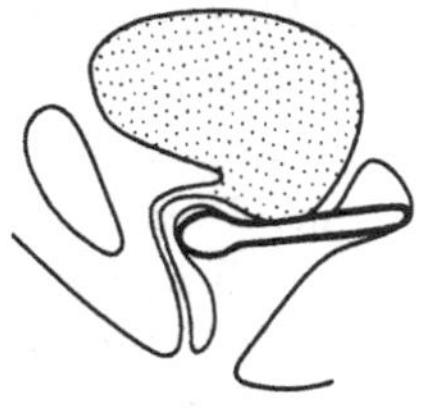	Levatoren-schenkel	1. Verlagerung der prox. Urethra nach ventral (Verschlußdruck verbessernd) 2. Auflockerung und Dilatation vaginaler Narben und Verengungen
Würfelpessar	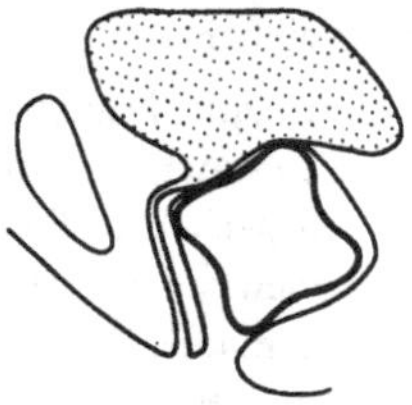	Hält durch Haftung	1. Reposition (Volumeneffekt) 2. Gewebedilatation
Urethraschalen-pessar, weich	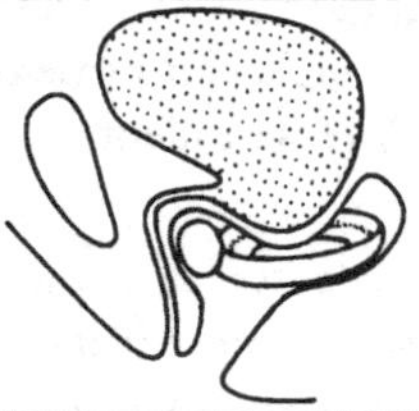	Wie Ringpessar, breitere Auflagefläche	Wie Ringpessar, jedoch weicher, haftet besser
Dobbie-Plexiglasstab	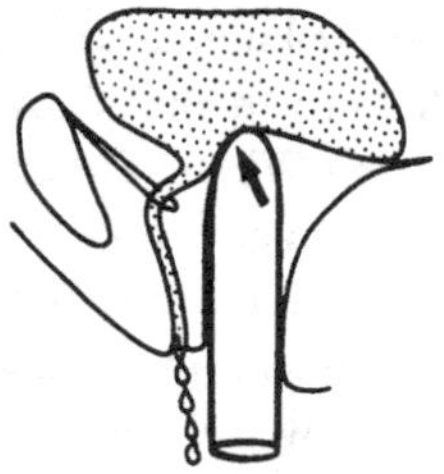	Wird durch Patientin selber gehalten	1. Anheben des Blasenbodens 2. Massage und Dilatation von Narben und Knickstellen.
Urethrastöpsel-pessar 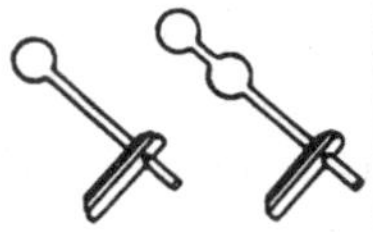	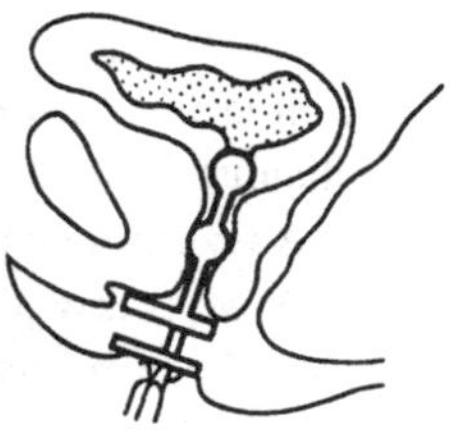	Hält durch Haftung	Urethraobstruktion

Abb. 16-34: Pessar-Anwendungsmöglichkeiten
(modifiziert nach P. Pescatore u. J. Eberhard, Frauenfeld, ergänzt durch Urethra-Plug-Pessar)

Indikation	Applikation
1. Streßinkontinenz 2. Präoperative Vorbereitung, besonders zur Auflockerung bestehender Narben	Morgens einführen, abends entfernen (am Halte-Faden herausziehen).
1. Genitalprolaps, Zysto- und Rektozelen 2. Streßinkontinenz, falls Ringpressar nicht hält oder zur Narbenauflockerung	Zeitlich analog Ringpessar. Kleinster Würfel, der noch hält. ad 1.: monatlich auf kleineres Pessar wechseln ad 2.: monatlich auf größeres, evtl. auf Ringpessar wechseln
bei Descensus und Inkontinenz	Analog Ringpessar
1. Bei Miktionsstörungen infolge Quetschhahnmechanismus (urethrale Knickstelle z. B. nach Kolposuspension) 2. GV-Beschwerden nach vaginalen Operationen oder nach Episiotomie	Bei Miktion (Als Gleitmittel Oestriolcrème) 2 × täglich mit Oestriolcrème harte Stellen einmassieren
Therapieresistente HI III.°	Morgens nach Miktion mit Führungssonde einführen: muß vor jeder Miktion entfernt werden (Einmalgebrauchs-gegenstand).

16.8 Operative Therapie

16.8.1 Allgemeine Vorbemerkungen

HI-Operationen haben seit den 70er Jahren durch ein besseres Pathophysiologieverständnis einen erheblichen Wandel sowohl in der Indikationsstellung als auch in der Methodenwahl erfahren. Da dieses Buch vor allem für die Praxis bestimmt ist, sollen die nachfolgenden Ausführungen eine Orientierungshilfe für die Einweisung von HI-Patientinnen, unerläßliche Voruntersuchungen und mögliche Therapiekonzepte darstellen. Auch Operationsabsichten, Erfolgsaussichten, Nebenwirkungen und Gefahren müssen bekannt sein. Dagegen sollten technische Details den Operationslehren vorbehalten bleiben. Was gemacht wird, kann letztlich nur der Operateur entscheiden und verantworten. Dabei wird er sich auf persönliche Erfahrungen stützen, aber auch mit intraoperativen Überraschungsbefunden (z. B. schlechter Faszienqualität oder abnormer Blutungsneigung) fertig werden müssen und deshalb dankbar sein, wenn die Patientin nicht bereits mit einer vorgefaßten Meinung über den zweckmäßigsten Operationsweg zu ihm kommt.

10 Faustregeln für die Planung von HI-Operationen:

1. Bei Primärbehandlungen, leichten HI-(und Deszensus-)Graden und besonders bei jungen Frauen mit noch nicht abgeschlossener Familienplanung erst sämtliche konservativen Behandlungsmöglichkeiten ausschöpfen (s. Kap. 16.7); andererseits aber nicht länger als 3–6 Monate auf den Erfolg warten.

2. Bei HI-Rezidiven, schweren HI-(und Deszensus-)Graden gleich bildgebende und urodynamische Untersuchungen veranlassen, aber auch hier nicht völlig auf konservative Behandlungsmöglichkeiten verzichten, sondern diese auch zur Operationsvorbereitung nutzen.

3. Glaubwürdigkeit der Patientenaussagen und den Leidensdruck einschätzen; stehen die Beschwerden in einem vertretbaren Verhältnis zum Operationsrisiko (Begleiterkrankungen berücksichtigen) und zu möglichen Nebenwirkungen (z. B. Miktions- und Kohabitationsprobleme), wird die erforderliche Geduld und Einsicht in Nachbehandlungserfordernisse aufgebracht? „Wollen Sie sich unter diesen Umständen überhaupt operieren lassen?"

4. Keine übertriebenen Hoffnungen wecken! Es gibt keine 100%igen Erfolgschancen. Korrekturen an der Architektur der Urogenitalorgane und des Beckenbodens sind von der Qualität des körpereigenen Gewebes abhängig. Oftmals sind nicht die Lageveränderungen, sondern Bindegewebsschwächen die Hauptursache urethraler Verschlußinsuffizienz!

5. Jede 4.–5. Frau wird auch nach HI-Operationen nicht beschwerdefrei. Bei HI-Rezidiven bestehen nach der 2. Operation nur noch 50% und nach der 3. Operation nur noch 20% Besserungschancen (Invalidisierungsgrund!). Wiederholungen des gleichen Operationsprinzips sind selten erfolgreich.

6. Es gibt keine Universal-Operationsmethoden, sondern nur befundabhängige Hinweise auf mögliche Operationswege: Steht die Beckenbodeninsuffizienz im Vordergrund, so ist der vaginale Operationsweg der kürzeste; dominiert die Insuffizienz des Beckenbindegewebes und Bandapparates (Hypermobilität, Trichterbildung und/oder Hypotonie der Urethra), so sind suprapubische Interventionen angebracht; sind Beckenboden und Bandapparat geschwächt, so kommt ein kombiniertes abdominovaginales Vorgehen in Betracht (s. Tab. 16-17).

7. HI-Operationen erfordern viel Erfahrung (keine Anfängeroperationen!). Spezialisierten Einrichtungen mit breitem Operationsspektrum gebührt der Vorzug. Sie werden auch besser mit Komplikationen und Nebenwirkungen fertig.

8. Deszensusoperationen sind nicht identisch mit HI-Operationen. Letztere erfordern in der Regel mehr Präparierarbeit, Gewebeersatz und Nahttechnik. Zusätzliche Uterusexstirpationen können manchmal mehr schaden als nützen.

9. Der allgemeine Trend zur minimal invasiven Technik macht auch vor HI-Operationen nicht halt. Dabei ist allerdings zu berücksichtigen, daß die ausschließliche Lagekorrektur durch

Rückverlagerung der proximalen Urethra in den Bereich des Intraabdominaldruckes oder Nachspannung einer zu schlaff gewordenen vorderen Vaginalwand den Gewebezustand nicht verändert (schlechtere Langzeitergebnisse bei ungenügender Bindegewebsreaktion). Andererseits vergrößtert sich mit dem Eingriff das Risiko für die Blut- und Nervenversorgung. Deshalb gilt auch für HI-Operationen:

„So wenig wie möglich, aber so viel wie nötig!"

10. Erhaltung/Wiederherstellung von Lebensqualität durch HI-Operationen bedeutet nicht nur Beseitigung von HI-Symptomen, sondern auch Beachtung/Bewältigung von Nebenwirkungen (z. B. Strangurie, Dysurie, Dyspareunie). Diesbezügliche Vorbelastungen einkalkulieren!

16.8.2 Präoperative Diagnostik

Das gesamte Grund- und Spezialprogramm wird benötigt (s. Kap. 16.3–5):

- die **Anamnese** zur Bewertung der Patientenpersönlichkeit, ersten Deutung und Einstufung der Symptomatik und Festlegung der Therapierichtung,
- die **urogynäkologische Untersuchung** zur Feststellung möglicher urogenitaler Zusammenhänge, Einschätzung der Gewebebeschaffenheit und Prüfung ihrer Korrekturmöglichkeiten,
- die **Funktionstests** zum Nachweis und zur Quantifizierung der HI, zur Beurteilung der funktionellen Anatomie (urogenitale Lageveränderungen und Reaktionsfähigkeit in Belastungssituationen),
- die **Urodynamik** zur Weiterführung der Differentialdiagnose und Objektivierung der Druckverhältnisse in Harnblase und Urethra,
- die **Urethrozystoskopie** zum Nachweis/Ausschluß sekundärer Urge-Ursachen und zur Beobachtung des Blasenausganges bei wachsender Blasenfüllung oder periurethraler Anspannung,
- die **bildgebenden Verfahren** zur Präzisierung funktionsanatomischer Veränderungen und Erleichterung von Therapieentscheidungen, vor allem hinsichtlich des Operationsweges, und zur Kontrolle des angestrebten morphologischen Resultats.

Selbstverständlich kann der Erfahrene gelegentlich auf diese oder jene Untersuchungsmethode verzichten. Je weniger Erfahrungen bestehen, je länger die Anamnese einer Patientin ist und je widersprüchlicher ihre Aussagen und Einzelbefunde sind, desto umfassender sollte man sich jedoch absichern.

16.8.3 Vorbedingungen und Methodenwahl

Vorbedingungen:

- Die HI muß nachweisbar sein und das Anfangsstadium überschritten haben.
- Einfache Funktionstests und urodynamische Parameter müssen von der Norm abweichen.
- Urogynäkologische Untersuchung und bildgebende Parameter müssen Ansatzpunkte für eine operative Korrektur bieten.

Methodenwahl: Frauen mit einem *Urethraverschlußdruck* (UVD) unter der Altersnorm (s. S. 181), d. h. mit einer endourethralen Verschlußinsuffizienz haben prinzipiell schlechtere Heilungschancen als Frauen mit normalem UVD und lediglich reduzierter Drucktransmission. Da der UVD nach vaginalen HI-Operationen eher noch weiter abfällt als daß er ansteigt, wird man heute bei sehr niedrigem präoperativen UVD auf die vaginale Plastik entweder ganz verzichten oder bei erheblicher Beckenbodeninsuffizienz die Beckenbodenrekonstruktion mit einer zusätzlichen Verschlußsicherung der Urethra durch ein Schlingen- oder Kolposuspensionsverfahren auf vaginalem oder abdominalem Wege kombinieren.

Auch eine gleichzeitig bestehende *Harndrangsymptomatik* darf nicht übersehen werden. Mischinkontinenzen sind zwar kein grundsätzlicher Hinderungsgrund für HI-Operationen; sie beeinflussen aber die Methodenwahl (keine klassische Schlingenoperation, sondern möglichst nur Kolposuspension bei erheblicher Harndrangkomponente).

Weiterhin ist die begrenzte *Elevationsmöglichkeit des Blasenausgangs* durch vaginale HI-Ope-

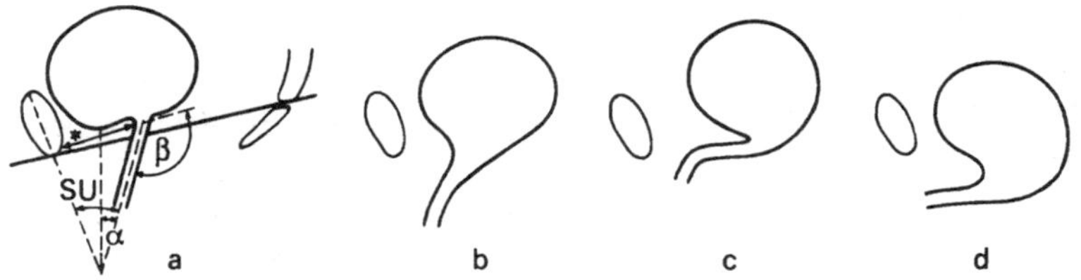

Abb. 16-35: Bildgebende Orientierungshilfe für HI-Operationen durch Veränderungen der Blasenausgangsposition und Blasenhals-Konfiguration beim Pressen
a) Normalbefund: β = posteriorer urethrovesikaler Winkel (PUV) 90–100° α = Harnröhrenneigungswinkel 30–40°, * Urethrasymphysenabstand; Symphysenkreuzbeinlinie (sog. SCIPP-Line); SU = Symphysenurethrawinkel ($\gamma = \sim 70°$).
b) Tiefer Abgang und Trichterbildung (vertikaler Deszensus): vaginale HI-Operation ist möglich.
c) Hoher Abgang und Urethrarotation (rotatorischer Deszensus): abdominale HI-Operation ist nötig.
d) Tiefer Abgang mit Trichterbildung und Urethrarotation: Kombiniertes abdominovaginales Vorgehen ist angebracht.

rationen zu berücksichtigen. Nur wenn der Meatus urethrae internus beim Pressen im Stehen bis unter den unteren Symphysenrand herunterkommt, läßt er sich durch vaginale Operationsverfahren genügend anheben. HI bei hochstehendem Blasenausgang erfordert den abdominalen Zugang (Abb. 16-35). Der posteriore urethrovesikale Winkel läßt sich auf beiden Wegen korrigieren.

Eberhard hat aus bildgebenden und urodynamischen Befunden ein plausibles Therapiekonzept entwickelt (Abb. 16-36), das unseren ganzheitlichen Therapievorstellungen entgegenkommt (Abb. 16-37). Das Ulmsten/Papa-Petros-Konzept mit Schwerpunktorientierung auf die Beseitigung einer schlaffen vorderen Vaginalwand und Stabilisierung der Aufhängevorrichtungen (s. Abb. 16-48) will die gleichen Ziele mit noch geringerer Traumatisierung erreichen.

Stellt sich jedoch während der Operation heraus, daß der vorgesehene Operationsplan aus den verschiedensten Gründen (z. B. wegen

Diagnose (Inkontinenz = SI-Grad)	Urethraverschlußdruck in Ruhe und unter Streß		Urethraabgang in Bezug zum Symphysenunterrand: darunter	darüber
SI I	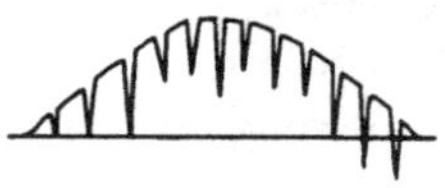	hoher Ruhedruck mäßige Streßdepression	vaginale Operation:	abdominale Operation:
SI I/II	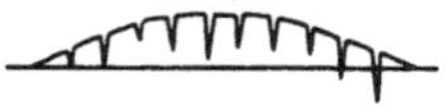	niedriger Ruhedruck mäßige Streßdepression	mit Kolposuspension	Kolposuspension
SI II	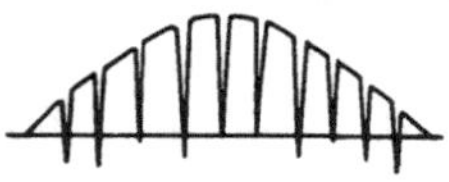	hoher Ruhedruck erhebl. Streßdepression	mit Kolposuspension oder Schlinge	
SI III	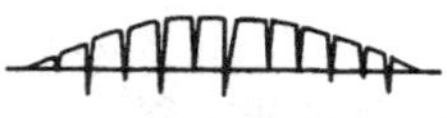	niedriger Ruhedruck erhebl. Streßdepression	mit Schlinge	

Abb. 16-36: Operatives Therapiekonzept nach Eberhard an Hand von Urodynamik (Urethrastreßprofil) und Röntgenbild.

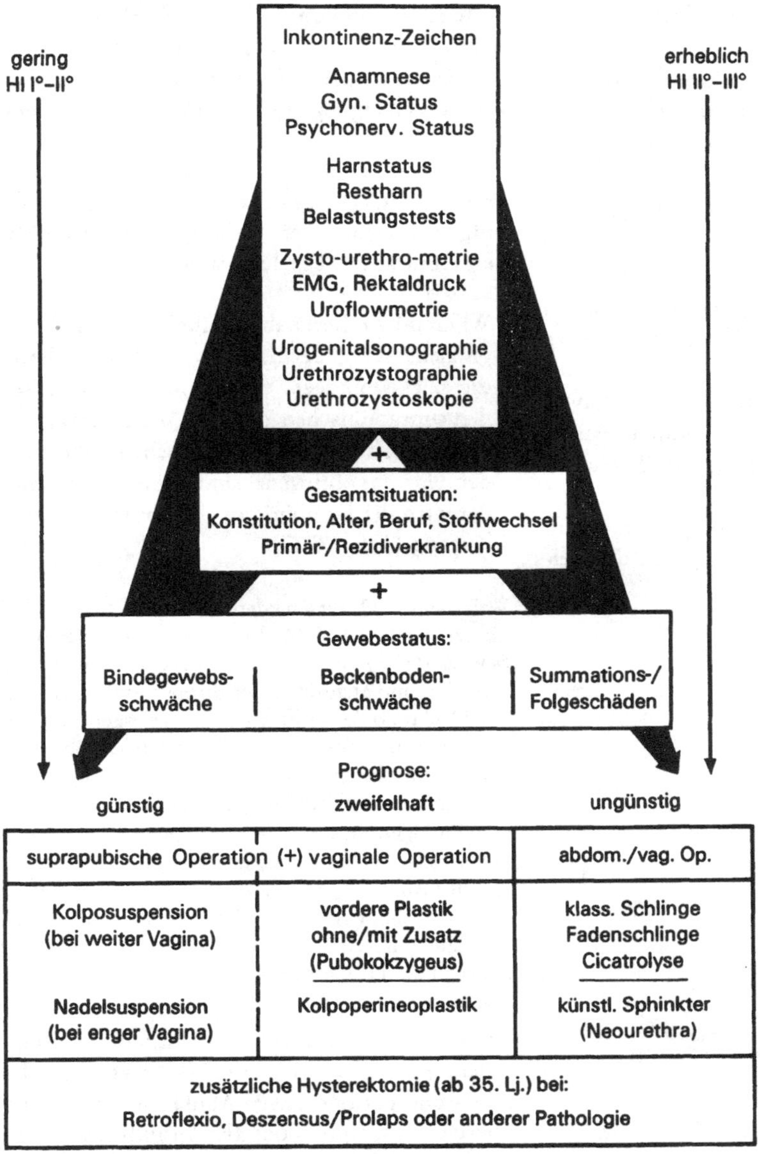

Abb. 16-37: Berliner Orientierungsplan für Harninkontinenzoperationen in Abhängigkeit von Symptomatik, Diagnostik, Gesamtsituation, Gewebestatus, Prognose und zusätzlicher Uteruspathologie

schlechter Präparierbarkeit und Beschaffenheit der Gewebe) nicht durchführbar ist, so muß der Operateur auf andere Verfahren ausweichen können und dafür vorher das prinzipielle Einverständnis der Patientin erhalten haben.

Nachdem die richtige Patientin zur Operation ausgewählt wurde, muß die richtige Operationsmethode für die Patientin gefunden werden.

(John D. Thompson, John A. Rock 1991)

16.8.4 Operationswege und Methoden

Prinzipiell lassen sich HI-Operationen von vaginal, von abdominal oder kombiniert durchführen (Abb. 16.38). Dabei werden einheitlich folgende Ziele angestrebt:

- **Wiederherstellung der funktionell bedeutsamen proximalen Urethra**
  - durch Beseitigung ihrer Vesikalisation,
  - durch Wiederherstellung eines normalen posterioren Urethrovesikalwinkels von etwa 90–100°,
  - durch Rückverlagerung des Blasenausganges in den Bereich des Intraabdominaldruckes, so daß dieser wieder auf die Urethra übertragbar wird.

Weniger einheitlich, weil vom Zugang und vom Insuffizienztyp abhängig, sind dagegen die weiteren Ziele zu erfüllen:

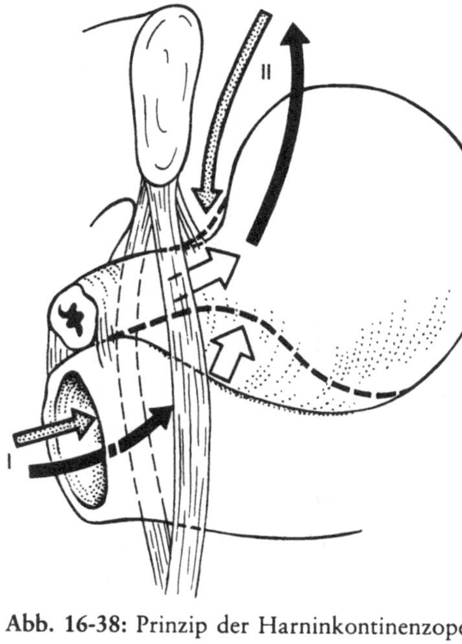

Abb. 16-38: Prinzip der Harninkontinenzoperationen.
I. vaginaler Zugang: Rekonstruktion der Blasenhalsregion (PUV-Winkel) und des Beckenbodens. Abstützung und Streckung der proximalen Urethra.
II. Suprapubischer Zugang: Blasenhalsstabilisierung durch Gewebeersatz. Hebung und Streckung der Urethra.
I. u. II: Kombiniertes Vorgehen (schwarze Pfeile)

- **Wiederherstellung der Beckenbodenanatomie**, um beim ausgeprägten vertikalen Deszensus das muskuläre Widerlager und die aktive Druckübertragung auf die Urethra zu verbessern.
- **Straffung oder Ersatz der posterioren Pubourethral(vesikal-)Ligamente**, um einen ausgeprägten rotatorischen Deszensus bzw. eine Hypermobilität der Urethra zu korrigieren.

Während die Beckenbodenfunktionen auf vaginalem Wege beeinflußbar sind, erfordern die Beckenbindegewebsveränderungen meist den suprapubischen Zugang. Je ausgeprägter die intrinsischen und extrinsischen Faktoren der Harninkontinzenz sind, desto zwingender wird der kombinierte abdomino-vaginale Zugang (Tab. 16-17).

Weit über 100 verschiedene HI-Operationen und immer wieder neue Modifikationen sind der beste Beweis, daß es bis zum heutigen Tage nicht gelungen ist – und angesichts der oftmals multifaktoriellen HI-Ätiologie wohl auch nie gelingen wird – allseitig zufriedenstellende Operationsverfahren zu entwickeln. Hinzu kommen fachspezifische, schulmedizinische und organisatorische Gesichtspunkte. Gynäkologen untersuchen und behandeln häufiger von unten, Urologen dagegen von oben. In Europa waren bisher vaginale Operationsschulen häufiger vertreten als in Amerika. Wer vaginal operiert, ist aber auf gute Assistenz angewiesen, während der abdominale HI-Chirurg unter Umständen auch allein zurechtkommt.

Die größere Belastung der Patientin durch **abdominale** Eingriffe war durch Verbesserungen des intra- und perioperativen Managements alsbald überwunden, so daß der alte Grundsatz, mit einer **vaginalen** HI-Operation zu beginnen und erst im Rezidivfall von abdominal heranzugehen, nicht mehr länger aufrechtzuerhalten war. Aber auch das Krankengut hat sich geändert:

Durch Fortschritte in der Geburtsleitung und Familienplanung wurden *schwere Beckenbodeninsuffizienzen* seltener, dafür haben die *Mischinkontinenzen* infolge vegetativer Störungen und Bindegewebsschwäche zugenommen.

Tab. 16-17: Operationswege bei verschiedenen Manifestationen der Harninkontinenz

Zugang	Insuffizienzlokalisation	Insuffizienzzeichen
Suprapubisch	Beckenbindegewebe (Faszien u. Bänder) Intrinsische Faktoren	Urethra-Hypermobilität prox. Trichterbildung Traktionszystozele Rotator. Zystourethrozele Niedriger Urethraverschlußdruck
Vaginal	Beckenboden und Scheidenrohr (Muskulatur) Extrinsische Faktoren	Muskel-Hypoaktivität Niedriger Damm Distensionszystozele Utero-vaginaldeszensus/prolaps Enterozele, Rektozele
Abdominovaginal	Beckenbindegewebe Vagina u. Beckenboden	Kombinationen obiger Zeichen

Diesen sachlichen Argumenten für ein differenziertes Vorgehen und gegen ein monomanes Entweder-Oder wurden aber leider auch unberechtigte Erfolgsunterschiede vaginaler und abdominaler HI-Operationen gegenübergestellt. Sie führten dazu, daß Anhänger des abdominalen Operationsweges die vaginalen Verfahren gänzlich ablehnten, und die in die Defensive geratenen vaginalen Operateure durch abgewandelte oder erweiterte Techniken die Gleichberechtigung oder sogar Überlegenheit ihres Vorgehens zu beweisen hatten. *Dabei wurde jedoch manchmal übersehen, daß sich ein defekter, partiell denervierter Beckenboden nur begrenzt rekonstruieren und keinesfalls ersetzen sowie völlig ruhig stellen läßt, während für die Reparation eines insuffizienten Band- und Haftapparates nicht nur körpereigenes, sondern auch fremdes, weniger belastetes Material zur Verfügung steht.* Noch größer wurde das Dilemma schließlich durch Vermischung der Begriffe: Während die Inauguratoren der klassischen Kolposuspensionen und Schlingenplastiken ausschließlich den abdominalen oder kombinierten abdomino-vaginalen Operationsweg beschritten, gibt es heute auch *vaginale Kolposuspensionen* und *vaginale Schlingenplastiken*, die in Wirklichkeit kombinierte vagino-abdominale Verfahren sind. Im folgenden werden diese Methoden ihrer tatsächlichen Intervention zugeordnet.

Vaginale Harninkontinenzoperationen

Sie erreichen die Wiederherstellung der funktionell bedeutsamen proximalen (juxtavesikalen) Urethra durch Taillierung der Blasenhalsregion und Straffung der Scheidenwand.

Dabei werden Teile (Reste) des Diaphragma urogenitale und der Ligg. pubourethralia posteriora mit langsam resorbierbaren Einzelknopfnähten in der Mitte vereinigt (Abb. 16-39). Zusätzliche Raffnähte der mehr oder weniger freipräparierten Blasenfaszie verstärken den Blasenboden oder verringern eine Distensionszystozele. Meist beginnt man mit den proximalen Nähten, um den posterioren urethrovesikalen Winkel besser gestalten zu können. Bei richtiger Technik ruht der elevierte urethrovesikale Übergang schließlich wie auf einer zum Harnröhrenabgang hin offenen Portiere (Richter).

Die früher übliche zusätzliche Raffung des periurethralen Gewebes und der urethralen Eigenstrukturen (sogen. direkte Muskelplastik) wurde aufgegeben, weil sie die Blutversorgung der Harnröhre gefährdet und einen weiteren Druckabfall in der Urethra bewirken kann.

Von der Substanz und von der Nomenklatur her umstritten ist aber auch das Diaphragma urogenitale, weil es oftmals nur noch rudimentär vorhanden ist, hauptsächlich im Bereiche der mittleren bis

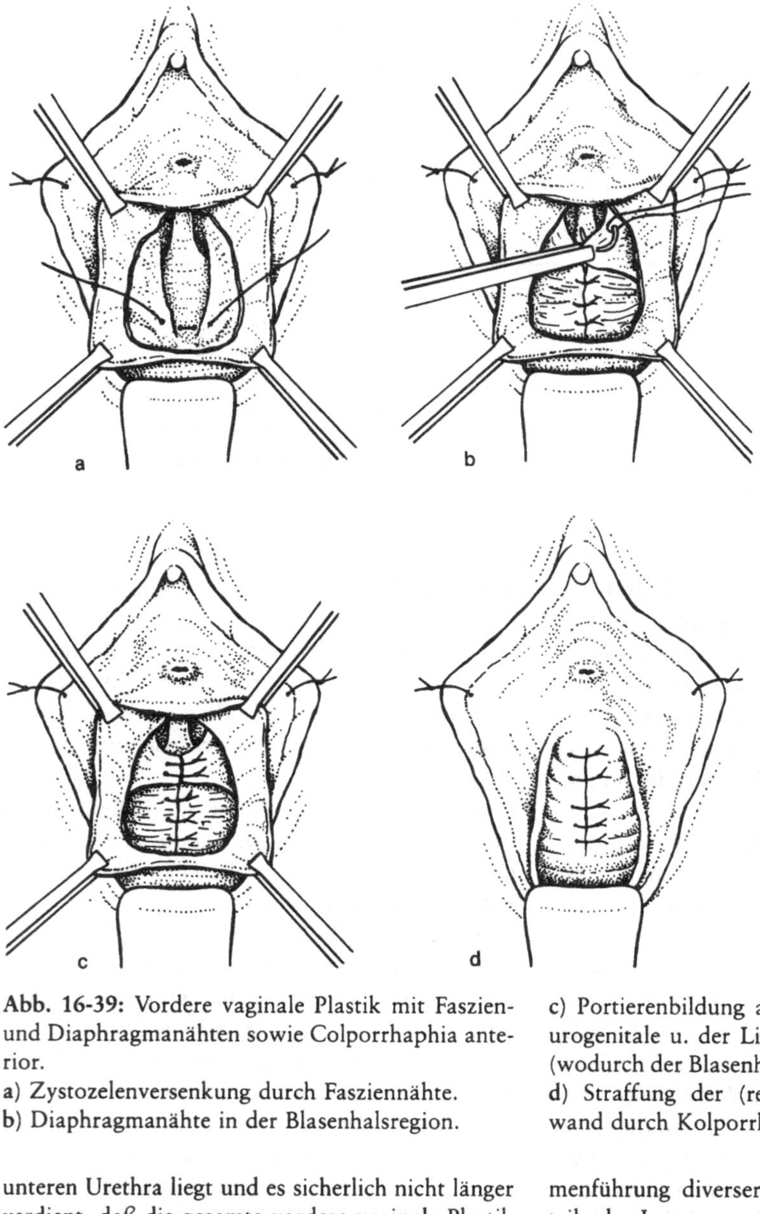

Abb. 16-39: Vordere vaginale Plastik mit Faszien- und Diaphragmanähten sowie Colporrhaphia anterior.
a) Zystozelenversenkung durch Fasziennähte.
b) Diaphragmanähte in der Blasenhalsregion.
c) Portierenbildung aus Anteilen des Diaphragma urogenitale u. der Ligg. pubourethralia posteriora (wodurch der Blasenhals eleviert und tailliert wird).
d) Straffung der (resezierten) vorderen Vaginalwand durch Kolporrhaphie

unteren Urethra liegt und es sicherlich nicht länger verdient, daß die gesamte vordere vaginale Plastik nach ihm benannt wird.

Extreme der Vergangenheit (ausschließliche Blasenhalsraffung durch Kelly-Stitch contra Rekonstruktion des gesamten Septum vesico-vaginale und Septum urethro-vaginale einschließlich darunter liegender glatter Muskulatur durch Stoeckel-Nähte) wurden abgelöst durch ausschließliche Straffung der durchhängenden vorderen Vaginalwand mittels seitlicher oder medialer Abnäher (Tuck-Procedure nach Petros/Ulmsten) einerseits und durch Zusammenführung diverser Septen, Ligamente und Anteile der Levatormuskulatur unter Erhaltung ihrer Spatien im siebenteiligen Behandlungskonzept (mit Rektoplastik, partieller peripherer Blasendenervation, Kurzarmschlingenplastik, Interpuborektalis-Plastik, ventraler und dorsaler Levatorplastik und Introitusplastik nach Lahodny) andererseits.

Wo keine Fascia pubovesicocervicalis mehr vorhanden oder präparierbar ist, muß die vordere Kolporraphie genügen – die nach neueren Pathophysiologie-Vorstellungen (s. Kap. 16.2) oh-

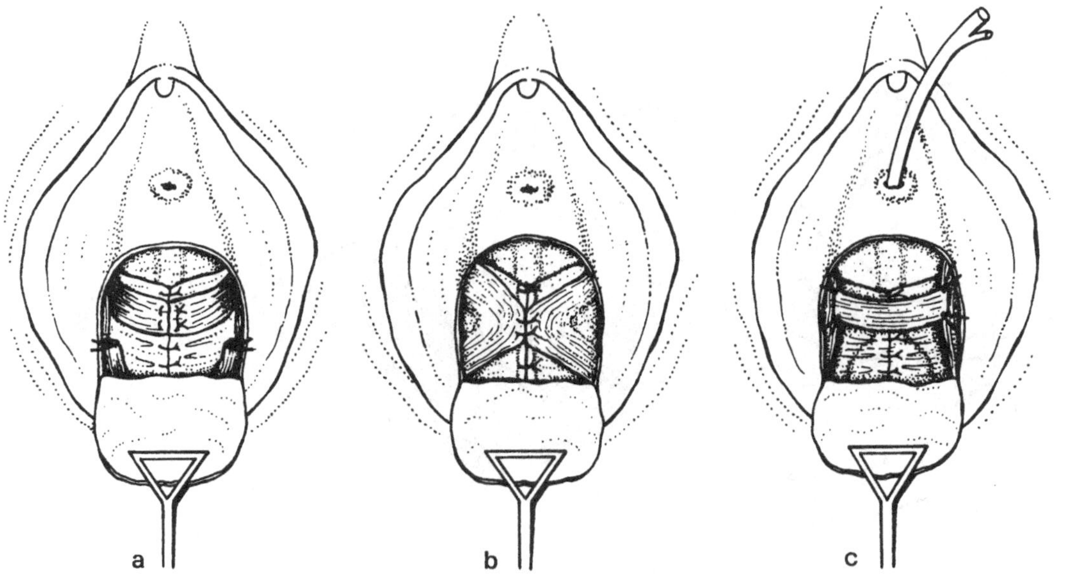

Abb. 16-40: Vordere vaginale Plastik mit Ersatz von ortsständigem Gewebe durch Zusatzoperationen in der Blasenhalsregion.
a) Klassische Pubokokzygeusplastik mit Muskelspangenbildung aus anterioren Anteilen beider Pubokokzygeusmuskeln (nach Ingelman-Sundberg).
b) Vordere Levatorplastik mit Bildung einer Muskelplatte aus überdehnter beidseitiger Pubokokzygeusmuskulatur (nach Lahodny).
c) Fascia-lata-Brückenplastik mit beidseitiger Patchfixation an der unversehrt bleibenden Pubokokzygeusmuskulatur, wodurch eine zusätzliche Verstrebung zustandekommt (nach Fischer).

nehin mehr als eine Deszensusoperation ist, wenn sie unter der richtigen Spannung steht, – oder es muß ein Ersatz gefunden werden. Dieser wird umso zwingender, je niedriger der präoperative Urethradruck ist. **Verschlußverstärkungen** sind möglich mit Pubokokzygeusmuskulatur, die beidseits entweder partiell abgespalten und unter der Urethra zu einer Muskelspange vereinigt (*klass. Pubokokzygeusplastik*) oder nur gelockert und zu einer Muskelplatte umgeformt wird (*vordere Levatorplastik*). Beide Varianten entsprechen jedoch nicht der normalen Anatomie und schwächen diese unter Umständen zusätzlich. Zur urethralen Verschlußverstärkung werden deshalb auch Hetero- und Allotransplantate verwendet. Werden diese beidseits an der Pubokokzygeusmuskulatur fixiert, so unterstützen sie deren urethrale Verschlußsicherung und verhindern sie deren weiteres Auseinanderweichen (z. B. *Fascia-lata-Brückenplastik*, (Abb. 16-40). Steht sehr viel vordere Vaginalwand zur Verfügung, so läßt sich diese ebenfalls zur urethrovaginalen Septumverstärkung verwenden, z. B. durch Bildung einer Rolle aus Vaginalepithel, die ortsständig in das Spatium urethrovaginale versenkt wird (vgl. Abb. 16-44) oder durch Einmantelung der Urethra mit 2 Scheidenlappen, die übereinander geschlagen werden (s. Abb. 16-48).

Die ventro-kraniale Elevationsmöglichkeit des Blasenhalses durch vaginale Plastiken ist jedoch begrenzt. Bei mäßigem vertikalen Deszensus oder ausgeprägtem rotatorischem Deszensus der Blasenhalsregion bevorzugen deshalb heute die meisten Operateure (als Alternative zur suburethralen Kurzarmschlinge aus den Pubourethralligamenten) eine zusätzliche Kolposuspension an der Bauchwand oder im kleinen Becken. Aber auch klassische Schlingenoperationen, d. h. kombinierte vagino-abdominale Eingriffe kommen in Frage (s. S. 262).

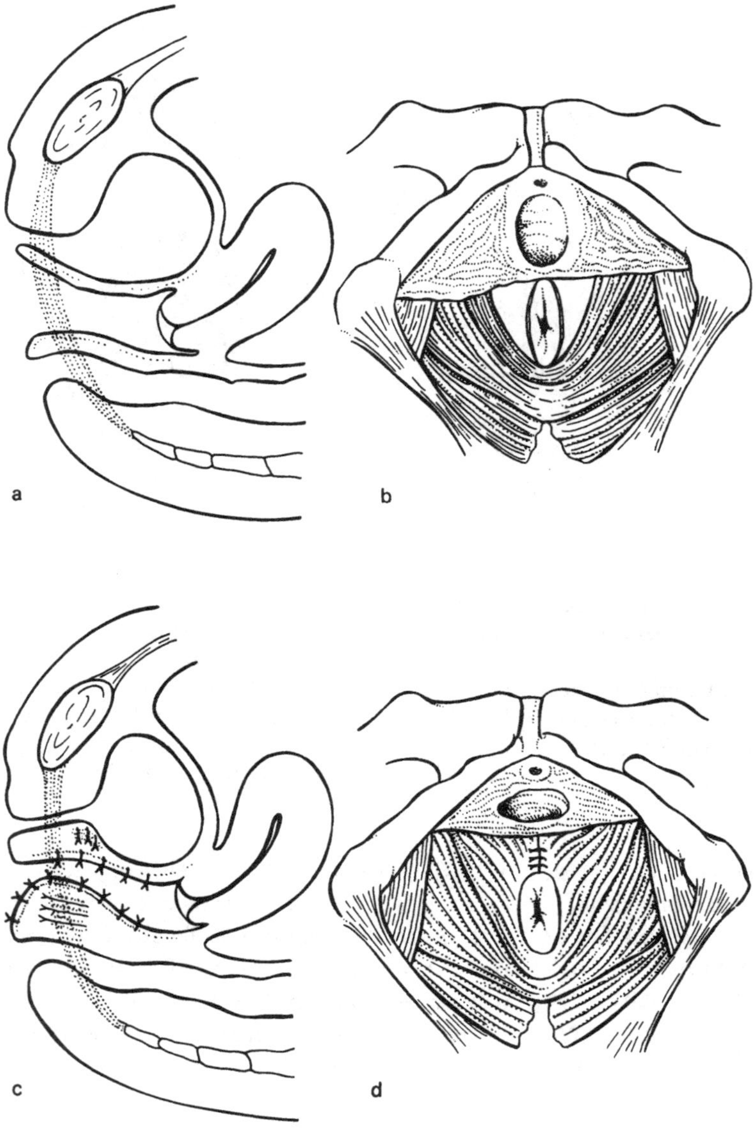

Abb. 16-41: Prinzip der vorderen vaginalen Plastik mit zusätzlicher Kolpoperineoplastik.
Oben: Präoperative Situation
a) Descensus vaginae mit Urethrozystozele, kleiner Rektozele, schlaffem Beckenboden und niedrigem Damm.
b) Klaffender Hiatus urogenitalis mit auseinandergewichener Diaphragma- und Levatormuskulatur.
Unten: Postoperative Situation
c) Blasenhalsregion und proximale Urethra sind rekonstruiert, die vordere und hintere Vaginalwand gestrafft, der Beckenboden gespannt und der Damm wieder aufgebaut worden.
d) Durch die zusätzliche hintere Levatorplastik wird die Bruchpforte im Beckenboden beseitigt, ein muskuläres Widerlager zur Urogenitalregion gebildet und die Pubokokzygeusmuskulatur funktionstüchtiger gemacht.

Eine *Kolposuspension auf ausschließlich vaginalem Wege* hat unlängst Benson zur Wiederherstellung der seitlichen Längsfurchen an der vorderen Vaginalwand bei Traktionszystozelen in Erinnerung gebracht.

Nicht zu unterschätzen ist bei vielen vaginalen HI-Operationen die *zusätzliche Kolpoperineoplastik*. Bei defektem Beckenboden (mit niedrigem Damm, klaffendem Introitus, Rektozele) erzeugt die Zusammenführung der Levatormuskulatur zwischen Scheide und After nicht nur ein muskuläres Widerlager für die Urethra, sondern durch die Straffung der Pubokokzygeusmuskulatur auch eine bessere Drucktransmission und Blasenhalselevation (Abb. 16-41).

Der Uterus wird dagegen heute im Rahmen von HI-Operationen nicht mehr benötigt. Seine Lagekorrektur oder Entfernung ist vom Gewebezustand (Begleitpathologie?), Deszensusgrad und Lebensalter abhängig.

Transurethrale Harninkontinenzoperationen

Hier sind die periurethralen *Tefloninjektionen*, neuerdings auch Injektionen von *autologem Fettgewebe* und die submukösen *Kollagenimplantate* zu erwähnen. Sie werden unter endoskopischer Sicht im Bereich der proximalen Urethra an wenigstens 4 Einstichstellen (bei 3, 6, 9 und 12 Uhr) appliziert und bezwecken eine kissenartige Schleimhautvorwölbung bzw. „innere" Abdichtung des Blasenausgangs. Bei Teflon besteht jedoch die Gefahr der Migration in andere Organe, und das mit Glutaraldehyd gekreuzte bovine Eiweiß (GAX) ist in Deutschland bisher nicht zur Verwendung am Harntrakt zugelassen. Außerdem besteht neben ungenügender Wirksamkeit die Gefahr der infravesikalen Obstruktion (Harnverhaltung!). Unseres Erachtens sind diese Verfahren nur indiziert, wenn alle anderen konservativen und operativen Maßnahmen versagt haben (Rezidivbehandlung!) und ein wirksamerer Sphinkterersatz nicht zur Verfügung steht (s. Kap. 16.8.7).

Suprapubische Harninkontinenzoperationen

Sie bezwecken hauptsächlich die Rückverlagerung der proximalen Urethra in den intraabdominalen Druckbereich und erreichen dieses Ziel meist indirekt, indem sie die Blasenhalsregion mittels der vorderen Vaginalwand ventrolateral anheben (Hängemattenprinzip).

Die **direkte** urethrovesikale Suspension durch eine Umschlingung des Blasenhalses mit einem Band aus körpereigenem Gewebe oder Fremdmaterial ist zwar ebenfalls auf ausschließlich abdominalem Wege möglich, sie wird aber wegen des Verletzungsrisikos und der Positionierungsschwierigkeiten häufiger auf kombiniertem abdominovaginalem Weg durchgeführt (s. S. 262).
Nicht allgemein durchgesetzt hat sich außerdem die suprapubische Kolposuspension bei eröffneter Blase und mit anschließender anteriorer Blasenhalstaillierung (Symmonds, Krantz).

Ursprünglich wurde die Scheide beidseits am Symphysenknorpel und Schambeinperiost befestigt (Marshall-Marchetti-Krantz), dann wurde wegen der Osteochondritisgefahr die Aufhängung an den Cooperschen Ligg. ileopectinealia favorisiert (Burch) oder – wenn die nicht resorbierbaren Fäden zu sehr unter Spannung stehen – mittels Luftknoten nicht forciert (Cowan) und schließlich hat man sich auch mit der weniger hohen beidseitigen Scheidenfixation an der Obturatorfaszie und am Arcus tendineus des Levators begnügt (Hirsch) Abb. 16-42). Entscheidend ist offenbar weniger der Suspensionsgrad als vielmehr die Suspensionsrichtung und eine ausreichende Mobilität der vorderen Vaginalwand (mit dem Bonney-Test zu prüfen, s. S. 209), und durch längere lokale Vorbehandlung mit Östrogenen günstig zu beeinflussen). Starre Scheidenfixationen an der Beckenwand und rezessusartige Vertiefungen der seitlichen Vaginalfurchen lassen sich aber auch vermeiden, wenn die Scheide mittels **Faszienstreifen** an der seitlichen Bauchwand befestigt wird (Fischer). Durch die kranio-ventro-laterale Zugrichtung ist dieses Verfahren außerdem in besonderem Maße auf Belastungssituationen im Stehen oder Gehen ausgerichtet (Abb. 16-43).

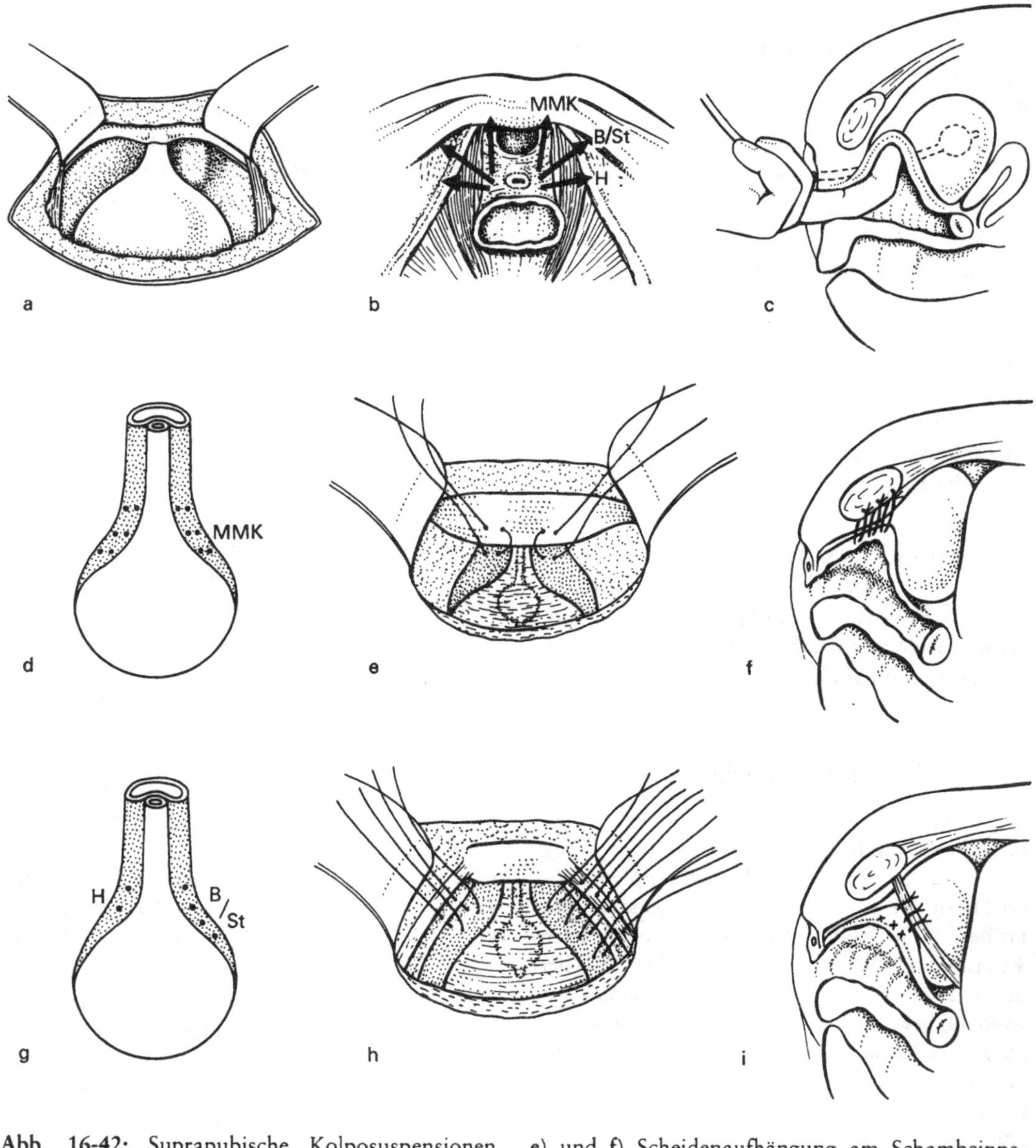

Abb. 16-42: Suprapubische Kolposuspensionen nach Marshall–Marchetti–Krantz (MMK), Burch Stanton (B/St) und Hirsch (H).

a) Blasenhals und angehobene vordere (seitliche) Vaginalwand von oben;

b) Suspensionsrichtungen und Ansatzpunkte bei den verschiedenen Verfahren (MMK, B/St und H);

c) Anhebung der seitlichen (!) vorderen Vaginalwand und Suspensionsabsicht im Sagittalschnitt;

d) Einstichstellen an der Vagina (Faszie und Muskulatur) nur periurethral (bei MMK);

e) und f) Scheidenaufhängung am Schambeinperiost (bei MMK);

g) Einstichstellen an der Vagina auch perivesikal (rechts bei B/St, links bei H);

h) Kolposuspension: rechts am Lig. ileopectineum (bei B/St), links am Musc. obturatorius und Arcus tendineus der Obturator- und Levatorfaszie (bei H);

i) Suspensionseffekt auf Blasenhals und Blasenboden bei Fixation am Lig. ileopectineum oder am Arcus tendineus (x = Scheidenzug weniger hoch)

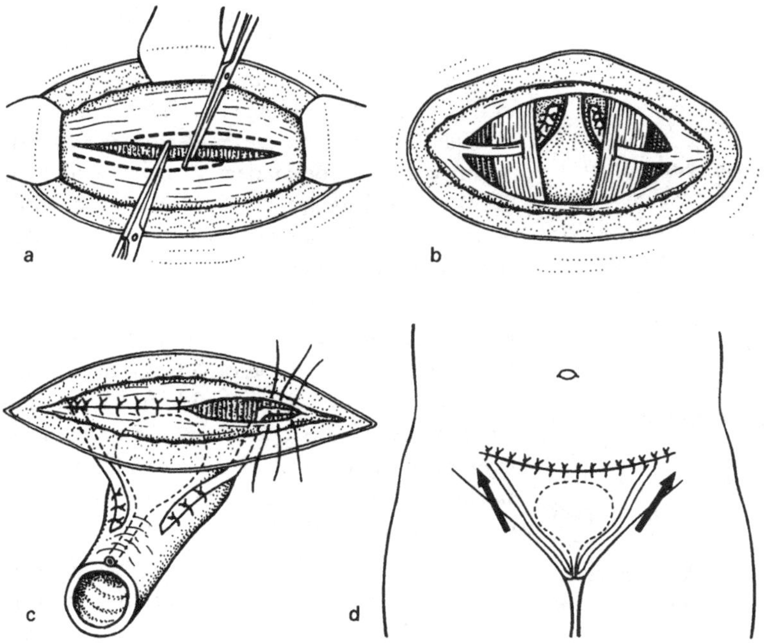

Abb. 16-43: Kolposuspension an der seitlichen Bauchwand mittels Faszienstreifen nach Fischer.
a) Ein suprasymphysärer Querschnitt ermöglicht die Freilegung der Externus-Aponeurose und Abspaltung von 2 ca. 10–14 cm langen und 0,5 cm breiten Faszienstreifen (mit M. obliquus externus-Anteilen).
b) Die lateral gestielten Faszienstreifen werden durch die Rektusmuskulatur gezogen und beidseits vom Blasenhals 3 mal mit nicht resorbierbaren Fäden an der Scheidenwand fixiert.
c) Durch die beidseitige Faszienkolposuspension wird die Harnröhre gestreckt und der Blasenhals flexibel angehoben (M. obliquus externus und rectus abdominis Beteiligung).
d) Die ventro-kranio-laterale Zugrichtung der Faszienstreifen wirkt den Belastungen des Blasenhalses bei aufrechter Körperposition entgegen.

Eröffnungen der Spatia paravesicalia sollten genügen und solche des Spatium praevesicale Retzii möglichst vermieden werden.

Kolposuspensionen mittels **Fibrinkleber**, die eine breitflächige Verlötung der für die Blasenfunktion wichtigen retrosymphysären Verschiebezone anstreben, sind als unphysiologisch anzusehen (schlechte Resultate!).

Laparoskopische Kolposuspensionen mit CO_2-Insufflation in das Spatium retropubicum, Endoskopeinführung in der Mitte zwischen Nabel und oberer Schamhaargrenze und Unterstützung durch 2 seitliche Troikare zur Freilegung, Nadelführung und Annäherung der Scheidenfaszie an die Cooperschen Ligamente mittels speziell geknüpfter Prolenefäden (Roederknoten) sollten das Spatium praevesicale ebenfalls noch mehr schonen. Ob die wesentlich kürzere Krankenhausverweildauer und meist ausreichende Spontanmiktion bereits nach 24 Stunden auch günstigere Dauerresultate bezüglich der Harninkontinenzbeseitigung erbringen wird, bleibt abzuwarten.

Die Vorteile der suprapubischen Kolposuspensionen gegenüber den vaginalen HI-Operationen (schonendere Lagekorrektur der Blasenhalsregion und suffizientere Unterstützung der Pubourethralligamente) werden gelegentlich eingeschränkt durch fehlende Einflußnahme auf den Beckenboden, begrenzte Korrekturmöglichkeit von Zystozelen, Pro-

vokation späterer Enterozelen und Rektozelen und Frühkomplikationen (Hämatome, Adhäsionen und Miktionsbeschwerden).

Bekennt man sich dennoch zur Kolposuspension, so läßt sich der Eingriff je nach Situation auch *ausdehnen* (z. B. Zacharin-Procedure), *ergänzen* (z. B. durch eine Douglasverödung nach Moschkowitz oder McCall, Scheidenstumpfaufhängung durch Kolposakropexie oder zusätzliche hintere Plastik) oder andererseits sogar *reduzieren* auf eine alleinige Nadelsuspension (bei ausschließlicher Lockerung der Blasenhalsverankerung an der Symphyse) bzw. eine zusätzliche Nadelsuspension bei vorwiegend vaginaler HI-Operation (z. B. nach Eberhard). Da hierbei stets abdominal und vaginal interveniert wird, werden diese Verfahren bei den kombinierten abdomino-vaginalen HI-Operationen abgehandelt.

Abdomino-vaginale HI-Operationen

Bis auf die Nadelsuspensionen streben diese Methoden die umfassendste Korrektur sowohl am Beckenbindegewebe mit seinen Blasenhalsverankerungen und Septen als auch am Beckenboden mit seinen beiden Diaphragmen an.

Sie gehen zurück auf die **klassischen Schlingenoperationen** vor nunmehr 80 Jahren (Goebell–Stoeckel–Frangenheim), bei denen zunächst die Mm-pyramidales, dann die angrenzende Rektusfaszie und schließlich nur noch unterschiedlich gestielte Faszienstreifen aus der Bauchwand (Aldridge, Millin-Read, Narik-Palmrich) paravesikal heruntergeholt und in der urethrovesikalen Übergangsregion zu einer „suburethralen" Schlinge vereinigt wurden. Später wurden auch Gewebestreifen aus anderen Körperregionen (z. B. Fascia lata, Haut) sowie körperfremde Gewebe (lyophilisierte, jetzt auch dehydratisierte Fascia lata oder Dura mater) und synthetische Schlingen (z. B. aus Nylon, Dacron, Gore-Tex) verwendet. Dabei spielten Traumatisierungsgrad, Gewebeverträglichkeit und Bindegewebsreaktion eine besondere Rolle. Nicht zu unterschätzen waren aber auch die „Strangulationsgefahr", Abknickung oder sogar Penetration allzu straffer Schlingen im Bereich der proximalen Urethra und die Folgen eines falschen Schlingensitzes (permanente Miktionsstellung des Blasenbodens mit ausbleibender Trichterbildung im Blasenhalsbereich bei zu hoher oder fester Schlingenverankerung).

Daß sich die Schlingenplastiken dennoch bis heute behauptet haben, ist der beste Beweis ihrer Unverzichtbarkeit in besonders komplizierten Situationen, z. B. bei HI-Rezidiven mit starrer Urethra oder als Erstoperation bei zu niedrigem Urethraverschlußdruck (< 20 cm H_2O) und zusätzlichen Belastungsfaktoren, wie Adipositas permagna oder Asthma bronchiale.

Kontraindiziert sind sie allerdings bei Frauen, die nur mittels Bauchpresse miktionieren können (s. Abb. 15-2) – bei ihnen wird die Schlinge zu Miktionsbeginn angezogen, statt entspannt –, ferner bei Mischinkontinenz mit erheblicher Harndrangkomponente sowie bei intakter Harnröhren-Symphysenverankerung.

Urodynamische und bildgebende Untersuchungen sind somit vor Schlingenplastiken besonders wichtig.

Um die Urethra zu schützen, werden Schlingenoperationen grundsätzlich *zusätzlich zur Fasziennaht* oder anderweitigen Unterpolsterung des urethrovesikalen Übergangs durchgeführt. Bei uns haben sich bis heute bei adipösen Frauen mit durchhängender vorderer Vaginalwand die kombinierte Rollen- und Hautringplastik (Kraatz) – ggf. sogar mit zusätzlicher Bauchdeckenplastik – und bei schlanken Frauen mit mäßigem Deszensus die Dura- oder Faszia lata-Schlinge bewährt (Abb. 16-44 und 16-45).

Für die richtige Schlingenposition ist die Blasenhalsmarkierung mit einem Ballonkatheter und für die richtige Schlingenspannung die Wiederannäherung eines in die Urethra eingeführten Wattestäbchens an die Horizontale (s. Q-Tip-Test, S. 209) bzw. die Begrenzung eines Federwaagen-Zuggewichtes auf 300–400 g nützlich.

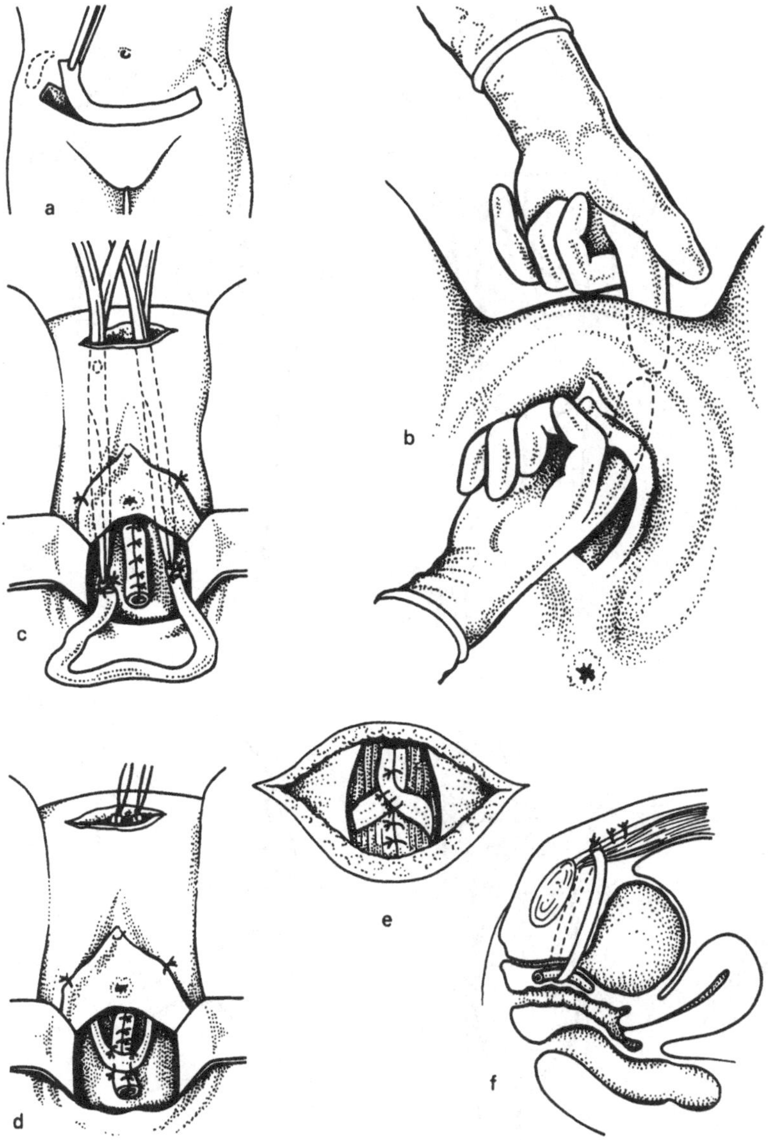

Abb. 16-44: Kombinierte Rollen- und Hautschlingen(ring-)plastik nach Kraatz. Ein aus der Unterbauchregion exzidierter Haut-(Korium)streifen (**a**) wird nach digitaler retrosymphysärer Tunnelbildung (**b**) und Rollenbildung aus der vorderen Vaginalwand (**c**) mittels Kornzangen suprapubisch herausgeleitet, an der Scheidenrolle fixiert (**d**) und nach Beendigung der vaginalen Operationsphase nachträglich durch die Rektusmuskulatur gezogen, vor derselben mit nicht resorbierbaren Fäden zu einem Ring vereinigt (**e**), nabelwärts hochgeschlagen und beim Nähen der Bauchwandfaszie abermals mitgefaßt. Wirkungsprinzip (**f**): Der Hautring hebt die Harnröhre. Die Scheidenrolle vergrößert die Angriffsfläche und schützt die Harnröhre. Die zusätzliche Fixation des Hautringes an der Bauchwandfaszie stabilisiert die Harnröhrenaufhängung.

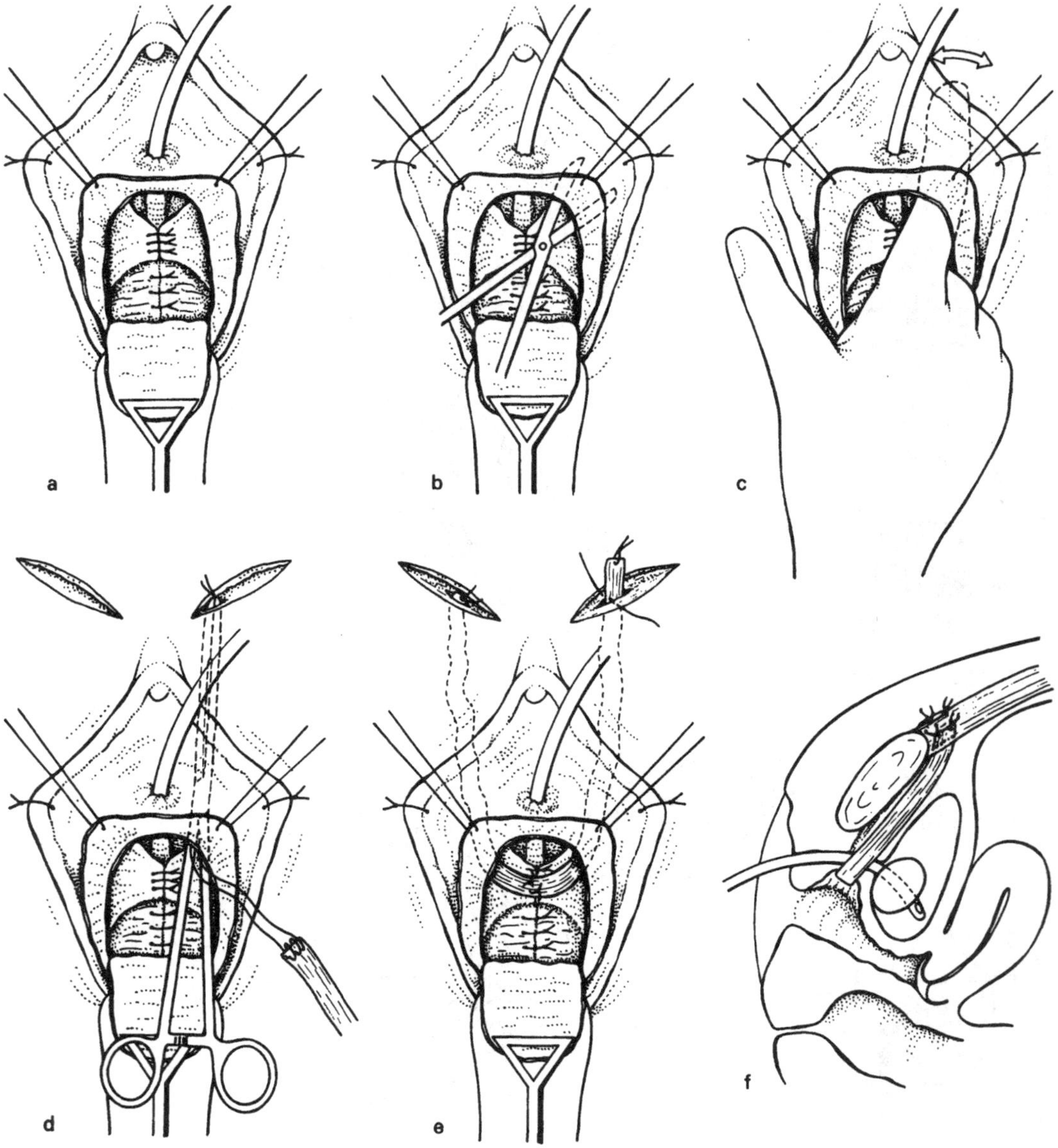

Abb. 16-45: Fascia-lata-Schlingenplastik.

a) Nach Aufklappen der vorderen Vaginalwand werden Blasenfaszie und Blasenhalsregion gerafft.

b) Spaltung der Fascia endopelvina mit der Schere.

c) Retrosymphysäre Tunnelbildung mit dem Finger.

d) Der mit Zügelfäden versehene etwa 20 cm lange Faszienstreifen wird mit einer Kornzange retrosymphysär hochgeführt, bis man die Kornzangenspitze suprapubisch spürt und durch einen etwa 3 cm langen Hautschrägschnitt im Bereiche des Mons veneris freilegen kann (gleiches Vorgehen auf der Gegenseite).

e) Schlinge in situ mit Fixation an der proximalen Urethra und Blasenhalsregion. Anpassung, ggf. Kürzung der Schlingenenden und Fixation derselben unter mäßiger Spannung an der Externusaponeurose mit je 2 nicht resorbierbaren Fäden, manchmal auch mit zusätzlicher Vereinigung beider Enden zu einem Ring (danach übliche Scheiden- und Hautnähte).

f) Schematische Darstellung der Schlingenwirkung (bei Verwendung von Dura mater oder Kunststoffbändern gleichen Vorgehens).

Ob eine Kolpoperineoplastik angeschlossen wird, ist von der Beschaffenheit der hinteren Vaginalwand und des Dammes abhängig.

Befürworter der klassischen Schlingenplastiken sehen den Locus minoris resistentiae nicht nur in den insuffizienten Ligg. pubourethralia posteriora, sondern auch im Septum urethrovesicovaginale, während Verfechter der Kolposuspensionen dieses Septum lieber in Ruhe lassen. Bezeichnenderweise hat die Entwicklung der indirekten Blasenhalsaufhängungen jedoch erst 40 Jahre später begonnen und durch die vielen Modifikationen bewiesen, daß auch diese Verfahren kein Allheilmittel sind.

Kombinationen der abdominalen Kolposuspensionen mit vaginalen Plastiken bilden die 2. große Gruppe abdominovaginaler HI-Operationen. Sofern sie eine Summation der bereits erwähnten Techniken darstellen (Kolposuspension und Kolpoperineoplastik), bedürfen sie keiner weiteren Erläuterung.

Einige wollen noch mehr erreichen, indem z. B. bei schlaffer vorderer Vaginalwand aus dieser 2 Längsstreifen gebildet, durch die seitlichen Scheidengewölbe in die zuvor von oben eröffneten Spatia paravesicalia hindurchgezogen und dann an den Ligg. ileopectinealia fixiert werden, wodurch gleichzeitig eine bewegliche Kolposuspension und ausgiebige vordere Kolporrhaphie zustande kommen soll (U. Bologna), oder indem 2 Faszienstreifen aus der Externusaponeurose zur Verstärkung der Ligg. pubourethralia posteriora mit Spezialinstrumenten durch die Bänder hindurchgezogen und an seitlichen Scheideninzisionen fixiert werden, nachdem diese Bänder von der Vulva aus zwischen Symphyse und Urethra aufgesucht wurden (Zacharin). Es geht aber auch weniger invasiv, wenn man die Ligg. pubourethralia im Rahmen einer Diaphragmaplastik von einem vaginalen Querschnitt aus freilegt und die hier Z-förmig befestigten Fäden mittels Dechamps restrosymphysär hochführt, bis sie sich mit suprapubisch am Pecten ossis pubis fixierten Fäden verknüpfen lassen (Eberhard).

Stets ist jedoch daran zu denken, daß Kolposuspensionen in besonderem Maße Entero-/Rektozelen provozieren und deshalb erkennbare Schwachpunkte im Bereich der hinteren Vaginalwand unbedingt mitversorgt werden müssen. Seit dieser Erkenntnis haben die kombinierten Eingriffe erheblich zugenommen.

Nadelsuspensionen sind die 3. Gruppe abdominovaginaler Eingriffe. Ohne vaginale Zusätze wie Zytozelenversenkung, Fasziennähte, Kolpoperineoplastik oder sogar Hysterektomie sind sie jedoch keine allumfassenden Eingriffe i. S. der Tab. 16-17. Mit diesen Zusätzen können sie allerdings auf relativ einfache Weise zur weiteren Stabilisierung der Urogenitalorgane beitragen.

Um die Invasivität der Schlingenoperationen zu reduzieren, werden bei ihnen nur noch Kunststofffäden mit speziellen Nadeln mehr der weniger blind von oben nach unten oder umgekehrt durch das Spatium retropubicum gezogen und – bis auf wenige Ausnahmen (s. unten) – nicht mehr um den Blasenhals herumgeführt, sondern nur noch neben demselben in der Fascia pubovesicocervicalis, im Diaphragma urogenitale oder im Parakolpium meist spiralförmig sowie in der Bauchwand vor der Rektusfaszie mit unterschiedlicher Knotentechnik verankert. Auf diese Weise wird das Kolposuspensionsprinzip der indirekten Aufhängung mit dem Schlingenprinzip der beweglichen Aufhängung vereinigt.

Ob sich allerdings die Harninkontinenzproblematik dauerhaft mit 2 nicht resorbierbaren Fäden anstelle von Faszienstreifen oder Kunststoffbändern oder wenigstens 3 Fadenpaaren wie bei den bisherigen Kolposuspensionen lösen läßt, bedarf sorgfältiger Einzelentscheidungen.

Alleinige Fadensuspensionen können bestenfalls die Ligg. pubourethralia, aber keinesfalls den Beckenboden verstärken oder entlasten.

Die Nadelsuspensionen gehen zurück auf Pereyra, dessen ursprüngliche Methode aus Abb. 16-46 ersichtlich ist. Blasenläsionen und Fadeninfektionen veranlaßten ihn wie Stamey, den Eingriff unter endoskopischer Sicht und transvaginaler Freilegung der Blasenhalsregion vorzunehmen, wodurch auch die Fäden exakter neben dem Blasenhals plaziert und angezügelt werden konnten. Ein späteres Durchschneiden der Fäden mit Lockerung der Suspension vermeidet Stamey durch paraurethrale Fadenhülsen aus Dacron.

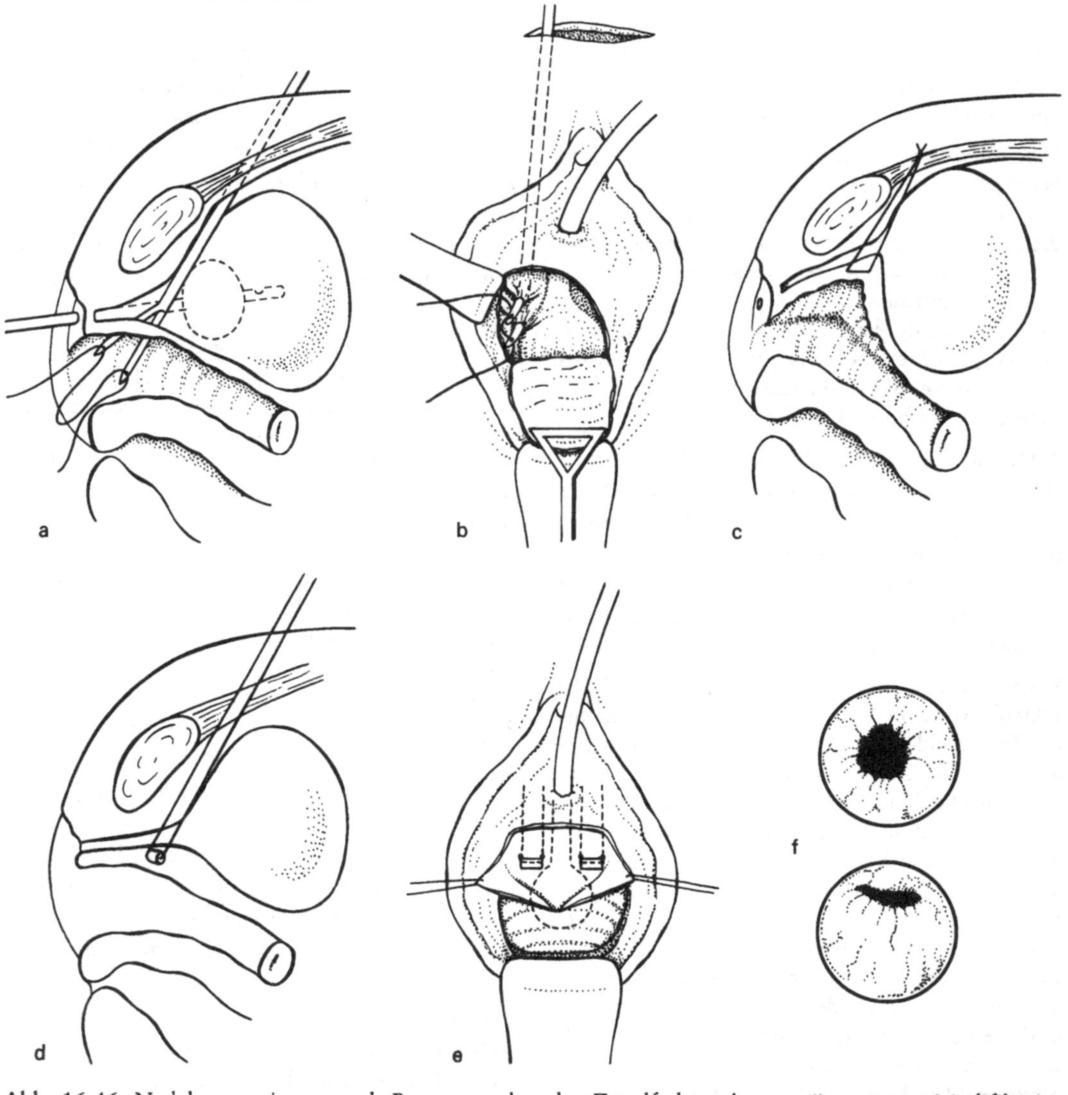

Abb. 16-46: Nadelsuspensionen nach Pereyra und Lebherz (oben), nach Stamey (unten).

a) Prinzip der Originalmethode: Ein abgewinkeltes Spezialinstrument wird suprapubisch eingestochen, retrosymphär beidseits vom Blasenhals heruntergeführt und durch die Fascia endopelvina sowie die Fascia pubovesicocervicalis (neuerdings aber nicht durch die Scheidenwand) ausgestochen. Aus der Führungshülse folgt in gerader Richtung ein Stilett, dessen Öhr das Einfädeln eines nicht resorbierbaren Fadens zum 2. Male an anderer Stelle ermöglicht. Die Fadenenden werden suprapubisch herausgezogen und vor der Bauchwandaponeurose mit den Fadenenden der Gegenseite verknüpft.

b) Die aufgeklappte vordere Vaginalwand läßt rechts neben dem Blasenhals die Nadelspitzen und den Zügelfaden erkennen (in späteren Modifikationen wird der Faden mehrfach spiralförmig durch die Faszie gezogen, bevor er nach oben gelangt).

c) Suspensionseffekt nach Verknüpfen der Fäden.

d) Prinzip: 2 Dacronhülsen sollen das Durchschneiden der Zügelfäden durch die Faszie verhindern (gezeigt wird nur die vordere (linke) Hülse).

e) Freilegung des Blasenhalses durch vaginalen T-Schnitt und Markierung der Einstichstellen an der Fascia pubovesicocervicalis mit bereits eingeführten Fäden einschließlich Dacronhülsen.

f) Nach endoskopischer Kontrolle der Blasenintegrität kann man sich durch Urethroskopie während des Anzügelns von der Verschlußwirkung auf den Blasenhals überzeugen.

Modifikationen anderer Autoren betreffen die vaginale und suprapubische Schnittführung sowie den Einbeziehungsgrad der Vaginalwand (Abb. 16-47).

Eine Modifikation von Raz ist bemerkenswert, bei der im Bereiche der vorderen Vaginalwand (Blasenhalsregion) ein Scheidenstreifen in querer Richtung gebildet und mittels nicht resorbierbarer Fäden als vaginale Schlinge „an der Bauchwand aufgehängt wird". Karram und Bhatia verwenden statt des körpereigenen ortsständigen Gewebes ein Fascia-lata-Patch. Ulmsten und Petros vertrauen dagegen der körpereigenen Fibroblastenaktivität, indem sie ein Mersilen- oder Teflonband U-förmig um die mittlere (!) Urethra legen, retropubisch bis in den subkutanen Bereich hochführen (ohne Fixation) und nach 6–8 Wochen wieder entfernen (freie Bandtechnik) oder als permanente Schlinge ebenfalls subkutan nicht fixiert, d. h. locker liegen lassen. Die vordere Vaginalwand wird dabei je nach Erschlaffungsgrad einfach gerafft oder doppelschichtig (überlappend) gestrafft. Eine weitere (neuere) Version läßt bei freier Bandtechnik wenigstens die vorübergehende subkutane Vereinigung der Bänder erkennen (Abb. 16-48).

Die Vielzahl immer wieder neuer HI-Operationen ist auch als Eingeständnis ihrer Unzulänglichkeit zu deuten, denn die Dauerresultate haben sich bis heute nicht überzeugend verbessert. Somit stellt sich erneut die Frage, ob die *Korrektur der Anatomie* oder das *Reaktionsvermögen des Organismus* auf den Eingriff und der *Gewebeersatz* letztlich ausschlaggebend sind. Neurogene Ursachen und Bindegewebsschwächen limitieren sämtliche Bemühungen.

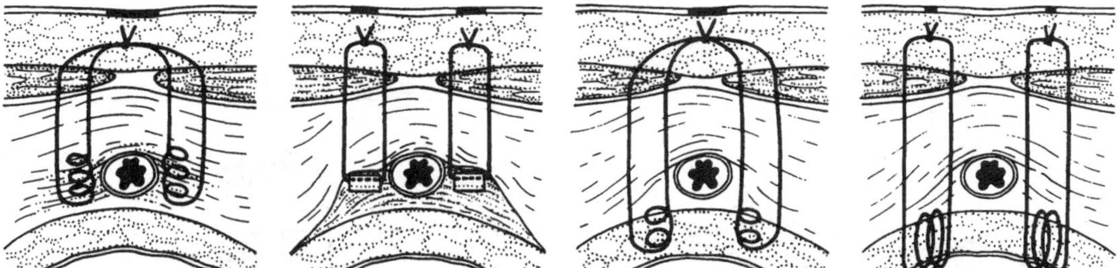

Abb. 16-47: Modifikationen der Nadelsuspensionen.
a) Pereyra-Modifikation: Kleiner suprasymphysärer Querschnitt und mediane Kolpotomie, Nadelführung unter Fingerkontrolle, spiralförmige Fadenführung durch Fascia endopelvina und Pubozervikalfaszie, subkutane Verknüpfung aller Fadenenden untereinander.
b) Stamey-Version: Zwei suprapubische Hautinzisionen und T-förmige Kolpotomie, blinde Nadelführung, Protektion der Fascia pubovesicocervicalis durch Fadenhülsen, seitengetrennte Verknüpfung der Fadenenden.
c) Raz-Modifikation: Kleiner suprasymphysärer Querschnitt und umgekehrt U-förmige Kolpotomie, Doppelnadelführung unter Fingerkontrolle, spiralförmige Fadenführung durch Fascia endopelvina und Scheidenwand (aber nicht bis in's Lumen), subkutane Verknüpfung der Fäden untereinander.
d) Gittes-Modifikation: Keine Haut- und Scheideninzision, blinde Nadelführung, spiralförmige Fadenführung durch die gesamte Scheidenwand (bis in's Lumen), seitengetrennte subkutane Fadenverknüpfung (Alle Varianten unter endoskopischer Kontrolle der Blasenintegrität).

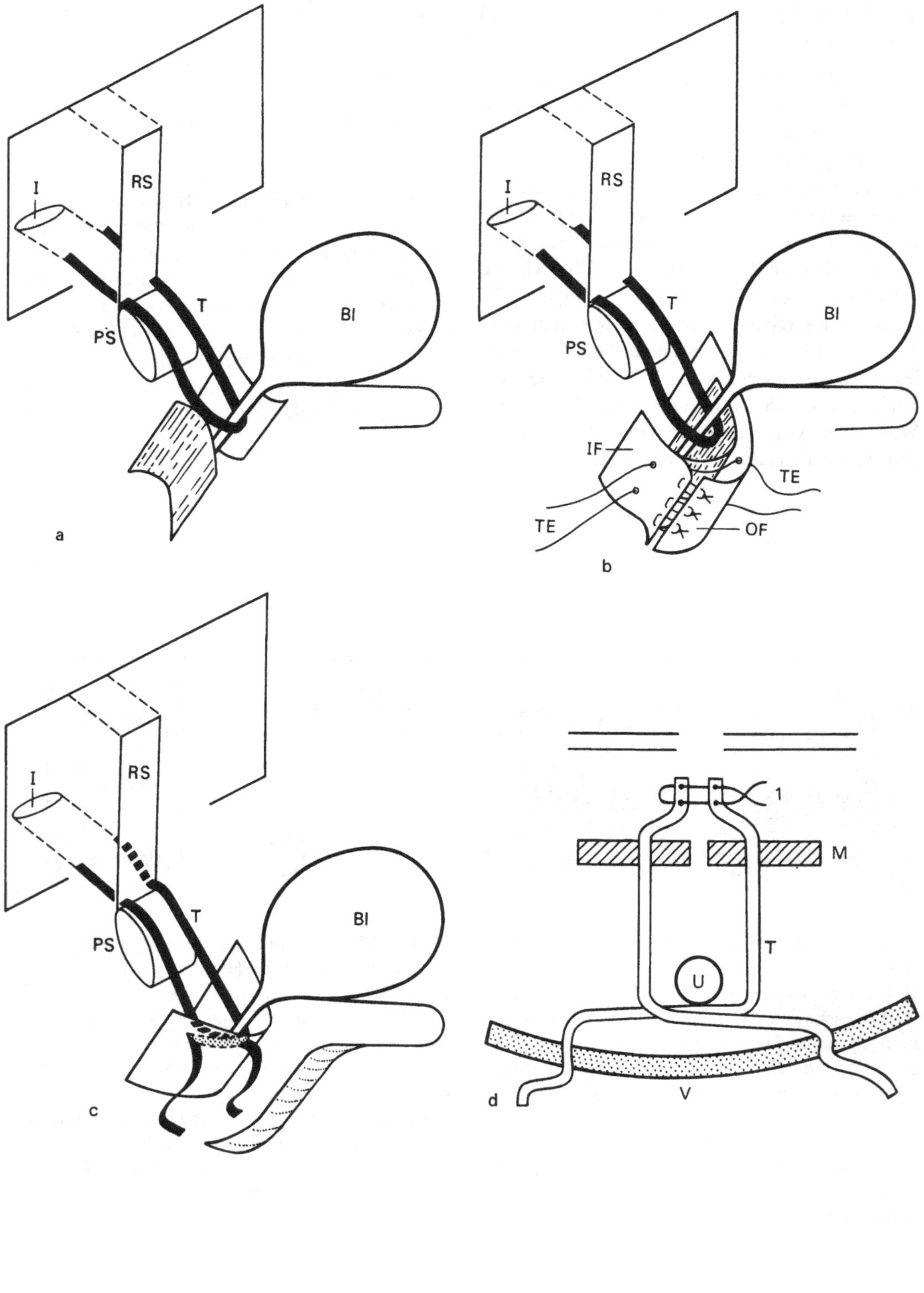

I
RS
T
PS
Bl
a
IF
TE
OF
b
c
1
M
U
V
d

16.8.5 Zusätzliche Erfordernisse bei Lageveränderungen und Tumoren der Genitalorgane

Uterus: Bei *Retroflexio uteri* kann die nach vorn gerichtete Portio vag. uteri die Blasenhalsregion irritieren und Harndrang erzeugen. Der Nachweis gelingt durch Aufrichten des Uterus und kurzfristige Einlage eines Hodgepessars. Da die Retroflexio außerdem deszensus-begünstigend wirkt, kann ihre Lagekorrektur oder die Hysterektomie erforderlich werden. – Bei *Descensus sive Prolapsus uteri* kommt durch Abknickung der Urethra nicht selten anstelle von Harninkontinenz eine Harnverhaltung zustande. Um zu verhindern, daß Frauen mit einer larvierten HI nach Beseitigung des Quetschhahnmechanismus erst richtig harninkontinent werden, sind heute vor jeder Prolaps-Hysterektomie im Repositionsversuch (Tampon oder Pessar) die Auswirkungen auf Urethradruckprofil (Druckabfall?) und Belastungstests zu prüfen. Gegebenenfalls müssen die Faszien- und Diaphragmanähte durch eine zusätzliche Unterpolsterung (z. B. Fascia lata-Patch) oder ein Suspensionsverfahren verstärkt werden. Bei allen Hysterektomien ist außerdem auf ausreichende Fixation des Scheidengrundes an den Ligg. rotunda und dem ursprünglichen Retinaculum uteri sowie auf die Douglasverkleinerung durch „hohe Peritionisierung" (von unten) oder Vereinigung der Ligg. sacrouterina (von oben) zu achten. Auch die Erzeugung eines kräftigen Widerlagers durch die Kolpoperineoplastik ist nicht zu unterschätzen. Bei *Myomen* oder (gutartigen) *Ovarialtumoren* mit Begleitharninkontinenz ist das Minimalprogramm (s. S. 204) durch die Introitussonographie (Mobilität der Urethra?) und durch die Urethrozystoskopie (Harnblasendislokationen, Verschlußfähigkeit des Orificium urethrae internum?) zu ergänzen.

Befundabhängig kann die Hysterektomie mit folgenden **Zusatzoperationen** kombiniert werden:

- ein suprapubisches oder abdomino-vaginales Suspensionsverfahren (bei insuffizienten Ligg. pubourethralia posteriora),
- eine abdominale oder vaginale Colporrhaphia anterior sive posterior alta, (bei großer Distensionszystozele oder Enterozele)
- eine Kolpoperineoplastik (bei Beckenbodeninsuffizienz).

Bei **malignen Genitaltumoren** verbieten sich zusätzliche Harninkontinenzoperationen.

Scheidenstumpf nach Hysterektomie

Je nachdem, ob nur die vordere oder die hintere Vaginalwand oder der gesamte Scheidenblindsack deszendiert bzw. prolabiert ist, kommen unterschiedliche Operationsverfahren zur Anwendung. Manchmal wird ein *Scheidenstumpfprolaps* auch nur vorgetäuscht durch eine große Zystozele, Enterozele oder Rektozele bei ausreichender Fixation des Scheidengrundes. Kommt man mit den klinischen Erkennungsmöglichkeiten nicht zurecht, müssen die „Zelen" sonographisch oder radiographisch weiter geklärt werden.

Abb. 16-48: Intravaginale Schlingenplastik mit unterschiedlicher Schlingenführung und Vaginalwandbeteiligung nach Papa Petros/U. Ulmsten.
Oben: Permanente Schlinge mit zweischichtiger Scheidenplastik.
a) Schlingenposition in der Mitte der Urethra. Vaginal sind nach medianer Kolpotomie 2 seitliche Scheidenlappen erkennbar. I suprapubische Hautinzision (1,5 cm); RS Rektusfaszie, PS Symphyse, T Band/Schlinge, Bl Blase.
b) Der rechte Scheidenlappen wird nach Epithelabtragung zum inneren Lappen (IF), indem der linke Lappen darübergelegt (OF) und seitwärts mit ihm vernäht wird. TE Spannungsnähte. Statt der zweischichtigen Scheidenplastik muß ggf. die einfache Kolporrhaphie mit Matratzennähten genügen.
Unten: Freie Bandtechnik:
c) Gleiche Schlingenposition wie oben, aber mit Durchtrennung der Schlinge in der Mitte und Herausleiten der freien Enden über Kreuz durch die seitliche Scheidenwand. Vaginale Plastik wie oben.
d) Die in der Scheide liegenden freien Bandenden ermöglichen die Bänderentfernung nach 6–8 Wochen. Um ein vorzeitiges Herausfallen zu verhindern, werden sie suprapubisch einmal mit Vicryl vernäht. M Rektusmuskel, U Urethra, V Vagina

Früher galt die Auffassung, daß sich **Zystozelen** nur auf vaginalem Wege reparieren lassen, heute gelingt die Beseitigung paravaginaler Defekte auch auf suprapubischem Weg (Richardson). **Enterozelen** lassen sich ebenfalls von vaginal oder abdominal beseitigen, indem der Bruchsack entweder vaginal reseziert und durch hohe Peritonisierung wieder verschlossen oder abdominal mit nicht resorbierbaren anterior-posterioren Einzelknopfnähten beseitigt wird (quere oder Tabaksbeutelnähte können die Harnleiter gefährden oder einen späteren Dünndarmileus provozieren). Auf vaginalem Wege lassen sich außerdem die Ligg. sacrouterina erneut vernähen und Scheidenaussackungen mittels Colporrhaphia posterior alta beseitigen.

Beim **Scheidenstumpfprolaps** haben sich die transvaginale *Vaginaefixatio sacrospinalis* (dextra) und die transperitoneale *Kolposakropexie* mit Hilfe retroperitoneal plazierter Faszien — oder Kunststoffbänder gleichermaßen bewährt. Sie erhalten die physiologische Verlaufsrichtung der Scheide, während die technisch einfachere Kolpoventropexie mittels extraperitoneal an der Scheidenhinterwand in Fornixnähe fixierter Faszienstreifen aus der Bauchwand (Williams und Richardson) den Retrovaginalraum erneut belastet. Der für die Scheidenfixation gewählte Operationsweg läßt sich auch für HI-Operationen nutzen: vaginale Plastik (evtl. mit zusätzlicher Nadelsuspension) oder suprapubische Kolposuspension. Rektozelen werden zusätzlich entweder nur durch Fasziennähte und hintere Kolporrhaphie oder in Verbindung mit einer Perineoplastik beseitigt. Der zeitliche und präparatorische Aufwand kann erheblich sein.

16.8.6 Komplikationen bei Streßinkontinenz-Operationen

Harnwegverletzungen sind angesichts der besonderen Operationsnähe zu den Harnorganen nicht immer vermeidbar. Die Patientinnen sind vor allem vor Rezidivoperationen auf dieses Risiko hinzuweisen. Blasenhals/-boden, proximale Urethra und Blasenvorderwand sind häufiger betroffen als die distale Urethra und Ureteren. Bei sofortiger Erkennung und richtiger Behandlung entstehen meist keine Folgen (s. Kap. 18). Allerdings kann die Versorgung der lädierten Harnwege den weiteren Ablauf der HI-Operation verändern. Stellt sich bei Nadelsuspension eine Fadenpenetration in die Harnblase heraus, sollte die Fadenentfernung und nochmalige Suspension an der richtigen Stelle genügen. Nach jeder penetrierenden Harnwegsverletzung ist auf ungestörte Harnentleerung und ausreichende Umgebungsdrainage besonders zu achten.

Nervenläsionen werden leider meistens erst nach der Operation bemerkt. Sie kommen durch Kompression (Spiegeldruck, Lagerungseinflüsse, Hämatome) oder durch unmittelbare Operationseinwirkungen zustande. Nerven des Plexus sacralis (N. peronaeus bzw. N. ischiadicus) werden häufiger geschädigt als Nerven des Plexus lumbalis (N. obturatorius, N. femoralis, N. saphenus). Schädigungen des N. ilioinguinalis sind seit den Nadelsuspensionen häufiger geworden (deshalb den äußeren Leistenring meiden!). Druckläsionen bilden sich schneller zurück (innerhalb von 6 Wochen) als Nadel-, Faden- oder Messerläsionen (2—6 Monate). Bei der Verwendung von resorbierbarem Nahtmaterial ist die Prognose im allgemeinen günstiger als bei nicht resorbierbaren Fäden. Gegebenenfalls müssen letztere wieder entfernt werden. Durch frühzeitige Konsultation eines Neurologen, Neuritis- und Schmerztherapie sowie Elektrostimulation betroffener Muskelgruppen lassen sich Sekundärschäden eingrenzen bzw. vermeiden.

Hämatome im Wundgebiet entstehen bei unübersichtlichen Operationsverhältnissen oder insuffizienten Drainagen. Ob sie ausgeräumt werden müssen oder konservativ resorptiv behandelt werden können, ist individuell zu entscheiden. Bei vaginalen HI-Operationen lassen sie sich durch abschließende Streifentamponaden der Vagina (für 24—48 Stunden) vermindern.

Postoperative Komplikationen

Miktionsstörungen nach Inkontinenzoperationen sind im Kap. 15 berücksichtigt worden. Bei **Harndrangsymptomen** wird antiphlogistisch/

antibakteriell (s. Kap. 12) oder wie bei der Reizblase (s. Kap. 13) behandelt. Weitere postoperative Erfordernisse sind unter 16.8.9 nachzulesen.

16.8.7 Künstliche Blasenschließmuskel

Artifizielle Sphinkteren waren zunächst nur für die Inkontinenz des Mannes gedacht. Erst 1972 wurde von Scott et al. ein neuer hydraulischer Sphinkter publiziert, der sich auch für die Frau eignete.

In der zwanzigjährigen Geschichte dieses hydraulischen Sphinkters sind zahlreiche Verbesserungen und Vereinfachungen vorgenommen worden. Die technischen Probleme sind weitestgehend beseitigt worden. Aber auch heute kann man nicht von einer unbegrenzten Lebensdauer des Sphinkters ausgehen. Der artifizielle Sphinkter AS 800® (Fa. AMS Deutschland) besteht aus einem druckregulierenden Ballon (61–70 cm H_20), einer Pumpe mit Deaktivierungsmechanismus und einer Blasenhalsmanschette. Das System ist mit einem isotonen Kontrastmittel-Wassergemisch gefüllt und läßt sich deshalb radiologisch gut darstellen. Die Pumpe entleert die Manschette nach 2–3 Pumpenstößen und gibt den Blasenhals für 3–5 Minuten frei, in denen die Patientin die Blase entleeren kann. Die Manschette füllt sich automatisch über eine kapillare Steuereinheit, die in die Pumpe integriert ist, wieder auf (Abb. 16-49).

Indikationen sind:

- afunktionelle (starre) und hypotone Urethra,
- neurogene Sphinkterhypotonie,
- angeborenes Fehlen eines Sphinkters.

Dabei sollte aber primär geprüft werden, ob es noch eine einfachere Lösung gibt.

Kontraindikationen sind:

- ein instabiler oder rigider Detrusor,
- Restharnbildung infolge Hypokontraktilität,
- floride Harnweginfektionen oder
- Hautinfektionen.

Es werden 300 ml Blasenkapazität bei Ruhedruckwerten unter 30 cm H_20 und kompetente Ureterostien gefordert. Ansonsten müssen eine Blasenaugmentation (Erweiterung mit Dünndarm) und/oder eine Antirefluxplastik vorgenommen werden. Zahlreiche Voroperationen und/oder Bestrahlung des kleinen Beckens verschlechtern die Aussicht auf Erfolg. Hautinfektionen bedürfen einer intensiven Vorbehandlung. Am Tag vor der Operation und unmittelbar präoperativ muß eine gründliche Hautdesinfektion betrieben werden. Eine Antibiotikagabe perioperativ versteht sich von selbst, da die Infektion des Operationsgebietes die schwerwiegendste Komplikation darstellt. Die Explantation des Systems ist dann indiziert.

In der postoperativen Phase kommt es darauf an, den Zustand des oberen Harntraktes zu beachten, Harnweg- und Hautinfektionen sofort zu erkennen und energisch zu behandeln.

Operationstechnik

Von einem Pfannenstielschnitt oder einer medianen Unterbauchinzision werden die Blasenvorderwand und der Blasenhals dargestellt. Nach Inzision der endopelvinen Faszie rechts und links des Blasenhalses kann man diesen von der Vagina ablösen, anheben und anschlingen.

Eine Scheidentamponade oder zusätzliche vaginale digitale Assistenz ist empfehlenswert. Um den Blasenhals nicht zu verletzen, kann die Blase eröffnet werden. Die Manschette kann nun unter optischer Kontrolle um den Auslaß gelegt werden. Die Pumpe implantiert man bei einer Rechtshänderin in die rechte große Labie. Der druckregulierende Ballon wird durch eine Bauchfellöffnung in die freie Bauchhöhle geschoben. Vor der Faszie des rechten Leistenkanals konnektiert man die luftleer aufgefüllten Teile des Systems mit Quickkonnektoren.

Von Appel und Hadley wurde 1988 auch der transvaginale Zugang zum Blasenhals empfohlen. Sicher ist ein operativ technischer Vorteil nicht von der Hand zu weisen, besonders dann, wenn Voroperationen die Trennung der Vaginalwand vom Blasenhals und Urethra erschweren. Während Appel über einen 100%igen Erfolg ohne Infektion berichtet, sah Hadley jedoch in 20% eine Infektion des Operationsgebietes.

Den Blasenhalssphinkter kann man nach 8–14 Tagen aktivieren. Hat man den Eindruck, daß das Gewebe narbig und relativ schlecht durchblutet ist, empfiehlt sich eine längere Deaktivie-

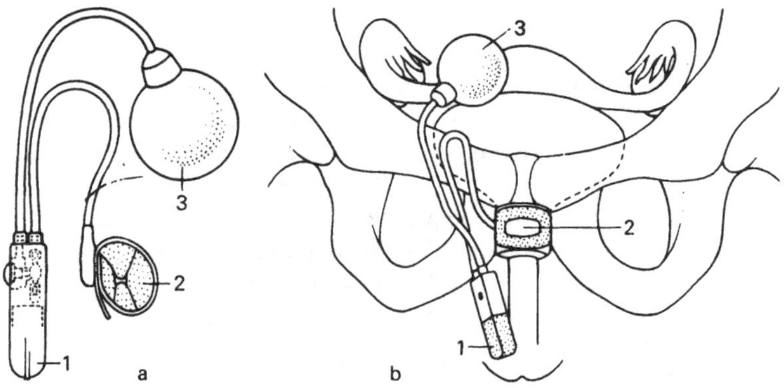

Abb. 16-49: Artifizieller Sphinkter AS 800 von AMS (American Medical Systems).
a) Hauptbestandteile: 1. Pumpenmechanismus zur Manschettenentleerung (nachdem diese aktiviert worden ist). 2. Blasenhalsmanschette. 3. Ballon für Flüssigkeits- bzw. Druckausgleich.
b) In situ: 1. Pumpe in der rechten großen Labie 2. Manschette an Blasenhals und proximaler Urethra. 3. Ballon in der Bauchhöhle

rungszeit (4–12 Wochen). Eine gewisse Schrumpfungstendenz des Gewebes läßt sich unter der Manschette immer verzeichnen. Das kann der Grund für eine postoperativ erneut auftretende Verschlußinsuffizienz sein. Der Cuff wird relativ zu weit.

Ergebnisse

Mit der Implantation eines Scott-Sphinkters kann bei strenger Indikationsstellung eine Kontinenz um 80% und eine deutliche Besserung der Inkontinenz bei weiteren 10% der Fälle erreicht werden. Man muß dabei jedoch mit **Revisionsoperationen** meistens im ersten Jahr nach Implantation rechnen.

Komplikationen

Die schwerwiegendsten Komplikationen sind die *Infektion und die Arrosion des Blasenhalses bzw. der Urethra*. Die Entfernung des Systems ist unumgänglich. Ist ein *Sphinktersystem infiziert*, so ist die antibiotische systemische Therapie in der Regel erfolglos. Die Hemmkonzentration der Antibiotika muß für Bakterien, die auf der Oberfläche des Silikongeräts sitzen, um ein Vielfaches höher sein als bei frei „flottierenden" Mikroorganismen. Die späten Infektionen sind oft subklinisch-schleichend und werden zunächst verkannt. Ödematische Schwellung der Labie, die die Pumpe trägt, und gelegentlich leichter Druckschmerz können die einzigen Symptome sein. Die *Manschettenarrosion* kann nur durch die Urethrozystoskopie erkannt werden. Auch bei arrodierter Urethra kann noch Kontinenz vorhanden sein. Eine andere Komplikation, nämlich die *Restharnbildung*, tritt bei neurogen oder myogen geschädigten Blasen auf bzw. bei jenen, die vorher augmentiert werden mußten. Hier hilft nur die intermittierende Kathetisierung durch die Patienten selbst. Bei etwa 10–15% der Patientinnen kann das der Fall sein.

Die häufigste **mechanische Störung des Sphinktersystems** entsteht durch das *Auslaufen des Systems* infolge eines Defektes an der Manschette. *Pumpen- und Druckballondefekte* sind seltener. Eine Übersichtsaufnahme und ein Probepumpen an der Manschette geben wichtige Hinweise auf eine derartige Störung.

Gelegentlich sind *Harnweginfektionen* Anlaß zu erneuter Inkontinenz. Die Blasenentzündung bewirkt eine *sekundäre Urge-Symptomatik*, die zu Harnabgang Anlaß gibt. Die gezielte und erfolgreiche Behandlung derartiger Störungen führt schnell zur Besserung. Patientinnen mit einem Sphinkter müssen deshalb zur peniblen Genitalhygiene und Sexualhygiene angehalten werden.

Der AS 800 hat eine Lebenserwartung von 5–10 Jahren. Das Silikonmaterial ermüdet und wird durchlässig. Ein älteres System sollte komplett ausgetauscht werden, auch wenn nur ein Teil kaputt gegangen ist.

Weniger aufwendig, aber nicht minder problematisch, ist der ausschließlich für Frauen bestimmte **magnetische Harnröhrenverschluß** von Grüneberger (1983). Dieser besteht aus einem an der Symphysenhinterwand zu verschraubenden Neodym-Eisenimplantat und einem Gegenmagnet in Form eines Vaginaltampons, der von der Patientin beliebig eingeführt und entfernt werden kann. Auch hier ist die Rezidivinkontinenz mit hypotoner Urethra indikationsbestimmend. Bis zu 70% Beherrschungen der Harninkontinenz sollen möglich sein.

Von Nachteil sind jedoch Mißempfindungen beim Sitzen, Scheidenentzündungen, keine ausreichende Magnetkraft beim Deszensus und unter Umständen sogar die Auslösung von Alarmanlagen in öffentlichen Gebäuden. Neuerdings benutzt der Inaugurator das ständige Implantat als Widerlager bei Burch-Kolposuspension. Der Intravaginalmagnet ist dann noch zusätzlich anwendbar, manchmal verzichtbar.

Ein künstlicher Sphinkter ist trotz zahlreicher Verbesserungen stets ein Implantat mit allen Problemen. Er stellt jedoch für viele Patientinnen die letzte Chance dar, kontinent zu werden.

Die Bildung einer **Neourethra** aus der Blasenvorderwand (*Tanagho-Technik*) oder aus dem Trigonum (*Leadbetter-Technik*) scheint eine Alternative zur Sphinkterimplantation zu sein. Ganz zweifellos sind das operativ recht anspruchsvolle Verfahren mit ebensovielen Gefahren. In verzweifelten Fällen bleibt nur die supravesikale Harnableitung (siehe Kap. 17).

16.8.8 Spezialoperationen bei therapieresistenter Dranginkontinenz

Zwei grundverschiedene Ansatzpunkte und Behandlungsabsichten sind möglich:

- **Beseitigung morphologisch faßbarer** (sekundärer) **Dranginkontinenzursachen** im Urogenitalbereich (vgl. Tab. 16-4), z. B. durch **Organentfesselungen** (Cicatrolysen, Fremdkörper-/oder Tumorentfernung) oder **plastische Korrekturen** (bei Zystozelen, permanenten Trichterbildungen oder hypermobiler Urethra).

Hier erhofft man sich von der Wiederherstellung normaler Füllungs- und Entleerungsbedingungen – ex juvantibus – ein Verschwinden der Drangsymptomatik und findet gleichzeitig eine Erklärung dafür, warum auch durch typische Streßinkontinenzoperationen bei Mischinkontinenz die Harndrangsymptome manchmal günstig zu beeinflussen sind. Weitere Erläuterungen dieser Operationsmethoden erübrigen sich.

- **Beeinflussung idiopathischer** (primärer) **Dranginkontinenzformen durch gezielte partielle Blasen- und/oder Urethradenervierungen.** Sie betreffen sowohl die sensorischen Afferenzen als auch die motorischen Efferenzen aus Parasympathikus und Sympathikus.

Die Problematik liegt auf der Hand: Zunächst muß man die richtigen Nerven und dann das richtige Durchtrennungsmaß finden, damit nicht das Gegenteil – wie gelegentlich ungewollt bei Radikaloperationen im kleinen Becken – ein völliger Verlust der Blasensensorik und/oder Motorik mit fehlendem Miktionsbedürfnis und hohen Restharnmengen eintritt. Präsakrale Plexusresektionen und zirkuläre Blasenwandtranssektionen zwischen Trigonum und Corpus vesicae konnten sich deshalb ebenso wenig durchsetzen wie die unblutige Blasenwanddistension in Epiduralanästhesie und die erst an wenigen Zentren erprobten elektrischen Neuromodulationen der Sakralnerven mit implantierten Foramenelektroden und Impulsgeneratoren.

Im urogynäkologischen Schrifttum wurden 2 Varianten von Blasendenervationen beschrieben:

Ingelman-Sundberg durchtrennt lediglich die Begleitnerven der inferioren Blasengefäße (s. Abb. 16-50).

Ob der Eingriff ein- oder beidseitig durchgeführt wird, ist vom Ergebnis einer präoperativen parazervikalen Nervenblockade mit Lidocain (20 ml – 0,25%) abhängig. Bewirkt bereits die einseitige Applikation eine Normalisierung der Blasendruckkurve und Kapazität, so genügt die einseitige Nervendurchtrennung. Normalisiert sich die Blasen-

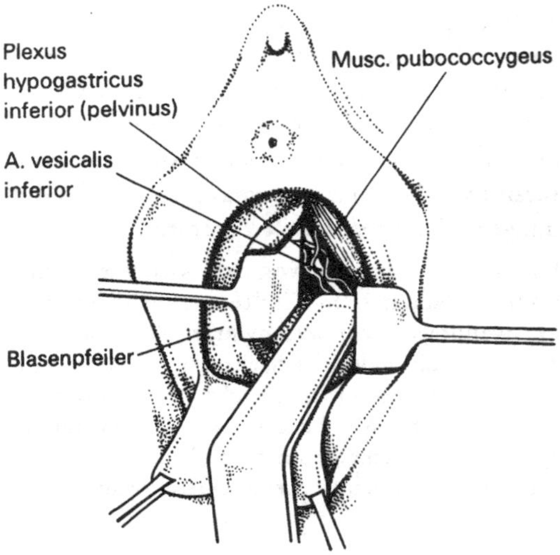

Abb. 16-50: Partielle Blasendenervierung nach Ingelman-Sundberg. Nach Aufklappen der vorderen Vaginalwand werden Blasenpfeiler und M. pubococcygeus aufgesucht, das Gewebe zwischen ihnen gespalten, bis in einer Tiefe von wenigstens 10 cm die A. vesicalis inferior mit ihren Begleitnerven sichtbar wird. Zweifache Abklemmung der Gefäße und Nerven, Resektion und Elektrokoagulation der Stümpfe.

druckkurve erst nach beidseitiger medikamentöser Nervenblockade, so erfolgt die bilaterale Nervendurchtrennung auch nur, wenn die Restharnmengen nach Spontanmiktion 150 ml nicht übersteigen.

Die Kombination der partiellen Blasendenervierung mit einer Streßinkontinenzoperation (bei Mischinkontinenz) ist ebenfalls möglich. Mit mehr als 60–70% Dauererfolgen ist aber auch hier nicht zu rechnen.

Subtilste urogynäkologische Voruntersuchungen und die Ausschöpfung sämtlicher konservativer Behandlungsmöglichkeiten sind unerläßliche Vorbedingung.

Lahodny integriert seine „intermediofundale partielle periphere Blasendenervation“ gern in sein 7-teiliges Gesamtkonzept der Inkontinenz-, Deszensus- und Vaginalchirurgie, indem er wesentlich breitflächiger als Ingelman-Sundberg die Blase beidseits vom Parakolpium und der Levatorfaszie bis hinauf zum Arcus tendineus ablöst. Dabei wird das oberhalb vom Septum vesicovaginale zur Blase ziehende gefäß- und nervenreiche Bindegewebe mit durchtrennt.

Jeder vaginale Inkontinenzoperateur hat in dieser Gegend schon unangenehme Blutungen erlebt, wenn er in die falsche Schicht gekommen ist, und Schlingenoperateure denervieren unbewußt, wenn sie in klassischer Weise neben dem Blasenhals die paravesikalen Gewebstunnel bilden. Somit sind bewußte Denervationen von unbewußten (zufälligen) Nervendurchtrennungen im Rahmen von Streßinkontinenzoperationen zu unterscheiden, deren Effizienz offen bleibt.

16.8.9 Postoperative Erfordernisse und ambulante Nachbetreuung

Nach allen HI-Operationen steht die Sicherstellung der Harnentleerung an erster Stelle.

Nur wenige Patientinnen können in den ersten postoperativen Tagen die Harnblase spontan entleeren (Narkoseauswirkungen, Wundödem, Lageveränderungen am urethrovesikalen Übergang, Schmerzen (vgl. Kap. 15).

Wir beenden deshalb HI-Operationen heute fast ausnahmslos mit einer suprapubischen Troikartfistel (z. B. Zystofix®-Besteck). Die **Verweildauer des Spezialkatheters** ist abhängig von der Feststellung einer ausreichenden Miktionsfähigkeit, die unterschiedlich – nach Operationsmethode und Vehemenz des Operateurs – wiedererlangt wird: nach suprapubischen Kolposuspensionen innerhalb von 7 Tagen, nach vaginalen Plastiken in 10 Tagen und nach Schlingenplastiken in 14 und mehr Tagen. Durch die suprapubische Harnableitung bereitet die wiederholte Prüfung der Miktionsfähigkeit (nach zeitweiligem Abklemmen des Katheters) und der Restharnmenge (bei erneutem Öffnen des Katheters nach der Miktion) keine Schwierigkeiten. Frauen, die früher einmal aus anderen Gründen einen Harnröhrenkatheter bekamen, empfinden die suprapubische Harnableitung außerdem wesentlich weniger fremdkörperbelastend. Nur nach minimal invasiven HI-Operationen (z. B.

Nadelsuspensionen oder laparoskopischen Kolposuspensionen) soll man sich mit der 1–3tägigen transurethralen Harnableitung begnügen können.

Andererseits wird die *psychische Miktionsbarriere* umso größer, je länger die Spontanmiktion auf sich warten läßt oder je häufiger voreilige Dauerkatheterentfernungen zu intermittierenden (Selbst-)Katheterisierungen zwingen. Allgemein gilt der Grundsatz, den Katheter erst zu entfernen, wenn die Restharnmenge bei mehreren Kontrollen weniger als 50 ml beträgt. Bei frühzeitiger Entlassung müssen die operierten Patientinnen ggf. mit dem suprapubischen Katheter nach Hause gehen. Vor allem nach Schlingenplastiken ist damit zu rechnen, wenn die Miktion immer wieder durch Pressen anstelle durch Entspannen und Einziehen des Bauches eingeleitet wird (Bedeutung der präoperativen Miktiometrie, Miktionstypen und Patientenführung, s. Kap. 15).

Die Ausbreitungsmöglichkeit von Harnweginfektionen und Entstehung chronischer Pyelonephritiden ist im besonderen Maße zu beachten und zu bekämpfen.

An dieser Einstellung haben auch geschlossene Harnableitungssysteme und suprapubische Katheter nichts geändert. Entweder erhalten die Patientinnen für die Zeit der Dauerkatheterung gezielt Antibiotika entsprechend dem Antibiogramm (Vorzugsliste s. Kap 12) oder bei präoperativ keimfreiem Harn gegenwärtig Doxycyclin bzw. ein Sulfonamid-Trimethoprim-Präparat, je nach Applikationsmöglichkeit und Verträglichkeit. Spätere bakteriologische Harnkontrollen dürfen nicht vergessen werden.

Die Thomboembolieprophylaxe nach HI-Operationen unterscheidet sich nicht von anderen plastischen Operationen im Urogenitalbereich.

Low-dose-Heparinisierungen, Thrombozytenaggregationshemmung, Hämodilution, Frühaufstehen und Kompressionsstrümpfe sind vor allem bei älteren oder vorbelasteten Frauen unerläßliche Routinemaßnahmen.

Entlassungen nach HI-Operationen sollten auch bei glattem postoperativen Verlauf nicht zu früh erfolgen.

Das soeben reparierte Beckenbindegewebe und/oder der rekonstruierte Beckenboden brauchen umso mehr Zeit für die Gewebeverfestigung je älter die Patienten sind und je mehr Zeichen allgemeiner Bindegewebsschwäche sie haben. Vergleiche mit der Wundheilung in anderen Körperregionen sind nur begrenzt möglich, weil die Beckenorgane mit ihren Aufhänge- und Stützvorrichtungen infolge unerläßlicher Vitalfunktionen und statischer Belastungen beim Laufen und Sitzen auch vorübergehend nicht völlig ruhigzustellen sind. Das Risiko einer erneuten Erschlaffung ist aber sicherlich größer, wenn die alltäglichen Belastungen ohne Schonzeit mit unverminderter Intensität gleich wieder einsetzen. *Für sonstige Lagekorrekturen und Scheidenstumpffixationen nach Hysterektomien gelten die gleichen Überlegungen.* Wir entlassen deshalb Patientinnen nach Harninkontinenz- und Deszensusoperationen möglichst nicht vor dem 17. postoperativen Tag (frühestens nach 10–12 Tagen), ermahnen sie zur regelmäßigen Harnblasen- und Darmentleerung (Obstipationsvermeidung!) und raten auch von intensiven Beckenbodenübungen sowie von Kohabitationen in den ersten 6–8 postoperativen Wochen ab.

Auf ausgedehnte gynäkologische Abschlußuntersuchungen mit Spiegeleinstellungen kann ebenfalls verzichtet werden. Äußere Inspektionen, vorsichtige vaginale Explorationen mit einem Finger- und ggf. zusätzliche rektale Untersuchungen genügen.

Postoperative Infiltrate lassen sich heute schonender mittels Perineal- oder Abdominalsonographie als durch die bimanuelle Palpation feststellen.

Wie sich minimalinvasive HI-Operationen und Frühentlassungen auf die Dauerresultate auswirken werden, bleibt abzuwarten. Letztlich verbirgt sich dahinter die noch ungelöste Frage, wodurch die Streßinkontinenz im Endeffekt behoben wird, ob durch Reaktivierung des körpereigenen Beckenbindegewebes und muskulären Stützapparates oder durch gefäß- und nervenschonenden Gewebeersatz (unseres Erachtens werden beide Komponenten benötigt).

In der ambulanten Nachbetreuung sind weitere Miktions- und Restharnkontrollen sowie Ratschläge für eine gesunde Lebensführung erforderlich.

Am besten läßt man die Patientin einen Miktionskalender führen (s. S. Kap. 3) und kontrolliert den Restharn mittels Ultraschall (s. Kap. 8). Manchmal kommt die Spontanmiktion durch die Verabfolgung von Diazepam (zur Verbesserung der Psychomotorik), Prazosin (zur Verminderung des Blasenauslaßwiderstandes) und Cholinergika (zur Detrusorstimulation) schneller wieder in Gang. Hyperämisierende Sitzbäder und postmenopausale lokale Östriolanwendungen wirken unterstützend. Wenn keine sekundären Wundheilungen oder Infiltrate festzustellen sind, kann aber der 3. postoperativen Woche auch die präoperativ erlernte Gymnastik wieder ausgeführt werden. Zweckmäßigerweise beginnt man sie erneut mit der Grundübung (s. S. 228). Die Wiederholung des diagnostischen Minimalprogramms empfehlen wir nicht vor der 6. postoperativen Woche. Klagt die Patientin dann immer noch oder erneut über Harninkontinenz, so wird in Abhängigkeit vom Lokalbefund erneutes Konustraining oder Elektrotherapie empfohlen (s. S. 232). Mit der Wiederholung der gesamten urodynamischen und bildgebenden Diagnostik kann man bis zur 12. postoperativen Woche warten.

Eine generelle Wiederholung der urodynamischen Untersuchungen ist nur bei HI-Rezidiven und wissenschaftlichen Fragestellungen erforderlich.

Sie korrelieren ohnehin nur in maximal 70% der Fälle mit dem klinischen Untersuchungsergebnis und bedürfen – wie jede invasive Untersuchungstechnik – einer strengen Indikationsstellung. Entscheidend ist letztlich doch nur, ob die Patientin zufrieden ist. Dabei kommt es sehr darauf an, mit welcher Erwartungshaltung sie sich operieren ließ und wie die Erfolgsaussichten beurteilt wurden (s. S. 250). Auch die Verlagerung der Problematik von der Harninkontinenz auf die Miktionsfähigkeit muß vermieden werden. Miktionsstörungen sind bedeutungslos, solange gelegentliche Restharnbildungen 10% der Blasenkapazität nicht übersteigen. Überbewertungen abnormer Uroflowparameter führen leicht zu falschen Schlußfolgerungen, wenn die Vorgeschichte nicht genügend beachtet wird.

Bei der Beantwortung der Frage, ob die frühere Harninkontinenz oder die jetzt möglicherweise längere Miktionsdauer bzw. häufigere Miktion nachteiliger zu bewerten sind, hat der Hausarzt eine wichtige Vermittlerrolle.

Er kann die Patientin in ihrem Leidensdruck und Behandlungsbedürfnis bestärken, er kann aber auch dazu beitragen, daß die „schwache Blase" akzeptiert wird. Klagt die Patientin erst nach vielen Jahren erneut über HI-Beschwerden, so lassen sich diese nicht mehr ohne weiteres als Operationsversagen deuten.

16.9 Ausblick, Prophylaxe

Die Tatsache, daß auch nach neueren Statistiken wenigstens jede 4. bis 5. Frau mit Harninkontinenz nicht dauerhaft beschwerdefrei wird, bestärkt uns in der Auffassung, die verbleibende Leistungs- und Gesellschaftsfähigkeit nicht nur in Abhängigkeit von objektiven Befunden, sondern auch im Zusammenhang mit der Einstellung der Patientin zum Leben und zur Arbeit, ihrer Verhaltensweise und persönlichen Hygiene und ihrer Anerkennung in Beruf und Familie zu sehen. In neuerer Zeit erlangen neben der Harninkontinenz Anzeichen verstärkten Harndrangs zunehmende Bedeutung. Die Weiterentwicklung selektiv wirksamer Pharmaka ist deshalb angebracht. Die Operationsfrequenz wird deswegen aber kaum geringer, sondern bei Ausbreitung minimal invasiver Techniken eher noch größer werden.

Manchmal bestimmen aber auch das Gefühl der Unsicherheit oder sogar der Wunsch nach Invalidisierung den Grad der Beschwerden. Dann ist eine **qualifizierte Psychodiagnostik/-therapie** angebracht, die andere Neuroserisiken abzuwägen hat. Überbewertungen in der einen oder anderen Richtung lassen sich nur durch eine breite Untersuchungspalette vermeiden.

Insgesamt ist das Behandlungsbedürfnis wegen funktioneller Harninkontinenz größer geworden (20–30% aller Frauen in der 2. Hälfte des Lebens). Mit einer weiteren Zunahme der Lebenserwartung und HI-Behandlungsnotwendigkeit ist zu rechnen. Daraus erwachsen zunehmende interdisziplinäre Verpflichtungen für Praxis und Klinik, nicht nur in therapeutischer Hinsicht, sondern auch bei der Realisierung der bisher unterbewerteten HI-Prophylaxe.

Die **HI-Prophylaxe** sollte bereits in der Schwangerschaft oder bei erkennbarer HI-Disposition (s. Kap. 16.3) anläßlich gynäkologischer Routineuntersuchungen mit der **Aufklärung** über HI-Ursachen und Erscheinungsformen sowie mit **Ratschlägen** für gesunde Lebensweise und Beckenbodenkonditionierung beginnen. Post partum oder bei bereits vorhandenen Erschlaffungszuständen des Beckenbodens und Bindegewebes sind diese Bemühungen z. B. durch Konustraining, Gymnastik und allgemeine Konditionierung (Sport, normales Körpergewicht) zu intensivieren. Jüngere Frauen lassen sich manchmal besser motivieren, wenn sie die Zusammenhänge zwischen Beckenboden und Sexualfunktion erkannt haben. Ältere Frauen sind dagegen meist gesundheitsbewußter und aufgeschlossener gegenüber allen Ratschlägen, die einer möglichst langen Erhaltung normaler Körperfunktionen dienen. Zwischen dem ersten „Ausrutscher“ und einer behandlungsbedürftigen HI vergehen oftmals Jahre!

Andererseits darf die HI-Prophylaxe aber nicht zu einer *Harninkontinenzphobie* führen.

Literatur Kapitel 16.1–16.9

Abrams, P., R. Feneley, M. Torrens: Urodynamik für Klinik und Praxis. Übersetzt und bearbeitet von U. Jonas, B. Schönberger, J. Thüroff. Springer Berlin, Heidelberg, New York 1983.

Abrams, P. J. G. Blaivas, S. L. Stanton, J. T. Andersen: The standardisation of terminology of lower urinary tract function. Scand J Urol Nephrol Suppl **114** (1988).

Appel, R. A.: Transvaginal implantation of the artificial urinary sphincter in type III stress urinary incontinence Neurol. Urodyn. 7 (1988) 291–292.

Asmussen, M., U. Ulmsten: On the physiology of continence and pathophysiology of stress incontinence in the female. Contr. Gynec. Obstet **10** (1983) 32–50.

Beck, L., H. G. Bender, Th. Schwenzer: Operative Behandlung der Streßharninkontinenz. In: J. Zander, H. Graeff (Hrsg.): Gynäkologische Operationen. In Kirschners allgemeine u. spezielle Operationslehre, S. 413–443. Springer, Berlin, Heidelberg, New York 1991.

Bender, H. G., W. Distler: Der Beckenboden der Frau. Springer, Berlin, Heidelberg, New York 1992.

Bender, H. G., L. Beck, J. Eberhard: Operative Therapie der Senkungszustände und der Harninkontinenz. In: K. H. Wulf, H. Schmidt-Matthiesen (Hrsg.): Klinik der Frauenheilkunde und Geburtshilfe, Bd. IX. S. 41–63. Urban & Schwarzenberg, München 1990.

Benson, J. Th. Female pelvic floor disorders. W. N. Norton, New York, London 1992.

Bent, A. E.: Current genuine stress incontinence & detrusor instability. Int Urogynecol J **1** (1990) 128–131.

Bo, K.: Pelvic floor muscle exercise for the treatment of female stress urinary incontinence. Methodological studies and clinical results. Acta Obstet Gynecol Scand **70** (1991) 637–639.

Bourcier, A.: Pelvic floor rehabilitation. Int. Urogynecol J **1** (1990) 31–35.

Caine M.: The Pharmacology of the Urinary Tract. Springer, Berlin, Heidelberg, New York, 1984.

Cantor, E. B.: Female urinary stress incontinence. Ch. C. Thomas, Springfield, Illinois 1979.

Contreras Ortiz, O: Non-invasive diagnosis of bladder instability using the bladder instability discriminant index (BIDI). Zent. bl. Gynäkol **115** (1993) 446–449.

Debruyne, F. M. J., Ph. E. V. A. van Kerrebroeck: Practical aspects of urinary incontinence. Martinus Nijhoff Dordrecht, Boston Lancaster 1986.

DeLancey, J. O. L.: Anatomy and mechanics of structures around the vesical neck: how vesical neck position might affect its closure. Neurourology and Urodynamics 7 (1988) 161–162.

DeLancey, J. O. L.: Pubovesical ligament: a separate structure from the urethral supports (pubourethro ligaments). Neurourology and Urodynamics **8** (1989) 53–61.

DeLancey, J. O. L.: Three dimensional analysis of urethral support: The „Hammock Hypothesis". Neurourology and Urodynamics **11** (1992) 306–308.

Devreeze, A. M., R. L. Vereecken, F. A. van Assche: Perineal physiotherapy in the treatment of female urinary incontinence as an alternative to surgery. Int. Urogynecol J **3** (1992) 33–37.

Distler, W.: Wirkung von Hormonen auf den Beckenboden der Frau. In: H. G. Bender, W. Distler (Hrsg.): Der Beckenboden der Frau, Springer, Berlin, Heidelberg, New York 1992.

Dixon, J. S., J. A. Gosling: The role of pelvic floor in female urinary incontinence. Int. J. Urogynecol **1** (1990) 212–217.

Eberhard, J. G. Schär: Gynäkologische Urologie. Gynäkol. Rundsch. **31** (1991) Suppl. 1, 1–52.

Eriksen, B. C., B. Hagen, St. H. Eik-Nes et al.: Long-term effectiveness of the Burch colposuspension in female urinary stress incontinence Acta obstet. Gynecol. Scand **69** (1990) 45–50.

Fall, M., S. Lindström: Electrical stimulation – A physiologic approach to the treatment of urinary incontinence. Urol. Clin. North. Am. **18** (1991) 393–407.

Feneley RCL, SCW Harrison: Urinary continence and micturition. Colpoproctology and the Pelvic Floor. In: Henry, M. M., M. Swash (Eds) Colpoproctology and the pelvic floor. 2nd Edition, S. 98–111, Butterworth Heinemann, London 1992.

Fischer, W.: Urogynäkologie für Klinik und Praxis Thieme, Leipzig 1982, 194–258.

Fischer, W., F. Hegenscheid, W. Jende, u. Mitarb.: Ist die Teflonbehandlung der weiblichen Harninkontinenz noch berechtigt? Zent. bl. Gynäk. **108** (1986) 833–840.

Fischer, W., F. Hegenscheid, W. Jende: Kolposuspension an der seitlichen Bauchwand mittels Faszienstreifen – eine anpassungsfähige Blasenhalselevation bei Harninkontinenz. Zent. bl. Gynäkol. **109** (1987) 590–597.

Fischer, W., C. Pfister, R. Tunn: Zur Histomorphologie der Beckenbodenmuskulatur bei Frauen mit Harninkontinenz. Zent. bl. Gynäkol. **114** (1992) 189–194.

Fischer, W., C. Pfister, R. Tunn: Comparison between histological, histochemical and clinical findings from musculature of pubococcygeal repair (PCR) in urinary incontinence. Int. Urogynecol J **3** (1992) 124–128.

Furlow, W. L.: Artificial spincter. In: S. L. Stanton, E. A. Tanagho (Hrsg.): Surgery of female incontinence S. 155–173. Springer, Berlin, Heidelberg, New York, Tokyo 1986.

George, N. J. R., J. A. Gosling: Sensory disorders of the bladder and urethra. Springer, Berlin, Heidelberg, New York 1986.

Grüneberger, A. D.: Klinische Erfahrungen mit einem magnetischen Harnröhrenverschluß. Geburtsh. u. Frauenheilk. **50** (1990) 150–154.

Hald, T.: The bladder neck artificial sphincter. In: F. M. J. Debruyne, Ph. E. van Kerrebroeck (Hrsg.) S. 278–285. Practical aspects of urinary incontinence Martinus Nijhoff, Dordrecht, Boston, Lancaster 1986.

Hadley, R. H.: Transvaginal placement of the AMS 800 artificial urinary sphincter for the treatment of urinary incontinence Neurol. Urodyn. 7 (1988) 292–293.

Heidenreich, J.: Häufigkeit der weiblichen Harninkontinenz und deren Krankheitswert aus der Sicht der Patientin und des Arztes. In: F. Melchert, L. Beck, H. Hepp et al. (Hrsg.) Aktuelle Geburtshilfe und Gynäkologie, S. 133–142. Springer, Berlin, Heidelberg, New York 1986.

Hurt, W. G. Urogynecologic surgery. Aspen, Gaithersburg 1992.

Jeter, K. F.: Educational strategies to promote urinary continence and improve patient satisfaction. Int. Urogynecol J **3** (1992) 336–342.

Käser, O., F. A. Iklé, H. A. Hirsch: Atlas der gynäkologischen Operationen. 21. Operationen bei Belastungs („Streß"-)Inkontinenz, S. 21.1–21.25. 4. Aufl., Thieme, Stuttgart 1983.

Kiesswetter, H., M. Fischer: Submuköse Kollagenimplantation (GAX) zur Behandlung der Rezidivstreßinkontinenz der Frau. 1-Jahr-Verlaufskontrolle Akt. Urol. **23** (1992) 12–15.

Kölbl, H.: Weibliche Streßinkontinenz. Diagnostische und funktionelle Aspekte. Hippokrates, Stuttgart 1989.

Lahodny, J. Vaginale Inkontinenz- u. Deszensus-Chirurgie. Ferdinand Enke, Stuttgart 1991.

Lamm, D., W. Fischer, B. Masphuhl: Sexualität und Harninkontinenz. Zent. bl. Gynäkol. **108** (1986) 1425–1430.

Martan, A., M. Halaska, R. Voigt et al.: Kolpexin® in der konservativen Behandlung der Streßinkontinenz. Zent. bl. Gynäk. **113** (1991) 645–648.

McGuirre, E. J., J. A. Sevastano: Stress Incontinence & detrusor instability/urge incontinence. Neurourol Urodynamics **4** (1985) 313–316.

Molinski, H.: Psychosomatische Aspekte des Bekkenbodens. In: H. G. Bender, W. Distler (Hrsg.): Der Beckenboden der Frau. S. 125–137, Springer Berlin, Heidelberg, New York 1992.

Morrison, L. M., M. Morrison, D. R. Small et al.: Psychiatric aspects of female incontinence. Int. Urogynecol J. **2** (1991) 69–72.

Nichols, D. H., C. L. Randall: Vaginal surgery. 3rd Edit. Williams & Wilkins, Baltimore, Hongkong London 1989.

Nielsen, K. K., B. Kromann-Andersen, H. Jacobsen et al.: The urethral plug: A new treatment modality for genuine urinary stress incontinence in women. J. Urol **144** (1990) 1199–1202.

Noll, F., F. Schreiter: Der artifizielle Sphinkter AS 800 bei der Behandlung der weiblichen Inkontinenz. Urologe A **30** (1991) 294–298.

Petri, E.: Therapeutische Konsequenzen der urodynamischen Diagnostik. In: F. Melchert, L. Beck, H. Hepp et al. (Hrsg.): Aktuelle Geburtshilfe und Gynäkologie S. 143–159. Springer Berlin, Heidelberg, New York 1986.

Petros, P. E., U. Ulmsten: An Integral theory of female urinary incontinence. Acta Obstet Gynecol Scand **69** (1990) Suppl 153, 1–79.

Petros, P. E., U. Ulmsten: Urge incontinence history is an accurate predictor of urge incontinence. Acta Obstet Gynaecol Scand **71** (1992) 537–539.

Petros, P. E., U. Ulmsten: An integral theory and its method for the diagnosis and management of female urinary incontinence Scand J Urol Nephrol Supp. **153** (1993) 5–93.

Ralph, G., K. Tamussino, L. Michelitsch: Zur Frage der operativen Therapie der Rezidivstreßinkontinenz. Geburtsh. Frauenheilk. **53** (1993) 265–269.

Rapkin, A. et al.: History of physical and sexual abuse in women with chronic pelvic pain. Obstet Gynecol **76** (1990) 92–96.

Retzke, U., H. D. Methfessel: Funktionelle Harninkontinenz der Frau. Johann Ambrosius Barth, Leipzig 1990.

Richter, K.: Lageanomalien. In: K. G. Ober, K. Thomsen (Hrsg.) Gynäkologie und Geburtshilfe. Bd. III/1 Spezielle Gynäkologie S. 4.1–4.80, 2. Aufl., Thieme Stuttgart, New York 1985.

Richter, K.: Die operative Anatomie des Blasenverschlusses und ihre Bedeutung für die vaginale Operation der Streßinkontinenz. Geburtsh. u. Frauenheilk. **48** (1988) 541–550.

Sand, P. K., L. T. Brubaker: Advances in nonoperative treatment of genuine stress incontinence. Current opinion in obstetrics and gynecology **2** (1990) 599–604.

Sand, P. K., R. C. Hill, D. R. Ostergard: Incontinence history as a predictor of detrusor instability. Obstet Gynecol **71** (1988) 257–259.

Schumacher, Th., F. D. Peters: Möglichkeiten der medikamentösen Beeinflussung von Urethra und Harnblase. Geburtsh. u. Frauenheilkunde **43** (1983) 773.

Schüssler, B., J. Laycock, P. Norton, S. Stanton: Pelvic floor re-education: principles and practice. Springer, London 1994

Schwenzer, Th.: Derzeitiger Stand der medikamentösen Beeinflußbarkeit des unteren Harntrakts. Gynäkologe **25** (1992) 247–257.

Schwenzer, Th., L. Beck: Urge-Inkontinenz. In: K. H. Wulf, H. Schmidt-Matthiesen (Hrsg.): Klinik der Frauenheilkunde und Geburtshilfe, 2. Aufl., Bd. IX. Urban & Schwarzenberg, München, Wien, Baltimore 1990.

Scott, F. B.: The use of the artificial sphincter in the treatment of urinary incontinence in the female patient. Urol. Clin. N. Am. **12** (1985) 305–315.

Slate, W. G.: Disorders of the female urethra and urinary incontinence. Williams & Wilkins, Baltimore 1976.

Stanton, St. L., E A. Tanagho: Surgery of female incontinence 2nd Edit., Springer, Berlin, Heidelberg, New York, Tokyo 1986.

Strittmatter, H. J., G. Voges, K. Pollow, F. Melchert: Östrogen–Gestagen u. Androgen-Rezeptoren im urogenitalen Gewebe der Frau. Forum Urodynamicum, Luzern 1993.

Summitt, R. L. Jr., A. E. Bent, D. R. Ostergard: The pathophysiology of genuine stress incontinence. Int. Urogynecol J **1** (1990) 12–18.

Tanagho, E. A.: Neourethra: Rationale, surgical technique and indications. In: S. L. Stanton, E. A. Tanagho (Hrsg.): Surgery of female incontinence, S. 145–153. Springer Berlin, Heidelberg, New York, Tokyo 1986.

Tankó, A.: Functional diagnostics of the lower urinary tract. Akademiai, Kiado, Budapest 1990.

Torrens, M., J. F. B. Morrison: The physiology of the lower urinary tract. Springer, London, Berlin, Heidelberg 1987.

Torrens, M. J.: A critique of urodynamics. In: A. R. Mundy, T. P. Stephenson, A. J. Wein (Hrsg.). Urodynamics 62–68. Churchill Livingstone, London 1984.

Ulmsten, U.: Female stress incontinence. In: P. J. Keller (Hrsg.): Contributions to gynecology and obstetrics. Vol. 10, Karger, Basel, New York 1983.

Van Geelen, H.: Drug action on the bladder and urethra. Int. Urogynecol J **1** (1990) 19–24.

Van Wallwik, von Doorn: Ambulatory urodynamics. Thesis. University of Maastricht, 1993.

Wall, L. L., P. A. Norton, J. O. L. De Lancey: Practical urogynecology. Chapt. 1–10. Williams & Wilkins, Baltimore 1993.

Walters, M. D., M. M. Karram: Clinical urogynecology. Mosby, St. Louis 1993.

Zacharin, R. F.: Pelvic floor anatomy and the surgery of pulsion enterocele. Springer, Wien, New York 1985.

Ziegler, R.: Östrogen-Gestagen-Substitution während und nach den Wechseljahren. Stellungnahme der Deutschen Gesellschaft für Endokrinologie. Dtsch. Ärztebl. **85** (1988) 1927.

17. Urogenitalfisteln

W. Fischer, B. Schönberger

17.1	Lokalisation und Häufigkeit
17.2	Ätiologie
17.3	Diagnostik
17.4	Allgemeine Behandlungsgrundsätze
17.5	Konservative Therapie
17.5.1	Lokalbehandlung
17.5.2	Trockenlegung des Fistelgebietes
17.5.3	Besonderheiten bei Karzinompatientinnen
17.5.4	Allgemeine Maßnahmen
17.6	Operative Therapie
17.6.1	Harnröhrenfisteln
17.6.2	Blasenfisteln
17.6.3	Harnleiterfisteln
17.6.4	Kombinierte Fisteln
17.6.5	Besonderheiten bei Karzinompatienten
17.6.6	Supravesikale Harnableitungen
17.6.7	Nachbehandlung nach Fisteloperationen
17.6.8	Stomasprechstunde
17.6.9	Sexualverhalten und Reproduktion
17.7	Ergebnisse, Trends, Schlußfolgerungen

Urogenitalfisteln sind heute relativ selten, dennoch kann jeder Urologe oder Gynäkologe gelegentlich damit konfrontiert werden. In der Ambulanz kommt es darauf an, rechtzeitig an die Möglichkeit einer Fistel zu denken und die bedauernswerten Patienten an eine geeignete Klinik zu überweisen. In der Klinik ist sorgfältig zu prüfen, ob alle Möglichkeiten für eine optimale Fistelbehandlung gegeben sind.

Die Behandlung von Urogenitalfisteln sollte heute nur noch wenigen Kliniken vorbehalten bleiben, denn wo häufiger Fisteln operiert werden, sind die Ergebnisse besser als in Einrichtungen, die nur selten in diese „Verlegenheit“ kommen.

17.1 Lokalisation und Häufigkeit

Am häufigsten sind in allen großen Sammelstatistiken **Blasen-Scheidenfisteln**, gefolgt von **Harnleiter-Scheidenfisteln**, **kombinierten Fisteln** (meist Vesiko-Rekto-Vaginalfisteln) und **Harnröhren-Scheidenfisteln**. Weitere Fistelmöglichkeiten sind aus Abb. 17-1 zu ersehen. Unter den seltenen Fistellokalisationen sind die **Blasen-Uterus-(Zervix-)Fisteln** hervorzuheben. Außerdem gibt es ätiologieabhängige Häufigkeitsunterschiede. Hier interessieren nur die geburtshilflich-gynäkologischen Ursachen.

17.2 Ätiologie

Während geburtshilfliche Fisteln in den Entwicklungsländern auch heute noch an erster Stelle stehen, sind sie in Ländern mit guter Schwangerenberatung und klinischer Geburtsleitung immer seltener geworden.

Sie werden mit 5 bis 10% aller Urogenitalfisteln bzw. 1 Fistel auf 10000 Geburten veranschlagt. Die Blase ist wesentlich häufiger betroffen als Harnröhre und Harnleiter. Früher galten vaginale Hysterotomien, zerstückelnde Operationen und protrahierte Geburten als besonders fistelgefährdet; heute bedingt die steigende Sectiofrequenz eine Zunahme der Blasen-Uterus-(Zervix-)fisteln.

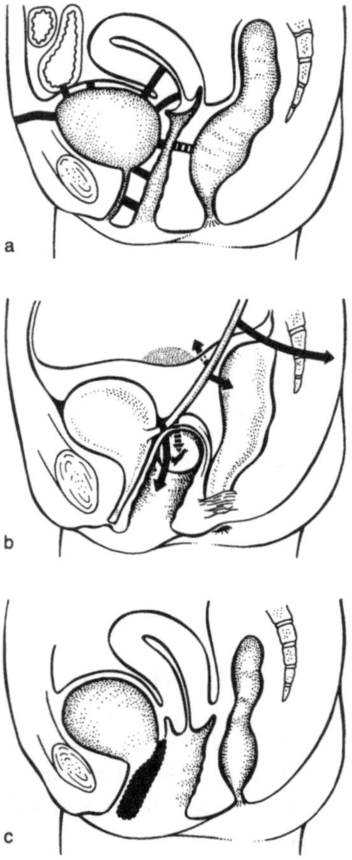

Abb. 17-1: Lokalisation der Harnfisteln: **a**) Harnröhren- und Blasenfisteln (auch Kombinationen mit Rektumfisteln sind möglich); **b**) Harnleiterfisteln; **c**) Totaldefekt der Harnröhre und des Blasenbodens.

Unter den gynäkologischen Fistelursachen sind Operationen wegen benigner Grundleiden mit 35 bis 41% und Karzinomerkrankungen mit 49 bis 60% vertreten.

Blasen-Scheidenfisteln werden nach einfacher (abdominaler) Hysterektomie häufiger gesehen als nach erweiterter Hysterektomie. Bei den **Ureter-Scheidenfisteln** ist es umgekehrt.

Eine Aufschlüsselung der Fisteln nach den gynäkologischen Eingriffen gibt jedoch nur vage Vorstellungen von der wirklichen Größe des Fistelrisikos. Hierzu müßte die Gesamtzahl der jeweiligen Eingriffe bekannt sein. Bei Verallgemeinerung der Beobachtungen an der Berliner UFK wäre heute mit 42 Urogenitalfisteln auf 10000 Eingriffe wegen benigner gynäkologischer Erkrankungen und mit 174 Fisteln auf 10000 Malignombehandlungen zu rechnen. Ein nicht unbeträchtlicher Teil der zuletzt genannten Fisteln ist auf das Karzinom selbst zurückzuführen. In singulären Fällen kommen auch Pfählungsverletzungen, Stuprum, Fremdkörper, Masturbation, Abtreibungen und spezifische Entzündungen (Lues, Tbc, Aktinomykose, Lymphogranulomatose, Kolpitis dissecans) als Fistelursachen in Betracht.

17.3 Diagnostik

Wichtige Hinweise auf die Fistelursache und -lokalisation erhält man bereits durch die **Anamnese** und die Art der **Beschwerden**. War die Patientin z. B. gleich nach der gynäkologischen Operation naß, so ist eine Verletzung des Harntraktes sehr wahrscheinlich. Trat die Inkontinenz erst nach Wochen auf, so ist eine *Nekrosefistel* anzunehmen. Es ist allerdings auch möglich, daß ein Dauerkatheter oder fester Gewebsverschluß über der Fistel ihr primäres Vorhandensein zunächst nur verschleiert hat. Ständiges „Naßsein" spricht für *Blasen-* und/oder *Harnleiter-Scheidenfistel.* Besteht trotzdem noch ein Bedürfnis zur gelegentlichen Spontanmiktion, so verdichtet sich der Verdacht auf eine einseitige *Harnleiter-Scheidenfistel.* Diese Differenzierungsmöglichkeit versagt natürlich bei den (seltenen) doppelseitigen *Ureter-Scheidenfisteln. Harnröhren-Scheidenfisteln* bewirken dagegen nur dann eine Harninkontinenz, wenn sie in Blasennähe liegen. *Distale Harnröhrenfisteln* können symptomlos sein oder lediglich den Miktionsablauf durch partielle Harnentleerung über die Scheide stören. Kombinierte *Blasen-Scheiden-Mastdarmfisteln* sind besonders lästig, weil zum ständigen „Naßsein" auch der Stuhlabgang durch die Scheide hinzukommt. Dagegen stehen bei *Blasen-Darmfisteln* ohne Scheidenbeteiligung Pneumaturie, Fäkalurie, Dysurie und Fieberattacken im Vordergrund.

Zur weiteren Klärung bedienen wir uns zunächst der vaginalen **Spiegeluntersuchung.** Mit dem hinteren Blatt wird die Scheide entfaltet. Dann sucht man die vordere Vaginalwand systematisch bis zum vorderen Scheidengewölbe ab, bzw. nach Hysterektomien bis zum Scheidengrund. Findet man eine Öffnung, so wird diese vorsichtig sondiert. Gelingt es, mit einem jetzt transurethral in die Blase eingeführten Katheter oder Zystourethroskop die **Sonde** zu berühren bzw. zu sehen, so ist der Fistelnachweis erbracht. Auch der umgekehrte Weg, die Sichtbarmachung des Katheters oder Zystoskops in der Vagina, ist bei entsprechend großer Fistelöffnung möglich (Abb. 17-2). Schließlich beweist auch eine positive **Spülprobe** die unnatürliche Organverbindung.

Bestehen mehrere Öffnungen nebeneinander, so spricht man von einer *Siebfistel.* Es gibt aber auch sog. *Haarfisteln,* die sich erst bei maximaler Blasenfüllung oder Benutzung von blaugefärbter Spülflüssigkeit bemerkbar machen. Eine weitere Besonderheit sind die *Ventilfisteln,* bei denen der Fistelkanal nur zeitweilig (bei bestimmter Blasenfüllung oder Patientenlagerung) geöffnet ist.

Unter Umständen muß man sich zur Fistelsuche viel Zeit nehmen. Das gilt in besonderem Maße für die Blasen-Zervixfisteln bei intakter Portio vag. uteri und für die Harnleiter-Scheidenfisteln.

a

b

c

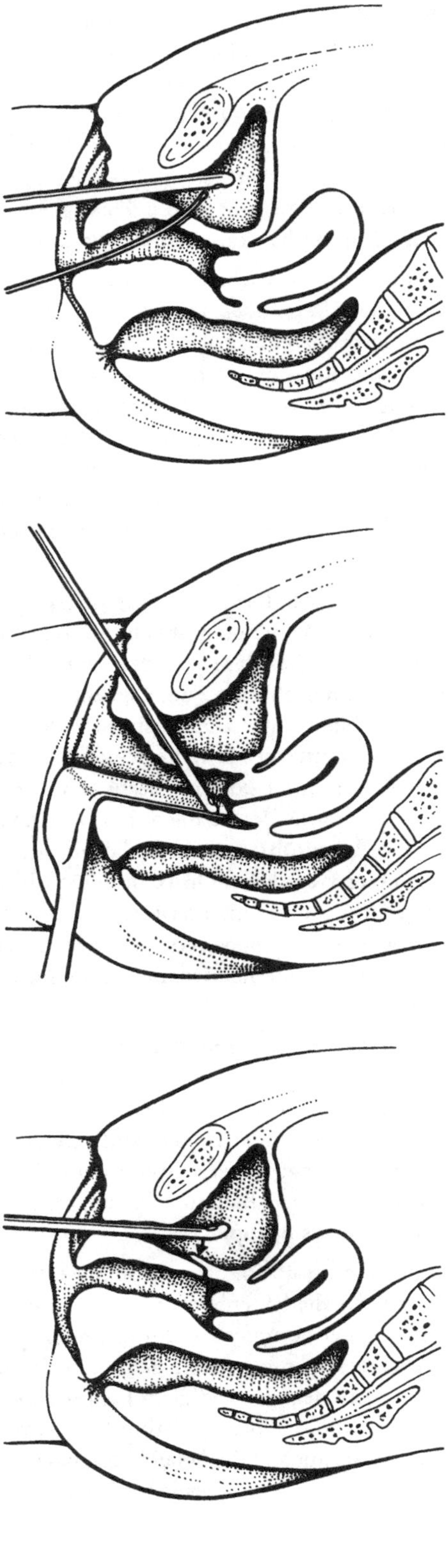

Abb. 17-2: Diagnostik der Blasen-Scheidenfistel (gilt auch für Harnröhrenfisteln) **a)** Sondierung von der Scheide aus (die Sonde ist mit dem Spülzystoskop sichtbar oder erzeugt bei Berührung des Zystoskopschaftes ein Metallgeräusch); **b)** Sondierung von der Blase aus (ein transurethral eingeführtes Instrument wird in der Scheide sichtbar); **c)** Besondere Bedingungen bei einer Ventilfistel (die Spülprobe ist nicht immer positiv. Zeitweise wird der Fistelgang bei schwacher wie bei starker Blasenfüllung abgeknickt oder überlappt).

Bei *Blasen-Uterusfisteln* kann ständige Harninkontinenz fehlen, der Harn aber zum Zeitpunkt der Regel blutig verfärbt sein, weil das Menstrualblut in die Blase gelangt (Menouria oder Youssef-Syndrom). Eine Fistelsondierung ist hier nur selten möglich, dagegen läuft bei der **Blasenspülprobe** die blau angefärbte Flüssigkeit aus dem Gebärmutterhalskanal wieder heraus.

Bei den meist im seitlichen Scheidengewölbe anzutreffenden *Ureter-Scheidenfisteln* hat sich die sog. **Tupferprobe** bewährt, d. h. man verabfolgt nach Blasenentleerung intravenös Indigocarmin und tamponiert die Scheide mit Tupfern. Ist nach 2 Stunden eine Blaufärbung der oberen Tupfer zu verzeichnen, so kann man bei erwiesener Harnblasenintegrität und Blauausscheidungsfähigkeit der Nieren eine Ureter-Scheidenfistel annehmen.

Für die weitere Abklärung der Fistelsituation ist die (**Spül-**)**Zystokopie** unerläßlich. Sie zeigt, wo sich das Loch in der Blase befindet, ob im Trigonumbereich oder oberhalb des Lig. interureetericum, ob in Nähe eines Ureterostiums oder weit genug davon entfernt. Je näher eine Fistel dem inneren Blasenmund kommt, desto schwieriger wird ihr Nachweis. Bei Verdacht auf Blasenhals- oder obere Harnröhrenfisteln bedienen wir uns deshalb einer Geradeaus-Optik (mit 175° Blickrichtung), die unter andauernder Spülung zurückgezogen wird. Eine von der Scheide aus eingeführte Sonde kann die „Ortung" zusätzlich erleichtern.

Leidet bei der Zystoskopie die Übersicht unter mangelhafter Füllbarkeit der Blase, so wird bei Blasen-Scheidenfisteln die Scheide mit einem Gazestreifen tamponiert. Die Auffindung der Ureterostien gelingt sicherer, wenn man die Zystoskopie mit einer Blauausscheidung kombiniert (**Chromozystoskopie**).

Die **Indigocarmin-Probe** ist auch ein wertvolles Hilfsmittel für die Seitenbestimmung von Harnleiterfisteln. Bei *kompletten Harnleiterfisteln* ist die Blasenausscheidung in die Blase auf der betroffenen Seite negativ. Lediglich bei *inkompletten Fisteln* kann der blau gefärbte Urin sowohl in die Blase als auch in die Scheide gelangen. Die Höhenlokalisation von Harnleiterfisteln gelingt verhältnismäßig leicht durch eine **retrograde Uretersondierung** oder **Chevassu-Füllung**. Meist findet man wenige Zentimeter oberhalb der Blase einen unüberwindbaren Stopp. Gelangt der Ureterkatheter ohne Schwierigkeiten höher hinauf, so spricht das für eine wandständige Fistel (inkomplette Ureterläsion). In derartigen Fällen müssen Katheterverlauf und Kontrastmittelaustritt im Röntgenbild weiter verfolgt werden.

Der **röntgenographische Fistelnachweis** ist vor allem bei Ureterfisteln und ureternahen oder nicht genügend überschaubaren Blasenfisteln erforderlich. Die herkömmliche **Ausscheidungsurographie** ermöglicht in erster Linie die Feststellung morphologischer Rückwirkungen auf die oberen Harnwege, insbesondere den Ausschluß einer Stauung. Fisteln selbst gelangen zuverlässiger im Infusionsurogramm zur Darstellung. **Retrograde Kontrastmitteldarstellungen** (Urethro- oder Zystographie) sind erforderlich, wenn die Ausscheidungsurographie versagt oder wenn besonders komplizierte Fistelwege (z. B. Verdacht auf Blasen-Darmfisteln!) bestehen. Dann kommen auch die retrograde Kolondarstellung und Magendarmpassage in Betracht. Bei unklaren Ureter-Scheidenfisteln sollte man außerdem an die Darstellungsmöglichkeit mittels **Vaginographie** (Kontrastmittelapplikation mittels Nelatonkatheter in die vermeintliche Fistelöffnung in der oberen Vagina bei gleichzeitiger Abdichtung des übrigen Organs mit einem Tamponadekatheter (75 ml) oder aufgeblasenem Gummihandschuh) denken.

Zur prä- und postoperativen Verlaufskontrolle der Nieren- und Harnleiterfunktion ist heute die Nephrosonographie unerläßlich.

17.4 Allgemeine Behandlungsgrundsätze

Es gibt **konservative** und **operative** Fistelbehandlungsmöglichkeiten. Bei den konservativen muß man sich darüber im klaren sein, daß sie örtlich und zeitlich begrenzt sind; örtlich, weil nur kleine, halbwegs ruhig zu stellende Harnröhren- oder Blasenfisteln sowie ausnahmsweise wandständige Harnleiterfisteln Aussicht auf **Spontanheilung** haben – während bei kompletten Harnleiterläsionen ein Versiegen der Harnentleerung meist gleichbedeutend mit einem funktionellen Untergang der Niere ist – und zeitlich, weil die Chancen einer Spontanheilung um so geringer sind, je länger die Fistel besteht.

Die Tendenz zur Spontanheilung ist entweder von vornherein gegeben und dann auch meist innerhalb von 4 bis 6 Wochen nach der Fistelentstehung erkennbar – oder nicht, dann kann man sie nicht erzwingen.

Natürlich spielt auch die Fistelätiologie eine Rolle. Geburtshilfliche Fisteln heilen leichter als gynäkologische Fisteln. Nach Radikaloperationen oder Bestrahlungen gibt es dagegen so gut wie nie Spontanheilungen. Trotzdem sollte man nichts unversucht lassen.

Alle konservativen Behandlungsmaßnahmen, die eine Spontanheilung begünstigen, bereiten das Fistelgebiet gleichzeitig für die Operation vor.

17.5 Konservative Therapie

Sie verfolgt einheitlich folgende Ziele:

- Reinigung des Fistelgebietes und Beseitigung der Begleitentzündung.
- Heilungsförderung durch Granulations- und Vaskularisationsanregung.
- Bestmögliche Ruhigstellung durch Harnableitung.
- Infektionsbekämpfung.

Dementsprechend gibt es lokale und allgemeintherapeutische Maßnahmen, die für das gynäkologische und urologische Terrain gleich wichtig sind.

17.5.1 Lokale Behandlungsmöglichkeiten

Sie sind aus Tab. 17.1 ersichtlich. Darin nicht berücksichtigt sind die Haut- und Darmfisteln. Bei ersteren muß man sich bis zur Operation mit der Hautpflege begnügen, während die Urointestinalfisteln für eine lokale Therapie wenig oder gar nicht zugänglich sind. Das gilt auch für die besonders unangenehmen Blasen-Scheiden-Mastdarm-(vis-à-vis-)Fisteln, die sich erst nach Anlage eines doppelläufigen Anus praeternaturalis einigermaßen reinigen.

17.5.2 Trockenlegung des Fistelgebietes

Proximale Harnröhren- und nicht zu große *Blasen-Scheidenfisteln* bekommt man einigermaßen trocken mit einer kombinierten transurethralen **Dauerkatheterung und vaginalen Salbenstreifenbehandlung**. Ist die Begleitentzündung abgeklungen, die Fistel nach etwa 4 Wochen aber immer noch vorhanden, so werden die lokalen Maßnahmen im allgemeinen abgebrochen, es sei denn, man versucht noch eine gezielte Granulationsanregung mit **Ätzungen**. Bei sehr kleinen *Blasen-Scheidenfisteln* (Ø < 2 mm) kann auch eine endoskopische oder vaginalseitige Fibrinklebung (Tissucol®) versucht werden. Bei *distalen Harnröhrenfisteln* braucht man u. U. gar nichts zu machen. Bei *wandständigen* (inkompletten) *Harnleiter-Scheidenfisteln* kann sich zusätzlich zur Dauerkatheterung und vaginalen Salbenbehandlung der Versuch einer retrograden inneren **Schienung mit einem Doppel-Pigtail-Katheter** lohnen. Mißlingt sie, so muß perkutan nephrostomiert und antegrad extern-intern geschient werden (Abb. 17-3).

Bei kompletten Ureter-Scheidenfisteln ist dagegen jegliche lokale Ätz- oder Salbenbehandlung kontraindiziert, weil sie die ohnehin bestehende Obstruktionsgefahr für die oberen Harnwege zusätzlich provoziert. Hier ist die unverzügliche Nephrostomie nierenrettend.

Tab. 17.1: Empfehlungen für die Lokalbehandlung von Urogenitalfisteln (Reinigung, Entzündungsbekämpfung, Granulationsanregung)

Sitzbäder	Kamillenpräparate oder Eichenrindeextrakt
Scheidenspülungen	Kamille, Milchsäure (0,5%), Wasserstoffperoxid (3%), Arg. nitricum (2–3%), Polyvidon-Jod-Vaginalantisepticum
Blasenspülungen	Nitrofurantoin pro instill., Ethacridinlactat oder Neomycinlösung (0,5%). (Bei nekrotisierenden Entzündungen u. starken Fibrinablagerungen auch enzymatische Wundreinigung mit Chymotrypsin-Emulsion vaginal oder vesikal).
Scheidentamponade	Polyvidon-Jod-Salbe/-Gazestreifen, Östriol- und Panthenolsalbenstreifen im Wechsel, Granugenol-Tampons, Metronidazol-Ovula
Vulvapflege	Polyvidon-Jod-Perineal-Antiseptikum, Zinksalbe

Außerdem muß bei allen Ureterfisteln die Nierenfunktion mittels Nierenszintigraphie und gegebenenfalls Ausscheidungsurographie überwacht werden. Postoperativ sind die Patientinnen kurzfristig sonographisch zu kontrollieren.

17.5.3 Besonderheiten bei Karzinompatientinnen

Treten Fisteln nach Karzinomoperationen oder Bestrahlungen (bei letzteren mitunter erst nach vielen Jahren!) auf, so muß man selbstverständlich ein lokales Karzinomrezidiv durch Gewebsentnahme aus der Fistelumgebung ausschließen. Manchmal sind wiederholte Exzisionen erforderlich, weil zunächst trotz klinischen Rezidivverdachts nur unspezifisches Granulationsgewebe oder Nekrosen entnommen werden. Ist auch der CT-Befund negativ, so kann eine lokale und allgemeine *Östrogenbehandlung* diskutiert werden. Manche Autoren fürchten zwar eine Provokation des Karzinomwachstums, unseres Erachtens überwiegen aber die Vorteile der schnelleren Beseitigung der Begleitentzündungen. Auch die *antiphlogistische Wirkung* von Diclofenac oder Indometacin wissen wir zu schätzen.

Unter Umständen braucht man viele Monate, bis das (bestrahlte) Fistelgebiet ausreichend für die Operation vorbereitet ist.

Patientin und Pflegepersonal werden dadurch auf eine harte Geduldsprobe gestellt. In dieser Zeit entscheidet sich meist von selbst, ob das Karzinom beherrscht ist oder nicht. Fernmetastasen sind jedoch keine absolute Kontraindikation für Fisteloperationen, denn nichts ist schlimmer für eine Fistelpatientin als die Erkenntnis, daß ihr bedauernswerter Zustand unabwendbar ist. Da bei großen radiogenen Blasen-Scheidenfisteln Stauungsfolgen an den oberen Harnwegen meist nicht ausbleiben, kommt bei sich hinschleppender Lokalbehandlung auch die ein- oder beidseitige *Nephrostomie* als Zwischen- oder Dauerlösung in Betracht. Oftmals reinigt sich das Fistelgebiet viel schneller, wenn es mit Urin nicht mehr in Berührung kommt. Sind die oberen Harnwege dagegen noch nicht gestaut, so wird diese Nephrostomieabsicht durch die Bevorzugung der natürlichen Harnabflußwege in Frage gestellt.

Bei **Karzinomfisteln**, die in unseren Statistiken immerhin 5 bis 10% aller Fisteln ausmachen, sind Schmerzlinderung, Entzündungsbekämpfung, Harnableitung durch Blasenkatheter oder

Abb. 17-3: Erfolgreiche Behandlung einer blasennahen inkompletten Harnleiterscheidenfistel links durch antegrade extern-interne Schienung: **a)** Fisteldarstellung neben dem antegrad bis in die Harnblase vorgedrungenen Führungsdraht. **b)** Harnleiterkatheter in situ (nach Entfernung des Führungsdrahtes). **c)** 4 Wochen später ist keine Harnleiterfistel mehr nachweisbar. **d)** Mehrtägige Sicherheitsnephrostomie nach Schienenentfernung zum Ausschluß erneuter Beschwerden oder Druckanstiege bei Abklemmung des Nephrostomas.

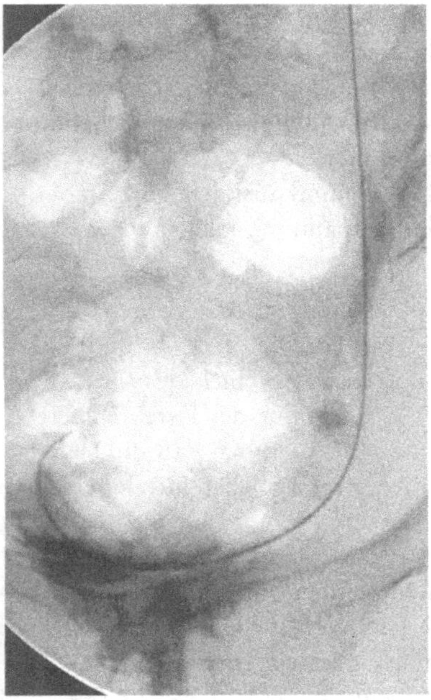

a

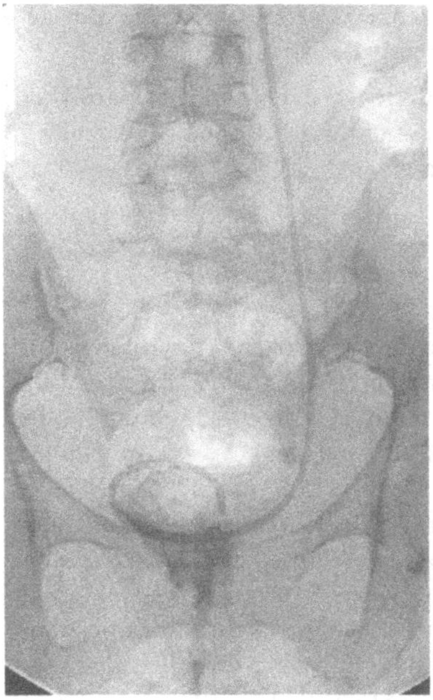

b

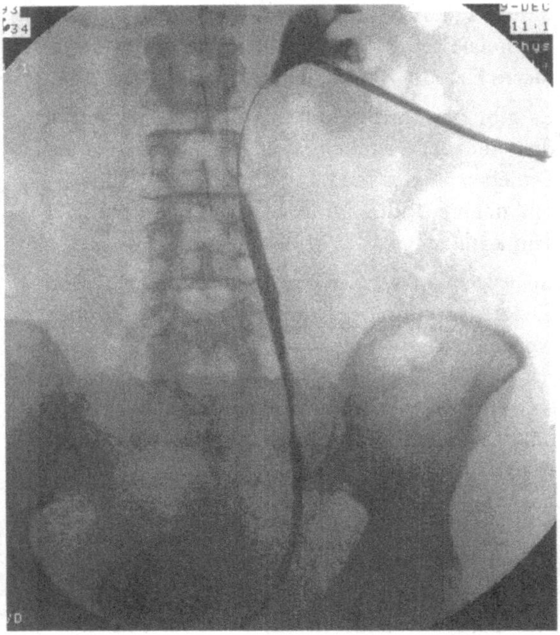

c

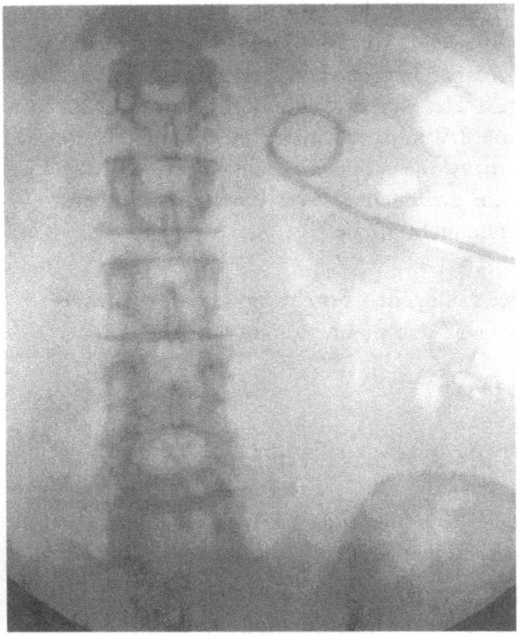

d

Nephrostomie bzw. Ureterostomie die einzigen noch möglichen Pallativmaßnahmen.

Bei **karzinomfreien Fisteln** sind die Harnleiter-Darmanastomosen mit oder ohne Neostoma ein letzter Ausweg.

17.5.4 Allgemeine Maßnahmen

Da die Harnwege bei Urogenitalfisteln meist infiziert sind, ist eine *Langzeitinfektionsbekämpfung* mit Antibiotika, Trimethoprim und Sulfonamiden entsprechend dem Antibiogram unerläßlich. Außerdem ist für eine reichliche *Durchspülung der Harnwege* (2 bis 3 Liter Flüssigkeit täglich oral oder parenteral) zu sorgen. Fistelpatientinnen neigen zur Exsikkose, weil sie durch Einschränkung der Flüssigkeitsaufnahme glauben, weniger naß zu sein. Kontrollen des Wasser- und Elektrolythaushalts sind deshalb ebenfalls wichtig. Die Ernährung soll vollwertig, insbesondere eiweiß- und vitaminreich, aber wegen der Inkrustationsgefahr nicht ausgesprochen laktovegetabil sein.

Die Mehrzahl der unter der konservativen Therapie nicht heilenden Fisteln wird innerhalb von 3 bis 6 Monaten operationsfähig. Ausnahmen machen Ureterfisteln, bei denen die Harnstauung zunimmt. Hier kann schon 6–8 Wochen nach der Entstehung die Ureterozystoneostomie indiziert sein, wenn man die zwischenzeitliche Entlastungsnephrostomie nicht vorzieht.

Bei **radiogenen Fisteln** kann sich die Vorbereitung 12 und mehr Monate hinziehen.

17.6 Operative Therapie

Alle Fisteloperationen erfordern einheitlich folgende Bedingungen:

1. Das Operationsgebiet muß vollkommen sauber, d. h. frei von Entzündungen oder Inkrustationen sein.
2. Das Gewebe muß sich genügend erholt haben und ausreichend durchblutet sein (Zeitfaktor).
3. Das Fistelgebiet muß gut zu übersehen sein bzw. durch Erweiterungsschnitte entsprechend freigelegt werden können.
4. Die Fistelumgebung muß ausreichend zu mobilisieren sein, damit spannungslos genäht werden kann.

Die Punkte 1. und 2. sind durch die Vorbehandlung zu erfüllen (vgl. S. 285). Der 3. und 4. Punkt sind abhängig vom Geschick des Operateurs und von der Ausdehnung der Fistel. Dabei ist von grundsätzlicher Bedeutung, daß die Heilungschancen mit jeder vergeblichen Fisteloperation abnehmen.

Harnröhrenfisteln werden von unten, Harnleiterfisteln dagegen von oben operiert. Bei den zahlenmäßig überwiegenden Blasen-Scheidenfisteln kommen beide Wege in Betracht.

Der in der vaginalen Technik geschulte Gynäkologe wird den meist kürzeren Weg von unten vorziehen. Urologen wählen häufiger den suprapubischen Zugang. Die kombinierten abdomino-vaginalen Verfahren sollten nur besonders komplizierten Fällen (**Totaldefekte oder kombinierte Fisteln**) vorbehalten bleiben.

Es gibt bewährte Standard- und Zusatzmethoden, die der Fisteloperateur beherrschen muß. Daneben gibt es Spezialmethoden und Palliativmaßnahmen, die im Einzelfall zweckmäßiger sein können.

Im folgenden werden vor allem Standard- und Zusatzoperationen erläutert. Spezialoperationen werden nur erwähnt, soweit ihre Besonderheiten für die Entscheidungsfindung von Bedeutung sind. Ausführlichere Informationen sind den gynäkologischen und urologischen Operationslehren zu entnehmen.

17.6.1 Harnröhrenfisteln

Harnröhren-Scheidenfisteln werden nur operiert, wenn sie Beschwerden (Inkontinenz,

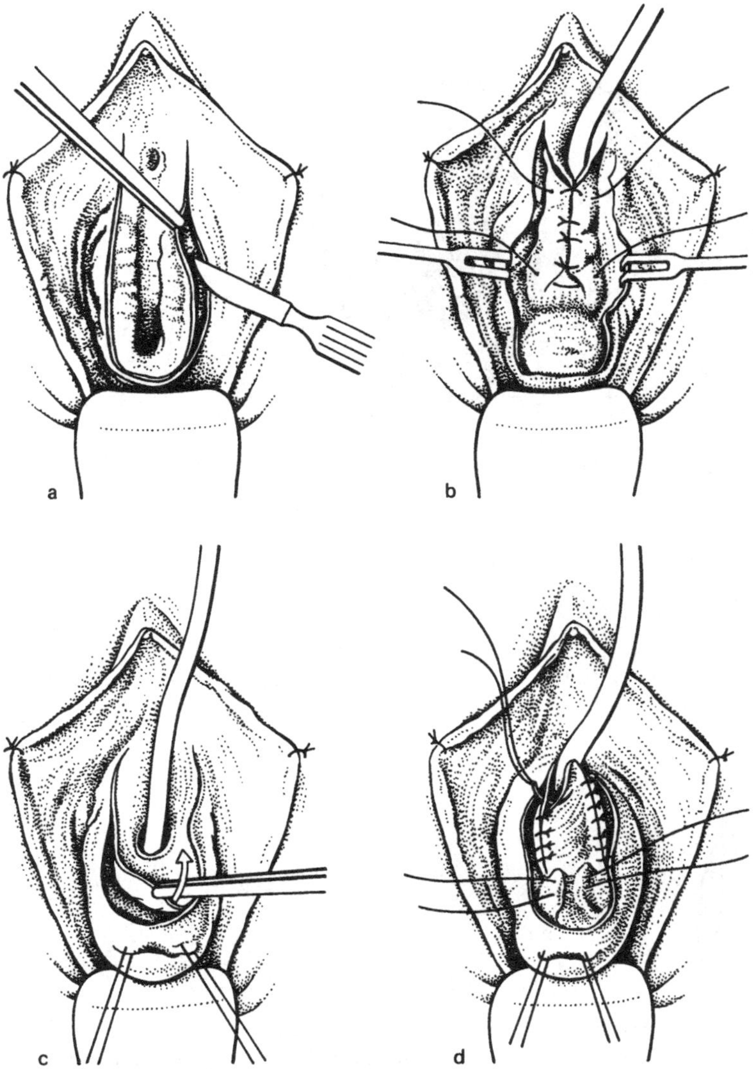

Abb. 17-4: Harnröhrenplastik nach Martius (a, b) oder Everett-Te Linde (c, d): **a**) U-förmige Umschneidung der Urethralrinne und Mobilisierung der Wundränder. **b**) Vereinigung der medialen Wundränder durch entropionierende Knopfnähte, zusätzliche Blasenhalsraffung. **c**) U-förmige Umschneidung des Defekts bis in Portionähe und Bildung eines hinteren Scheidenlappens. **d**) Der Scheidenlappen ist nach vorn umgeschlagen und hier mit den medialen Rändern der vorderen Umschneidungsfigur vernäht, zusätzliche Blasenhalsraffung. Abschließend werden bei beiden Plastiken die lateralen Scheidenwundränder miteinander vereinigt.

Fluor) machen. Kleine (distale) Fisteln werden bei liegendem Katheter zirkulär umschnitten und mit einer Tabaksbeutelnaht bzw. entropionierenden Harnröhren- sowie einigen Scheidenknopfnähten in Längsrichtung verschlossen. Bei größeren (blasennahen) Fisteln ist dagegen eine umfangreichere *Harnröhren-* und *Sphinkterrekonstruktion* erforderlich. Bewährt haben sich die Plastiken nach Martius oder (bei gut ausgebildetem Scheidengewölbe) nach Everett-Te Linde (Abb. 17-4). Zusätzlich empfehlen wir die Unterpolsterung mit einem *Bulbokaverno-*

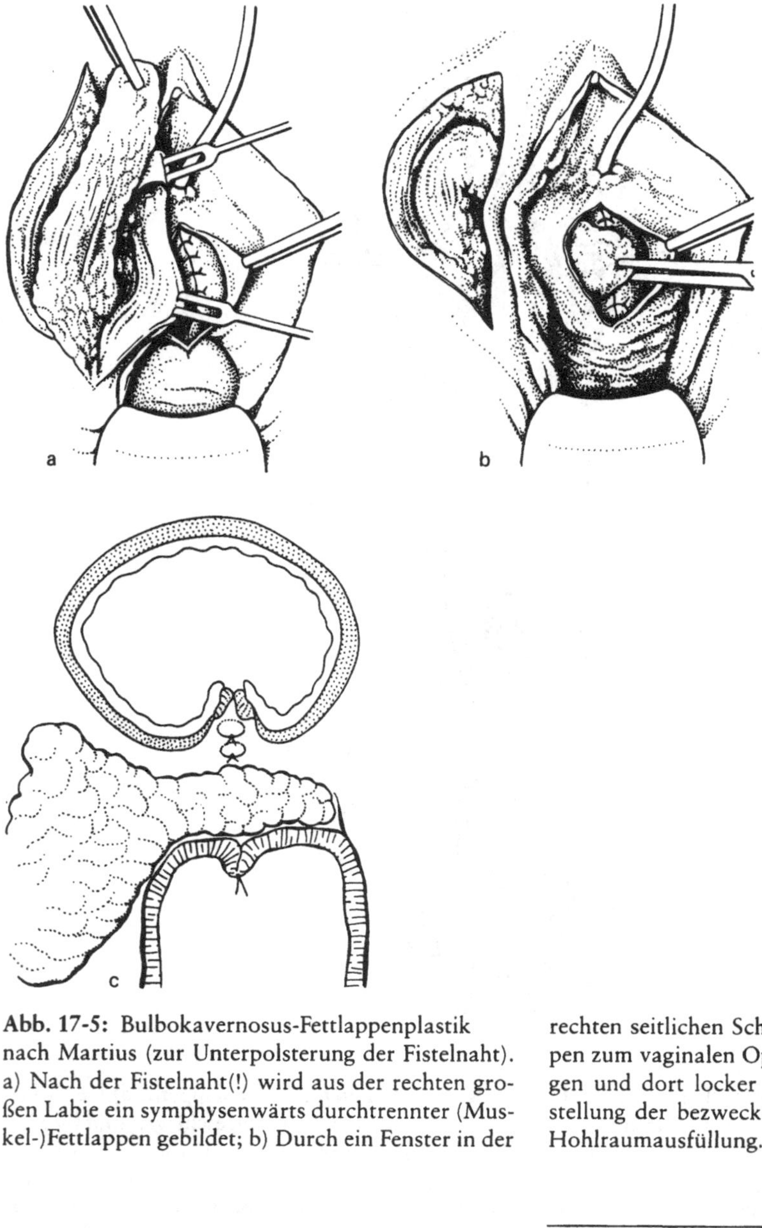

Abb. 17-5: Bulbokavernosus-Fettlappenplastik nach Martius (zur Unterpolsterung der Fistelnaht). a) Nach der Fistelnaht(!) wird aus der rechten großen Labie ein symphysenwärts durchtrennter (Muskel-)Fettlappen gebildet; b) Durch ein Fenster in der rechten seitlichen Scheidenwunde wird dieser Lappen zum vaginalen Operationsgebiet hindurchgezogen und dort locker fixiert; c) Schematische Darstellung der bezweckten Fistelunterpolsterung und Hohlraumausfüllung.

sus-Fettlappen (Abb. 17-5). Postoperativ ist der Harn 2 Wochen suprapubisch abzuleiten (Trokarzystostomie und Kathetereinführung vgl. Kap. 6). Ausnahmsweise kann zur sicheren Katheterplazierung auch die suprapubische Gegeninzision über einer gebogenen Kornzange erfolgen, die zu Beginn der Fistelplastik von unten transurethral/vesikal hochgeführt wird und den Ballonkatheter in die Blase zieht.

Abb. 17-6: Verschiedene Methoden der Blasenfistel-Plastik. a und b: Exzisionsmethode nach M. Sims und G. Simon mit Aufteilung des Fistelkanals und Naht in 2 Etagen; c und d: Manschetteneinstülpungsmethode nach Füth mit Manschettenmobilisierung und entropionierenden Blasenraffnähten; e und f: Entepithelialisierungsmethode nach Latzko mit Begrenzung der Fistelumgebung und paravesikalen/vaginalen Raffnähten.

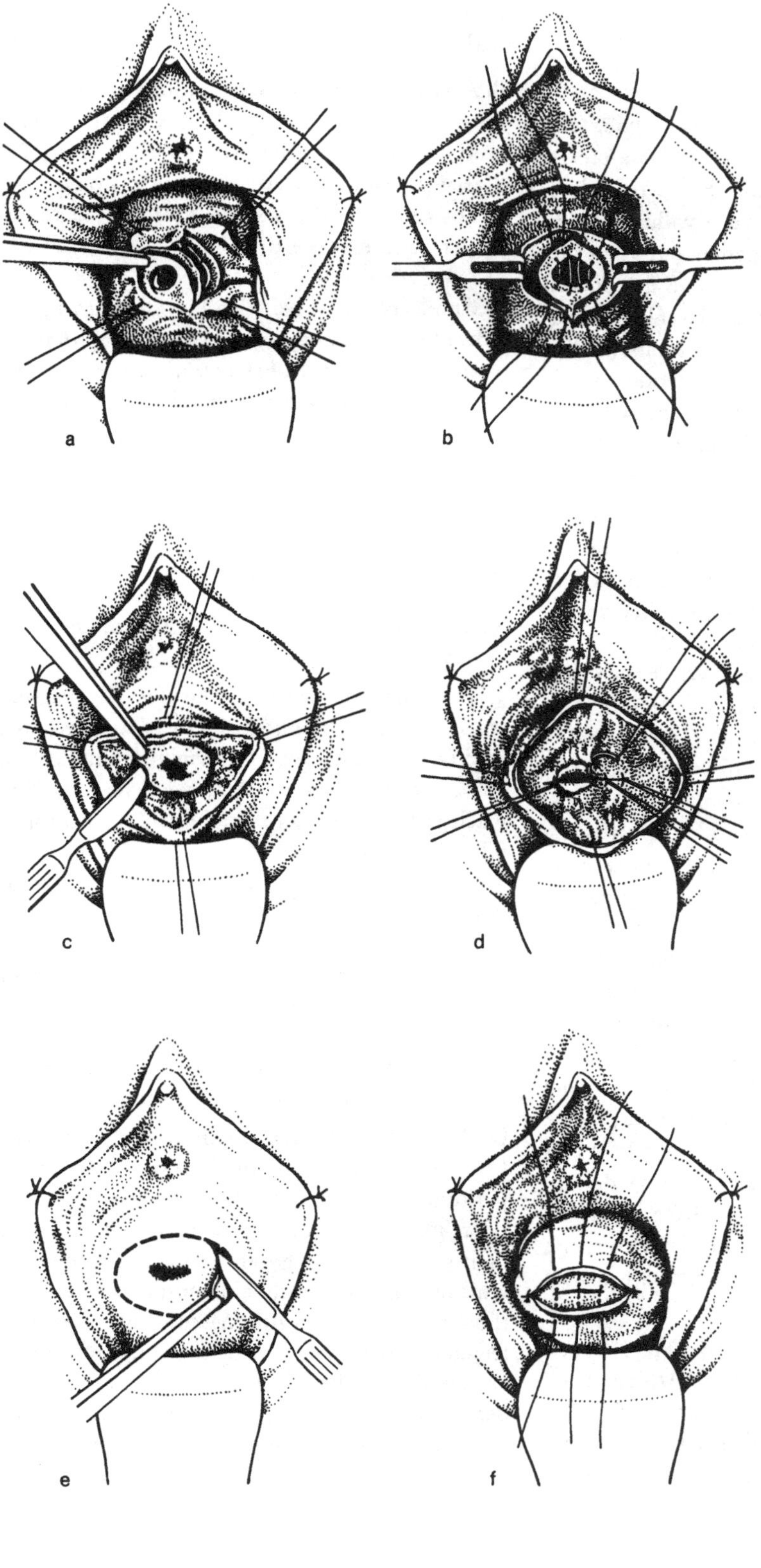
a
b
c
d
e
f

17.6.2 Blasenfisteln

Vaginale Methode

Hier sind die *klassische Exzisionsmethode* von Sims und Simon, die *Manschetteneinstülpungsmethode* von Füth und die *Entepithelialisierungsmethode* von Latzko zu erwähnen (Abb. 17-6). Während die erstgenannten Autoren größten Wert auf den Nahtverschluß des Blasenloches legten, ließ Latzko das Blasenloch lediglich durch Parakolpiumnähte zusammenfallen und verkleben. Die Latzko-Methode wurde außerdem vorzugsweise für Fisteln im Scheidengrund nach Hysterektomie angegeben und irreführend als hohe Kolpokleisis bezeichnet.

Obwohl sich alle Fisteloperateure um spannungslose Nähte durch ausreichende Mobilisierung der Fistelumgebung bemühten, kam es dennoch vor allem nach Füthschen Plastiken zu unliebsamen Trichterbildungen in der Blase mit rezidivierender Steineinlagerung. Wir haben deshalb in neuerer Zeit ausnahmslos die Scheidenmanschette über einem von der Scheide aus in die Blase eingeführten Ballonkatheter abgetragen und das Loch in der Blase ohne zusätzliche Ausschneidungen nach urethraler Umsetzung des Ballonkatheters mit entropionierenden atraumatischen resorbierbaren Knopfnähten (Vicryl®, Dexon® 00) ein- oder zweischichtig verschlossen, wobei die 2. Nahtreihe auch das Parakolpium erfaßt (modifizierte Latzko-Plastik). Falls es sich anbietet, wird Peritoneum zur zusätzlichen Abdeckung benutzt. Darunter kommen in jedem Fall noch Scheidenknopfnähte (Abb. 17-7). Wir scheuen uns auch nicht, kleine Fisteln gegebenenfalls mit Hegarstreifen aufzudilatieren (Anfrischungseffekt), um den Ballonkatheter durch die Fistel in die Blase einführen zu können, denn die Präparationserleichterung durch die Ballonspannung der Scheidenwand ist erheblich.

Ob der Harn postoperativ für zwei Wochen transurethral oder suprapubisch abzuleiten ist, richtet sich nach der Fistellokalisation. Bei blasenausgangsnahen Fisteln sollte der Harn unbedingt suprapubisch abgeleitet werden, bei höher liegenden Blasenfisteln genügt der Harnröhrenkatheter.

Blasenhals-Scheidenfisteln erfordern zusätzlich noch die Separation der Blase von der Cervix uteri und Raffnähte der proximalen Urethra. Bei **Blasen-Zervixfisteln** werden beide Löcher getrennt genäht und gegebenenfalls die Plica vesicouterina interponiert (Abb. 17-8).

Grundsätzlich ist bei allen Harnfisteln wegen der Inkrustationsgefahr nur *resorbierbares (atraumatisches) Nahtmaterial* zu verwenden und postoperativ für reichliche Flüssigkeitszufuhr i. S. einer „Diuresespülung" zu sorgen.

Abdominale Methoden

Sie sind unseres Erachtens bei **Blasenfisteln** nur erforderlich

1. bei sehr hochsitzenden Fisteln, die vaginal trotz Scheiden-Dammschnitt nicht zu erreichen sind oder mit anderen Organen kommunizieren;
2. bei ausgedehnten retrosymphysären Verwachsungen, die vaginal nicht genügend zu mobilisieren sind;
3. bei gleichzeitig vorhandenen großen Blasenkonkrementen, die sich „von unten" nicht entfernen lassen;
4. bei zusätzlichen Ureter-Scheidenfisteln, die in einer Sitzung mitversorgt werden sollen;
5. bei gynäkologischen Zusatzbefunden, die ohnehin eine Laparotomie erfordern (z. B. Ovarialtumoren, Verdacht auf Karzinomrezidive).

Es kommen folgende Methoden in Betracht (Abb. 17-9): die **intravesikale** (extra- oder intraperitoneale) Fistelnaht, die **extravesikale** (intra- oder extraperitoneale) Fistelnaht. Beschränkt man sich auf die angegebenen Indikationen, so wird man im allgemeinen die intravesikalen Methoden bevorzugen. Alle Methoden lassen sich leichter durchführen, wenn es gelingt, die Blase vorher durch Fistelabdichtung mit einer Scheidentamponade oder einem Ballonkatheter aufzufüllen. Außerdem ist die Beckenhochlagerung besonders wichtig. Will man extraperitoneal

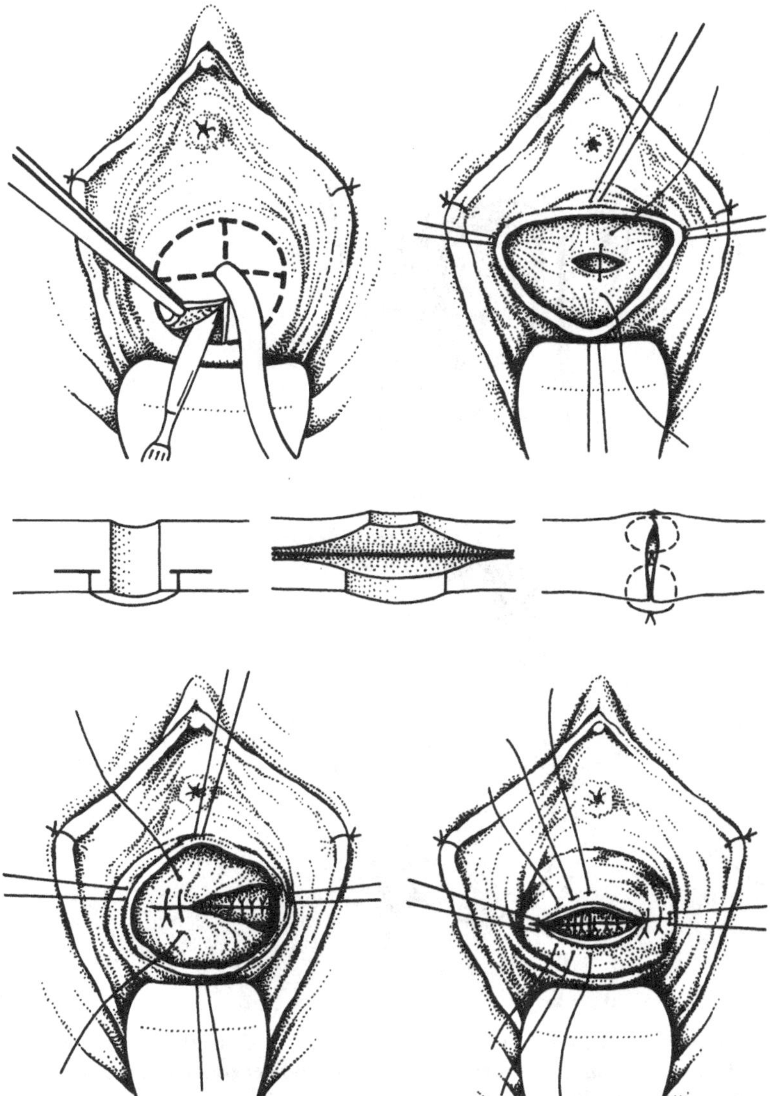

Abb. 17-7: Vaginale Operation einer Blasen-Scheidenfistel (modifiziert nach Sims-Simon und Latzko). **Oben:** Entepithelialisierung der Fistelumgebung unter Anspannung durch einen transvaginal eingeführten Ballonkatheter (links). Entropionierende Nähte der entfesselten Blasenwand, ohne den Fistelrand mitzufassen (rechts). **Mitte:** Schematische Darstellung der Anfrischungsfigur, der mobilisierten Blase und der Nahtbereiche (ohne Parakolpium-Zwischennaht). **Unten:** Invertierende Entspannungsnähte durch das Parakolpium (links), Scheidennähte (rechts).

bleiben, so wird das Peritoneum nach oben abgeschoben und die Blasenvorderwand durch Eröffnung des Cavum Retzii freigelegt. Die Blase selbst eröffnet man zwischen Zügelfäden mit dem Elektromesser oder durch Stichinzision und stumpfe Erweiterung in Längsrichtung. Sodann wird die Fistel durch Anheben der Scheide mittels Tamponade oder dickem Hegarstift oder

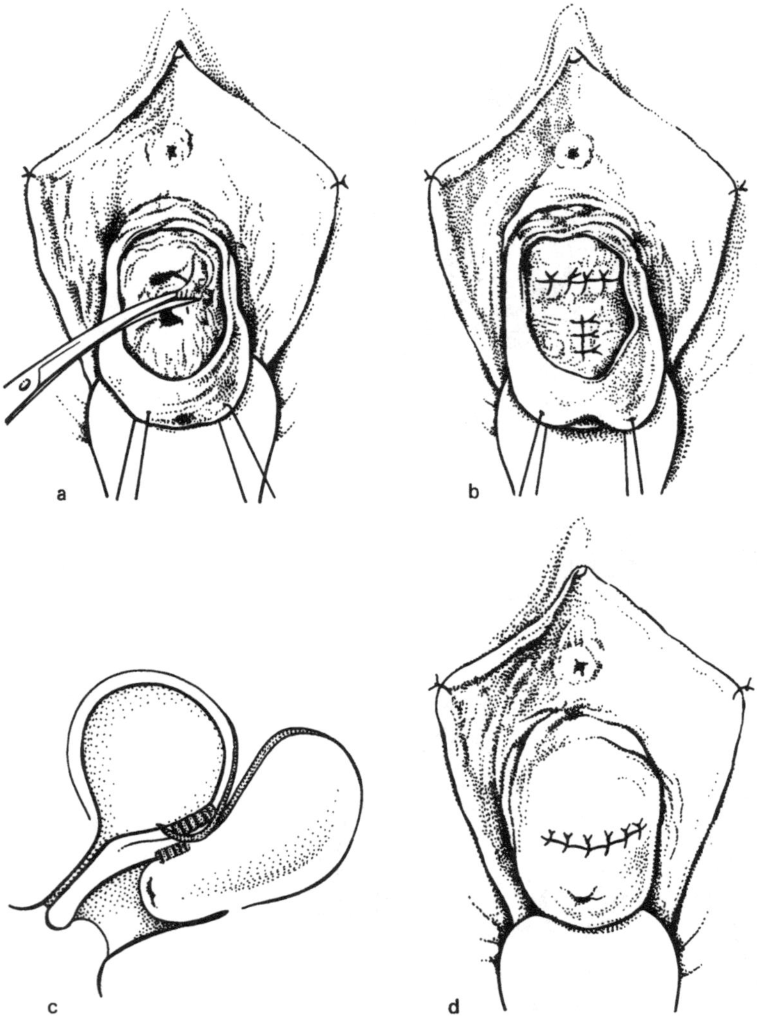

Abb. 17-8: Versorgung einer Blasen-Zervixfistel (modifiziert nach Volkovich–Küstner). **a**) Aufteilung des Fistelkanals. **b**) Getrennte Naht des Blasen- u. Zervixloches. **c**) Zusätzliche Absicherung durch Interposition von Peritoneum. **d**) Abschlußsituation nach Scheidennaht.

noch besser mit einem transvesikal in die Scheide eingeführten Ballonkatheter arretiert. Dann wird die Fistelöffnung umschnitten, die Scheide von der Blase separiert und nacheinander erst das Scheiden-, dann das Blasenloch verschlossen. Man kann bei kleinen Fisteln die Scheide auch offen lassen (Sekretabfluß) oder von einem 2. Team von unten aus vernähen lassen. Die Deckung des Blasendefektes mit einem Schleimhaut-Muskellappen nach Michalowski hat sich ebenfalls bewährt.

Wird der intraperitoneale Zugang gewählt, so spaltet man die Blasenhinterwand in Längsrichtung vom Scheitel bis zur Fistel, umschneidet und separiert das Blasenloch von der Scheide und näht mehrschichtig erst die Blasenwand von innen und außen, dann die Scheide. Zwischen Blasen- und Scheidennaht kommt zweckmäßigerweise ein Peritoneallappen.

Bei großen Fisteln kann man den Defekt auch mit Peritoneum parietale oder sogar mit Dura mater überbrücken. Die Adnexe lassen sich ebenfalls zur Deckung heranziehen.

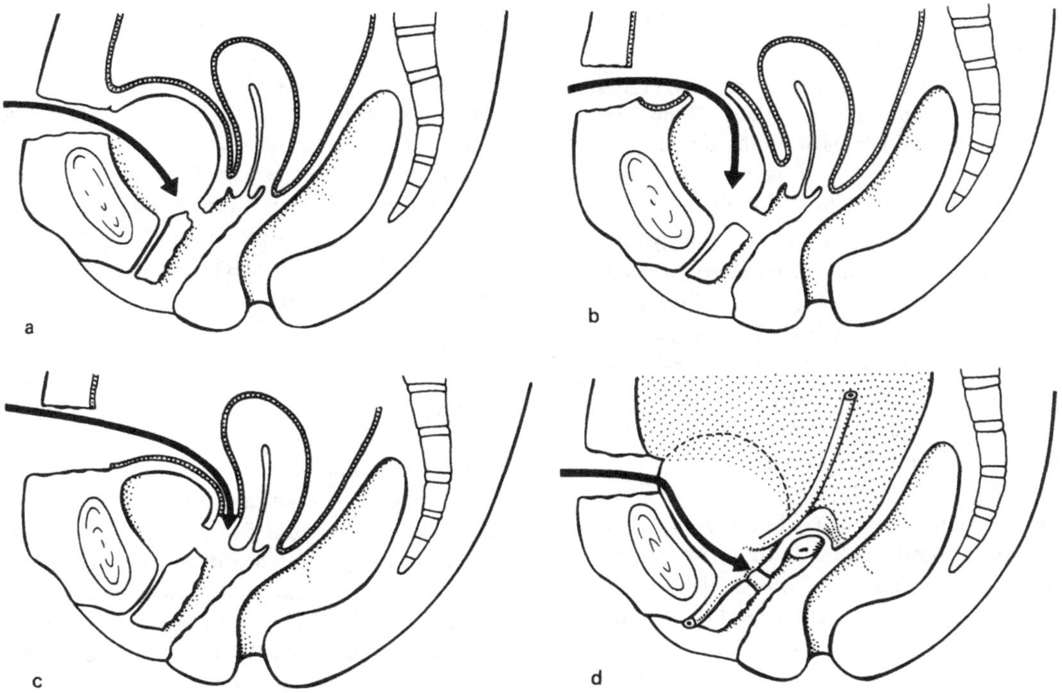

Abb. 17-9: Abdominale Operationswege bei Blasen-Scheidenfistel: **a)** intravesikale, extraperitoneale Methode (Trendelenburg); **b)** intravesikale, intraperitoneale Methode (Seitz); **c)** extravesikale, intraperitoneale Methode (v. Dittel); **d)** extravesikale, extraperitoneale Methode (Bardenheuer).

Die postoperative Harnableitung erfolgt beim intravesikalen Fistelschluß am zweckmäßigsten durch Epizystostomie; beim extravesikalen Vorgehen kann ein Harnröhrenkatheter ausreichen.

17.6.3 Harnleiter-Scheidenfisteln

Das vornehmste Ziel jedes Operateurs muß es sein, eine Harnleiter-Scheidenfistel so früh wie möglich zu erkennen. F. Boeminghaus et al. haben dazu Merksätze erarbeitet:

- **Nach der Versorgung schwerer Blutungen bzw. bei anderen schwierigen intraoperativen Situationen sollte der Harnleiter auf seine Unversehrtheit geprüft werden, ggf. sollte der Urologe unter der Operation hinzugezogen werden.**
- **Frühzeitig vermehrte Wundsekretion, die unmittelbar nach der Operation auftritt, sollte Anlaß geben, nach einer Urinfistel zu fahnden.**
- **Das gleiche gilt, wenn nach einem zunächst normalen Verlauf eine vermeintlich vermehrte Wundsekretion auftritt. Diese spricht für eine Harnleiternekrose.**
- **Neben den üblichen Wundschmerzen sind Schmerzen im Nierenlager zu beachten.**

Je früher die Fistelbildung erkannt und eine Reintervention vorgenommen werden kann, desto besser sind die Ergebnisse! Die günstigsten Bedingungen hat man in den ersten **24–48 Stunden** nach dem Ersteingriff, da noch keine entzündlichen Veränderungen im Operationsgebiet zu erwarten sind. Entdeckt man die Fistelbildung erst nach 72 Stunden, muß man sich zunächst mit konservativen Maßnahmen begnügen und die definitive Versorgung zu einem späteren Zeitpunkt anstreben.

Ausnahmen machen natürlich der *Urinaszites* und die *Ureter-Wund-Fistel* zur Haut. Wenn Urin aus dem Drainkanal herausläuft oder durch die Unterbauchwunde austritt, muß man sich auch unter ungünstigen Bedingungen zur Revision entschließen.

Oft beträgt der Zeitraum zwischen gynäkologischer Operation und Auftreten erster Fistelsymptome jedoch mehr als 10 Tage. Eine unmittelbare Rekonstruktion ist dann meistens nicht mehr empfehlenswert. Die Harnableitung muß über eine perkutan angelegte *Nephrostomie* erfolgen. Eine externe oder interne *Harnleiterschienung* ist nur bei inkompletter (wandständiger) Ureterfistel möglich. Gelingt sie, so kann sich die Fistel in 2–3 Wochen spontan verschließen. Andernfalls muß sich die sekundäre Rekonstruktion anschließen. Ohne Schienung ist eine Spontanheilung unwahrscheinlich. Geht die Urinausscheidung spontan ohne weitere Maßnahmen zurück, muß man an eine narbige Stenose mit konsekutiver Harnstauungsniere denken. Damit ist die Niere vom Untergang bedroht.

Nach gynäkologischen Operationen befinden sich die Fistelöffnungen meist wenige Zentimeter oberhalb des Ostiums, so daß eine spannungslose Neueinpflanzung in die Blase möglich ist.

Refluxprophylaxe ist empfehlenswert, manchmal aber trotz sorgfältiger submuköser Tunnelbildung nicht zu erreichen. Das passiert besonders dann, wenn der Ureter unter Spannung steht oder die Schleimhaut bei der Tunnelung ständig zerreißt. Eine geringe Ostiuminsuffizienz ist für den Bestand der Niere jedenfalls harmloser als eine postoperative Stenose! Eine floride Harnwegsinfektion verbietet den sekundären rekonstruktiven Eingriff.

Direkte Implantationsmethoden. Bewährt haben sich vor allem die *intravesikale submuköse Verlagerung* des Harnleiterendes nach Leadbetter-Politano (Abb. 17-10) oder die *extravesikale submuköse Tunnelbildung* nach Mogg. Der implantierte Ureter wird mit einem gefensterten PVC-Schlauch bis zum Pyelon hoch geschient, seine Umgebung sorgfältig drainiert. Außerdem ist die Blase durch eine *suprapubische Harnableitung* für 1–2 Wochen zu entlasten. Auch die *transurethrale Katheterableitung* ist möglich, erfordert jedoch eine besonders sorgfältige Genitalhygiene in der postoperativen Phase. Die sog. *Uretereinzugsverfahren* können nur ein Notbehelf in einer akuten oder verzweifelten Situation sein. Sollte sich der Ureter als zu kurz erweisen, ist es besser, die Blasenwand dem Ureter entgegenzubringen oder einen Blasenlappen zu bilden.

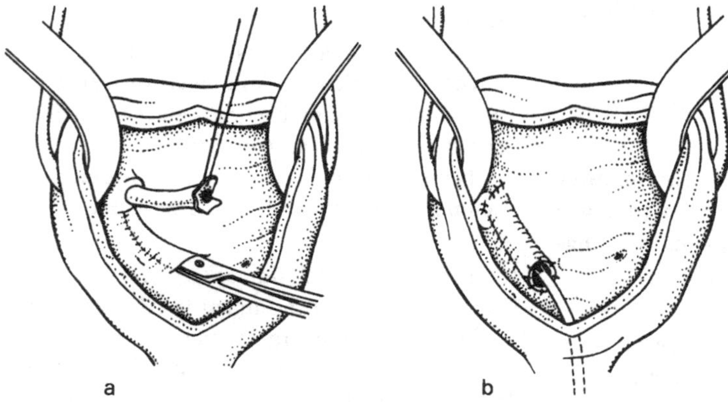

Abb. 17-10: Ureterozystoneostomie mit submuköser Tunnelbildung: **a)** Der Ureter wird durch einen Neohiatus in die Blase gezogen und anschließend in den vorbereiteten Tunnel geschoben. **b)** Der Ureter ist mit der Blasenschleimhaut vernäht und geschient. Die Hilfsinzision an der Blasenhinterwand ist verschlossen.

Überbrückungsplastiken. Sie gehen vor allem auf Tierexperimente von Boari (1894) zurück, der größere Harnleiterdefekte mittels eines schlauchartig umgeformten Blasenlappens überbrückte. Heute weiß man, daß sich die Lappenbasis wegen der Gefäßversorgung möglichst an der Blasenhinterwand befinden soll und der Lappen selbst 3–4 cm länger als der zu überbrückende Defekt sowie mindestens doppelt so breit wie der Harnleiterdurchmesser sein muß. Die Bedingungen dafür werden durch ausgiebige Mobilisierung der Blase, Extraperitonisierung ihrer Hinterwand und Auffüllung des Organs mit mehr als 250 ml Flüssigkeit hergestellt. Wir bevorzugen die *Invaginationsmethode* in das Blasenrohr, d. h. die submuköse Verlagerung des Harnleiters (Gil–Vernet). *End-zu-End-Anastomosen* (Küss) bzw. *End-zu-Seit-Anastomosen* (Michalowski) (Abb. 17-11) sind ebenfalls möglich, haben aber in der Regel einen vesiko-ureteralen Reflux zur Folge. Bei **beidseitigen Harnleiterfisteln** empfiehlt sich die ein- oder beidseitige *Boariplastik* oder die *direkte Implantation* der Ureteren in die längsgespaltene und quer vernähte sogenannte *Hörnerblase* (Staehler/Michalowski).

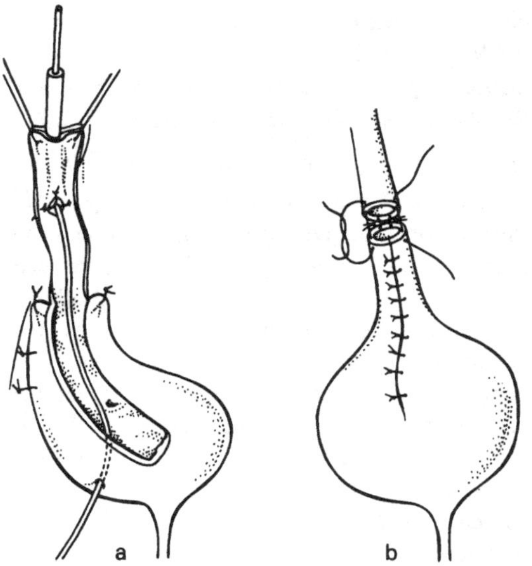

Abb. 17-11: Einseitiger Harnleiterersatz durch einen gestielten Blasenlappen (Boari-Plastik: **a**) in Kombination mit Psoas-Hitch-Plastik. Die Blase wird seitlich hochgezogen und am M. psoas fixiert. **b**) End-zu-End-Anastomose des Harnleiters mit dem Blasenrohr.

Ein- oder beidseitige Defektüberbrückungen mit einem *Ileumsegment* und *End-zu-End-Anastomosierung beider Ureteren* kommen bei gynäkologischen Harnleiterfisteln nur ausnahmsweise nach ausgedehnten Harnleiterresektionen in Betracht (Abb. 17-12). Auch die Verkürzung der oberen Harnwege durch Nierenautotransplantation wurde bereits empfohlen.

Stets ist das Grundleiden zu berücksichtigen, das über das Ausmaß der Rekonstruktionsmaßnahmen mitentscheidet.

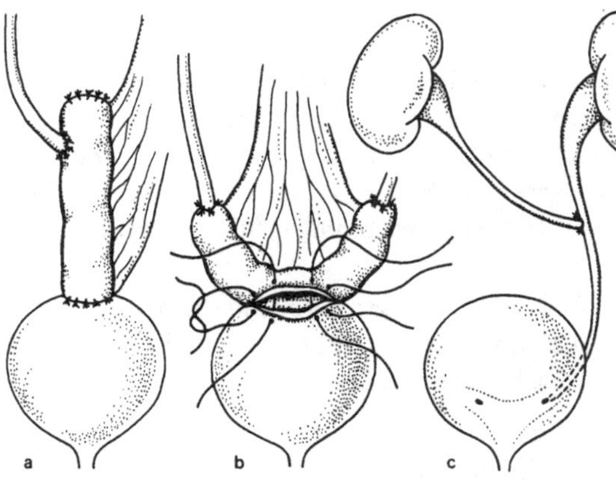

Abb. 17-12: Weitere Überbrückungsmöglichkeiten von Harnleiterdefekten: **a**) Einseitige Uretero-Intestino-Zystoplastik. **b**) Beidseitige Uretero-Intestino-Zystoplastik. **c**) Transuretero-Ureterostomie.

17.6.4 Kombinierte Fisteln

Sie betreffen meist Blase und Rektum oder Harnröhre und Blase mit mehr oder weniger großer Scheidenbeteiligung.

Ob eine Wiederherstellung der natürlichen Verhältnisse oder eine Harnableitung in Frage kommt, richtet sich nach der Topographie der Harnleiterostien, dem urodynamischen Zustand der oberen Harnwege und der Nierenparenchymfunktion sowie den muskulären Gegebenheiten im Bereiche der Urethra (Ausmaß des Gewebsverlustes).

Die allgemeine soziale Situation , das Alter, die Kohabitationserfordernisse und die Lebenserwartung spielen bei der Festlegung des Therapieplanes eine große Rolle. Wo die Ureteren ohnehin umgepflanzt werden müßten, die Urethra ihre funktionelle Leistung nicht mehr wiedererlangen kann und die defekte Blase möglicherweise als Scheidenersatz fungiert, kommen von vornherein nur noch *supravesikale Harnableitungen* in Betracht. Bei allen vaginalen Rekonstruktionsversuchen ist eine Verkürzung und Verengung der Scheide unvermeidbar.

Blasen-Scheiden-Rektumfisteln. Für ihre Versorgung gibt es 2 Möglichkeiten:

1. getrennter Fistelverschluß mit Erhalt der Kohabitationsfähigkeit;
2. einzeitige Fistelkorrektur mit Scheidenverschluß.

Im ersten Falle legt man zunächst einen doppelläufigen *Sigma-Anus* an und verschließt die beiden Fisteln nach Reinigung ihrer Umgebung getrennt voneinander. Die Blasenfistel wird in der bereits erwähnten Weise nach Latzko oder Füth verschlossen. Die Rektumfistel muß nach ausreichender Mobilisierung ebenfalls zweischichtig ohne Schleimhautbeteiligung mit einstülpenden Vicryl-Knopfnähten in Quer- oder Längsrichtung vernäht werden. Die Rückverlagerung des Anus praeternaturalis kann 8–12 Wochen später erfolgen.

Im zweiten Fall kann man nach Prüfung der analen Kontinenz die beiden Fistelöffnungen nach v. Massenbach miteinander vereinigen. Es wird jedoch eine *Kolpokleisis* notwendig. Die Harnentleerung erfolgt nach dieser Palliativoperation über den After wie bei einer Ureterosigmoideostomie oder Rektumblase (vgl. S. 304). Die Blase neigt dabei zu Entzündungen und zur Steinbildung. Auch die *kombinierte Lappenplastik* nach Bastiaanse hat sich bewährt. Gegenüber der v. Massenbachschen Methode hat dieses Verfahren den Vorteil, daß die natürlichen Entleerungswege erhalten bleiben, nachteilig ist der abdominelle Operationsakt (Abb. 17-13).

Harnröhren-Blasen-Scheidenfisteln. Ihre Versorgung ist die Domäne der *Metro- und Lappenplastiken*, wobei die Defektbeseitigung ohne Sicherung der Funktion wenig Sinn hat. Die Verwendung von Muskellappen aus dem M. bulbocavernosus, M. levator (Pubokokzygeus), M. rectus abdominis oder M. gracilis ist deshalb aussichtsreicher als die alleinige Verwendung von Labien- oder Scheidenhaut. Gelegentlich läßt sich auch Blasenmuskulatur für die *Harnröhrenneubildung* verwenden. Die ausschließliche Kolpokleisis ist dagegen die schlechteste Methode. Sie hinterläßt eine mit Urin, Steinschutt und Detritus ausgefüllte „retrovesikale Unratkammer“, die den Verschluß letztlich wieder sprengt oder heftige Blasentenesmen, Keimaszension und Niereninsuffizienz zur Folge hat.

17.6.5 Besonderheiten bei Karzinompatientinnen

Nach Bestrahlungen sind Wiederherstellungsversuche der oberen und unteren Harnwege oftmals problematisch, weil die Durchblutung des Gewebes nicht mehr ausreicht und erneute Eingriffe zu weiteren Schäden führen können.

Operativ bedingte Urogenitalfisteln sollten deshalb möglichst vor einer Nachbestrahlung verschlossen werden.

Tierexperimentelle Untersuchungen lassen ein Intervall zwischen Operationen und Bestrahlung von 6–8 Wochen zweckmäßig erscheinen.

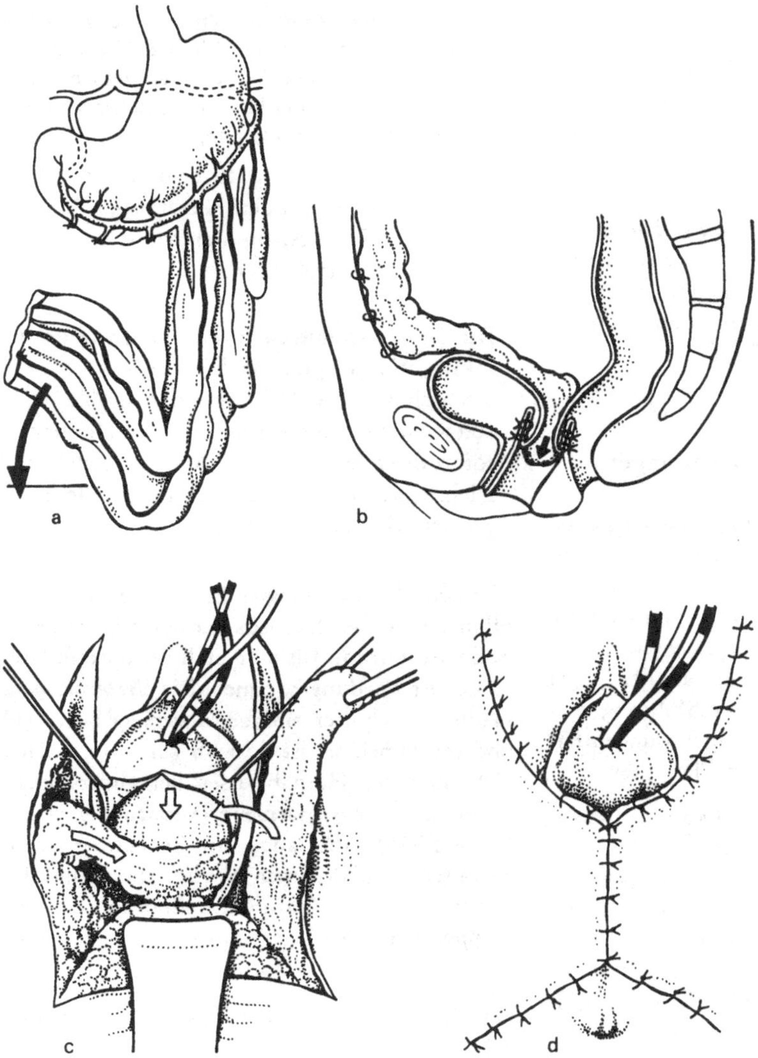

Abb. 17-13: Kombinierte Lappenplastik nach Bastiaanse bei großen Blasen-Scheiden-Rektumfisteln (abdomino-vaginales Vorgehen) mit Netzinterposition: **a**) Vorbereitung des Netzlappens. **b**) Nach spannungslosem Verschluß von Blase und Darm wird der Netzlappen interponiert. **c**) Verstärkung der Netzunterpolsterung durch 2 Fettlappen aus dem Bereich der großen Labien und den Fossae ischiorectales. Die Harnleiter werden geschient. **d**) Vereinigung der Haut im Sinne der Kolpokleisis.

Kommt es bei gynäkologischen Radikaloperationen zu beidseitigen Harnleiterläsionen, so ist ein blasenschonendes zweizeitiges Vorgehen, d. h. *Harnleiterimplantation* auf der einen und zwischenzeitliche *Nephrostomie* auf der anderen Seite, der beidseitigen Boariplastik in einer Sitzung vorzuziehen. Ob man in solchen Fällen im Interesse der Nieren- und Harnleiterfunktion auf die Nachbestrahlung besser ganz verzichtet, muß von Fall zu Fall entschieden werden.

Jede Rücksichtnahme auf die Anatomie und Funktion der Harnwege bedeutet aber einen

Kompromiß gegenüber der Radikalität der Krebstherapie. Unter keinen Umständen darf die Karzinomtherapie durch die Wiederherstellungschirurgie der Harnwege vernachlässigt werden.

Als ultimum refugium eröffnen *Harnleiter-Darmanastomosen* mit oder ohne Neostoma sowohl bei ungünstigen Karzinombefunden als auch bei mißglückten Ureterozystoneostomien noch einen Ausweg (vgl. S. 302ff).

17.6.6 Supravesikale Harnableitungen

Sie interessieren den Gynäkologen bei aussichtslos erscheinenden Urogenitalfisteln bzw. Harninkontinenz III. Grades, im Zusammenhang mit der ultraradikalen Therapie von Genitalkarzinomen und ihren Folgeerscheinungen sowie bei besonderen Verletzungssituationen. In der Regel werden Methodenwahl und Durchführung dem Urologen überlassen. Unsere Ausführungen haben deshalb nur orientierenden Charakter.

Nierenfistelung. Die Nierenfistel kann heute sonographisch gestützt auf perkutanem Wege vorgenommen werden. Konfektionierte Nephrofix®-Sets stehen zur Verfügung, die die dreiteilige Punktionsnadel, den Führungsdraht, Bougies und den Pigtailkatheter enthalten. Am zuverlässigsten wird eine Nierenfistel jedoch nach Freilegung des unteren Nierenpols von einer Pyelotomie aus transrenal vorgenommen. Den gefensterten Fistelschlauch führt man von innen nach außen oder umgekehrt durch die untere bzw. mittlere Kelchgruppe. Er verbleibt im Nierenbecken oder wird zusätzlich durch die Pyelotomie i.S. einer *Nephropyelostomie* nach außen abgeleitet (Abb. 17-14). Die sog. *Durchzugsnephrostomie* erlaubt einen leichteren Schlauchwechsel, ist deshalb aber nicht ohne Gefahren. Leicht „sägt" man eine dünne oder schmale Parenchymbrücke durch. Besser ist es in solchen Fällen, den unteren Schlauch über eine Ureterostomie nach außen zu leiten. „Offene Eingriffe" an der Niere zwecks Fistelbildung haben jedoch an Bedeutung verloren.

Sollte nach einer endständigen Nephrostomie bei Restniere dann immer noch Urin in die Blase ablaufen, besteht die Möglichkeit der perkutanen Harnleiterokklusion oder der laparoskopischen Harnleiterunterbindung oder -klippung.

Nierenfistelungen sind auch beidseitig möglich. Patienten mit beidseitigen Nierenfisteln können jedoch schlecht liegen und sind mit dieser Lösung meistens unzufrieden.

Die Nephrostomieschläuche müssen je nach Inkrustationsneigung nach 4–12 Wochen gewechselt werden. Die Patientinnen sind anzuhalten, bei Herausrutschen der Drainage sofort ihren behandelnden Arzt aufzusuchen. Nicht epithelisierte Nephrostomiekanäle neigen schnell zum Verschluß.

Harnleiterhautfistelung. Eine Harnleitereinpflanzung in die Haut ist stenosierungsgefährdet und wird nur im Ausnahmefall bei dickem Ureter zur Anwendung kommen. Die *Ureterostomia in situ* ist technisch einfacher, weniger belastend und reversibel; sie ist deshalb zur kurzfristigen Sicherung des Harnabflusses bei anders nicht beherrschbaren Harnleiterläsionen geeignet (Abb. 17-15). Aber auch ihre Bedeutung ist im Zeitalter der perkutanen Nephrostomie und der transurethralen Harnleitersplintung mittels Doppel-Pigtail-Katheter zurückgedrängt worden.

Harnleiter-Darm-Hautfistelung. Hierbei werden die Ureteren mit unterschiedlicher Technik in ein ausgeschaltetes Ileumsegment (Ureteroileocutaneostomie nach Bricker), Querkolon- oder Sigmasegment (Ureterocolocutaneostomie nach Mogg) umgepflanzt (Abb. 17-16).

Der Darm wirkt als Conduit und nicht als Sammelorgan. Das *Ileumconduit* gilt als drucklose Harnableitung und empfiehlt sich bei Ureterdilatation und/oder eingeschränkter Nierenfunktion. Die Harnleiter sind jedoch refluxiv mit dem Darm verbunden. Beim *Colonconduit* ist eine refluxive, aber auch eine antirefluxive Harnleiter-Darm-Verbindung möglich. Der technische Aufwand einer Darminterposition ist erheblich; dafür entfallen aber die Nachteile der

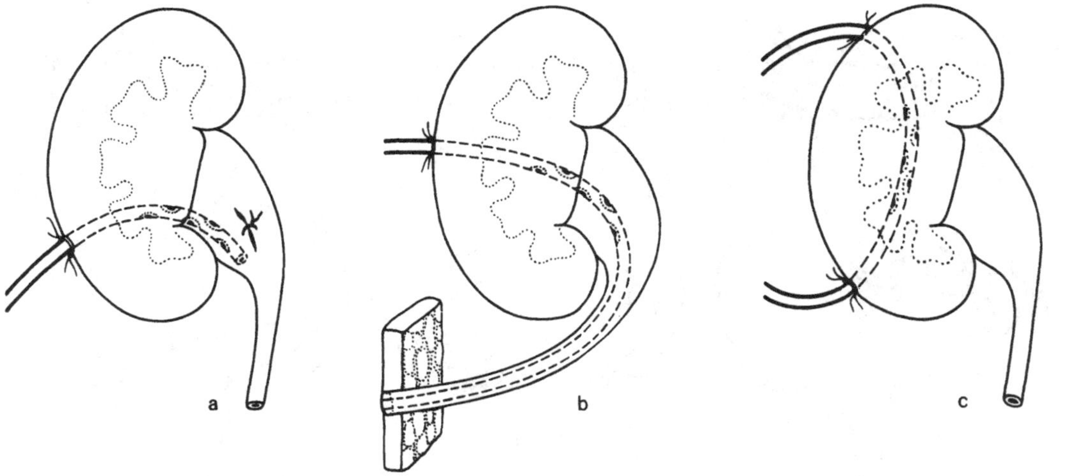

Abb. 17-14: Formen der „offen-operativ" angelegten Nephrostomie: **a**) Pyelonephrostomie; **b**) ureterorenale Durchzugsnephrostomie; **c**) transrenale Durchzugsnephrostomie.

unmittelbaren Ureter-Hautfistelung (s. o.). Auch das Zökum wird für die Harnableitung verwendet. Durch ein Stück terminales Ileum oder durch die Appendix (siehe auch Pouches) kann die Fortleitung des Urins zur Haut erfolgen.

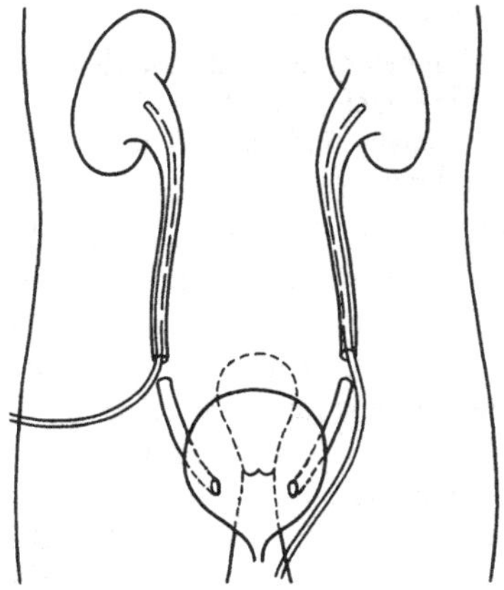

Abb. 17-15: Ureterostomia in situ als mögliche Notversorgung von Ureterverletzungen. Die Schiene zur Harnableitung kann bis zur definitiven Versorgung entweder vaginal (Beispiel linke Niere) oder abdominal-extraperitoneal (Beispiel rechte Niere) herausgeführt werden.

Ist außerdem ein Anus praeternaturalis erforderlich, so kann man der Patientin unter Umständen ein 2. Neostoma durch gemeinsame Ableitung von Harn und Stuhl ersparen (sog. feuchte Kolostomie) oder besser Stuhl und Urin getrennt in einer gemeinsamen Pelotte auffangen, nachdem der die Ureteren aufnehmende distale Sigmaabschnitt antiperistaltisch eingenäht wurde.

Stets muß man bei allen Neostomamethoden auch bedenken, was ständiges Tragen eines Urinals, unvermeidliche Hautreizung, Abdichtungsproblematik der Auffangbeutel und Geruchsbelästigung für die Patientinnen bedeuten.

In einer Zeit, wo viele Kliniken über erfahrene Stomatherapeuten verfügen, lassen sich solche Probleme aber minimieren (s. S. 307). Für die Fistelpatientinnen sind deshalb Methoden, die auf eine Kontinenz verzichten, zumutbar, wenn dadurch die unwillkürliche Entleerung von Urin und/oder Stuhl unter Kontrolle kommt.

Völlig andere Voraussetzungen bestehen dagegen bei den *ultraradikalen Karzinomoperationen*, wo Incontinentia alvi et/sive urinae als

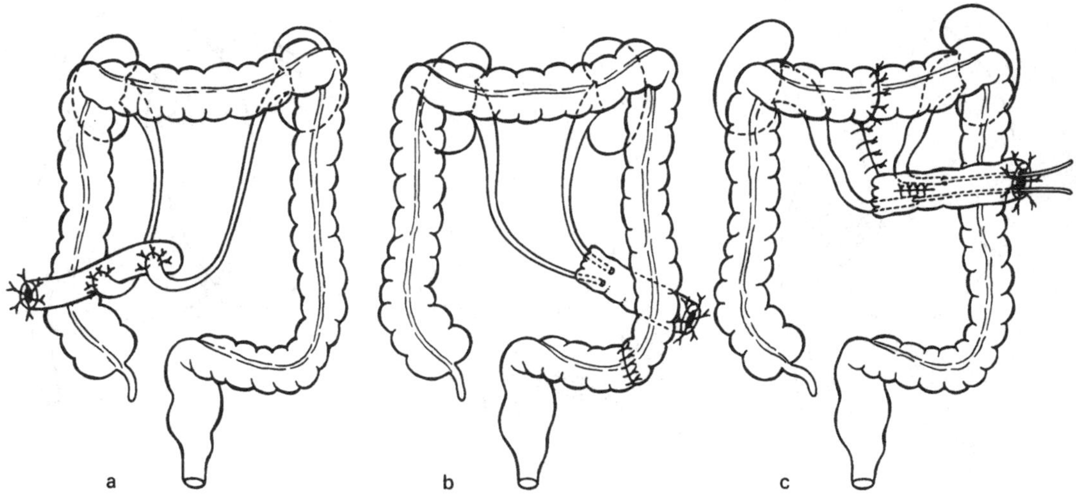

Abb. 17-16: **a**) Ileumconduit (sog. Bricker Blase) mit refluxiver End-zu-Seit-Anastomose der Ureteren: **b**) Sigmaconduit; **c**) Quercolonconduit.

Tribut einer möglichen Karzinomheilung eher toleriert werden.

Harnleiter-Darmanastomosen mit kontinentem Neostoma

Auf den ersten Blick mag die Harnblasenneubildung mit Anschluß an die Harnröhre (Blasensubstitution) den Idealvorstellungen einer „künstlichen Blase" am nächsten kommen (Wammack et al.). Die verschiedenen *Ersatzblasen* (W-, S-, J- oder Paduablase) lassen sich leider für die Frauen nicht nutzbar machen, weil in der Regel auch bei nicht voroperierter Harnröhre keine Kontinenz zu erreichen ist. Die gleichzeitige *Implantation eines artifiziellen Sphinkters* kann heute noch nicht empfohlen werden. Aus diesem Grunde kann bei Frauen eine kontinente Harnableitung nur mit Hilfe eines *Darmpouches* erreicht werden, der mittels Katheter regelmäßig zu entleeren ist. Zwei Pouches haben in Deutschland vor allem bei Blasentumoren eine gewisse Favoritenstellung erlangt:

- *Der Kock-Pouch* wird aus einer ausgeschalteten und teilweise detubularisierten Dünndarmschlinge gebildet. Die beiden nicht aufgeschnittenen Enden des Ileums werden invaginiert. So bildet man zwei Ventilmechanismen, die einerseits einen Antirefluxmechanismus für die Harnleiteranastomose und andererseits ein Auslaufen des Pouches zur Haut verhindern (Abb. 17-17).
- *Der Mainz-Pouch* besteht aus dem ausgeschalteten Ileozökalsegment. Das Zökum erlaubt eine antirefluxive Ureterimplantation in den Pouch, das invaginierte terminale Ileum sichert die Kontinenz.

Im Falle einer vorhandenen und gut ausgebildeten Appendix kann diese nach dem Witzel-Prinzip in die Darmwand eingenäht und für das kontinente Hautstoma verwendet werden.

Die Wahl des Nabels für die Herausleitung des kontinenten Darmsegments zur Haut sichert ein gutes kosmetisches Ergebnis. Die regelmäßige Pouchentleerung darf jedoch nicht vergessen werden, da eine Überdehnung des Reservoirs letztlich doch den oberen Harntrakt gefährden kann. Die Kontinenzrate ist nach Angaben der Mainzer Gruppe nahezu 100%. Der Verlust der Ileozökalklappe bedingt jedoch öfter chronische Durchfälle.

Die Indikationen für eine kontinente Harnableitung schließen eine Lebenserwartung von mehr als einem Jahr, den dringlichen

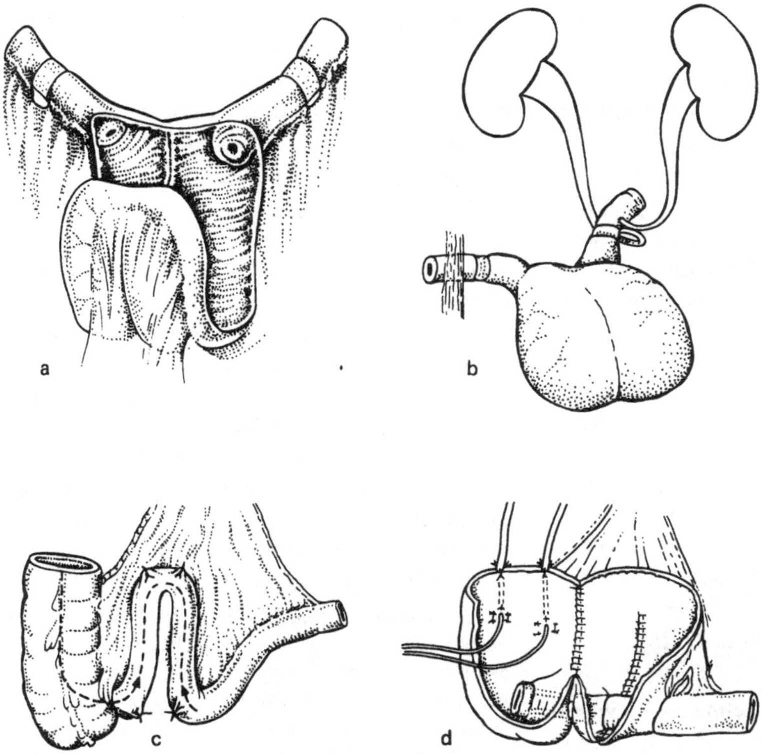

Abb. 17-17: Kontinente Harnableitung mit Hilfe eines Darmbeutels (Pouch): Oben: Kock-Pouch aus dem terminalen Ileum: **a**) Auschaltung von 70 cm des terminalen Ileums und Detubularisierung des mittleren Teils. Die Kocknippel sind bereits gebildet und durch Bänder vor dem Nippelslipping geschützt. **b**) Endergebnis nach Pouchbildung, Hautimplantation und Ureterimplantation. Unten: Mainz-Pouch I aus dem Ileocoecalsegment: c) Ausschaltung des ileocoecalen Segmentes **d**) Detubularisierung des Segmentes sowie Invagination des terminalen Ileums durch die Bauhin'sche Klappe (zur Vorbereitung auf die Hautableitung). Die Ureteren sind antireflux implantiert.

Wunsch des Patienten frei von Inkontinenzhilfen zu sein sowie eine normale (oder fast normale) Nieren- und Darmfunktion ein.

Die Compliance der Patientin und ihre Fingerfertigkeit müssen den regelmäßigen Selbstkatheterismus gewährleisten. In die Entscheidung über die Form der Harnableitung sind die Patientin und ihre Angehörigen miteinzubeziehen. Die Aufklärung über Vor- und Nachteile der verschiedenen Formen der Harnableitung sollte der Operateur selbst vornehmen.

Harnleiter-Darmanastomosen ohne Neostoma

Sie kommen bei Fistelpatientinnen nur ausnahmsweise in Betracht, wenn Lebensalter/-erwartung, Fistelätiologie/-ausmaß und die noch vorhandene Nierenfunktion dies erlauben.

Die verschiedenen Methoden der *Ureterosigmoideostomie* (Coffey, Leadbetter, Goodwin u. a.) (Abb. 17-18) haben hinsichtlich des Hineinragens des Harnleiters in das Darmlumen oder der offenen End-zu-Seit-Anastomose (mit Mukosa-Mukosanaht) sowie der Schrägkanalbildung in der Darmwand viel mit den Ureterozystoneostomien gemeinsam. Gegenüber den Neostomamethoden haben sie den Vorteil, daß die Harnentleerung durch den After – normale Schließmuskelfunktion vorausgesetzt – willkürlich erfolgen kann.

Eine Koloskopie und ein positiver Wasserhaltetest sind notwendige Voraussetzungen für die Wahl dieser Form der Harnableitung. Die Mainzer urologische Arbeitsgruppe empfiehlt zusätzlich eine rektodynamische Abklärung.

Für die Erhaltung der Kontinenz müssen jedoch Störungen des Säure-Basen-, des Elektrolyt- und Wasserhaushalts (hyperchlorämische Azidose, verminderte Alkalireserve, Hypokaliämie, Hyponatriämie und Dehydratation) infolge Rückresorption von Harnbestandteilen aus dem Darm und die Gefahr der konsekutiven Nierentubulusschäden in Kauf genommen werden (Abb. 17-19).

Außerdem sind auch bei technisch einwandfreier Anastomosierung Obstruktion, Reflux und aszendierende Infektionen sowie Harnsteinbildung zu befürchten, an deren Entstehung das entero-ureterale Druckgefälle wesentlichen Anteil hat. Meist gelingt es, diesen Gefahren durch rektumnahe Einpflanzung der Ureteren, häufige Darmentleerungen, reichliche Flüssigkeitszufuhr, Elektrolyt- und Alkaliausgleich sowie intermittierende Infektionsbekämpfung zu begegnen.

Komplikationen an den Neoimplantationsstellen können eine *Konversion* notwendig machen: Umwandlung der Ureterosigmoideostomie in ein Conduit mit „nassem Stoma“. Nur selten ist zur Abwendung einer humoralen Entgleisung als Endkonsequenz die Nephrostomie oder Anlegung eines Anus praeternaturalis sigmoidalis oberhalb der Harnleiterimplantation erforderlich. Die Ureterosigmoideostomie hat deshalb trotz erheblicher Kritik nicht völlig an Bedeutung verloren. Von Fisch und Hohenfellner wurde kürzlich eine Modifikation dieser Methode in Form des *Sigma-Rektum-Pouch (Mainz-Pouch II)* angegeben (s. Abb. 17-18b).

Der Vorteil dieser Pouchbildung mit Fixierung des Darmes am Promontorium besteht in der Prophylaxe einer Kinkingbildung zwischen Ureter und mobiler Sigmaschlinge sowie in einer exakteren Tunnelbildung für die antirefluxive Neueinpflanzung nach Goodwin-Hohenfellner. Das größere Reservoir garantiert einen niedrigen Druck im Darm. Bereits dilatierte Ureteren stellen auch weiterhin eine relative Kontraindikation für diese Ableitungsform dar.

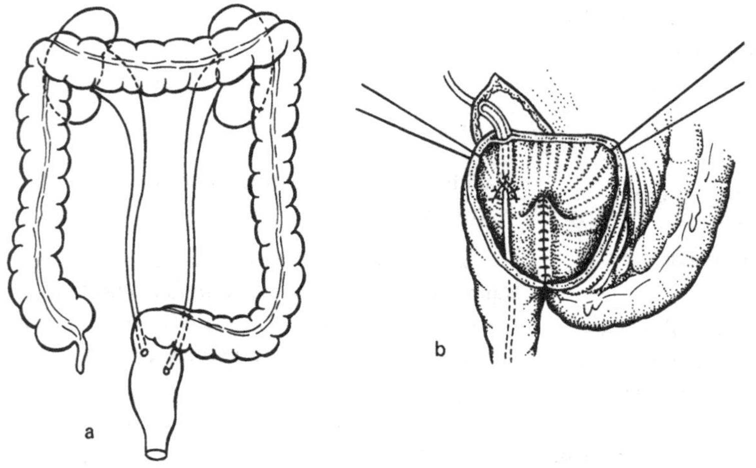

Abb. 17-18: Ureterosigmoideostomie: **a)** Klassische Technik nach Coffey **b)** Mainz Pouch II aus dem Sigma (Bildung einer Seit-zu-Seit-Anastomose an der distalen Schleife des Sigmoids und Implantation der Ureteren an der oberen Kante des eröffneten Sigmoids).

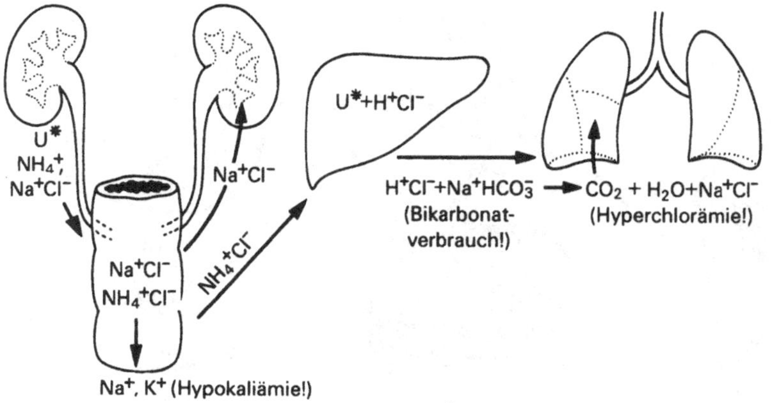

Abb. 17-19: Entstehung der hyperchlorämischen Azidose bei der Ureterosigmoideostomie.

Die *Rektumblasen* mit Anus praeternaturalis sigmoidalis (Mauclaire) oder mit transanalem Sigmadurchzug (Gersuny, Staehler) haben an Bedeutung verloren.

Intestinozystoplastiken

Auf die Probleme einer kompletten Ersatzblasenbildung wurde bereits hingewiesen. Ist jedoch das Trigonum erhalten geblieben und frei von chronischen Entzündungen und Tumoren, dann kann der Rest der Blase durch den Darm augmentiert werden. Auch Teile des Ureters sind durch Darmteile dann ersetzbar.

Verwendet werden ausgeschaltete Sigma- oder Ileumschlingen, die U-, L- oder I-förmig mit dem Blasenausgang anastomosiert werden. Auch das ileokolische Segment ist geeignet (Abb. 17-20). Ob dadurch Kontinenz erreicht wird, ist wesentlich von der Trigonumsituation abhängig.

Bei suffizientem Blasenrest kann sich unter Umständen die Implantation der Ureteren in den Darmteil erübrigen oder es kann das Aufnähen einer kurzen längsaufgeschnittenen Darmschlinge auf den Blasenrest genügen. Derartige Intestinozystoplastiken haben die günstigste Prognose. Ihr gynäkologischer Anwendungsbereich umfaßt aber weniger die Fisteln als vielmehr *radiogene Schrumpfblasen* und *nervöse Krampfblasen* (Detrusorhyperaktivität, aggressive Reflexblase), die zur Blasenresektion zwingen.

Alle Darmoperationen erfordern eine **dreitägige Vorbehandlung** mit flüssiger hochkalorischer (eiweißreicher) Kost und Abführmaßnahmen sowie eine komplette Darmspülung am Tage vor der Operation nach Legen einer Duodenalsonde. Eine perioperative antibiotische Behandlung sowie eine intensive postoperative Überwachung verstehen sich bei derartig komplizierten Eingriffen von selbst.

Ein weiteres Problem aller Ureter-Blasen-Darmverbindungen stellt die Induktion von Darmtumoren in den mit Urin bespülten Abschnitten dar.

Mehr als 100 Fälle von Tumoren bei Ureterosigmoideostomie und über 20 Tumoren bei Ileum- bzw. Kolonconduit sowie Blasenaugmentationen sind bereits publiziert worden. Als Ursache dafür wird ein endogener Nitrosamin-Synthese-Mechanismus angenommen. Die regelmäßige rektoskopische bzw. zystoskopische Kontrolle ist notwendig.

17.6.7 Nachbehandlung nach Fisteloperationen

Vor allem müssen *Harnstauungen* und *Infektionsausbreitungen* vermieden werden. Dazu

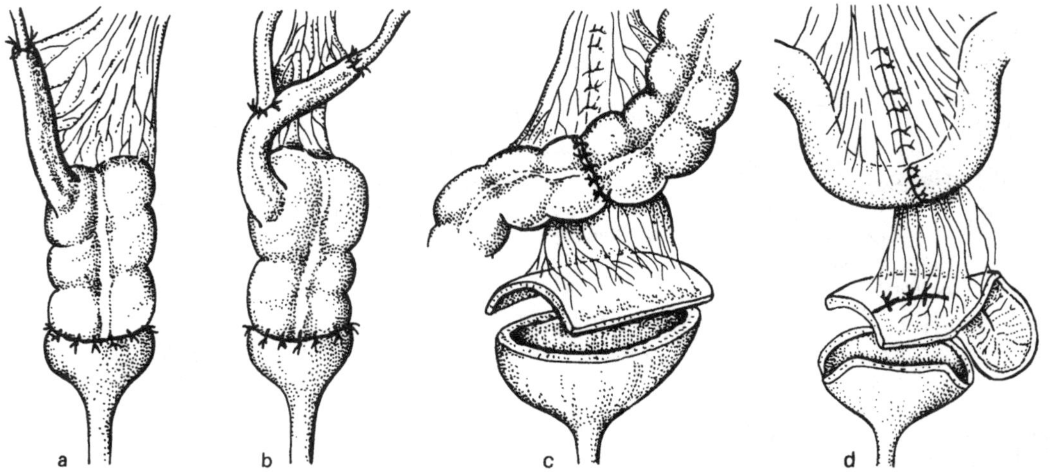

Abb. 17-20: Blasenaugmentation; **a)** Verwendung eines Ileocoecalsegmentes mit einseitiger Ureterüberbrückung. **b)** Beidseitige Ureterüberbrückung. **c)** Intestinozystoplastik mit einem detubularisierten Sigmasegment. **d)** Intestinozystoplastik mit einem detubularisierten und gefalteten Ileumsegment.

werden Katheter und Drainagen in möglichst geschlossene Systeme mit Rückschlagventilen (Plastikbeutel und Redonflaschen) abgeleitet.

Absaugungen sind nur erforderlich, wenn die Ableitungen nicht ausreichend laufen. Bei Blasenfisteln haben sich Absaugungen mittels Ureterkatheter (Charr. 8–10) bewährt, die in einem weitlumigen Harnröhrenkatheter (Charr. 20 bis 22 mit Flötenspitze und 2 seitlichen Augen) liegen und dadurch das Festsaugen der Blasenschleimhaut verhindern.

Katheterverstopfungen werden durch **Anregung der Diurese** (Spülung von oben!), gegebenenfalls durch zusätzliches retrogrades Anspülen über Rundspülkatheter vermieden.

Nach Harnröhren- und Blasenfistelplastiken bleibt der Dauerkatheter oder die supravesikale Drainage 2 Wochen , nach Harnleiteroperationen so lange liegen, wie die Harnleiterschiene läuft bzw. wie wir ihren intraureteralen Verbleib annehmen können (ca. 2 bis 3 Wochen).

Wundgebietsdrainagen werden nach einer Woche in Etappen gezogen, sofern nicht Nahtdehiszenzen (Urinabsonderungen) zu einer längeren Verweildauer zwingen. Manchmal kann eine Drainage erst nach Prüfung des Fistelverschlusses auf Dichtigkeit entfernt werden.

Ist nach der Dauerkatheterentfernung die Patientin trocken, so wird sie nach Blasenfisteloperation angehalten, zunächst stündlich (auch nachts), dann einige Tage 2- bis 3stündlich die Blase zu entleeren. Außerdem verabfolgen wir postoperativ gern Östrogene, weil tierexperimentelle Untersuchungen ergeben haben, daß die Reißfestigkeit der genähten Blase dadurch erhöht wird. Sonographie, Funktionszintigraphie sowie die Ausscheidungsurographie sind geeignet, besonders nach Fisteloperationen in Harnleiternähe oder am Harnleiter den postoperativen Verlauf zu kontrollieren. Für die Entlassung genügt sonst die ausreichende, d. h. durch Ein- und Ausfuhrkontrollen bilanzierte Spontanmiktion.

Die genaue vaginale und urologische Kontrolluntersuchung wird erst bei der ambulanten Wiedervorstellung nach weiteren 4–6 Wochen durchgeführt.

Ist die Patientin jetzt wieder inkontinent, so ist die Fistel gewöhnlich nicht geschlossen. Gelegentlich wird aber ein Harnröhren- oder Blasenfistelrezidiv auch durch eine vorher nicht erkannte oder erst während der Behandlung entstandene *funktionelle Verschlußinsuffizienz* vorgetäuscht. In derartigen Fällen erfolgt die Weiterbetreuung nach den Grundsätzen der funktionellen Harninkontinenz (s. Kap. 16). Bei einer *Restfistel* entspricht die Weiterbehandlung dagegen der Vorbereitung zur Fisteloperation, d. h. bei Blasen- und proximalen Harnröhrenfisteln **erneute Dauerkatheterung** für ca. 4 Wochen und **Lokalbehandlung** mit Sitzbädern und Salbenstreifen bzw. bei Ureterfisteln sorgfältige sonographische Ausscheidungsüberwachung und bei wandständigen (inkompletten) Ureter-Scheidenfisteln der **Schienungsversuch.**

Infektionsbekämpfung

Da Urogenitalfisteln fast immer infiziert sind, ist es ratsam, schnellstens ein Antibiogramm zu bekommen, um schon präoperativ gezielt mit einer **systemischen gewebe- und harntraktwirksamen Therapie** beginnen zu können (s. Kapitel 12).

Für **lokale Nachbehandlungen** sind mitunter tägliche *Blasenspülungen*, z. B. mit 0,5%iger Neomyzinlösung (cave bei Niereninsuffizienz!) oder *Vaginalapplikationen* von Metronidazol-Ovula geeignet. Zusätzlich können Scheidenspülungen und Sitzbäder empfohlen werden.

Bei längerer Vorbereitungszeit und im weiteren postoperativen Verlauf sind die Trimethoprim-Sulfonamidkombinationen u. ä. erfolgsversprechend. Bei der Dosierung sind Nierenfunktion und mögliche Nebenwirkungen einer Langzeittherapie zu beachten.

Thromboembolie-Prophylaxe

Fisteloperierte erhalten heute die gleiche low-dose-Heparinisierung wie nach anderen größeren gynäkologischen oder urologischen Operationen. Außerdem sollen sie früh mobilisiert werden. Strenge Bettruhe während der Dauerkatheterung ist nur ausnahmsweise nach komplizierten Fisteloperationen erforderlich.

17.6.8 Stoma-Sprechstunde

Zahlreiche Stomaprobleme entstehen erst, wenn überraschend und unvorbereitet eine Harn- oder Stuhlableitung zur Haut erfolgen muß. Man läuft Gefahr, die Öffnung in eine Hautfalte, zu weit lateral oder in die Nähe von Hauteinziehungen, Operationsnarben oder Knochenvorsprüngen zu legen. Deshalb ist eine vorsorgliche *Planung der Stomalage und Durchführung von Klebetests* erforderlich. Der Operateur hat auf eine gute Durchblutung des Conduitendes und auf eine nippelförmige Implantation zu achten. Größere Kliniken haben durch die Etablierung eines speziellen Dispensaires die Voraussetzung geschaffen, eine optimale Stomaversorgung zu gewährleisten.

In der Stomasprechstunde erlernt die Patientin bei einem speziell ausgebildeten Stomatherapeuten, die Haut richtig zu reinigen und zu pflegen, die Platten zu kleben und die Beutel zeitgerecht zu wechseln. Für die *Reinigung der Haut* nutzt man Wasser und Seife. Äther und Wundbenzin trocknen die Haut unnötig aus und zerstören den Säureschutzmantel. Die Haut wird für die Entzündungen und Pilzinfektionen empfänglich. Exaktes Ausschneiden des Stomaloches und ständige Kontrolle auf Dichtigkeit verhindern ein Unterwandern der Platte durch Urin und Kot.

Bei Entzündungen oder allergischer Hautreaktion muß das Produkt gewechselt und durch eine allergenfreie Pflasterklebefläche bzw. Hautschutzplatte ersetzt werden. Folienallergien werden mit Beutelüberzügen aus Baumwolle behandelt oder durch Stomabeutel mit rückwärtigem Vlies vermieden (Blumberg, 1989). Der Stomatherapeut muß auf psychische Probleme, die im Zusammenhang mit der Stomabenutzung auftreten, eingehen und beginnende *Depressionen* behandeln. Hinweise auf ILCO- (Deutsche Ileostomie-Kolostomie-Urostomie-Vereinigung e. V.) oder GIH- (Gesellschaft für Inkontinenzhilfe e. V.) *Selbsthilfegruppen* sind dabei sehr wichtig. Mit der Stoma-Sprechstunde kann die Lebensqualität erträglich bleiben.

17.6.9 Sexualverhalten und Reproduktion

Nach einer gelungenen *vaginalen Fistelplastik* ist eine sexuelle Abstinenz für etwa 3

Monate dringend anzuraten. Gegebenenfalls müssen später Kontrazeptiva verordnet werden, damit eine spätere Geburt nicht zu erneuten Komplikationen führt.

Auf jeden Fall sollten Frauen nach Fisteloperationen klinisch entbunden werden. Die abdominale Schnittentbindung ist für viele die sicherste Entbindungsmethode (Stoeckel). Für Geburten bei bestehenden Harnfisteln empfiehlt sich wegen der Infektionsgefahr der extraperitoneale Kaiserschnitt. Kommt dabei die Fistel in Operationsnähe, so kann sie unter Umständen in einer Sitzung mitversorgt werden. Auch während der Schwangerschaft ist eine Fisteloperation möglich. Grund für eine Interruptio besteht nur bei schweren Nierenschäden.

17.7 Ergebnisse, Trends und Schlußfolgerungen

Die Resultate der Fistelbehandlung sind von mehreren Umständen abhängig:

- Von der **Fistelätiologie**: Fisteln nach geburtshilflichen oder gynäkologischen Eingriffen wegen benigner Erkrankungen haben eine günstigere Prognose als Fisteln nach Krebsoperationen oder Bestrahlungen.
- Von der **Fistelgröße** und **-lokalisation**: Blasenhals- sowie sehr große oder kombinierte Fisteln sind besonders heilungsgefährdet.
- Von der **Anzahl vorausgegangener vergeblicher Fistelplastiken**: Jeder Mißerfolg verschlechtert die Prognose.
- Vom **Geschick des Operateurs**: Seine Fertigkeit wird um so größer, je häufiger er Gelegenheit zu Fisteloperationen hat.

Dementsprechend variieren die Statistiken. Die besten Resultate stammen aus Kliniken mit vorwiegend geburtshilflichen Harnröhren- und Blasenfisteln, die ungünstigsten aus Zentren mit vielen Bestrahlungs- und Kombinationsfisteln.

Außerdem ist es nicht unwesentlich, ob stumme Nieren nach Ureterimplantationen, postoperative Todesfälle und nicht mehr operable Pflegefälle in die Berechnungen einbezogen werden.

Im allgemeinen schwanken die Heilungsangaben zwischen 85 und 95%. Die schlechteste Prognose haben die kombinierten Fisteln. Bei ihnen ist die interdisziplinäre Zusammenarbeit zwischen Gynäkologen. Urologen und Chirurgen besonders wichtig.

Wir übersehen 810 Fisteln aus 45 Jahren, die in 15-Jahres-Zeiträumen analysiert wurden. Die Relation zwischen geburtshilflichen und gynäkologischen Fistelursachen ist in der ganzen Zeit unverändert geblieben (10 : 90). Innerhalb der beiden Hauptgruppen gab es jedoch erhebliche Verschiebungen. In der **Geburtshilfe** dominieren seit 30 Jahren mit steigender Tendenz die kaiserschnittbedingten Vesikozervikal- und Vesikovaginalfisteln. In der **Gynäkologie** haben in den letzten 15 Jahren die Vesikovaginalfisteln nach vaginalen und abdominalen Hysterektomien zugenommen. 70% benignen stehen heute 20% maligne Grundkrankheiten gegenüber (früher 40 : 50%). In der allgemeinen Häufigkeitsverteilung sind Vesikovaginalfisteln unverändert (60%), Urethrafisteln häufiger (6 → 13%), Ureterfisteln und trilokale Fisteln seltener geworden (20 → 16% bzw. 11 → 7%). Insgesamt rechnet man heute noch mit 0.01% geburtshilflichen und 0,2–0,5% benignen sowie 0,7–1,4% malignen gynäkologischen Fistelursachen.

Die Heilungsergebnisse konnten in der Geburtshilfe von ehemals 90% auf 96% gesteigert werden, in der Gynäkologie sind sie unverändert geblieben: 94% bei benigner und 80% bei maligner Grundkrankheit (Fischer, 1990).

Neben großen Erfahrungen bei der Fistelkorrektur bedarf es auch einer weiteren Intensivierung der Fistelprophylaxe durch schulmäßiges harnwegsschonendes Operieren, vor allem bei den Standardeingriffen.

Literatur

Colleen, S., W. Mansson (Eds.): Continent urinary reconstruction. Scand. J. Urol. Nephrol. Suppl. **142** (1992).

Fischer, W.: Langzeitanalyse über Ursachen, Lokalisation und Behandlungsergebnisse von Urogenitalfisteln an der Charité – Frauenklinik. Zentr. bl. Gynäkol. **112** (1990) 747–755.

Fischer, W.: Transvaginal repair of vesicocervical fistulae – a forgotten method by Volkovich–Küstner? Int. Urogynecol. J. **4** (1993) 141–145.

Fitzpatrick, C., T. E. Elkins: Plastic surgical techniques in the repair of vesico-vaginal fistulas: A review. Int. Urogynecol. J. **4** (1993) 287–295.

Gerber, G. S., H. W. Schoenberg: Female urinary tract fistulas. J. Urol. **149** (1993) 229–236.

Hohenfellner, R., R. Wammack (Eds.): Continent urinary diversion. Soc. int. d. Urol. Reports, Churchill Livingstone, Edinburgh–London u. a. 1992.

Janisch, H., A. H. Palmrich, M. Pecherstorfer: Ausgewählte gynäko-urologische Operationen. W. de Gruyter, Berlin, New York 1979.

Jonas, U., E. Petri: Genito-urinary Fistulae. In: St. L. Stanton (Hrsg.); Clinical gynecologic urology, S. 238–255. Mosby, St. Louis/Toronto 1984.

Kelly, J., B. E. Kwast: Obstetric vesicovaginal fistulas: Evaluation of failed repairs. Int. Urogynecol. J. **4** (1993) 271–273.

Kock, N. G. (Hrsg.): Der Pouch in der Chirurgie und Urologie. TM Verlag, Bad Oeynhausen 1984.

Kunz, J., Urological complications in gynecological surgery and radiotherapy. In: P. J. Keller (Hrsg.): Contributions to gynecology and obstetrics, Vol. 11. Karger, Basel 1984.

Lawson, J. G., C. N. Hudson: The management of vesicovaginal and urethral fistulae. In: St. L. Stanton, E. A. Tanagho (Hrsg.): Surgery of female incontinence, S. 193–209. Springer, Berlin, Heidelberg, New York 1986.

Selvaggi, F. P., M. Battaglia, A. Traficante et al.: Obstetric and gynecological lesions of the ureter: experience with 88 injuries. Int. Urogynecol. J. **2** (1991) 81–84.

Wammack, R., M. Fisch, R. Hohenfellner: Kontinente Harnableitung – Mainz Pouch I und II. Dt. Ärzteblatt, Ausg. B **90** (1993) 1769–1776.

Weber, W., D. Jonas: Reinterventionen an den Urogenitalorganen, 19. Tagung der Südwestdeutschen Gesellschaft für Urologie in Franfurt/Main. Georg Thieme Verlag, Stuttgart 1979.

Yeates, W. K.: Ureterovaginal fistulae. In: St. L. Stanton, E. A. Tanagho (Hrsg.): Surgery of female incontinence, S. 211–227. Springer, Berlin, Heidelberg, New York 1986.

Zacharin, R. F.: Obstetric fistula. Springer, Wien, New York 1988.

18. Harnwegverletzungen

D. Kranzfelder

18.1 Lokalisation und Ursachen
18.2 Verletzungen von Harnblase und Urethra
18.3 Ureterverletzungen
18.4 Unfallverletzungen
18.5 Sexualdelikte mit Harntraktbeteiligung
18.6 Fremdkörper in den Harnorganen
18.7 Massive Blutungen aus dem Harntrakt

18.1 Lokalisation und Ursachen

Der operativ tätige Gynäkologe und Geburtshelfer ist im Umgang mit Harnröhre, Blase und Ureter vertraut. Bei therapeutischen Eingriffen bezieht er mögliche anatomische Veränderungen durch vorbestehende Erkrankungen und Anomalien in die Operationsplanung mit ein. Dennoch kann es infolge von Gewebsatrophie, Narbenbildung, schwangerschaftsbedingten Gewebsauflockerungen, Tumorbildungen, karzinomatösen Gewebeveränderungen, ausgedehnten Blutungen und Infektionen mit oder ohne Verschulden des Arztes zu Verletzungen der ableitenden Harnwege kommen. Neben einer Verletzung bei *Operationen* sind Verletzungen durch *diagnostische Verfahren* wie Urethrozystoskopie und Curettage zu nennen. Auch bei der Einlage einer *Intrauterinspirale* wurden Blasenperforationen beobachtet. Weitere traumatische Harnwegverletzungen sind möglich bei *Sexualdelikten, kriminellen Aborten* und *Pfählungsverletzungen.*

Verletzungen der Harnröhre sind selten. Einkalkuliert werden müssen sie bei Adhäsiolysen, nach fehlgeschlagenen Harninkontinenzoperationen, Urethrabougierungen, suburethralen Zysten- und Divertikeloperationen.

Verletzungen der Harnblase entstehen vor allem bei abdominalen operativen Eingriffen an Uterus und Adnexen. Folgende **Prädilektionsstellen intraoperativer Blasenverletzungen** können unterschieden werden (Abb. 18-1):

- der *Vertexbereich* bei mangelhaft entleerter oder narbig verzogener Blase;

Beispiele: Laparotomie, Uterusexstirpation, Sectio caesarea, Narbendurchtrennung per laparoscopiam;

- der *Blasenboden* während der Präparation der Scheidenvorwand und des Überganges der Scheide zum Uterus sowie bei Mobilisierung der Blase von der Zervix oder „blinden" Nadelsuspensionen;

Beispiele: vordere Kolporrhaphie, Cerclage nach Shirodkar, vaginale und abdominale Hysterektomie, Harninkontinenzoperationen;

- die *Blasenvorderwand* bei Präparation im Cavum Retzii;

Beispiele: Kolposuspensionsverfahren, Schlingenplastiken.

Da die meisten Blasenläsionen intraoperativ erkannt und suffizient versorgt werden, variieren die Angaben zur Häufigkeit in der Literatur erheblich (zw. 0,5 und 3%).

Ureterverletzungen sind am zweithäufigsten. Diese treten bei abdominalen Eingriffen im kleinen Becken wesentlich häufiger auf als bei vaginalen. Die genaue Anzahl der Ureterverletzungen ist ebenfalls schwer festzulegen. Sie liegt nach Literaturangaben zwischen 0,2 und 0,3%.

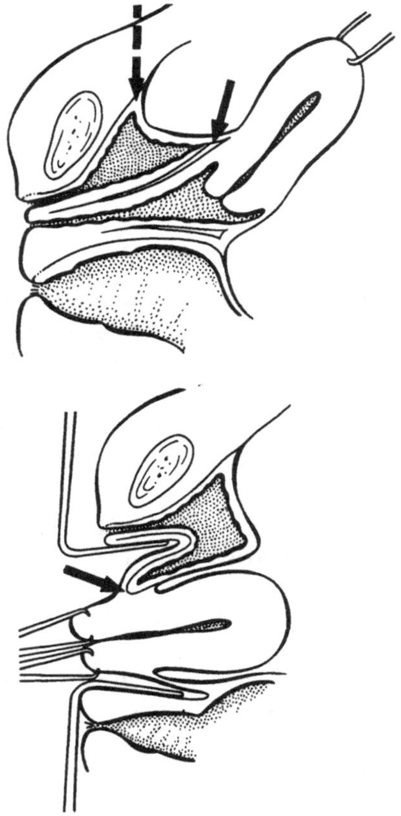

a

b

Abb. 18-1: Prädilektionsstellen für Blasenverletzungen während gynäkologischer Operationen
a) bei abdominalen, b) bei vaginalen Eingriffen

Auch bei den Ureterverletzungen sind Prädilektionsstellen zu finden (Abb. 18-2). **Prädilektionsstellen für Ureterverletzungen** sind:

- das *Ligamentum infundibulo-pelvicum* (1);

Beispiele: entzündliche Adnexprozesse, fixierte Kystome

- das *Ligamentum sacrouterinum* (2);

Beispiele: Douglasendometriose, Parametritis

- die *Kreuzungsstelle der A. uterina* (3);

Beispiele: Blutungen im Uterinagebiet, parametrane Infiltration;

- der *prävesikale Abschnitt* (4).

Beispiele: unzureichende Präparation der Blasenpfeiler, Prolapsus uteri.

Kommt es zu Verletzungen der Harnröhre, der Harnblase oder des Ureters, dann muß deren Ausdehnung erkannt und einer gezielten Therapie zugeführt werden.

Ob diese Verletzungen durch den Gynäkologen selbst oder durch einen Urologen versorgt werden, hängt von der Erfahrung des Operateurs, der Schwere der Verletzung und von der Verfügbarkeit eines versierten Urologen ab.

18.2 Verletzungen von Harnblase und Urethra

Hinweise zur Vermeidung von Harnblasen- und Urethraverletzungen: Eine lokale oder systemische mehrwöchige präoperative *Östrogentherapie* lockert besonders in der Postmenopause Narbenbildungen auf und erleichtert die Präparation der einzelnen Gewebsschichten. Es ist hierbei wichtig darauf zu achten, daß in der richtigen Schicht präpariert wird. Dies geschieht besser mit Messer oder Schere als stumpf durch Tupferdruck. *Auf eine subtile Blutstillung ist zu achten.* Werden zur Vermeidung von übermäßigem Blutverlust die Gewebsschichten mit Por 8®

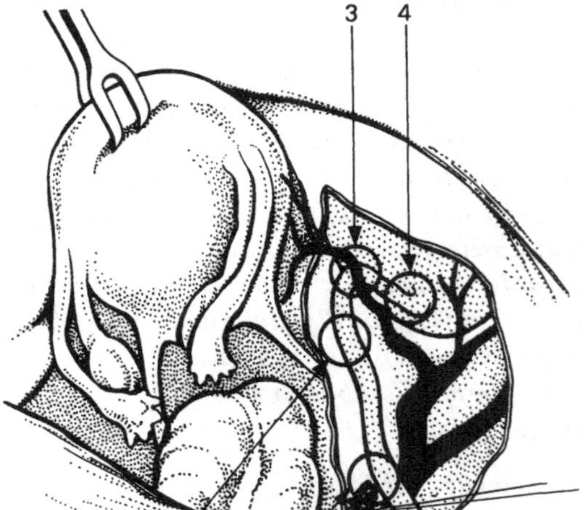

Abb. 18-2: Prädilektionsstellen für Harnleiterverletzungen, dargestellt am Beispiel der abdominalen Hysterektomie (Zahlenerläuterung s. Text)

infiltriert, so kann das Auffinden der Spatien zusätzlich erschwert sein.
Bei Prolaps- oder Kolposuspensionsoperationen verbessert das passagere Einführen eines Metall- oder Foley-Katheters in die Blase die topographische Übersicht. Ebenso hat sich bei unübersichtlicher Blasenpräparation das Anfüllen der Blase mit 100−200 ml physiologischer Kochsalzlösung mit oder ohne Zusatz von Indigokarmin oder sterilisierter Milch bewährt.

Diagnose einer Blasenverletzung: Eine offene intraoperativ verursachte Blasenläsion läßt sich in der Regel ohne Schwierigkeiten erkennen. Ablaufender Urin und die grau-rot schimmernde Farbe der Blasenschleimhaut sind charakteristische Merkmale. Besteht der Verdacht auf eine gedeckte Blasenverletzung, kann eine Spülprobe (ggf. eine intraoperativ durchgeführte Zystoskopie) zur Klärung beitragen.

Therapie der Blasenverletzung: Eine isolierte punktuelle **Blasenperforation**, z. B. bei der Curettage, heilt meist unversorgt unter *Antibiotikaschutz* und Blasendrainage komplikationslos ab. Bei allen anderen **Blasenläsionen** muß im Einzelfall entschieden werden, ob zunächst die Primäroperation zu Ende geführt werden, oder ob die Versorgung gleich erfolgen soll. Die Beendigung der Primäroperation vor der *Blasennaht* hat den Vorteil, daß damit klare und übersichtliche Verhältnisse geschaffen werden. Der inzwischen austretende Urin wird über einen Sauger oder durch Kompressen eliminiert. In der Regel läßt sich die Blase vom gleichen abdominalen oder vaginalen Zugang wie die Primäroperation reparieren.
Für die Versorgung wird die Blasenverletzung dargestellt und durch Begrenzungsnähte gezügelt; zerfetzte Wundanteile sind besser zu resezieren, da sie zur Versorgung ohnehin wertlos sind. Die Naht erfolgt zweischichtig unter Verwendung von atraumatischem, resorbierbarem Nahtmaterial der Stärke 0 bis 2×0 durch Einzelknopfnähte. Es ist darauf zu achten, daß die Wundränder spannungsfrei adaptiert werden können. Bei vaginaler Hysterektomie kann als dritte abdeckende Naht der freie Peritonealrand der Plica mit dem Scheidenwundrand vernäht werden. Auf diese Weise ist die Blasennaht vom übrigen Wundgebiet isoliert.

Blasenverletzungen in Ureternähe sind nach retrograder Harnleiterschienung zu versorgen. Wenn die Uretermündung in den Defekt einbezogen ist, muß der Harnleiter in gleicher Sitzung nach der Blasennaht umgepflanzt werden. Dazu muß die Patientin bei primär vaginaler Operation anschließend laparotomiert werden. Nach Abschluß der Blasennaht ist die Qualität des Wundverschlusses über eine Blasenfüllung zu prüfen.

Die Harnblase muß für mindestens 12 Tage entlastet werden. Die Wahl der Urinableitung, ob suprapubisch oder transurethral, richtet sich nach dem Primäreingriff und der Lage der Blasenläsion.

Je weiter die Blasennaht vom Blasenausgang entfernt ist, desto unproblematischer ist die Wahl der Urinableitung. Nur nach Verletzungen der Blasenhalsregion sollte der Urin unbedingt suprapubisch abgeleitet werden. Die Prognose einer rite versorgten Blasenverletzung ist gut. Fisteln entstehen bei mangelhafter Nahttechnik, Infektion der Wunde oder Nekrosebildung. Auch die Grunderkrankung (z. B. Karzinom) ist hier von Bedeutung (vgl. Kap. 17.).

Diagnose der Urethraverletzung: Das Erkennen einer kleinen Urethraläsion ist schwierig; sie kann leicht übersehen werden. Besteht der Verdacht, kann über eine Sondierung mit einer Knopfsonde oder über eine Blauprobe mittels Doppelballonkatheter (vgl. Kap. 9) die Diagnose erhärtet werden. Blutaustritt aus dem Orificium urethrae externum ist ein wichtiger Hinweis.

Therapie der Urethraverletzung: Zur besseren Lokalisation der Urethraverletzung und zur Schienung wird ein Katheter gelegt, die Verletzung selbst wird zweischichtig mit atraumatischem, resorbierbarem Nahtmaterial der Stärke 2 bis 4×0 durch Einzelknopfnähte in Verlaufsrichtung der Urethra verschlossen.
Die Harnableitung erfolgt für mindestens 12 Tage über einen suprapubischen Katheter. Wird

eine Läsion unzureichend versorgt oder übersehen, kann sich eine Urethrozele, ein Abszeß oder ein Fistelgang ausbilden. Für die operative Versorgung ausgedehnter Urethraverletzungen im Rahmen eines Polytraumas oder bei einer Pfählungsverletzung wird auf gynäkologische und urologische Operationslehren verwiesen.

18.3 Ureterverletzungen

Hinweise zur Vermeidung von Ureterverletzungen: Zur Vermeidung von Komplikationen ist es wichtig, den Verlauf der Harnleiter möglichst genau zu kennen. Bei vielen Laparotomien ist es möglich, den Ureterverlauf sowie die Peristaltikwellen durch das Peritoneum hindurch zu beobachten. In anderen Fällen kann das Peritoneum der Plica lata am hinteren Blatt der Plica gespalten und nach Auffinden des Ureters dieser bis zur Kreuzungsstelle der A. uterina verfolgt werden.

Ist der Ureter infolge einer Tumorinfiltration eingemauert, empfiehlt sich eine intraoperative retrograde Ureterschienung. Nicht selten kommt es beim Absetzen der A. uterina zu einer stärkeren Blutung, die ein blindes Setzen von Klemmen zur raschen Blutstillung nach sich zieht. Durch isolierte Präparation der A. uterina, möglichst uterusnahes Setzen der Klemmen, Darstellung des Ureterdaches und Verfolgung des Harnleiters unter der A. uterina bis zur Blase wird die Gefahr einer Blutung und Verletzung deutlich reduziert.

Um intraoperativ zunächst unbemerkt gebliebene Ureterläsionen noch vor dem Ende der Operation zu entdecken, sollte nach Herstellung von Bluttrockenheit und Spülung des kleinen Beckens der Verlauf beider Ureteren und ihre Integrität noch einmal überprüft werden.

Dies kann bei begründetem Verdacht mittels einer Chromzystoskopie erfolgen, bei der nach intravenöser Indigocarmingabe auf einen evtl. Blauaustritt ins Gewebe bzw. einen Blauauswurf in die Blase geachtet wird (vgl. Kap. 6).

Intraoperative Therapie von Ureterverletzungen: Den Grad der Ureterläsion intraoperativ zu erkennen, ist häufig schwierig. Für die gezielte Therapie ist es dennoch wichtig zu unterscheiden, ob nur das Ureterbett mit dem gefäßführenden umgebenden Bindegewebe verletzt, der Ureter selbst an isolierter Stelle durch eine Klemme längere Zeit gequetscht, das Lumen ligiert oder ob der Ureter partiell eröffnet oder sogar vollständig durchtrennt worden ist.
Wurde das Ureterbett nur an isolierter Stelle verletzt, bedarf es in der Regel keiner weiteren Therapie. Das in der Adventitia noch vorhandene Kapillarnetz reicht für eine ausreichende Versorgung der Ureterwand aus, eine in die Ureterregion locker eingeführte *Redondrainage* kann einer Hämatom- und Serombildung und damit einer weiteren Schädigung des Ureters vorbeugen. Das Ausmaß der Schädigung eines Ureters durch Setzen einer Klemme ist schwer abzuschätzen. Eine Entscheidung darüber, ob z. B. eine Ureteranastomose im geschädigten Bereich notwendig ist, muß im Einzelfall getroffen werden. Die meisten **offenen Ureterverletzungen im mittleren und oberen Harnleiterdrittel** werden am sichersten über einen aus Silikon oder Polyurethan gefertigten *Pigtail- oder einen Doppel-J-Katheter* geschient. Wandläsionen bei Erhalt der Kontinuität werden anschließend durch eine einschichtige *atraumatische Vicrylnaht* (2 bis 3×0) in Verlaufsrichtung des Harnleiters versorgt. Bei vollständig durchtrenntem Ureter erfolgt eine *End-zu-End-Anastomose* (Abb. 18-3). Der Nahtbereich ist durch eine extraperitoneal herausgeleitete Wunddrainage zu sichern.
Nach 3–4wöchiger Heilungsphase kann die Schiene endoskopisch durch die Blase entfernt werden. Anschließend ist sonographisch und ggf. urographisch zu kontrollieren, ob die Harnentleerung ausreicht oder eine Stauungsniere entsteht. Der Vorteil der inneren Schienung liegt im geraden Verlauf des Harnleiters und der sicheren Urinableitung.
Treten die **offenen Verletzungen im unteren Drittel des Harnleiters** auf, dann stehen mehrere

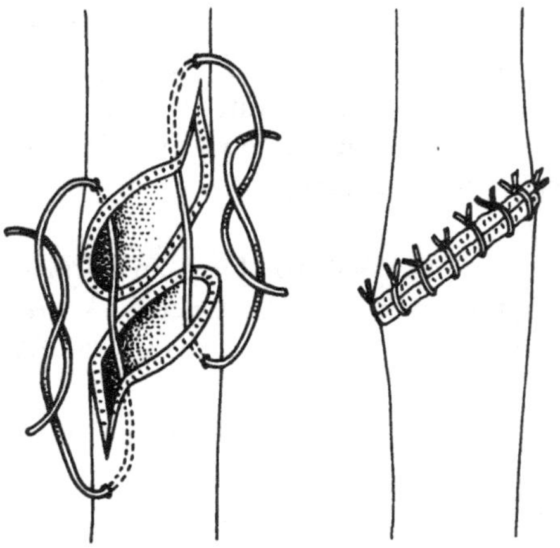

Abb. 18-3: End-zu-End-Anastomose bei vollständig durchtrenntem Ureter

Behandlungswege zur Verfügung. Bei kompletter Harnleiterdurchtrennung ist die *Re-Implantation* des Harnleiters in die Blase die Methode der Wahl. Durch gleichzeitige Fixation der Blase an den M. psoas wird eine spannungslose Anastomose möglich. Eine Antirefluxplastik ist anzustreben.
Nur in Einzelfällen wird eine primäre End-zu-End-Anastomose möglich sein. Der Harnleiter ist hierfür gewöhnlich nicht mehr lang genug. Bei kurzem Ureter wird die Neoimplantation durch eine Überbrückung mittels Blasenmanschette (*Boari-Plastik*) vorgenommen. Wurde der Ureter ligiert und nicht durchtrennt, ist es meist ausreichend, nur die Ligatur zu lösen. Bei **inkompletter Harnleiterläsion** wird wie bei Läsionen im mittleren oder oberen Harnleiterdrittel, d. h. mit *Harnleiterschienung* und lockerer Naht vorgegangen.

Prognose: Die Prognose einer Harnleiterverletzung ist sehr gut, wenn die Diagnose früh gestellt und die operative Korrektur sofort durchgeführt wird. Wird eine Läsion übersehen, besteht die Gefahr einer Fistelbildung, Obstruktion und Hydronephrose, Infektion und Urinphlegmone.

Maßnahmen bei intraoperativ nicht erkannten Ureterverletzungen: Einseitige Harnleiterligaturen können klinisch stumm bleiben oder nur mäßiges Fieber, Flankenschmerz, Subileus und eine Oligurie hervorrufen.

Besteht nur der geringste Verdacht auf eine Ureterverletzung, müssen postoperativ *Nieren* und *Harnleiter* sonographiert werden.

Zu beachten ist, daß das Nierenbecken und der Harnleiter bei einer Harnleiterligatur zunächst nur mäßig dilatiert sind, weswegen die Stauung von Ungeübten oft übersehen wird. Außerdem sollte die präoperative Ausgangssituation bekannt sein (generelle Sonographieerfordernis vor gynäkologischen Operationen, vgl. Kap. 8).
Wird die Diagnose einer Ureterunterbindung nicht rechtzeitig gestellt, kann ein langsamer Untergang der Niere die Folge sein.
Wurde der Harnleiter unterbunden, dann ist zu entscheiden, ob die Ligatur sofort gelöst werden kann. Dies ist in der Regel nur innerhalb der ersten 12 bis 24 Stunden sinnvoll. Später und bei zu hohem Reinterventionsrisiko ist die Niere über eine Nephrostomie zu entlasten, bis nach 6–8 Wochen eine Relaparotomie mit neuer Einpflanzung des Ureters oder eine End-zu-End-Anastomose erfolgen kann.
Wurde das Ureterlumen eröffnet oder wird die Ureterwand infolge einer massiven Schädigung nekrotisch, so kommt es zum Extravasat von Urin und zur Ausbildung eines Urinoms, was häufig innerhalb der ersten 10 postoperativen Tage zu einer Ureter-Scheiden- oder Ureter-Haut-Fistel führt.

Schmerzen im Bereich der Flanke und des Abdomens sowie febrile bis septische Temperaturen sind begleitende Symptome, die schon sehr frühzeitig postoperativ auftreten können.

Ein Übertritt von Urin in die freie Bauchhöhle führt zu Ileus und Peritonitis. Bei Ausbildung einer lebensbedrohlichen Urosepsis kann die *Nierenentfernung* erforderlich werden.
Bleibt die Wundreaktion im Bereich der Ureterverletzung postoperativ lokal eingegrenzt, ist eine „spontane Heilung“ möglich. Eine Fibrosierung mit Stenosierung der Ureterwand kann daraus resultieren!

18.4 Unfallverletzungen

Pfählungsverletzungen, Frakturen, stumpfe Bauchtraumen, Schuß- und Stichverletzungen können mit schweren Traumen der Nieren und ableitenden Harnwege kombiniert sein. Am häufigsten werden hierbei die Nieren verletzt, wesentlich seltener Harnblase und Urethra, extrem selten die Harnleiter.

Diagnose: Die Kenntnis des Unfallhergangs kann bereits wichtige Hinweise liefern. Eine *Mikro- oder Makrohämaturie* macht eine Verletzung im Bereich des Urogenitaltraktes wahrscheinlich. Bei der Inspektion und Untersuchung des Abdomens und des Genitalbereiches ist auf Kontusionszeichen und subkutane Hämatome zu achten, die auf tiefere Verletzungen im Retroperitonealraum oder im Becken hindeuten könnten. Diffuse abdominelle Schmerzen können Folge einer Darmperforation, einer intraabdominellen Blutung, eines Urinaustritts oder eines retroperitonealen Hämatoms sein.

Eine Abdomenübersichtsaufnahme nach Kontrastmittelinjektion, eine Sonographie der Nieren und ableitende Harnwege und des kleinen Beckens grenzen den Verletzungsort ein.

Abhängig vom vermuteten Verletzungsgrad sind weiterführende Diagnoseverfahren wie Computertomographie, Ausscheidungsurogramm, Zystographie und Arteriographie zu indizieren.

Therapie: Abhängig von Schwere und Art der Unfallverletzungen wird der Therapieplan unter den betroffenen Fachdisziplinen abgestimmt.

18.5 Sexualdelikte mit Harntraktbeteiligung

Eine Harntraktbeteiligung bei Sexualdelikten ist ein sehr seltenes Ereignis. Einige als Pfählungsverletzungen geführte Unfälle müssen ursächlich als Folge eines nicht angezeigten Sexualdeliktes angenommen werden. Zum Thema Einbringen von Fremdkörpern in Urethra und Blase bei sexuellen Handlungen vergleiche Abschnitt 18.6.

Diagnose: Die Anamnese gibt häufig keinen verläßlichen Hinweis auf den Tathergang. Eine nach dem Ereignis stattgehabte spontane Miktion klaren Urins schließt eine Harnröhren- und Blasenverletzung weitgehend aus.

Bei ausgeprägtem Vulva/Labien- und Scheidenhämatom muß mit einer Beteiligung der ableitenden Harnwege gerechnet werden.

Spekulumeinstellung, Vaginoskopie und Palpation sind unter anderem infolge psychischer Nachwirkungen des Sexualdelikts vor allem bei Kindern erschwert bzw. nicht möglich. Abhängig vom Schweregrad der Verletzung kann die Fortsetzung der Diagnostik in Narkose erforderlich sein.
Die **Blasenwand** und ein paravesikales Hämatom können bei ausreichender Blasenfüllung mit der Vaginal- und Abdominalsonographie beurteilt werden. Bei Verdacht auf eine **Harnröhrenverletzung** wird diese sondiert bzw. die Blase katheterisiert. Ist eine **Ureter- bzw. Nierenbeteiligung** nicht auszuschließen, ist ein Computertomogramm bzw. Infusionsurogramm indiziert.

Bei hochakuter klinischer Symptomatik sollte ohne Zeitverlust laparoskopiert und abhängig von der Verletzung laparotomiert werden.

Therapie: Kleinere nicht penetrierende Verletzungen können häufig konservativ versorgt werden. Komplizierte, bzw. kombinierte Traumen bedürfen meist der Konsultation eines Urologen und Chirurgen. Größere Hämatome sind auszuräumen und zu drainieren, Blutungen zu stillen und Verletzungen des äußeren und inneren Genitales zu nähen. Verletzungen der ableitenden Harnwege werden entsprechend vorgenannten Therapieempfehlungen versorgt.

18.6 Fremdkörper in den Harnorganen

Am häufigsten gelangen Fremdkörper wie Haar- und Stricknadeln, Kerzen, Kugelschreiber, Fieberthermometer im Rahmen sexueller Aktivitäten und im besonderen bei autoerotischen Manipulationen in Harnröhre und Blase. Selten finden sich Elevationsfäden, die im Rahmen einer Kolpususpensionsoperation auf einem falschen Wege durch die Blase geführt worden sind.

Hämaturie und Miktionsstörungen bis hin zum Harnverhalt sind die ersten klinischen Symptome.

Diagnose: Palpation, Sonographie und Röntgenübersicht führen zu einem sicheren Fremdkörpernachweis.

Therapie: Kleinere Fremdkörper lassen sich in der Regel mit einer Faßzange direkt oder über ein Zystoskop entfernen. In Einzelfällen kann eine suprapubische operative Entfernung des Fremdkörpers durch Sectio alta notwendig werden.

18.7 Massive Blutungen aus dem Harntrakt

Eine massive Blutung aus dem Harntrakt ist immer ein Hinweis auf eine frische Verletzung oder eine ernste Erkrankung. Aus gynäkologischer Sicht sind ursächlich zu nennen:

- Blasenläsionen im Rahmen gynäkologischer und urogynäkologischer Operationen und bei Sectio caesarea;
- Gefäßverletzungen beim perkutanen Legen eines Zystostomiekatheters;
- Blasenwandinfiltration eines malignen Genitaltumors mit Gefäßarrosion;
- akute hämorrhagische Zystitis bei Cyclophosphamidbehandlung und radiogener Therapie;
- Hämolyse bei HELLP-Syndrom;
- Unverträglichkeit oder Überdosierung von Antikoagulantien.

Differentialdiagnostisch müssen ausgeschlossen werden:

- primärer Blasentumor,
- Nieren- und Harnleitertumoren,
- Nieren- und Harnleitersteine,
- traumatische Verletzungen der Harnorgane,
- radiogenes Ulkus als Spätreaktion einer radiologischen Therapie.

Diagnose und Therapie: Der Ausgangspunkt intraoperativ auftretender frischer Harntraktblutungen ist unverzüglich darzustellen und zu versorgen. Bei postoperativ sich verstärkender oder neu einsetzender akuter Blutung ist das Blasenlumen mit dem Spülzystoskop klar zu spülen und anschließend zu zystoskopieren. Für eine Dauerspülung wird ein dreiläufiger Spülkatheter mit zentraler und seitlichen Öffnungen benötigt.
Die weitere Therapie richtet sich nach der Grunderkrankung und wird in enger Abstimmung mit den Urologen erfolgen. Operationsbedingte Blutungen aus der Blasenwand klingen bei ausreichender Blasenentlastung nach Drainage und Spülung meist rasch ab.

Literatur

Beck, L., H. G. Bender: Interdisziplinäre Zusammenarbeit mit der Urologie. Ureter- und Blasenkomplikationen. Gynäkologe (1985) 24–25.

Brandhauer, K., H. Hassler: Die Verletzung des Urogenitalsystems. Urologe (A) 29 (1990) 234–242.

Käser, O., F. A. Iklé, H. A. Hirsch: Atlas der gynäkologischen Operationen. Thieme Verlag, 4. Aufl. 1983.

Kremling, H., C. Goecke, G. Solbach: Forensische Gynäkologie. Thieme, Stuttgart–New York 1991.

Krieglsteiner, P., H. Graeff, R. von Hugo, R. Strigl, J. Zander: Typische Operationstechniken bei abdominalen Eingriffen an Uterus, Tuben und Ovarien. In: J. Zander, H. Graeff (Hrsg.), Gynäkologische Operationen, 3. Aufl., Bd. IX, Springer, Berlin–Heidelberg–New York 1991.

Kunz, J.: Urological complications in gynecological surgery and radiotherapy. In: P. J. Keller (Hrsg.): Contributions to Gynecology and Obstetrics. Vol. 11, Karger, Basel 1984.

Mann, W. J., P. P. Koonings: Ureteral injuries in gynecologic surgery. Int. Urogynecol. J. 4 (1993), 361–365.

McAninch, J. W.: Verletzungen des Urogenitaltraktes. In: E. Tanagho, J. McAninch (Hrsg.), Smiths Urologie, Springer, Berlin–Heidelberg–New York 1992.

Methfessel, H. D.: Verletzungen der Harnorgane. In: Fischer, W. (Hrsg.), Urogynäkologie für Klinik und Praxis, Thieme, Leipzig 1982.

Schwenzer, Th., L. Beck: Forensische Aspekte von Blasen- und Harnleiterverletzungen bei gynäkologischen Standardoperationen. Geburtsh. u. Frauenheilk. 52 (1992), 632–637.

Wilker, D. K., J. R. Izbicki, E. Euler, L. Schweiberer: Verletzungen des Beckens und der Retroperitonealorgane. Urologe (A) 30 (1991), 183–188.

19. Tumoren

D. Schnorr, St. A. Loening

19.1	Übersicht und Symptome
19.2	Harnröhrentumoren
19.2.1	Erscheinungsformen und Häufigkeit
19.2.2	Symptome
19.2.3	Diagnose/Differentialdiagnose
19.2.4	Therapie
19.3	Blasentumoren, sekundäre Karzinome
19.3.1	Erscheinungsformen, Häufigkeit, Ätiologie
19.3.2	Symptome
19.3.3	Diagnose/Differentialdiagnose
19.3.4	Therapiegrundsätze
19.4	Tumoren der oberen Harnwege und Nieren
19.4.1	Erscheinungsformen und Häufigkeit
19.4.2	Symptome
19.4.3	Diagnose/Differentialdiagnose
19.4.4	Therapiegrundsätze

19.1 Übersicht und Symptome

Gynäkologen werden allein wegen der engen morphologischen und funktionellen Beziehungen zur Urologie häufig mit Tumoren der Nieren und ableitenden Harnwege konfrontiert. Das **führende Symptom** dieser urologischen Tumoren ist die **Makro-** oder **Mikrohämaturie**. Eine *initiale Hämaturie* weist auf Prozesse im Harnröhrenbereich hin, eine *terminale Hämaturie* auf Erkrankungen des Blasenauslasses und Trigonums, die *totale Hämaturie* wird dagegen bei Blasenerkrankungen und Tumoren des oberen Harntraktes beobachtet.

Während als häufigste Ursache der Hämaturie bei Frauen zwischen 20 und 35 Jahren die hämorrhagische Zystitis gilt, muß man bei den über 45jährigen in erster Linie an Blasen- und Nierentumoren denken.

Bei Kindern bis zum Alter von 15 Jahren stellt das Nephroblastom (Wilms-Tumor) die häufigste Ursache einer Hämaturie dar. Wilms-Tumoren werden in Ausnahmefällen auch bis zum Alter von 40 Jahren beobachtet.

Andere Ursachen von „Blutungen“: Postmenopauseblutungen, Metrorrhagien, Strahlenschäden, mechanische Irritationen des Genitalbereiches, Veränderungen an der Harnröhrenöffnung (Karunkel, Polyp, Schleimhautprolaps, Karzinom), Blasenendometriose.
Andere Ursachen von „Tumoren im Unterbauch“ und Genitalbereich: volle Blase, Zystourethrozele, vulvourethrales Karzinom, anteuterine Ovarialtumoren, Myome, Beckenniere, Nierentransplantat, Konglomerattumoren (Darm, inneres Genitale, Blase), infiltrierendes Zervixkarzinom, Tumoren des Gartner-Ganges (Zyste, Karzinom), Divertikel mit/ohne Karzinom.

Nach der Häufigkeit rangieren die Blasentumoren vor den Nierentumoren und machen etwa 4% aller bösartigen Geschwülste aus.

Die Tumorinzidenz an Blasenkrebs nimmt nach dem 50. Lebensjahr deutlich zu. Das Durchschnittsalter von Patienten mit Blasenkrebs beträgt etwa 65 Jahre.

Urethralkarzinome treten häufiger bei Frauen als bei Männern auf. Sie machen aber nur 0,02% aller malignen Tumoren aus. **Nierentumoren, Nierenbeckentumoren und Harnleitertumoren** machen etwa 2% aller malignen Tumoren aus. Nierenbecken- und Harnleitertumoren sind seltene Tumoren, wohingegen der häufigste maligne Nierentumor, das Nierenzellkarzinom, zunehmend an Bedeutung durch die ultraschallbedingte Vorverlegung der Diagnose gewinnt.

Sekundäre Blasentumoren durch Invasion/Infiltration aus den Nachbarorganen oder Metastasen sind im Vergleich mit anderen Blasentumoren relativ selten, dafür aber prognostisch ungünstig und bedürfen einer interdisziplinären Zusammenarbeit in der Ausbreitungsdiagnostik und Therapie. Ihrer urogynäkologischen Relevanz entsprechend werden vor allem die epithelialen Primärtumoren der unteren Harnwege und die sekundären bzw. metastatischen Blasentumoren besprochen (Tab. 19-1).

19.2 Harnröhrentumoren

19.2.1 Erscheinungsformen und Häufigkeit

Karunkel, *Polypen* und *Condylomata acuminata* sind die häufigsten benignen Veränderungen an der äußeren Harnröhrenöffnung (Abb. 19-1). Frauen im mittleren und höheren Lebensalter werden bevorzugt befallen. Der Kliniker neigt dazu, die am häufigsten vorkommenden breitbasigen, oft entzündlichen Gebilde am Harnröhrensaum als Karunkel (Fleischwärzchen) und die weniger häufigen, gestielten Neubildungen als Polypen zu bezeichnen. Condylomata acuminata bereiten gewöhnlich keine Schwierigkeiten bei der Erkennung.

Das primäre *Harnröhrenkarzinom* der Frau ist selten und macht weniger als 1% aller urologischen Tumoren aus. Prognostisch bedeutsam sind Lokalisation und Infiltrationsgrad. Die klinische und feingewebliche Einteilung wird nach dem TNM-System vorgenommen. Das Harnröhrenkarzinom kann sich vulvourethral und endourethral ausbreiten. Selten nimmt es von den paraurethralen Drüsen seinen Ausgang. Distal (vordere Urethra) sind häufiger Plattenepithelkarzinome lokalisiert, proximal (hintere Harnröhre) überwiegen Urothel- und Adenokarzinome.

Die 5-Jahresüberlebensrate distaler Harnröhrenkarzinome wird mit 60% angegeben, während die 5-Jahresüberlebensrate der proximal gelegenen Karzinome wegen der frühen Metastasierung in die iliakalen Lymphknoten prognostisch ungünstig ist und bei 10% liegt.

Tab. 19-1: Tumoren der weiblichen Harnorgane

	benigne	**maligne**
Harnröhre	Karunkel Polyp Condylomata acuminata	Plattenepithelkarzinom (80%, meist distal), Urothel- oder Übergangszellkarzinom (14%, häufig proximal), Adenokarzinom (6%, proximal), selten: Melanoblastom, Sarkom
Blase	Papillome (3%) selten: Hämangiom, Endometriose, Fibrom, Myom	Urothelkarzinom (92%), Plattenepithelkarzinom (3%), Adenokarzinom (2%), Urachuskarzinom, sekundäre Tumoren durch Invasion/Infiltration aus Nachbarorganen: Zervix, Uterus, Ovarien, Sigma, Rektum. Metastasen: Magenkarzinom, Lungenkarzinom, Mammakarzinom, Melanom
Nierenbecken und Harnleiter	Papillom, Fibroepitheliom	Urothel-, Plattenepithel-, Adenokarzinom
Niere	Zysten, Adenom, Fibrom, Angiomyolipom	Nierenzellkarzinom (85%), Wilms-Tumor (Nephroblastom im Kindesalter), Onkozytom, Sarkom, Metastasen: Bronchialkarzinom

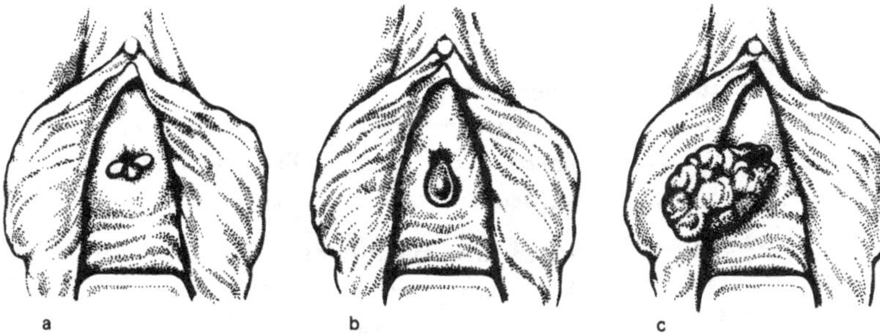

Abb. 19-1: Gut- und bösartige Tumoren an der Harnröhrenmündung: a) Karunkel; b) Polyp; c) vulvourethrales Karzinom.

19.2.2 Symptome

Alle gut- und bösartigen Veränderungen an der weiblichen Urethra verursachen Dysurie, Brennen und Schmerzen beim Wasserlassen und Koitus und bluten leicht.

Die **Blutung** ist führendes Symptom (Blut in der Wäsche, initiale Hämaturie). Bei Tumorvergrößerung kann es bis zum Harnverhalt kommen. Drang- und/oder Streßinkontinenz infolge endourethraler Tumorausbreitung werden gelegentlich beobachtet.

19.2.3 Diagnose/Differentialdiagnose

Inspektion: Die Harnröhrenöffnung sollte nicht nur mit dem bloßen Auge, sondern auch durch das Kolposkop betrachtet werden. *Harnröhrenkarunkel* manifestieren sich zumeist bei älteren Frauen an der dorsalen Zirkumferenz der distalen Harnröhre und wölben sich in das Vestibulum vaginae vor. Es handelt sich um himbeerähnliche, vaskularisierte, rötliche Tumoren, die dem Orificium urethrae externum direkt aufsitzen. *Polypen und Condylomata acuminata* sind ebenfalls rötlich, weisen oft einen kurzen Stiel auf und bluten wie Karunkel leicht.

Plötzliche hämorrhoidenähnliche Anschwellungen der hinteren Zirkumferenz sprechen für Thrombosierung. Differentialdiagnostisch muß an *Schleimhautdislokationen* (Ektropium, Prolaps), *paraurethrale Zysten und Abszesse*, spezifische *Infektionen* (Gonorrhoe, Lues, Tbc) und *Karzinome* gedacht werden. Ein Drittel der Urethralkarzinome wachsen distal, zwei Drittel im mittleren und proximalen Harnröhrenbereich. Bei Befall des distalen Harnröhrenabschnittes verläuft die Metastasierung in die oberflächlichen und tiefen Leistenlymphknoten. Proximal gelegene Tumoren metastasieren frühzeitig in die iliakalen Lymphknoten (Abb. 19-2).

Palpation: Bei *Harnröhrentumoren* ergibt die Palpation der Urethra von vaginal einen indu-

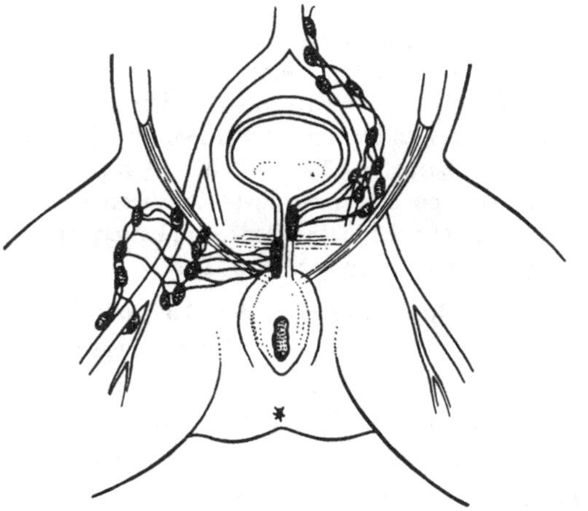

Abb. 19-2: Primäre Lymphknotenstationen des distalen Urethralkarzinoms in oberflächlichen und tiefen Leistenlymphknoten und des proximalen Urethralkarzinoms in iliakalen Lymphknoten.

rierten, meist indolenten Bezirk im Harnröhrenverlauf (Differentialdiagnose: Urethradivertikel). Ein *Urethradivertikel* kann manchmal durch Urethrozystoskopie, sicherer durch Doppelballonurethrographie erkannt werden.

Eine **Urethrozystoskopie** zur Beurteilung von Blase und Harnröhre bei gleichzeitiger vaginaler Mituntersuchung zur Beurteilung der Blase, insbesondere des Trigonums und der Beweglichkeit der Harnröhre schließen sich an.

Urinzytologische Untersuchungen können die Diagnose unterstützen. Die Diagnose wird gesichert durch die Urethrozystoskopie und transurethrale Elektroresektion mit Gewebeentnahme.

Die **Histologie** gibt Auskunft über Tumorart, Infiltrationstiefe und Grading.

19.2.4 Therapie

Urethralkarunkel und **Urethralpolypen** werden lokal exzidiert oder mit dem Laserskalpell/Diathermiemesser abgetragen. Eine Sondierung mit Katheter oder Dittelstift zur Lokalisation des Karunkels/Polypen und zum Ausschluß einer Harnröhrenstenose ist erforderlich.

Der Karunkel/Polyp wird mit einer Klemme hervorgezogen und an der Basis abgetragen. Mit Einzelknopfnähten (Catgut 4×0) wird der Schleimhautdefekt verschlossen. Das exzidierte Gewebe muß histologisch untersucht werden. Ein Harnröhren-Verweilkatheter Charr. 18 bis 20 für 2 Tage verhindert postoperative Miktionsbeschwerden. Condylomata acuminata werden am besten mit Laserbestrahlung vaporisiert (CO_2-Laser).

Die Behandlung des Harnröhrenkarzinoms richtet sich nach Lokalisation, Infiltrationsgrad und Stadium der Erkrankung. Die regionären Lymphknoten sind die oberflächlichen und tiefen Leisten- sowie die Beckenlymphknoten

Ta-Karzinome sind nichtinvasive, papilläre, polypöse oder verruköse Tumoren. *T1-Tumoren* infiltrieren das subepitheliale Gewebe, *T2-Tumoren* dringen in die periurethrale Muskulatur ein, *T3-Tumoren* infiltrieren die vordere Vagina oder den Blasenhals und *T4-Karzinome* infiltrieren die Nachbarorgane.

Oberflächliche Tumoren (Ta und T1) werden transurethral reseziert. Umschriebene distale Karzinome, häufig Plattenepithelkarzinome, werden exstirpiert.

Strahlentherapieformen (Kontaktbestrahlung, Afterloading, Perkutanbestrahlung) bei invasiven Harnröhrenkarzinomen mit und ohne Einbeziehung der Lymphabflußbahnen haben vorwiegend palliativen Charakter. Die Strahlentherapie kann gegenüber der Harnröhrenchirurgie und bilateralen, inguinalen und pelvinen Lymphknotendissektionen allenfalls einen günstigeren urologisch-funktionellen Effekt erzielen. Überlebensraten werden davon nicht beeinflußt.

Die Prognose des Harnröhrenkarzinoms ist im allgemeinen nicht gut. Aufgrund der geringen Fallzahl von Harnröhrenkarzinomen ist diese Bewertung allerdings einer großen individuellen Schwankung unterworfen.

Bei dem seltenen Vorkommen eines invasiven, nicht metastasierten Harnröhrenkarzinoms im mittleren und proximalen Harnröhrenanteil sollte deshalb das Ausmaß der chirurgischen Intervention in Relation zum Allgemeinzustand und der Lebensqualität der Patientin stehen.

In wenigen Fällen werden auch radikale Eingriffe indiziert sein: Zystourethrektomie mit Exstirpation von Scheide, Vulva, Zervix und Uterus sowie bilaterale pelvine Lymphadenektomie. Als supravesikale Harnableitungen stehen dann zur Verfügung: Ileum-Conduit, Colon-Conduit nach vorausgegangenen Bestrahlungen im kleinen Becken unterschiedlicher Genese, Ureterosigmoideostomie und der Mainz-Pouch II (Sigma-Rektum-Pouch) (vgl. Kap. 17.6.6).

Bei Lymphknotenmetastasen kann eine **Chemotherapie** mit Cisplatin- und Methotrexat-Kombinationen (M-VAC, M-VEC) durchgeführt werden, die allerdings beim Plattenepithelkarzinom aussichtslos ist. Bei lokal weit fortgeschrittenem Urothelkarzinom der Harnröhre kann diese Chemotherapie unter neoadjuvanter Zielsetzung erfolgen und bei nachweislich eingetretener Zytoreduktion die Radikaloperation angeschlossen werden. Lokal weit fortgeschrittene Plattenepithelkarzinome werden mit 50–60 Gy bestrahlt. Die Bedeutung der Brachytherapie als Kontakt- und Afterloading-Verfahren ist aufgrund geringer Fallzahlen noch nicht abzuschätzen.

19.3 Blasentumoren, sekundäre Karzinome

Wenngleich Gynäkologen eher mit sekundären als mit primären Blasentumoren in Berührung kommen, so müssen sie im Interesse einer qualifizierten Differentialdiagnose und Tumorbewertung auch über die primären Erscheinungsformen von Blasentumoren Bescheid wissen.

19.3.1 Erscheinungsformen, Häufigkeit und Ätiologie

97% aller Blasentumoren sind Karzinome und damit epithelialen Ursprungs. In 3% handelt es sich um gutartige Papillome, mesenchymale Tumoren und Blasenmetastasen anderer Organe. Die Inzidenz für beide Geschlechter liegt bei 18 Neuerkrankungen auf 10^5 Personen pro Jahr. Das Verhältnis Frauen zu Männern beträgt 1 : 3, das Durchschnittsalter von Patienten mit Blasenkrebs beträgt etwa 65 Jahre. Ätiologisch gesicherte Urin-Karzinogene sind aromatische Amine (Beta-Naphthylamin, Benzidine).

Erwiesene Zusammenhänge mit einem Harnblasenkarzinom existieren zur *Bilharziose*, einer Wurmerkrankung mit endemischem Auftreten in Afrika, im Nahen Osten, Südostasien, Griechenland und Portugal.

Die bekannten Risikofaktoren Nikotin, Phenacetin und Süßstoffe wie Zyklomat und Sacharin rufen per se kein Blasenkarzinom hervor. Schadstoffmenge, Intensität, Latenz- und Expositionszeit scheinen bei der Entwicklung eines Blasenkarzinoms eine Rolle zu spielen. Bei der Betrachtung von **Pathologie und Pathogenese** des Blasenkarzinoms sind die folgenden fünf Gesichtspunkte klinisch relevant:

1. **Gewebetypen**: Urothelkarzinom 95%, Plattenepithel- und Adenokarzinom 5%;
2. **Wachstumsformen:** papillär 80%, solide 17%, Carcinoma in situ 3% (Cis);
3. **Lokalisationen:** in 50% multilokulär (Seitenwand/Hinterwand 70%, Blasenboden 30%, Vorderwand 10%);
4. **Wachstumsarten:** oberflächlich, infiltrierend, metastasierend;
5. **Metastasierung:** primär lymphogen, sekundär hämatogen (Lunge, Leber, Skelett).

ad 1: Plattenepithel- und Adenokarzinome haben eine ungünstige Prognose und imponieren häufig als Blasendivertikeltumoren. Bei 97% aller feingeweblich untersuchten Blasentumoren handelt es sich um Karzinome. Somit gibt es real nahezu keine gutartigen Blasentumoren.
ad 2: Wachstumsformen lassen sich bei der Zystoskopie unterscheiden. Aussagen zum Malignitätsgrad und zur Infiltrationstiefe erhält man erst durch Probeexzision bzw. transurethale Resektion des Tumors (TUR-B). Die Diagnose Carcinoma in situ (Cis) kann nur durch Biopsie gestellt werden. Das Cis wächst in der Mukosa, weist alle Karzinomkriterien auf, läßt jedoch kein papilläres oder solides Wachstum erkennen und infiltriert nicht die Lamina propria.
ad 3: Bei der Zystoskopie muß wegen des multilokulären Auftretens von Tumoren immer die gesamte Blase durchgemustert werden.
ad 4: An Wachstumsarten sollten generell nur drei Unterscheidungen getroffen werden: oberflächliche Karzinome (75%), muskelinfiltrierende Karzinome (20%), metastasierende Karzinome (5%).
ad 5: Die Metastasierung des Blasenkarzinoms erfolgt primär lymphogen über die iliakalen Lymphknoten. Weitere Metastasierungsschwerpunkte des Blasenkrebses, dann sekundär hämatogen, sind die Lunge, Leber und das Skelettsystem in fortgeschrittenen Stadien.

TNM-Klassifizierung: Auf der Grundlage der Tumorausdehnung „T", des Lymphknotenbefalles „N" und des Metastasierungsgrades „M" wird auch beim Blasenkarzinom eine prätherapeutische TNM-Klassifizierung vorgenommen, die das diagnostische und therapeutische Procedere bahnt (Abb. 19-3).

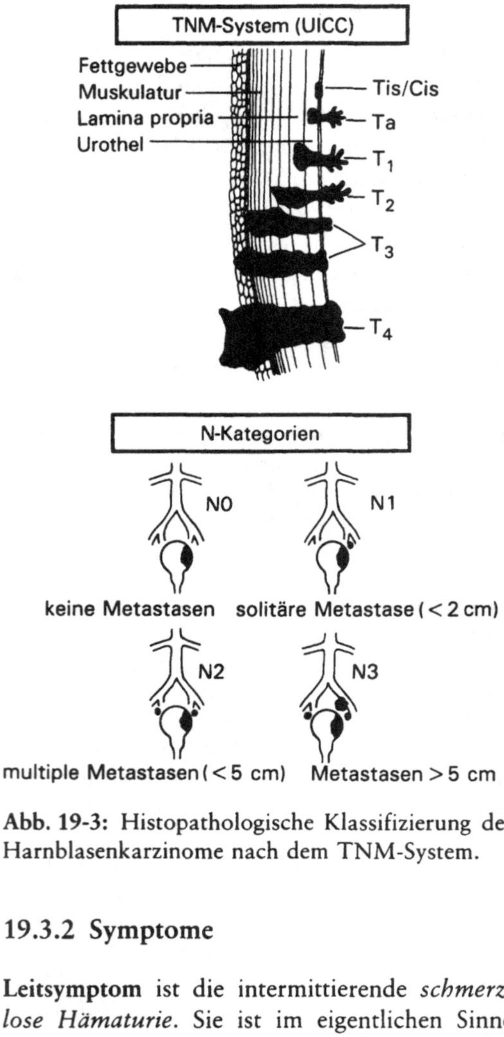

Abb. 19-3: Histopathologische Klassifizierung der Harnblasenkarzinome nach dem TNM-System.

19.3.2 Symptome

Leitsymptom ist die intermittierende *schmerzlose Hämaturie.* Sie ist im eigentlichen Sinne kein Frühsymptom, weil der Tumor bereits als solcher in der Blase existiert. Die Hämaturie kann als Mikro- oder Makrohämaturie imponieren; sie kann als initiale, terminale und totale Hämaturie auftreten.

Jede Hämaturie gilt solange als tumorverdächtig, bis das Gegenteil erwiesen ist. Sowohl eine sekundäre Infektion als auch ein bereits infiltrierend wachsendes Blasenkarzinom können eine chronisch rezidivierende Zystitis mit Pollakisurie, Strangurie und Algurie vortäuschen. Eine länger als 3 Wochen bestehende Zystitis erfordert eine Zystoskopie zum Tumorausschluß. Urinzytologie und Ultraschalluntersuchungen der Harnwege sind begleitende diagnostische Maßnahmen.

19.3.3 Diagnose/Differentialdiagnose

Die Diagnose Blasentumor wird durch die **Zystoskopie** gestellt. Neben Lokalisation, Wachstumform und -art des Blasentumors können auch Urin- und evtl. Blutaustritt aus den Ostien (bei Nierenbecken-, Harnleiter- und Nierentumoren) beurteilt werden.

Aus urologischer Sicht gelten nur für die Hämaturie bei Schwangeren sowie nach Strahlen- oder Zytostatikatherapie **relative Indikationen** zur Zystoskopie mit aufgeschobener Dringlichkeit. **Absolute Indikationen** zur Zystoskopie sind: schmerzlose Hämaturie, intermittierende-rezidivierende Hämaturie, anamnestisch angegebene Hämaturie.

Seltene endoskopische Blasenbefunde sind die bläulich schimmernden *Endometrioseherde* mit Zyklusabhängigkeit; *schollige Leukoplakien*, die als Präkanzerosen abzugrenzen sind von harmlosen Plattenepithelinseln und Epithelmetaplasien bei der chronischen *Trigonumzystitis. Tuberkulöse Ulzera* erkennt man an ihren scharfen, unterminierten Rändern und miliaren Begleitknötchen in der Schleimhaut, an Gefäßkreuzen in der Umgebung der Ostien und am Blasenboden. Wichtigster Hinweis ist die Symptomen-Trias: Tbc-Anamnese, abakterielle saure Pyurie und chronisch rezidivierende Zystitis.

Bei der schmerzlosen Hämaturie gilt nach der Zystoskopie das **i. v.-*Urogramm*** als obligate Untersuchung (Ausnahme: Gravidität), da Urothelkarzinome eine panurotheliale Erkrankung darstellen und bis zu 5% simultan die oberen Harnwege betroffen sein können.

Einseitig erweiterte oder distal starre Harnleiter, starre Blasenwandregionen und urographisch stumme Nieren weisen auf infiltrierende Blasenkarzinome hin.

Die Sonographie hat im Rahmen der Blasentumordiagnostik lediglich eine orientierend-additive Bedeutung. Aussagen zur Dignität und Infiltrationstiefe sind damit nicht möglich. Es lassen sich jedoch sonographisch Lebermetastasen und deutlich vergrößerte Lymphknoten im Sinne von Metastasen erkennen sowie der Zustand beider Nieren hinsichtlich Stauung, Stein oder Tumor beurteilen. Die **vaginale Sonographie** gilt als sinnvolle Ergänzung bei Tumoren im Trigonum, am Blasenboden und der Hinterwand zur differentialdiagnostischen Abgrenzung oder Mitbeteiligung von Zervix, Ovarien oder Uterus.

CT und/oder MRT-Untersuchungen des kleinen Beckens sind keine primären Untersuchungen bei Vorliegen eines Blasenkarzinoms. Sie sind hilfreich beim Staging und der Abklärung größerer Lymphknotenmetastasen bei geplanter Radikaloperation.

Die transurethrale Tumorresektion (TUR-B) in Narkose stellt im Idealfall Diagnose und Therapie zugleich dar. Bei multilokulären Tumoren und/oder Verdacht auf Cis werden in gleicher Sitzung mit der PE-Zange Quadrantenbiopsien aus Trigonum, Hinterwand, Vorderwand, linker und rechter Seitenwand entnommen.

Bei der bimanuellen **Palpation** nach erfolgter transurethraler Resektion wird die Beweglichkeit und Abgrenzbarkeit der Blase von den Nachbarorganen noch einmal nach Entfernung des Tumors überprüft. In günstigen Fällen, wenn keine Adipositas besteht, können dabei auch Tumoren des Ovar und des Uterus erfaßt werden. Fortgeschrittene Zervix- und Vaginalkarzinome sowie Konglomerattumoren im kleinen Becken schränken bei der Palpation die Blasenbeweglichkeit gleichermaßen ein wie ausgedehnte primäre, wandinfiltrierende Blasenkarzinome.

Seltene Blasentumoren und Sekundärkarzinome: Ätiologisch gesichert ist der Zusammenhang zwischen *Bilharziose* und Karzinom (Plattenepithelkarzinom) der Blase. In Europa sind nur3%, in einigen Ländern Afrikas, Asiens und des Nahen Ostens mit endemisch auftretender Bilharziose dagegen 80% aller Blasentumoren Plattenepithelkarzinome.
Mit 0,2% bis 2% aller Blasentumoren stellt das immer solitär wachsende *Adenokarzinom* eine Rarität dar: Befallen werden Trigonum, Blasenseiten- und -hinterwand. Differentialdiagnostisch ist davon das Urachuskarzinom abzugrenzen, dessen Lokalisation ausschließlich am Blasenscheitel zu suchen ist. Noch seltener kommt das *maligne Melanom* des Urogenitaltraktes vor.
Bei Verdacht auf Vorliegen eines malignen Melanoms der Urethra, Blase oder am Vestibulum vaginae müssen alle anderen möglichen Tumorlokalisationen im Bereich des gesamten Integuments untersucht und ausgeschlossen werden.

Zervix- und Scheidenkarzinome können am Blasenboden, im Trigonum und am Blasenauslaß die Blasenmuskulatur infiltrieren, penetrieren und durch die Schleimhaut in das Blasenlumen einbrechen (Stadium T4). Nicht immer korreliert dabei der Blasenbefund mit dem klinischen Bild (Abb. 19-4).

Bei allen Genitalkarzinomen wird deshalb grundsätzlich – unabhängig vom klinischen Stadium – die Zystoskopie gefordert.

Endoskopisch sichtbare Zeichen der Blasenwandinfiltration von außen können bullöse Schleimhautödeme, kissenartige Wandödeme und Trigonumdislokationen sein. Das in die Blase von außen eingebrochene Karzinom läßt Ulzerationen und Defekte der Blasenschleimhaut erkennen (Farbtafel IV).

Solche Befunde können auch durch Zystosonographie als Zusatzuntersuchung zur Zystoskopie unmittelbar am Monitor beurteilt und dokumentiert werden.

Für die Organzuordnung (Zervix, Scheide, Ovarien, Uterus, Rektum, Sigma) sind vaginale und rektale Palpation, vaginale Ultraschalluntersuchung und CT unerläßlich. Die histologische Zuordnung und Bestätigung erfolgt mittels TURB und großzügiger Probeexzision. Urinzytologische Untersuchungen führen dagegen bei von außen infiltrierenden und eingebrochenen

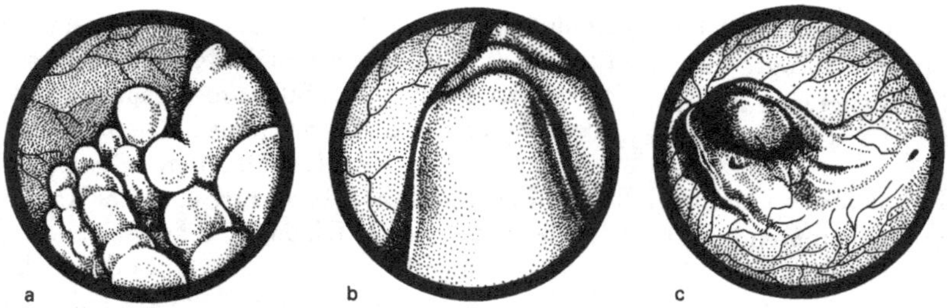

Abb. 19-4: Zystoskopische Vorzeichen der Karzinomausbreitung nach Stoeckel: **a)** bullöses Ödem; **b)** kissenartiges Wandödem; **c)** Trigonumdislokation.

Sekundärkarzinomen zu keiner Befunderweiterung.

19.3.4 Therapiegrundsätze

Die Therapie des Blasenkarzinoms orientiert sich am TNM-System und berücksichtigt Alter, Allgemeinzustand, Operationswilligkeit und Lebensqualität der Patientin.

Oberflächliche Blasenkarzinome (Ta, Tis, T1) werden primär transurethral reseziert (TUR-B).

Adjuvante Therapieformen (intravesikale Instillationen mit Zytostatika oder BCG) sollen sich am Risiko der Rezidivhäufigkeit orientieren. Der Stellenwert von Lasertherapie und photodynamischer Laserbehandlung läßt sich noch nicht endgültig beurteilen. Die Therapie des Carcinoma in situ (Cis) besteht primär in der intravesikalen Immuntherapie mit BCG; bei Therapieresistenz muß jedoch sekundär die radikale Zystektomie erfolgen.

Für lokale Maßnahmen bei oberflächlichem Blasenkarzinom gilt: wenn nach 6 Monaten kein Therapieerfolg erkennbar ist und die Infiltration bei Kontroll-TURB oder -PE die Muskularis erreicht, ist die Indikation zur **radikalen Zystektomie** gegeben.

Für Patienten mit oberflächlichem Blasenkarzinom beträgt die 5-Jahresüberlebensrate 85%. Bis zu 70% der Patienten entwickeln Tumorrezidive, und innerhalb von 5 Jahren entsteht bei 5% bis 30% dieser Patientengruppe ein muskelinfiltrierendes Blasenkarzinom mit Metastasierung.

Das oberflächliche Blasenkarzinom verliert seine gute Prognose, sobald es die Lamina propria infiltriert und durchbrochen hat. Die Invasion der Lamina propria vervielfacht das Risiko der Metastasierung in regionäre Lymphknoten und verursacht die multilokuläre Tumor-Dissemination in der Blase. Etwa 20% der Blasenkarzinome weisen zum Zeitpunkt der Primärdiagnose bereits muskelinfiltrierendes Wachstum auf.

Muskelinvasive Karzinome können kurativ nur durch radikale Zystektomie behandelt werden.

Blasenteilresektionen und Strahlentherapie haben heute keinen Platz mehr in der kurativen Therapie der T2- und T3-Blasenkarzinome. Radikale Zystektomie bei der Frau bedeutet: Entfernung von Blase, Harnröhre, Vagina, Uterus und pelvine Lymphadenektomie beidseits. Bei diesem ausgedehnten Eingriff beträgt die Mortalität weniger als 5%.

In den wenigen Fällen von Zervixkarzinomen, die sich zentral in Richtung Blase ausbreiten, kommt ebenfalls die vordere Eviszeration allein oder in Kombination mit Strahlentherapie (CORT-Verfahren) zur Anwendung.

Als **supravesikale Harnableitungen** nach radikaler Zystektomie kommen *kontinente und nichtkontinente* Ableitungen in Frage. *Kontinente Harnableitungen* werden in Form von Pouches aus Dünn- oder Dickdarm mit Bildung eines Verschlußmechanismus geformt (s. Kap. 17.6.6). Durch Selbstkatheterisierung kann das großvolumige Niederdruckreservoir mehrmals am Tage entleert werden (Kock-Pouch, Indiana-Pouch, Mainz-Pouch) bzw. bei der Ureterosigmoideostomie, funktionellen Rektumblase oder dem Mainz-Pouch II per anum auf dem Wege der Defäkation geschehen. Die operative Revisionsrate bei den Pouches ist hoch und liegt zwischen 10% und 30%. Weitere Komplikationen sind ureteroileale Stenosen (2–5%), Steinbildungen am Nippel (10–50%), Reflux (2%) und nächtliche Inkontinenz (bis 40%).

Als **Indikation für ein kontinentes Stoma** gilt bei Frauen die Ablehnung des „nassen", nichtkontinenten Stomas. **Kontraindikationen** zur Harnableitung in den Dünndarm/Dickdarm sind Morbus Crohn, Strahlenschäden nach intensiver Strahlentherapie des kleinen Beckens, Colitis ulcerosa, Divertikulose, Divertikulitis, Polyposis. Als **Indikation zur Ureterosigmoideostomie** bei Frauen gilt die Ablehnung des „nassen" Stomas und des zu katheterisierenden Pouches. Zur klinischen Prüfung der analen Kontinenz muß ein 300 ml-Einlauf unter Bedingungen des Liegens, Stehens, Sitzens und Gehens über 2–3 Stunden gehalten werden können. **Kontraindikationen** der Ureterosigmoideostomie sind neben vorgeschädigten Nieren (Stauung, Niereninsuffizienz) Dickdarmerkrankungen (Divertikulose, Divertikulitis, Colitis ulcerosa, Polyposis) und vorausgegangene Bestrahlungen im kleinen Becken. Komplikationen beziehen sich auf Funktionseinbußen des oberen Harntraktes und Reflux (20%), ureterointestinale Stenosen (5–15%) und die hyperchlorämische Azidose (60–80%).

Für eine sekundäre Karzinomentstehung an der Anastomose beträgt die Latenzzeit 10–20 Jahre. Für Patienten mit Blasenkarzinom ist dies ohne Bedeutung. Das Schicksal der Patienten wird nicht durch die Art der Harnableitung, sondern durch das Blasenkarzinom selbst bestimmt.

Nichtkontinente oder „nasse" Harnableitungen sind das Ileum-Conduit und das Kolon-Conduit (Sigma- und Querkolon-Conduit). Formal zählen dazu auch die perkutane Nephrostomie und Ureterokutaneostomie.

Das Ileum-Conduit gilt als Standard bei Niederdruck-Harnableitungen mit günstiger Protektion der oberen Harnwege, an dem sich andere Harnableitungen messen lassen müssen. Es dient nicht nur der adäquaten Harnableitung bei kurativer Zystektomie, sondern kann auch allein als palliatives Verfahren bei inoperablen Blasenkarzinomen und ausgedehnten Malignomen anderer Genese im kleinen Becken angelegt werden.

Als Kontraindikationen für Ileum- und Kolon-Conduit gelten die gleichen wie bei kontinenten Harnableitungen. Ausnahme: Bei Strahlenschäden im kleinen Becken ist ein Querkolon-Conduit möglich und indiziert.

Komplikationen bei Ileum- und Kolon-Conduit: Stomastenosen (5%), ureterointestinale Stenosen (5–20%), metabolische Azidose (bis 10%). Für Patienten mit T2 N0 M0-Blasenkarzinom betragen die 5-Jahresüberlebenraten etwa 60% und für T3-Karzinome etwa 40%. Die Überlebenszeiten und hohen Rezidivraten werden weitgehend durch okkulte Mikrometastasen determiniert.

Bei 5 bis 15% der Patienten handelt es sich um bereits **fortgeschrittene, metastasierte Blasenkarzinome** (T4 N1–3 M1). Eine kurative Therapie ist nicht mehr möglich. *Lokale Maßnahmen* (Zystektomie) und systemische Therapieformen (neoadjuvante, adjuvante Chemotherapie) führen nicht zur Verbesserung der Überlebenszeit und der Lebensqualität. Es kommen daher nur *Palliativmaßnahmen* in Betracht:

- bei kreislaufwirksamer Hämaturie: transurethrale Elektroresektion und Koagulation zur Blutstillung;
- bei Harnstauung: perkutane Nephrostomie; Ileum-Conduit/Querkolon-Conduit bei Lebenserwartung von mehr als 6 Monaten;
- bei tumorbedingter Inkontinenz: transurethraler Verweilkatheter;
- bei Tumor- und Metastasenschmerzen: Schmerztherapieformen bis zur Daueranalgesie mit einem Portsystem.

19.4 Tumoren der oberen Harnwege und Nieren

19.4.1 Erscheinungsformen und Häufigkeit

Das *Nierenzellkarzinom* repräsentiert 90% aller malignen Nierentumoren. Nicht mehr gebräuchliche Synonyma sind Hypernephron, Grawitztumor und hypernephroides Karzinom. Als *seltene primäre Nierentumoren* gelten das Urothelkarzinom des Nierenbeckens (5%), benigne Tumoren wie Fibrom, Adenom, Hämangiomyolipom (2%), Nephroblastom (Wilms-Tumor 1,5%), Onkozytom (1,5%) und extrem selten primäre Sarkome und Lymphoblastome der Niere.

Das Nierenzellkarzinom tritt gehäuft im höheren Lebensalter zwischen der 5. und 7. Lebensdekade auf; die Ätiologie ist nach wie vor unbekannt. Die Relation Frauen zu Männern beträgt etwa 1 : 1,5 bei einer Inzidenz von 8,5 Neuerkrankungen pro 10^5 weibliche Personen.

Nierentumoren wachsen infiltrativ und destruktiv innerhalb des Nierenparenchyms und verdrängen das Kelchsystem. Brechen sie in das Hohlsystem ein, ist eine Hämaturie die Folge. Der Tumor vermag frühzeitig das venöse Gefäßsystem zu infiltrieren und über die Vena renalis hinaus in die Vena cava inferior hineinzuwachsen. Andererseits kann der Tumor auch die fibröse Nierenkapsel durchbrechen, perirenales Fettgewebe infiltrieren, in Psoasfaszie und Muskulatur eindringen und auch per continuitatem im Peritoneum und Mesenterium Metastasen setzen.

Die Metastasierung von Nierenzellkarzinomen erfolgt primär hämatogen und erst sekundär lymphogen. Ein Drittel hat bei Diagnosestellung bereits Metastasen. Hauptlokalisationen sind der Reihenfolge nach Lunge, Leber, Skelett und Lymphknoten.

19.4.2 Symptome

Das Nierenzellkarzinom wächst **symptomlos.** Häufig führen Fernmetastasen in Lunge und/oder Skelettsystem zur Diagnose. Wie bei allen Tumoren des Urosystems gilt auch beim Nierenzellkarzinom die schmerzlose Hämaturie als Leitsymptom. Die Hämaturie gilt solange tumorverdächtig, bis das Gegenteil bewiesen ist.

Die klassische **Spätsymptom-Trias** *Hämaturie, palpabler Tumor* und *Schmerz* findet man bei weniger als 10% der Patienten mit Nierentumoren. Es überwiegen uncharakteristische Symptome wie BSG-Erhöhung (in 80%), Hypertonus (in 45%), Anämie (in 50%), Fieber (in 20%) und Gewichtsverlust (in 30%), die an ein Nierenzellkarzinom denken lassen sollten. Eine linksseitige symptomatische Varikozele kann ein Hinweis für einen Tumorthrombus in der Vena renalis sinistra sein.

19.4.3 Diagnose/Differentialdiagnose

Unverändert gilt für die schmerzlose Hämaturie, noch während der Hämaturie eine Zystoskopie vorzunehmen. Man erhält damit eine Seitenlokalisation (differentialdiagnostisch bei GN-Blutung aus beiden Ostien), kann einen Blasentumor ausschließen oder einen aus den Ostien herausragenden Harnleitertumor erkennen. *Die Hämaturie ist immer nur Symptom, keine Krankheit.*

Schwerpunkt der Diagnostik sind jedoch **bildgebende Verfahren**: *Ultraschall, CT und MRT* können gleichermaßen mit großer Sicherheit in 90–100% der Fälle Zysten von soliden Tumoren abgrenzen, Nierenvenen- und Vena cava-Infiltration, perirenale Tumorinfiltration, Parenchymmetastasen und regionäre Lymphknotenmetastasen nachweisen. Im Vorfeld der Diagnostik kann ein *i. v.-Urogramm* Auskunft über die ableitenden Harnwege, Morphologie und Funktion beider Nieren geben. Beim Nierentumor hat das i. v.-Urogramm im Gegensatz zum Nierenbecken-, Harnleiter- und Blasentumor eine geringere Bedeutung. Zur Ausbreitungsdiagnostik gehören noch die *Röntgenuntersuchung der Lungen* in zwei Ebenen und die *Skelettszintigraphie.* Eine Indikation zur Angiographie wird nur noch in Ausnahmefällen gesehen bei Einzelnieren, Restnieren und bilateral synchronen Tumoren bei jeweils geplanten organerhaltenden Operationen.

Als **Differentialdiagnose** beim Nierenzellkarzinom gelten Solitärzysten, Nierenzysten, polyzystische Nierendysplasie (Zystennieren), Angiomyolipome (Hamartome) und die xanthogranulomatöse Pyelonephritis.

Onkozytome und Adenome sind benigne Nierentumoren, die jedoch bei einer Größe von 2–3 cm als maligne zu betrachten sind. Nierentumoren können vorgetäuscht werden durch eine Hydronephrose, Nierentuberkulose und große Nebennierentumoren, die häufig hormonaktiv sind (Phäochromozytom mit Katecholamin- und VMS-Erhöhung; Conn-Syndrom mit Hypertonie, Hypokaliämie, Aldosteronerhöhung). Die Stadieneinteilung von Nierentumoren wird nach dem TNM-System vorgenommen. Entscheidend für die Prognose ist der Befund der regionalen Lymphknoten.

19.4.4 Therapiegrundsätze

Die Therapie des **lokalisierten Nierenzellkarzinoms** (T1–T3) besteht in der *transperitonealen radikalen Tumornephrektomie*: Entfernung von Niere, Nebenniere, Fettkapsel, Gerota-Faszie in toto und regionale Lymphknotendissektion. Dabei wird primär die Nierenarterie und danach die Nierenvene unterbunden, um eine Tumoraussaat zu vermeiden.

Tumorzapfen in der Vena renalis und Vena cava inferior stammen meist von rechtsseitigen Nierentumoren und können ohne größere Probleme entfernt werden. Sie verschlechtern bei Fehlen von Lymphknotenmetastasen die Prognose nicht. Kleine Nierentumoren in Rest- oder Einzelnieren oder bei bilateral synchronen Nierentumoren können durch Tumorresektion organerhaltend operiert werden.

Im Unterschied zur Therapie des Nierenzellkarzinoms wird beim nichtmetastasierten Nierenbecken- und Harnleitertumor die Nephroureterektomie mit vollständiger Exzision des Ureters aus der Blase in Form einer Blasenmanschette durchgeführt.

Die perkutane Strahlentherapie zur Rezidivprophylaxe oder als adjuvante Maßnahme bei Metastasen hat keine Bedeutung erlangt. Dagegen kann beim metastasierten oder lokal inoperablen Karzinom des oberen Harntraktes eine M-VAC-Therapie wie beim Blasenkarzinom benutzt werden.

Die Therapie des **metastasierten Nierenzellkarzinoms** ist weiterhin umstritten. Bei Vorliegen von Solitärmetastasen in Lunge, Leber oder Skelett sind *Tumornephrektomie und Metastasenresektion* im Sinne einer kurativen Therapie indiziert.

Der Erfolg einer *immunmodulatorischen Therapie* mit Kombinationen von Alpha-Interferon, Interleukin II und Zytostatika (z. B. 5-FU) hängt bei Ansprechraten zwischen 20 und 30% von zahlreichen, bisher nicht bekannten Faktoren ab. Die Nephrektomie zur Tumormassenreduktion scheint Voraussetzung zu sein. Lungenmetastasen sprechen bisher am besten auf Immunmodulation an. Abschließende Ergebnisse aus multizentrischen randomisierten Studien zu diesen Therapieformen liegen noch nicht vor.

Erwiesen ist dagegen die Wertlosigkeit von Vor- und Nachbestrahlung sowohl beim lokalisierten als auch metastasierten Nierenzellkarzinom. Als ebenso unwirksam haben sich beim Nierenzellkarzinom Zystostatika- und Hormontherapie (Progesteron, Antiöstrogene) erwiesen.

Prognose: Trotz radikaler Tumornephrektomie beträgt die 5-Jahresüberlebensrate für Nierenzellkarzinome der Stadien T1–T3 zusammengefaßt lediglich 50%, wobei T1 und T2-Stadien 5-Jahresüberlebensraten bis maximal 80% aufweisen können. Die 5-Jahresüberlebensrate der T4-Nierenzellkarzinome beträgt maximal 10%.

Literatur

Altwein, J. E., G. H. Jacobi (Hrsg.): Urologie, 2. Auflage, Enke, Stuttgart 1986.

Bichler, K. H., R. Harzmann (Hrsg.): Das Harnblasenkarzinom: Epidemiologie, Pathogenese, Früherkennung. Springer, Berlin 1984.

Culp, D. A., S. A. Loening (Ed.): Genitourinary Oncology. Lea & Febiger, Philadelphia 1985.

Droller, M. J.: Bladder Cancer – Part I, Monographs in Urology (**14**) (1993) Medical Directions Publishing Co., Montverde 1993.

Glenn, J. F. (Ed.): Urologic Surgery, 4th ed. Lippincott. Philadelphia 1992.

Hautmann, R., K. Kleinschmidt (Hrsg.): Therapie urologischer Erkrankungen. Enke, Stuttgart 1992.

Hermann, R., P. Schlang (Hrsg.): Neoadjuvante Chemotherapie maligner Tumoren. Thieme, Stuttgart 1988.

Hohenfellner, R., R. Wammack (Ed.): Continent Urinary Diversion – Société Internationale d'Urologie Reports, Livingstone, Edinburgh 1992.

Hermanek, P., O. Scheibe, B. Spiesse, G. Wagner (Hrsg.): TNM-Klassifikation maligner Tumoren. 4. Auflage, Springer Berlin 1987.

de Kernion, J. B., M. Pavone-Macaluso (Ed.): Tumors of the Kidney; International Perspectives in Urology, Vol. 13. Williams & Wilkins, Baltimore 1986.

Koelbl, H., G. Bernaschek: Cystosonography: A diagnostic adjunct for the staging of advanced gynecologic malignancies. Obstet. Gynecol. 72 (1988) 951–954.

Lamm, D. L.: Superficial bladder cancer – The Urologic Clinics of North America (**19**) 1992, Saunders, Philadelphia 1992.

Lüning, M., R. Felix (Hrsg.): Komplexe bildgebende Diagnostik – Abdomen. 1. Auflage, Thieme, Leipzig 1989.

Resnick, M. J., E. D. Kursh (Ed.): Current therapy in genitourinary surgery, 2nd ed., Decker, St. Louis 1992.

Zingg, E., R. T. Tscholl (Hrsg.): Supravesikale Harnableitung. Huber, Bern 1977.

20. Endometriose

Th. Schwenzer

20.1 Epidemiologie
20.2 Symptomatik
20.3 Diagnostik
20.4 Therapie
20.4.1 Hormonale Therapie
20.4.2 Operative Therapie
20.5 Nachsorge

In der Urogynäkologie ist besonders die im Bereich der ableitenden Harnwege lokalisierte Endometriose (Niere, Ureter, Blase und Urethra) von Bedeutung. Neben dieser Endometriose des Harntrakts können aber auch andere pelvine Endometrioseherde zu sekundären urologisch-nephrologischen Komplikationen führen (parametrane Herde mit Ureterobstruktion, Blasentenesmen bei Herden in der Uterusmuskulatur, Endometriose in paraurethralen Zysten etc.). Zur Pathogenese der Endometriose und den verschiedenen Theorien über die Entstehung muß auf die einschlägige Literatur verwiesen werden.

20.1 Epidemiologie

Es wird angenommen, daß ca. 2–3% der gesamten weiblichen Bevölkerung Endometrioseherde haben, ohne daß dies notwendigerweise zu Symptomen führt. Bei infertilen Frauen ist der Anteil der Endometrioseträgerinnen mit 15–24% stark erhöht. Häufigkeitsangaben über die Mitbeteiligung der ableitenden Harnwege umfassen mit 1–15% eine große Spannweite.

Bei der insgesamt sehr seltenen *Blasenendometriose* ist meist das Blasenperitoneum befallen, ein Befall der Blasenmuskulatur oder eine intraluminäre Harnblasenendometriose ist nur in kasuistischen Beiträgen dokumentiert. Die *Endometriose des Ureters* ist ebenfalls sehr selten, führt jedoch wegen Harnabflußbehinderungen häufig zu schweren Komplikationen. In bis zu 40% aller Patientinnen mit pelviner Endometriose ohne eigentlichen Befall der ableitenden Harnwege kann es ebenfalls zu Stauungskomplikationen kommen. In der Regel ist die Endometriose des Harnleiters bei direktem Befall einseitig lokalisiert. Bis 1987 wurden weltweit 16 Fälle bilateraler Ureterendometriosen publiziert.

Die *Endometriose im Bereich der Urethra* stellt eine absolute Rarität dar; in den letzten 5 Jahren wurde weltweit keine Arbeit darüber veröffentlicht. Gelegentlich ist die Urethra tangiert, wenn ein Endometrioseherd im Septum vesiko- bzw. urethro-vaginale lokalisiert ist. Auch die *Nierenendometriose* muß als absolute Rarität angesehen werden.

Extrem selten kommt es zu einer *malignen Entartung von ektopem Endometrium.* Entsprechend wurden Fälle mit endometroidem Adenosarkom insbesondere der Harnblase beschrieben.

20.2 Symptomatik

Typische Leitsymptome der Endometriose sind gerade bei Befall der ableitenden Harnwege eher die Ausnahme.

Es können folgende Symptome gefunden werden:

- **Zyklische Schmerzen im Rücken und Unterbauch – gelegentlich mit kolikartigen Beschwerden wie bei Nephrolithiasis. Zunahme vor und während der Menstruation und schmerzfreie Phase nach Beendigung der Regelblutung.**
- **Zyklusabhängige** Schmerzen bei der **Miktion, selten auch zyklische Hämaturien.**
- **Gelegentlich sind nur bei intensivem Nachfragen diskrete Hinweise eruierbar, z. B. erschwerte Miktionen oder Pollakisurien vor oder während der Menstruation. Auch prämenstruelle Kohabitationsbeschwerden können Hinweise auf eine Endometriose geben.**

Bei **Blasenendometriose** werden in etwa 80% ein suprapubischer *Druck und Harnwegsirritationen* im Sinne eines Brennens beim Wasserlassen und einer Pollakisurie angegeben, in weniger als 30% der Fälle besteht eine *Makrohämaturie.* Die Symptome treten gelegentlich zyklisch um den Zeitpunkt der Menstruation auf. In der Hälfte der Fälle kann eine Resistenz an der hinteren Blasenwand bzw. am Blasendach getastet werden.

Auch bei **Befall des Harnleiters** ist die Symptomatologie uncharakteristisch: Unterbauch- und Flankenschmerzen sind gelegentlich mit Dysmenorrhoe und Dyspareunie verbunden, die Hämaturie ist eher selten. In der Hälfte der Fälle sind die Patientinnen solange symptomlos, bis Spätschäden infolge des Stauungsureters und der stauungsbedingten Hydronephrose auftreten. Dann stehen *Spätsymptome* der Nierenschädigung wie Kopf- und Rückenschmerzen und ein Hypertonus im Vordergrund der Beschwerden. Wenn die Endometriose erst durch Spätkomplikationen manifest wird, ist in der Regel ein Erhalt der Nierenfunktion nicht mehr möglich. Diese zunächst symptomlose und damit gefährliche Schädigung der Nieren ist wegen des relativ langsamen Wachstums der Endometriose, die überwiegend den Harnleiter von außen komprimiert, relativ häufig.

Das Endometriosewachstum im Bereich des Harnleiters betrifft überwiegend den pelvinen Anteil des Ureters und insbesondere den im Ligamentum latum bis zum Eintritt in die Harnblase verlaufenden Anteil. Dabei wächst die Endometriose von außen den Harnleiter komprimierend, aber nur selten das Myometrium des Ureters infiltrierend, während eine Infiltration des periureteralen Bindegewebes häufiger nachweisbar ist. Gegenüber dieser **extramuralen Form** der Ureterendometriose muß die **intramurale Form** abgegrenzt werden, die selten ist. Hier sitzt der Endometrioseherd histologisch nachweisbar in der Muskulatur des Ureters bei intakter Ureterwand. Sehr selten ist auch die Endometriose intraluminär im Bereich des Ureterepithels lokalisiert. Von der Symptomatik her lassen sich die beiden Manifestationsformen der ureteralen Endometriose nicht unterscheiden, die Differenzierung erfolgt ausschließlich histopathologisch.

Eine Endometriose im Bereich der ableitenden Harnwege tritt selten isoliert auf. In der Regel besteht gleichzeitig eine pelvine Endometriose mit Endometrioseherden im Bereich der Sakrouterinligamente und der Plica vesico-uterina, so daß häufig ein entsprechend diffuses Beschwerdebild resultiert.

In der Regel manifestiert sich die Endometriose der ableitenden Harnwege während der Geschlechtsreife, d. h. zwischen dem 18. und 45. Lebensjahr. Vereinzelt wurden jedoch Fälle von Endometriose erst in der Postmenopause symptomatisch, wenn es durch narbige Schrumpfung der Herde oder durch Wachstum von Endometriomen unter hormonaler Substitution zu Beschwerden kommt.

20.3 Diagnostik

Nur selten ist die **Anamnese** wirklich eindeutig, so daß sich in der Regel aufgrund der geschilderten Symptome häufig nur ein *hinweisender Verdacht* ergeben kann. Die **klinische Untersuchung** bringt häufig Schmerzlokalisationen im Bereich der Sakrouterinligamente und bei Blasenendometriose im Bereich des Septum vesico-vaginale. Gelegentlich sind kleinere Resistenzen ohne Dolenz während der ersten Zyklushälfte palpabel, die dann in der zweiten Zyklushälfte und zum Zeitpunkt der Menstruation an Größe zunehmen und druckschmerzhaft werden. Bei Endometriose im Bereich des Fornix vaginae und der Portio kann die Diagnose durch Biopsie gesichert werden.

Bei Verdacht auf Mitbeteiligung der ableitenden Harnwege ist die **Urethro-Zystoskopie** angezeigt. Die seltenen Endometrioseherde unter dem Urothel imponieren manchmal als bläulich schimmernde Knoten; an der Stelle stärkster Vorwölbung sind gelegentlich zystische Strukturen erkennbar. (s. Farbtafel III). Das Blasenepithel ist meistens intakt, nur bei Zystoskopien während nachweisbarer Makrohämaturie sieht man eine rupturierte Zyste, deren Inhalt sich in das Blasenlumen entleert hat. Häufig besteht ein Begleitödem der Harnblase. Ein unauffälliger zysto-urethroskopischer Befund schließt jedoch eine Blasenendometriose nicht aus, weil häufig die Endometriome vorwiegend im Bereich des Blasenfundus und der Hinterwand von außen an der Muskulatur adhärent sind, ohne daß sie bis zur Blaseninnenwand heranreichen.

Die **Sonographie der ableitenden Harnwege** ergibt übersichtsartig Hinweise, ob eine Stauung der Harnwege vorliegt. In jedem Fall ist aber ein **intravenöses Ausscheidungsurogramm** durchzuführen, um den Ureter in seinem gesamten Verlauf bis zum Eintritt in die Harnblase darzustellen und um beurteilen zu können, ob der Harnleiter von außen komprimiert oder durch intrapelvine Tumore verdrängt ist.

Bei ausgeprägter Hydronephrose sollte präoperativ bereits ein **Isotopennephrogramm der Nieren** durchgeführt werden, um die Restfunktion des Organs abzuschätzen und entscheiden zu können, ob ggf. die Nephrektomie wegen Funktionslosigkeit des Organs angezeigt ist. Die Ausscheidungsleistung der Nieren wird global durch die Bestimmung von Harnstoff und Kreatinin abgeschätzt, wobei wegen der in der Regel einseitigen Funktionseinschränkung die harnpflichtigen Substanzen meist normal sind. Lediglich bei Durchführung einer Kreatinin-Clearance ist gelegentlich eine grenzwertige Verminderung gegenüber dem Normwert festzustellen.

Wenn nicht die symptomatische Kompression eines Harnleiters primär zur Laparotomie zwingt, ist in der Regel der nächste diagnostische Schritt die **Laparoskopie**. Bei der Laparoskopie können genitale Endometrioseherde im Bereich von Uterusserosa und Adnexen ebenso lokalisiert werden wie intraperitoneale, extragenitale Endometrioseherde im Bereich von Douglas-Raum, Plica vesico-uterina, Darmserosa etc. Ein ausgeprägter intrapelviner Endometriosebefund erhärtet zusätzlich die Verdachtsdiagnose bei Harntraktsymptomen im Hinblick auf einen Befall von Harnleiter und Blase. Trotzdem findet man immer wieder Endometriosefälle, bei denen intraperitoneal laparoskopisch keinerlei Hinweise auf eine Endometriose gesehen werden, bei denen sich aber dann per laparotomiam dennoch eine Endometriose im Retroperitoneum und im Bereich der Ligamenta lata auch histologisch objektivieren läßt.

Zur objektiven Schweregradeinteilung der Endometriose eignet sich anhand des laparoskopischen Befunds die Einteilung der American Fertility Society von 1979 (Tab. 20-1). Die revidierte Fassung von 1985 ist zu einseitig auf die Belange der Sterilitätsproblematik ausgerichtet. Harntraktbeteiligungen lassen sich zusätzlich nach dem gleichen Bewertungsprinzip ausweisen.

Definitiv beweisend für die Diagnose einer Endometriose ist die **Probeexzision aus Endometrioseherden**, die in der Regel laparoskopisch erfolgen kann. Dabei muß unbedingt vermieden werden, Sekundärläsionen im Bereich der ableitenden Harnwege zu setzen. Der Ureterverlauf ist normalerweise laparoskopisch durch das Peritoneum sichtbar und die Entnahmestelle sollte vom Ureter weit entfernt gewählt werden. Auch bei Biopsien aus dem Blasenfundus ist darauf zu achten, daß die Biopsie nicht zu tief geführt wird, weil sonst Wanddefekte gesetzt werden, die dann sekundär zu Fisteln führen können.

Tab. 20-1: Stadieneinteilung der Endometriose nach der American Fertility Society 1979.

Peritoneum	**Endometriose**			**Verwachsungen**		
	<1 cm	1–3 cm	>3 cm	zart	partielle Douglasobliteration	totale
Punkte	1	2	3	1	2	3
Ovar links	**Endometriose**			**Verwachsungen**		
	<1 cm	1–3 cm	>3 cm rupturierte Zyste	zart	partieller Ovareinschluß	totaler
Punkte	2	4	6	2	4	6
Ovar rechts	**Endometriose**			**Verwachsungen**		
	<1 cm	1–3 cm	>3 cm rupturierte Zyste	zart	partieller Ovareinschluß	totaler
Punkte	2	4	6	2	4	6
Tube links	**Endometriose**			**Verwachsungen**		
	<1 cm	>1 cm	Tubenverschluß	zart	Tubenverziehung	Tubenverschluß
Punkte	2	4	6	2	4	6
Tube rechts	**Endometriose**			**Verwachsungen**		
	<1 cm	>1 cm	Tubenverschluß	zart	Tubenverziehung	Tubenverschluß
Punkte	2	4	6	2	4	6

Stadium I 1– 5 Punkte
Stadium II 6–15 Punkte
Stadium III 16–30 Punkte
Stadium IV 31–54 Punkte

20.4 Therapie

Die Therapie der Endometriose richtet sich nach der Lokalisation der Herde, nach der Symptomatik und schließlich nach der Dringlichkeit, mit der z. B. eine Dekompression des Harnleiters herbeigeführt werden muß, um die Funktion des oberen Harntrakts zu erhalten. Grundsätzlich stehen chirurgische und medikamentöse Behandlungsverfahren zur Verfügung.

20.4.1 Hormonale Therapie

Eine hormonale Therapie ist mit Gestagenen, mit Danazol und mit GnRH-Agonisten durchführbar.

Gestagene werden seit über 20 Jahren zur Behandlung der Endometriose eingesetzt. Dabei unterscheiden sich die verschiedenen Wirkstoffe (Tab. 20-2) in ihrem Wirkungsprofil und in ihrer Wirkungsintensität. Allen gemeinsam ist, daß sie Östrogen-stimuliertes Endometrium sekretorisch transformieren. Daneben haben alle synthetischen Gestagene auch Partialwirkungen, die sich aus ihrer strukturellen Verwandtschaft mit anderen Steroidhormonen ableiten. Für Progesteronabkömmlinge sind östrogene und für die Abkömmlinge des Nortestosterons androgene Partialwirkungen charakteristisch. Neben der unmittelbaren Wirkung am Endometrium entfalten die Gestagene zentrale Wirkungen an der Hypophyse: Sie vermindern die Frequenz der GnRH-Freisetzung und erhöhen die Pulsamplitude, so daß über diesen Wirkungsmechanismus die Gonadotropinfreisetzung insgesamt unter-

Tab. 20-2: Medikamentöse Therapie bei Endometriose.

Gestagene		
Dehydrogesteron	Duphaston® Tbl.	20 mg/die
Medrogeston	Prothil® Tbl.	5–15 mg/die
Medroxyprogesteronacetat	G-Farlutal® Tbl.	5–10 mg/die
	Clinofem® Tbl.	5–10 mg/die
Norethisteronacetat	Primolut-Nor® Tbl.	5–10 mg/die
Lynestrenol	Orgametril® Tbl.	5–10 mg/die
Antigonadotropine		
Danazol	Winobanin® Kps.	600–800 mg/die
GnRH-Analoga		
Buserelin	Suprefact® pro injectione	3 × 0,5 mg/die s.c.
	Suprefact® Nasallösung	12 × 0,1 mg/die
	Suprecur® Nasallösung	3 × 300 μg/die
Goserelin	Zoladex®-Gyn	1 × 3,8 mg/Monat s.c.
Leuprorelin	Enantone®-Gyn Monats-Depot	1 × 3,75 mg/Monat i.m.
Nafarelin	Synarela® Nasallösung	2 × 0,4–0,8 mg/die
Triptorelin	Decapeptyl® pro injectione*	1 × 0,5 mg/die (1. Woche) s.c.
		1 × 0,1 mg/die (Dauer) s.c.
	Decapeptyl® Depot*	1 × 3,75 mg/Monat i.m.

* derzeit nicht für die Endometriose-Therapie zugelassen

drückt wird. Dadurch führen Gestagene in kontinuierlicher Medikation zu einer Verminderung der Steroidbiosynthese im Ovar; es resultieren niedrige periphere Östrogen- und Gestagenspiegel mit der Folge der Anovulation.

Bisher wurde davon ausgegangen, daß der Wirkungsmechanismus der Gestagene an Endometrioseherden analog zum Endometrium ist. Am Endometrioseherd soll die Langzeittherapie zu Regression, Atrophie und Abbau der nekrotisch zerfallenden Endometrioseherde führen. Diese Wirkung wäre über rezeptorvermittelte Mechanismen zu erklären, die analog zum Gestageneffekt am originären Endometrium ablaufen. Neuere Untersuchungen stellen diesen Wirkungsmechanismus in Zweifel, weil in Endometrioseherden Progesteronrezeptoren häufig nur in niedriger Konzentration oder überhaupt nicht vorhanden sind. Am Endometrium reduzieren Gestagene die Neusynthese von Gestagenrezeptoren, so daß bei Langzeittherapie eine abnehmende Effektivität infolge des nachlassenden Rezeptorgehalts zu erwarten ist. Dieser Effekt kann an Endometrioseherden nicht beobachtet werden. Die Untersuchungsbefunde, die auf eine unterschiedliche Wirksamkeit des Gestageneffekts am originären Endometrium und an Endometrioseherden schließen lassen, korrelieren mit dem häufig gefundenen klinischen Bild, daß bestimmte Endometrioseherde zwar gut auf die Gestagenbehandlung ansprechen, daß aber andere Herde durch die Behandlung nur gering oder überhaupt nicht beeinflußt werden.

Eine Gestagenbehandlung sollte initial normalerweise 6 Monate dauern (Dosierungen s. Tab. 20-2). Typische Nebenwirkungen der Therapie sind Zwischenblutungen, Gewichtszunahme, depressive Verstimmungen und Kopfschmerzen.

Danazol ist seit etwa 10 Jahren in der Therapie der Endometriose etabliert. Der Wirkstoff ist ein Abkömmling des Testosterons mit sehr komplexen Wirkungsmechanismen.

Danazol verdrängt Testosteron von den Bindungsstellen des steroidhormonbindenden Globulins, so daß eine Erhöhung des freien Testosterons resultiert. Weiterhin wird unmittelbar die Konzentration des steroidhormonbindenden Globulins im Plasma reduziert, so daß es über diesen Effekt zusätzlich zu einer Erhöhung des freien Testosterons kommt. Danazol hat also direkte androgene Partialwirkungen und zusätzliche Androgenwirkungen über eine Erhöhung des freien Testosterons. Am Zielorgan bindet Danazol an Androgenrezeptoren und tritt damit zu Testosteron und anderen körpereigenen

Androgenen in Konkurrenz. Daher wird auch ein gewisser antiandrogener Effekt diskutiert.

In der Literatur werden Dosierungen zwischen 200–1000 mg/Tag über Zeiträume zwischen 3 Monaten und 1½ Jahren angegeben. Eine Tagesdosierung von 600 mg über ½ Jahr hat sich als Standardtherapie etabliert. Diese Behandlung sollte am ersten Zyklustag beginnen, da bei Therapiebeginn in Zyklusmitte gehäuft Zwischenblutungen auftreten. Maßstab für den Therapieerfolg kann der Östrogenspiegel im Serum sein, der auf postmenopausale Werte (<30 pg/ml) abfallen sollte. Bei nicht ausreichendem Effekt kann auf 4 × 200 mg gesteigert werden.

Die Erfolgsaussichten der Danazoltherapie liegen in derselben Größenordnung wie bei der Gestagenbehandlung: Subjektive Erfolge bewegen sich um 90%, bei laparoskopischer Kontrolle nach Abschluß der medikamentösen Behandlung sind Erfolgsraten um 60% dokumentiert.

Die Nebenwirkungen des Danazol können in androgene, hypoöstrogene und systemische Nebenwirkungen unterteilt werden.

GnRH (Gonadotropin-Releasing Hormon) ist ein Dekapeptid, bei dem die 10 Aminosäuren in einer geraden Kette angeordnet sind. Die Sekretion von LH und FSH wird durch die pulsatile Sekretion von GnRH gesteuert. Mit GnRH-analogen Agonisten, bei denen in der Regel die Aminosäuren Nr. 6 und Nr. 10 ausgetauscht sind, ist eine erhebliche Wirkungssteigerung gegenüber dem natürlichen GnRH etwa um den Faktor 200 zu erreichen.

Mit der kontinuierlichen Verabreichung von GnRH-Analoga wird die körpereigene pulsatile Sekretion überspielt und eine kontinuierliche Anflutung von Releasinghormon an der Hypophyse erreicht. Zunächst kommt es infolge der agonistischen Wirkung der GnRH-Analoga zu einer kurzfristig erhöhten Sekretion von LH und FSH. Dann wird ein paradoxer Effekt ausgelöst, der über eine Desensibilisierung (Rezeptorblockierung) und eine Down-Regulation (Rezeptorverlust) zu einem Sistieren der pulsatilen LH-Sekretion innerhalb von zwei bis drei Wochen führt. Die basale LH-Sekretion bleibt unbeeinflußt. Als Folge wird die ovarielle Steroidproduktion extrem reduziert und das Östradiol im Serum sinkt auf postmenopausale Werte (<30 pg/mg). Daher ist die Wirkung der GnRH-Analoga bei Endometriose in erster Linie auf das Östrogendefizit zurückzuführen, das gleichzeitig zu einer Amenorrhoe führt.

Nach 6 Monaten haben deutlich mehr als 90% der behandelten Patientinnen keine Periodenblutung mehr. Hauptnebenwirkung der Behandlung mit GnRH-Analoga sind daher klimakterische Beschwerden wie Schweißausbrüche, Hitzewallungen, Schlafstörungen, Kopfschmerzen, Atrophie der Scheidenhaut mit Dyspareunie und Libidoverlust. Bei längerdauernder Behandlung besteht die Gefahr der Osteoporose.

Nach derzeitigem Kenntnisstand muß davon ausgegangen werden, daß alle drei verfügbaren medikamentösen Behandlungsprinzipien bei einer Behandlungsdauer über 6 Monate ähnliche Erfolgs-, aber auch Rezidivraten aufweisen.

Die Gestagentherapie ist wahrscheinlich in den eingesetzten Dosierungen zwischen 10 und 20 mg/Tag der Behandlung mit Danazol oder GnRH-Analoga nur aufgrund der niedrigen Dosierung unterlegen. Bei höherer Dosis sind höhere Ansprechraten zu erwarten. Die Tagestherapiekosten liegen bei der Gestagenbehandlung (Standarddosierung) deutlich niedriger als bei der Therapie mit Danazol oder mit GnRH-Analoga.

20.4.2 Operative Therapie

Für die operative Therapie der Endometriose stehen generell folgende Verfahren zur Verfügung: **Koagulation, Vaporisation** oder **chirurgische Exzision** von Endometrioseherden entweder mittels *Laparoskop* oder *per laparotomiam*. Die Koagulation bzw. Vaporisation kann wiederum durch bipolaren Strom, Thermokoagulation oder mittels Laser erfolgen. Bei der Koagulation kommt es infolge der Temperatureinwirkung zur Proteindenaturation mit nachfolgender

Gewebsnekrose. Hämostase wird durch Gefäßokklusion erzielt. Bei der Vaporisation wird Gewebe infolge sehr hoher Energiemengen und Temperaturen (>100 °C) direkt verdampft.

Größere Endometrioseherde werden per laparotomiam saniert. Dabei sind die Grenzen zwischen operativ-laparoskopischem Vorgehen und der offenen Vorgehensweise fließend, sie müssen individuell vom Können und der Erfahrung des Operateurs und der Befundkonstellation im Einzelfall abhängig gemacht werden. Die Verfahren der minimal invasiven Chirurgie sind derzeit in ständiger Weiterentwicklung, so daß sich erst in einigen Jahren feste Empfehlungen zur Abgrenzung zwischen offener Chirurgie und endoskopischer Vorgehensweise etablieren werden. Ohne Zweifel wird aber die definitive Diagnose einer Endometriose heute in der Regel laparoskopisch gestellt, so daß es sich anbietet, Endometrioseherde zunächst auf diesem Weg chirurgisch anzugehen, zumal die ausschließlich medikamentöse Therapie mit relativ hohen Rezidivraten nach Absetzen der Medikamente verbunden ist.

Heute gilt die kombinierte chirurgische und medikamentöse Behandlung als Standardtherapie; hierbei wird zunächst endoskopisch eine möglichst umfassende Sanierung von Endometrioseherden angestrebt, es schließt sich die medikamentöse Nachbehandlung über 6 Monate an. Danach wird erneut laparoskopiert und der Therapieerfolg beurteilt. Eventuell noch bestehende Endometrioseresiduen können dann meist leichter entfernt werden als beim Ersteingriff.

In den letzten Jahren werden zunehmend auch verschiedene Laser (Argon, CO_2 und Neodym-Yag) zur Endometriosetherapie eingesetzt. Beim CO_2-Laser dient Kohlendioxid als Medium zur Anregung der Lichtemission. Die Wellenlänge liegt bei 10 600 nm. Das eingestrahlte Laserlicht wird bereits an der Gewebeoberfläche nahezu vollständig absorbiert. Der Laserstrahl läßt sich gut fokussieren, so daß punktförmig mit maximal 0,1 mm Durchmesser bestrahlt werden kann. Der CO_2-Laser hat in erster Linie schneidende Eigenschaften, wobei die Destruktionszone nur 0,5 mm breit ist, während bei der Koagulation mit bipolarem Hochfrequenzstrom die Nekrosezone 5–10 mm breit ist. Neben dem CO_2-Laser ist der Neodym-YAG-Laser (Kristall-Laser mit Neodym-behandeltem Yttrium-Aluminium-Granat als Emissionsmedium) einsetzbar. Er strahlt im Infrarotbereich mit der Wellenlänge 1064 nm. Der Laserstrahl kann über flexible Fasern fortgeleitet werden, so daß er von den technischen Voraussetzungen für die laparoskopische Anwendung gut geeignet ist. Das Gewebe absorbiert und bricht den Strahl, so daß hauptsächlich eine Koagulationswirkung bis in eine Tiefe von 4–6 mm resultiert. Wegen dieser unkontrollierten thermischen Tiefenwirkung ist der Einsatz des Neodym-YAG-Lasers beim kontaktlosen Einsatz (No-touch-Technik) gefährlich. In letzter Zeit kann der Neodym-YAG-Laser jedoch auch mittels aufgesetzter Saphirspitzen oder Glasfasern in einer Kontakttechnik (In-touch-Technik) eingesetzt werden, die einen kontrollierteren Einsatz erlaubt.

Bei der Laseranwendung, aber auch bei bipolarer Thermokoagulation müssen Koagulationen im Ureterverlauf unbedingt vermieden werden, da nach thermischer Schädigung des Ureters Ureternekrosen mit Fistelbildungen beschrieben wurden.

Bei ureternahen Endometrioseherden im Bereich des Peritoneums kann mit dem Laser in einer Distanz von 1–2 cm zum Ureter eine Inzision vorgenommen werden und dann mit der Endoschere vorsichtig das befallene Peritoneum über dem Ureter unter Distanzierung des Ureters abpräpariert werden.

Bei *symptomatischer Endometriose* im Bereich von Blase und Harnleiter handelt es sich häufig um größere, oft auch retroperitoneal gelegene Endometrioseherde. In diesen Fällen ist die **Laparotomie** unvermeidlich. *Endometriome im Bereich der Harnblase*, die häufig fundal oder im Bereich der Harnblasenhinterwand lokalisiert sind, werden chirurgisch reseziert, und die Harnblase wird zweischichtig genäht. Bei Endometrioseherden im Bereich der Harnblase ist im Einzelfall sorgfältig abzuwägen, ob der Herd noch laparoskopisch entfernt werden sollte – was technisch meistens mühelos gelingt – was jedoch bei größeren Herden gelegentlich Schwierigkeiten mit einer exakten Versorgung der Blasenläsion bereitet.

In seltenen Fällen wird bei Blasenendometriosen die **transurethrale Resektion** oder **Elektrokoagulation** bei kleinen Herden sinnvoll sein. Dabei werden dieselben Techniken wie bei transurethraler Resektion von Blasentumoren anderer Ätiologie eingesetzt. Bei Nähe zum Ureterostium verbieten sich diese endochirurgischen Techniken und das Endometrium muß mittels offener Chirurgie entfernt werden.

Endometriosen im Bereich der Ureteren müssen individuell beurteilt werden: Wenn möglich, wird eine extramurale Harnleiterendometriose entfernt und der Harnleiter dadurch dekomprimiert. In vielen Fällen gelingt dies, ohne die Kontinuität des Harnleiters zu zerstören oder eine ausgedehnte Denudierung des Harnleiters zu bewirken. Es ist dann sinnvoll, den Ureter z. B. durch fixierende Nähte vom Endometriosebett zu distanzieren, um eine sekundäre Stenosierung durch Narbenbildung zu vermeiden. Bei stärkerer Infiltration der Harnleiterwand und insbesondere auch bei unmittelbar blasennahem Sitz ist gelegentlich die **Resektion des Harnleiters mit Neoimplantation** in die Harnblase erforderlich. Bei höher sitzender Harnleiterendometriose kann ein Ureterteilstück reseziert werden und der Ureter über einem Ureterkatheter mittels feiner atraumatischer Einzelknopfnähte und ggf. mikrochirurgischer Nahttechnik reanastomosiert werden.

Bei stenosierenden Harnleiterendometriosen sollte vor einer definitiven chirurgischen Behandlung die Nierenfunktion der betroffenen Seite bekannt sein, um keine aufwendigen Operationen bei funktionsloser Niere durchzuführen und um ggf. eine funktionslose Niere während des Eingriffs entfernen zu müssen.

Bei der extrem seltenen *Endometriose der Urethra*, die häufiger eine Endometriose des Septum vesico-, bzw. urethro-vaginale darstellt, wird über eine vordere Kolpotomie das Endometrium möglichst unter Schonung der Urethra entfernt. Kommt es dabei zu Verletzungen der Harnröhre, muß die Urethra sorgfältig, wie in den Kap. 17 und 18 beschrieben, versorgt werden.

Die *Nierenendometriose* wird wegen ihrer Seltenheit in der Regel nicht präoperativ diagnostiziert. Bei unklarem Nierentumor erfolgt die Nephrektomie und erst der Pathologe stellt die Diagnose. In Fällen mit eindeutiger intraoperativer Diagnosestellung kann aber eine Teilresektion mit medikamentöser Nachbehandlung infrage kommen.

Selten handelt es sich bei der Blasen- und Ureterendometriose um isolierte Herde, sondern andere Organe (Uterus, Tuben, Ovarien etc.) sind ebenfalls befallen. Daher müssen diese Lokalisationen in der Regel gleichzeitig operativ behandelt werden. Nach chirurgischer Therapie von ausgedehnten Endometrioseherden und insbesondere bei Endometrioseherden, die zu einer Stauungssymptomatik der ableitenden Harnwege geführt haben, ist eine medikamentöse Nachbehandlung über mindestens ein halbes Jahr angezeigt.

Nur in seltenen Ausnahmefällen von isolierten Endometrioseherden, die sicher vollständig chirurgisch entfernt werden konnten, wird man im Einzelfall unter Abwägung der Risiken auf eine Nachbehandlung verzichten.

20.5 Nachsorge

Es ist heute üblich, nach Abschluß der medikamentösen Behandlung endoskopisch den Behandlungserfolg zu objektivieren, um ggf. Restherde durch Endokoagulation sanieren zu können.

Wurde eine Ureterendometriose mit gleichzeitiger Harnstauungssymptomatik operativ behandelt, ist eine regelmäßige, zunächst sehr engmaschige **Kontrolle der ableitenden Harnwege** erforderlich. Im ersten halben Jahr sollte vierwöchentlich das Pyelon sonographisch kontrolliert werden. Nach einem halben Jahr wird ein intravenöses Ausscheidungsurogramm angefertigt.

Besondere Aufmerksamkeit ist im zweiten Halbjahr geboten, da dann in der Regel die medikamentöse Behandlung beendet wird

und nach Wiederaufnahme der ovariellen Hormonsekretion mit einem erneuten Wachstum von Endometrioseherden gerechnet werden muß. Daher muß die regelmäßige Sonographie der ableitenden Harnwege fortgesetzt werden.

Bei den geringsten Anzeichen einer Harnstauung im sonographischen Befund ist ein Ausscheidungsurogramm indiziert.

Literatur

Al-Izzi, M. S., L. W. L. Horton, J. Kelleher, D. Fawcett: Malignant transformation in endometriosis of the urinary bladder. Histopathology **14** (1989) 191–198.

American Fertility Society: Classification of endometriosis. Fertility and Sterility **32** (1979) 633.

American Fertility Society: Revised American Fertility Society Classification of Endometriosis. Fertility and Sterility **43** (1985) 351.

Casper, F., E. Petri: Ureterendometriose. Geburtsh. u. Frauenheilk. **45** (1985) 789–791.

Favre, Y., K. Keller, W. E. Schreiner: Obstruktive Endometriose im Bereich der ableitenden Harnwege. Geburtsh. u. Frauenheilk. **46** (1986) 23–26.

Hellberg, D., B. Fors, C. Bergyvist: Renal endometriosis treated with a gonadotropin releasing hormone agonist. Case report. Brit. J. Obstet. Gynecol. **98** (1991) 406–407.

Kauppila, A., L. Rönnberg, R. Vihko: Steroidrezeptoren im endometrischen Gewebe. Endometriose **4** (1986) 56.

Kiesel, L., C. Kohl, B. Runnebaum: Epidemiologie der Endometriose. Endometriose **10** (1992) 66–71.

Kindermann, G.: Endometriose [Wesen und Entstehung]. In: O. Käser, V. Friedberg, K. G. Ober, K. Thomsen, J. Zander (Hrsg.): Gynäkologie und Geburtshilfe. 2. Aufl., Bd. III/2. Thieme, Stuttgart–New York 1988.

Mourin-Jouret, A., J. P. Squifflet, J. P. Cosyns, G. P. J. Alexandre: Bilateral ureteral endometriosis with end-stage renail failure. Urology **29** (1987) 302–306.

Ray, J., M. Conger, K. Ireland: Ureteral obstruction in postmenopausal woman with endometriosis. Urology **26** (1985) 577–578.

Schweppe, K. W.: Morphologie und Klinik der Endometriose. Schattauer, Stuttgart 1984.

Schweppe, K. W., G. Kindermann: Endometriose [Klinik und Therapie]. In: O. Käser, V. Friedberg, K. G. Ober, K. Thomsen, J. Zander (Hrsg.) 2. Aufl., Bd. III/2. Thieme, Stuttgart–New York 1988.

Vara, A. R., E. P. Ruzics, O. Moussabeck, D. C. Martin: Endometrioid adenosarcoma of the bladder arising from endometriosis. J. Urol. **143** (1990) 813–815.

21. Fehlbildungen

W. Fischer, B. Schönberger

21.1	Form- und Lageanomalien der Nieren	21.4	Blasenanomalien
21.2	Zystische Nierenfehlbildungen	21.5	Harnröhrenanomalien
21.3	Harnleiteranomalien	21.6	Verhalten bei Intersexualität

Eingangs wurde bereits auf die gemeinsame Entwicklungsgeschichte der Harn- und Geschlechtsorgane und auf die Bedeutung ihrer Anomalien für die Frauenheilkunde hingewiesen (s. Kap. 2). An dieser Stelle folgt eine eingehende Darstellung der Zusammenhänge.

Auf das Urogenitalsystem entfallen 25 bis 35% aller Fehlbildungen. Entweder sind beide Organsysteme betroffen oder Anomalien des einen Systems haben Rückwirkungen auf das andere.
Es empfiehlt sich deshalb, zwischen Nieren- und Harntraktanomalien ohne und mit Genitalbeteiligung zu unterscheiden.

Ohne Genitalbeteiligung sind sie entweder bereits anamnestisch bekannte Zufallsbefunde oder Ergebnisse systematischer Durchuntersuchungen bei Tumorerkrankungen sowie bei Problemfällen von funktioneller Harninkontinenz.

Mit Genitalbeteiligung spielen sie bei der Scheidenaplasie, in der Sterilitätsdiagnostik und bei der Intersexualität eine besondere Rolle. Schwere Mißbildungen der Harnorgane werden dagegen heute meist im Rahmen der pränatalen Diagnostik oder beim Neugeborenen festgestellt (Tab. 21-1). In jedem Fall muß sich der Gynäkologe über die Konsequenzen im klaren sein, die sich aus der Feststellung von Harntraktanomalien für sein weiteres Vorgehen ergeben.

21.1 Form- und Lageanomalien der Nieren

21.1.1 Ursachen und Erscheinungsformen

Unter den vielgestaltigen Erscheinungsformen sind die *Nierenagenesien*, die *Nierendystopien*, die *Verschmelzungsnieren*, die *Doppelbildungen* und die *Rotationsanomalien* nicht nur wegen ihrer topographischen Besonderheiten, sondern auch wegen der möglichen **Sekundärerkrankungen** bedeutsam. Harntransportstörungen, rezidivierende Infektionen und Steinbildungen gehören zu den häufigsten Komplikationen. Schwangerschaften und gynäkologische Erkrankungen mit ohnehin erhöhtem urologischem Komplikationsrisiko (z. B. Zervixkarzinome, Deszensus- und Inkontinenzoperationen mit nachfolgender Dauerkatheterung) erfordern deshalb bei Nieren- und Harnleiteranomalien eine besonders sorgfältige Überwachung der Nierenfunktion und der Keimbesiedelung der Harnwege. Doppelnieren werden im nächsten Abschnitt besprochen, da die Ureterdoppelungen von großem klinischen Interesse sind.

Angeborene Solitärnieren sind etwas häufiger links zu finden. Die Häufigkeit beträgt 0,5–1:1000, wobei die angeborenen Solitärnieren bei Männern öfter vorkommen als bei Frauen (1,8 : 1). Auf der Seite der Nierenagenesie fehlen gewöhnlich auch der Ureter und die entsprechende Hälfte des Trigonum vesicae. Je nach-

Tab. 21-1: Pränatale Diagnostik von Entwicklungsstörungen der Nieren und Harnwege

Anomalie		Diagnosezeitpunkt	Prognose
Agenesie der Niere			
	-Unilateral	ca. 20.SSW	+
	-Bilateral (Pottersequenz)	ca. 20.SSW	−
Polyzystische und multizystische Nephropathie		(in Einzelfällen pränatal nicht möglich)	
	-Bilateral	ca. 20.SSW	−/+
	-Unilateral	ca. 20.SSW	+
Obstruktionen			
− Subpelvine (z. B. Ureterabgangsstenose)		ca. 20.−30.SSW	+
− Prävesikale (z. B. Ureterozele)		ca. 20.−30.SSW	+
− Subvesikale (z. B. Klappen)		ca. 20.SSW	+
Doppelniere		ca. 30.SSW	+
Hufeisenniere		(schwierige pränatale Diagnose)	+
Prune-Belly-Syndrom (Trias: Bauchmuskelhypoplasie, Megazystis, Kryptorchismus)		ca. 15.−20.SSW	−/+
Harnblasenagenesie		ca. 20.SSW	−
Harnblasenekstrophie		ca. 20.SSW	−/+

dem, ob die Differenzierung des metanephrogenen Gewebes infolge Fehlens des Wolff-Ganges oder gestörter Aussprossung seiner Ureterknospe unterbleibt, ist eine mehr oder weniger ausgeprägte Genitalbeteiligung zu erwarten.

Nach Kermauner (1924) ist die *Nierenagenesie* in $1/3$ der Fälle mit Genitalfehlbildungen kombiniert. Wir fanden sie bei 9 von 38 Scheiden-Uterusaplasien und bei 3 von 11 sonstigen Uterus- und Scheidenmißbildungen. In 4 Fällen bestand gleichzeitig eine *Nierendystopie* auf der Gegenseite.

Magee und Mitarb. (1979) schlugen eine embryologische Klassifikation vor, die den Zeitpunkt der Fehlentwicklung berücksichtigt. Bei einem Insult vor der 4. Embryonalwoche kommt es zum kompletten Fehlen von urogenitalen Strukturen auf der einen Seite (Abb. 21-1). In der 4. Woche betrifft die Störung den Wolff-Gang und die Aussprossung der Ureterknospe sowie die Funktion der Müller-Gänge, so daß ein Uterus bicornis und eine gedoppelte Vagina entsteht. Nach der 4. Woche entwickeln sich Wolff- und Müller-Gang normal, nur die Ureterknospe und die Nierenanlage sind betroffen.

Nierendystopien entstehen bei verzögerter Harnleiterknospung, bei Anschluß an defektes metanephrogenes Gewebe und bei gestörtem Aszensus der Nieren. Sie kommen meist einseitig vor und liegen in der unteren Lendenregion oder als *Beckenniere* vor dem Ileosakralgelenk bzw. vor dem Promontorium. Mitunter befinden sie sich auch ausgesprochen tief in der Nähe des Beckenbodens oder intraligamentär neben dem Uterus bzw. an der Beckenwand. Meist sind sie gelappt, scheiben- oder kuchenförmig und wegen der komplizierten Gefäßversorgung aus der Aorta und den Iliakalgefäßen nicht verschieb-

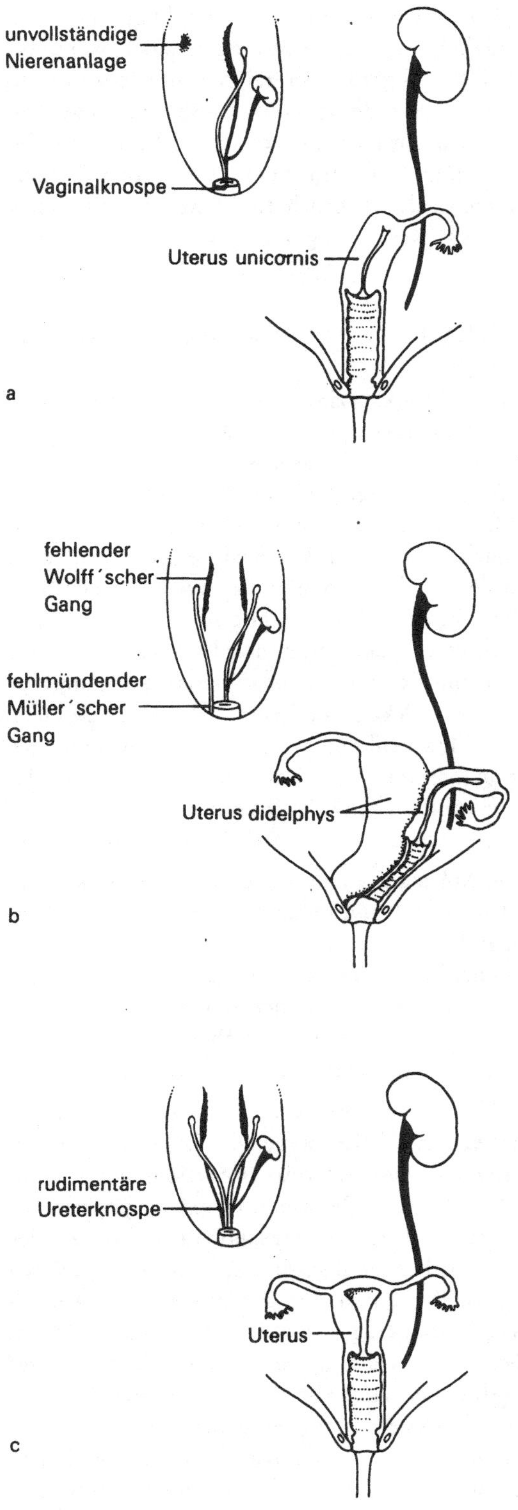

lich. Das Pyelon liegt wegen der ausgebliebenen Rotation ventral.

Ähnlich sehen *Verschmelzungsnieren* aus. Bei der symmetrischen Hufeisenniere kommt neben der Rotationsanomalie auch eine abnorme Achsenstellung hinzu. Die Nieren sind in der Regel am unteren Pol durch eine bindegewebige oder eine parenchymatöse Brücke verbunden. Der Aszensus der Niere wird an der Einmündung der Arteria mesenterica inferior aufgehalten. Es gibt aber auch Verschmelzungsnieren, die bereits im Becken liegenbleiben und völlig asymmetrisch erscheinen.

Gekreuzte Dystopien kommen mit und ohne Fusion der Nieren vor. Man vermutet, daß der Aszensus einer Niere mechanisch behindert wird und daß die Niere zur anderen Seite ausweicht. Es könnte aber auch eine abnorm wandernde Ureterknospe die Ursache sein. Klinische Symptome fehlen oder es werden uncharakteristische Kreuz- bzw. Unterleibsschmerzen (mitunter auch beim Verkehr) sowie Obstipation und Dysmenorrhoe angegeben. Kommt es infolge pelviureteraler Obstruktion zur Harnstauung oder durch Infektion zur Pyonephrose, so entsteht ein lebensbedrohliches Krankheitsbild.

21.1.2 Diagnostik/Differentialdiagnostik

Die **Sonographie** ergibt den Verdacht, die **Ausscheidungsurographie** den Beweis für die Nierenverlagerung, vorausgesetzt die Nierenfunktion erlaubt eine Kontrastmittelausscheidung. Die **Computertomographie** und die **digitale Subtraktionsangiographie** (DSA) können notwendig werden.

Abb. 21-1: Embryologische Klassifikation von kombinierten Fehlbildungen des Urogenitaltraktes der Frau (Magee und Mitarb. 1979): **a)** Komplettes Fehlen von urogenitalen Strukturen vor der 4. Embryonalwoche; **b)** Störung des Wolff-Ganges und der Aussprossung der Ureterknospe sowie des Müller-Ganges in der 4. Woche; **c)** Fehlbildung von Ureterknospe und Nierenanlage nach der 4. Woche.

Die Unterscheidung zwischen Agenesie (Aplasie) oder Dysplasie kann trotz moderner Untersuchungsmethoden sehr kompliziert sein. Die **Zystoskopie** liefert nur bei Fehlen eines Harnleiterostiums Verdachtsmomente. Zwei normotope Harnleiterostien finden sich hingegen gelegentlich auch bei Verschmelzungsnieren, die als scheinbare Solitärnieren lateral und dystop (z. B. gekreuzte Dystopie) oder in der Mitte (z. B. Hufeisenniere) liegen. Die Verwechslungsgefahr mit einem Genitaltumor ist um so größer, je ausgeprägter die Dystopie ist.

Je nach Lokalisation und Sekundärveränderungen können *Beckennieren* mit Ovarialtumoren, intraligamentären Myomen, entzündlichen Adnextumoren, Extrauteringravidität verwechselt werden.

Die **Laparoskopie** kann hier eine Klärung bringen. Seltenere Fehldiagnosen sind Rektumtumoren, Appendizitis mit Abszeßbildung oder parametrane Abszesse (bei Pyonephrose der Beckenniere) sowie Hämatometra bei Aplasia vaginae bzw. rudimentärem Uterusnebenhorn.

Die Annahme eines zystischen Ovarialtumors ist besonders naheliegend, wenn die Beckenniere hydronephrotisch verändert ist. Überhaupt und noch rechtzeitig genug an die Möglichkeit einer Beckenniere zu denken, darauf kommt es also an!

Auf jeden Fall ist ein *präoperatives Urogramm* oder ein *Computertomogramm* mit Kontrastmittelstudie bei Tumoren im kleinen Becken zu fordern, die mit Genitalmißbildungen einhergehen.

21.1.3 Therapie bei Beckenniere

Der Gynäkologe sollte Beckennieren nicht anrühren. Ihre Exstirpation setzt eine normale kontralaterale Nierenfunktion voraus und ist eine rein urologische Angelegenheit. Dennoch gibt es auch in der neueren Literatur immer wieder Mitteilungen über Entfernungen dystoper Nieren infolge Tumorverwechslung, die nachträglich nur zu rechtfertigen sind, wenn die Niere hochgradig verändert war und keine Urämie folgte (cave solitäre Becken- und Verschmelzungsnieren!). Im Zweifelsfall oder bei erst intra operationem rite erkannter Beckenniere ist der Abbruch einer Laparotomie immer noch besser als ungewisses Weiteroperieren!

21.1.4 Besondere Beckennierensituationen

Beim **Zervixkarzinom** sind in Fällen von sakraler Nierendystopie Bestrahlungen und Radikaloperationen gleichermaßen problematisch. Bestrahlt man, so droht die Strahlennephritis mit Hypertonie und Niereninsuffizienz. Entschließt man sich dagegen zur Radikaloperation, so ist – je nachdem, ob man die Beckenniere entfernt oder beläßt – mit komplizierten Operationsverhältnissen oder eingeschränkter Radikalität sowie mit vermehrten postoperativen Komplikationen (Infektion und Harnstauung) zu rechnen. Die Entscheidung ist von Fall zu Fall unter Berücksichtigung des Karzinomstadiums und des Funktionszustandes nicht nur der dystopen, sondern auch der kontralateralen Niere zu treffen.

Bei **Aplasia vaginae** ist die Bildung einer künstlichen Scheide nur möglich, wenn sie mit der Beckenniere nicht kollidieren kann, also nur begrenzt bei präsakraler Nierenlage bzw. solitärer Beckenniere. Es kommen nur die weniger belastenden Scheidenersatzmethoden (Peritoneal-, Haut- oder Amnionscheide) in Betracht.

Schwangerschaften sind bei *Nierenlokalisation im kleinen Becken* wegen der besonderen Harnstauungs- oder Harnweginfektionsgefahr kompliziert. Unter der Geburt sind wegen der mit Lage- und Einstellungsanomalien des Kindes einhergehenden Beckenverengungen die Verläufe meist protrahiert. Sie garantieren auch keineswegs spontane Gebärfähigkeit bei späteren Schwangerschaften, weil Nierenverlagerung und -vergrößerung später noch zunehmen können. In der Regel kommt es jedoch bereits bei der ersten Geburt durch Kompression und Harnstauung zu einer Verhärtung und Vergrößerung bzw. Unnachgiebigkeit der lagebeständigen Beckenniere, die – vergleichbar mit einem eingeklemmten Ovarialtumor – eine geburtsunmögliche Situation heraufbeschwört. Deshalb gilt heute bei bekannter Beckenniere die Schnittentbindung als Methode der Wahl. Zangenentbindungen oder Vakuumextraktionen können Nierenparenchymrisse provozieren und sind – wie bei jeder engen Beckensituation – kontraindiziert.

In der Fossa iliaca liegende oder *lumbaldystope Nieren* sind dagegen mit transplantierten Nieren vergleichbar und bieten in der Regel keine geburtsmechanischen Probleme. Bei ihnen werden Entbindungsweg und Zeitpunkt ausschließlich von der Nierenfunktion bestimmt.

21.2 Zystische Nierenfehlbildungen

21.2.1 Ursachen und Erscheinungsformen

Zystische Nierendyplasien finden sich in einer umfangreichen Palette von Erscheinungsformen, die zu unterschiedlichen Zeitpunkten des Lebens klinisch relevant werden. Für den Geburtshelfer können die von Osathanondh und Potter (1964) klassifizierten Typen I und II, für den Gynäkologen der Typ III Bedeutung erlangen (Abb. 21-2).

Infantile polyzystische Nephropathie (Typ I): Die autosomal rezessive Form geht in der Regel

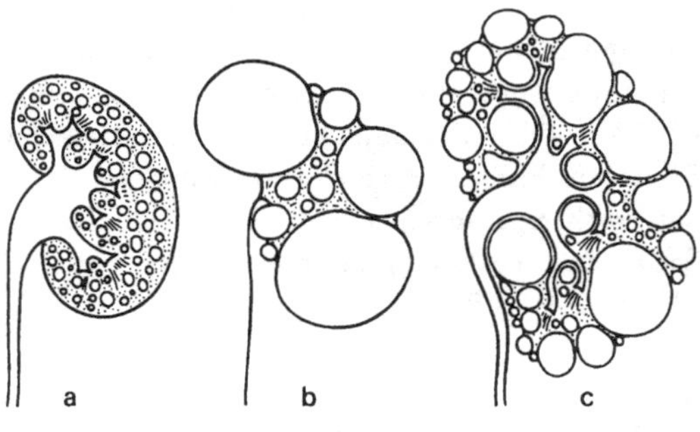

Abb. 21-2: Zystische Nierenfehlbildungen: **a)** infantile Zystenniere, Typ I nach Potter; **b)** multizystische Dysplasie, Typ II nach Potter; **c)** adulte Zystenniere, Typ III nach Potter.

mit einer *kongenitalen Leberfibrose* einher. Sie wird meist im 3. bis 6. Lebensmonat entdeckt. Die Kinder werden selten älter als 10 Jahre und sterben an den Folgen der Niereninsuffizienz oder an Leberversagen, es sei denn, man transplantiert.

Eine zweite Variante *ohne Leberfibrose* führt infolge einer pulmonalen Insuffizienz schon unmittelbar nach der Geburt zum Tode. Die Ursache ist ein Gigantismus der Sammelrohre, wie Mikrodissektionsstudien zeigen konnten. Die zystisch veränderten Nieren erreichen selten eine solche Größe, daß sie zum Geburtshindernis werden.

Multizystische Nierendysplasie (Typ II). Diese Fehlbildungsform ist in der Regel *einseitig*. Während der Fetalzeit entwickelt sich eine Niere zu einer „bindegewebigen Atrappe" in 3- bis 5fach vergrößerter Nierenkontur. Die Mikrodissektionsuntersuchungen wiesen primitive, erweiterte und traubenartig ausmündende Sammelrohre nach. Entweder sind Reste eines dysplastischen Nierengewebes oder überhaupt kein Parenchym nachweisbar. Wenn die Erkrankung *beidseitig* ist, was äußerst selten vorkommt, versterben die Kinder schnell postnatal. Heute ermöglichen Ultraschall und Amniofetographie die Erkennung von Nierenveränderungen bereits beim Feten. Differentialdiagnostisch kommt die kongenitale Harnstauungsniere infolge frühzeitiger ureteraler, vesikaler oder urethraler Harnentleerungsstörung in Betracht. Da die Harnsekretion bereits im 3. Monat einsetzt und der Fet von diesem Zeitpunkt an seine Blase in das Fruchtwasser entleert, kann ein Mißverhältnis zwischen Harnproduktion und -entleerung zum Zeitpunkt der Geburt bereits erhebliche Ausmaße angenommen haben.

Adulte polyzystische Nephropathie (Typ III): Diese Fehlbildungsform wird autosomal dominant vererbt und seltener mit einer zystischen Erkrankung von Lunge, Leber und Pankreas assoziiert. Durch die breite Anwendung der Sonographie werden die Nierenvergrößerungen meist schon im Kindes- oder Jugendalter entdeckt, obwohl die Erkrankung erst im 4. Lebensjahrzehnt symptomatisch wird. Bei der Erwachsenenform finden sich aneurysmatische und zystische Ektasien verschiedener Nephronabschnitte. Im Terminalstadium der Erkrankung können die Nieren mehrere Kilogramm wiegen und zu Verdrängungserscheinungen Anlaß geben. Im Vordergrund stehen beim Erwachsenen Tumorsymptome wie Druckgefühl in der Lendenregion, Hämaturie und intermittierende kolikartige Schmerzen durch Ureterkompression und Harnweginfektionen. Hochdruck, Anämie, Kopfschmerzen, Müdigkeit, ständiges Durstgefühl und Inappetenz sind Ausdruck einer bereits manifesten Einschränkung der Nierenfunktion.

Nierenzysten: Einfache kortikale oder parapelvine Zysten finden sich mit fortschreitendem Alter in zunehmender Häufigkeit. Sie entstehen aus divertikelartigen Ausbuchtungen distaler Nephronabschnitte oder von Sammelrohren. Die Ätiologie ist unklar. Häufig sind Zysten mit Nierenkarzinomen vergesellschaftet, obwohl kein kausaler Zusammenhang vorzuliegen scheint. Das *multilokuläre zystische Adenom* erscheint als raumfordernder Prozeß in der Niere und ist bei Erwachsenen fast immer maligne (Abb. 21-3).

21.2.2 Diagnostik

Besteht im Zusammenhang mit gynäkologischen Erkrankungen Verdacht auf Zystennieren, so sind die **Sonographie** und die **Ausscheidungsurographie** zu veranlassen. Im Urogramm sind lang ausgezogene Kelchhälse charakteristisch. Bei der Unterscheidung zwischen Solitärzysten und Blastomen leisten das *CT* und die *DSA* gute Dienste. Oft bleibt aber ein Zweifel zurück, der nur durch Nierenfreilegung geklärt werden kann.

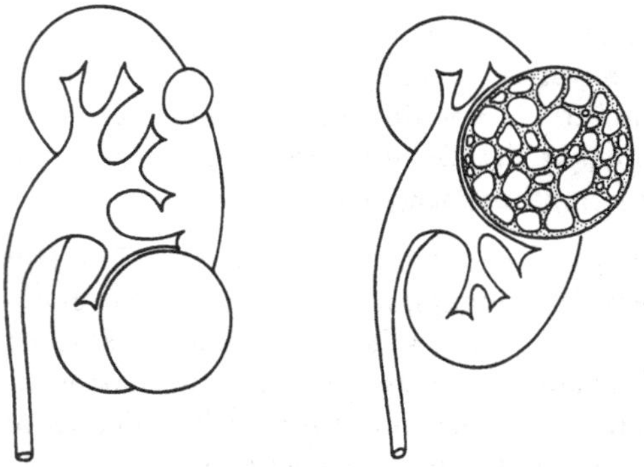

Abb. 21-3: Nierenzysten: **a)** kortikale Zysten; **b)** zystisches Nephrom (sog. atypische Zyste), beim Erwachsenen meist maligne.

21.2.3 Therapie

Werden bereits bei Feten *Zysten- oder Sacknieren* festgestellt, so ist die Prognose infaust und der Entschluß zur vorzeitigen Geburtseinleitung, ggf. mit Embryotomie, berechtigt. Später ist für die Behandlung der Urologe zuständig. Er wird bei rezidivierenden Koliken, Hämaturie und Harnwegsinfektionen eine konservative Therapie anstreben, solange es eben vertretbar ist.

Eine **Zystenpunktion** bringt keinen Gewinn. Unter sonographischer Kontrolle können Solitärzysten punktiert werden, insbesondere wenn sie infiziert zu sein scheinen. Atypische Zysten müssen unter einem Tumorverdacht freigelegt werden. Ob Schwangerschaften bei der polyzystischen Nierenerkrankung ausgetragen werden können oder unterbrochen werden müssen, ist abhängig von der Gesamtsituation.

21.3 Harnleiteranomalien

Sie beschäftigen den Gynäkologen vor allem im Zusammenhang mit der Harninkontinenz, bei der Radikaloperation des Zervixkarzinoms und bei der Differentialdiagnose urethrovesikaler Tumoren. Ektope Harnleitermündungen, Harnleiterverdoppelungen und Ureterozelen liefern dafür das pathologisch-anatomische Substrat (Abb. 21-4 bis 7).

21.3.1 Ursachen und Erscheinungsformen

Ureter- und Nierenverdoppelungen entstehen, wenn statt einer Ureterknospe 2 voneinander ge-

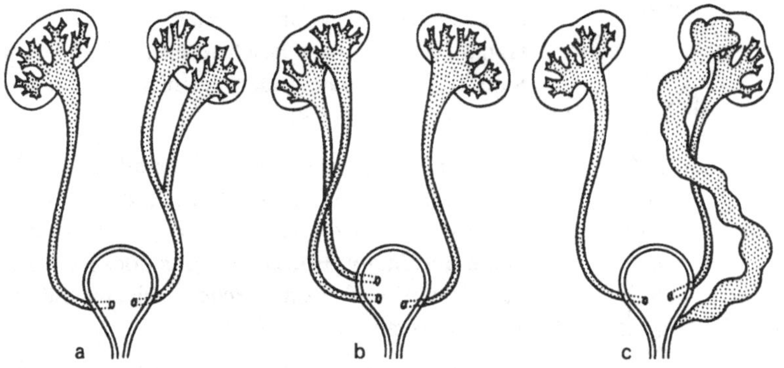

Abb. 21-4: Verschiedene Formen von Doppelnieren: **a**) Ureter fissus; **b**) Ureter duplex; **c**) ektope Uretermündung.

trennte Ureteraussprossungen aus dem Wolff-Gang in das metanephrogene Gewebe einwachsen. Die beiden Nierenbecken behalten jedoch einen gemeinsamen Parenchymmantel (Doppelniere), so daß nur sehr selten eine echte überzählige (dritte) Niere entsteht. Bei *Uretergabelungen* ist die Spaltung der Anlage nach Beginn der Aussprossung gewissermaßen als Versuch einer verfrühten Nierenbeckenbildung anzusehen. *Ektope Harnleitermündungen* entstehen, wenn die Knospenbildung zu dicht an der Einmündungsstelle des Wolff-Ganges in die Kloake erfolgt bzw. wenn die Trennung beider Mündungen durch Wachstum und Gewebsverschiebung unterbleibt. Dementsprechend reicht die Variationsbreite von der einfachen oder zusätzlichen Uretermündung in Nähe des lateralen Trigonumzipfels, entlang der Ureterlinie bis zum inneren Blasenmund und darüber hinaus in die primäre Urethra sowie in die Abkömmlinge des Sinus urogenitalis hinein.

Trennt sich die Ureterknospe überhaupt nicht vom Wolff-Gang, so ist die spätere Kommunikationsmöglichkeit mit einer **Gartner-Gang-Zyste** gegeben. Die extrem seltene Uretermündung in den Enddarm ist dagegen Ausdruck einer atypischen Kloakenbildung. Die allen ektopen Uretermündungen eigene Stenosierungsneigung kompliziert infolge Ureterozelenbildung zusätzlich die Verhältnisse. Für die vesikale *Ureterozelenbildung* werden Persistenz der frühembryonalen Verschlußmembran an der Uretermündung (Chwalla), abnorme intramurale Verlaufsrichtung des Harnleiters und angeborene Schwäche der Waldeyerschen Ureterscheide verantwortlich gemacht.

21.3.2 Klinik

Ureterverdoppelungen sind häufiger ein- als beidseitig. Nach dem *Weigert-Meyer-Gesetz* mündet der vom oberen Nierenbecken kommende Ureter stets kaudal (Weigert) und mehr medial (R. Meyer) als der vom unteren Nierenbecken kommende Ureter (Abb. 21-5 a). Wegen der abnormen Einmündung zumindest eines der beiden Harnleiter ist die Vergesellschaftung mit einem vesikoureteralen Reflux besonders häufig. Typischerweise ist das lateralektope Ostium, das zum unteren Nierenanteil gehört, refluxiv.

Bei extravesikaler Mündung eines Doppelureters ist die gleichseitige obere Nierenanlage häufig rudimentär oder hydronephrotisch verändert und der Harnleiter infolge Mündungsstenose dilatiert. Aszendierende Infektionen aus dem Genitalbereich sind unausweichlich.

Noch häufiger als die kompletten sind jedoch die inkompletten Harnleiterverdoppelungen (Ureter bifidus oder fissus), die ebenfalls ein- oder beidseitig vorkommen können. Die Gabelung erfolgt häufiger im oberen Harnleiterdrit-

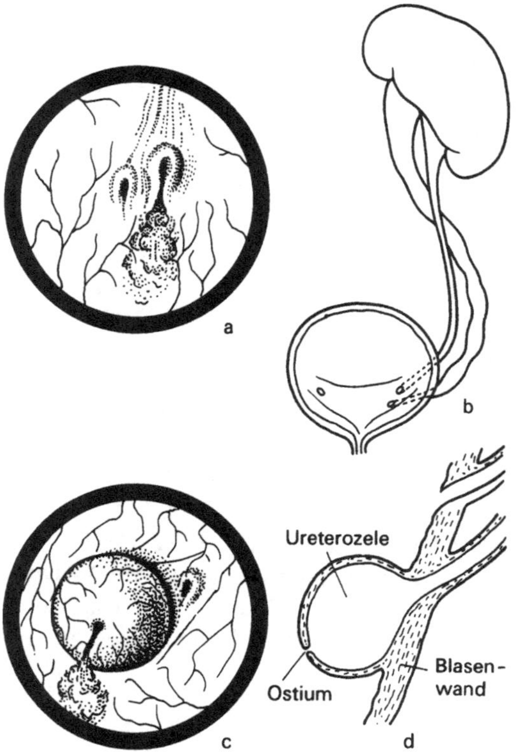

Abb. 21-5: Ureterverdoppelung: a) Uretermündung nach der Regel von Weigert und Meyer; **b)** Kreuzung der Ureteren vor der Blase; **c)** Ureterozele im zystoskopischen Bild; **d)** Schnitt durch die Ureterozelenwand.

tel, seltener im unteren Harnleiter oder in Blasennähe. Uretergabelungen nach unten sind dagegen sehr selten und ätiologisch bisher ungeklärt.

Ektope Harnleitermündungen können sowohl in der Blase als auch (klinisch bedeutsamer) außerhalb der Blase vorkommen. Dabei kann es sich um einen einfach angelegten oder häufiger um einen Doppelureter handeln, dessen „Partner" an normaler Stelle in die Blase mündet. Außerhalb der Blase werden Harnleitermündungen am häufigsten im Vestibulum vaginae und in der Urethra, nahezu ebenso häufig in der Vagina, wesentlich seltener dagegen in der Cervix uteri und als Rarität sogar im Rektum gefunden (Abb. 21-6 a). Auch blinde Ureterendigungen in der Blasenwand oder zwischen Scheide und Urethra sowie Kommunikationen mit Gartner-Gang-Zysten wurden beschrieben (Abb. 21-6 b). Stoeckel hat eine besonders reichhaltige Kasuistik zusammengestellt.

Klinische Symptome. Sie sind vor allem bei **ektopen Uretermündungen** außerhalb der Blase zu erwarten. Je nach Funktion der zugehörigen Niere sind *Incontinentia ureterica* oder hartnäkkiger *Fluor* mit rezidivierenden Fieberschüben vorherrschend.

Hervorzuheben ist, daß das Harnträufeln nicht immer von Kindheit an bestehen muß, sondern auch später nach einer oder mehreren Entbindungen oder gynäkologischen Operationen beginnen kann (traumatische Eröffnung einer zunächst blinden Ureterendigung?). Die Verwechs-

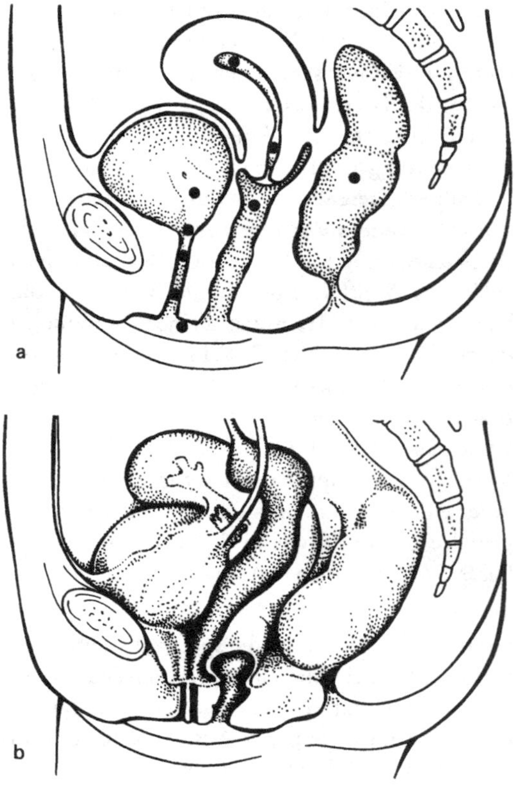

Abb. 21-6: Ektope Harnleitermündungen: **a)** Übersicht möglicher Lokalisation im Urogenitalbereich und im Rektum; **b)** Mündung des überzähligen Ureters in den Gartner-Gang (nach Stoeckel 1938).

lungsgefahr mit einer *urethralen Verschlußinsuffizienz* oder *Harnfistel* ist dann besonders naheliegend. Andererseits kann ein in die Urethra mündender Ureter unter Sphinkterwirkung stehen, so daß die Harninkontinenz ausbleibt.

Auch **endovesikal mündende Doppelureteren** sind in ihrer klinischen Dignität nicht zu unterschätzen, insbesondere wenn sie sich gegenseitig behindern und dadurch Harnstauungen und Infektionen provozieren. Sie können in einer gemeinsamen Bindegewebsscheide wie ein kräftiges Rohr wirken und dann selbst bei der Ureterpräparation während einer Radikaloperation des Zervixkarzinoms vereint bleiben. Sie können aber auch weiter auseinander liegen, so daß die A. uterina zwischen ihnen hindurchzieht. Durch die heute vor großen gynäkologischen Operationen selbstverständliche Ausscheidungsurographie sind derartige Überraschungen seltener geworden.

Dennoch gilt Stoeckels Mahnung uneingeschränkt, daß man nicht sorglos alles Intraligamentäre durchschneiden dürfe, wenn *ein* Harnleiter dargestellt ist. Die Möglichkeit eines *zweiten* präoperativ nicht erkannten Ureters besteht hin und wieder.

Ureterozelen können symptomlos sein, wenn sie klein sind und insbesondere zu einem in der Blase mündenden Einzelureter gehören.

Ektope Ureterozelen verursachen dagegen – abgesehen von der Inkontinenzproblematik bei extravesikaler Lokalisation – vor allem Infektionen und Stauungserscheinungen einschließlich Steinbildung. Ihre häufige Kombination mit Ureterverdoppelungen gehört zur besonderen Disposition des weiblichen Geschlechts. Auch beidseitiges Vorkommen ist möglich. Graduell kann man die kegelförmige Vortreibung des Harnleiterwulstes von der lebhaft agierenden an- und abschwellenden Ureterozele und der konstant gefüllten, nicht mehr agierenden, komplett stenosierten Ureterozele unterscheiden. Gehören sie zu endovesikal mündenden Doppelureteren, so können sie durch Insuffizienz (vesikoureteraler Reflux!) oder Kompression der übrigen Ostien das Krankheitsbild zusätzlich komplizieren. Auch ein *Prolaps* der Ureterozele per urethram mit Miktionserschwernis bis zur völligen Harnverhaltung sowie Inkarzeration der prolabierten Ureterozele und dementsprechende Verwechselungen mit Prolaps der Urethra oder Blase sind möglich. Schwangerschaften und Geburten wirken begünstigend.

21.3.3 Diagnostik/Differentialdiagnostik

Fortschritte in der Diagnostik, wie Sonographie, Infusionsurographie mit Spätaufnahmen und Computertomographie mit Kontrastmittelgabe, haben die Erkennung von Nierenverdoppelungen und Harnleiteranomalien zuverlässiger gemacht.

Wenn jedoch eine *überzählige Nierenanlage* kein Kontrastmittel auszuscheiden vermag, stehen wir vor einem Dilemma. Dann helfen nach wie vor nur die subtile Anamnesenerhebung und geduldige Beobachtung bzw. Suche nach Sekretabsonderungen unter Einbeziehung der **Urethrozystoskopie** (ggf. zusätzlich Kolposkopie und Rektoskopie) sowie Sondierungs- und **retrograde Kontrastmitteldarstellungsversuche** und die **Laparoskopie**.

Die Suche nach *ektopen Uretermündungen* sollte am Vestibulum vaginae beginnen, wobei die Gegend dorsal und ein wenig lateral von der Harnröhrenmündung sowie der Hymenalsaum besonders zu beobachten sind. Sobald jedoch das hintere Spekulumblatt in die Scheide eingeführt wird, ist der günstigste Zeitpunkt für die Erkennung in der Vulva gelegener Uretermündungen bereits verpaßt, weil das ektope Ostium durch den Zug meist verlegt wird.

Zuweilen ist auch die vaginale Suche zunächst erfolglos, weil die in der vorderen Vaginalwand oder im vorderen Scheidengewölbe etwas lateral von der Mittellinie befindliche Ureteröffnung durch das vordere Spiegelblatt oder Schleimhautfalten verdeckt wird. Häufiger ist jedoch die vaginale oder vulväre Ureterozelenbildung infolge einer *Ostiumstenose*. Je nach Stenosierungsgrad und Sekretionsfähigkeit der zugehörigen Niere ist die Abgrenzung gegenüber paravaginalen bzw. paraurethralen und Gartner-Gang-Zysten sowie Harnröhrendivertikeln mehr oder weniger schwierig.

Läßt sich das Ostium nicht sondieren und versagt auch die **Vaginographie** oder **retrograde Urethrographie** mittels Spezialabdichtung, so wird man durch **Kontrastmittelinjektion** in das zystische Gebilde die weitere Klärung anstreben. Bei der **Urethroskopie** ist die hintere Harnröhrenwand besonders sorgfältig abzusuchen und daran zu denken, daß hier ebenfalls ektope Ureterozelen vorkommen können. Den Nachweis einer uterinen Uretermündung wird man heute durch Hysteroskopie und Kontrastmitteleinspritzung in den Uterus mittels eines Portioadapters versuchen.

Einfacher ist dagegen die **zystoskopische Erkennung** doppelter Uretermündungen in der Blase, die voneinander unabhängig oder gemeinsam agieren können, sowie von *vesikalen Ureterozelen* (s. Abb. 21-5 c, d). Man sieht, wie sich der Ureterozelensack rhythmisch aufbläht und seinen Inhalt im Aktionsintervall des Harnleiters ganz oder teilweise in die Blase entleert, also wieder zusammenfällt, oder der Ureterozelensack imponiert als endovesikaler „Tumor", der bei entsprechender Größe sogar die Blasenkapazität einzuschränken vermag. Im Gegensatz zur hochroten Urethraschleimhaut und weiten Urethramündung beim Urethraprolaps ist die Ureterozele stets von normaler Blasenschleimhaut bedeckt, transparent und mit einem engen Ostium behaftet. Sonographisch sind Ureterozelen gut erkennbar. Im **Ausscheidungsurogramm** imponieren vesikale Ureterozelen manchmal durch ihre Schlangenkopfform und im **Zystogramm** durch die Kontrastmittelaussparung.

Für die Unterscheidung eines Ureterozelenprolaps vom Harnröhren- oder Blasenprolaps sind seine Unbeeinflußbarkeit durch intraabdominale Drucksteigerungen und die Fluktuation sowie Kompressibilität seines Inhaltes von Bedeutung.

21.3.4 Therapie

Alle Maßnahmen haben vom **Funktionszustand der Nieren** auszugehen. Ist dieser bei vesikal mündenden Doppelureteren annähernd normal, so ist im Falle einer Harnleiterverletzung bei gynäkologischen Operationen die sofortige Ureterozystoneostomie indiziert. Das Gleiche gilt mit Einschränkung (Nierenanomalie?) für ektop mündende Einzelureteren. Ein extravesikal mündender Doppelureter (2. Harnleiter normotop) wird dagegen wegen Hydro- oder Pyonephrose in der Regel mitsamt dem oberen Nierenanteil vom Urologen zu exstirpieren sein. Ektope Ureterozelen werden dabei mitbeseitigt. Kleinere, zufällig anläßlich einer Zystoskopie oder Urographie entdeckte Ureterozelen wird man dagegen in Ruhe lassen, d. h. nur beobachten. Verursachen sie jedoch rezidivierende Harnwegsinfekte und Steinbildungen, so kommt die transurethrale Ostiumschlitzung in Betracht. Danach kann allerdings eine Antirefluxoperation erforderlich werden. Ist wegen großer vesikaler oder prolabierter Ureterozelen eine transvesikale Abtragung notwendig, so wird der Urologe diese Operation zweckmäßigerweise gleich mit einer Antirefluxplastik kombinieren.

Gefäßbedingte Anomalien und Sekundärveränderungen des Harnleiters, pelviureterale Obstruktion infolge aberrierender Gefäße, Doppel- und Dreifachversorgungen der Nieren sind häufig. Aberrierende Gefäße können zu Obstruktionen am Harnleiterabgang führen, die meist schon im Kindesalter entdeckt werden.

21.3.5 Abnorme Gefäßbeziehungen

Retrokavaler Ureterverlauf. Als Folge einer abnormen Entwicklung der Vena cava aus der ventralen Suprakardinalvene kann der (rechte) Harnleiter dorsal von der großen Hohlvene verlaufen und Harnabflußstörungen verursachen (Abb. 21-7 a).

Right-ovarian-vein Syndrom. Eine gemeinsame Bindegewebsscheide von Ureter und Vena ovarica (speziell an deren Kreuzungsstelle) sowie Thrombosen und Aberrationen der Ovarialvene können ebenfalls Harnabflußstörungen und rezidivierende Pyelonephritiden bewirken, die meist intermittierenden Charakter haben. Meist

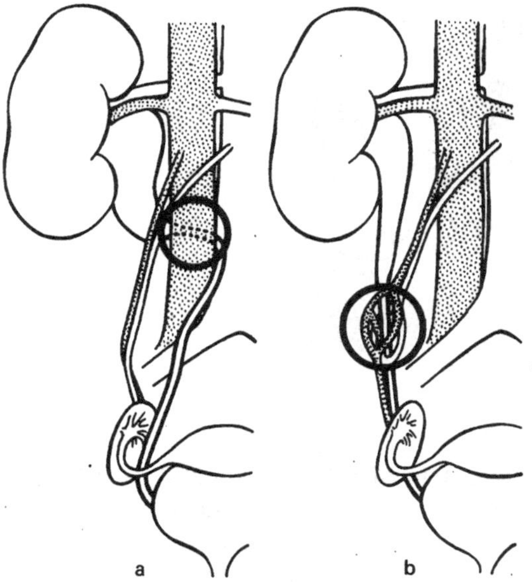

Abb. 21-7: Gefäßbedingte Ureteranomalien mit Harnstauung: **a**) retrokavaler Ureter; **b**) Vena ovarica-Syndrom.

beginnen die Symptome während einer Schwangerschaft infolge Venenerweiterung, ohne zu diesem Zeitpunkt bereits ätiologisch geklärt werden zu können. Auch prämenstruelle kolikartige Flankenschmerzen sind richtungsweisend (Abb. 21-7 b). Die linke Ovarialvene kann ebenfalls betroffen sein.

Diagnostik/Differentialdiagnostik

Beide Abnormitäten gelangen bei der kombinierten *Ausscheidungsurographie* und *Phlebographie* am besten zur Darstellung. Während beim retrokavalen Ureterverlauf der Harnleiter die Vena cava meist in Höhe des 4. oder 5. Lendenwirbels unterkreuzt, ist beim Ovarian-vein Syndrom ein Kompressionseffekt der kreuzenden Ovarialvene auf den Ureter mit Dilatation des oberen Harnleiters und zarten distalen Ureterkonturen charakteristisch.

Therapie

Pelviureterale Obstruktionen infolge unterer Polgefäße oder echter Stenose erfordern eine Nierenbecken-Harnleiter-Abgangsplastik, in der Regel mit Kontinuitätstrennung. Der retrokavale Ureterverlauf läßt sich nach Durchtrennung und Vorziehen des Harnleiters sowie Reanastomosierung korrigieren. Das Ovarian-vein Syndrom kann die Embolisation oder Exstirpation der gesamten Ovarialvene (unter Umständen mit zusätzlicher Salpingoophorektomie) erfordern.

21.4 Blasenanomalien

Sie treten gelegentlich als *Fisteln, Zysten oder Divertikel des Urachus* (bei Persistenz von Teilen des Allantoisganges), als Divertikel in Nähe der Harnleiterostien, als *Megazystis*, als *Blasenverdoppelung* (bei falscher Wachstumsrichtung des Septum urorectale) oder als *Ecstrophia vesicae* (bei Hemmungsmißbildungen im Bereich der Kloakenmembran) in Erscheinung.

Der Gynäkologe wird selten mit Blasenanomalien konfrontiert, nicht nur, weil das weibliche Geschlecht insgesamt seltener betroffen ist als das männliche, sondern auch, weil die Auswirkungen häufig schon zur Behandlung im Kindesalter zwingen. Schon eher wird er sich dagegen mit den Behandlungskonsequenzen bei späteren Schwangerschaften oder gynäkologischen Erkrankungen auseinandersetzen müssen.

Er sollte deshalb wenigstens die Symptome und die wichtigsten diagnostisch-therapeutischen Maßnahmen kennen.

21.4.1 Klinische Symptome

Urachusfisteln verursachen durch ständiges Nässen ein chronisches Nabelekzem; *Urachuszysten* können Bauchwandtumoren schleimigen Inhalts bedingen, die bei Abszedierung zur Spontanperforation neigen, und *Urachusdivertikel* sind wie alle Blasendivertikel durch Restharn- und Steinbildung sowie chronische Infek-

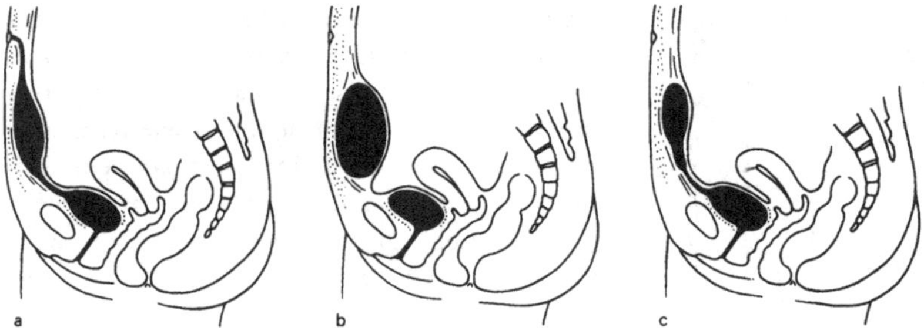

Abb. 21-8: Erscheinungsformen bei Urachuspersistenz: **a**) Urachusfistel, **b**) Urachuszyste, **c**) Urachusdivertikel.

tionen gekennzeichnet (Abb. 21-8). Bleiben sie unbehandelt, so sind spätere maligne Entartungen nicht ausgeschlossen.

Bei *fetaler Megazystis* besteht ebenfalls – wie bei kongenitalen Zystennieren – die Möglichkeit des Geburtshindernisses. Später stehen Inkontinenz und Restharn (Überlaufblase), vesikoureteraler Reflux und rezidivierende Infektionen im Vordergrund.

Echte Blasenverdoppelungen sind extrem selten. Das gleiche gilt für die *Blasenekstrophie*, bei der die polypöse Blasenhinterwand mit dem Trigonum frei zutage liegt, die Schambeinäste klaffen (Spaltbecken mit Watschelgang), Labien, Klitoris und vordere Harnröhrenwand ebenfalls gespalten sind, die Scheide fehlen oder verkümmert sein kann und meist eine Nabelhernie hinzukommt. Zur absoluten Harninkontinenz gesellen sich alsbald Hautulzerationen der Umgebung. Ostieninsuffizienz, abszedierende Infektionen und maligne Entartungen der Blasenschleimhaut, so daß von unbehandelten Kindern nach 20 Jahren nur noch etwa 10% leben. Andererseits wurden aber bereits Schwangerschaften bei vorhandener Blasenekstrophie ausgetragen und häufiger auf vaginalem als auf abdominalem Wege beendet.

21.4.2 Diagnostik/Differentialdiagnostik

Urachuspersistenzen gelangen durch Farbstoffeinspritzungen und **zystographische Untersuchungen** zur Darstellung. Differentialdiagnostisch kommen Rückbildungsstörungen des Ductus omphaloentericus in Betracht. Bei *Blasendivertikeln* ergeben **Ausscheidungsurographie und Miktionszystourethrographie** oftmals

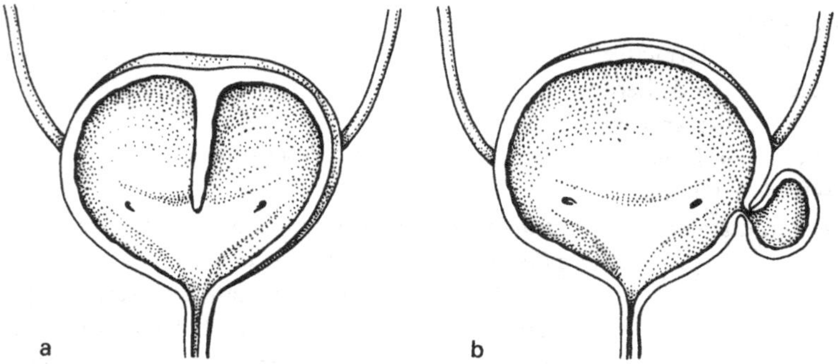

Abb. 21-9: Blasenfehlbildungen: **a**) Blasenseptum, **b**) Divertikel.

zuverlässigere Befunde als die **Zystoskopie** (Abb. 21-9). *Blasenverdoppelungen* und die mit ihnen verbundenen Mißbildungen sind durch Röntgendiagnostik und Zystoskopie abzuklären. Bei der korrigierten und unkorrigierten *Blasenekstrophie* ist die Einschätzung des oberen Harntraktes vordringlich.

21.4.3 Therapie

Die Behandlung erfolgt zumeist schon im Kindesalter. Bei *Urachusabnormitäten* ist die sorgfältige Exzision bis zur Einmündung des Ganges in die Blase erforderlich. Bei der Beseitigung von *Blasendivertikeln* ist die Ureternähe zu beachten. Bei der *Blasenekstrophie* ist einerseits die supravesikale Harnableitung oder andererseits die Blasenaufbauplastik indiziert. Beide Operationsverfahren sollten bereits im Kindes- bzw. Säuglingsalter angewendet werden. Wegen des Spaltbeckens bereitet die plastische Umformung des äußeren Genitales Probleme.

21.5 Harnröhrenanomalien

21.5.1 Ursachen und Erscheinungsformen

Sie begegnen dem Gynäkologen im Zusammenhang mit der Harninkontinenz, bei gleichzeitigen Genitalanomalien und bei pathologischen Veränderungen im Bereiche der vorderen Vaginalwand. Grundsätzlich unterscheidet man **Spaltbildungen** der Urethra in Form der *Epispadie* und *Hypospadie*, kongenitale **Harnröhrenerweiterungen und -einengungen** sowie **Urintaschen** in Form von *Divertikeln, Urethrozelen und suburethralen Zysten*. Letztere können auch erworben sein.

Die *Epispadie* ist die Folge einer gestörten Entwicklung des vorderen Teiles der Kloakenmembran. Als komplette Spaltbildung wurde sie bereits bei der Ecstrophia vesicae erwähnt. Ohne Blasenbeteiligung wird sie auch als partielle Epispadie bezeichnet. Stets sind Klitoris und kleine Labien einbezogen (Abb. 21-–10 a).

Die *Hypospadie* kommt entweder durch eine Persistenz des Sinus urogenitalis, d. h. eine gemeinsame Mündung von Urethra und (wohlausgebildeter) Vagina oder durch einen Defekt der hinteren Harnröhrenwand und des Septum urethrovaginale zustande (s. Abb. 21-10 b).

Von ihr unterscheidet sich die kongenitale *Harnröhrenerweiterung* dadurch, daß bei letzterer die Vagina meist rudimentär ist oder völlig fehlt. Kongenitale Harnröhrenerweiterungen bei völlig normalem Genitale wurden allerdings ebenfalls beschrieben. Hier besteht im Falle einer

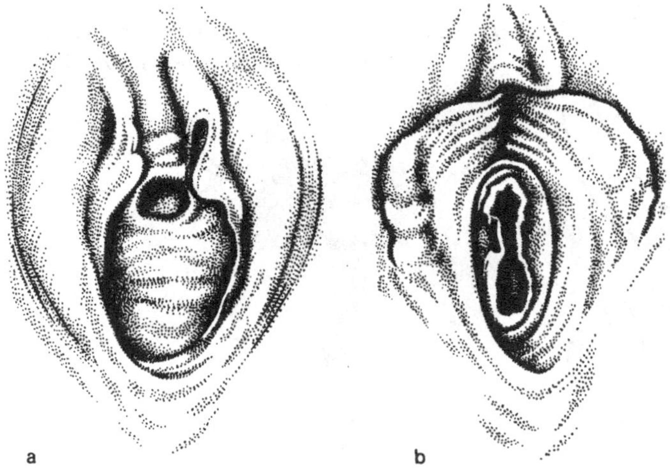

a b

Abb. 21-10: Harnröhrenspaltbildungen: **a)** Epispadie mit gespaltener Klitoris (und Spaltbecken), **b)** Hypospadie.

Schwangerschaft als Rarität die Möglichkeit eines Blasenprolaps intra partum.

Angeborene *Harnröhrenstenosen* kommen beim weiblichen Geschlecht nur in der distalen Urethra bzw. an der äußeren Harnröhrenmündung (Meatusstenose) infolge der fehlerhaften Verschmelzung des entoektodermalen Überganges vor. Häufig bleibt auch die Genitalentwicklung infantil. Als Folge des erhöhten Auslaßwiderstandes muß außerdem die Verödung des Urachus ausbleiben, also eine Urachusfistel entstehen. Manchmal wird die Harnröhrenstenose auch nur durch Verklebungen der kleinen Labien vorgetäuscht.

Die verschiedenen Formen der **„Urintaschen"** verdanken ihre Einteilung der unterschiedlichen Wandbeschaffenheit und Kommunikationsbreite mit der Urethra (Abb. 21-11). An ihrer Entstehung sind die paraurethralen Gänge maßgeblich beteiligt.

Doppelte Harnröhren münden neben- oder hintereinander. Das Ostium der akzessorischen Urethra kann stenosiert, die Urethra selbst urethrozelen- oder divertikelartig dilatiert sein.

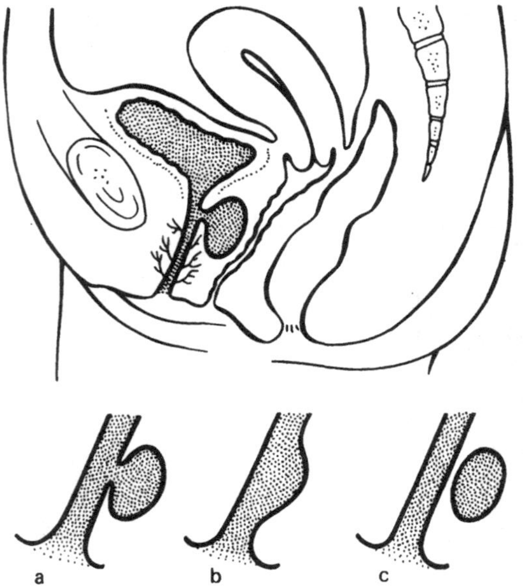

Abb. 21-11: Verschiedene Formen der „Urintaschen" der weiblichen Urethra: a) Divertikel, b) Urethrozele, c) suburethrale Zyste.

21.5.2 Klinische Symptome

Bei der *Epispadie* steht die Harninkontinenz im Vordergrund. Bei der *Hypospadie* und *kongenitalen Harnröhrenerweiterung* kann sie ebenfalls vorhanden sein; sie kann aber auch fehlen! Wesentlich ist hier die Möglichkeit der Geschlechtsverkennung, insbesondere wenn beim weiblichen Geschlecht eine Klitorishypertrophie hinzukommt und beim männlichen Geschlecht die Skrotolabialfalten offen geblieben oder unvollkommen verschmolzen sind (Abb. 21-12). Die Katastrophe bahnt sich bei der Aufnahme sexueller Kontakte an, indem eine zunächst kontinente Frau jetzt zunehmend inkontinent wird. Erfolgt der Geschlechtsverkehr per sinum urogenitalem sive per urethram besteht eine große Verletzungsgefahr! Infolge Geschlechtsverkennung bei der Geburt kann sich jetzt auch ein Konflikt zwischen angenommenem, gonadalem bzw. hormonalem Geschlecht anbahnen (Abb. 21-13 und Tab. 21-2).

Bei *angeborener Harnröhrenstenose*, bei *„Urintaschen"* oder *akzessorischer Urethra* sind dagegen rezidivierende Harnweginfektionen und Dysurie (manchmal auch Dyspareunie) dominierend. Steinbildungen und maligne Entartungen sind ebenfalls möglich.

21.5.3 Diagnostik/Differentialdiagnostik

Epispadie und *Hypospadie* bei gut entwickelter Vagina sind durch **einfache Inspektion**, Hypo-

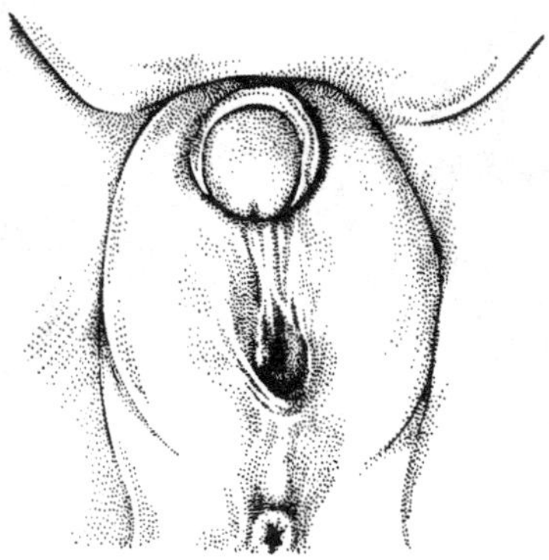

Abb. 21-12: Mehrdeutiger äußerer Genitalbefund: Hypospadia perinealis oder Persistenz des Sinus urogenitalis mit Klitorishypertrophie.

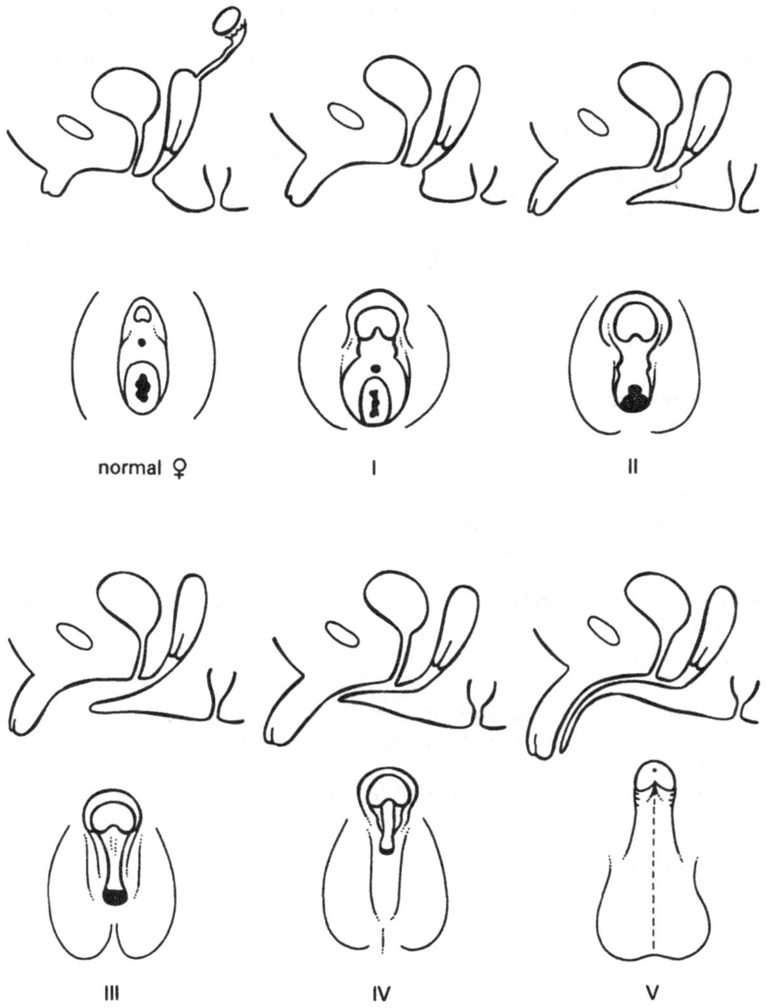

Abb. 21-13: Einteilung des intersexuellen Genitales nach Prader (Pseudohermaphroditismus femininus).
Typ I Nur Klitorishypertrophie,
Typ II zusätzliche Verbreiterung des Dammes (vestibulärer Sinus urogenitalis),
Typ III kleiner Phallus, anogenitale Distanz größer (kanalikulärer sinus urogenitalis),
Typ IV gekrümmter Phallus, skrotale oder perineale Hypospadie, Labien stark gefältelt,
Typ V typisches männliches äußeres Genitale

spadie bei rudimentärer und fehlender Vagina dagegen erst durch zusätzliche **Endoskopie** und **Röntgenkontrastdarstellung** zu klären.

Für die Differentialdiagnose der Intersexe sind Geschlechtschromatinbestimmungen in Leukozyten- und Gewebezellkernen unerläßlich (möglichst schon beim Neugeborenen!). Bei den in Betracht kommenden *Intersexen* stimmt das Kerngeschlecht mit dem Gonadengeschlecht überein. Nur bei den echten Hermaphroditen gibt es Differenzen. In Zweifelsfällen helfen **Chromosomenanalysen,** Explorativlaparotomie und **Gonadenbiopsie** weiter (Abb. 21-14).

Urethrastenosen sind anzunehmen, wenn die vorsichtige **Sondierung bzw. Bougierung** bei Kleinkindern nicht leicht bis Charr. 12, bei

Tab. 21-2: Einteilung intersexueller Zustandsbilder (nach Angaben von Bartsch et al. 1986, Böhles, 1993, Griffin und Wilson, 1992)

1. **Pseudohermaphroditismus masculinus**

   Karyotyp männlich (XY)
   Hodengewebe ausgebildet
   inneres und äußeres Genitale fehlerhaft

1.1. Störungen der Testosteronsynthese
(20-, 22-Desmolase-Mangel, 3 β-Hydroxysteroid-Dehydrogenase-Defekt, 17 α-Hydroxylase-Mangel, 17-, 20-Desmolase-Mangel, 17-Hydroxysteroid-Dehydrogenase-Mangel)

1.2. Androgenunempfindlichkeit („testikuläre Feminisierung")

2. **Pseudohermaphroditismus femininus**

   Karyotyp weiblich (XX)
   Ovarien und Müller-Gang-System regelrecht
   äußeres Genitale intersexuell bis virilisiert

2.1. Exogen bedingte Androgenwirkung

2.2. Endogen bedingte Androgenwirkung
- Mütterliche Tumoren (z. B. Schwangerschaftsluteom)
- Androgenproduzierende Nebennierentumoren
- Adrenogenitales Syndrom (AGS)
  (21-Hydroxylase-Mangel, 11 β-Hydroxylase-Mangel, 3 β-Hydroxysteroid-Dehydrogenase-Mangel)

2.3. Kaudale Fehlbildungssyndrome
- Sirenomelie
- Angeborenes Fehlen der Vagina (Mayer-Rokitansky-Küster-Hauser-Syndrom) Bei sonst normalen Frauen fehlen Uterus und Vagina oder sind nur hypoplastisch angelegt, ein Drittel mit Nieren- und/oder Skelettanomalien
- Pseudohermaphroditismus mit anorektaler Fehlbildung und Nierenaplasie

3. **Hermaphroditismus verus**

   Karyotyp 46XX, 46YY oder Mosaik
   Ovarielles und testikuläres Gewebe vorhanden
   intersexuelles Genitale
   Brustentwicklung beim „Jungen"

4. **Gonadendysgenesie** (Turner-Syndrom)

   Karyotyp 45X oder 46XX/45X mit Defekten am X-Chromosom
   Phänotyp weiblich
   sexueller Infantilismus, kleine Statur und multiple Mißbildungen

4.1. Reine Gonadendysgenesie
Karyotyp XX als auch XY
Anlagestörung der Gonaden („streak gonade")
Persistenz des Müller-Gangsystems
Phänotyp weiblich
hypoplastisches inneres Genitale

4.2. Gemischte Gonadendysgenesie
Karyotyp 45XO/46XY oder 46XY
Hodenanlage und dysgenetische Gonade
Uterus und zumindest eine Tube vorhanden
Phänotyp unterschiedlich
starke Virilisierung ($^2/_3$ als Mädchen, $^1/_3$ als Knaben aufgezogen)

5. **Persistenz der Müller-Gänge**

   Karyotyp XY
   Knaben mit unauffälligem Genitale aber mit Tuben, Uterus und oberem Vaginaldrittel

Schulkindern bis Charr. 18 und bei Jugendlichen bzw. Erwachsenen bis Charr. 22 gelingt. **Miktionszystourethrographie und Miktiometrie** (Zystometrie, Uroflowmetrie) ermöglichen die weitere Objektierung. Zur Differentialdiagnose der „*Urintaschen*" und der *akzessorischen Urethra* wird man sich außer der sorgfältigen Inspektion und Palpation der vorderen Vaginalwand (Exprimat der Urethra?), der prograden Urethrozystoskopie, der **Überdruckurethrographie** mittels Doppelballonkatheter – u. U. sogar der **Kontrastmittelinjektion** in das fragliche Gebilde per vaginam bedienen.

21.5.4 Therapie

Die totale *Epispadie* ist wie die Ecstrophia vesicae zu behandeln. Bei partieller Epispadie kann die Beseitigung der Harninkontinenz durch eine Schlingenplastik gelingen. Auch Defektüberbrückungen mit einem Blasenlappen wurden bereits empfohlen.

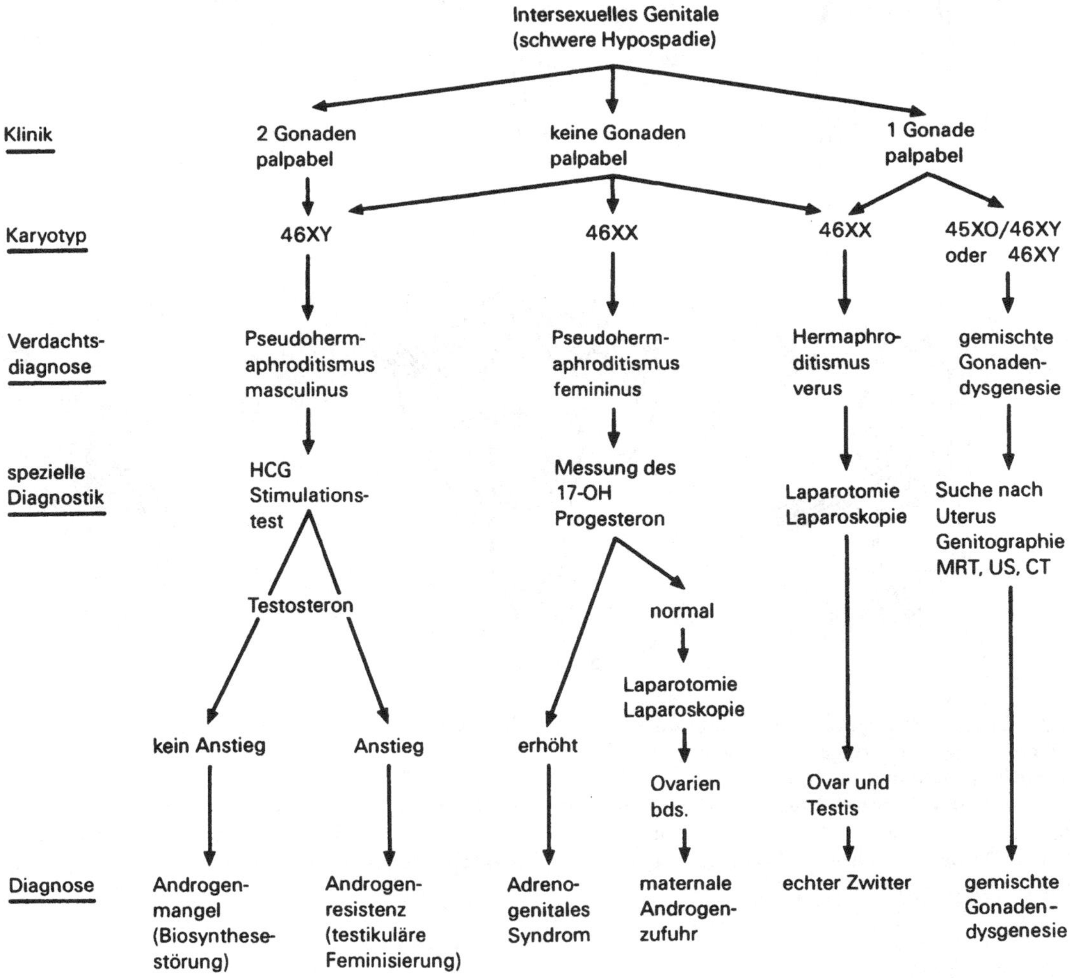

Abb. 21-14: Vereinfachtes diagnostisches Abklärungsschema beim intersexuellen Genitale (nach Griffin u. Wilson, 1992).

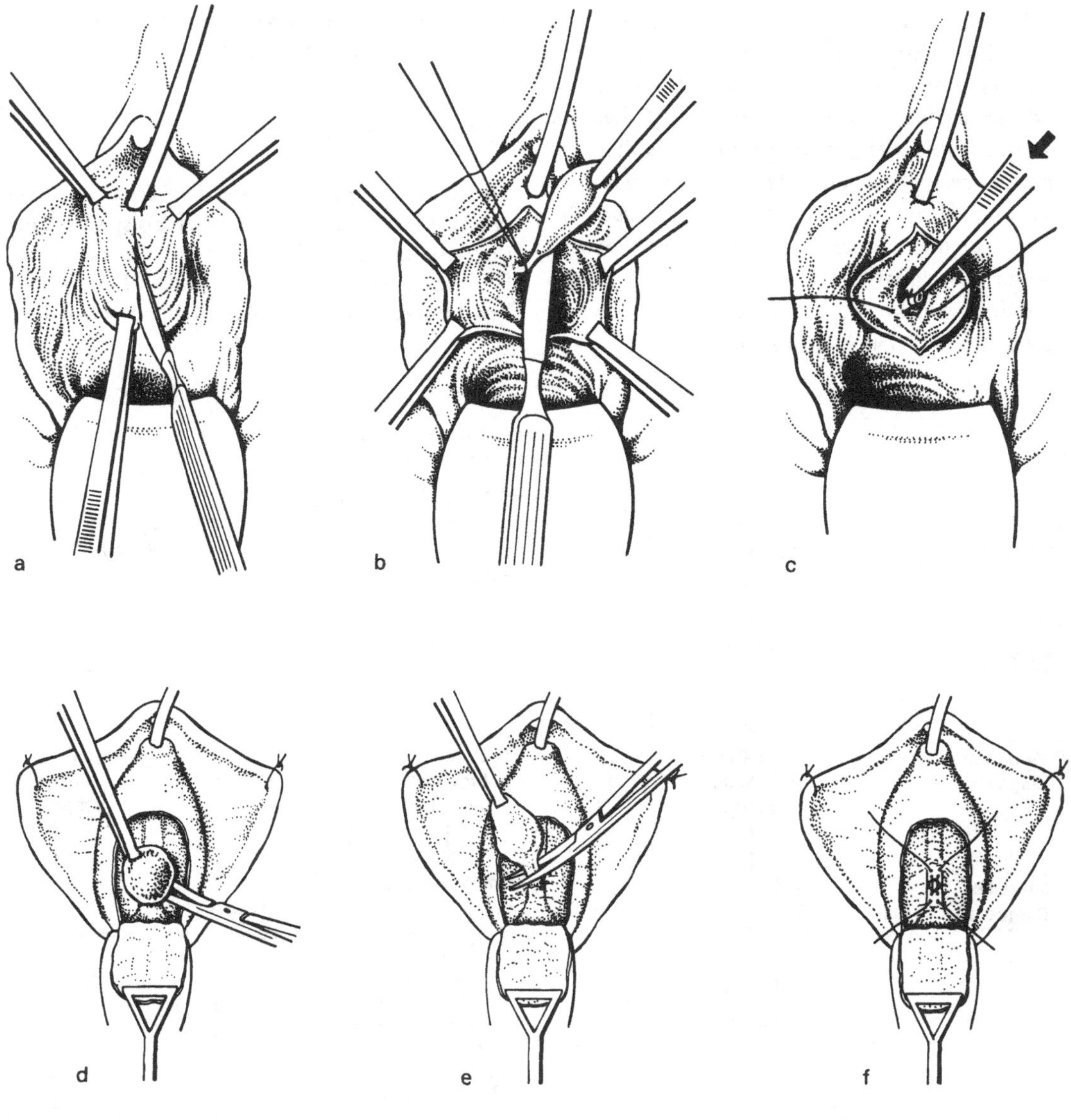

Abb. 21-15: Exstirpation eines Urethradivertikels. Obere Reihe: bei geringer Ausdehnung
a) mediane Kolpotomie, **b**) Abbindung und Durchtrennung des Divertikelstiels, **c**) Versenkung des Stumpfes durch periurethrale Fasziennähte
Untere Reihe: bei mehreren Kammern oder extensiver Ausbreitung
d) Divertikelfreilegung und Ausschälung nach Aufklappen der vorderen Vaginalwand vom Bogenschnitt, **e**) Divertikelentfernung durch Abtragung an der Basis, **f**) Harnröhrennähte in querer Richtung, d. h. Fadenführung längs zur Urethra (andernfalls Stenosierungsgefahr!).

Bei der *Hypospadie* und kongenitalen Harnröhrenerweiterung wird das Vorgehen vom Differenzierungsgrad der Vagina bestimmt. Ist diese gut entwickelt, so kommt die Diaphragmaplastik mit oder ohne Harnröhrenverlängerung – wie bei einem traumatischen Harnröhrendefekt – in Betracht. „Man soll sich jedoch hundertmal überlegen, ob man sich zu einem chirurgischen Eingriff bei Hypospadie-Inkontinenz entschließen soll. In diesen verbildeten dünnwandigen Organen kann leichter noch als sonst ein operativer Mißerfolg herauskommen. Wer reiche Erfahrungen auf dem Gebiete der Harnröhren- und Fistelplastik besitzt, der mag an solche Operationen herangehen – wer sie nicht hat, der soll die Finger davon lassen" (Stoeckel). Diese Einstellung ist auch der künstlichen Scheidenbildung bei kongenitaler Harnröhrenerweiterung mit Aplasia vaginae zugrunde zu legen.

Bei *Meatusstenosen* hat sich die Meatotomie bewährt, bei Stenosen der distalen Urethra genügen Bougierungen. *Urethrozelen* werden durch direkte Muskelnähte versenkt. *Divertikel* werden besser exstirpiert als exkochleiert (Abb. 21-15). Die Ausschälung *suburethraler Zysten* darf nicht weniger sorgfältig erfolgen (Fistelgefahr).

21.6 Verhalten bei Intersexualität

Bei zweifelhafter Geschlechtszugehörigkeit kommt es darauf an, daß die endgültige Klärung möglichst frühzeitig erfolgt, denn für die weitere Entwicklung – vor allem in psychosomatischer Hinsicht – ist das bei der Geburt festgelegte Erziehungsgeschlecht von größter Bedeutung (Abb. 21-13).

Für **weiblich deklarierte** Intersexe sind sämtliche chirurgische und endokrinologische Maßnahmen gleichbedeutend mit der Herstellung annähernd normaler weiblicher Verhältnisse in anatomischer und funktioneller Hinsicht.

Bei **männlich deklarierten Hermaphroditen** wird die Umformung der äußeren Geschlechtsorgane im männlichen Sinne angestrebt.

Ist eine **Gonadenentfernung** unerläßlich, so muß eine Androgen- bzw. Östrogendauersubstitution durchgeführt werden.

Viele Autoren empfehlen im Hinblick auf die psychischen Gefahren, die Korrektur des Genitalbefundes bereits im Kleinkindalter durchzuführen.

Wir sind jedoch der Meinung, daß zumindest die Bildung einer künstlichen Scheide, wenn es sich psychologisch irgendwie vertreten läßt, bis zum Kohabitationsbedürfnis aufgeschoben werden sollte, da die Erhaltung des Organs von der Funktion abhängt. Treten die Zweifel an der Geschlechtszugehörigkeit erst während der Pubertät auf, so gilt nach wie vor die Ansicht, „daß für die endgültige Geschlechtszuordnung schon erwachsener Menschen nicht der somatische oder operative oder histologische Befund, sondern einzig und allein ihre psychische und sexuelle Einstellung maßgebend und entscheidend sind. Was sie fühlen und sein wollen, das sind sie, und die Wege dahin soll man ihnen ebnen" (Stoeckel). Wir richten uns deshalb bei einer späteren Geschlechtsumstimmung weitgehend nach den Wünschen der Betroffenen. Soll das Sexualleben dagegen im anerzogenen Sinne weitergeführt werden, so ist die Entfernung von konträren Gonaden und die Schaffung gleichsinniger Kohabitationsorgane unerläßlich.

Literatur

Fallat, M. E., St. J. Skoog, A. B. Belmann et al: The prune belly syndrome: a comprehensive approach to management. J. Urol **142** (1989) 802–805.

Heidenreich, W.: Genitale und extragenitale Fehlbildungen beim Mayer-Rokitansky-Küster-Syndrom. Dtsch. med. Wschr. **113** (1988) 1092–1096.

Heim, K., J. E. Altwein, W. Jonatha et al: Sonographischer Nachweis und therapeutische Konsequenzen von Harntraktsmißbildungen beim Feten. Gynäkologe **16** (1983) 238–247.

Hoffmann, H., R. Chaoui, R. Bollmann et al: Der pränatale Einsatz des gepulsten Doppler-Ultraschalls im Rahmen der Differentialdiagnostik bilateraler Nierenfehlbildungen. Geburtsh. u. Frauenheilk. **50** (1990) 203–206.

Hohenfellner, R., J. W. Thüroff, H. Schulte-Wissermann: Kinderurologie in Klinik und Praxis. G. Thieme Verlag, Stuttgart–New York 1986.

Jentzsch, J., H. D. Methfessel, D. Lampe: Behandlung des weiblichen Harnröhrendivertikels. Gynäkol. prax. **15**, (1991) 103–108.

Kramer, S. A., P. P. Kelalis: Assessment of urinary continence in epispadias: review of 94 patients. J. Urol. **128** (1982) 290–293.

Magee, M. C., D. T. Lucey, F. A. Fried: A new embryologic classification for uro-gynecologic malformations: the syndromes of mesonephric duct induced mullerian deformities. J. Urol. **121** (1979) 265.

Rempen, A., A. Feige, H. R. Osterhage et al: Pränatale Diagnostik und postnataler Verlauf bei Fehlbildungen der Nieren und Harnwege. Geburtsh. u. Frauenheilk. **46** (1986) 366–374.

Siegel, A. (Hrsg.): Kinderurologie. Springer-Verlag, Berlin–Heidelberg–New York u. a. 1993.

Stoeckel, W.: Bd. X, Teil 1, Kap. 4, S. 202 ff. J. F. Bergmann, München 1938.

Walsh, P. C., A. B. Retik, T. A. Stamey et al: Campbell's Urology 6th ed. W. B. Saunders Comp., Philadelphia u. a. 1992.

22. Nephrologisch-urologische Krankheitsbilder in Gynäkologie und Geburtshilfe

M. Birnbaum, D. Kranzfelder

22.1	**Akutes Nierenversagen (ANV)** *M. Birnbaum*
22.1.1	Einteilung des ANV
22.1.2	Pathophysiologie
22.1.3	Verlauf des ANV
22.1.4	Diagnose und Differentialdiagnose
22.1.5	Therapie des ANV
22.1.6	Prophylaxe des ANV in Gynäkologie und Geburtshilfe
22.1.7	Besonderheiten des ANV in der Schwangerschaft Postpartales ANV
22.2	**Chronische Niereninsuffizienz** *M. Birnbaum*
22.2.1	Ursachen der chronischen Niereninsuffizienz
22.2.2	Stadieneinteilung
22.2.3	Postrenale chronische Niereninsuffizienz in der Gynäkologie
22.2.4	Nierentransplantation
22.2.5	Präoperative Diagnostik, Operationsrisiko und Therapiestrategien bei Patientinnen mit chronischer Niereninsuffizienz in Gynäkologie und Geburtshilfe
22.2.6	Kontrazeption und chronische Niereninsuffizienz
22.2.7	Chronische Niereninsuffizienz, Nierentransplantation und Schwangerschaft
22.3	**Hochdruckkrankheiten** *M. Birnbaum*
22.3.1	Beurteilung der verschiedenen Hypertonieformen in der Geburtshilfe
22.3.2	Kontrazeptive Beratung bei hypertensiven Gefäß-/Nierenerkrankungen
22.4	**Ableitende Harnwege in der Schwangerschaft** *D. Kranzfelder*
22.4.1	Harnentleerungsstörungen
22.4.2	Abnormitäten der ableitenden Harnwege
22.4.3	Bakterielle Infektionen der ableitenden Harnwege
22.4.4	Urolithiasis

22.1 Akutes Nierenversagen (ANV)

Unter akutem Nierenversagen bzw. akuter Niereninsuffizienz versteht man den plötzlichen potentiell rückbildungsfähigen Verlust der exkretorischen Nierenfunktion bei vorausbestehender normaler Nierenfunktion oder im Falle einer Vorschädigung der Nieren bei fehlenden Zeichen einer chronischen Niereninsuffizienz.

Entscheidendes diagnostisches Kriterium ist die rasche *Abnahme der glomerulären Filtration*, die mit einem Anstieg der Konzentration harnpflichtiger Substanzen, d. h. Kreatinin (bis zu 180 µmol/l bzw. 2 mg/dl/d) und Harnstoff im Serum einhergeht. Augenfälliges Kennzeichen des renalen Funktionsausfalls ist die *Oligo-Anurie* (Urinvolumen <500 ml/24 h bzw. <20 ml/h). Sie ist ein häufiges, aber nicht obligates Symptom. In ca. 20–25% der Fälle verläuft das ANV mit Harnmengen über 400 ml/d. Zunehmend häufiger werden Fälle von *polyurischem* ANV beobachtet, deren Prognose deutlich günstiger ist. Als *hyperkataboles* ANV läßt sich eine Verlaufsform charakterisieren, bei der ein ausgeprägter Gewebszerfall zu besonders raschem

Anstieg der harnpflichtigen Substanzen im Serum führt (Harnstoffanstieg über 16 mmol/l bzw. 100 mg/dl/d).

Die **Ursachen** des ANV haben sich im letzten Jahrzehnt gewandelt. Nach Lebinski u. Mitarb. fand sich ein ANV

- in mehr als 50% bei chirurgischen Patienten (postoperatives akutes Nierenversagen 43%, posttraumatisch 9%),
- in 26% bei internistischen Erkrankungen (9% durch Nephrotoxine),
- in 13% im Zusammenhang mit einer Gravidität.

22.1.1 Einteilung des akuten Nierenversagens unter Berücksichtigung pathogenetischer, pathophysiologischer und klinischer Aspekte

Nach Buchborn u. Edel wird zwischen **prärenalen, renalen** und **postrenalen** Ursachen des ANV unterschieden.

Ursachen des ANV

1. **Prärenales Nierenversagen** 30% (zirkulatorisch-septisch bedingtes ANV, Hypovolämie)

- Folge von Volumenverlusten (Exsikkose, Blutung, Flüssigkeitssequestration)
- Folge kardialer Insuffizienz (Herzinsuffizienz, Herztamponade, Pooling des Blutvolumens bei Sepsis oder Anaphylaxie)
- Verschluß oder Verletzung der Nierenarterien

2. **Renales Nierenversagen** 60%

- primär renoparenchymatöse oder renovaskuläre Grunderkrankung (glomeruläre, interstitielle, vaskuläre Erkrankung)
- akutes NV aus tubulärer Ursache – ANV im „engeren" Sinne
  – *ischämische Schädigung* (Polytrauma, Blutungsschock, Sepsis)
  – *tubulotoxische Schädigung* (z. B. Antibiotika, nichtsteroidale Antiphlogistika, Pilztoxine, organische Verbindungen, Metall- und Salzvergiftungen, Röntgenkontrastmittel, Immunsuppressiva u. Chemotherapeutika).

3. **Postrenales Nierenversagen** 10% (obstruktive Uropathie – „Harnsperre")

- intrarenale Obstruktion (Harnsäure-, Uratschlammniere, Oxalsäure, Sulfonamide, Methotrexat)
- intraureterale Obstruktion (Blutkoagula, Papillennekrosen, Lithiasis, Tumoren, Stenosen)
- extraureterale Obstruktion (Tumoren, retroperitoneale Fibrose, Bestrahlungsfolgen, entzündliche Prozesse, doppelseitige Ureterligatur bei gynäkologischen Operationen)
- Obstruktion der unteren Harnwege
  – des Harnblasenausgangs (Lithiasis, Blasenkarzinom, neurogene Blasenentleerungsstörung)
  – der Harnröhre (angeborene Klappen, Striktur, Tumoren).

Prä- und postrenale Formen sind unmittelbar therapeutisch angreifbar, während das renale ANV neben der Wiederherstellung des Gleichgewichtes im Wasser-, Elektrolyt- und Säure-Basen-Haushalt fast immer die Überbrückung einer zeitlich sehr unterschiedlichen Erholungsphase mittels extrakorporaler Dialyseverfahren erfordert.

22.1.2 Pathophysiologie

Noch immer sind die pathophysiologischen Zusammenhänge der Entwicklung und des Verlaufs eines ANV nicht endgültig geklärt. Es besteht jedoch Einigkeit darüber, die Pathogenese des ANV als *multifaktorelles Geschehen* aufzufassen, wobei vaskuläre und tubuläre Faktoren eng miteinander verknüpft sind (Abb. 22-1).

Vaskuläre Faktoren: Die renale Hypoperfusion kann als häufigste Ursache für die Entwicklung eines ANV gelten. Wenn der mittlere arterielle Druck unter 50 mmHg absinkt, systiert die glomeruläre Filtration, und die Niere reagiert mit einer ausgeprägten kompensatorischen Vasokonstriktion, an deren Entwicklung ein Katecholamin-Exzeß ebenso wie ein Angiotensin II-Exzeß beteiligt sind.

Initial werden zunächst in erster Linie die kortikalen Regionen minderdurchblutet. Die durch nervale und humurale Einflüsse getriggerte kortiko-medul-

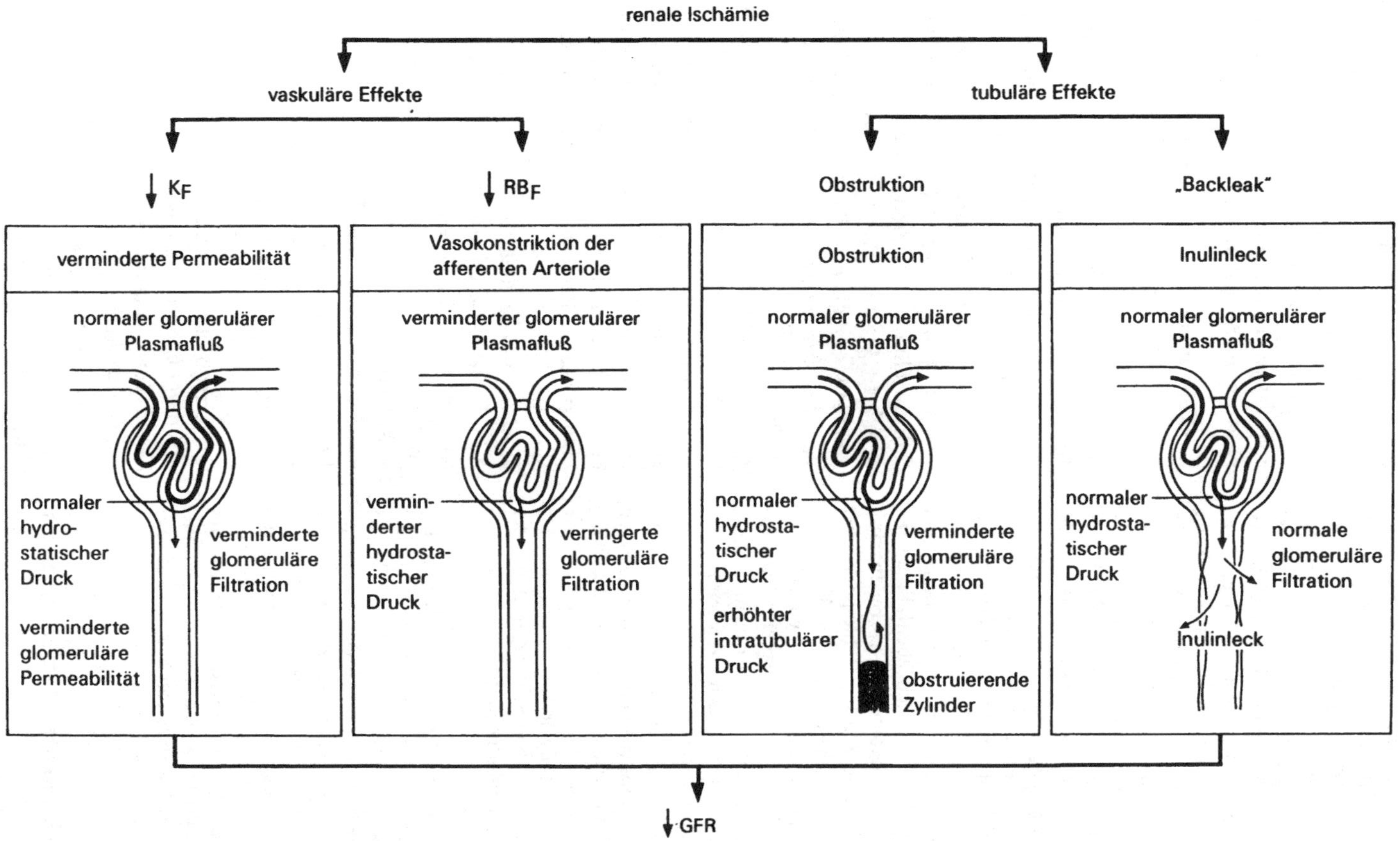

Abb. 22-1: Pathophysiologie des akuten Nierenversagens. (K_F = hydraulische Leitfähigkeit des Glomerulus RB_F = renaler Blutfluß) [modifiziert nach Neumayer, H.-H.].

läre Blutumverteilung kann als protektiver Mechanismus zur Prävention einer Markhypoperfusion aufgefaßt werden. Hält die konsekutive Hypoxämie jedoch an, kommt es auch zu einer Schädigung der Tubuluszellen (akute tubuläre Nekrose) mit Folge einer verminderten proximalen tubulären Natriumreabsorption und einer tubulären Obstruktion durch nekrotische Tubuluszellen. Der damit einhergehende Anstieg der distaltubulären Natriumkonzentration führt zur Stimulierung des Renin-Angiotensin-Systems. Der Exzeß an lokal gebildetem Angiotensin II führt zu einer Zunahme der Vasokonstriktion insbesondere im Bereich des Vas afferens und damit zu einer weiteren Reduktion der Nierendurchblutung. Allgemein gilt bisher, daß das Renin-Angiotensin-System zumindest in der Induktionsphase des ANV von Bedeutung ist, später aber eher eine untergeordnete Rolle spielt. Zahlreiche weitere Mediatoren wie Adenosin, Prostaglandine und intrazelluläres Calcium sind ebenfalls an der Modulation des tubuloglomerulären Feedbacksignals beteiligt. Absolute Klarheit fehlt noch über die Rolle des Gerinnungssystems beim ANV. Von Bedeutung scheint die Reduktion der hydraulischen Leitfähigkeit des Glomerulus (K_f) zu sein. Eine Erniedrigung wurde sowohl bei experimentell induziertem Nierenversagen, als auch nach temporärer Ischämie am Hund nachgewiesen.

Tubuläre Faktoren: Hier werden vor allem die Rolle der tubulären Obstruktion und des passiven Rückflusses des Primärfiltrats („Back leak") diskutiert. Ihre Bedeutung in der Pathogenese des ANV beim Menschen ist schwer abzuschätzen. Sie scheint insbesondere mit dem Schweregrad und der Dauer der ischämischen oder toxischen Noxe zuzunehmen.

Zelluläre Mechanismen: Besonderes Interesse besteht vor allem am Einfluß der Ischämie auf die Energieversorgung der Zelle, über die Rolle des freien intrazellulären Kalziums sowie die schädigenden Einflüsse freier Radikale. Bereits wenige Minuten nach Ischämie kommt es zu entscheidenden, primär auf zellulärem Niveau ablaufenden Veränderungen mit der Hemmung der mitochondralen Energiebildung. Am Zusammenbruch des elektrochemischen Potentialgefälles sind offensichtlich Störungen in der Kalziumhomöostase auf subzellulärem Niveau verantwortlich.

22.1.3 Verlauf des akuten Nierenversagens

Das ANV zeigt in der Regel einen phasenhaften Verlauf.

1. Schädigungsphase. Je nach Ausmaß und Art der Schädigung kann diese Phase wenige Stunden bis mehrere Tage andauern. Bei der zirkulatorischen Schädigung besteht in der Initialphase eine *Schockniere* mit prärenalem Nierenversagen, das in ein renales NV mit akuter tubulärer Nekrose übergehen kann.

2. Oligo-anurische Phase. Oligo-Anurie als charakteristisches, jedoch nicht obligates Zeichen. Es kann auch Normurie oder Polyurie vorliegen (mehr als 20%). Durchschnittliche Dauer etwa 10 Tage (bis zu 6 Monate). Der Patient ist durch den Ausfall der exkretorischen Funktion der Niere gefährdet.

- *Natrium- und Wasserretention.* Gefahr der Überwässerung. Überwiegend zentrale Gefäßfülle im Thoraxröntgenbild („fluid lung"), selten periphere Ödeme. Zentraler Venendruck und eventuell mögliche Körpergewichtskontrolle sind bei der Beurteilung des Hydratationszustandes hilfreich.
- *Hyperkaliämie.* Gefährlichste Komplikation, Gefahr des Herzstillstandes. EKG: überhöhte T-Wellen und verbreiterte QRS-Komplexe. Aggraviert wird die Hyperkaliämie meist durch eine begleitende Azidose, die zu einer Verschiebung der Kaliumionen von intra- nach extrazellulär führt. Besonderes Risiko bei Rhabdomyolyse.
- *Metabolische Azidose.* Sie ist beim ANV als Additionsazidose erklärt. Normalerweise fallen 60–100 mmol ausscheidungspflichtiger Säuren an. Sie kann eine Kussmaul-Atmung bedingen.
- *Retention harnpflichtiger Substanzen.* Der Anstieg des Kreatinins kann pro Tag bis zu 2 mg/dl betragen, der Harnstoffanstieg bis zu 50 mg/dl; bei ausgeprägtem Hyperkatabolismus 100–150 mg/dl und mehr.
- *Urämiesymptome.* Gesteigerte neuromuskuläre Erregbarkeit, Übelkeit, Erbrechen.
- *Komplikationen des akuten Nierenversagens.* Neben der Hyperkaliämie und der Überwässerung entwickeln die Patienten eine deutliche *Infektanfälligkeit* (Sepsis) und *Blutungsneigung* (obere gastrointestinale Blutung mit hoher Letalität), später zentrale Symptome wie *Krampfanfälle* und *Somnolenz* (Hirnödem). Eine *Perikarditis* findet sich nur selten beim ANV. Der regel-

mäßig nachweisbare *Hyperparathyreoidismus* hat in der Regel keine klinische Relevanz.

3. Polyurische Phase. Zunahme der Diurese bis 4 l und mehr/24 h, wobei die Ausscheidungsfunktion harnpflichtiger Substanzen häufig noch schlecht und die Konzentrationsfähigkeit der Nieren herabgesetzt ist. Entwicklung einer Hypokaliämie häufig.

4. Phase der Restitution. Restitutio ad integrum bzw. Defektheilung in Abhängigkeit von Dauer und Schweregrad. Vereinzelt Entwicklung einer terminalen Niereninsuffizienz unter dem Bild einer Nierenrindennekrose (häufig im Zusammenhang mit Schwangerschaft und Sepsis). Im Spätstadium eines ANV entwickelt sich häufig eine ausgeprägte *Anämie*. Sie ist vermutlich auf eine Beeinträchtigung der Erythropoetinstimulation zurückzuführen.

22.1.4 Diagnose und Differentialdiagnose

Mit Sicherheit liegt ein akutes Nierenversagen bei einer täglichen Harnausscheidung unter 400 ml vor. Im Vergleich zur chronischen Niereninsuffizienz kann aus der Höhe der Kreatininserumkonzentration nicht direkt auf das Ausmaß der Filtrationseinschränkung geschlossen werden. Die Anstiegsrate der Retentionswerte ist von entscheidender diagnostischer Bedeutung .

Es empfiehlt sich folgendes obligatorisches Diagnosespektrum:

1. **Anamnese und körperliche Untersuchung**
2. **Blutuntersuchungen**
3. **Urinuntersuchungen**
4. **Frühzeitige sonographische Untersuchung**
5. **Nierenperfusionsszintigraphie, gepulste Dopplerechographie, evtl. Nierenangiographie**
6. **Röntgenuntersuchungen**
7. **Nierenbiopsie**

Anamnese

Wichtig ist die *Erfassung präexistenter Nierenerkrankungen*. Hinweise liefern eine positive Familienanamnese (z. B. Zystennieren), das Vorbestehen einer Hypertonie oder eines Diabetes mellitus, ein langjähriger Schmerzmittelabusus bzw. früher dokumentierte pathologische Urin- oder Röntgenbefunde der Nieren. Bei Auftreten eines ANV unter stationären Bedingungen sollten Vorbefunde, *Anästhesieprotokolle, Gewichts- und Blutdruckverhalten* sowie die dokumentierten Therapiemaßnahmen (u. a. Bluttransfusionen, applizierte Medikamente) genau rekapituliert werden. Fragen nach dem *Miktionsverhalten* sind obligat. Wechsel zwischen Oligurie und Polyurie, Episoden von akuter Harnverhaltung oder völliger Anurie sind im Einzelfall Hinweise auf eine Harnwegsobstruktion. Ein Urinvolumen von mehr als 1,5 l spricht meistens gegen eine prärenale Azotämie. Komplette Anurie bei leerer Harnblase muß an einen beidseitigen Nierenarterienverschluß denken lassen.

Körperliche Untersuchung

Nicht zuletzt wegen der vielfältigen und schwierigen Differentialdiagnosen erfordert die klinische Untersuchung des Patienten mit ANV ein äußerst subtiles und gründliches Vorgehen, wobei vor allem auf Zeichen der Veränderungen im Volumenstatus – Dehydratation/Überwässerung –, auf Veränderungen der Haut, am Auge und im HNO-Bereich geachtet werden sollte. Symptome der Hyperkaliämie und urämischen Intoxikation am neuromuskulären System sollten nicht übersehen und nach Symptomen im Respirations-, Gastrointestinal- und Urogenitaltrakt sowie am kardiovaskulären System sollte exakt gefahndet werden.

Labordiagnostik

Blutuntersuchungen sollten zu Beginn täglich, ggf. auch häufiger durchgeführt werden. Obligatorisch: Kreatinin, Harnstoff, Harnsäure, sämtliche Serumelektrolyte, Blutgasanalyse, Blutbild und Differentialblutbild, Gerinnungsanalysen, Blutzucker, Gesamteiweiß und Elektrophorese, Kreatininphosphokinase, Amylase, Lipase, Laktatdehydrogenase und Substanznachweis bei

Verdacht auf Intoxikationen. Bei ätiologisch unklarer Genese des ANV werden frühzeitig Spezialuntersuchungen erforderlich.

Die *Urindiagnostik* erfordert neben der quantitativen Bestimmung des täglichen Urinvolumens die Bestimmung von Kreatinin, Natrium und Osmolalität (dd. funktionelles Nierenversagen), die Sedimentanalyse und die quantitative Proteinausscheidung. Zusätzlich ist eine *Urinkultur* mit Resistogramm und bei entsprechendem klinischen Verdacht eine *zytologische Untersuchung* des Urins angezeigt.

Die in der Literatur immer wieder zur Differentialdiagnose zwischen prärenaler Azotämie und akutem Nierenversagen im engeren Sinne (akute Tubulusnekrose) zitierten Parameter wie Urinnatriumkonzentration (U_{Na}) und Urinosmolalität (U_{osm}) sowie die spezifischen Indices wie fraktionelle Natriumexkretion (FE_{Na}) und der „renal failure index" ($U_{Na}/U_{Krea}/P_{Krea}$) eignen sich nur bedingt (keine Anwendung von Diuretika) und ihre diagnostische und prognostische Wertigkeit wird von vielen Autoren nur gering eingeschätzt (Tab. 22-1).

Frühzeitige sonographische Untersuchung

Der Wert der sonographischen Untersuchung liegt bei der klinischen Diagnose eines akuten Nierenversagens in der hohen Treffsicherheit zum *Ausschluß einer Harnwegsobstruktion* (postrenales Nierenversagen) und in der Erkennung evtl. *Vorerkrankungen der Niere* (beidseitige oder einseitige Schrumpfniere, zystische Degeneration u. a.; sog. „acute or chronic renal failure").

Eine sog. prärenale Azotämie führt kurzfristig nicht zu sonographisch erkennbaren Nierenveränderungen. Die positiven sonographischen Zeichen eines akuten Nierenversagens im engeren Sinne – Vergrößerung der Nieren (bis zu 15 cm und mehr) mit vergrößerten echoarmen Markpyramiden – sind inkonstant und unspezifisch.

Nierenperfusionsszintigraphie, gepulste Dopplerechographie und Nierenangiographie

Sie erlauben eine sichere Aussage über die Nierendurchblutung und sind indiziert *bei Verdacht auf vaskuläre Erkrankung*, z. B. Nierenarterienembolie, Nierenarterienverschluß. Bei Verdacht auf eine Periarteriitis nodosa empfiehlt sich am ehesten die Nierenangiographie.

Röntgenuntersuchung

Eine Röntgenaufnahme des *Thorax* dient dem Ausschluß eines interstitiellen oder alveolären Ödems bei einer Überwässerung (Herzverbreiterung, vermehrte interstitielle Zeichnung mit Auftreten von Kerley-B-Linien), der Identifikation von Pleuraergüssen und unklaren Infiltraten, wie sie z. B. beim Lungenbefall bei einem Goodpasture Syndrom oder einer Wegener-Granulomatose gefunden werden.

Eine *Computertomographie* kann zur evtl. Klärung unklarer sonographischer Befunde oder zur Klärung der Tumorausdehnung bei extrauretetaler obstruktiver Nephropathie beitragen.

Tab. 22-1: Differentialdiagnostische Parameter – prärenale Azotämie / ANV im engeren Sinne

Parameter	prärenales ANV	ANV im engeren Sinne
Urin		
spezifisches Gewicht	>1.020–1.030	<1.020–1.010
Osmolalität (mosm)	>400–500	<350
U_{Osm}/P_{Osm}	>1,3–1,4	<1,1–1,0
U_{Krea}/P_{Krea}	>30–40	<20
U_{Urea}/P_{Urea}	>7–8	<5–3
U_{Na} (mmol/l)	<20	>40
FE_{na} (%)	<1%	>1%
Renal failure index ($U_{Na}/U_{Krea}/P_{Krea}$)	<1	>1

Eine *retrograde Pyelographie* und der Versuch einer Einlage eines ein- oder selten beidseitigen Ureteren-Katheters ist nur indiziert, wenn ein postrenales Nierenversagen durch keine andere Untersuchungsmethode differenziert werden kann. Ein durch intra- oder extraureterale Obstruktion (Tumoren, Fibrosen, Entzündungen) bedingtes postrenales Nierenversagen kann heute problemlos durch einen transkutanen Nephrostomiekatheter versorgt werden. Hierüber ist dann die Durchführung einer *„antegraden Urographie"* zur weiteren Diagnostik des Abflußhindernisses auch ohne systemische Kontrastmittelbelastung möglich.

Nierenbiopsie

Eine bioptische Abklärung ist in der Regel nur bei einer akuten Niereninsuffizienz unklarer Ätiologie angezeigt, wenn aufgrund des Sedimentbefundes und klinischer Begleitumstände eine rasch progrediente Glomerulonephritis, eine akute interstitielle Nephritis oder eine Systemerkrankung vermutet wird, die zu therapeutischen Konsequenzen zwingt, und es gilt, den Zeitpunkt für eine rasch notwendige therapeutische Intervention nicht zu verpassen.

22.1.5 Therapie des akuten Nierenversagens

Prärenale Azotämie (funktionelles Nierenversagen) und obstruktives Nierenversagen können durch eine rasche Rehydrierung der Patientin oder Beseitigung des Abflußhindernisses (Nephrostoma, Ureterenkatheter) behoben werden. Entsprechend der Definition von Buchborn gibt es für das manifeste ANV bisher keine kausale Therapie.

Aus pathophysiologischer Sicht muß sich die Therapie im wesentlichen auf **4 Angriffspunkte** konzentrieren:
1. Vermeidung oder Absetzen nephrotoxischer Substanzen (Medikamente, Diagnostika)
2. Wiederherstellung einer ausreichenden renalen Perfusion
3. Wiederherstellung eines ausreichenden tubulären Urinflusses
4. Wiederherstellung der zellulären Integrität.

Grundlage jeglicher therapeutischen Intervention stellt insbesondere bei intensiv-medizinisch zu versorgenden Patientinnen die Anlage mindestens eines zentralvenösen Zugangs (Vv. jugularis externa oder interna, subclavia) zur Beurteilung des Volumenstatus (ZVD [zentraler Venendruck], ggf. auch Anlage eines Pulmonalkatheters zur Bestimmung des kapillären „wedge pressure") dar. Der Katheter kann später gegen einen Dialysekatheter problemlos ausgewechselt werden. Eine ausführliche Interpretation der zum jetzigen Zeitpunkt praktizierten, teilweise experimentell gesicherten bzw. theoretisch diskutierten Möglichkeiten bleibt der nephrologischen Spezialliteratur vorbehalten.

Je schneller eine zielgerichtete Therapie eingeleitet wird, um so kürzer ist die Schädigungsphase und um so besser die Prognose.

Die Verlegung der Patientin in eine spezialisierte Klinik ist bei progredientem Nierenfunktionsverlust (Kreatininanstieg über 88 µmol/l bzw. 1 mg/dl/d) absolut erforderlich, um dort alle Möglichkeiten der Behandlung des ANV und der maschinellen Entgiftung zu nutzen:

- Hämodialyse, Hämofiltration und Hämodiafiltration, Peritonealdialyse,
- kontinuierliche Hämofiltrationsverfahren wie CAVH/CAVHD/CAVHDF bzw. pumpengestützte CVVH/CVVHD/CVVHDF,
- Plasmaseparation und
- Hämoperfusion.

Auch extrarenale Komplikationen müssen schnell und zielstrebig behandelt werden.

In den letzten Jahren hat sich dabei ein eindeutiger Wandel zugunsten des **Einsatzes kontinuierlicher Eliminationsverfahren** vollzogen, auch als adjuvante Therapie des septischen Schocks, der vor allem in der Geburtshilfe häufiger anzutreffen ist. Die Peritonealdialyse hat im therapeutischen Konzept des ANV weitgehend ihre Indikation verloren.

Die kontinuierlichen Verfahren erleichtern das Management der Flüssigkeitsbilanzierung und der parenteralen Ernährung, erfordern in der Regel jedoch eine kontinuierliche Antikoagulation.

Besondere Aufmerksamkeit erfordert auch die **Ernährung**. Wenn realisierbar, wird eine *kombinierte parenterale und enterale* (evtl. Duodenalsonde) *hochkalorische Ernährung* (35 kcal bzw. 150 kJ/kg/d) zur Durchbrechung des „Katabolismus", zur Verbesserung der Wundheilung und zur Senkung der Letalität empfohlen. Hauptträger ist Glukose. Ohne Dialysepflichtigkeit wird der Aminosäurenbedarf mit 0,6 g/kg/KG/d, bei dialysepflichtigen Kranken mit 1,0–1,2 g/kg/KG/d angegeben Auf Fett-Infusionen sollte innerhalb der ersten zwei Wochen nach Einsetzen eines ANV wegen der Gefahr der Blockade des retikuloendothelialen Systems möglichst verzichtet werden.

Konservative Therapie bei Störungen im Elektrolyt- und Säurebasenhaushalt:

- *Hyperkaliämie mit Azidose:* Natriumbikarbonat 8,4%ig (Cave: gleichzeitige Gabe von Kalzium: Ausfällung)
- *Hyperkaliämie ohne Azidose:*
  - 10–20 ml NaCL 10%ig i. v.
  - 10–20 ml Kalziumglukonat 10%ig i. v. (Cave Digitalis)
  - 30–60 g Kationenaustauscher oral oder rektal (bis 100 g)
  - Glukose-Insulin-Infusion (3–4 g Glukose/1 E Altinsulin)
- *Bei Hypokalziämie:* Kalziumglukonat 10%ig i. v.

Bei allen auch aus anderer Indikation gegebenen Medikamenten ist auf eine der Nierenfunktion angepaßte Dosis oder auf eine Anpassung des Dosierungsintervalls zu achten.

22.1.6 Prophylaxe des ANV in Gynäkologie und Geburtshilfe

Speziell Patientinnen, die in der Frauenheilkunde durch stärkere Blutverluste bei Radikaloperationen (Vulva- bzw. Zervixkarzinom), ausgedehnter Plastik, Abort, ektopischer Gravidität, Placenta praevia, vorzeitiger Plazentalösung, geburtshilflichen Rißverletzungen, postpartaler Atonie, Gerinnungsstörungen infolge Endotoxinschock, dead-fetus-Syndrom oder Fruchtwasserembolie dem Risiko des akuten zirkulatorischen Nierenversagens (ischämisch) ausgesetzt sind, müssen durch eine suffiziente Schocktherapie vor einer Plasmavolumenkontraktion geschützt werden.

Beim Volumenersatz mit zellfreien Infusionslösungen macht man sich das **Prinzip der Hämodilution** mit einer Verbesserung der rheologischen Eigenschaften des Blutes (Viskosität, Fluidität) zunutze, wodurch sowohl die Makro- und Mikrozirkulation positiv beeinflußt werden. Grundsätzlich sollte so viel infundiert werden, bis der systolische Blutdruck mindestens 100 mmHg überschreitet oder der MAP (mean arterial pressure) auf Werte über 80 mmHg angestiegen ist bzw. der ZVD (zentraler Venendruck) 10 mmHg oder der PCWP (pulmonary capillary wedge pressure) etwa 18 mmHg erreicht haben. Trotz suffizienter Therapie des Schockgeschehens kann eine Oligurie bzw. Anurie bestehen bleiben, man spricht dann von einer **Schockniere.** Offensichtlich persistiert die präglomeruläre Vasokonstriktion, wobei dem Renin-Angiotensin-System, den Eicosanoiden und den α-adrenergen Katecholaminen eine ursächliche Bedeutung zukommt.

In Kenntnis dieser Mechanismen kann durch den frühzeitigen Einsatz von Dopamin in Kombination mit Schleifendiuretika oder Mannitol in der Frühphase des ANV ein primär oligurisches ANV in ein nichtoligurisches ANV konvertiert werden. Eine signifikante Steigerung der GFR (glomeruläre Filtrationsrate) bei etabliertem ANV ist jedoch nach vorliegendem Wissensstand nicht gesichert. Aus klinisch praktischer Sicht wird in der Literatur bei frühzeitig entdecktem ANV (Plasmakreatinin < 500 µmol/l/5,7 mg/dl, Schädigungsphase nicht länger als 24 h) ein kombinierter Therapieversuch mit Dopamin (1 µg–max. 5 µg/kg/min und Furosemid als Kurzinfusion (5–10 mg/kg über 1 Std.) empfohlen. Ist damit die Diurese stimulierbar, kann diese durch weitere Furosemid-Gaben oder auch in Kombination mit Mannitol (10- oder 20%ige Lösung, 20–50 ml/h) unter Umständen aufrechterhalten werden.

Wird trotz Diuresesteigerung der Einsatz extrakorporaler Behandlungsmethoden notwendig, so sollte die weitere Therapie mit hochdosierten Diuretika auch aus Gründen potentieller Nebenwirkungen eingestellt werden.

Nebenwirkungen hochdosierter Diuretika

Furosemid: Taubheit, allergisch interstitielle Nephritis; *Mannitol:* Herzversagen bei Hypervolämie, Hyponatriämie, Hyperosmolalität, Disäquilibriumsyndrom nach Dialysebeginn. Zur Flüssigkeitseliminierung stehen heute mit den kontinuierlichen Hämofiltrationsverfahren geeignetere Therapiestrategien zur Verfügung.

Vor einer sog. „tubulären Verstopfung" z. B. unter hochdosierter Chemotherapie (Methotrexat), massiver Gewebezertrümmerung und akuter Tumoreinschmelzung kann die Niere durch Erhöhung des Harnvolumens auf 1,5–2 l/24 h und Alkalisierung des Harns (pH 6,3–6,8) geschützt werden. Gut belegt und durch wenig Nebenwirkungen belastet ist bisher der protektive Effekt von **Kalzium-Antagonisten** auf ischämische und toxische Nierenschäden sowohl an tierexperimentellen Modellen als auch in klinischen Studien (akutes Transplantatversagen nach Kadavernierentransplantationen).

22.1.7 Besonderheiten der akuten Niereninsuffizienz in der Schwangerschaft

Bis in die 60er Jahre wiesen Statistiken verschiedener Nierenzentren in 15–40% aller Nierenversagen einen Zusammenhang mit einer Gravidität auf, wobei sich die Häufigkeit zweigipflig mit einer Betonung des ersten Trimenon und des peripartalen Zeitraumes verteilte. Danach war die Inzidenz an ANV durch die Verbesserung der pränatalen Betreuung und Geburtsleitung und den Rückgang septischer Aborte vor allem in den industrialisierten Ländern ständig rückläufig; heute wird sie mit 1 : 10 000–50 000 angegeben.

Für die relativ hohe Zahl akuter Nierenfunktionsstörungen in der Schwangerschaft werden von vielen Autoren gestationsbedingte Veränderungen im Gerinnungssystem mitverantwortlich gemacht. Die durch die quantitative Veränderung einzelner Gerinnungsfaktoren modifizierte Hämostase im Sinne einer „Hyperkoagulabilität" stellt bereits in der normalen Schwangerschaft eine Prädisposition zur gesteigerten intravasalen Fibrinausfällung mit Mikrothrombenbildung dar.

Die häufigsten Ursachen von akut erworbenen Hämostasestörungen in der Geburtshilfe, die unmittelbar auch mit einer akuten Nierenschädigung einhergehen können, sind die *Verlustkoagulopathie* und die *Verbrauchskoagulopathie* mit oder ohne Fibrinisierung der Mikrostrombahn (syn.: DIC = disseminated intravascular coagulation).

Entscheidend für die Beherrschung der *Verlustkoagulopathie* und damit auch für die Prophylaxe des akuten Nierenversagens ist ein adäquater Ersatz an Gerinnungsfaktoren und Volumen (FFP [fresh frozen plasma] und Erythrozytenkonzentrat, Frischblut) und die rechtzeitige Entscheidung für eine operative Revision (chirurgische Blutstillung).

Die disseminierte intravasale Gerinnung mit nachfolgender *Verbrauchskoagulopathie* wird während der Schwangerschaft vorwiegend durch einen **Endotoxinschock** (septischer Abort, puerperale Sepsis, septische Pyelonephritis) oder durch **Einschleusung von Gewebsthromboplastin** (Abruptio placentae, Fruchtwasserembolie) ausgelöst und wird auch bei schweren Verlaufsformen der Präeklampsie beobachtet. Neben der Verbrauchskoagulopathie werden bei der Fruchtwasserembolie multiple Enzymsysteme aktiviert, so daß auch eine starke Hyperfibrinolyse entstehen kann, welche die Gabe von Fibrinolysehemmern in diesen seltenen Fällen rechtfertigt.

Bei milder Gestose können Mikrozirkulationsstörungen und eine chronische Verbrauchskoagulopathie vom mütterlichen Organismus voll kompensiert werden (Anstieg des Blutdrucks). Entwickeln sich jedoch ausgeprägte Zirkulationsstörungen und eine klinisch bedeutsame Verbrauchskoagulopathie, können manifeste Beeinträchtigungen zahlreicher Organsysteme (Gehirn, Niere, Leber u. a.) in wechselhafter Ausprägung die Folge sein und das variable klinische Bild bedingen.

Wichtiger Hinweis für das Vorliegen einer DIC ist die fehlende Gerinnung in vitro. Differentialdiagnostisch ist neuerdings die Unterscheidung zwischen einer intravaskulären Gerinnung und Verlustkoagulopathie neben der Erfassung von Fibrinabbauprodukten speziell durch die Bestimmung der D-DIMER-Konzentration im Plasma möglich.

Frischbluttransfusionen oder FFP und Ery-Konzentrate sind sowohl als Volumenersatz als auch zum Ersatz von Gerinnungsfaktoren notwendig. Die Verabreichung von Heparin gilt bei der vorzeitigen Lösung ebenso als kontraindiziert wie die Gabe von fibrinolysehemmenden Substanzen. Die Entbindung sollte nach Korrektur des Volumenmangels erfolgen.

Ein akutes Nierenversagen, jedoch selten mit schwerwiegendem Verlauf, kann die 1982 von Weinstein als **HELLP-Syndrom** bezeichnete hepatische Verlaufsform einer schweren Gestose begleiten [hemolysis (H), elevated liver enzymes (EL), low platelets (LP)]. Unabhängig von der Ausprägung der Präeklampsiesymptomatik sollte bei jeder Schwangeren mit abdominellen Beschwerden an die Entwicklung eines HELLP-Syndroms gedacht werden. Ein obligatorisches Laborscreening und die abdominale Sonographie führen zur Diagnosefindung. Bei unvorhersehbarem Verlauf kann das HELLP-Syndrom zu schweren Komplikationen führen. So werden die Müttersterblichkeit mit 3–5% (Blutungskomplikation, Leberruptur) und die perinatale Sterblichkeit mit 12–37% (Frühgeburt, Plazentainsuffizienz) angegeben.

Es besteht Einigkeit, daß sich die ernste Prognose des HELLP-Syndroms nur durch frühzeitige Diagnostik und schnelle Entbindung noch vor dem Auftreten einer bedeutsamen Verbrauchskoagulopathie bessern läßt.

Das Vollbild des HELLP-Syndroms mit Multiorganversagen kann zu großen differentialdiagnostischen Schwierigkeiten führen bei der Abgrenzung gegen andere akut ikterische Krankheiten mit generalisierter Organbeteiligung am Ende der Schwangerschaft (Tab. 22-2).

Hier ist vor allem an das *hämolytisch-urämische Syndrom* (HUS) und die *thrombotisch-thrombozytopenische Purpura* (TTP) zu denken. Klinisch finden sich beim HUS neben der hämolytischen Anämie vom mikroangiopathischen Typ das rasch fortschreitende Nierenversagen, eine Thrombozytopenie, selten eine inkonstante neurologische Symptomatik und Zeichen einer Verbrauchskoagulopathie. In schweren Fällen entwickelt sich eine Nierenrindennekrose.

Die differentialdiagnostische Abgrenzung gegenüber der TTP ist nach neueren Angaben in vielen Fällen schwer möglich. Gelegentlich ist eine familiäre Häufung nachweisbar. Die charakteristischen Symptome der TTP sind eine thrombozytopenische Purpura, hämolytische Anämie, zentralnervöse Ausfallserscheinungen, Nephropathie und Fieber. Subendotheliale Ablagerung hyalinen Materials in den Arteriolen und Kapillaren, die den lokalisierten Veränderungen beim HUS in der Niere sehr ähnlich sind, können in sämtlichen Stromgebieten nachgewiesen werden. Die histologische Sicherung der Diagnose ist z. B. über eine Zahnfleischbiopsie möglich.

Klinisch scheint beim HUS die Nierenbeteiligung, bei der TTP die neurologische Symptoma-

Tab. 22-2: Differentialdiagnose akuter Krankheiten mit generalisierter Organbeteiligung am Ende der Schwangerschaft

	Ikterus	Hämolyse	Thrombozytopenie	Verbrauchskoagulopathie	Nierenversagen	Hypertonie/ Proteinurie	Anstieg von GOT, GPT, GLDH	ZNS-Symptome
HELLP-Syndrom (hepatogene Form der Gestose)	+	+/++	++	++	−/+	++	+/++	−/+
hämolytisch-urämisches Syndrom	++	++	++	++	++	−/+	−/(+)	+
thrombotisch-thrombozytopenische Purpura	++	++	++	(+)	+	−/(+)	−/(+)	++
akute Schwangerschaftsfettleber	++	−/++	−/+	−/+	−/+	−/+	+	+

(nach U. Thomae: Niereninsuffizienz – Aktuelles Wissen Hoechst (1989)

tik im Vordergrund zu stehen. Hypothetisch wird das Fehlen eines Prostazyklin stimulierenden Faktors diskutiert, dessen Fehlen zu einer Störung der Prostazyklinsynthese und zum Verlust der Athrombogenität des Endothels mit nachfolgender thrombozytär ausgelöster Mikroangiopathie führt. Plasmapheresen und Plasmainfusionen werden als kausale Behandlung empfohlen. In über 80% der Fälle war damit eine Rückbildung des Nierenversagens zu erreichen.

Postpartales akutes Nierenversagen

Die ersten Mitteilungen gehen bis in die 60er Jahre zurück. Das Auftreten eines postpartalen ANV wurde zwischen wenigen Tagen und mehreren Monaten nach einer komplikationslosen Schwangerschaft und Entbindung beobachtet; häufig auch unter Einnahme von Ovulationshemmern (Postpill-Syndrom); s. auch primäre maligne Sklerose (Kap. 22.3).

In Einzelfällen können auch primäre Nierenerkrankungen wie eine rapid progressive Glomerulonephritis und eine Systemerkrankung Ursache einer akuten Nierenfunktionsstörung in der Gravidität sein. Auch an ein postrenales Nierenversagen muß gedacht werden. Hier ist mit Hilfe der Ultraschalldiagnostik oft eine rasche Klärung möglich.

22.2 Chronische Niereninsuffizienz

Unter einer chronischen Niereninsuffizienz versteht man in der Regel eine irreversible, meist über Jahre langsam progrediente Einschränkung der exokrinen und endokrinen Nierenfunktionen mit Erhöhung der harnpflichtigen Substanzen im Blut durch den Ausfall funktionstüchtiger Nephrone.

Die Niereninsuffizienz führt zu Folgeerscheinungen an nahezu allen Organen und ist in ihrer vollen Ausprägung ein lebensbedrohliches Krankheitsbild (Abb. 22-2).

Eine Erhöhung der Retentionswerte ohne klinische Symptome wird als *Azotämie* bezeichnet.

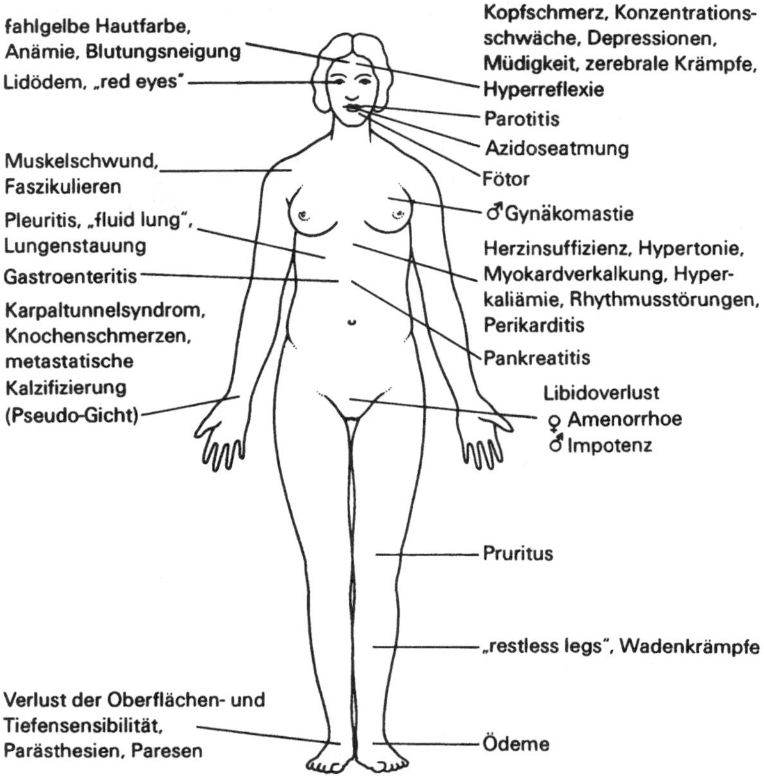

Abb. 22-2: Übersicht über die Folgeerscheinungen der Niereninsuffizienz (nach U. Thomae – Niereninsuffizienz – Aktuelles Wissen Hoechst, 1989).

Sie entwickelt sich, wenn 70% des Nierenparenchyms ausgefallen sind und damit das Glomerulumfiltrat unter ⅓ der Norm abgefallen ist. Ein chronisches Nierenversagen kann vorgetäuscht werden, wenn zwar noch etwa ⅓ funktionsfähiges Parenchym erhalten, aber zeitweilig funktionell ausgeschaltet ist (z. B. Obstruktion der Harnwege, dekompensierte Herzinsuffizienz, Exsikkose, akute Infektionen). Im Vergleich zur Azotämie versteht man unter *Urämie* ein Syndrom, welches alle Symptome der globalen Niereninsuffizienz umfaßt.

Die fast immer mit einer fortgeschrittenen chronischen Nierenerkrankung einhergehende *arterielle Hypertonie* kann bei schlechter therapeutischer Beeinflußbarkeit zum wesentlichen Progredienzfaktor werden.

22.2.1 Ursachen der chronischen Niereninsuffizienz

Eine chronische Niereninsuffizienz kann sich auf der Basis angeborener bzw. erworbener Erkrankungen der Nieren, der ableitenden Harnwege und der sie umgebenden Strukturen sowie bei Systemerkrankungen entwickeln. Einen relativen Überblick erhält man aus dem Diagnosenspektrum der Dialysepopulation; allerdings reflektiert sie nicht die wirkliche Situation, da nicht alle chronisch Niereninsuffizienten eine Dauerdialysetherapie erhalten. Etwa 45% aller Dialysepatienten haben eine *chronische Glomerulonephritis*, 15% eine *chronisch interstitielle Nephritis* (Pyelonephritis), 10% eine *Analgetika-Nephropathie*, 10% *Zystennieren* und weniger als 10% eine *diabetische Glomerulosklerose.*

22.2.2 Stadieneinteilung

Unabhängig von der Ätiologie werden bei der chronischen Niereninsuffizienz nach ihrem klinischen Bild **4 Stadien** unterschieden. Die Übergänge zwischen den einzelnen Stadien sind fließend. Durch spezielle Therapieregime kann der Eintritt des Terminalstadiums der chronischen Niereninsuffizienz vermieden oder zumindest hinausgezögert werden.

1. Stadium der vollen Kompensation

Im Stadium der vollen Kompensation spricht man von *„Suffizienz bei eingeschränkter Leistungsbreite"*; mit Clearance-Methoden oder im Konzentrationsversuch wird bereits eine Einschränkung der Nierenleistung erkennbar (Verminderung der GFR um 50%). Die glomeruläre Filtrationsrate liegt unter 90 ml/min (Kreatinin und Harnstoff sind jedoch noch nicht erhöht). Unter Durstbedingungen oder extrem hoher Eiweißzufuhr kann sich die Niereninsuffizienz allerdings bereits manifestieren. Erhöhte Blutdruckwerte sind ein ernst zu nehmender Hinweis auf eine Nierenerkrankung bei ansonsten uneingeschränkter Leistungsfähigkeit. Nur gelegentlich weisen klinische Symptome (Algurie, Kopf- und Rückenschmerzen) oder Urinanomalitäten (Erythrozyt- bzw. Leukozyturie, Proteinurie, Bakteriurie) auf die Grunderkrankung hin.

2. Stadium der kompensierten Retention

Unterschreitet das Glomerulumfiltrat die kritische Grenze von etwa 50% der Norm, so kommt es zum Anstieg der harnpflichtigen Substanzen im Blut. Die glomeruläre Filtrationsrate beträgt zwischen 60 und 10 ml/min. Das Kreatinin als Referenzwert liegt zwischen 1,3–8 mg/dl bzw. 115–710 µmol/l. Dabei überschreitet das Serumkreatinin die obere Normgrenze meist früher als der Serumharnstoff, der stark von der alimentären Proteinzufuhr abhängt. Der Anfall von Kreatinin dagegen ist weniger von der Nahrungsaufnahme abhängig, sondern als Endprodukt des Muskelstoffwechsels vor allem der Muskelmasse proportional. Im individuellen Vergleich können erhebliche Unterschiede auftreten. In diesem Stadium können die ersten klinischen Zeichen des Ausfalls der exkretorischen und inkretorischen Funktion der Nieren beobachtet werden. *Polyurie* und *Polydipsie* werden häufiger angegeben. *Anämie* und Veränderungen des Calcium-Phosphat-Haushaltes sind bereits biochemisch feststellbar. Durch adäquate Überwachung und Therapie kann die chronische Niereninsuffizienz in diesem Stadium über lange Zeit stationär bleiben.

Therapeutische Ansatzpunkte zur Progressionsminderung der Niereninsuffizienz sind: Behandlung der Hypertonie, Proteinrestriktion, Phosphatrestriktion, Flüssigkeits- und Elektrolytbilanzierung, Vermeidung von Noxen (Analgetika), Infektionsprophylaxe, optimale Stoffwechseleinstellung z. B. bei Diabetikern.

3. Stadium der dekompensierten Retention (Präurämie)

Das Stadium der dekompensierten Retention (GFR zwischen 3–10 ml/min; Kreatinin zwischen 8 und ca. 12 mg/dl bzw. 710–1060 µmol/l) ist meist zunächst durch eine Abnahme des Harnvolumens gekennzeichnet. Der Rest des noch vorhandenen Nierengewebes kann trotz maximaler osmotischer Diurese pro Nephron das für die Ausscheidung der anfallenden Stoffwechselschlacken erforderliche Filtratvolumen nicht mehr aufbringen. Wird durch eine eiweißarme Diät der Anfall ausscheidungspflichtiger Stoffe gesenkt, so kann noch über längere Zeit evtl. wieder eine Kompensation erreicht werden. Bei guter diätetischer Einstellung liegt das Verhältnis von Harnstoff zu Kreatinin um 10. Klinische Symptome und Zeichen der Überwässerung sind in diesem Stadium obligat (*absoluter Leistungsknick*). Eine Azidose und Anämie sind konstant nachweisbar. Osteopathie und Neuropathie sind mehr oder weniger ausgeprägt. Besonders gefährdet ist das Herz durch Hypertonie, Perikarditis und Hypervolämie. Die Schwere der klinischen Symptomatik ist abhängig von der Grund- und den Begleiterkrankungen und von der Dauer, in der sich der Zustand entwickelt hat. Ein Übergang in die terminale Niereninsuffizienz ist jederzeit möglich.

4. Stadium der terminalen Niereninsuffizienz (Urämie)

In diesem Stadium treten unter weiterem Anstieg der harnpflichtigen Substanzen klinische Symptome in den Vordergrund, deren Gesamterscheinungsbild als *Urämie* bezeichnet wird. Zur Lebenserhaltung ist der Einsatz eines Dialyseverfahrens notwendig.

Indikation zur Dialysebehandlung: Die Urämie stellt in jedem Fall eine Indikation zur Dialyse dar, unabhängig von deren Genese. *Voraussetzung ist jedoch, daß für den Patienten aus der Dialysebehandlung eine längerfristige Verbesserung der Lebensqualität resultiert.* **Kontraindikationen** sind fortgeschrittene therapierefraktäre Malignome oder sonstige schwere, in ihrem ungünstigen Verlauf nicht beeinflußbare Zweiterkrankungen. Grundsätzlich gilt, daß die Behandlung um so früher einsetzen sollte, je schneller sich eine Niereninsuffizienz entwickelt.

Bei chronischer Niereninsuffizienz sollte die Dialyse unabhängig von der Höhe harnpflichtiger Substanzen unverzüglich eingeleitet werden bei: Perikarditis, Flüssigkeitslunge (fluid lung), konservativ nicht beherrschbarer Hyperhydratation, Hyperkaliämie oder Azidose, Entwicklung zentral nervöser Erscheinungen.

Die Altersbegrenzung spielt keine Rolle mehr, so daß auch zunehmend Risikopatienten mit einer erhöhten Komplikationsrate dialysiert werden. Für die Auswahl des Dialyseverfahrens (Hämodialyse, Hämofiltration, kontinuierliche ambulante oder kontinuierliche zyklische Peritonealdialyse, CAPD/CCPD) sind die objektiven Möglichkeiten und die individuellen Voraussetzungen von entscheidender Bedeutung.

22.2.3 Postrenale chronische Niereninsuffizienz in der Gynäkologie

Aus gynäkologischer Sicht kommt den **erworbenen Harnabflußstörungen im Ureterbereich** die größte Bedeutung zu. Im wesentlichen handelt es sich dabei um tumoröse und entzündlich-narbige Prozesse, sowohl im Retro- als auch Intraperitonealraum. Ein seltenes Krankheitsbild ist die Retroperitonealfibrose (M. Ormond), bei der es aus noch nicht geklärten Ursachen zur Fibrosierung des retroperitonealen Fettgewebes mit Einmauerung des Ureters und dessen Obstruktion kommt. Von diesem Krankheitsbild sind die überwiegend nach radikaler Hysterektomie prävesikal auftretenden Fibrosierungsprozesse abzugrenzen, welche die Ureter-Adventitia in die Schwielenbildung einbeziehen und nicht selten zu schwerwiegenden Harnstauungen mit renaler Funktionsminderung führen. Ein funktionell vergleichbares Resultat ist zuweilen die Fibrosierung und Struktur des Ureters nach Strahlentherapie des Zervixkarzinoms.

Klinik. Häufig entwickelt sich die chronische Harnabflußbehinderung symptomarm oder gar symptomlos. Die Einengung der ableitenden Harnwege erstreckt sich über einen längeren Zeitraum und führt selten zur kompletten Harnblockade. Sofern keine Infektion hinzutritt, besteht meist nur ein dumpfes Druckgefühl in der Nierengegend. Somit kann es zur Funktionseinschränkung bis auf ein vitales Minimum kommen, ohne daß dieser Vorgang von der Patientin bemerkt wird. Sofern es durch operative Eingriffe gelingt, die Obstruktion im Bereich der ableitenden Harnwege zu beseitigen, haben die Rückstauungsschäden allgemein eine relativ günstige Prognose.

Bei erheblicher Parenchymreduktion ist selbstverständlich keine Normalisierung, wohl aber eine Besserung der Nierenfunktion zu erwarten. Deshalb sollte auch bei ausgeprägten Stauungszuständen stets und ohne

Zeitverlust der Versuch unternommen werden, durch operative Maßnahmen den Harnabfluß wiederherzustellen und damit die Niere zu erhalten.
Die Erholung der Nierenfunktion ist meistens schon sehr bald nach dem Eingriff evident, kann sich aber auch über mehrere Monate erstrecken.

22.2.4 Nierentransplantation

Sie ist für den Patienten mit chronischer Niereninsuffizienz die einzige Chance, von der ansonsten lebenslangen Dialysebehandlung loszukommen. Hauptproblem der Transplantation ist die **immunologische Akzeptanz des Transplantates** durch den Empfänger. Deshalb gilt es, bei der Spender-/Empfängerauswahl die Übereinstimmung möglichst aller bisher bekannten – zumindest der wichtigsten HLA-Antigene – zu berücksichtigen, um der Auslösung einer Abstoßungsreaktion des Transplantates vorzubeugen.

Die Frage, ob eine Transplantation überhaupt zweckmäßig ist, ist weitgehend davon abhängig, ob die Grunderkrankung und die sie begleitenden Komplikationen therapeutisch beherrscht werden können.

Eine diffizile Transplantationsnachsorge trägt wesentlich zum Transplantatüberleben bei.

22.2.5 Präoperative Diagnostik, Operationsrisiko und Therapiestrategien bei Patientinnen mit chronischer Niereninsuffizienz in Gynäkologie und Geburtshilfe

1. Bildgebende Verfahren der präoperativen Diagnostik (vgl. Kap. 8 u. 9)

An erster Stelle steht mit hoher diagnostischer Aussagekraft die **Sonographie**. Die morphologische Beurteilung der Nieren ist unabhängig von der Organfunktion in einer für die Patientin ungefährlichen und wenig belastenden Form möglich.

Ausscheidungsurogramm (AUG): Der Aussagewert des AUG ist bei Niereninsuffizienz begrenzt. Mit den üblichen Kontrastmitteldosen ist ab Kreatinin-Werten von über 3 mg/dl (270 µmol/l) keine verwertbare Darstellung zu erzielen. Die Hochdosis-Urographie mit Spätaufnahmen erreicht bei Kreatininwerten von ca. 6 mg/dl (540 µmol/l) ihr Limit. Bei Patientinnen mit chronischer Niereninsuffizienz und Dehydratation besteht dabei aber bereits die große Gefahr eines Nierenversagens (s. S. 362).

Antegrade Pyelographie: Die Punktion des Nierenhohlsystems (unter Ultraschall oder CT-Kontrolle) ermöglicht nicht nur die Instillation von Kontrastmitteln in das Nierenhohlraumsystem, sondern wird auch zur Gewinnung von Urin aus dem Nierenbecken zur zytologischen und laborchemischen Untersuchung genutzt. Retrograde Pyelographie: (s. S. 367).

Angiographie: Hier ist die digitale Subtraktionsangiographie mit peripher-venös appliziertem Kontrastmittel zur Darstellung von Tumoren und der Nierenarterienstenose geeignet. Bei der Phlebographie steht die Frage nach einer Nierenvenenthrombose oder einem Tumoreinbruch in das Gefäß im Vordergrund.

Radioisotope: Präoperativ kann vor allem mit der dynamischen Sequenzszintigraphie mit seitengetrennter Clearance eine Aussage zu ein- oder doppelseitigen Nierenerkrankungen, insbesondere in Hinblick auf eine Seitendifferenz und vor chirurgischen Eingriffen zur danach verbleibenden Funktion der kontralateralen Niere gemacht werden.

Computertomographie: Sie besitzt ein sehr breites Indikationsspektrum und kann besonders zur Differenzierung von Prozessen – perirenal/pararenal/retroperitoneal –, zur Bestrahlungsplanung und Verlaufskontrolle von Bestrahlung, Operation und Transplantation eingesetzt werden.

2. Laboruntersuchungen der präoperativen Diagnostik (vgl. Kap. 5)

Serum: Kreatinin, Harnstoff, Harnsäure, gesamte Elektrolyte, pH-Status, Serumproteine, Blutbild und Gerinnungsstatus obligat.

Urin: Sediment, bakteriologische Kultur, Protein und Glukoseausscheidung, Zytologie obligat. Zur *Funktionsprüfung* eignet sich die ^{51}Cr-EDTA-Clearance. Die Untersuchung ist für die Patientin wenig belastend, jederzeit wiederholbar, im Ergebnis unabhängig von der Kooperation der Patientin (kein 24-Std.-Sammelurin).

3. Vermeidung von Operationsrisiken/ Therapiestrategien

Bei großen operativen Eingriffen empfiehlt sich prophylaktisch die Gabe von Furosemid in Kombination mit niedrig dosiertem Dopamin (2–4 µg/kg/KG/min).

Bei der Festlegung von Größe oder Ausdehnung des operativen Eingriffs sollte bei einer chronischen Niereninsuffizienz stets der aus der urologischen Nephrologie her bekannte Leitsatz beachtet werden, wonach „ein Patient mit chronischem Nierenschaden 2 kleinere Eingriffe weit besser überdauert als einen sehr umfangreichen, der ihn in Azidose und Urämie bringt!“.

Die Ursache der postoperativen Dekompensation ist auf Grund experimenteller und klinischer Beobachtung meist ein akutes Nierenversagen, welches sich auf die chronische Niereninsuffizienz aufpfropft. Bei vorbestehender Nierenschädigung ist auch eine deutlich geringere Anoxietoleranz als bei gesunden Nieren evident. Im Vordergrund der postoperativen Infusionstherapie steht eine unter Bilanzbedingungen eher *großzügige Flüssigkeits- und Elektrolyttherapie unter besonderer Berücksichtigung des Säure-Basen-Status* wegen der bei chronischer Niereninsuffizienz gehäuft auftretenden schweren postoperativen Azidose.

Besondere Aufmerksamkeit erfordert auch die Dosierung von Medikamenten bei chronischer Niereninsuffizienz. Medikamente, die renal in aktiver Form eliminiert werden, müssen wegen der Gefahr einer Kumulation durch Dosisreduktion oder Verlängerung des Dosisintervalls an den Grad der Niereninsuffizienz angepaßt werden.

Betalaktam-Antibiotika wie Penicilline und Cephalosporine, die in erster Linie bei systemischen Infektionen der Nierenkranken zur Anwendung kommen, kumulieren beide bei Niereninsuffizienz; das muß entsprechend berücksichtigt werden. *Aminoglykoside* sollten nur gezielt eingesetzt werden, wenn Alternativen nicht gegeben sind. Sie sind stets als potentiell nephrotoxisch anzusehen. Bei Medikamenten mit geringer therapeutischer Breite kann die Bestimmung von Serumspiegeln hilfreich sein. Früher spielten *Sulfonamide* bei der Behandlung von Harnweginfektionen eine große Rolle. Sie sind heute fast ganz durch die *Gyrasehemmer* ersetzt worden. Ihr Einsatz erfordert ebenfalls eine Dosisreduktion bei chronischer Niereninsuffizienz. *Nitrofurantoin*, das über eine Konzentrationsanreicherung im Urin ebenfalls zur Bekämpfung von Harnwegsinfekten eingesetzt wird, ist kontraindiziert. Sollten postoperative Dialysen zur Überbrückung eines aufgepfropften akuten Nierenversagens notwendig werden, so ist daran zu denken, daß zahlreiche Medikamente dialysabel sind. In diesem Falle ist die vorgesehene Dosis jeweils erst am Dialyseende zu verabreichen.

22.2.6 Kontrazeption und chronische Niereninsuffizienz

Eine hormonale Kontrazeption sollte bei manifester Niereninsuffizienz und Hypertonie nicht mehr angewendet werden. Diese Einschätzung gilt auch für die Verabfolgung von steroidalen Östrogenen aus anderer Indikation. Somit empfehlen sich zur Schwangerschaftsverhütung entweder das IUD oder eine Form der irreversiblen Kontrazeption. Der letztgenannten Variante ist insbesondere bei Frauen, die bereits geboren und keinen Kinderwunsch mehr haben, der Vorzug zu geben.

22.2.7 Chronische Niereninsuffizienz, Nierentransplantation und Schwangerschaft

Bei erhöhten Retentionswerten ist die funktionelle Abstimmung im Hypothalamus-Hypophysen-Ovar-System gestört, so daß gehäuft Zyklusstörungen auftreten. Normale biphasische Zyklen sind bei Serumkreatininspiegeln über 450 µmol/l bzw. 5 mg/dl selten.

Bei genauer Kenntnis der Grunderkrankung ist die Austragung einer Schwangerschaft nur im *Stadium der vollen Kompensation* empfehlenswert. Im *Stadium der kompensierten Retention* trifft das nur auf einige inaktive Formen mit einer therapeutisch gut beherrschbaren Hypertonie und Serumkreatininwerten bis ca. 180 µmol/l bzw. 2 mg/dl zu.

Vor allem Kasuistiken belegen, daß Schwangerschaften auch bei höhergradiger Niereninsuffizienz erfolgreich ausgetragen wurden. Sie sind jedoch mit einer viel höheren fetalen Komplikationsrate belastet. Eine Intensivbetreuung und eine evtl. überbrückende Dialysebehandlung waren immer erforderlich.

Von Davison (1991) wird die Erfolgsrate der Entbindung eines lebensfähigen Kindes unter chronischem Dialyseregime mit 19% angegeben.

Die mit zunehmender Retention harnpflichtiger Substanzen eintretende Infertilität kann unter effektiver Dialysebehandlung wieder aufgehoben werden.

Welche Verfahren der Nierenersatztherapie in der Schwangerschaft am besten geeignet sind, die multiplen exzessiven Risiken zu beherrschen, ist bisher nicht sicher zu beantworten. Nach Literaturangaben scheint die CAPD bzw. CCPD (Kontinuierliche ambulante oder kontinuierliche zyklische Peritonealdialyse) gegenüber der Hämodialyse verschiedene Vorteile zu haben. Genannt werden ein konstanteres biochemisches und extrazelluläres Milieu für den Feten, höhere Hämatokritwerte, weniger hypotensive Episoden und keine Heparingaben.

Während die fetale Prognose weiterhin als ungünstig angesehen werden muß, können die mütterlichen Risiken durch sorgfältige Steuerung der Stoffwechselproblematik und aggressive Therapie der Hypertonie gemindert bzw. beherrscht werden.

Über mütterliche Todesfälle bei Schwangerschaft unter Dialyseregime ist bisher nicht berichtet worden.

Schwangerschaft nach Nierentransplantation

Nach erfolgreicher Nierentransplantation mit normaler Ausscheidungsfunktion harnpflichtiger Substanzen normalisiert sich die gestörte Ovarialfunktion fast immer. Durch eine Umfrage an 121 Transplantationszentren in Nordamerika konnten Rudolph u. Mitarb. bereits 1979 eine Übersicht über 440 Schwangerschaften nach Nierentransplantation gewinnen. Rizzoni u. Mitarb. berichteten 1992 nach 10jähriger Umfrage (1977–1987) in europäischen Zentren über 490 Schwangerschaften mit 500 Babys. 88,4% der gemeldeten Kinder wurden von Transplantatempfängerinnen, 11,2% von Müttern mit chronischer Hämodialyse und 0,4% von Müttern mit CAPD entbunden. 85% der Schwangerschaften nach Nierentransplantationen endeten vorzeitig.

Die wichtigste und gefährlichste Komplikation für den Feten, die im Zusammenhang mit einer Nierentransplantation in einer Schwangerschaft auftreten kann, ist die Präeklampsie bzw. Eklampsie (27–32%).

Zur Transplantatabstoßung im Verlaufe einer Schwangerschaft kam es in 9%, die spontane Abstoßungsrate liegt etwa in vergleichbarer Größenordnung. Die kindliche Entwicklung während einer Schwangerschaft nach Nierentransplantation wird unterschiedlich beurteilt. Nachdem bis 1986 mehr als 1200 Schwangerschaften nach Nierentransplantation bekannt geworden waren, ist ersichtlich, daß etwa die Hälfte der Kinder frühzeitig entbunden werden mußten. Auffällig war dabei die hohe Sectiorate. Mißbildungen fanden sich nur in 2%.

Wir übersehen derzeit 28 erfolgreiche Geburten bei Frauen mit einer funktionstüchtigen Leichenspenderniere. Unter einer guten Kooperation zwischen Gynäkologen, Nephrologen, Urologen und Immunologen erscheint eine individuelle immunsuppressive Therapie während der Schwangerschaft von entscheidender Bedeutung. Die Azathioprin-Dosis (Imuran) wurde nach Feststellung der Schwangerschaft sofort bei allen Patientinnen im Mittel um 50% reduziert, ebenso für Prednisolon. In Kenntnis einer erhöhten Rejektionsrate nach der Geburt wurde die Imuran- und Prednisolon-Dosis über ihren Ausgangswert für 1–2 Wochen nach Entbindung erhöht. Danach wurde sie wieder auf die Erhaltungsdosis reduziert. Während der letzten 11 Schwangerschaften wurde die immunsuppressive Therapie mit Cyclosporin A (Sandimmun) durchgeführt. Die Dosis wurde so gewählt, daß der Blutspiegel (Vollblut through level mit monoklonalen RIA) im Mittel um 200 ng/ml lag. Kontrollen wurden wöchentlich durchgeführt. Die Mütter brachten durch Spontangeburt 22 und durch Sectio 6 gesunde Kinder zur Welt.

CMV (Cytomegalie-Virus)-Hyperimmunglobulinprophylaxe im Hinblick auf die Gefährdung einer Schwangerschaft nach Nierentransplantation wird empfohlen. Da Cyclosporin in der Muttermilch nachweisbar ist, sollte abgestillt werden. Eine absolute Indikation zum Schwangerschaftsabbruch besteht bei einer Funktionseinschränkung nach Nierentransplantation.

Für die **kontrazeptive Beratung** ist davon auszugehen, daß östrogenhaltige Kombinations- und Sequenzpräparate nicht eingesetzt werden sollten. Auch Intrauterinpessare sind wegen des Infektionsrisikos bei verminderter Infektabwehrlage nicht praktikabel. Während bei Multiparae ohne Kinderwunsch die irreversible Kontrazeption die Methode der Wahl sein kann, kommen für Frauen mit dringendem Kinderwunsch lediglich mechanische Mittel, evtl. in Verbindung mit der Basaltemperaturmessung, in Frage.

Im Rahmen der Beratung nierentransplantierter Patientinnen müssen die multiplen Risiken einer Schwangerschaft ausführlich dargelegt werden. Nur bei normaler Organfunktion sollte dann frühestens nach einem Jahr eine Schwangerschaft erwogen werden.

22.3 Hochdruckkrankheiten

Nach den von der Weltgesundheitsorganisation (WHO) empfohlenen Kriterien liegt eindeutig eine Hypertonie vor, wenn der arterielle Blutdruck unter Ruhebedingungen ständig 160/95 mmHg oder mehr beträgt. Werte bis 140/90 mmHg werden als normal, Blutdruckwerte in der Zwischenzone als Grenzwerthypertonie bezeichnet. Diese pauschalierte Definition ist für den Einzelfall nur bedingt brauchbar, so daß die Diagnosesicherung individuell, insbesondere auch unter Berücksichtigung des Alters erfolgen muß.

Die **Beurteilung des Blutdrucks** soll sich auf den Durchschnittswert aus mindestens 3 Messungen an verschiedenen Tagen unter standardisierten Bedingungen stützen.

Als mögliche Methode zur „Demaskierung" eines Hochdrucks kann zusätzlich eine ergometrische Belastungsuntersuchung durchgeführt werden. Eine Erfassung des Blutdrucks im Sinne eines 24-Std.-Monitorings ist jedoch zur Zeit als Screening-Methode noch nicht überall praktikabel.

Die Einordnung eines Hypertonikers erfolgt unter verschiedenen Gesichtspunkten, wobei Verlauf und Schweregrad sowie die Ätiologie im Vordergrund stehen. Eine *maligne Hypertonie* wird diagnostiziert, wenn bei ständig erhöhtem Blutdruck die diastolischen Werte über 120 mmHg liegen und schwere Augenhintergrundveränderungen nachweisbar sind. Dieser Zustand, bei dem auch mit anderen Organschäden zu rechnen ist, deckt sich weitgehend mit dem

Schweregrad III der WHO-Stadieneinteilung; die Schweregrade II und I sind durch eine geringere bzw. fehlende Organbeteiligung definiert.

Die ätiologische Einstufung eines Patienten kann unter Umständen einen hohen Untersuchungsaufwand erfordern. Die Deutsche Liga zur Bekämpfung des hohen Blutdrucks hat das in der Abb. 22.3 gezeigte Vorgehen zur Basisdiagnostik empfohlen. Die Zuordnung eines Patienten zur häufigsten Hochdruckform, der sog. *primären* oder *essentiellen Hypertonie* (ca. 90–95% der Fälle) kann erst nach Ausschluß der *sekundären Hypertonieformen* (renale Ursachen, endokrine Störungen sowie Veränderungen im Gefäßsystem) oder auch iatrogener Ursachen (Ovulationshemmer, Glukokortikoide, Antirheumatika) erfolgen.

Während die essentielle Hypertonie sich allgemein im mittleren und höheren Lebensalter manifestiert, sind die sekundären Hochdruckformen altersunabhängig, und bei jugendlichen Patienten ist in einem hohen Prozentsatz mit dem Vorliegen einer sekundären Hochdruckform zu rechnen. Der Zusammenhang zwischen Nierenerkrankungen und Hochdruck ist lange bekannt.

Aus klinischer Sicht lassen sich 3 Hochdruckformen differenzieren:

- **renoparenchymatöse Hypertonie**
- **renovaskuläre Hypertonie**
- **akzelerierte oder maligne Hypertonie.**

Pathogenetisch spielt das supprimierte oder stimulierte Renin-Angiotensin-System bei allen Formen eine wesentliche Rolle. Die schwangerschaftsinduzierten Hypertonien und die Posttransplantationshypertonie nehmen eine Sonderstellung ein. Die *renoparenchymatöse Hypertonie* als Folge glomerulärer oder tubulointerstitieller Erkrankungen ist mit ca. 50% die häufigste sekundäre Hypertonieform. Die *renovaskuläre Hypertonie* wird zu 75% durch arteriosklerotische Plaques, zu 20% durch fibromuskuläre Dysplasien und zu ca. 5% durch kongenitale Anomalien bedingt. Die *maligne Hypertonie* entwickelt sich aus einer vorbestehenden renalen oder essentiellen Hypertonie. Es besteht die Vorstellung, daß es nach Überschreiten eines kritischen Blutdruckwertes zu einem renalen Natrium- und Wasserverlustsyndrom kommt. Das konsekutiv erniedrigte Plasmavolumen führt zu einer Stimulation des Renin-Angiotensin-Systems, woraus sich eine weitere Blutdrucksteigerung ergibt. So kommt ein circulus vitiosus in Gang, in dem sehr hohe Angiotensin- und Aldosteronkonzentrationen erreicht werden. Natriumnormalisierung und rasche Senkung des Blutdrucks ist vor allen diagnostischen Maßnahmen wichtig.

Die Morphologie der Niere bei maligner Hypertonie ist gekennzeichnet durch die maligne Nephrosklerose mit fibrinoiden Nekrosen der Gefäßwände, Ruptur des Endothels, Insudation von Plasmabestandteilen in die Gefäßwand, intraluminaren Thromben und perivaskulären Blutungen. Die Veränderungen treten vornehmlich im Bereich der Interlobulararterien und Vasa afferentia auf.

Im allgemeinen ist der Blutdruck der bestimmende Faktor für den Übergang der **benignen** in die **maligne Hypertonie**. In dem beschriebenen circulus vitiosus (s. oben) können aber auch andere Faktoren einmünden oder sogar vordergründig werden wie Katecholamine, Vasopressin und eine Aktivierung der Blutgerinnungskaskade. Von der als *sekundäre maligne Nephrosklerose* bezeichneten Form als Folge einer vorbestehenden Hypertonie muß die sehr seltene *primäre maligne Nephrosklerose* ohne vorausgehende Hochdruckkrankheit abgegrenzt werden. Bei Vergesellschaftung mit einer Hämolyse (*hämolytisch-urämisches Syndrom*) finden sich die Gefäßschäden beim Erwachsenen ebenfalls im Bereich der Interlobular- und Arcuataarterien.

Bei dem vor allem bei Frauen in der postpartalen Periode, selten während der Schwangerschaft und unter der Einnahme von Ovulationshemmern beobachteten Bild ist eine vollständige Erholung der Nierenfunktion selten. Bei ausgeprägter bilateraler Nierenrindennekrose persistiert die Niereninsuffizienz nach akutem Krankheitsverlauf und zwingt zur Einleitung der Dauerdialysebehandlung. Plasmainfusionen, Plasmaseparation und Austauschtransfusionen werden gegenwärtig beim hämolytisch-urämi-

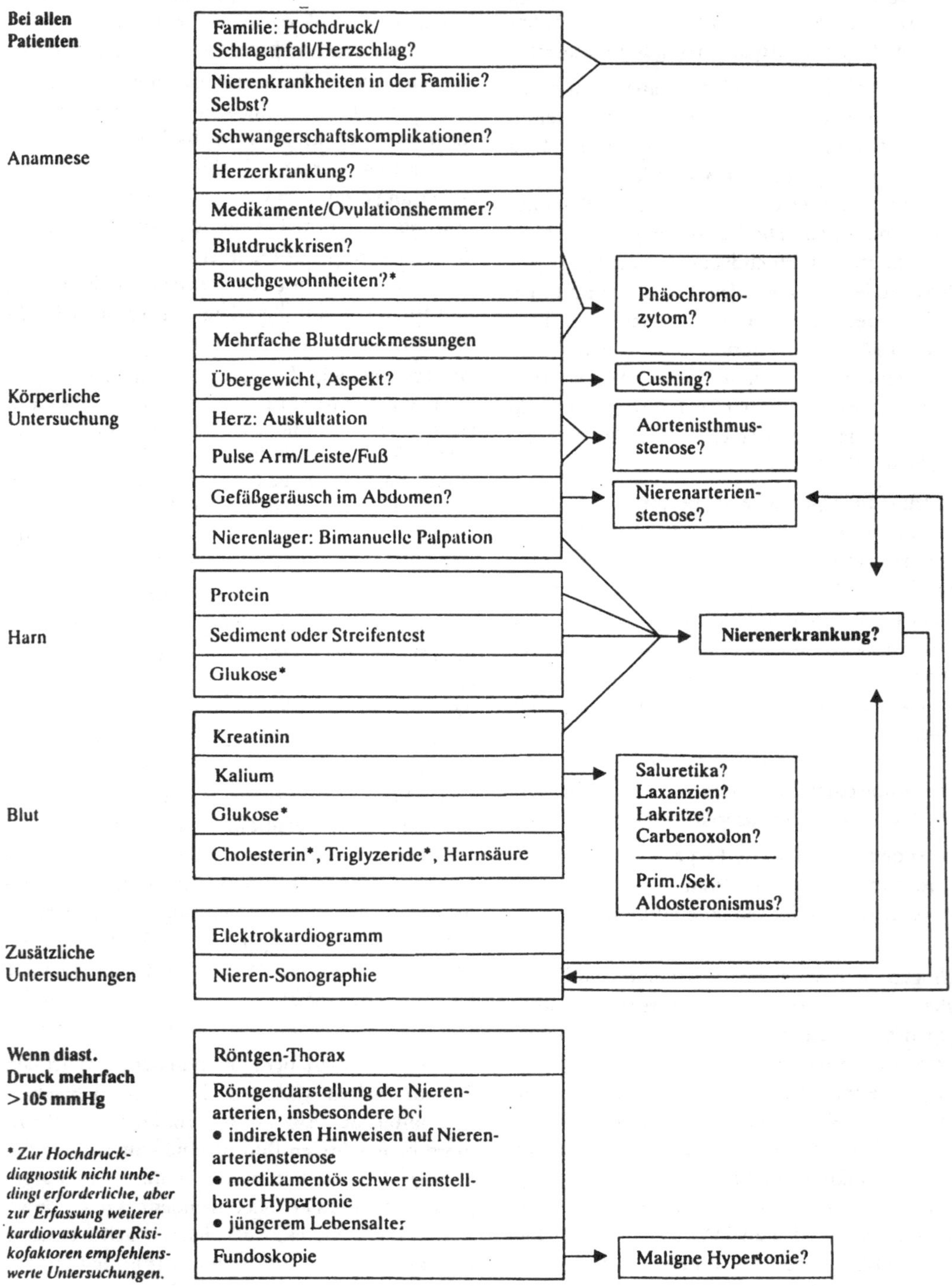

Abb. 22-3: Empfehlungen zur Basisdiagnostik des Hochdrucks (Deutsche Liga zur Bekämpfung des hohen Blutdruckes e. V.).

schen Syndrom bevorzugt durchgeführt, und in einzelnen Fällen scheinen Verbesserungen sowohl der hämatologischen Situation als auch der Nierenfunktion erreicht worden zu sein.

22.3.1 Beurteilung der verschiedenen Hypertonieformen in der Geburtshilfe

Für die Frauenheilkunde ist ohne Zweifel die Hypertonie in der Schwangerschaft von vorrangiger Bedeutung. Sie zählt zu den wichtigsten Schwangerschaftskomplikationen und definiert für Mutter und Fet ein ganz spezielles Risiko.

Hypertensive Komplikationen sind eine der Hauptursachen der Müttersterblichkeit, wobei die schwere Präeklampsie und Eklampsie die erste Stelle unter den Ursachen hypertensiver Notfälle in der Schwangerschaft einnehmen.

Die Eklampsie ist mit einer mütterlichen Mortalität von etwa 5% behaftet, wobei die *hypertensive Hirnblutung* die häufigste Todesursache ist. Grundsätzlich ist festzustellen, daß die Gefährdung der Mutter weniger von der absoluten Höhe des Blutdrucks, sondern vielmehr von Schnelligkeit, Ausmaß und Dauer des Anstiegs sowie den Begleiterkrankungen bestimmt wird.

Die gefährlichste Komplikation jeder exzessiven Blutdruckerhöhung stellt immer die *hypertensive Enzephalopathie* dar. Für den Feten bedingt eine pathologische Blutdrucksteigerung der Mutter ein erhöhtes Risiko von Untergewicht und Spätaborten sowie eine Steigerung der perinatalen Morbidität und Mortalität bis zu 20% im Falle einer Eklampsie. Während früher bei Schwangeren mit präexistenten hypertensiven Gefäß-/Nierenerkrankungen in über 20% der Fälle mit der Entwicklung einer Propfgestose zu rechnen war, haben Auswertungen der Schwangerschaften bei exakt definierten Diagnosegruppen mit präexistenter Nierenerkrankung erkennen lassen, daß hinsichtlich der fetalen Prognose als auch der Progredienz der mütterlichen Nierenerkrankung unter dem Einfluß der Gravidität sowie postpartal von zwei differenten Situationen auszugehen ist:

- **Gravide mit einer Nierenerkrankung ohne oder nur geringer Einschränkung der Nierenfunktion und ohne/oder gut kontrollierbarer Hypertonie haben eine gute fetale Prognose. Auswirkungen auf den natürlichen Verlauf der Grunderkrankung sind wenig wahrscheinlich.**
- **Gravide mit einer Nierenerkrankung und deutlicher Einschränkung der Nierenfunktion (Kreatinin >180 µmol/l bzw. 2 mg/dl) sowie manifester, zum Teil schwer einstellbarer Hypertonie haben ein hohes fetales Risiko. Eine weitere Progredienz der mütterlichen Nierenfunktionseinschränkung ist häufiger zu erwarten.**

Bei der sog. **essentiellen Hypertonie** in der Schwangerschaft besteht für das Auftreten einer Pfropfgestose eine hohe Signifikanz im Zusammenhang mit dem Schweregrad der Hypertonie. Bei gut kontrollierbaren Hypertonien der Schweregrade I und II lag die Rate an Propfgestosen unter engmaschiger internistischer Kontrolle unter 5%. Da nicht nur die fetale Prognose, sondern vor allem die Therapie bei verschiedenen Hypertonieformen sich erheblich unterscheidet, sollte bereits während der Schwangerschaft eine Differenzierung der Ursache angestrebt werden.

Die Einleitung jeglicher antihypertensiver Therapie in der Schwangerschaft erfordert grundsätzlich Klarheit über 3 Komponenten: Zielstellung, Zeitpunkt und therapeutisches Konzept.

Eine kindliche Indikation zur antihypertensiven Therapie der schwangerschaftsinduzierten Hypertonie existiert nach heutigem Kenntnisstand nicht. Inwieweit man überhaupt das Schicksal des Feten bei bestehender Mangeldurchblutung der Plazenta therapeutisch verbessern kann, wird seit langem diskutiert. Der **rechtzeitigen Entbindung** sollte deshalb bei schwerer Präeklampsie noch immer der Vorzug vor allen anderen Maßnahmen gegeben werden, da fast immer eine Plazentainsuffizienz besteht und die im Interesse der Mutter erforderliche Blutdrucksenkung die uteroplazentare Durchblutung weiter verschlechtert.

Besonders bei intravenöser Applikation des Antihypertensivums muß vor einer drastischen Absenkung des Blutdrucks vor allem bis zum Normbereich gewarnt werden, da der erhöhte mütterliche Blutdruck möglicherweise sogar die Voraussetzung für die Aufrechterhaltung der uteroplazentaren Durchblutung darstellt.

So ist es nicht verwunderlich, daß bei 38% der Schwangeren mit schwerer Präeklampsie und Eklampsie, deren diastolischer Blutdruck unter intravenöser Therapie länger als 30 min unter 100 mmHg betrug, eine intrauterine Asphyxie beobachtet wurde, die bei nicht antihypertensiv behandelten Schwangeren nur in 9% auftrat.

Es besteht weltweit Einigkeit, daß eine akute Blutdrucksenkung aus mütterlicher Indikation, insbesondere zur Vermeidung von zerebralen Blutungen, ab Werten von 170–180 mmHg systolisch und 110 mmHg diastolisch erforderlich ist. Dieser mittlere arterielle Druckwert von 130 mmHg stellt die kritische Grenze für den systemischen Blutdruck dar, bei der experimentell eine hypertensive Enzephalopathie ausgelöst werden kann. Durch gleichzeitig vorliegende Gerinnungsstörungen bei schweren Präeklampsien kann die Gefahr der Hirnblutung zusätzlich potenziert werden. Bei leichter bis mittelschwerer PIH (pregnancy induced hypertension) bzw. PE (preeclampsia) wird von zahlreichen Autoren die antihypertensive Behandlung eingeleitet, wenn bei stationärer Behandlung unter Bettruhe und Streßabschirmung der diastolische Blutdruck nicht unter 100 mmHg absinkt.

Bei bereits bekannter therapeutisch gut eingestellter präexistenter Hypertonie sollte die Therapie konsequent fortgesetzt werden, allerdings unter Austausch kontraindizierter Pharmaka (z. B. ACE-Hemmer, Reserpin u. a.). Wird die Hypertonie vor der 20. SSW, aber erst in der Gravidität festgestellt (Demaskierung einer genetisch determinierten hypertensiven Kreislaufeinstellung), so sind die Meinungen über die Einleitung einer antihypertensiven Therapie breit gefächert.

Da der plazentare Blutfluß direkt proportional dem mittleren arteriellen Blutdruck (Perfusionsdruck) und indirekt proportional dem Flußwiderstand ist, sollte die Auswahl antihypertensiver Medikamente in der Schwangerschaft auf Grund ihrer hämodynamischen Angriffspunkte unter der Berücksichtigung der uteroplazentaren Durchblutung erfolgen.

Im Vergleich zu den zahlreichen antihypertensiven Medikamenten, die bei primären und sekundären Hochdruckformen Anwendung finden, haben sich bisher in der Therapie des Schwangerschaftshochdruckes vorwiegend 4 Substanzen durchsetzen können.

1. **α-Methyldopa**
2. **weitgehend selektive Beta$_1$-Blocker**
3. **Dihydralazin**
4. **Kalziumantagonisten vom Verapamiltyp.**

Alle kommen sowohl als Monotherapie als auch in verschiedenen Kombinationen zum Einsatz. Andere, außerhalb der Schwangerschaft favorisierte Antihypertensiva wie Kalziumantagonisten vom Nifedipintyp, erwiesen sich im Tierexperiment als fetotoxisch, so daß ihre längerfristige Anwendung in der Geburtsmedizin bis heute nur vereinzelt gehandhabt wurde. Obwohl Berichte über den erfolgreichen Einsatz bei schwerer Schwangerschaftshypertonie bereits vorliegen, ist die Unbedenklichkeit dieser Therapie in kontrollierten Studien nicht ausreichend belegt. – *Captopril/Enalapril* aus der Gruppe der ACE-Hemmstoffe sind wegen Verdachtes der Embryotoxizität und des neonatalen akuten Nierenversagens in der Schwangerschaft kontraindiziert.

Diuretika sind nur indiziert bei vital bedrohlicher Linksherzinsuffizienz der Mutter, bei kombinierter Langzeittherapie einer schwer einstellbaren chronischen Hypertonie sowie hypertensiver Enzephalopathie. Zur Anwendung eignet sich besonders das schnell wirksame *Furosemid*.

Bei akuter mütterlicher Gefährdung in der zweiten Schwangerschaftshälfte kommt ambulant gelegentlich die orale Applikation von *Nifedipin* (5–10 mg Adalat oder Nitrendipin wegen geringerer Nebenwirkungen) in Betracht. Ansonsten ist wegen der Notwendigkeit der raschen Blutdrucksenkung grundsätzlich die intravenöse Applikation von vasodilatatorisch wirksamen Substanzen wie *Dihydralazin* und *Diaxozid* vorzuziehen. Ob damit auch eine Verbesserung der uteroplazentaren Durchblutung erreicht wird, ist anzuzweifeln. Offensichtlich bestimmen der Schweregrad der vorliegenden morphologischen Veränderungen an der Plazenta das Therapieergebnis.

Ein völlig anderer, eher präventiv zu wertender, vielversprechender Therapieansatz wurde von Wallenburg (1987) aus der Erkenntnis geboren, daß die während der normalen Schwangerschaft auftretende eindrucksvolle Anpassung des mütterlichen systemischen und uteroplazentaren Kreislaufs weitgehend von Veränderungen in der Prostaglandinsynthese, vor allem von Prostazyklin und Thromboxan abhängig ist.

Eine wichtige Ursache der hämodynamischen Fehlanpassung der Mutter muß der unzureichenden Zunahme der Synthese von Prostazyklin im Gefäßendothelium und im Trophoblasten angelastet werden.

Überwiegt damit die gefäßverengende und die Thrombozytenaggregation stimulierende Wirkung des Thromboxans, so entwickelt sich klinisch das bekannte Bild vom Schwangerschaftshochdruck, Präeklampsie und/oder uteroplazentarer Kreislaufinsuffizienz mit fetaler Wachstumsverzögerung. Die Ergebnisse einer Verbundstudie zum Einsatz von niedrig dosierter Azetylsalizylsäure (ASS 30–60 mg/d) bei etwa 10 000 Frauen in der Schwangerschaft (CLASP-Studie) werden unmittelbar erwartet und sollen Klarheit erbringen, ob niedrig dosierte ASS das Entstehen von Schwangerschaftshochdruck und Präeklampsie verhindern kann.

22.3.2 Kontrazeptive Beratung bei hypertensiven Gefäß-Nierenerkrankungen

Bei der kontrazeptiven Beratung sind Frauen mit hypertensiven Gefäß-/Nierenerkrankungen auf das IUD- bzw. die Tubensterilisierung zu orientieren und vor der Anwendung östrogenhaltiger oraler Antikonzeptiva zu warnen.

Vor allem sollten niemals hormonale Kontrazeptiva und gleichzeitig Antihypertensiva eingenommen werden, da hierbei der Wirkungsmechanismus der Antihypertensiva verändert werden kann und beim Absetzen des Kontrazeptivums ein Reboundeffekt möglich ist.

22.4 Ableitende Harnwege in der Schwangerschaft

22.4.1 Harnentleerungsstörungen

Für eine Abgrenzung zwischen noch physiologischen und bereits beginnend pathologischen **Erweiterungen der oberen Harnwege** in der Schwangerschaft gibt es keine Grenzwerte. Die klinische Symptomatik des Einzelfalles mit auftretendem Fieber, Flankenschmerz, klopfschmerzhaftem Nierenlager sowie Bakteriurie und nephrosonographischem Harnstauungsnachweis bestimmen die Therapiebedürftigkeit (vgl. Kap. 14).

Neben **schwangerschaftsspezifischen Harnabflußbehinderungen,** hervorgerufen durch vor allem rechtsseitige Ureterkompression infolge Erweiterung des ovariellen Venenplexus und Größenzunahme und Rechtstorsion des Uterus, können auch **andere Ursachen** wie z. B. Steinbildung, Myome oder Adnextumoren während der Gravidität manifest werden.

Eine invasive Therapie ist nur bei persistierender klinischer Symptomatik nach medikamentösen und physikalischen Maßnahmen angezeigt.

Für die therapeutische Harnableitung stehen zur Verfügung:

1. die retrograde Sondierung mit Einlage eines Pigtail-Ureterenkatheters,
2. die perkutane Nephrostomie und
3. die antegrade Splintung (Endoprothese).

Ihre Durchführung obliegt Urologen und/oder Interventionsradiologen. Abhängig vom Schwangerschaftsalter ist aber auch zu prüfen, ob alleine durch Beendigung der Schwangerschaft eine bestehende Harnabflußbehinderung beseitigt werden kann.

Ein Teil der Schwangeren, vor allem Mehrgebärende, berichten über **unwillkürlichen Urinabgang** (Streßinkontinenz) mit zunehmender Schwangerschaftsdauer. Ursächlich hierfür sind möglicherweise eine Vorschädigung des Beckenbodens und der bewegungsabhängig sich ändernde Druck des graviden Uterus auf die Blase. Obgleich nach der Schwangerschaft dieser Zustand meist wieder behoben ist, bedürfen diese Frauen dennoch einer weitergehenden Fürsorge, z. B. durch Regelung der Lebensweise, Diät, Blasentraining und Beckenbodentraining, da sie potentielle Anwärter auf eine behandlungsbedürftige Harninkontinzenz sind (s. Kap. 16).

Dagegen sind **postpartale Harnverhaltungen** vergleichbar mit postoperativen Miktionsstörungen und deshalb dort mit abgehandelt worden (s. Kap. 15).

22.4.2 Abnormitäten der ableitenden Harnwege

Angeborene Fehlbildungen

Nieren- und Harnleiteranomalien (vgl. Kap. 21) werden meist schon im Kindesalter diagnostiziert. Während **Ureteranomalien** in der Regel für die Gravidität und das geburtshilfliche Vorgehen sowie das Wochenbett keine praktische Bedeutung haben, bedürfen **Nierenanomalien** einer besonders intensiven Überwachung. Mögliche Komplikationen richten sich nach der Art der Fehlbildung. Die Betreuung der Schwangerschaft muß in enger Absprache zwischen Geburtshelfer, Urologen und Nephrologen erfolgen.

Dystope Nieren sind häufig in ihrer Funktion eingeschränkt und können lageabhängig den Geburtsablauf beeinträchtigen. Während dystope Nieren oberhalb der linea terminalis die Geburt im allgemeinen nicht behindern, stellen tiefergelegene Nieren häufig ein Geburtshindernis dar und indizieren damit die Sectio caesarea. Im Falle einer erzwungenen vaginalen Entbindung (Zange, Vakuum) besteht die Gefahr von Parenchymeinrissen. Bei eutoper und gesunder Einzelniere, unabhängig ob kongenital oder operativ verursacht, verlaufen Schwangerschaft, Geburt und Wochenbett erfahrungsgemäß komplikationslos.

Der Schwangerschaftsverlauf bei **polyzystischer Nierendegeneration** wird beeinflußt durch das Ausmaß der eingetretenen Reduktion des Nierenparenchyms und der damit verbundenen Niereninsuffizienz. Unter der Geburt droht Gefahr der Nierenzystenruptur.

Abhängig vom Grad der renalen Funktionseinschränkung und der therapeutischen Beeinflußbarkeit können bei allen angeborenen Fehlbildungen ein Schwangerschaftsabbruch bzw. eine vorzeitige Entbindung, im allgemeinen durch Sectio caesarea indiziert sein.

Künstliche Harnableitung und Gravidität

Neurogene Funktionsstörungen und kongenitale Anomalien der Blase werden heute in Einzelfällen unter Verwendung eines Eingeweidesegmentes, entnommen aus Ileum, Zökum oder Kolon, korrigiert. Da bis zu 80% der Patientinnen mit künstlicher Harnableitung eine intermittierende oder chronische Bakteriurie aufweisen, werden gehäuft Harnweginfekte und Pyelonephritiden beobachtet. Eine prophylaktische Antibiotikasuppression während der Schwangerschaft wird deshalb empfohlen. Mehr als die Hälfte der Frauen entbindet nach einer weitgehend unauffälligen Schwangerschaft vaginal.

Ob eine elektive Sectio durchgeführt werden muß, ist neben der geburtshilflichen Situation abhängig vom Ausmaß der rekonstruierten Anatomie und den in der Schwanger-

schaft aufgetretenen Komplikationen. Auf alle Fälle sollte bei einer notwendig werdenden Sectio ein Urologe anwesend sein, der mit der Technik der künstlichen Harnableitung vertraut ist.

Ureter-Reimplantationen stellen ebenfalls bei Eintritt einer Schwangerschaft ein erhöhtes Risiko für Harnweginfektionen und Pyelonephritiden dar. Regelmäßige bakteriologische Untersuchungen des Harntraktes sind deshalb erforderlich. Der Entbindungsmodus richtet sich nach dem geburtshilflichen Verlauf, eine primäre Sectioindikation besteht nicht.

Entbindung nach Nierentransplantation

Schwangerschaften nach Nierentransplantation beinhalten ein hohes Risiko für Mutter und Kind (vgl. Kap. 22.2.7). Der Entbindungsmodus, ob spontan oder operativ, richtet sich nach der Nierenfunktion, dem Gestationsalter bei Eintritt von Komplikationen und dem geburtshilflichen Befund. Die transplantierte Niere selbst stellt geburtsmechanisch kein Hindernis dar. Nach Literaturangaben werden mehr als die Hälfte der Schwangerschaften durch Sectio entbunden. Für die peripartale Betreuung ist eine interdisziplinäre Zusammenarbeit von Geburtshelfer, Nephrologe und Pädiater erforderlich.

22.4.3 Bakterielle Infektionen der ableitenden Harnwege

Häufigkeit

Harnweginfekte zählen zu den häufigsten Infektionen gynäkologischer Patientinnen. Es ist deshalb nicht verwunderlich, daß gerade in der Schwangerschaft mit der häufig zu beobachtenden Dilatation der ableitenden Harnwege, einer Verminderung des Harnabflusses, der vermehrten Beladung des Urins mit Glukose, Aminosäuren und Albumin, eine erhöhte Gefährdung für einen Harnweginfekt besteht (Abb. 22-4).

Im Laufe der Gravidität erkranken etwa 1% der Schwangeren an einer manifesten Zystitis und etwa 1–2% an einer Pyelonephritis.

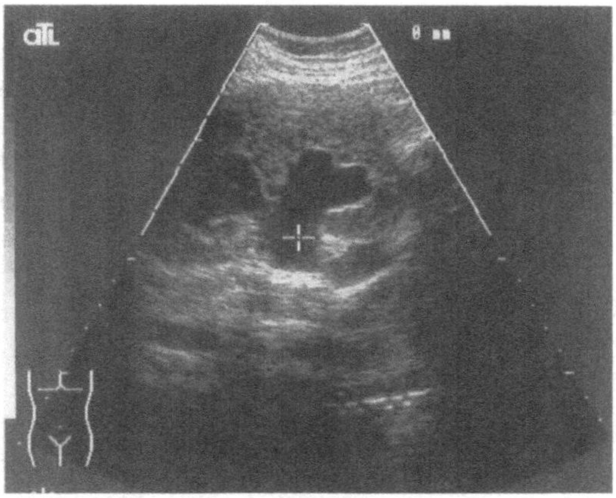

Abb. 22-4: Erweitertes rechtes Nierenbecken (Grad II) einer 25jährigen Erstgebärenden in der 35. Schwangerschaftswoche mit akuter Pyelonephritis.

Größer (2–10%) ist die Anzahl der Schwangeren, bei denen eine sog. asymptomatische Bakteriurie nachgewiesen wird. Bei schwangeren Diabetikerinnen oder Schwangeren mit einer früher durchgemachten Harnweginfektion muß mit einer noch höheren Erkrankungsrate gerechnet werden.

Die banale Infektion der unteren Harnwege

In der Mehrzahl der Fälle einer akuten bakteriellen Infektion der unteren Harnwege handelt es sich um eine *Zystitis*, seltener um eine *Urethritis*. Das klinische Bild mit Pollakisurie, Dysurie und Schmerzen über der Symphyse ist abhängig von der Schwere der Infektion. Besteht Verdacht auf eine isolierte Erkrankung der Urethra, dann ist mittels eines Urethraabstriches bzw. auch durch Untersuchung des Zervixsekretes die Diagnose einer Gonorrhoe, einer Trichomonaden-, Chlamydien- oder Mykoplasmeninfektion zu sichern.

Therapie: Bei Beachtung der Kontraindikation verschiedener Antibiotika in der Schwangerschaft ist die *banale Infektion* der unteren Harnwege ebenso zu behandeln wie außerhalb der Gravidität. In den letzten Jahren hat sich die

Ein- bzw. Kurzzeitbehandlung (1–3 Tage) bei unkomplizierten Verläufen ohne nachweisbare Nierenparenchymbeteiligung durchgesetzt. Eine für die Schwangerschaft geeignete Antibiotikaauswahl mit Dosisangaben ist in Tab. 22-3 zusammengefaßt. Andere hier nicht genannte Antibiotika sollen wegen der bisher nicht ausreichend dokumentierten Unschädlichkeit oder möglicher Nebenwirkungen nur bei strenger Indikation gegeben werden. Bei *asymptomatischer Bakteriurie* ist Amoxycillin das Mittel der Wahl. Als Therapiedauer werden 3–14 Tage empfohlen. Besteht die Bakteriurie weiter fort, so ist eine gezielte Langzeitbehandlung angebracht.

Beim Nachweis einer spezifischen *Urethrainfektion* wird folgende Therapie unter Berücksichtigung der Gravidität empfohlen: Chlamydieninfektion und Gonorrhoe: Erythromycin oral 4× täglich 0,5 g, 10–14 Tage lang. Trichomonas-Urethritis: Clotrimazol oder Natamycin lokal.

Zur Sicherung des Therapieerfolges sowie zum Ausschluß eines Infektionsrezidives sind eine erste Urinkontrolle bzw. Abstrichentnahme nach 48 Stunden und anschließend weitere periodische Nachuntersuchungen unerläßlich.

Akute Pyelonephritis

Die akute Pyelonephritis in der Gravidität tritt bevorzugt im zweiten und dritten Trimenon auf. Diagnostik und Symptome sind die gleichen wie außerhalb der Gravidität.

Die **Antibiotikatherapie** nach Tab. 22-3 ist durch Bettruhe, Lagerung auf die kontralaterale Seite, Anregung der Darmtätigkeit und verstärkte Diurese zu unterstützen. Die bei akuter Symptomatik oft blind begonnene antibiotische Therapie muß eventuell nach Erhalt des bakteriologischen Befundes umgesetzt werden. Die Therapiedauer richtet sich nach dem klinischen Verlauf, sie sollte mindestens 2 Tage über die Entfieberung und Symptomfreiheit hinaus erfolgen und hierbei eine Therapiedauer von 1 Woche nicht unterschreiten. Der Therapieerfolg muß durch regelmäßige Urinuntersuchungen kontrolliert werden. Klingen die Beschwerden unter gezielter Therapie nicht ab, besteht die Gefahr einer Urosepsis oder nekrotisierenden Pyelonephritis mit bleibender Nierenschädigung. In diesen Fällen ist die Entlastung der Nieren durch Schienung bzw. perkutane Nephrostomie erforderlich.

Tab. 22-3: Antibiotikatherapie von Harnweginfektionen in der Gravidität (aus C. Simon, W. Stille, Antibiotika-Therapie in Klinik und Praxis, 1989)

Mittel	Mittlere Tagesdosis bei kontinuierlicher Therapie (g)	Dosierungs-intervall (h)	Dosis bei Einmal-Therapie (g)
Breitbandpenicilline:			
1. Amoxycillin	1,5	8	2,0–3,0
2. Azlocillin (Securopen®) Mezlocillin (Baypen®) Piperacillin (Pipril®)	6,0	8–12	2,0–5,0
Cefalosporine:			
3. Cefaclor Cefalexin (Jenapharm) (Oracef®)	2,0–4,0	8	2,0
4. Cefotaxim (Claforan®)	3,0–4,0	8–12	1,0

Chronische Pyelonephritis

Der in der Vergangenheit vorherrschenden Meinung, daß die chronische Pyelonephritis während der Schwangerschaft entsteht, muß heute widersprochen werden. Vielmehr ist anzunehmen, daß die chronische Pyelonephritis in der Kindheit beginnt. Sie setzt sich in das Erwachsenenalter fort, und eine Schwangerschaft mit den infektionsbegünstigenden physiologischen Veränderungen der ableitenden Harnwege kann dann ein Rezidiv auslösen bzw. das Fortschreiten des chronischen Entzündungsprozesses begünstigen. Die Aufrechterhaltung der Entzündungsreaktion in einer bereits morphologisch veränderten Niere ist dabei nicht mehr obligat an die Anwesenheit von bakteriellen Erregern gebunden.

Diagnose: In der Mehrzahl der Fälle lassen sich Bakterien im Urin regelmäßig oder in Intervallen nachweisen. Eine Pyurie und Leukozytenzylinder im Sediment sind charakteristisch. Blutdruckanstieg, Anstieg der harnpflichtigen Substanzen wie Verminderung der Kreatininclearence sind nur im fortgeschrittenen Stadium zu beobachten.

Therapie: Die Exazerbation einer chronischen Pyelonephritis in der Schwangerschaft muß wie eine akute Erkrankung unter Berücksichtigung alter Urinbefunde therapiert werden. Regelmäßige Urinkontrollen sind wegen häufig zu beobachtender Reinfektionen, Infektionswechsel, sekundärer Resistenz sowie Erregerpersistenz besonders wichtig. Jedes Rezidiv bedarf einer erneuten gezielten Behandlung; eine Langzeittherapie über mehrere Monate kann erforderlich sein (s. auch Kap. 12).

Bei ausgeprägter Ureterdilatation und chronischer Pyelonephritis ist abhängig vom Schwangerschaftsalter eine vorzeitige Geburtseinleitung zu erwägen.

Urogenitaltuberkulose

Im Jahr 1987 wurden in der Bundesrepublik Deutschland bei beiden Geschlechtern nur noch 688 Fälle von Urogenitaltuberkulose (Uro-Tbk) registriert. Aufgrund der weiter rückläufigen Erkrankungstendenz von Tuberkulose war es nicht verwunderlich, daß Uro-Tbk während der Schwangerschaft immer seltener gesehen wurde und dann zumeist anamnestisch bekannt und bereits behandelt worden war. Jetzt ist die Krankheit vor allem in Großstädten und industriellen Ballungszentren wieder im Ansteigen begriffen. Diagnostische Maßnahmen und Symptome bei Schwangeren sind die gleichen wie außerhalb der Gravidität (vgl. Kap. 12).

Therapie: Ohne größere Gefährdung des Foeten können Isoniazid (INH) und Ethambutol während der gesamten Tragzeit und Rifampicin in der 2. Schwangerschaftshälfte gegeben werden. Die Einnahme von Streptomycin, Capreomycin, Kanamycin, Ethionamid und Prothionamid ist zu vermeiden.Um die Rezidivgefahr möglichst klein zu halten, wird eine langfristige tuberkulostatische Behandlung empfohlen. Durch die Schwangerschaft werden Krankheitsverlauf und Prognose nicht ungünstig beeinflußt. Die perinatale Mortalität ist nach konsequenter antituberkulostatischer Therapie nicht erhöht. Somit sind heute bei der Uro-Tbk im allgemeinen weder Interruptio noch vorzeitige Entbindung indiziert.

Entbindung: Schwangere mit nicht mehr behandlungsbedürftiger Uro-Tbk können in jeder Entbindungsklinik entbunden werden. Auch bei unter Chemotherapie stehenden Kreißenden ist die Isolierung nicht unbedingt erforderlich, sofern das seltene gleichzeitige Auftreten von Lungen- und sekundärer Organtuberkulose ausgeschlossen ist und die Behandlung schon 3 Wochen läuft. Unabhängig vom Aktivitätsgrad der Uro-Tbk sollte die Austreibungsperiode durch Forzeps oder Vakuumextraktion verkürzt werden. Eine notwendige Indikation zur primären Sectio caesarea besteht nicht.

Wochenbett: Ist die Tbk der Mutter bekannt, sollte das Neugeborene sofort mit 0,1 ml BCG-Impfstoff intracutan geimpft werden. Bis zur Tuberkulinkonversion (2–3 Mon.) müssen Mutter und Kind getrennt werden. Abstillen ist bei aktiver Uro-Tbk erforderlich, bei inaktiver Form nicht prinzipiell nötig. INH wird in die Muttermilch ausgeschieden und mindert den BCG-Impfschutz!

22.4.4 Urolithiasis

Ein verlangsamter Harntransport, eine Zunahme von Harnweginfektionen und Veränderungen im Elektrolythaushalt sind mögliche Ursachen für die Entstehung von Harnleitersteinen in der Schwangerschaft. Da Harnsteine allerdings nur in 0,03–0,8% der Schwangerschaften gefunden werden, ist eher davon auszugehen, daß die Steine bereits vor der Schwangerschaft vorhanden waren und während der Schwangerschaft rein zufällig klinisch auffällig werden. Symptome und Diagnostik unterscheiden sich nicht vom Verlauf außerhalb der Gravidität.

Literatur

Abe, S.: An overview of pregnancy with underlying renal disease. Am. J. Kidney Dis. **13** (1991) 112–115.

Birnbaum, M., F. K. Beller: Nieren und Harnwege. In: F. K. Beller, H. Kyank: Erkrankungen während der Schwangerschaft. Georg Thieme Verlag, Stuttgart–New York 1990, 256–273.

Davison, J. M.: Overview: Kidney function in pregnancy women. Am. J. Kidney Dis. **9** (1987) 248–252.

Drummond, K. N.: Hemolytic uremic Syndrome – then and now. New Engl. J. Med. **312** (1985) 116–118.

Ferris, T. F.: Pregnancy complicated by Hypertension and Renal Disease. Adv. Intern. Med. **35** (1990) 269–288.

Fischer, W., A. Schwenke: Nephrosonographie – Ergebnisse bei akuter Pyelonephritis gravidarum. Zent.bl. Gynäkol. **113** (**1991**) 127–132.

Gessler, U., H. Sarre, R. Heidler: Niereninsuffizienz. In: H. Sarre, U. Gessler, D. Seybold: Nierenkrankheiten. Georg Thieme Verlag, Stuttgart–New York 1988, 206–213.

Girndt, J.: Nieren- und Hochdruckkrankheiten. Schattauer, Stuttgart–New York 1990.

Homuth, V., M. Birnbaum, U. Retzke: Hypertonie und Schwangerschaft. In: G. Linß und B. Wedler: Arterielle Hypertonie. Akademie Verlag, Berlin 1991, 341–356.

Keller, E., P. Reetze-Bonorden: Kontinuierliche Filtrations- und Dialyseverfahren in der Intensivmedizin. W. Pabst, Lengerich–Berlin–Wien 1991.

Kranzfelder, D.: Die ableitenden Harnwege und ihre Erkrankungen. In: K. H. Wulf, H. Schmidt-Matthiesen (Hrsg.): Klinik der Frauenheilkunde und Geburtshilfe. Bd. 5: Die gestörte Schwangerschaft. Urban und Schwarzenberg, München–Wien–Baltimore, 3. Auflage (1993).

Kremling, H.: Harnorgane und ihre Erkrankungen. In: K.-H. Wulf, H. Schmidt-Matthiesen (Hrsg.). Klinik der Frauenheilkunde und Geburtshilfe, Bd. 5: Die gestörte Schwangerschaft. Urban und Schwarzenberg, München–Wien–Baltimore, 2. Auflage 1986.

Kuhlmann, U., D. Walb: Nephrologie. Georg Thieme Verlag, Stuttgart–New York 1987.

Lindheimer, M. D., A. J. Katz: Renal physiology and disease in pregnancy. In: D. W. Seldin, G. Giebsch (Hrsg.): The Kidney-Physiology and pathophysiology. 2nd Edit., Vol. 3, S. 3371–3431. Raven Press, New York 1992.

Neumayer, H.-H., K. Wagner: Neue Aspekte zur Pathogenese des akuten Nierenversagens und mögliche therapeutische Konsequenzen. Nieren- und Hochdruckkr. **15** (1986) 235–250.

Peter, S. T.: Behandlung obstruktiver Erkrankungen der harnableitenden Wege in der Schwangerschaft. Gynäkologe **23** (1990) 87–90.

Petersen, E. E.: Infektionen in Gynäkologie und Geburtshilfe. Georg Thieme Verlag, Stuttgart 1988.

Rasmussen, P. E., F. R. Nielsen: Hydronephrosis during pregnancy, a literature survey. Eur. J. Obstet. Gynecol. Report Biol. **27** (1988) 249.

Retzke, U.: Besonderheiten in der Schwangerschaft. In: W. Fischer (Hrsg.): Urogynäkologie für Klinik und Praxis. Thieme, Leipzig 1982.

Rizzoni, G., J. H. Ehrich, M. Broyer et al.: Successfull pregnancies in women on renal replacement therapy: report from EDTA Registry. Nephrol. Dial. Transplant. 7 (4) (1992) 279–287.

Schwenke, A., W. Fischer, W. O. Schöpke: Die temporäre perkutane Nephrostomie in der Schwangerschaft. Zent.bl. Gynäkol. **113** (1991) 133–139.

Seyboldt, D., K. Bauereiß: Akutes Nierenversagen. In: H. Sarre, U. Gessler, D. Seybold: Nierenkrankheiten. Georg Thieme Verlag, Stuttgart–New York 1988, 532–555.

Simon, C., W. Stille: Antibiotika-Therapie in Klinik und Praxis. Schattauer, Stuttgart 1989.

Sold, M.: Extrarenale Eliminationsverfahren bei akutem Nierenversagen. Anaesthesist **39** (1990) 569–576.

Stein, G., E. Ritz: Diagnostik und Differentialdiagnostik der Nierenerkrankungen. Gustav Fischer Verlag, Jena 1991.

Thomas, L., U. Hadding: Aktuelle Entwicklungen beim Antibiotikaeinsatz in Gynäkologie und Geburtshilfe. Gynäkologe **25** (1992) 220–225.

Twickler, D., B. B. Little, A. J. Satin, Ch. E. L. Brown: Renal pelvicalyceal dilatation in antepartum pyelonephritis: Ultrasonographic findings. Am. J. Obstet. Gynecol. **165** (1991) 1115–1119.

Vordermark, J. S., G. E. Deshon, R. E. Agee: Management of pregnancy after major urinary reconstruction. Obstet. Gynecol. **75** (1990) 564–567.

Wallenburg, H. S.: Changes in the coagulation system and platelets in pregnancy-induced hypertension and pre-eclampsia. In: F. Sharp, E. M. Symonds: Hypertension in pregnancy. Perinat. Press, New York 1987.

Weinstein, L.: Syndrome of hemolysis, elevated liver enzymes and low platelet count. A severe consequence of hypertension in pregnancy. Am. J. Obstet. Gynecol. **142** (1982) 159–167.

23. Begutachtungshinweise

R. Ratzel, Th. Schwenzer

23.1 **Juristische Grundlagen**
R. Ratzel
23.1.1 Der Gutachter im gerichtlichen Verfahren
23.1.2 Der Gutachtenauftrag
23.1.3 Privatgutachten
23.1.4 Juristische Denkkategorien

23.2 **Urogynäkologische Relevanz**
Th. Schwenzer
23.2.1 Präoperative Aufklärung
23.2.2 Präoperative Diagnostik
23.2.3 Verhalten während der Operation
23.2.4 Postoperative Maßnahmen

23.1 Juristische Grundlagen

23.1.1 Der Gutachter im gerichtlichen Verfahren

Die Person

Der Gutachter im Prozeß ist Sachverständiger; als solcher bedarf er der nötigen Sachkunde zur Klärung der jeweiligen Fragestellung. Obwohl der Arzt nach der Approbation zur Ausübung der gesamten Heilkunde berechtigt ist, kann die Sachkunde für jedwede Fragestellung nicht schlechthin unterstellt werden. Im Gegenteil – gerade die zunehmende Subspezialisierung in der Medizin grenzt die Zahl kompetenter Gutachter immer mehr ein. So wird es heute in vielen Fällen nicht mehr ausreichen, daß der Gutachter aus dem Fachgebiet kommt, dem auch die Komplikation zuzurechnen ist.

Dementsprechend ist für den Bereich der Urogynäkologie zu fordern, daß der Gutachter nicht nur zum Führen der Arztbezeichnung „Urologie" oder „Gynäkologie und Geburtshilfe" berechtigt ist, sondern auch über spezielle Kenntnisse im Bereich dieser Subspezialität verfügt; diese Kenntnisse müssen sich auf Theorie und Praxis beziehen, lediglich angelesenes Wissen genügt nicht.

Die Auswahl des zu bestimmenden Sachverständigen und die Anzahl obliegt alleine dem Gericht (z. B. § 404 ZPO). Dennoch sind Gerichte gerade bei den hier zu lösenden Spezialfragen dankbar, wenn entsprechende Vorschläge seitens der Parteien gemacht werden. Eine weitere Möglichkeit besteht in der Anrufung der gemeinsamen *Beratungsstelle* für Gutachtensfragen *der Deutschen Gesellschaft für Gynäkologie und Geburtshilfe* sowie des *Berufsverbands der Frauenärzte*. Die von dieser Stelle vorgeschlagenen Gutachter bieten die Gewähr für eine unabhängige, kompetente und möglichst zeitnahe Bearbeitung entsprechender Aufträge.

Die Stellung des Gutachters

Der Gutachter ist ein prozessuales Beweismittel; er dient weder einer Partei noch ggf. der Staatsanwaltschaft. Er ist **Gehilfe des Gerichts**, um diesem die notwendige Sachkunde zu vermitteln, über die es selbst nicht verfügt. Dies führt allerdings dazu, daß der Sachverständige im Arzthaftpflichtprozeß de facto außerordentlich großen Einfluß hat und in nicht wenigen Fällen mit seinem Gutachten die Entscheidung präjudiziert. Zudem darf das Gericht nach der Rechtsprechung des BGH i. d. R. nicht seine eigene Sachkunde, die sich z. B. auf Literatur oder vergleichbare Verfahren stützt, an Stelle des Sachverständigenbeweises setzen. Ein einschränkendes Verständnis von Aussagen medizinischer Sachverständiger in schriftlichen Gutachten darf der Entscheidung nicht ohne vorherige Befragung des Sachverständigen zugrundegelegt werden. Will das Gericht vom Ergebnis eines Sachverständigengutachtens abweichen, ohne sich auf ein anderes Gutachten stützen zu können, muß es begründen, worauf sich seine abweichende Überzeugung stützt und woher es seine Sachkunde bezieht.

Die Sachverständigenpflicht ist öffentlich-rechtlich, ohne daß der Sachverständige deshalb öffentliche Gewalt ausüben würde. Für den gerichtlich bestellten Sachverständigen besteht daher prinzipiell **keine Amtshaftung**. Vertragliche Beziehungen zu den Parteien bestehen nicht. Eine persönliche Haftung des Sachverständigen kann aber jedenfalls dann diskutiert werden, wenn eine Falschbegutachtung grob fahrlässig erfolgte.

Gutachterpflichten

Nach § 407 a I ZPO hat der Sachverständige unverzüglich zu prüfen, ob der Auftrag in sein Fachgebiet fällt und ohne die Hinzuziehung weiterer Sachverständiger erledigt werden kann. Hierzu gehört auch die Mitteilung, ob einer zeitnahen Bearbeitung des Gutachtens dringende Gründe entgegenstehen, denn natürlich darf (und muß) ein Arzt einen Gutachtenauftrag dann ablehnen, wenn er wegen beruflicher Überlastung nicht zur Durchführung des Auftrags in der Lage ist.

Gemäß § 407 a II ZPO ist der Sachverständige nicht befugt, den Auftrag auf einen anderen zu übertragen. Soweit er sich der Mitarbeit einer anderen Person bedient, hat er diese namhaft zu machen und den Umfang ihrer Tätigkeit anzugeben, falls es sich nicht um Hilfsdienste von untergeordneter Bedeutung handelt. Erhält daher der Klinikleiter einen Gutachtenauftrag, darf er diesen nicht stillschweigend an seinen Oberarzt weitergeben, sondern muß sich notfalls unter Hinweis auf seine Arbeitsüberlastung entpflichten lassen, wobei es ihm freisteht, gleichzeitig auf einen übernahmeberechtigten Dritten zu verweisen. Auch die zuweilen anzutreffende Übung, das Gutachten vollständig von nachgeordneten Assistenzärzten erstellen zu lassen und nachträglich lediglich (mit-) zu unterzeichnen, entspricht weder dem Gesetz noch der zu diesem Problem ergangenen höchstrichterlichen Rechtsprechung.

Allerdings wird es nach wie vor zulässig sein, einzelne Schritte der Gutachtenerstellung im Rahmen der ohnehin an einer Klinik üblichen Teamarbeit durch gewissenhafte (ärztliche und nicht-ärztliche) Mitarbeiter erledigen zu lassen, wenn dadurch die persönliche Verantwortung des Klinikleiters für das Gutachten uneingeschränkt erhalten bleibt. Dies kommt z. B. durch die Formulierung *„Einverstanden aufgrund persönlicher Untersuchung und eigener Urteilsbildung“* zum Ausdruck.

Berufsrechtliche Besonderheiten

Nicht selten wird auch heute noch ärztlichen Gutachten mit einem gewissen Mißtrauen begegnet, weil man hinter ihnen kollegiale Rücksichtnahme vermutet. Eine in diesem Zusammenhang gerne zitierte Entscheidung des BGH aus den 70er Jahren kann heute kaum noch als einschlägig bezeichnet werden; längst ist die *„Krähentheorie“* dahingehend abgewandelt, daß eine Krähe der anderen beide Augen aushackt. Im übrigen wird allzu leicht übersehen, daß die Musterberufsordnung für die deutschen Ärzte 1979 in § 16 (Verpflichtung des Gutachters zur Objektivität) geändert wurde. Die Ärzteschaft akzeptiert heute das Interesse des Patienten auf fachlich fundierte Überprüfung seiner Ansprüche. Die – auch berufsrechtlich – relevante Grenze zu unkollegialem Verhalten ist lediglich dann überschritten, wenn ein Arzt die Behandlungsweise eines anderen Arztes ohne sachlichen Grund schlecht macht und seine eigene Behandlungsmethode quasi anpreisend hervorhebt. Eine unzulässige Herabsetzung ist allerdings nicht schon in kritischen Äußerungen über die Behandlungsmethode eines anderen Arztes zu sehen, auch wenn diese Kritik sachlich unbegründet ist, sondern erst in der Überschreitung der Grenzen sachlicher Kritik. Hierfür können die von der Rechtsprechung auch in anderem Zusammenhang aufgestellten Bewertungsmerkmale der „*Schmähkritik*“ in gleicher Weise herangezogen werden.

Der befangene Gutachter

Ein Sachverständiger kann aus denselben Gründen wie ein Richter wegen Befangenheit abgelehnt werden (§ 406 ZPO). Neben den gesetzlich eindeutig definierten **Ablehnungsgründen** sind z. B. zu nennen: Vorbefassung im Rahmen eines Privatgutachtens, Sohn des Gutachters befindet sich in der beklagten Klinik in Weiterbildung, regelmäßige Tätigkeit für den Haftpflichtversicherer einer Partei, Konkurrenz um eine ausgeschriebene Stelle etc.

Der Sachverständige sollte auch nicht Zuweisungsempfänger des beklagten Arztes sein. Bei der Würdigung des Parteivorbringens muß der Sachverständige Vorsicht walten lassen. Dies gilt insbesondere im Hinblick auf die Beweiswürdigung strittiger Tatsachenbehauptungen; die Festlegung, was wahr oder unwahr ist, fällt nicht in die Kompetenz des Sachverständigen.

Keine Befangenheitsgründe sind: eindeutige pointierte Stellungnahmen auf wissenschaftlichen Kongressen, Vertreter einer bestimmten Schule, bereits erstellte Gutachten in anderen ähnlichen Verfahren oder der Vorinstanz etc.

23.1.2 Der Gutachtenauftrag

Die Beweisfrage

Die **korrekte Formulierung eines Beweisthemas** kann zum Teil erhebliche Probleme bereiten. Es ist jedoch abzulehnen, das Problem dadurch zu umgehen, die Fragestellung möglichst vage zu gestalten. Im Ergebnis ist es daher zu begrüßen, daß § 404 a ZPO Regelungen aufstellt, die Mißverständnisse zwischen Gericht und Gutachter möglichst gar nicht erst zum Entstehen kommen lassen sollen. Nach § 404 a II ZPO soll das Gericht den Sachverständigen vor Abfassung der Beweisfrage hören, ihn in seine Aufgabe einweisen und ihm auf Verlangen den Auftrag erläutern, sofern es die Besonderheit des Falles erfordert. Bei streitigem Sachverhalt bestimmt das Gericht, welche Tatsachen der Sachverständige der Begutachtung zugrunde legen soll (§ 404 a III ZPO). Es kann nicht Aufgabe des Gutachters sein, über die Entscheidungsrelevanz dieser oder jener Behauptung zu befinden. Nur eine klare Stellung des Beweisthemas – möglicherweise auch unter Angabe von Sachverhaltsalternativen – bietet Gewähr für eine sachlich fundierte Beurteilung durch den Gutachter.

Eigene Ermittlungen

Der Gutachter ist „*weder Detektiv noch Strafverfolgungsorgan*“; dennoch sind Konstellationen denkbar, bei denen der Gutachter ergänzende Fragen an die Parteien hat oder körperliche Untersuchungen notwendig werden. § 404 a IV ZPO besagt demgemäß, daß das Gericht bestimmt, in welchem Umfang der Sachverständige zur Aufklärung der Beweisfrage befugt ist, inwieweit er mit den Parteien in Verbindung treten darf und wann er ihnen die Teilnahme an seinen Ermittlungen zu gestatten hat. Derartige Weisungen sind den Prozeßbeteiligten zwar mitzuteilen; damit ist jedoch noch nicht gesagt, daß der beklagte Arzt bei der Untersuchung des Patienten mitanwesend sein darf. Hierfür ist die Zustimmung des Patienten erforderlich.

Im Strafprozeß hat der Gutachter etwas weitergehende Möglichkeiten, z. B. die Zeugenvernehmung nach § 80 StPO, jedoch sollte er sich nicht dazu verleiten lassen, die Aufgabe des Staatsanwalts oder die Verteidigung zu vollenden. Der Gutachter muß das Gericht allerdings darauf hinweisen, wenn er erkennt, daß das Beweisthema in eine falsche Richtung läuft.

Gutachtenaufbau

Folgendes Schema bietet sich an (unverbindlich):

- Auftraggeber, Auftragszweck, Auftragszeitpunkt

- Kurzbeschreibung der eigenen Tätigkeit, d. h. Funktion ggf. Tätigkeitsschwerpunkt
- Beweisthema
- überlassene Unterlagen (Vollständigkeit!), sonstige Erkenntnisquellen
- Sachverhaltsdarstellung (prägnant, keine langatmige Wiederholung des gesamten Prozeßstoffes; den kennen die Parteien)
- allgemeine theoretische Grundlage, statistische Aussagen über Komplikationsdichte, Risikorelevanz, alternative Methoden, diagnostischer Aufwand, ggf. neue Entwicklungen, Kontraindikationen etc.
- Beachtung der theoretischen Grundlagen im konkreten Fall
- wenn nein, Vertretbarkeit des anderen Weges (unter Verweis auf möglicherweise andere Therapierichtungen bzw. Schulen), wirtschaftliche Rahmenbedingungen, das organisatorische Umfeld, Risikoabwägung, wissenschaftliche Diskussion, Vermeidbarkeit des Schadens, ggf. Verlaufsprognose
- eigene gutachterliche Stellungnahme
- Ergebnis
- Angabe der verwendeten Literatur, sofern nicht bereits im Text geschehen.

Grenzen der Begutachtung

Der Sachverständige ist Gehilfe des Gerichts, es ist aber nicht seine Aufgabe, Rechtsfragen zu lösen. Dies wird insbesondere solchen Gutachtern schwerfallen, die sich seit vielen Jahren mit medizinrechtlichen Fragestellungen befassen; dennoch – es ist nicht Aufgabe des Gutachters zur Vollständigkeit der Aufklärung, zu Fragen der Glaubwürdigkeit dieses oder jenes Zeugen oder auch zu unterschiedlichen Tendenzen in der Rechtsprechung Stellung zu nehmen. Der Gutachter muß zwar durchaus die juristischen Denkmodelle kennen, die in Arzthaftpflichtprozessen zur Anwendung gelangen (Sorgfaltspflicht, Kausalität, Wahrscheinlichkeit, Bezeichnung eines Behandlungsfehlers als „grob", Beweislast, MdE, Berufsunfähigkeit etc.), er hat sie jedoch nicht zu kommentieren im Sinne von auszulegen.

23.1.3 Privatgutachten

Nach wie vor hält sich bei nicht wenigen Medizinern und Juristen das Vorurteil, Privatgutachten hätten primär den Anschein der Parteilichkeit; manche warnen sogar davor, derartige Aufträge anzunehmen. Diese Auffassung verkennt jedoch, daß der Privatgutachter wie der Gerichtssachverständige zu absoluter Objektivität verpflichtet ist. Ein Privatgutachten, das einseitig die Interessen des Auftraggebers, sei er Patient oder Haftpflichtversicherer, zum Maßstab nimmt, diskreditiert den Gutachter nicht nur im konkreten Fall, sondern prinzipiell. Außerdem kann sich der solchermaßen parteiliche Privatgutachter dann gegen ihn gerichteter Haftungsansprüche ausgesetzt sehen, wenn sich sein Auftraggeber im Vertrauen auf die Stichhaltigkeit des Gutachtens in einen Rechtsstreit gestürzt hat und dadurch überflüssige Kosten verursacht werden.

Ein objektives Privatgutachten kann demgegenüber in vielen Fällen **streitvermeidend** im Sinne von klärend wirken, sei es, daß der Patient seine Fehlvorstellung erkennt und damit auch sein Schicksal besser akzeptieren kann, sei es, daß die Haftpflichtversicherung ihre Eintrittspflicht ohne Umschweife anerkennen muß. An einem derartigen Streitvermeidungsprozeß mitzuwirken, ist nicht anrüchig, sondern ausdrücklich zu begrüßen.

Im Zivilprozeß wird das Privatgutachten wie Parteivortrag behandelt. Die Partei hat keinen Anspruch darauf, daß der Privatgutachter in jedem Fall gehört oder dem gerichtlich bestellten Sachverständigen gegenübergestellt wird. Der BGH vertritt allerdings in ständiger Rechtsprechung die Auffassung, das Gericht müsse den durch ein Privatgutachten aufgeworfenen Fragen nachgehen, sofern sie entscheidungserheblich sind; dies kann durch ergänzende Fragen an den bereits bestellten Gutachter oder durch die Einholung eines Obergutachtens geschehen.

Ist das Privatgutachten nach Auffassung des Gerichts bereits so überzeugend, daß das Gericht seine Rechtsfindung hierauf stützen kann, kann die Einholung eines Gerichtsgutachtens sogar entbehrlich sein.

23.1.4 Juristische Denkkategorien

Sorgfaltspflichten

Wer die im Verkehr erforderliche Sorgfalt mißachtet, handelt fahrlässig. Die im Verkehr erforderliche Sorgfalt ist nicht mit dem „Üblichen" zu verwechseln, um nicht ggf. allgemeinen Schlendrian zu begünstigen. Im Zivilrecht spricht man von einem *objektivierbaren Sorgfaltsbegriff*. Derjenige, der den durchschnittlichen Anforderungen seines Berufsstandes genügt, soll nicht in Anspruch genommen werden können. Passiert dennoch etwas, fällt dies unter das allgemeine Lebensrisiko, das die Rechtsordnung dem einzelnen nicht abnimmt. Was ihm bleibt, ist lediglich die Abmilderung dieses Risikos durch Versicherungsleistungen wie z. B. Erwerbs- oder Berufsunfähigkeitsrente.

Im Strafrecht wird dem objektivierbaren Sorgfaltsbegriff eine individuelle Komponente hinzugefügt. Ein strafrechtlicher Schuldvorwurf läßt sich nur dann diskutieren, wenn der Arzt persönlich im Stande gewesen wäre, den *objektiv gebotenen Standard zu erkennen und auch danach zu handeln*. Ist dies nicht der Fall, muß gefragt werden, ob dem Arzt seine unterdurchschnittliche Qualifikation zur Bewältigung der konkreten Aufgabe hätte auffallen müssen. Dieser Aspekt wird mit dem Schlagwort „*Übernahmeverschulden*" bezeichnet.

Kausalitätsbegriffe

Im Sozialversicherungsrecht genügt eine überwiegende Wahrscheinlichkeit zwischen Ereignis (z. B. Unfall) und Verletzungserfolg (Schaden), um Ansprüche auszulösen. Eine an Sicherheit grenzende Wahrscheinlichkeit wird nicht gefordert. Wahrscheinlichkeit im Sinne des Sozialversicherungsrechts wird dann angenommen, wenn die für den Kausalzusammenhang sprechenden Gründe die gegenteiligen deutlich überwiegen und ernsthafte Zweifel für einen anderen Ursachenzusammenhang ausscheiden (Theorie der wesentlichen Bedingung); Kausalität kann dann nicht mehr angenommen werden, wenn die festgestellte Ursache nur eine unter mehreren ebenso denkbaren Möglichkeiten darstellt.

Im Zivilrecht herrscht die sog. „*Adäquanztheorie*", d. h. der Arzt haftet nur dann für Fehler, wenn diese unter normalen (adäquaten) Umständen geeignet sind, den Verletzungserfolg zu bewirken. Treten außergewöhnliche Umstände (z. B. durch das Verhalten Dritter) hinzu, die den Verletzungserfolg bewirken, d. h. nimmt der Kausalverlauf dadurch eine Richtung weg von den vom Arzt kontroll- und beherrschbaren Risikobereichen, fehlt es an der Adäquanz.

Ursächlichkeit im Sinne des Strafrechts ist nur anzunehmen, wenn der Sorgfaltsverstoß mit an Sicherheit grenzender Wahrscheinlichkeit zu der Gesundheitsbeeinträchtigung oder zum Tode geführt hat. Damit ist keine statistische Größe oder 100%ige Gewißheit gemeint, sondern das Fehlen begründeter Zweifel daran, daß der Verletzungserfolg auch ohne den Sorgfaltsverstoß eingetreten wäre. Besteht also die Möglichkeit, daß der Schaden auch bei gehöriger Behandlung eingetreten wäre, fehlt es an der Kausalität der Pflichtwidrigkeit. Der Arzt ist in diesem Falle auch dann freizusprechen, wenn ihm eindeutige Fehler nachgewiesen werden. Für den Bereich der fahrlässigen Tötung ist allerdings zu beachten, daß nach der neueren Rechtsprechung nicht danach gefragt wird, ob die Pflichtwidrigkeit zu einer Lebensverkürzung führte, sondern ob bei sachgerechter Behandlung eine Lebensverlängerung (also eine Verzögerung des Todes) mit an Sicherheit grenzender Wahrscheinlichkeit angenommen werden kann. Die bloße Chance – oder anders ausgedrückt, die Möglichkeit der Lebensverlängerung – reicht für die Annahme einer an Sicherheit grenzenden Wahrscheinlichkeit nicht aus.

Minderung der Erwerbsfähigkeit (MdE)

Der Begriff der MdE (im Schwerbehindertenrecht spricht man vom *Grad der Behinderung*, kurz GdB) bezieht sich auf die Auswirkung einer Schädigungsfolge in allen Lebensbereichen und nicht nur auf Einschränkungen im allgemeinen Erwerbsleben. Die MdE ist ein Maß für die Auswirkungen eines Mangels an funktioneller Intaktheit, also für einen Mangel an körperlichem, geistigem oder seelischem Vermögen. Die MdE setzt stets eine Regelwidrigkeit gegenüber dem für das Lebensalter typischen Zustand voraus; dies gilt für Kinder in gleicher Weise wie für alte Menschen. Die MdE wird abstrakt bemessen, d. h. sie richtet sich nicht danach, welche Einbußen der Verletzte im konkreten Fall zu vergegenwärtigen hat. Sie wird in Prozentsätzen angegeben. In der Praxis richten sich Gutachter vielfach nach sog. **MdE-Tabellen**, die zwar rechtlich unverbindlich sind, de facto aber Richtliniencharakter annehmen. Beispiele:

- Zysto-Rektozele ohne/mit Descensus uteri ohne oder mit geringer Harninkontinenz bei leichter bis mittelschwerer Arbeit insbesondere beim Bücken und Heben: 0–10%
  – mit stärkerer Harninkontinenz, insbesondere bei schwerer Arbeit: 20–40%
  – mit absoluter Harninkontinenz: 50–80%
  (Ulzerationen sind ggf. zusätzlich zu bewerten)
- Fistelbildung mit ständigem Urinabgang: 50–80%
- Blasen- und Rektum-Scheidenfistel (Kloakenbildung) auch bei eventuell durch Strahlentherapie geheiltem Karzinom: 100%
- Prolaps des Uterus mit Senkung der Vaginalwände
  – ohne Harninkontinenz oder andere Blasenentleerungsstörung 20–40%
  – mit relativer Harninkontinenz 30–60%
  – mit absoluter Harninkontinenz 60–80%
  (Ulzerationen sind ggf. zusätzlich zu bewerten)
- Inkontinenzrezidiv nach operativer Korrektur 70–80%

23.2 Urogynäkologische Relevanz

Verletzungen der Blase und des Harnleiters gehören zu den typischen Komplikationsmöglichkeiten bei gynäkologischen Standardeingriffen wie der abdominalen oder vaginalen Hysterektomie. Auch die operative Behandlung der Harninkontinenz birgt bei Mißachtung von anerkannten Aufklärungs- und Behandlungsgrundsätzen ein zunehmendes Haftungspotential.

23.2.1 Präoperative Aufklärung

Aufklärung vor vaginaler und abdominaler Hysterektomie

Nach gefestigter Rechtsprechung ist im präoperativen Patientengespräch über die Verletzungsmöglichkeit von Blase und Harnleiter aufzuklären. Dieser Aufklärungsbedarf ist auch dann gegeben, wenn bei bestimmten Operationskonstellationen – z. B. einer geplanten einfachen vaginalen Hysterektomie ohne erkennbare zusätzliche Risiken – das Risiko der Harnleiterverletzung nur 1 oder 2 auf 1000 solcher Operationen beträgt.

Die rechtswirksame Einverständniserklärung setzt voraus, daß die **Indikation zur Hysterektomie** sorgfältig gestellt wurde und gegenüber weniger eingreifenden Alternativen gemeinsam mit der Patientin entsprechend abgewogen wurde. Sie bedingt auch, daß die Indikation zur Hysterektomie nachvollziehbar dokumentiert wird. Nur so wird der Dokumentationspflicht genügt und nur dann wird der Gutachter bei einer eventuellen forensischen Auseinandersetzung in die Lage versetzt, die Indikation zur Hysterektomie nachzuvollziehen.

Trotz der gefestigten Auffassung, daß über die Komplikationsmöglichkeiten von Blasen- und Harnleiterverletzungen bei der Hysterektomie aufgeklärt werden muß, steht der Gutachter gelegentlich vor dem Problem, daß präoperativ nicht oder nicht ausreichend aufgeklärt wurde. Die Anforderung an den **Umfang der präoperativen Aufklärung** wurde inzwischen gegenüber teilweise sehr akzentuierten Forderungen Mitte der siebziger Jahre zum Vorteil für Arzt und Patient präzisiert: In den neuen höchstrichterlichen Rechtsprechungen wurde verlangt, daß ein Patient für den Fall, daß er die Rechtswidrigkeit eines Eingriffs unter Hinweis auf eine mangelnde Aufklärung anführt, darlegen muß, daß er unter der Voraussetzung einer sachgerechten und vollständigen Aufklärung tatsächlich von dem Eingriff Abstand genommen hätte.

Im Fall einer fehlenden Aufklärung über die Verletzungsmöglichkeit der ableitenden Harnwege muß aus der Sicht des Gutachters regelmäßig davon ausgegangen werden, daß auch nach vollständiger Aufklärung über die Risiken des Eingriffs eine Einwilligung erfolgt wäre. Es ist jedenfalls aus der eigenen Erfahrung keine Patientin bekannt, die nach entsprechender Aufklärung über die Komplikationsmöglichkeiten von dem Eingriff selbst Abstand genommen hätte. Diese Überlegungen setzen allerdings voraus, daß die Indikation zum Eingriff einer Nachprüfung standhält.

Schlund (1991) berichtete über eine besondere Aufklärungssituation, bei der eine Hysterektomie durch die Krankenhausärzte nicht für indiziert erachtet wurde und erst auf ausdrücklichen Wunsch der Patientin und nach telefonischer Rücksprache mit dem einweisenden Arzt durchgeführt wurde. Hier erfolgte keine entsprechende Aufklärung über die Risiken der Operation. Als es zur Ausbildung einer Blasen-Scheiden-Fistel kam, erkannte das Gericht auf einen rechtswidrig durchgeführten Eingriff, da gerade bei einer offenbar nur relativen und durch den Operateur zunächst nicht für gegeben erachteten Operationsindikation eine Risikoaufklärung besonders sorgfältig hätte erfolgen müssen. Es erschien dem Gericht zumindest nicht abwegig, daß die Patientin bei vollständiger Aufklärung über die Risiken des Eingriffs in dieser besonderen Situation von der Durchführung der Operation Abstand genommen hätte.

Immer wieder wird auch die Frage relevant, ob nicht wegen eines eventuell geringeren Komplikationsrisikos ein **anderer Zugangsweg** hätte gewählt werden müssen. In der Regel wird diese Frage mit einem Hinweis auf die vorliegenden Zahlen zur Komplikationsfrequenz der verschiedenen Eingriffe verbunden. Im allgemeinen wird man diese Frage verneinen können, da der operative Zugang zur Hysterektomie nicht primär im Hinblick auf die Komplikationsfrequenz gewählt wird, sondern vaginale oder abdominale Operationsverfahren unterschiedliche Indikationen haben. Daher ist eine Vergleichbarkeit der Techniken nicht gegeben; sie stellen normalerweise keine gleichwertigen Alternativen dar.

Der Arzt muß präoperativ nicht über die Alternativen – vaginal oder abdominal – aufklären, denn er ist nicht verpflichtet, Methoden anzusprechen, die im konkreten Einzelfall nach seiner Erfahrung weniger geeignet sind.

Aufklärung vor Inkontinenzoperationen

Inkontinenzoperationen sind Wahleingriffe, die dazu dienen, Beschwerden zu lindern oder zu beseitigen und deren Ziel in erster Linie in einer Verbesserung der Lebensqualität besteht. Daher müssen hier in jedem individuellen Einzelfall die Risiken und Komplikationsmöglichkeiten des Eingriffs besonders sorgfältig gegen die Erfolgsaussichten abgewogen werden.

An die präoperative Aufklärung werden besonders hohe Anforderungen gestellt. Es ist wünschenswert und wird durch die aktuelle Rechtsprechung nahegelegt, daß die *Patientin rechtzeitig vor dem Eingriff über wesentliche Risiken und Komplikationen aufgeklärt wird*, so daß sich für die Patientin noch realistische Alternativen bieten, vom Eingriff Abstand zu nehmen. Daher ist es sinnvoll, wenn die Patientin nicht erst am Abend vor der Operation aufgeklärt wird, sondern das Aufklärungsgespräch bereits längerfristig vor der Operation erfolgen kann. Bei dieser Art von Eingriffen ist es daher anzustreben, daß Patientin und Operateur bzw. die Institution, an der der Eingriff vorgenommen werden soll, rechtzeitig Kontakt bekommen bzw. daß der niedergelassene Frauenarzt in die Planung und Operationsaufklärung einbezogen werden kann.

Sowohl Genitaldeszensus als auch Harninkontinenz beziehen ihren Krankheitswert ausschließlich aus den durch sie verursachten Beschwerden; bei Harninkontinenz muß zusätzlich die soziale Beeinträchtigung berücksichtigt werden. *Leitlinie jeder Behandlungsindikation ist ausschließlich der individuelle Leidensdruck der Patientin.* Bei Harninkontinenz stellt die exakte Differentialdiagnose der verschiedenen Inkontinenzformen die Grundlage für eine rational begründete Therapie dar.

Ein Deszensus ohne Beschwerden oder ohne Sekundärpathologie (Restharnbildung, Stauungssymptome des oberen Harntrakts, rezidivierende Harnweginfektionen etc.) stellt keine Operationsindikation dar.

Vor Inkontinenzoperationen muß neben den typischen Operationsrisiken wie Nachblutung, Wundheilungsstörung, Verletzung von Nachbarorganen etc. über die **Erfolgsaussichten der Operation** aufgeklärt werden. Die Erfolgsaussichten müssen sich an den bekannten Heilungsraten für den geplanten Eingriff ebenso orientieren wie an individuellen Charakteristika der einzelnen Patientin, die die Erfolgsaussichten einschränken können (Rezidiv-Harninkontinenz, hypotone Urethra etc.).

Blasenentleerungsstörungen sind typische Folgen von Inkontinenzoperationen und werden durch die Erhöhung des Auslaßwiderstandes begünstigt. Sie sind nach vorderer Scheidenplastik relativ selten, nach abdominalen Kolposuspensionsoperationen in 10–15% der Fälle vorhanden und erreichen bei Schlingenoperationen eine Frequenz bis über 20%. Über dieses Risiko muß präoperativ aufgeklärt werden. Prädisponierende Faktoren, die das Risiko einer postoperativen Blasenentleerungsstörung wesentlich erhöhen, müssen in die Aufklärung mit einbezogen werden. Dies trifft zu, wenn präoperativ bereits die Blasenentleerung nicht restharnfrei erfolgt oder nachgewiesenermaßen nur mit sehr niedrigem Detrusordruck unter Einsatz der Bauchpresse möglich ist.

Drangsymptome bis hin zur Dranginkontinenz sind ebenfalls typische Folgen jeder Inkontinenzoperation. Auch darüber muß aufgeklärt werden. Schlingenoperationen mit ihrem besonders hohen Potential postoperativer Drangbeschwerden sollten nur bei präoperativ stabiler Blase und ausreichender Blasenkapazität durchgeführt werden.

23.2.2 Präoperative Diagnostik vor gynäkologischen Standardoperationen

Eine präoperative Untersuchung (vgl. Kap. 3.3) der ableitenden Harnwege mit **bildgebenden Verfahren** hat primär keinen Einfluß auf die Frequenz von Komplikationen am Harntrakt. Das Untersuchungsergebnis kann nicht dazu beitragen, eine Durchtrennung, Unterbindung oder Quetschung des Harnleiters zu verhindern. Die Unterlassung der präoperativen Diagnostik ist daher im juristischen Sinn nicht fahrlässig und kann einen eigenständigen Schadensersatz nicht begründen. Die präoperative Diagnostik ist jedoch hilfreich, wenn postoperativ Beschwerden auftreten und eine Sonographie oder ein intravenöses Pyelogramm indiziert ist. Der Vergleich mit dem präoperativen Befund gibt wertvolle diagnostische Hinweise. Aus diesen Gründen wird von vielen Seiten die präoperative bildgebende Diagnostik empfohlen.

Neben der bildgebenden Diagnostik sollten zur Objektivierung einer ungestörten Nierenfunktion **Harnstoff und Kreatinin im Serum** bestimmt werden. Schließlich gibt ein **Urinstatus** Aufschluß über die Keimfreiheit der ableitenden Harnwege. Bei Keimbefall schließt sich eine weiterführende bakteriologische Diagnostik an. Ein Harnweginfekt wird präoperativ behandelt.

Mit der präoperativen Diagnostik lassen sich asymptomatische Erkrankungen der ableitenden Harnwege sicher erfassen, und es kann vermieden werden, daß schon präoperativ existente Erkrankungen später ungerechtfertigt in Kausalzusammenhang mit der gynäkologischen Operation gebracht werden.

23.2.3 Verhalten während der Operation

Blasenverletzungen sind während gynäkologischer Operationen viel häufiger als *Ureterverletzungen* (Tab. 23-1), sie sind jedoch nur selten Gegenstand forensischer Auseinandersetzungen. Dies begründet sich daraus, daß sie normalerweise sofort intraoperativ erkannt und ohne technische Schwierigkeiten versorgt werden können. Sie heilen dann meist komplikationslos aus, ohne daß der stationäre Aufenthalt der Patientin verlängert wird. Selbst wenn im Fall einer Blasenverletzung mit Naht der Harnblase, die der Operateur selbstverständlich der Patientin

Tab. 23-1: Komplikationsfrequenzen an den ableitenden Harnwegen bei vaginaler und abdominaler Hysterektomie (nach Schwenzer und Beck 1992).

	Hochuli et al. (1987) 50 Kliniken		Stark (1980) 85 Kliniken		Stark (1987) 100 Kliniken	
	Blasenläsion	Ureterläsion	Blasenläsion	Ureterläsion	Blasenläsion	Ureterläsion
Vaginale Hysterektomie ohne Plastiken	7,54‰	–	8,29‰	0,94‰	8,83‰	0,98‰
Vaginale Hysterektomie mit Plastiken	3,89‰	0,37‰	10,08‰	3,36‰	6,79‰	1,65‰
Abdominale Hysterektomie	8,97‰	1,34‰	6,99‰	2,90‰	7,47‰	3,43‰

mitteilen muß, die Patientin der Auffassung ist, daß die Verletzung Folge eines Behandlungsfehlers sei, wird in diesen Fällen spätestens die Besprechung mit einem Rechtsanwalt verdeutlichen, daß Ersatzansprüche nicht abzuleiten sind, weil objektiv kein Schaden entstanden ist.

Nur wenn es infolge der Blasenverletzung trotz intraoperativer Versorgung oder aber ohne erkennbare Verletzung zu einer Fistel kommt, stellen sich forensische Fragen. Der Gutachter muß dann beurteilen, ob der Eingriff selbst oder die Versorgung einer eventuellen Verletzung adäquat vorgenommen wurde.

Er stützt sich auf die Aufzeichnungen im Operationsbericht. Entspricht die Versorgung den Bedingungen, wie sie in einschlägigen Lehrbüchern angegeben werden, ist auch bei Auftreten einer Fistel ein Behandlungsfehler in der Regel zu verneinen. Es ist dabei auch ohne Belang, ob eine intraoperativ erkannte Verletzung durch den gynäkologischen Operateur selbst oder durch einen Urologen behoben wurde. *Ist im Operationsbericht aber nicht hinreichend dargestellt, wie die Verletzung versorgt wurde, geht dieser Dokumentationsmangel zu Lasten des Operateurs*; die Gerichte erkennen regelmäßig auf beweiserleichternde Maßnahmen oder eine Beweislastumkehr.

Bei einer **erschwerten Abpräparation der Harnblase** vom Uterus (z. B. bei Zustand nach Sektio, zervikalen Myomen etc.) ist es ratsam, die Harnblase zu kontrollieren. Eventuell ist eine intraoperative Auffüllung notwendig. Das zeitliche Intervall zwischen der Operation und dem Auftreten einer Fistel kann gelegentlich Rückschlüsse auf die Ätiologie der Fistel erlauben: **Verletzungsbedingte Fisteln** treten typischerweise in der unmittelbaren postoperativen Phase bis höchstens 2 Tage postoperativ auf. **Nekrosefisteln** werden erst sehr viel später, d. h. nach 10–14 Tagen, symptomatisch. Bei Nekrosefisteln ist ein schicksalhafter Verlauf naheliegender als bei unmittelbar postoperativ symptomatischen Fisteln, die eher an eine übersehene Blasenverletzung denken lassen.

Bei **Harnleiterverletzungen** ist die Zahl forensischer Auseinandersetzungen hoch, obwohl diese Verletzung wesentlich seltener eintritt: Die Harnleiterverletzung wird häufig erst postoperativ festgestellt; sie hat zur Folge, daß normalerweise vorübergehend eine perkutane Nephrostomie angelegt werden muß, daß eventuell in einem Zweiteingriff der Harnleiter operativ versorgt werden muß und daß sich schließlich der stationäre Aufenthalt wesentlich verlängert bzw. ein stationärer Zweitaufenthalt erforderlich ist. Bisher ist die forensische Beurteilung von Harnleiterverletzungen durch die Zivilgerichtsbarkeit – bedingt durch unterschiedliche gutachterliche Stellungnahmen – sehr uneinheitlich gewesen.

In einem Teil der Fälle wurde der Behandlungsfehler bejaht, weil nach Ansicht des hinzugezogenen Gutachters allein aus der Tatsache, daß eine Harnleiterverletzung intraoperativ eingetreten ist, auf einen Behandlungsfehler während der Operation zu schließen sei (prima-facie-Beweis). In anderen Fällen wurde eine solche Beweisführung prima facie nicht zugelassen. Die zuständigen Gerichte haben hier – sachverständig beraten durch entsprechende Gutachter – festgestellt, daß ein Behandlungsfehler nur dann zu erkennen sei, wenn bestimmte konkretisierende Anhaltspunkte dafür gegeben seien, daß ein Behandlungsfehler vorliege. Dieser letztgenannten Auffassung ist auch der Bundesgerichtshof in einer Entscheidung aus dem Jahre 1984 gefolgt, ohne daß bisher diese Rechtsprechung des Bundesgerichtshofs eine allgemein verbreitete Anwendung durch die nachgeordnete Gerichtsbarkeit erlangt hätte.

In einzelnen Fällen wurde der Arzt gerade deshalb exkulpiert, weil aus dem Sachverhalt erkennbar war, daß besondere intraoperative Schwierigkeiten (z. B. Blutungen, Verwachsungen, großer Uterus myomatosus etc.) vorgelegen haben. Im Umkehrschluß wird ein vorwerfbarer Behandlungsfehler dann angenommen, wenn die intraoperativen Verhältnisse gerade keine Hinweise auf besondere technische Schwierigkeiten geboten haben.

Im Gegensatz zu vielen anderen Gutachtensituationen besteht bei postoperativ aufgetretenen Harnleiterkomplikationen keinerlei Zweifel an der Kausalität des Schadens mit der vorangegangenen Operation. Die gutachterliche Bewertung muß sich auf die Fragestellung konzentrieren, ob konkretisierende Tatbestandsmerkmale für einen Behandlungsfehler erkennbar werden oder nicht. Ein prima-facie-Beweis eines vorwerfbaren Behandlungsfehlers erscheint bei Harnleiterverletzungen nicht statthaft, weil wegen der Nähe des Ureters zum Präparationsgebiet Verletzungen auch bei Beachtung aller gebotenen Sorgfalt nicht immer vollständig zu vermeiden sind. Die Begutachtung kann sich an folgenden Grundsätzen orientieren:

Bei der **abdominalen Hysterektomie** sind Ureterverletzungen außerhalb des kleinen Beckens, also bei Absetzen der Ligamenta infundibulopelvica, in der Regel vermeidbar fehlerhaft. Hier kann der Ureter ohne Ausweitung der Operation jederzeit vor Absetzen der Band- und Gefäßstrukturen dargestellt werden, so daß eine Verletzung normalerweise vermieden wird. Nur bei ausgedehnten Tuboovarialabszessen, fortgeschrittenen Ovarialkarzinomen, Endometriose, das Becken ausfüllenden Tumoren, bei denen starke retroperitoneale Verwachsungen bestehen, kann es gelegentlich zu Harnleiterverletzungen kommen. Solche Verletzungen müssen aber in der Regel intraoperativ erkannt und versorgt werden. Auch in den operativen Schulen, in denen eine regelmäßige Darstellung des Ureters empfohlen wird, wird der Ureter normalerweise nur bis zur Eintrittsstelle in das Ligamentum cardinale verfolgt. Dies bedeutet, daß es in seltenen Fällen auch bei unkomplizierten intraoperativen Verhältnissen möglich ist, daß eine nicht bekannte Harnleiterverletzung eintritt: Der Harnleiter läuft bei Absetzen der parazervikalen Strukturen in der Regel nur knapp 1 cm vom Uterus entfernt, so daß er gefährdet ist, bei Umstechungen direkt umfaßt oder indirekt von außen komprimiert oder abgeknickt zu werden (s. auch Kap. 18).

Besonders schwierige intraoperative Verhältnisse bedingen keine weitgehende Haftungsbefreiung für den Operateur. Gerade bei erschwerten intraoperativen Bedingungen, wie z. B. *Endometriose* oder *intraligamentäre Myome*, ist der Operateur verpflichtet, den Harnleiterverlauf entsprechend darzustellen. Dies kann im Einzelfall bedeuten, daß der Operateur den Harnleiter zur exakten Darstellung wie bei der Radikaloperation nach Wertheim bis zum Eintritt in die Blase freipräparieren und darstellen muß.

Wenn bei solchen erschwerten Bedingungen eine Ureterverletzung eintritt, erscheint dies zunächst nicht fehlerhaft. Es erscheint aber vermeidbar fehlerhaft, wenn diese Verletzung gerade bei erschwerten intraoperativen Bedingungen nicht primär erkannt wird, sondern erst im postoperativen Verlauf erkennbar wird.

Je schwieriger und je komplexer der Operationsverlauf ist, um so wahrscheinlicher werden Verletzungen des Harnleiters, um so wirksamer muß sich aber der Operateur vor Abschluß der Operation von der Unversehrtheit des Harnleiters überzeugen. Wird diese Vorgehensweise aus dem Operationsbericht nicht ersichtlich, sondern muß geschlossen werden, daß bei erschwerten Operationsbedingungen ohne besondere Darstellung des Harnleiters präpariert wurde, geht dies zu Lasten des Operateurs.

Bei der **vaginalen Hysterektomie** verläuft der Ureter am Rande des Operationsgebietes und wird in der Regel nicht dargestellt. Der Operateur präpariert die Harnblase vom Uterus ab und bringt damit auch den Ureter aus dem Gefahrenbereich. Eine direkte Darstellung der Harnleiter ist nicht einfach und würde den operativen Eingriff unnötig erweitern und zusätzliche Komplikationsquellen schaffen, so daß darauf bei der vaginalen Gebärmutterentfernung verzichtet wird. Die geringe Frequenz von Ureterkomplikationen zeigt auch, daß dies in der Regel gefahrlos möglich ist.

Der erfahrene Operateur weiß um die Gefahr der Blasen- und Ureterkomplikationen bei der vaginalen Hysterektomie und ist daher gerade bei der Abpräparation der Harnblase und dem Abdrängen des Ureters aus dem Operationsgebiet besonders aufmerksam. Kommt es unerwartet postoperativ doch zu einer Harnleiterkomplikation, muß zunächst unterstellt werden, daß der Operateur in derselben Weise wie üblich

Tab. 23-2: Häufigkeit intraoperativer Ureter- und Blasenverletzungen bei der Radikaloperation nach Wertheim-Meigs und Modifikationen (nach Schwenzer 1992).

Autoren	Artner u. Schaller (1986)	Held (1974)	Halaska et al. (1988)		Ralph et al. (1990)	Sotto (1990)
Zeitraum	1953–1967	1958–1972	1957–1966	1981–1986	1971–1985	1961–1989
Zahl der Fälle	n = 530	n = 335	n = 125	n = 89	n = 320	n = 554
Ureterverletzungen	11 (2,1%)	2 (0,6%)	5 (4,0%)	–	6 (1,9%)	4 (0,7%)
Blasenverletzungen	15 (2,8%)	?	1 (0,8%)	1 (1,1%)	15 (4,7%)	?

Tab. 23-3: Häufigkeit postoperativer Fisteln nach der Radikaloperation nach Wertheim-Meigs und Modifikationen (nach Schwenzer 1992).

Autoren	Held (1974)	Webb u. Symmonds (1979)	Halaska et al. (1988)		Ralph et al. (1990)		Sotto (1990)
Zeitraum	1958–1972	1956–1975	1957–1966	1981–1986	1971–1985		1961–1989
Zahl der Fälle	n = 335	n = 610	n = 125	n = 89	n = 175 nur Op	n = 145 Op + Radiatio	n = 554
Uretero-Vaginalfisteln	22 (10,6%)	14 (2,3%)	2 (1,6%)	–	3 (1,7%)	3 (2,1%)	7 (1,3%)
Vesiko-Vaginalfisteln	10 (3,0%)	15 (2,5%)	1 (0,8%)	–	5 (2,9%)	3 (2,1%)	3 (0,5%)

operiert hat und die Absetzung des Ureters in dem sicheren Glauben, daß Blase und Ureteren ausreichend aus dem Operationsgebiet abgedrängt worden seien, vorgenommen hat. Eine Unaufmerksamkeit ist eher als unwahrscheinlich anzusehen, weil jeder Operateur in dieser Phase der Operation der Präparation besondere Aufmerksam widmet. Auch hier erscheint die Beweisführung über den ersten Anschein nicht statthaft und würde auch durch die in Jahrzehnten gefestigte Rechtsprechung zu den Grenzen ärztlicher Haftung nicht gedeckt. Auf Behandlungsfehler kann nur dann erkannt werden, wenn sich aus den Umständen des Einzelfalls eine Verletzung anerkannter Regeln ärztlicher Sorgfaltspflicht ergeben.

Bei der **Radikaloperation** wegen Uterusmalignom sind bedingt durch die Radikalität des Eingriffs intraoperative Verletzungen der ableitenden Harnwege nicht immer vermeidbar. In neueren Untersuchungen liegt die Frequenz von *Harnleiterverletzungen* bei 0,6–2% und die Frequenz von *Blasenverletzungen* bis zu 5% (Tab. 23-2). Die präparative Technik bringt es bei der Radikaloperation allerdings mit sich, daß intraoperative Verletzungen des Harnleiters oder der Harnblase sofort durch den Operateur erkannt werden können und so einer rechtzeitigen und effektiven Therapie in der Regel gut zugänglich sind.

Unmittelbar postoperativ auftretender Urinabgang über die Scheide spricht für eine intraoperativ nicht erkannte Verletzung und geht in der Regel **zu Lasten des Operateurs.** Die in der späteren postoperativen Phase auftretenden ***uretero-vaginalen und vesiko-vaginalen Fisteln***, die in einer Frequenz zwischen 1 und 3% gesehen werden (Tab. 23-3), sind in der Regel *Nekrofisteln*, die erst 10–14 Tage nach der Operation manifest werden. Sie sind typische **Folge der Radikaloperation** mit der partiellen Denudierung des Harnleiters. Damit sind sie nicht immer vermeidbar und können dem Operateur nicht als Behandlungsfehler angelastet werden.

23.2.4 Postoperative Maßnahmen

Vor Entlassung der Patientin aus der stationären Behandlung ist es auch bei ungestörtem Heilungsverlauf ratsam, die ableitenden Harnwege erneut mittels Ultraschall auf den ungestauten Urinablauf hin zu kontrollieren. Auch die Laborparameter Harnstoff und Kreatinin und der Urinstatus werden sinnvollerweise kontrolliert.

Nicht selten ergeben sich für den Gutachter Unterlassungen in der postoperativen Phase. Er muß dann feststellen, daß zwar die Verletzung der ableitenden Harnwege während der Operation selbst keinen Behandlungsfehler darstellt, daß aber keine adäquate Diagnostik bei auftretenden Komplikationen betrieben wurde. Dies geht immer zu Lasten des Operateurs, und die Haftungsfolgen sind dann besonders schwerwiegend, wenn es zum Verlust der Niere wegen Funktionslosigkeit kommt. Die Unterlassung dieser Untersuchungsmaßnahmen begründet bei ungestörtem postoperativem Verlauf naturgemäß keinen eigenständigen Haftungsanspruch. Bei einer forensischen Auseinandersetzung wegen eventuell dem Eingriff anzulastender Komplikationen kann damit aber leicht ein Entlastungsbeweis erbracht werden.

Postoperative Abweichungen vom normalen Heilungsverlauf, wie hohes Fieber, Flankenschmerzen, uncharakteristische zunehmende Unterbauchschmerzen u. ä. müssen rechtzeitig die Möglichkeit einer Harnleiterverletzung in die Differentialdiagnostik einbeziehen. Auch eine sich gelegentlich anbahnende Subileus- oder Ileussymptomatik kann erstes Anzeichen einer Harnleiterkomplikation sein und wird gelegentlich fehlinterpretiert.

Bei gestörtem postoperativen Verlauf ist eine Diagnostik der ableitenden Harnwege mittels intravenösem Ausscheidungsurogramm indiziert, weil häufig Harnleiterverletzungen nur zu einem diskreten Harnstau führen und so durch die Nierensonographie nicht genügend sicher erfaßt werden können.

Rechtzeitig einsetzende Diagnostik ist häufig Voraussetzung für die adäquate Therapie von Harnleiterverletzungen (s. Kap. 17 und 18). Eine

Verzögerung von Diagnostik und notwendigen therapeutischen Maßnahmen geht aber immer zu Lasten der behandelnden Ärzte und muß unbedingt vermieden werden.

Literatur

Altwein, J. E.: Gutachtliche Aspekte in der urologischen Gynäkologie. Gynäkologe **16** (1983) 248–257.

Fischer, W.: Langzeitanalyse über Ursachen, Lokalisation und Behandlungsergebnisse von Urogenitalfisteln an der Charité-Frauenklinik. Zent.bl. Gynäkol. **112** (1990) 747–755.

Franzki: Das Gutachten des ärztlichen Sachverständigen. Frauenarzt **29** (1988) 283 ff.

Marx, H. H.: Medizinische Begutachtung. 6. Aufl. 1992, S. 38–39; Baumbach/Lauterbach § 407 a.

Schlund, G. H.: Zum Zusammenwirken des Krankenhausarztes mit dem Hausarzt bei der Frage der Aufklärungsverpflichtung dem Patienten gegenüber. Frauenarzt **32** (1991) 1043–1044.

Ulsenheimer, K., U. Schlüter, M. H. Böcker, M. Bayer: Rechtliche Probleme in Geburtshilfe und Gynäkologie. Enke, Stuttgart 1990.

Schwenzer, Th.: Störungen der Harntraktfunktion nach gynäkologisch-onkologischer Therapie. Gynäkologe **25** (1992) 59–70.

Schwenzer, Th., L. Beck: Forensische Aspekte von Blasen- und Harnleiterverletzungen bei gynäkologischen Standardoperationen. Geburtsh. u. Frauenheilk. **52** (1992) 623–637.

Hinweise auf BGH- und OLG-Urteile bei den Verfassern.

Farbtafeln

Farbtafel I

Zystoskopiebefunde bei unterschiedlicher Zystitis im Vergleich zum Normalbefund
a) normale Blasenschleimhaut, linkes Ureterostium in Aktion (Indigokarminprobe)
b) mäßige Zystitis mit lebhafter Gefaßzeichnung
c) haemorrhagische Zystitis
d) schwere ulzerierende/phlegmonöse Zystitis
e) Strahlenzystitis mit Teleangiektasien und petechialen Blutungen in einer atrophischen Schleimhaut
f) tuberkulöse Zystitis mit Einbeziehung des rechten Ostiums (Golflochostium), Ulzera im Blasenfundus und Tuberkelknötchen in Ostiumnähe links

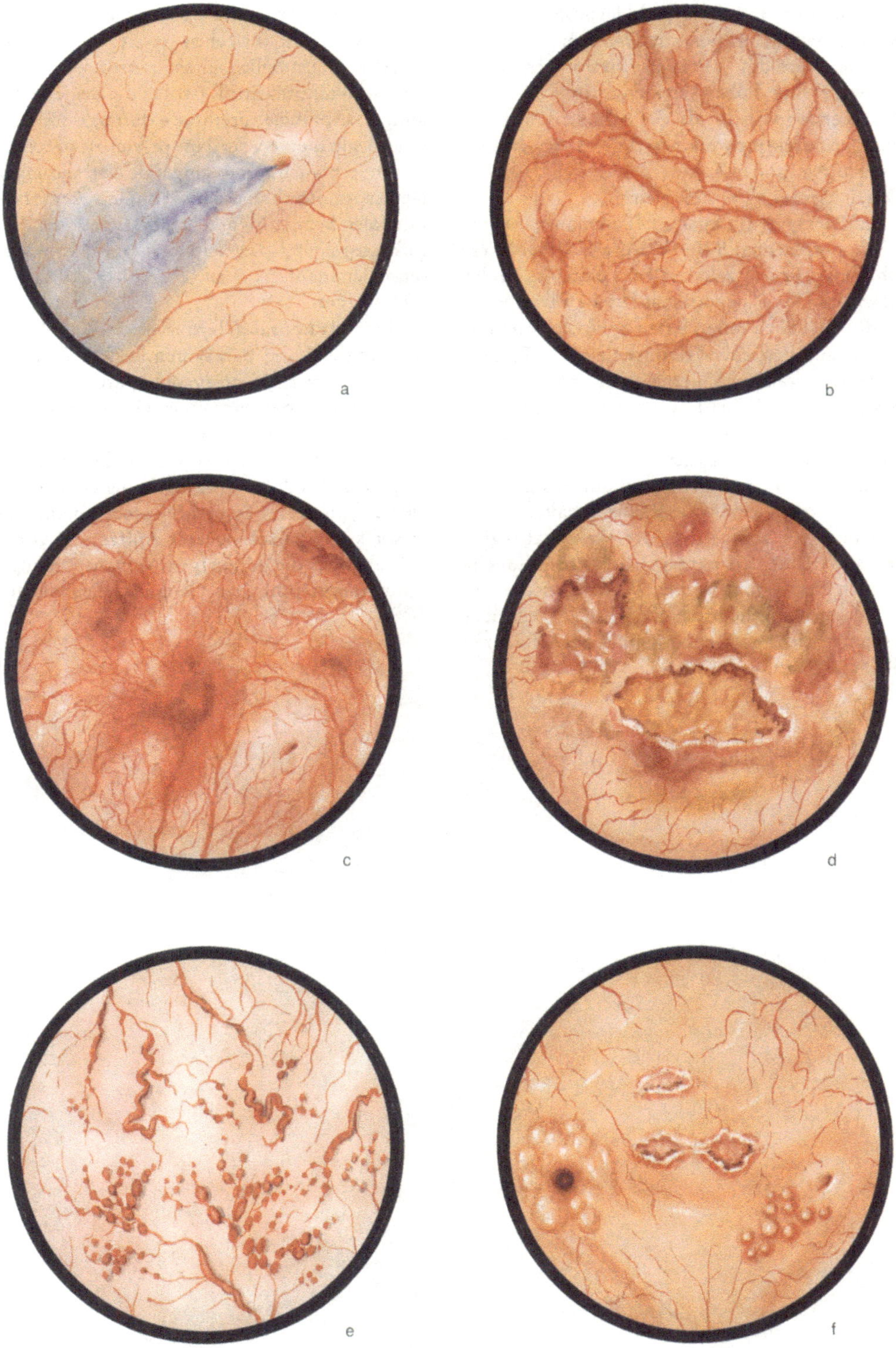

Farbtafel I
(gehört zu Kap. 12)

Innervation der Harnblase und Harnröhre
a) Rückenmarkszuordnung der Nerven:
Die Kerngebiete des „sakralen Miktionszentrums" liegen wesentlich höher (zwischen dem X. Brust- und II. Lendenwirbel!) als die sakralen Austrittsstellen der parasympathischen Nn. pelvici und somatischen Nn. pudendi.
b) Organzuordnung der Nerven:
Von den Parasympathikus- und Pudenduskernen in den Sakralsegmenten S II–IV ziehen Nervenfasern durch die Vorderwurzeln des Rückenmarks zu den Ganglien im Plexus pelvicus und in der Blasenwand bzw. zur somatisch innervierten Sphincter urethrae externus- und Beckenbodenmuskulatur. – Präganglionäre (ebenfalls cholinerge) sympathische Nervenfasern aus Th X bis L II werden dagegen nach Passage des Grenzstranges teils im Plexus praesacralis oder in den paarigen Plexus hypogastrici, teils auch erst in der Blasenwand auf postganglionäre (adrenerge) Nervenfasern umgeschaltet, die zu den α- und β-Rezeptoren in der Blasenhalsregion ziehen sowie mit den parasympathischen Ganglia pelvina in Verbindung stehen. – Sensorische Impulse gelangen teils über die Nn. pudendi, teils über parasympathische sowie sympathische Afferenzen zum ZNS
c) Links: Urethrovesikale Reflexmöglichkeiten:
Im Sakralmark bestehen nicht nur segmentale Übertragungsmöglichkeiten sensorischer Impulse auf die Willkürmotorik (wobei die isolierte Versorgung des Sphincter urethrae externus durch motorische Begleitnerven der Nn. pelvici zu beachten ist) – sondern auch intersegmentale Verbindungen zur Detrusormotorik und darüber hinaus zum thorakolumbalen Sympathikuszentrum. Direkt den Sympathikussegmenten zugeleitete Impulse von der Blasenschleimhaut können ebenfalls „kurzgeschlossen" werden.
Rechts: Intramurales Terminalreticulum:
Die Umschaltung parasympathischer und sympathischer Neren auf postganglionäre Fasern erfolgt entweder in den extrinsischen Ganglien oder in den Ganglien des intramuralen Systems kurzer Neurone, die untereinander sowie mit dem Neuroterminalplexus (NTP) in Verbindung stehen. Die Hemmwirkung efferenter Sympathikusnerven auf den Detrusor kommt nach neuerer Auffassung vor allem indirekt über die adrenergen Nervenendigungen an den parasymapthischen Ganglienzellen zustande.

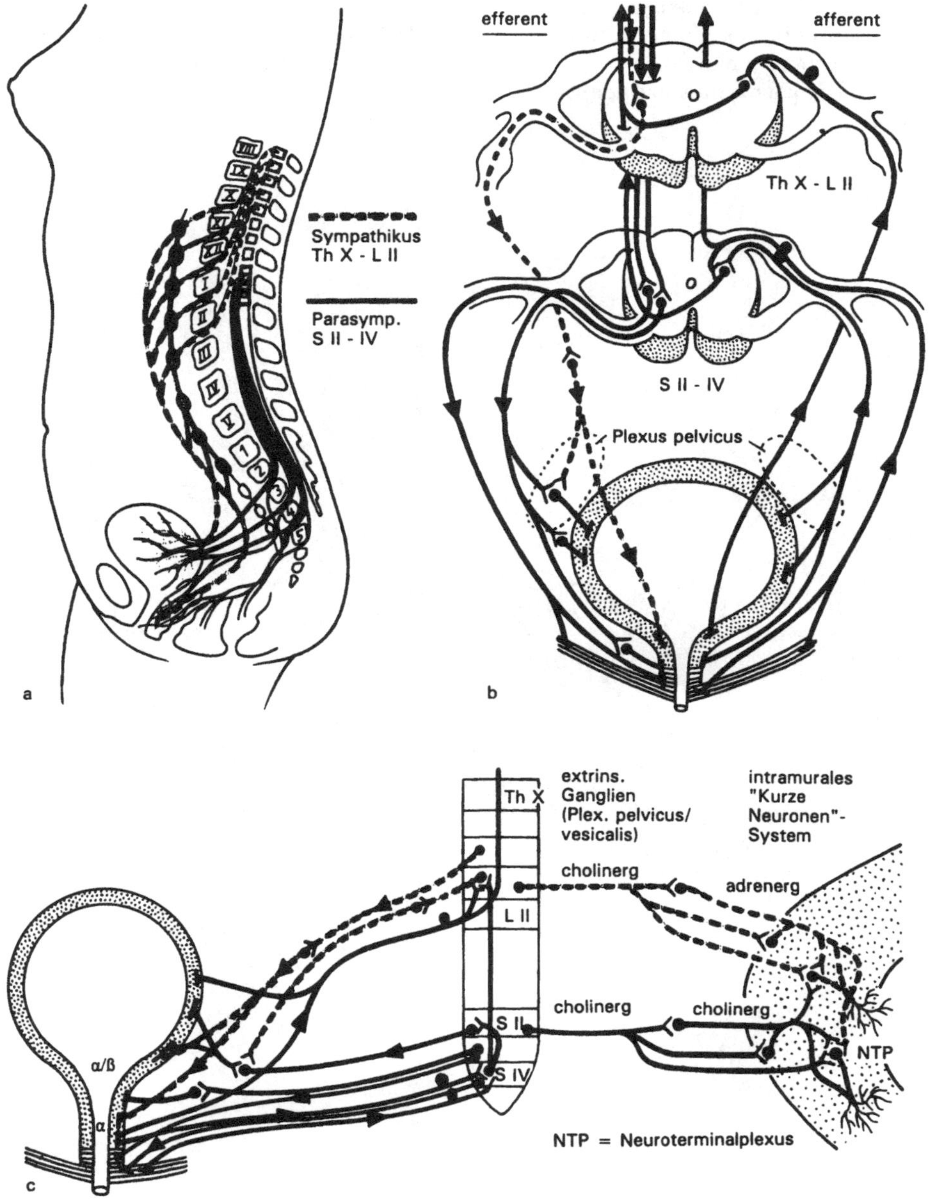

Tractus reticulospinalis
vom Hirnstamm, zum Hirnstamm

Vegetativ efferent (viszeromotorisch)
Parasympathikus (Nn. pelvici)
Sympathikus (Nn. hypogastrici)

Vegetativ afferent (viszerosensibel)
Parasympathikus und Sympathikus
(Blasen-Harnröhrensensibilität)

Somatisch efferent
Parasympathikusbegleitnerven
(für Sphincter urethrae externus)
N. pudendus
(für Diaphragma pelvis et urogenitale)

Somatisch afferent
N. pudendus (vom äußeren Genitale, Ostium urethrae ext., Diaphragma pelvis et urogenitale)

Farbtafel II
(gehört zu Kap. 16)

Farbtafel III

Zystoskopiebefunde als Harndrangursachen

a) interstitielle Zystitis mit Hunner-Ulkus

b) Trigonumhyperämie links

c) chronische Trigonumzystitis mit Epithelmetaplasien

d) harnsaurer Stein in einer Trabekelblase

e) Fadensteine in einer mit Seide genähten Blase

f) Endometriose der Harnblase

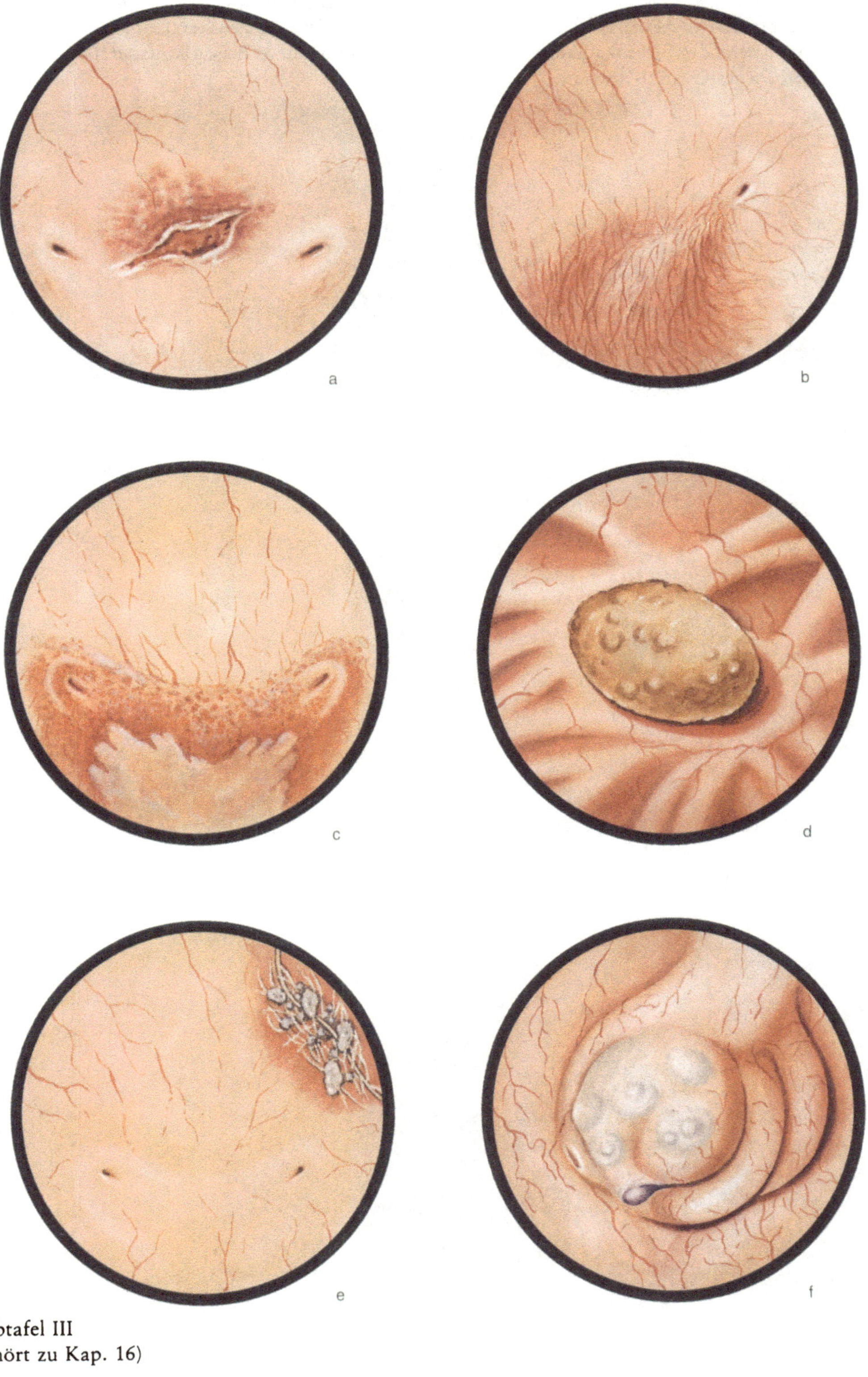

Farbtafel III
(gehört zu Kap. 16)

Farbtafel IV

Zystoskopiebefunde bei Blasentumoren
a) papilläres, oberflächliches Blasenkarzinom
b) solides, infiltrierendes Blasenkarzinom
c) durchgebrochenes Ovarialkarzinom
d) durchgebrochenes Zervixkarzinom
e) exulzeriertes Uteruskarzinom
f) karzinomatöse Blasen-Scheidenfistel

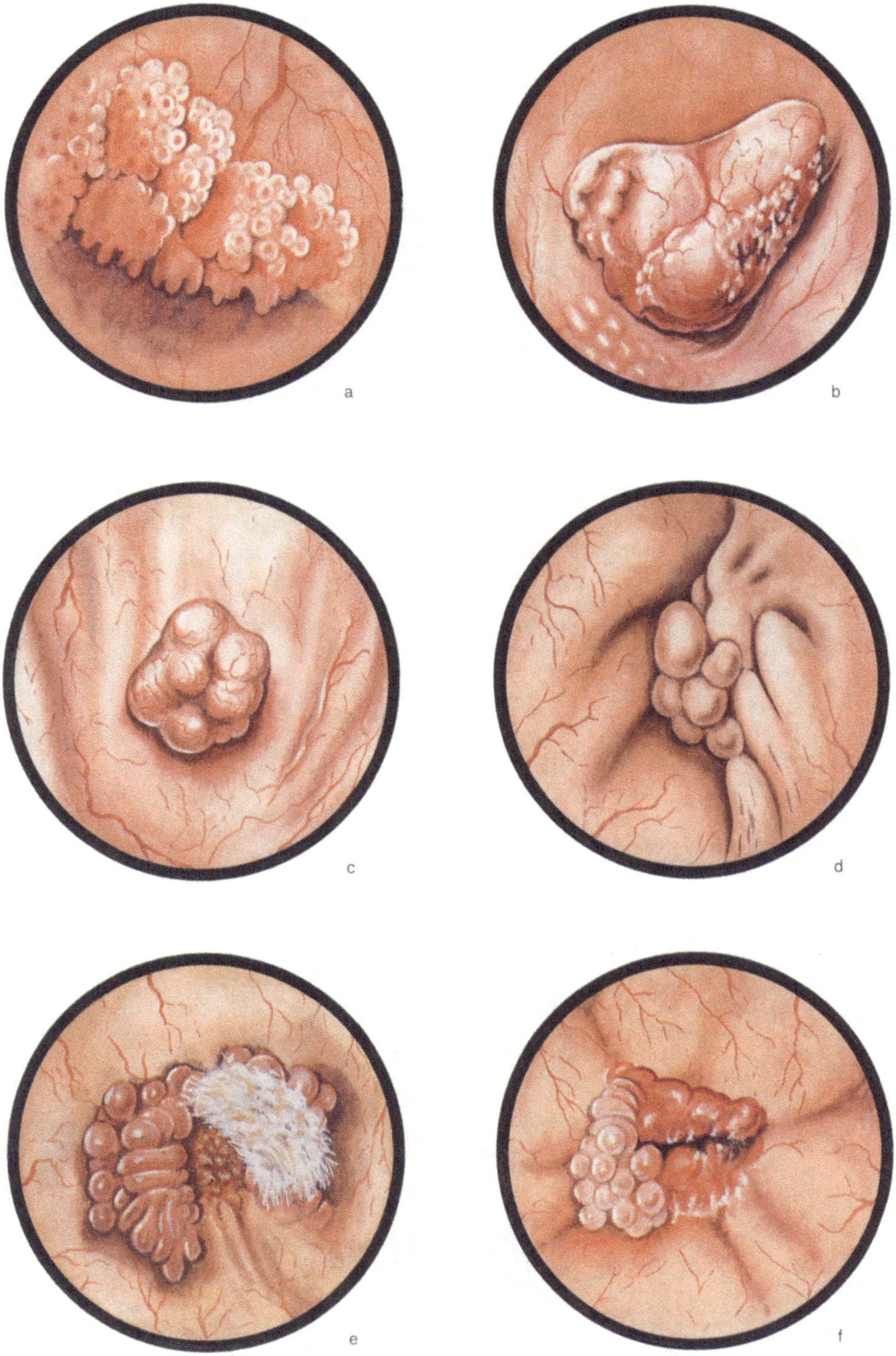

Farbtafel IV
(gehört zu Kap. 19)

Sachverzeichnis

Hauptfundstellen erscheinen im Fettdruck. Abbildungshinweise sind durch „Abb.“, Tabellen durch „Tab.“ gekennzeichnet. Eigenschaftswörter sind nachgestellt außer bei englischsprachigen Begriffen oder Eigennamen.

Abdomenübersichtsaufnahme 81
Abwehrmechanismen, lokale, HWI 121
Acetylcholin 234
Acetylcholinrezeptor 235
Adäquanztheorie (Zivilrecht) 395
Adhäsionen, KUZ 89
Agardiffusionstest 40
Akupunktur, HI **245**
Algurie 162
Alpha-Adrenergika 184 221, **237**
Alpha-Interferon 329
Alpha-Rezeptoren 234
Alpha-Rezeptorenblocker 200
Alpha-Sympathikomimetika, s. Alpha-Adrenergika 237, 238
Analgetika-Nephropathie 372
Analreflex, Prüfung 207
Anamnese bei HI **200**
–, allgemeine, urogynäkologische **13**
Androgenrezeptoren, HI 240
Angiographie, Niereninsuffizienz 375
Ansäuerung des Harns, HWI 126
Antibiogramm, HWI 128
Antibiotika, HWI 126
–, Miktionsstörungen 169
–, orale, bekannte Erreger, Tab. 129
Antibiotikaauswahl, HWI **131**
Antibiotikatherapie, Schwangerschaft, Tab. **386**
antibody coated bacteria 133
Anticholinergika, HI 234, 235, 237
Antigonadotropine, Endometriose 335
Antihypertensiva **382**
Anurie, renal, subrenal, ING 104
ANV, akutes Nierenversagen **361**
–, Diagnose, DD **365**
–, hyperkataboles 361
–, Nephrotoxine 362
–, Pathophysiologie, Abb. 362, 363
–, polyurisches 361
–, postoperatives 362
–, postpartal **371**
–, postrenales 362
–, Prophylaxe **368**
–, renales 362
–, Schwangerschaft 362
–, Therapie **367**
–, Urinvolumen 361
–, Ursachen **362**
–, Verlauf 364
Aplasia vaginae 344
artificial sphincter 271
Arzneimittelnebenwirkungen, Tab. **200**
Aszension, HWI 120
Ätzung, bei Fisteln 285
AU, s. Ausscheidungsurographie **77**
Aufklärung vor Hysterektomie **396**
–, Harninkontinenz 397
Ausfallerscheinungen, vegetative 27
Ausscheidungsurographie, AU 77
–, Abb. 78, 80, 82
–, AU 77
–, Harnstauung, Abb. **150**
–, Indikation 78
–, Kontraindikationen 80
–, Niereninsuffizienz 375
–, Prinzip 77
–, Technik 81
–, Vorbedingungen 80
autogenes Training 143
Azidose, hyperchlorämische, Fistel 305
Azotämie 371
–, prärenale, DD, ANV, Tab. 366

Bakterien, Adhärenz, HWI 122
–, Infektiosität, HWI 122
–, Persistenz, HWI 122
Bakteriennachweis, Urinkultur 118
Bakteriologie, Reizblase 142
Bakteriurie, Alter, Prävalenz, Abb. 119
–, asymptomatische, Befunde 127
–,–, Definition 118
–,–, Schwangerschaft 386

–,–, Therapie 126
–, Definition 124
–, Leitsymptom 14
–, Schwangerschaft, Therapie 131
–, signifikante, Definition 39
Balkenblase, MCU, Abb. 94
Ballonkatheter 43
Bardenheuer, Abb. 295
Basalplattentheorie 176
Basisdiagnostik **19**
–, HI, Tab. **204**, 205
Bauchmuskelübungen, HI, Abb. 227
Bauchpresse, Abb. 92
Beckenboden, Beurteilung **27**
Beckenboden-Elektromyographie 60
Beckenbodenkonditionierung, Abb. 225
Beckenbodenkontraktion, Abb. 92
Beckenbodenläsionen 195
Beckenbodentraining 223
Beckenniere 342
–, Therapie **344**
Beckennierensituationen, besondere **344**
Beckensitus, Abb. 21
Befunddokumentation, urogynäkologische 21
Begutachtung **391**
–, Grenzen der 394
–, Gutachter 391
–, juristische Grundlagen 391
Belastungsinkontinenz, s. Streßinkontinenz 193, 200, 217
Berührungsempfindung 25
Beschwerden/Leitsymptome **14**
Beta-Adrenergika 184, 221, 235ff, 238
Beta-Rezeptoren 183, 234
Beta-Rezeptorenblocker 200
Beta-Sympathikolytika, s. Beta-Adrenergika 238
Bettnässer 13
Beurteilung, psychologische 23
Bewegungsempfindung 26
Beweisfrage, Gutachten 393
Bilharziose 323 325
Biofeedback-Training 143
Blase, autonome 197
–,–, Steßinkontinenz 197
–, Gewebeentnahme 49
–, hyperaktive, Abb. 194
–, -, Ursachen, Tab. 198
–, neurogene 162
–,–, Übersicht, Tab. **163**
–, Sonographie 67
–, Verletzung 311, Prädilektionsstellen, Abb. 312
Blasenanomalien **351**
Blasenaugmentation, Abb. 306
Blasen-Darmfistel 282
Blasendenervierung, Ingelman-Sundberg, Abb. 274
Blasendivertikel, Abb. 351, 352
Blasendrill 143
Blasendruck, HI, Abb. 213
–, Messung, s. auch Zystometrie 56
–, Rektaldruck, Abb. 187
Blasenekstrophie 163, 353
Blasenendometriose **331**
Blasenentleerung 15
Blasenentleerungsstörungen, Aufklärung 398
–, Einteilung, Tab. **163**
–, HWI 122
–, Klinik, Pathophysiologie **162**
–, medikamentöse Therapie 165
Blasenfehlbildungen, Abb. 352
Blasenfistel, Abb. 282
–, Op. **288**
–, Füth-Fistelplastik 291, 292
Blasenfistel-Plastik, Methoden, Abb. 291
Blasenfunktionsstörungen nach Hohenfellner 167
Blasenhalselevationstest, Abb. **209**
Blasenhalsfibrose 170
Blasenhalsinsuffizienz, s. Streßinkontinenz 195
Blasenhalsöffnungstest, Abb. 208
Blasenhalsregion, Anatomie, Abb. 177
Blasenhalsregion, Tonus-Turgospiel **180**
Blasenhals-Scheidenfistel 292
Blaseninstillation 135
Blaseninsuffizienz, HI 192
Blasenkapazität 54
–, maximale 168
Blasenkarzinom, Palliativmaßnahmen 327
–, Vaginosonographie 69
–, Ausbreitung, Abb. 326
Blasenkonfiguration, MCU 94
Blasenläsion, Blutung 317
Blasenpunktion, BPU, Technik 39
–, suprapubische, Abb. 44
Blasenraffnähte, Abb. 294
Blasenregion, AU 81
Blasen-Scheidenfistel, Abb. 87, 282
Blasen-Scheiden-Mastdarm-(vis-á-vis)Fistel 282, 285
Blasen-Scheiden-Rektumfistel, Op. 298
–, abdominale Op., Abb. 295
–, Diagnostik, Abb. 283
–, vaginale Op., Abb. 293
Blasenschließmuskel, künstlicher, Ergebnisse 272
–,–, Indikationen, Abb. 271, 272
–,–, Komplikationen 272
–,–, mechananische Störungen 272
–,–, Op.-Technik 271
–,–, Streßinkontinenz 271
Blasenseptum, Abb. 352
Blasenspülprobe, Fistel 284
Blasentumor, Blutung 317
Blasentumoren, Ätiologie, TNM, 323
–, Häufigkeit 319
–, seltene **325**
–, Therapiegrundsätze **326**
Blasen-Uterusfistel 284

Blasen-Uterus-Zervixfistel 281
Blasen-Zervixfistel 283, 292
–, Op., Abb. 294
Blasenverdoppelungen, echte 352
Blasenverletzung, Komplikation, Verhalten **398**
–, Prädilektionsstellen, Abb. 311
Blasenverschluß, Morphologie, Tab. 177
Blasenvolumen, Formel 67
–, Sonographie, Abb. 66
Blasenwand, Sonographie 75
Blasenwandinfiltration, Blutung 317
Blasenwandingressio, Abb. 76
Blasenwandödem 154
–, Sonographie 75
Blättchentest 40
Blut, Normalwerte, Tab. **38**
Blutgefäße, Lymphgefäße, Urogenitalorgane 6, **8**
Blutung, Antikoagulanzien 317
–, Harnröhrentumor 321
– aus dem Harntrakt **317**
–, Leitsymptom 14
Blutuntersuchung 20, **36**
–, ANV 365
Blutversorgung, Urethra, Blasenhals 182, 183
Boari-Plastik, Abb. 297, 315
Bonney-Test, Abb. 205, 209
Bougie-à-boule-Stifte, Abb. 45
Breitbandpenicilline, HWI 128
Bricker-Blase, Abb. 302
Bulbokavernosus-Fettlappenplastik n. Martius, Abb. 290
Bulbokavernosusreflex 207
Burch, Op. bei HI 259

Candida albicans, Urethritis 136
Carcinoma in situ, Zytologie 110
Cephalosporine, HWI 128
Chemotherapeutika, HWI 128
Chemotherapie, antimikrobielle **40**
–, kalkulierte 40
Chevassu-Füllung 150
–, Fistel 284
Chinolone, HWI 129
Chlamydia trachomatis, Urethritis 136
Chlamydien, Diagnostik 40
Chlamydienurethritis 125, 136
Cholinergika 221
Cholinesterasehemmer 200
Chromozystoskopie, Fistel 284
Clearance, Methode **36**
–, neuklearmedizinische 36
Colonconduit 327
Colporrhaphia anterior, Abb. 256
Compliance, Detrusorkoeffizient 53
–, Patienten 232
Computertomographie, s. CT **96**
Condylomata acuminata, Harnröhre 320
Coping-Modelle 243
CT, Computertomographie, Auswertung **96**
–, Grenzen d. Methode 96
–, Indikationen 96
–, Kontraindikationen 96
–, Niereninsuffizienz 375
–, Prinzip 96
–, Technik 96
–, Vorbedingungen 96
CT-gestützte Punktion 96

Danazol, Endometriose **335**
Darmflora, HWI 117
Dauerkatheter, HWI **132**
–, Miktionsstörungen 164
–, postoperative Verweildauer 274
DDKUZ 88
Defekte, anatomische bei HI **188**
Denervationshypersensibilität, Detrusor 9
Depressionsquotient 57
Dermatome, Abb. 26
Descensus rotatorius vesicae, Abb. 93
– urethrae, KUZ, Abb. 90
– urogenitalis, HI 196
– vaginae et uteri, MRT, Abb. 98
– vaginae, Abb. 196, 258
– verticalis vesicae, Abb. 93
– vesicae et urethrae, MCU Abb. 94
– vesicae, KUZ, Abb. 90
Desobliteration, Harnleiter **148**
Deszensus, rotatorischer, Sonographie, Abb. 70
Detrusoraktivität, abnorme, HI 192
Detrusorareflexie 197
–, Abb. 193
Detrusordenervationsmöglichkeiten, Abb. 168
Detrusordruck, Abb., s. auch Zystometrie 187
Detrusordyssynergie 193
–, streßinduzierte 201
Detrusorhyperreflexie 197
Detrusorinstabilität, Abb. 185, 218
–, Streßinkontinenz, s. auch Mischinkontinenz 199
–, Theorie der 188
Detrusorkoeffizient 53
Detrusormiktion, Abb. 160
Detrusor-Sphinkter-Dyssynergie 29, 193
Detrusor-Sphinkter-Koordination, Abb. 161
Deutsche Gesellschaft für Zytologie, Klassifikation **110**
Diabetes mellitus, HWI 120
Diagnostik, mikrobiologische **37**
–, pränatale, Entwicklungsstörungen, Tab. 342
–, präoperative **398**
–, spezielle, Richtlinien, Tab. **20**
Dialyse, Indikation zur Behandlung **374**
Diaphragmanähte, Abb. 256
Dislokationszystozele, Abb. 205, 206
Disposition der Patientin, HWI 121
Distensionszystozele, HI, Abb. 205, 206

Diuretika, Nebenwirkungen (NW) **369**
Divertikel, Sonographie, Abb. 71
Dobbie-Plexiglasstab, Abb. 248
Doppelballonkatheter, Abb. 84
Doppellballon-Urethrographie, Abb. 84, 85
Doppelnieren, Abb. 347
Doppel-J-Katheter, Abb. 49
–, Harnstauung, Abb. 151
Doppel-Pigtail-Katheter 285
Doppelureteren 349
Dranginkontinenz, s. auch Urgeinkontinenz 16, 193, 197, 201
–, Elektrotherapie, Abb. **229**
–, motorische, Abb. 198
–, psychogene 199
–, Reizblase 139
–, sensorische, Abb. 198
–, Spezialoperationen **273**
–, Symptomatik, Tab. 202
Drangsymptome, Aufklärung 398
Druck-Fluß-Studien 218
Druckmessung, s. Urethrozystometrie, Zystometrie **51**
Drucktransmission abdominale 188, 215
Druckübertragung, Konzept der 215
–, passive, Theorie 215
Druckverhältnisse, intraabdominale, Abb. 181
Druckwandler 51
Durchzugsnephrostomie 300
Dysfunktion, Harnwege, Abb. 191
–, neuromuskuläre 173
Dyspareunie, HI 201, 202
Dysplasie, Zytologie 110
Dysurie, Reizblase 140

E. coli, Urethritis 136
Eberhard, HI, operatives Therapiekonzept 251
Ecstrophia vesicae 353
EEG 27
Eigenreflexe, Tab. 24
Eigenstrukturen, Urethra, erstarrte 195
Einmaltherapie, Kriterien bei HWI 130
Eklampsie, Nierentransplantation 377
Elektromyographie, EMG 28, **59**, 212
–, Beckenboden 60
–, Elektroden, Abb. 61
–, Urethra 60
Elektrotherapie, HI 222, **229**
–, Kontraindikationen 231
–, vaginale Stimulation, Abb. 230
EMG, s. Elektromyographie **28**
Endometriose, Blase **331**
–, Diagnostik **332**
–, Epidemiologie, Symptomatik **331**
–, medikamentöse Therapie, Tab. **334**
–, Nachsorge 338
–, Op. **336**
–, Probeexzision 333
–, Stadieneinteilung, Tab. 334
–, symptomatische 337
–, Ureter **331**
–, Urethra 331
–, Probeexzision 333
Endoskopie 20
Endotoxinschock, Schwangerschaft, ANV **369**
Entbindung nach Fistel-Op. 308
–, Nierentransplantation 385
Enterokokken, Urethritis 136
Entleerungsstörungen der oberen Harnwege 145
Entnahmetechniken, Urin **37**
Entspannungsübungen, HI, Abb. 226, 228
Entwicklung, gemeinsame, Harn-, Geschlechtsorgane **6**
Entwicklungsschema der Urogenitalorgane, Abb. 7
Entwicklungsstörungen, pränatale Diagnostik, Tab. 342
–, Sinus urogenitalis, s. auch Fehlbildungen
Entzündungen, HWI **115**
Enuresis nocturna, HI 201
–, Kleinkind 202
Enzymaktivitätsbestimmung im Urin **35**
Eosinophilie-Index 110
EPH-Gestose, HWI 120
Epispadie, Abb. 163, **353**
Erfolgsaussichten bei HI- Op., Aufklärung 398
Erkrankungen nephrologisch-urologische **361**
Ermittlungen, eigene, Gutachten 393
Ernährungsumstellung 143
Erregeridentifizierung **39**
Erregerspektrum, HWI **39**
–, katheterassoziiertes, HWI, Abb. 132
Erstinfektion, HWI, Therapie 127
Erythrozyturie, Leitsymptom 14
–, Normalwert 34, 37
Extravesikalisation, Abb. 148
Extrophia vesicae 163, 353

Fadensuspensionen, s. Nadelsuspension 265
Färbung nach Papanicolaou, Urinzytologie 112
Fascia-lata-Brücken-Plastik, Abb. 257
Fascia-lata-Schlingenplastik, Abb. 264
Fehlbildungen **341**
– des Harntraktes, AU 78
– des Urogenitaltraktes, Klassifikation, Abb. 343
–, Zystographie **83**
Fibrinkleber 259
Fieber, Leitsymptom 14
Filtration, glomeruläre, GFR, ANV 361
Fistel, s. Urogenitalfistel 284
fluid bridge-Test, Abb. 208
Fluor 348
Flüssigkeitszufuhr, HWI 126
Flußmessung, Uroflowmetrie, Auswertung **58**, 212
–, Indikation 58

–, Meßprinzip, Abb. 59
–, Technik 58
–, Kurvenform, Abb. 60
Förderkreis der Gesellschaft für Inkontinenzhilfe 248
Formanomalien **341**
Fremdkörper in Harnorganen **316**
Fremdreflexe, Tab. 24
Frühergebnisse, HI-Op. 232
Füllungsvolumen, Blase, sonographische Bestimmung **66**
Füll-Zystometrie **186**
Funktionsprüfung, Niereninsuffizienz 376
–, klinische **33**
Funktionsszintigramm, Abb. 105 106
Funktionstests, HI **207**
–, Bedeutung **111**
Funktionszytologie von Vagina, Urethra **109**
–, Entnahmetechnik 109
–, Klassifikation nach Schmitt 110
–, Serumanalyse 112
Furosemid, Niereninsuffizienz, Op. 376
–, NW 369
Füth-Fistelplastik bei Blasenfistel 290, 292

Gardnerella, Urethritis 136
Gartner-Gangrest, Abb. 88
Gartner-Gang-Zyste 347
Gaudenz-Score 202
Gefäßbeziehungen, abnorme **350**
Gefäßverletzungen, Blutung 317
Genital-Tb, AU 79
Genitale, intersexuelles, Diagnoseschema, Abb. **357**
–, intersexuelles, Einteilung n. Prader, Abb. 355
Genitalflora, HWI 117
Genitalprolaps, Harnleiterabknickung 153
Genitaltumoren, Miktionsstörungen 172
Geschlechtsbestimmung, Abb. 357
Geschlechtsorgane, weibliche, Entwicklung **5**
Geschlechtsverkehr nach Fistel-Op. 308
– nach HI-Op. 275
–, HWI 122
Geschlechtszugehörigkeit, Abb. 357
Gestagene, Endometriose 335
Gewebeentnahme, Blase, Niere **49**
GFR, glomeruläre Filtrationsrate 361, 373
GIH, Gesellschaft für Inkontinenzhilfe 247, 307
Gittes-Modifikation, Nadelsuspension, Abb. 267
Glomerulonephritis, chronische 372
Glomerulosklerose, diabetische 373
Glukose-Insulin-Infusion, ANV 368
GnRH-Analoga, Endometriose **335**
Goebell-Stoeckel-Frangenheim, Schlingen-Op. 261
Gonadendysgenesie, Tab. 356
Gram-Präparat, HWI 123
Green I-III 91
Grundmeßplatz, urodynamischer, Abb. 61
Gürtelschmerz, lumbosakraler 18
Gutachtenaufbau 393
Gutachtenauftrag **393**
Gutachtenerstellung 392
Gutachter 391
–, befangener 393
Gutachterpflichten 392
Gymnastik bei HI 143
–, HI, Abb. 223, **225**

Haarfistel 283
Hämaturie, Blasenkarzinom 324
Hämodialyse 367
Hämofiltrationsverfahren 367
Hämolyse bei HELLP-Syndrom 317
Hämoperfusion 367
Hängematte, vaginale, Hypothese nach DeLancey, Abb. 180
–,- nach Ulmsten/Papa Petros 189
Hängemattenprinzip bei HI-Op. 259
Harn... s. auch Urin..
Harnabflußstörungen, Ureter 374
Harnableitung, suprapubische, Miktionsstörungen 164
–, supravesikale 326, **300**
Harnanalyse nach Stansfield-Webb, Nomogramm 35, 37
Harnblase, s. Blase
Harndrang als Arzneimittelnebenwirkung 200
–, imperativer 162
–,–, Reizblase 140
Harndrangsymptomatik 134
–, Patientenberatung 222
Harndrangsymptome, HI, postoperative 270
Harnentleerung, Physiologie, Abb. **159**
Harnentleerungsstörungen 383
–, Einteilung, Abb. 15
–, Leitsymptom, **15**
–, Spezialuntersuchungen, Tab. 20
–, Ursachen, Lokalisation **16**
Harnfarbe **34**
Harnfistel, Lokalisation, s. Urogenitalfistel, Abb. 282
Harnfluß, Meßmethoden, Abb. 59
Harninkontinenz, HI 15, **175**
–, absolute, AU 78
–, als Arzneimittelnebenwirkung 200
– alternative Heilmethoden **245**-
–, angeborene 176
–, Aufklärungspflicht **397**
–, Ausblick **276**
–, Bewertung 17, Tab. 203
–, DDKUZ, Abb. 92
–, Diagnostik, Basisprogramm **204**
–,–, Gesamtspektrum, Tab. 211
–,–, präoperative 251
–,–, spezielle **211**

–, Differentialdiagnose 202
–, Elektrotherapie, Tab. 231
–, Epidemiologie **192**
–, Erfassungs-, Bewertungsbogen, Tab. 203
–, Erscheinungsformen, Abb. 193
–, erworbene 176
–, extraurethrale 176
–, funktionelle 141, **192**
–, Funktionstests 207
–, Häufigkeit 17, **194**
–, Hilfsmittel 247
–, ICS-Klassifikation, Tab. 194
–, im Alter, Ursachen, Abb. 204
–, Inkontinenzhilfsmittel 247
–, Klassifikation, anatomische 188
–, konservative Therapie **221**
–, künstlicher Blasenschließmuskel 271
–, Mehrschritt-Therapie, Abb. 220, 221, 243
–, neuere Pathophysiologieaspekte **184**
–, operative Therapie **250**, 273
–, abdominovaginale Op. 261
–,–, bei Lageveränderungen, Tumoren 269
–,–, Berliner Orientierung, Abb. 253
–,–, Faustregeln für Op.-Planung 250
–,–, Komplikationen **270**
–,–, Konzeption nach Eberhard 252
–,–, Methoden, Abb. 251, 252
–,–, Nachbetreuung, Nachsorge, p.o. **274**
–,–, Operationswege, Methoden **253**, Tab. 255
–,–, Prothesen **246**
–,–, Scheidenstumpf n. Hysterektomie 269
–,–, Schlingenplastiken 262
–,–, Spezial-Op. bei Dranginkontinenz 273
–,–, suprapubische 259
–,–, transurethrale 259
–,–, Thromboembolieprophylaxe 275
–,–, vaginale 255
–,–, Vorbedingungen, Methodenauswahl 251
–, Pathophysiologieaspekte, neuere **184**
–, Pharmakotherapie **233**
–, Physio-, Elektrotherapie, Tab. 222
–, Physiotherapiestrategie, Charité, Abb. 233
–, Prophylaxe 277
–, prothetische Versorgung **246**
–, Psychotherapie **241**
–, Quantifizierung, Tab. 17, 210
–, Selbstexplorationsmodell 244
–, soziale Probleme 17
–, Therapie, allgeine Grundsätze **219**
–, Therapiekonzept, Charité, Abb. 221
–, Thromboembolien 275
–, Typen nach Green 91
–, Ursachen, Abb. 193
–, vesikale 197
–,–, Ursachen, Tab. 199
–, Zusatzoperationen 269
Harninkontinenznachweis **204**
Harninkontinenzrezidiv, KUZ, MRT 88, 97, 250, 276
–, MRT 97
Harninkontinenzphobie 277
Harnkonzentration **35**
Harnkultur, positive, Definition 118
Harnkulturen, 2 positive 124
–, mehrere, HWI 124
Harnleiter, s. Ureter 347
Harnmenge **34**
Harnorgane, Geschlechtsorgane, Beziehungen **6**
Harn-pH **34**
Harnretention als Arzneimittelnebenwirkung 200
Harnretention, Tab. 15, 168
Harnröhre, s. Urethra
Harnsediment 37
–, Mikoskopie 123
Harnspeicherung, Physiologie **176**
Harnsperre 362
Harnstauung, Abb.74, 151
–, akute 149
–, chronisch progrediente 150
–, II-III. Grades, Abb. 157
–, Therapie **152**
Harnstauungsniere, Entwicklung, Abb. 147
–, doppelseitige 152
Harntrakt, Befunddokumentation, Abb. 21
–, anatomische Defekte, Abb. **189**
Harntransport, Pathophysiologie **146**
–, Physiologie **145**
–, Störung, Klinik **149**
–, -, refluxive **148**
–, -, ING 103
–,–, obstruktive 143, 146
Harntrübung **34**
Harnuntersuchung **33**
Harnverhaltung 187
–, komplette, Leitsymptom 15
Harnverlust 187
Harnwege, obere, Entleerungsstörungen **145**
–, untere, Umgebungsstrukturen, Abb. 178
Harnweginfektion, s. Harnweginfektion
Harnweginfektion (HWI) 123
–, Adhärenz der Bakterien **122**
–, akute, Chemotherapeutika **40**
–, Ätiologie **122**
–, Antibiotika, Dosierung, Tab. **128**
–, Antibiotikaauswahl **131**
–, Bakteriurie 14
–, Befundkonstellation, Tab. 127
–, Dauerkatheter 132
–, Definition 117
–,–, nach Schweregrad, Tab. **118**
–,–, nach Verlauf, Tab. **119**
–, Diagnostik **123**
–, Eintrittswege, Tab. 120
–, Entzündung **117**
–, Erregerspektrum **39**
–, Fehler bei Behandlung **132**
–, Häufigkeit 119

–, Heilung 119
–, Klinik **123**
–, komplizierter, Definition 118
–, Mikroskopie 123
–, Persistenz 119
–, Postmenopause **131**
–, prädisponierende Faktoren **212**
–, Prävalenz **119**
–, Reinfektion 119
–, Rezidiv 119
–,–, rezidivierende, AU 79
–,–, Therapie **128**
–, Resikofaktoren, Tab. **386**
–, Schwangerschaft **385**
–,–, Antibiotika, Tab. **386**
–,–,Therapie **131**
–, Superinfektion **119**
–, Teststreifen 123
–, Therapiedauer **130**
–, Therapieprinzipien **126**
–, unkomplizierter, Definition 118-, Definition 117
–, untere, Mikrobiologie **40**
Harnwegverletzung, Lokalisation, Ursachen **311**
Hautring-(Schlingen-)plastik nach Kraatz, Abb. 261
Head-Zonen 245
HELLP-Syndrom, ANV **370**
Hemmstofftest, mikrobiologischer **39**
Hermaphroditen, männliche, weibliche 359
– verus, Tab. 356
Herpes simplex, Urethritis 136
–, Infektion 125
HI, s. Harninkontinenz 15, **175**
Hiatus urogenitalis, klaffender, Abb. 258
Hilfsmitteleigenschaft, HI 247
Hirsch, Kolposuspensionsmethode 258
Hochdruckkrankheiten, s. Hypertonie arterielle **378**
Hodge-Pessar 247
Hohenfellner, Blasenfunktionsstörungen nach Radikal-Op. 167
Hohlraumerweiterung, NBKS, Bewertung, Abb. 157
–, schwangerschaftsassoziierte 156
Horizontaltyp, ING 103
Hormonmangelsituation, Zytologie 111
Hormonstatus, Urethrazytologie 111
Hörnerblase 297
Hunner-Ulzera 134
Hustenreaktion bei HI 210
HWI, s. Harnweginfekt, Harnweginfektion **117**
Hydronephrose, Entwicklung, Abb. 147
Hydrotherapie, HI 143
Hyperkaliämie, ANV 368
Hypertonie, arterielle, Basisdiagnostik, Abb. **380**
–,–, Formen **381**
–,–, Geburtshilfe **378**
–,–, Schwangerschaft, Behandlung **381**
–, essentielle 381
–, maligne **378**
–, renoparenchymatöse 379
–, renovaskuläre 379
Hypokaliämie, Fistel 305
Hypokalziämie, ANV 368
Hypospadie, Abb. 163, 353
Hysterektomie 400
–, Aufklärungspflicht 396
–, Komplikationen, Tab. 399
–, Verletzungsrisiko **400**

ICS, International Continence Socienty 3, 55
ILCO 307
Ileumconduit, Abb. 300, 302, 327
Implantationsmethode 295
Incontinentia ureterica **348**
Indiana-Pouch 327
Indigocarmin-Probe, Fistel 284
Infektiosität, Bakterien, HWI 122
Infusionsurogramm, Fistel, Abb. 79
ING, Auswertung, Tab. 103
–, Auswertungsgrenzen 104
–, Durchblutungsphase 102
–, Exkretionsphase 102
–, heutiger Einsatz 104
–, Indikationen 102
–, Kontraindikationen 102
–, Kurven, Abb. 102, 104, 105
–, Parenchymphase 102
–, Prinzip 101
–, Strahlenbelastung 106
–, Technik 102
–, Vorbedingungen 101
Ingelman-Sundberg, HI-Schweregrade 200
–, Op.-Methoden, Abb. 257, 273
Inhibitoren, polysynaptische, HI 235
Inklinationswinkel 71, 90, Abb. 252
Inkontinenz, s. Harninkontinenz, HI 193
Inkontinenzdiagnostik, Sonographie 65
Inkontinenzhilfen **246**
Inkontinenztypen nach Green 91
Innervation, Besonderheiten 6, **9**
– d. unteren Harntraktes, Abb. **233**, Farbtafel II
–, sensible, Abb. 26
–, Urethra, Blasenhals 182
Inspektion **18**
Interferenzstrombehandlung 230
International Continence Society, ICS 3, 55, 193
Intersexe, weibliche 359
Intersexformen, Tab. **356**
Intersexualität, Verhalten bei **359**
Intestinozystoplastiken, Abb. **305**
Intraabdominaldruck, Messung 212
Intravesikaldruck, Abb. 55
Introitussonographie, Abb. 63, **69**
–, HI 211
Isosthenurie 35

Isotopendiagnostik **101**
Isotopennephrographie, s. ING 101

Kalziumantagonisten, ANV 369
–, HI 235, 236
Karunkel, Harnröhre 320
Karyopyknose-Index 110
Karzinom, invasives, Zytologie 110
–, vulvourethrales, Abb. 321
Karzinomfistel 286
Katheterarten 43
Katheterismus **43**
–, Diagnostik 43
–, intermittierender, Miktionsstörungen 164
–, Technik 43
–, Therapie 43
Katheterurin, KU, Entnahme 39
Kausalitätsbegriffe, juristische 395
Keimzahlbestimmung **39**
Kelly-Stitch 255
Kinästhesietraining 223
Klassifikation, VUR, Abb. 149
Klaustrophobie, CT 96
Kleinkindenuresis 202
Klimakterium, Sexualsteroide, Tab. 242
Klimatherapie 143
Klitorishypertrophie 354
Kock-Pouch, Abb. 302, 303, 327
Kollageninjektion, HI 259
Kolonconduit 327
Kolpokleisis 298
Kolpoperineoplastik 257
Kolposuspension, Abb. 170, 261
Kolposuspensionsmethoden 259
Kolpotomie, mediane 358
Kolpourethrozystographie 218
–, Abb. 90
–, Auswertung 89
–, Grenzen d. Methode 91
–, Indikationen 88
–, Kontraindikationen 89
–, KUZ **88**
–, Prinzip 88
–, Technik **89**
–, Vorbedingunge 89
Konditionierung, komplexe, HI 22
Kontinenz, bestimmende Faktoren 184, Tab. 223
–, Physiologie der Harnspeicherung **176**
Kontinenzmechanismus 180
Kontinenzzone 58
Kontrazeption, chron. Niereninsuffizienz 376
Konustraining, Abb. **224**
Kraatz, komb. Rollen- u. Hautringplastik 262
Krähentheorie, Begutachtung 392aing
Krampfblase 305
Krebsvorsorgeuntersuchung **109**
Kreuzschmerzen 18
Kurzzeitelektrostimulation 230
Kurzzeittherapie, HWI 127, 130
KUZ, s. Kolpourethrozystographie **88**

Labordiagnostik 33
Laboruntersuchungen, Niereninsuffizienz 376
Lageanomalien **341**
Lagebeziehung, Harn-, Geschlechtsorgane, Abb. 8
Lageverhältnisse, präoperative, KUZ 88
Lahodny, J., 7teiliges Behandlungskonzept bei HI-Op. 256
–, partielle Blasendenervation 274
Langzeitelektrostimulation 230
Langzeitprophylaxe, HWI 130
Langzeittherapie, HWI 129
Laparoskopie, Reizblase 142
Lappenplastik nach Bastiaanse, Abb. 298, 299
Latzko-Methode, Fistel 292
Leadbetter-Technik 273
leak point pressure 58
Lebensenergie 245
Lebermeridian 246
Leitsymptome **14**
Leukozyturie, Normalwert 34, 37
Levatormuskulatur, Funktionsprüfung, Abb. s. auch Beckenboden 208
Levatorplastik, Abb. 257, 258
Levatortest 207
Lissophinkter 176

Magnetresonenztomographie, s. MRT **97**
Mainz-Pouch 302, 327
–, Pouch I, Abb. 303
–, Pouch II, Abb. 304
Makrohämaturie, Leitsymptom 14
–, Tumoren 319
–, Urinzytologie 112
Makrolide, HWI 128
Manschettenarrosion, Blasenschließmuskel, künstlicher 272
Marshall-Marchetti-Krantz, Urethrozystopexie 259
MCU, Abb. Miktionszystourethrographie **91**, 94
–, Auswertung 94
–, Grenzen d. Methode 95
–, Indikationen 91
–, Kontraindikationen 91
–, Prinzip 91
–, Technik 94
–, Vorbedingungen 91
MdE, Minderung der Erwerbsfähigkeit 395
Meatusstenose, Op., Abb. 170, 359
Megazystis, fetale 352
Mehrschritt-Therapie, HI 220, Abb. 221, 243
Menouria 284
Meßplätze, urodynamische **61**
Mikrohämaturie, Tumoren 319
Mikroskopie, HWI **123**

Miktiometrie 160, 173
Miktion nach der Uhr 169
–, erschwerte 163
–, Normvarianten, Abb. 160
–, Regulation, Funktionskreise Abb. **160**
Miktionsbarrieren, psychische 275
Miktionskalender, Abb. 17, 210
Miktionskontrollen, HI 276
Miktionsreflex 187
Miktionsstop 224
–, HI 201, 202
Miktionsstörungen **159**
– nach Inkontinenzoperationen **165**
– nach Radikal-Op. 166
–, "extraurethrale" 172
–, Narkoseauswirkungen **164**
–, neurologisch-psychologischer Status **23**
–, postpartale 173
–, Therapie **169**
–, Urethraeinengungen **170**
Miktionstypen, Abb. 160
Miktionsurethrographie 83
Miktionszystourethrographie, MCU **91**, 173
Minderung der Erwerbsfähigkeit, MdE 395
Mischinkontinenz, Elektrotherapie 232
Mittelstrahlurin, MSU, Entnahme **37**
Morbus Ormond 374
Morgenurin 34
Motorik, spinale **24**
MRT, Magnetresonanztomographie 27
–, Auswertung 97
–, Grenzen 97
–, Indikationen 97
–, Kontraindikationen **97**
–, Prinzip 97
–, Untersuchungstechnik 97
–, Vorbedingungen 97
MSU, s. Mittelstrahlurin, Technik **37**
Müller-Gänge, Entwicklungsstörungen 343
–, Genitalentwicklung, Abb. 7
–, Persistenz, Tab. 356
Muskelrelaxanzien, HI 234
Musterberufsordnung für die deutschen Ärzte 392
Myeloszintigraphie 27
Myome, Harnleiterverlagerung 153

Nachuntersuchung, Inkontinenz-Op. **274**
–, Karzinom **21**
Nadel-EMG 29
Nadelsuspension, Abb. 266
–, Pereyra, Lebherz, Stamey, Raz, Gittes, Abb. 267
Neisseria gonorrhoeae, Diagnostik 40
Nekrosefistel 282
Neourethra 273
Nephrektomiekurve, ING 103
Nephropyelostomie 300
Nephrosonogaphie 74, 153, 284
Nephrostomie 151
–, perkutane, Abb. **49**, 152
Nerven, efferente, afferente 185
Netzbandplastik, MCU, Abb. 94
Neuraltherapie nach Huneke, HI **245**
Neuropathie, pharmakologische 199
Neurostimulation, TENS 231
Niere, stumme 150
Nierenagenesie 341
Nierenanlage, überzählige 349
Nierenarterienstenose, ING 103
Nierenbeckentumoren 319, 329
Nierenbiopsie 49, 367
Nierendystopien 341
Nierenendometriose 338
Nierenerkrankungen, präexistente, ANV 365
Nierenersatztherapie, Schwangerschaft 377
Nierenfehlbildungen, zystische **345**
Nierenfistelung 300
Nierenfunktion, Harnkonzentration 35
Nierenfunktionsproben **36**
–, Schwangerschaft 37
Nierenholsystem, Erweiterung, Sonographie 75
Niereninsuffizienz, chronische **371**
–,–, Folgen, Abb. 372
–,–, Kontrazeption 376
–,–, postrenal **374**
–,–, prärenal 362
–,–, Stadien **373**
–,–, Ursachen **372**
Nierenmeridian 246
Nierenszintigraphie, Abb. 106
–, statische, Indikationen **105**
Nierentransplantation **375**
–, Schwangerschaft, Entbindung 377, 385
Nierentumoren, Häufigkeit 319
Nierenverdoppelungen 346
Nierenversagen, akutes, s. ANV **361**
Nierenzellkarzinom **327**
–, Spätsymptom-Trias 328
Nierenzysten, Abb. **346**
Nitrit-Test 124
Normalwerte, Blut, Urin, Tab. **38**
Nykturie 15, 201

Oberflächenelektrode 229
Oberflächen-EMG 28
Obstruktion, akute, chronische, Niere **147**
Oligo-Anurie 361
Operationen, Erfolgsaussichten, Aufklärung 398
Operationsvorbereitung, Fisteln 288
–, HI 251
Ostiumstenose 349
Östradiol 241
Östriol, HI 240
Östrogencreme 170
Östrogene, HI **239**

–, konjugierte, HI 241
–, Kontraindikationen, HI 241
Östrogenrezeptoren, Vaginalepithel 110
Ovarialtumoren, Harnleiterverlagerung 153
ovarian vein-Syndrom 153

Palpation, Levator 207, Abb. 208
Parabasalzellen, Urethrazytologie 111
Parakolpium, Resektion, Abb. 167
Parasympathikus 233, 234
Pereyra, Nadelsuspension 265
Pereyra-Modifikation, Nadelsuspension, Abb. 267
Perinealsonographie, **71**, 211
Periostempfindung 27
Peritonealdialyse 367
Persistenz, Bakterien, HWI 122
Pessartest 246
Pessartherapie, HI **247**, Abb. 248
Pharmakotherapie, HI **233**
–, bei Harnretention, Tab. 165
Physiotherapie, HI **222**
–, Reizblase 143
Pigtail-Katheter, Abb. 49
Pinzettentest 189
Plasmaseparation 367
Plastik, vordere vaginale 255, Abb. 257, 258
–, hintere vaginale 257, Abb. 259
Plexus hypogastricus 234
Plexus pelvicus 9, Abb. 168, 183, Farbtafel II
Plug-Pessar 249
Pollakisurie 162
–, Reizblase 140
Polydipsie, psychogene 222
Polyp, Harnröhre 320
Postmenopause, Sexualsteroide, Tab. 242
Postpill-Syndrom 371
Potter-Typen, zystische Nierenfehlbildungen 345
Pouches, Abb. 303
Präeklampsie, Nierentransplantation 377
Präurämie 373
Preßversuch, HI 207
Privatgutachten, streitvermeidend 394£
Progesteronrezeptoren 240
Prostaglandin-Synthetasehemmer, HI 235
Proteinurie **35**
–, Leitsymptom 14
Proteus, Urethritis 136
Pseudodivertikel, MCU, Abb. 94
Pseudohermaphroditismus feminus, Tab. 356
– masculinus, Tab. 356
Pseudostreßinkontinenz 193, **201**
Psoas-Hitch-Plastik, Abb. 297
Psycho-Score 31
Psychosomatik **29**
Psychotests 29, **31**
Psychotherapie, HI 143, **241**
–, Reizblase 143

Pubokokzygeusmuskulatur, Abb 98
Pubokokzygeusplastik, Abb. 257
Pubourethralwinkel, Abb.71, 90, 217, 254
Pulsionszystozele, HI 205
Pyelographie, antegrade, Niereninsuffizienz 375
–, intravenöse, Indikationen, HWI **125**
Pyelonephritis, Definition, Tab. 118
–, Befunde 127
–, Behandlungsdauer 133
Pyelonephritis gravidarum 156
–, akute **386**
–, chronische 372
Pyramidenbahnzeichen, Tab. 25
Pyurie 14

Q-Tip-Test, Abb. 205, 209
Quercolonconduit, Abb. 302
Querschnittlähmung 25

Radikaloperation, postoperative Fisteln, Tab. **401**
–, urologische Befunde, Tab. 167
Radioisotope, Niereninsuffizienz 375
Raumforderung im Becken, CT 96
Raumsinn, Prüfung 26
Raz-Modifikation, Nadelsuspension, Abb. 267
Reflexblase 162
Reflexe, pathologische, Tab. **25**
Reflexinkontinenz bei Querschnittlähmung, Abb. 198
–, Abb. 193, 198, **201**
Reflexprüfung **24**
Reflux, Abb. **148**
–, vesikorenaler 174
–, vesikoureteraler, VUR, MCU 94
–,- Klassifizierung, Abb. **149**
–,–, Schweregrad 149
Regulationsstörungen, Urethra, Blasenhals 195
Reizblase **139**
–, Diagnostik, Tab. **141**
–, Erscheinungsformen 139
–, Medikamente 143
–, neurovegetative 17
–, Prognose 143
–, psychovegetatives Syndrom, Tab. 141
–, Symptome 140
–, Synonyme 139
–, Therapie **143**
Reizblasensymptomatik, Erkrankungen mit, Tab. 140
Rektaldruck, Messung 211
Rektalsonographie, Abb. 66, **68**
Rektumblase, Mauclaire, Gersuny, Staehler 305
Relaxanzien, muskulotrope, HI 234
Resistenztestung **39**
Restharn, durch medikamentöse HI-Therapie 237
Restharnbestimmung, sonographische 66

Restharnkontrollen, HI 237, 276
Restharnmenge, Messung 168
Rezeptortheorie, Ahlquist 183
Rezeptorverteilung, Harntrakt, Abb. 234
Rhabdosphinkter 176
Richter, K. Diaphragmaplastik 255, Abb. 256
Right-ovarian-vein-Syndrom, 133, 350
Ringnephrostomie, Abb. 152
Ringpessar 247
Risikofaktoren, HWI, Tab. 121
Robinson-Katheter 43
Röntgendiagnostik 20, **77**, 212, 324, 350
Röntgenkriterien, DDKUZ 92
Röntgenverordnung 77
Rotationsanomalien, Nieren 341

Sachverständiger 391
Sacknieren 346
Sammelurin, Untersuchung 33
Schalenpessar 247
Scheidenstumpfprolaps 270
Schichtaufnahme der Niere, AU 81
Schließmuskelsystem **176**, Tab., Abb. 177
Schlingenoperation 261
Schlingenplastik, intravaginale n. Ulmsten, Papa Petros, Abb. 268
Schmerzempfindung, Prüfung 26
Schmerzen, Abdomen, Becken, DD, Abb. **18**
–, Leitsymptom 17
–, zyklische, Endometriose 332
Schrumpfblase 136
–, radiogene 305
Schwangerschaft, ableitende Harnwege **383**
–, akute Erkrakungen in der, Tab. 371
–, ANV 362, **369**
–, Beckenniere 344
–, dystope Niere 384
–, Harnsediment 37
–, Harnweginfektion **385**
–, künstliche Harnableitung **384**
–, Nephrostomie 49
–, Nierentransplantation **377**, 385
–, polyzystische Nierendegeneration 384
–, Pylonephritis, **387**
–, Ureter-Reimplantation 385
–, Urogenitaltuberkulose **387**
Schwangerschaftsglukosurie 37
Schwangerschaftshochdruck, Behandlung **381**
Schwangerschaftsproteinurie 37
Schwangerschaftsureter 156
SCIPP-Linie, Abb. 98
Screening-Test, HWI, Abb. 120
Sekundärkarzinome der Blase **325**
Selbsthilfegruppen, ILCO, GIH, Stoma 307
Selbstkatheterisierung, HI 275, 326
Sensibilität, somatische, Abb. 26
–, spinale, Prüfung **25**
Sensibilitätsprüfung der Vulva 206
Sequenzszintigraphie, Auswertung 106
–, Indikationen 106
–, Technik 106
Serumkreatinin 36
Serumuntersuchung **20**
Sexualdelikte mit Harntraktbeteiligung **316**
Sexualsteroide, Klimakterium, Postmenopause, Tab. **242**
–, Kontraindikationen, Klimakterium 243
Sexualverhalten nach Fistelplastik 308
short neuron-System 183
Siebfistel 283
Sigmaconduit, Abb. 302
Sigma-Rektum-Pouch, Mainz II, Abb. 304
single shot-Therapie, HWI 130
Sinus urogenitalis, Entwicklungsstörungen, Abb. 8, 355
Skene-Drüsen, Abb. 85
Solitärnieren, angeborene 341
Sonographie, HI, s. Ultraschalldiagnostik **65**, 216
Sorgfaltspflichten 395
Spannungsübungen 223
Spasmolytika, HWI 126
Spätergebnisse, HI-Op. 232
Spezialuntersuchungen 20
Sphinkter, artifizieller, s. Blasenschließmuskel, künstlicher 271 Spontanheilung, Fistel 284
Spontanturin, Untersuchung 33
Stakkatomiktion 94
Stamey, Nadesuspension 265, Abb. 267
Standardtherapie, HWI 130
Staphylokokken, Urethritis 136
Status, neurologischer, psychosomatischer 23
Stanton, Kolposuspensionsmethode, Abb. 260
Stauungstyp, ING-Kurve, Abb. 103
Stoeckel, HI, Zitat 220
Stoeckelnähte 255
Stoma-Sprechstunde **307**
Störungen, psychosomatische **29**
–, sexuelle **30**
Strahlenbelastung, ING, Szintigraphie 106
Strahlenzystitis **135**
Strangurie 162
Streß-Score 202
Streß-Urge-Inkontinenz, Medikamente 238
–, Unterscheidung 186
Streßdruckprofil 214
Streßinkontinenz, abdominale Druckübertragung 215
–, Adipositas 195
–, aktuelle Theorien zur **184**
–, allgemeine Behandlungsgrundsätze **219**
–, alternative Methoden **245**
–, Anamnese, Symptome **200**
–, Anatomie, Abb. 195
–, Ätiologie, Abb. **195**
–, Aufklärung, Erziehung 221
–, Descensus urogenitalis 196

–, Detrusorinstabilität 199
–, Diagnostik, Übersicht, Tab. 211
–,–, Bewertungsbogen 203
–,–, bildgebende Verfahren 19, **69**, **88**, **216**
–,–, Endoskopie 219, Abb. 47
–,–, MRT, Abb. 97, Abb. 98
-,–, präoperative 251
–,–, Streßdruckprofil 214, Abb. 57
–,–, Symptomatik, Tab. 202
–,–, Urethradruckprofil, Abb. 212, Abb. 56, 57, 182,
–,–, Urethrozystometrie **56**, 213
–,–, Urodynamik, Hauptziel **212**, 214
–,–,-, Prinzip, Meßtechnik **51**
–,–, Zystometrie 211
–, Häufigkeit 194
–, Klassifikation, Abb. 193, Tab. 194
–, konservative Therapie, s. auch Harninkontinenz **221**
–,–, Akupunktur 245
–,–, Elektrotherapie, Abb. **229**
–,–, Gymnastik, Abb. **225**
–,–, Inkontinenzhilfsmittel, prothetische Versorgung 247
–,–, Kinästhesieschulung 223
–,–, Medikamente, Alpha-Adrenergika, Tab. 237, **238**
–,–, Neuraltherapie n. Huneke 245
–,–, Physiotherapie 222, Tab. **223**, 233
–,–, Psychotherapie 241
–,–, Sexualsteroide, Tab. 242
–, operative Therapie, Faustregeln 237, **247**, 250
–,–, Berliner Orientierungsplan 253
–,–, Komplikationen, postoperative **270**
–,–, Operationswege, Methodenwahl 251, **253**, Abb. 254, Tab. 255
–,–, Therapiekonzept n. Eberhard 252
–, Patientenberatung 222
–, Schweregrade, Ingelman-Sundberg 200
Stufenzystographie **82**
Subtraktionsangiographie, digitale 343
Superfizialzellen, Urethrazytologie 111
Sympathikus 234
–, Grenzstrang 184
Syndrom der fixierten Vagina 189
–, hämolytisch-urämisches 379
–, psychovegetatives 30

Tefloninjektion, HI 259
Temperaturempfindung 25
Teststreifen, HWI **123**
Tetrazykline, HWI 128
–, Urethritis 137
therapeutic gynecologic exercises, TGE 223
Thermokoagulation, Endometriose 337
Thermotherapie, HI 223, **229**
Thromboembolie-Prophylaxe 307
Tiefenempfindung 26
TNM-System, UICC, Blasenkarzinom, Abb. 324
Tonus-Turgorspiel der Bauchhöhle 180
Trabekulierung, Blase 94
Trägertauchkultur 40
Training, autogenes 143
Traktionszystozele 205
Transplantatabstoßung 377
Transuretero-Ureterostomie, Abb. 298
Transversalschnitt, MRT, Abb. 98
Trendelenburg, Abb. 295
Trichomonaden, Harnuntersuchung 34
–, Urethritis 136
Trigonitis, Definition, Tab. 118
Trimethoprim, HWI 129
Tumoren der weiblichen Harnorgane, Tab. **320**
–, Blutung 317, **319**
–, Übersicht, Symptome **319**
Tumornephrektomie 329
Tupferprobe, Fistel 284
Turner-Syndrom, Tab. 356

Überbrückungsplastiken, Fisteln 297
Überdruckurethrographie 357
Überlaufblase 162
Überlaufinkontinenz, ICS 193, 194, 197, **201**
UEC-Metrie **61**
Ultraschalldiagnostik 20, **65**
–, Harnstauung 150
–, HWI 125
–, Niereninsuffizienz 375
–, Reizblase 142
–, Schwangerschaft 74 f
Ultraschalltechnik, Blasenvolumen, Abb. 66
–, transabdominale **66**
Unfallverletzungen **316**
Untersuchungen, instrumentelle **43**
–, urometrische, radiologische **95**
Untersuchungserfordernisse **13**
– bei HI, Tab. 20, 211
Untersuchungsgang, urogynäkologischer, Tab. 19
Untersuchungsmethoden **13**
Urachusdivertikel, Abb. 351, 352
Urachusfisteln, Abb. 351, 352
Urachuspersistenz, Abb. 352
Urachuszysten, Abb. 351, 352
Urämie 374
Ureaplasma urealyticum, Diagnostik 40
–, Urethritis 136
Ureterabknickung 153
Ureterabschnitte, pelvine, Spätaufnahme, AU 81
Ureteranomalien **346**
–, gefäßbedingte, Abb. 351
Ureter bifidus 347
Ureter-Blasen-Darmverbindung 305
Ureter-Blasen-Verbindung, Abb. 148
Ureter-Darm-Anastomose 221, 300

– mit Neostoma **302**
Ureter-Darm-Hautfistel 300
Ureter duplex, Abb. 80, 347
Ureterdurchtrennung, Abb. 315
Ureterdysfunktion bei Zervixkarzinom **154**
Uretereinengung 153
Ureterendometriose **332**, 338
Ureterersatz, einseitiger, Abb. 297
Ureterenkatheterismus **48**
Ureterfistel, Abb. 282
–, Op. 295
Ureter fissus, Abb. 347
Ureter-Hautfistel 300
Ureterknospe, Entwicklungsstörungen 343
Uretermündung, ektope 347, 348
Ureteroileocutaneostomie 300
Uretero-Intestino-Zystoplastik, Abb. 298
Ureterosigmoideostomie nach Coffey, Abb. 304
–, Azidose, Abb. 305
Ureterostomia in situ, Abb. 300
Ureterozele, Abb. 348
–, ektope 349
Ureterozystoneostomie, Abb. 296
Ureter-Scheidenfistel, Abb. 79
–, AU, Abb. 79, 282, 285, Abb. 287, 295
–, Op. 288
Ureterschienung, Fistel 293
–, Verletzung 315
Uretersondierung, Fistel 284
Uretersplintung, retrograde 154
Ureterstenose 155
Uretertumor 319, 329
Ureterumpflanzung, Indikation 155
Ureterverdoppelungen, Abb. **346**, Abb. 347
Ureterverlauf, retrokavaler 350
Ureterverletzung 295, 314
–, Abb. 311, **314**
–, Komplikation, Verhalten 398
Ureterwandödem 154
Urethra, akzessorische 357
–, Anatomie, Abb. 177
–, Anomalie **353**
–, Blutversorgung 182, Abb. 183
–, Bougierung 171
–, Depressionsdruck 57
–, Depressionsquotient 57
–, Dilatation 45
–, Erkrankungen der, Abb. 56, **170**, 189
–, Fisteln, Op. **288**
–, Funktionsabschnitte 178
–, hypotone 56
–, Innervation 182
–, instabile, Abb. 56
–, Kalibrierung 45
–, Kontinenzfaktoren 184
–, Meatusstenosen 171
–, Tonus-Turgor-Spiel d. Bauchhöhle 180
–, Transmissionsdruck 57
–, Umgebungsstrukturen, Abb. 178
–, Verletzungen 311
Urethra-Blasen-Scheidenfistel 298
Urethradivertikel 170, 354
–, Exstirpation, Abb. 358
–, Urethrographie, Abb. 85
Urethradruck, HI, Abb. 213
–, maximaler, Abb. 55
–, Messung s. auch Urethrometrie, -zystometrie 56
Urethradruckprofil bei Streßinkontinenz, Abb. 212
Urethraeinengungen, Miktionsstörungen, Abb. 172
Urethra-Elektromyographie 60
Urethraendometriose 338
Urethraerweiterungen **353**
Urethrafistel, Abb. 282
–, Op. **288**
Urethrainfektion, Schwangerschaft 386
Urethrakarzinom, Lymphknotenstationen **319**, Abb. 321
–, TNM, Therapie **320**
Urethralänge, anatomische 55
–, funktionelle 56
Urethral Electric Conductance-Metrie, UEC 61
Urethramiktion, Abb. 160
Urethramündung, Tumoren, Abb. 321
Urethraneubildung 298
Urethraplastik nach Martius, Abb. 289
Urethrapolyp 320
Urethraprolaps 321
Urethraruhedruckprofil, Abb., s. Urethrometrie **54**, **56**
–, normales, Abb. 56, 182
Urethra-Scheidenfistel, Urethrographie 85
Urethraspaltbildungen, Abb. 353
Urethrastenosen 354, 357
Urethrastöpselpessar, Abb. 248
Urethrastreßdruckprofil, Abb. 56, 57, 219
–, Auswertung 57
–, Indikation 56
–, Prinzip 56
–, Technik 57
Urethrastrikturen 170
Urethrasyndrom, Definition, Tab. 118
–, Harnkultur 124
–, Mikrobiologie **40**
–, Reizblase 142
Urethratumoren 170
–, Diagnose, DD, Therapie **320**
Urethraverletzungen **311**
Urethraverschluß, funktionelle Anatomie, Tab., Abb. 177, 180
Urethraverschlußdruck 55, 57
Urethrazytologie **111**
–, Prä- und Postmenopause, Tab. 111
–, Reizblase 142
Urethritis **136**, 170
– atrophicans 142

–, Definition, Tab. 118
–, Mikrobiologie **40**
–, Schwangerschaft 385
Urethrographie **83**
–, Fistel 284
Urethrometrie, Indikation 54
–, Prinzip 54
–, Technik 54
Urethroskopie, funktionelle, Abb. 47
–, HI 211
Urethrovesikalwinkel, KUZ 90
Urethrozele, Abb. 354
Urethrozystographie, Abb. 219
–, HI 217
–, Sonographie, Übersicht, Tab. 73
Urethrozystometrie **56**, Abb. 57
–, Abb. 185, **186**
–, HI, Abb. 213, 215
Urethrozystoskopie, Abb. 21, **46**, 112, Farbtafeln I, III, IV
–, HI 219, Abb. 47
–, Indikationen **124**. Abb. 54
Urgeinkontinenz, s. auch Dranginkontinenz 193, 197
–, Abb. 193, 214
–, Detrusorinstabilität **185**
–, Medikamente **234**
Urgency 235, 236
Urge-Score 202
Urge-Syndrom 139
Urge-Wellen, Abb. 54
Urin..., s. auch Harn...
Urin, Entnahmetechniken 37
–, Normalwerte, Tab. **38**
Urindiagnostik, ANV **366**
Urinkultur, s. Harnkultur **124**
Urinmilieu, HWI 121
Urintaschen, Abb. 353, **354**
Urinzytologie **112**
–, Färbung 112
Urodynamik der unteren Harnwege **51**
Urodynamik, HI **211**
Uroflowmetrie, s. Flußmessung **58**, 211
Urogenitalfistel, radiogene, AU 78, 288
Urogenitalfisteldarstellung, Abb. 283
Urogenitalfisteln, Ätiologie **281**
–, Behandlung, Grundsätze **284**
–,–, Ergebnisse, Trends, Schlußfolgerungen 308
–,–, konservative **285**
–,–, Lokalbehandlung, Tab. 286
–,–, operative, **288**
–,–, Nachbehandlung, p.o. **306**
–,–, Stoma-Sprechstunde 307
–, Blasenfisteln **292**
–, Diagnostik 83, **282**, 284
–,–, röntgenologischer Nachweis Abb. 79, 85, 87
–,–, Zystographie 83
–, geburtshilfliche 281
–, Karzinompatientinnen **286**
–, kombinierte, Op. **297**
–, Lokalisation, Häufigkeit **281**
–, Naht 292, 297
–, postoperative, nach Radikal-Op. 401, 402
–, Prophylaxe 308
–, Urethrafisteln **288**
Urogenitalfistelplastik, vaginale, Sexualverhalten 308
Urogenitalorgane, Entwicklung, Abb. 7
Urogenitaltuberkulose, Schwangerschaft **387**
Urogynäkologie, Inhalt **1**
Urokinogramm **107**
Urolithiasis, Schwangerschaft **388**
Uromanometrie **51**
Uropathie, obstruktive 362
Urothelkarzinom 372
Urotheltumoren, Urinzytologie 112
UVD, uretheraler Verschlußdruck, Grenzwert 181

Vaginalepithel 110
Vaginalwand, Inspektion, Abb. 206, 208
Vaginalwanddefekte, HI **188**
Vaginalzysten, Abb. 88
–, Darstellung der **87**
Vaginalzytologie **110**
Vaginitis 125
Vaginographie, Abb. **86**, 87
–, Fistel 284
Vaginosonographie **66**, **68**, Abb. 69
Vaskularisation, Urethra 182
Vegetativum, spinales, Prüfung **27**
Vena-ovarica-Syndrom, Abb. 351
Venengeflechte, submuköse 182
Ventilfistel 283
Ventilstein, Abb. 87, 283
Verbrauchskoagulopathie, Schwangerschaft, ANV 369
Verhalten während der Op. **398**
Verlustkoagulopathie, Schwangerschaft, ANV 369
Verschlußdruck, HI, Abb. 213
–, uretheraler, UVD, Grenzwert 181
Verschlußinsuffizienz, uretherale, HI 192
Verschmelzungsnieren 341
Vesikalisation 159
Vibrationssinn 27
Videourethrozystographie **72**, 173, Abb. **218**
Videozystourethrographie, s. Videourethrozystographie 173
Viva-Harnröhrenstöpsel 247
Volkovich-Küstner Op., Blasen-Zervixfistel, Abb. 294
Vorlagenwiegetest 209

Waage, elektronische, Abb. 59
Wattestäbchentest **207**, Abb. 209

Watup-Test, s. auch Q-Tip-Test 207
Weigert-Meyer-Gesetz 347
Wertheim-Blase 197
Whitaker-Test 151
Wilms-Tumor, Blutung 319
Wirbelsäulenmobilisierung, HI, Abb. 227
Wolff-Gang, Entwicklungsstörungen 343
Wolff-Urnierengänge 5
Wundgebietsdrainagen 306
Würfelpessar 170, 247, Abb. 248

Youssef-Syndrom 284

Zellausscheidung, quantitative **34**
Zellbild, normales 110
–, unklares 110
Zellkonzentration **34**
Zervixkarzinom, ING 104
–, Zystosonographie, Abb. 76
Zone der kritischen Elastizität, ZKE 189
Zyste, suburethrale, Abb. 354
Zystenniere, Abb. 345, Abb. 346, 372
Zystenpunktion 346
Zystitis, Befunde 127
–, Definition, Tab. 118
–, hämorrhagische, Blutung 317, 319
–, interstitielle **134**
–, Reizblase 142
–, Schwangerschaft 385
–, unkomplizierte, Therapie 127
Zystographie **82**
Zystometrie **52**
–, Auswertung 52
–, Indikation 52
–, Kurven, typische, Abb. 54
–, Prinzip 52
Zystoskopie 27, 46, Tab. 19, 211
–, Befunde, Farbtafel I, III, IV
–, funktionelle, Abb. 47
Zystosonographie 75
Zystostomie, suprapubische **44**
Zystotomie, transkutane suprabubische 132
Zystourethrographie, Reizblase 142
Zystourethroskopie, Reizblase 142
Zystozele, HI, Abb. 196
Zystozelenversenkung, Abb. 256
Zytodiagnostik **109**
–, MSU, Tumorsuche 112
Zytologie, Klassifikation der Befunde **110**

FSC
www.fsc.org
MIX
Papier | Fördert
gute Waldnutzung
FSC® C083411

Kolibri 360 GmbH
Ferdinand-Jühlke-Straße 7
99095 Erfurt, Deutschland
produktsicherheit@kolibri360.de